科学出版社"十四五"普通高等教育研究生规划教材

分子生药学

主　编　黄璐琦　袁　媛　刘春生

科学出版社

北　京

内 容 简 介

本教材是科学出版社"十四五"普通高等教育研究生规划教材之一。本教材密切结合中药生产中的实际问题及前沿科技进展，既突出学科最新研究成果，又通过大量的案例为读者提供研究思路与方法。内容涉及中药分子鉴定、道地药材形成的分子机制、活性成分合成生物学生产等八个章节。

本教材适合中药学、生药学、生物学、农学等专业研究生参考阅读。旨在重点培养在中药鉴定、品质形成、资源保护与生产等方面的复合型人才。

图书在版编目（CIP）数据

分子生药学 / 黄璐琦，袁媛，刘春生主编. -- 北京 : 科学出版社，2024. 6. -- （科学出版社"十四五"普通高等教育研究生规划教材）.
ISBN 978-7-03-078781-1

Ⅰ. R93

中国国家版本馆 CIP 数据核字第 2024NQ8912 号

责任编辑：鲍　燕 / 责任校对：刘　芳
责任印制：徐晓晨 / 封面设计：陈　敬

科学出版社出版
北京东黄城根北街 16 号
邮政编码：100717
http://www.sciencep.com
固安县铭成印刷有限公司印刷
科学出版社发行　各地新华书店经销

*

2024 年 6 月第 一 版　开本：787×1092　1/16
2024 年 6 月第一次印刷　印张：24 3/4
字数：592 000
定价：138.00 元
（如有印装质量问题，我社负责调换）

编　委　会

前　言

1995 年，黄璐琦院士在《中国中药杂志》上发表《展望分子生物技术在生药学中的应用》一文，首次提出了"分子生药学"（molecular pharmacognosy）的概念，经过近 30 年的发展，分子生药学已经形成以中药分子鉴定为基础、道地药材形成机制为特色、应用合成生物学生产活性成分为前沿的学科，并且逐渐建立起覆盖全国的教学、科研机构的学术队伍。2000 年，以黄璐琦等主编的《分子生药学》出版为契机，国内 40 余家中医药院校先后开展了分子生药学本科和研究生教学，建立了面向本科、硕士和博士研究生以及在职人员的纵向多层次学科教学体系，培育了由重点实验室、重点学科、学术期刊支撑的多元化的学科平台。分子生药学作为中药学的二级学科，其产生和发展过程也是中药学对分子生物学技术方法进行借鉴、吸收和融合发展的过程。

本教材紧紧围绕党的二十大报告提出的"促进中医药传承创新发展"的指导思想，严格遵循"十四五"规划教材编写的体例要求，密切结合中药生产的实际问题及前沿科技进展，以重点培养在中药鉴定、品质形成、资源保护与生产等方面的复合型高级人才为目标。在内容编排上，既突出学科前沿研究成果，又理论联系实际，通过大量的案例为读者提供切实可行的研究思路和方法，这是本教材的一大特色。本教材内容包括中药分子鉴定、中药资源的遗传多样性与保护、活性成分合成生物学、道地药材形成的分子机制、次生代谢及发育的分子机制、中药生物技术新资源等方面，为研究生以及开展相关研究的科学工作者提供了富有前瞻性和实用性的学习内容。

本教材的编写由主编和副主编共同负责拟定写作提纲，全体编委商议、分工和交叉审稿，主编统稿、定稿。具体章节分工如下：第一章概论由黄璐琦领衔，袁媛、刘春生编写；第二章中药分子鉴定由吴文如领衔，丁小余、彭昕、田晓轩、丁常宏、田恩伟、张文娟、杨晶凡、魏艺聪编写；第三章为中药种质资源，由朱田田领衔，刘大会、周树峰、刘亚令、许亮、卢江杰、丁小余编写；第四章为中药活性成分的生物合成，由乔雪领衔，曾建国、戴均贵、蒲高斌、谭勇、王艳芳、张夏楠、陆续编写；第五章为中药资源活性成分的调控，由邢朝斌领衔，梁宗锁、邵清松、郑汉编写；第六章为药用植物生长发育过程及其分子机制，由张磊领衔，李旻辉、陈宇航、刘钊编写；第七章为道地药材及其品质形成机制，由欧阳臻领衔，阿里穆斯、侯飞侠、孙海峰、胡高升、周洁、贺森编写；第八章为中药生物技术新资源，由王娟领衔，王如锋、蔡晓凤、付雪晴、朱建华编写；编委会秘书由郑汉担任。

本教材的编写是全体参编人员智慧的结晶和辛勤劳动的结果，在编写过程中得到了编委所在单位的大力支持，在此一并致以衷心的感谢。本教材涉及知识面较广，在编写框架和内容安排方面均有一定的难度，教材中难免存在不足，恳请广大师生在使用过程中多提宝贵意见，以便再次修订时修改提高。

编委会

2023 年 10 月

目　　录

第一章　概　述

　　分子生药学是在分子水平上研究中药的鉴定、质量的形成、中药资源保护与生产的一门学科，具有很强的交叉性和探索性，其发展推动了中药学、分子生物学、农学、植物生理学、植物生态学等不同学科的交叉融合。

　　1995年黄璐琦院士在《展望分子生物技术在生药学中的应用》的文章中首次提出了"分子生药学"。2000年第一本《分子生药学》专著出版，标志着分子生药学学科的建立并进入快速发展期，在这一时期DNA分子标记技术广泛应用于中药资源研究，中药资源遗传多样性、分子系统学研究成果呈现强劲的增长趋势，为中药材品种整理和质量标准化研究、中药资源保护与可持续利用提供了新的策略。2006年《分子生药学》（第二版）出版，2015年《分子生药学》（第三版）出版，分别获得中华中医药学会学术著作一等奖、中国出版政府奖图书奖。自2009年利用454测序技术进行青蒿转录组研究起，已发表了200余种中药资源转录组、100余种中药资源基因组研究，以基因的结构、表达、调控为核心的分子生药学研究日新月异，为中药理论创新、中药质量控制和中药新品种定向选育奠定基础。

　　2012年分子生药学成为国家中医药管理局重点培育学科，2023年入选高水平中医药重点学科建设项目。目前它已形成10个稳定的研究方向，包括中药资源分子系统学、中药资源分子谱系地理学、中药分子鉴定、道地药材形成的分子机制、中药资源功能基因组研究、中药资源活性成分的生物合成和代谢调控、珍稀濒危中药资源多样性与保护、中药资源基因工程、中药资源活性成分的生物技术生产、中药材分子标记辅助育种等。

一、分子生药学的产生

　　中药是指在中医理论指导下，用于预防、治疗、诊断疾病并具有康复与保健作用的物质。中药主要来源于天然药及其加工品，包括植物药、动物药、矿物药及部分化学、生物制品类药物，其中以植物药居多。对于生物来源的中药，其原料的形成、鉴定、质量控制、可持续利用直接影响中药的临床使用及中药产业的发展。

　　尽管目前对生物来源中药的研究已经历了古代、近代、现代、自然时期，但是依然有一些重要问题未得到阐明，如多来源药材的鉴定、道地药材的形成机制等，同时随着中药材规范化栽培的发展，又产生了新的问题，如在药用植物生长发育过程及产地加工过程中，药用植物体内生理变化与质量形成的相关性等问题。从生物资源出发，各种生命现象是通过其核酸、蛋白质的结构和功能影响生物的生长发育、消亡、物质和能量代谢、遗传、衰老等重要生命活动而产生的。从分子水平上阐释中药资源保护、鉴定、生产中的诸多生物学问题，并寻找相应的解决策略、研究和检验方法，将为中药资源的可持续发展提供科学理论和有效工具。

　　作为现代生命科学的共同语言，分子生物学的理论与技术不断发展，与中药学交叉融合、广泛联系，促进了新的研究领域和增长点的产生，逐渐形成分子生药学这一交叉学科。

二、分子生药学的主要内容

分子生药学的主要研究对象是生物来源的中药及其资源以及相关产品，已形成了以"基础研究为重点，以创新研究为核心，以应用研究为目标"的学科建设思路，更加注重将理论与实践紧密结合，突出中医药特色，解决生药学的实际问题。经过近三十年的发展，分子生药学理论体系不断发展完善，先后提出了中药分子鉴定的使用原则、珍稀濒危常用中药资源五种保护模式、道地药材形成的生物学本质、基于一个系统的"功能基因挖掘-合成途径解析-生物合成生产"的中药活性成分合成生物学研究模式等。核心研究内容包括：

（一）从分子水平研究中药的鉴定

1. 从分子水平评价中药基原物种的进化关系

物种有所谓的"好"物种，即分类学家没有争议的物种，如人参 *Panax ginseng* C. A. Mey.；也有"坏"物种，即分类学家有争议的物种，如小蓟的基原植物，《中华人民共和国药典》（以下简称《中国药典》）认为是刺儿菜 *Cirsium setosum*（Willd.）MB.，而 *Flora of China* 认为应将其合并入丝路蓟 *Cirsium arvense*（Linnaeus）Scopoli，将其学名修订为 *Cirsium arvense* var. *integrifolium* Wimmer et Grabowski。其次，物种的进化机制十分复杂，利用物种形态和基因片段表示物种进化关系可能是一致的，也可能是不一致的，如果基因树可以反映物种的进化，此时该物种可以利用基因片段进行分子鉴定。因此，在进行分子鉴定之前，首先应对物种进行评价。

2. 从分子水平研究中药鉴定

目前《中国药典》已经建立了较为完善的中药性状、显微和理化鉴定体系，但是关于动物药的鉴定、正品和近缘混伪品的鉴定、配方颗粒和中成药的鉴定等问题，仍需要探索新的鉴定方法。分子鉴定因具有较高的分辨率及客观性越来越受到人们的重视，目前特异性聚合酶链反应（PCR）鉴定方法、聚合酶链反应-限制性片段长度多态性（polymerase chain reaction-restriction fragment length polymorphism，PCR-RFLP）方法已经被收入《中国药典》一部，聚合酶链式反应法（通则 1001）、中药材 DNA 条形码分子鉴定法（指导原则 9107）被收入《中国药典》四部。免疫技术被逐渐应用于中药材化学成分、农药残留、真菌毒素污染的检测，真菌毒素测定法（通则 2351）被收入《中国药典》四部。

（二）中药活性成分的生物合成

1. 从分子水平解析中药活性成分的生物合成途径

中药生物技术资源是中药资源的重要组成部分，是解决濒危中药资源的途径之一。合成生物学是创制中药生物技术资源的重要策略和工具，解析活性成分的生物合成途径及其调控网络是利用合成生物学策略实现中药活性成分合成的前提。克隆活性成分的生物合成途径基因，逐步解析活性成分的生物合成途径是分子生药学的重要任务之一。目前，紫杉醇、青蒿素等的生物合成途径解析已取得较大进展。

2. 研究中药活性成分的生物技术生产

随着中药活性成分的不断阐明，组分中药逐渐成为新药开发的一个方向；在此基础上，随着中药活性成分生物合成途径的不断阐明，利用生物技术生产活性成分越来越受到人们的重视，规模化细胞工厂、微生物发酵、植物生物反应器等被用于合成中药活性成分。中药活性成分的生物技术生产是分子生药学的重要研究任务，生物合成和化学合成组合将成为活性成分的生产方式之一。

（三）从分子水平研究中药质量的形成

1. 从分子水平研究道地药材的形成

道地药材是中药质量评价的原创综合性指标，道地药材及其形成机制研究是一项复杂的工作，是分子生药学重要的研究任务。道地药材具"优形优质"特征、特定的基因组结构及其特征以及表型可塑性。随着道地药材研究的深入，越来越多的实验证据表明道地药材化学成分组成等表型是由其内在基因及其基因调控网络决定的，并受到生长环境、采收阶段、产地加工方式等外因的影响。道地药材形成机制研究涉及多领域、多层面、多技术，通过在分子层面上认识单个基因或蛋白质的物理与化学特性，进一步解析基因和蛋白质构成的相互作用网络，是诠释道地药材形成的基础和关键。种群进化、复杂性状形成、防御、植物全能性将成为道地药材分子生药学研究领域最受关注的科学问题。

2. 从分子水平研究中药种质资源

随着中医药产业发展，药材需求量日益增加，野生中药资源日渐匮乏，中药材的栽培品种和栽培面积不断扩大，目前约30%的中药材品种类型是人工栽培，占有市场药材供应总量的70%以上。中药材的栽培生产以培育药用植物产品为目标，包括种质选择、环境调控、适时采收和产地加工等一系列操作过程，其中种质选择是影响药用植物产品产量和品质的关键性因素。人们试图从野生优质中药种源中寻找优良种质，分子生药学可以从遗传角度揭示不同种源的差异，建立DNA指纹图谱不仅可区分常用栽培品种，还可用于区分亲本及其杂交种；其次，中药材品种选育的主要目标是使中药材的生物学性状稳定、产量和药用成分可控，但大多数中药材的生长周期长，在进行育种的时候，也可以通过生物技术育种与传统育种结合，有效提高其品种选育的效率。

3. 从分子水平上研究中药材栽培养殖过程的质量控制

在中药材规范化种植过程中，药材的生长环境、栽培或养殖措施、生长年限、采收期、产地加工等因素均会对药材的质量产生重要的影响，这种影响是系统且复杂的。分子生药学将通过揭示上述复杂影响形成过程中的生物学机制，并建立以表型特征、遗传物质、化学物质为核心指标的道地药材"优形优质"质量控制体系，保证栽培药材质量的一致性。

三、分子生药学的内涵与外延

从名称来看，分子生药学和生药学有着密切的关系，有人误认为分子生药学是生药学的一个研究方向，实际则不然。分子生药学的理论基础是分子生物学，和生药学明显不同，分子生药学是在分子水平上研究中药的鉴定、质量的形成、中药资源保护与生产的一门学科。因此，药用植物学、生药学（中药鉴定学）、中药资源学、中药栽培学、天然药物化学（中药化学）都和分子生药学有着密切的关系。

分子生药学是一个开放的学科，在发展的过程中立足中药领域的基础科学问题和实际应用问题，不断利用和吸收生命科学、药学发展最新成果，丰富内涵与外延。

（黄璐琦 袁 媛 刘春生）

第二章　中药分子鉴定

随着近年来乌梢蛇、蕲蛇、金钱白花蛇、川贝母、霍山石斛等药材的 DNA 分子鉴定方法，以及聚合酶链式反应法、中药材 DNA 条形码分子鉴定法陆续被《中国药典》收载，中药分子鉴定已成为传统鉴定方法的有力补充。同时，中药分子鉴定向着快速、简便和高度自动化方向发展，不但用于解决中药的真伪鉴别问题，还在中药材生长年限、中成药中的原料药、中药材杂交品种以及共存微生物鉴定等方面得到应用。

第一节　中药分子鉴定概述

中药是在中医药学理论指导下认识和使用，并能以中医药学理论体系的术语表述其性能、功效和使用规律，用于预防、诊断、治疗疾病及康复保健等方面的物质，包括植物、动物和矿物三大类。中药质量的保证是中医药事业健康发展的基石，而中药鉴定是保证中药质量的首要环节。由于中药市场存在掺杂制假、以次充好等现象，导致部分中药材或饮片合格率较低，同时针对一些疑难药材，如近缘种药材、贵重药材、动物药材等的鉴定方法，以及以多味中药材或饮片为原料的中成药检测方法和水平还不能满足市场监管的需要。随着分子生物学技术的快速发展，相对于传统中药鉴定方法而言，使用 DNA 分子特征作为遗传标记进行中药材基原鉴定，其结果会更加准确、可靠。

一、中药分子鉴定的概念及常用方法

中药分子鉴定是利用植物和动物药中的大分子信息（包括 DNA、mRNA 和蛋白质）进行中药鉴别的方法。物种间的差距归根结底在于 DNA 等遗传物质的不同。DNA 分子稳定性高，DNA 多态性几乎遍及整个基因组，容易找到种一级的鉴定特征，甚至可以进行种下等级的鉴定，在痕量样品和出土标本中仍可检测到 DNA 标记。在鉴定过程中利用 DNA 分子标记等技术来检测生物个体间 DNA 水平的遗传变异，分析不同中药品种的基因组成，可以实现中药的分子鉴定。

中药分子鉴定具有特异性强、稳定性好、微量、便捷和准确等特点，特别适合近缘品种、易混淆品种、珍稀品种、破碎药材、陈旧药材、腐烂药材及样品量极为有限的植物模式标本、出土的中药标本等珍贵样品、可获取 DNA 的中药及其制剂的鉴定，但对于不同药用部位的鉴定具有一定的局限性。

目前常用的中药分子鉴定方法一般分为三类：①基于 PCR 的分子鉴定，如特异性 PCR 鉴定；②PCR-RFLP 法；③基于 DNA 测序的分子鉴定，如 DNA 特征性片段鉴定、DNA 条形码鉴定。

二、中药分子鉴定产生的背景

中药种类繁多，使用历史悠久，来源复杂。由于一些药材名称或外形相似，或基原相近，甚至个别人为有意造假牟利等原因，存在药材误种、误采、误收、误售、误用等现象，从而影响药材的

安全合理使用。因此，对中药的准确鉴定是保证药物品质与治疗效果的先决条件。传统的中药鉴别方法有基原鉴定、性状鉴定、显微鉴定和理化鉴定。

（1）基原鉴定：利用植（动、矿）物分类学知识，根据形态特征，对药材的来源进行鉴定与研究，确定其学名及药用部位。其鉴定的内容主要包括本草考证、核对文献、动植物形态研究及标本形态研究等，比较直观快速，实用性也强，但是需要具有一定的分类学基础，对于没有动植物分类经验的人则比较难以掌握使用。

（2）性状鉴定：通过眼观、手摸、鼻闻、口尝、水试、火试等十分简便的方法，来鉴别药材的外观性状。它具有简单、易行、迅速的特点，时至今日仍是中药材鉴定的常用方法，是现行《中国药典》收载的重要评价依据之一。但该方法存在依赖经验、分辨率较低的缺点，对多基原药材、品种混乱药材的鉴别较为困难。

（3）显微鉴定：利用显微技术对中药进行显微分析，以确定其品种和质量的一种鉴定方法。主要包括组织鉴定和粉末鉴定。然而生物体组织结构易受地理环境、生长期、储存条件诸多因素的影响，从而影响到鉴定的准确性；且近缘种药材的组织特征比较相似，利用显微技术尚难以鉴定这类药材。

（4）理化鉴定：利用某些物理的、化学的或仪器分析方法，鉴定中药的真实性、纯度和品质优劣程度的鉴定方法。主要是通过理化鉴定，分析中药中所含主要化学成分或有效成分、有毒有害物质的有无和含量的多少等。但该法往往需要标准物质和特殊分析仪器等才能开展，而高效液相色谱法（HPLC）、毛细管电泳（CE）、质谱法（MS）等方法所用分析仪器价格昂贵，非一般实验室能够负担；同时该法对同属混伪品的分辨率较低，在化学成分相似的情况下不能区分不同药用部位。此外，中药活性成分的含量会受到其生理条件、采收时间、储藏等诸多因素影响。

上述四大方法，在中药鉴定过程中一直起主导作用，但是对一些疑难药材，如近缘种药材、贵重药材、动物药材、含中药原料的中成药鉴定、药材生长年限鉴定、产地鉴定等依然存在困难，在鉴定的准确性、客观性方面还需要进一步提高。中药大多来源于植物类和动物类，属于生命科学范畴，其中涉及许多生物学的理论和方法，分子生物学的快速发展及其在生物医学各个领域渗透，使得中药分子鉴定应运而生。

三、中药分子鉴定的优势和适用范围

DNA 作为遗传信息的直接载体，具有信息量大、遗传稳定性高、化学稳定性强等特点。中药分子鉴定以中药遗传物质的差异性来进行鉴别，不依赖于材料的外观形态，又可避免化学特征的过于多变，而从基因水平上提供一种鉴别依据，不仅检测结果准确，特异性强，稳定性好，而且取样量少，通常仅需毫克级样本即可得到分析结果。在中药鉴定领域展示了良好的应用前景。

1. 近缘药材的品种鉴别

由于原植物的亲缘关系较近，近缘药材通常具有相似的植物形态、药材性状、显微特征和类似的化学成分，这些均属于药用植物的表现型，不仅与植物自身的遗传因素密切相关，而且受生长发育阶段、环境条件以及引种驯化、加工炮制等人类活动的影响。因此采用一般的传统鉴定方法常难以得出确切的结论。而中药分子鉴定是建立在基因差异基础之上的技术，不受环境因素对药材原植物的影响，也不受药材加工炮制后外观性状改变的影响，对近缘药材品种的鉴定具有独特的优势。

2. 道地性的研究

分子鉴定使中药学的研究对象从组织、器官、有机体、居群等层次拓展至基因层次，为开展药材的道地性研究、药材品质的定向调控等提供了新的方法和思路。

3. 民族药和国外中药资源的鉴定

针对品种混乱、基原不清的民族药和从周边国家流入国内的中药资源，我国尚未建立鉴定标准且缺乏传统鉴定人才，是目前中药鉴定的难题。分子鉴定有着标准化、客观化、仪器化的优势，可以对民族药和国外中药资源进行准确鉴定。

4. 高通量、标准化、客观化的中药原料鉴定

分子鉴定无须逐个鉴定，只需一次即可对大批量样品进行鉴定，有利于提高工作效率，减轻制药企业、药检机构的工作强度。检测结果通过测序峰图或扩增产物大小获得，具有高通量、标准化、客观化的优势。

5. 动物药的准确鉴定

动物药的显微特征、化学信息较少，一直是中药鉴定的难题。分子鉴定依赖于大分子信息，动物类药材内含有特征性核酸或蛋白等多种生物大分子，因此分子鉴定适用于动物类药材的鉴别。

6. 配方颗粒和中成药的原料鉴定

配方颗粒和中成药中的原料鉴定，可获取的鉴别特征较少，也一直是中药鉴定的难题。分子鉴定可通过检测痕量 DNA 进行原料的鉴别。

由于分子生物学领域分析仪器的商品化，导致相关设备的价格不断下降，越来越多的实验室可方便购置所需的仪器，如电泳仪、PCR 仪、DNA 测序仪等，进行分子鉴定实验，使得中药分子鉴定日益受到中药研究工作者的广泛关注，同时也为中药的快速、现场、高通量、低成本鉴定奠定了基础，将在未来中药鉴定中发挥重要作用。

四、建立分子鉴定方法应做的准备

（一）遵循科学原则与个案分析原则

1. 科学原则

分子鉴定作为中药鉴定的一种技术手段，是传统性状鉴定的重要、有力补充。引入风险-获益评估理论对中药材进行相应的评价，选择易混淆、传统鉴定方法难以解决的、产业急需的中药材，建立分子鉴定方法。

2. 个案分析原则

中药材种类繁多、来源复杂，药材间存在较大的差异，需要具体情况具体分析，即对每一种药材采用特异性引物、探针等进行鉴别，以提高鉴别的准确度。

（二）充分收集代表性样品并记录样品的背景资料

若仅对中药基原物种样品进行分子分类学研究和引物设计，不考虑近缘种的 DNA 序列，近缘种就有可能在实际的检验中被判符合规定；如果中药基原物种的 DNA 序列变异没有被全部考虑到，一些符合药典规定基原的样品就会被判不符合规定。如果仅仅对中药基原物种样品进行分子分类学研究以及引物设计，难以保证分子鉴别标准的科学性，必须对中药基原、地方习用品与近缘种进行广泛的取样才能保证标准中的引物设计的科学性。

（三）明确中药基原物种

中药 DNA 分子鉴别标准研究在引用物种 DNA 序列作为参考资料时，必须首先厘清基原物种的名称与范围，以免使用同名异物的 DNA 序列，避免标准执行中发生假阳性的结果。

（四）进行分子系统研究

利用分子系统研究界定某种中药的物种界限和种内变异幅度：①建立被鉴定中药所在属完全物种取样的分子系统数据库，并将被鉴定的中药在该数据库中进行比对并判断其归属。②采取个案分析原则，针对具体的药材品种进行个案评估，逐步进行推进，在了解和掌握品种的具体情况前，不应得出中药分子鉴别使用的结论，更不能简单地予以全盘通过或者全盘否定。在确认药材物种树与基因树一致的前提下，采取"分阶层的鉴定体系"的办法（即先在整个植物界确定一个进化速率适中的基因片段作为核心标记，然后再在科或属级水平寻找高进化速率的基因作为辅助标记），选择合适的基因片段进行中药分子鉴定。

（五）规范的实验设计

规范的实验设计可以避免出现假阴性或假阳性的检验结果。

总之，中药分子鉴别技术应建立在科学、客观的基础上，遵循在一定系统学研究背景下，采取个案分析原则建立分阶层的鉴定体系，为中药分子鉴定使用提供依据。

五、采 样 原 则

中药 DNA 分子鉴别标准研究制订时，每个基原物种需要多少样品才能保证标准的科学性尚没有明确的证据，但采集的样品数量与物种的分布范围相关，物种的分布范围越广，则需要采集的样品数量越多，这样才能最大限度地代表物种的遗传变异范围。因此应对中药基原、地方习用品与近缘种进行广泛的取样。

采样时需考虑模式标本产地和居群概念，注重近缘种材料，并应充分利用国内标本馆和博物馆体系。植物 DNA 条形码研究中每个物种需要的样品建议数为 8～12 个个体，且至少来自 5 个不同的地域或居群，每个居群采集样品 2 份，2 份样品间应保持一定的距离，形态特征上也要具有代表性。而中药 DNA 分子鉴别标准由于缺乏容错性的特点，采集范围与标本数量应比植物 DNA 条形码研究大一些，特别是在物种分布区的边缘更应多采样品。除非有确切的 DNA 序列资料供参考引用，可以适当减少采样量之外，建议其他近缘种、地方习用品每个物种不少于 2 个居群，每个居群 2 份标本，并收集商品药材与混伪品进行验证，以保证结果的正确。

六、方法学考察

1. 影响因素考察

影响因素考察指考察中药分子鉴定法的影响因素，保证实验方法的准确性。

2. 精密度考察

精密度考察主要分为重复性考察、中间精密度考察及重现性考察。重复性考察，至少用 3 批供试品，每批 3 次或同批供试品进行 6 次测定试验后对结果进行评价。实验结果判定应基本一致。中间精密度考察，考察实验室内部条件改变（如不同人员、不同仪器、不同工作日和实验时间）对测定结果的影响，至少应对同实验室不同操作人员的结果进行考察。重现性考察，实验结果在 3 家以上实验室能够重现，相同样品在不同实验室所获得实验结果应相同。

3. 方法适用性考察

方法适用性考察指采用中药分子鉴定法对多批次药材或基原物种进行鉴定，保证方法的适用性。

第二节　中药分子鉴定方法

一、特异性 PCR 鉴定

（一）概念原理

聚合酶链反应（polymerase chain reaction，PCR）是一种用于扩增特定 DNA 片段的分子生物学技术，基本原理为双链 DNA 在高温下发生变性解链成为单链 DNA，当温度降低后又可以复性成为双链，通过温度变化控制 DNA 的变性和复性，加入与目的 DNA 片段两端互补的寡核苷酸引物、DNA 聚合酶、脱氧核苷三磷酸（dNTP）及相应缓冲液，完成特定 DNA 片段的体外扩增。

特异性 PCR 鉴定（图 2-1）是根据正、伪品药材存在一段碱基差异的特定区域 DNA 序列，设计特异性的正品鉴别引物，建立 PCR 体系及其产物检测方法，根据电泳条带的大小及有无以区分正品和伪品，从而实现药材及饮片的鉴定。由于引物与模板之间的碱基错配可以有效地抑制 PCR，特异性 PCR 设计的引物在 PCR 扩增时只能对来自正品药材 DNA 模板中特定区域进行有效扩增，对来自混伪品或其他生物 DNA 模板的同源区域不能扩增，从而能准确鉴别中药正品和伪品。该法在检测时只需要通过一个简单的"+/-"方式即可进行基因分型，检测易于实现自动化。特异性 PCR 鉴定能对 DNA 序列存在较大差异的正品和伪品进行鉴别，也能对序列间仅存在单个碱基差异的近缘易混品种进行鉴定，即位点特异性 PCR（allele-specific polymerase chain reaction，AS-PCR）。

与其他方法相比，特异性 PCR 鉴定具有操作简单、成本低、重复性好等优势。①可靠性高，它的反应条件与普通 PCR 基本相同，只要鉴别引物设计合理，PCR 反应条件合适，就能避免假阳性扩增产物的出现；②特异性鉴别引物设计时所依据的 DNA 序列信息，除了可以通过对相关物种的目的 DNA 片段测序获得外，也可以从叶绿体基因组综合数据库（CGIR）、国家基因组科学数据中心（NGDC）、GenBank 等公共 DNA 数据库查询获得，大大减少了工作量；③对 DNA 质量要求不高，所需的 DNA 量少；④PCR 鉴定条带单一，真伪药材判定标准简单可靠，无需进行测序及软件分析。

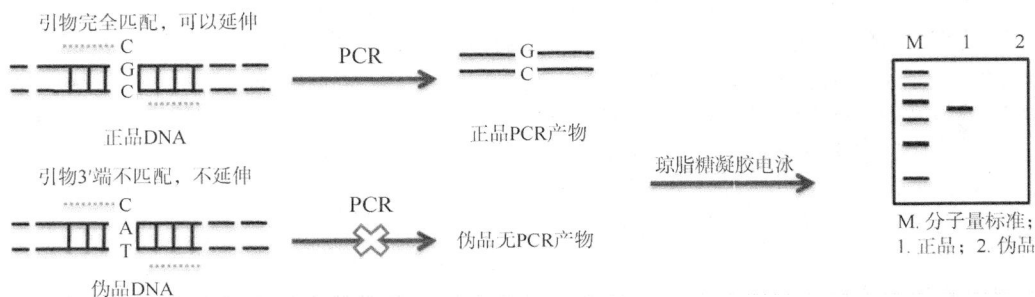

图 2-1 特异性 PCR 鉴定示意图

（二）研究现状

特异性 PCR 鉴定技术主要用于中药材、中药饮片、配方颗粒基原物种的鉴定，对于濒危、市场上伪品和混淆品较多且传统方法较难鉴别的一些中药品种，如金钱白花蛇、金银花、太子参、山药、人参、石斛、西红花等已经进行了特异性 PCR 鉴别方法的研究。《中国药典》2020 年版收载的蕲蛇、乌梢蛇和金钱白花蛇饮片的聚合酶链式反应鉴别法即为特异性 PCR 方法，同时该版药典首次收载了聚合酶链式反应法通则。

（三）研究方法

1. 样品的采（收）集与预处理

供试品取样应有代表性，取样量和取样部位可根据各品种项下的规定，或根据物料和不同生产阶段产品的检验要求确定。除另有规定外，可采用适宜方式对供试品进行前处理，如依次用 75% 乙醇、无菌水清洗擦拭表面以消除交叉污染或细菌污染。固体供试品应用乳钵或研磨仪充分研磨使成粉末，必要时可加适量液氮辅助研磨。液体供试品应充分混匀。

2. 通过数据库检索或测序，获取正、伪品药材的 DNA 序列信息

可通过测序或登录互联网和信息平台，对现有物种序列信息进行检索。利用我国的国家基因组

科学数据中心（National Genomics Data Center，NGDC）、美国国家生物技术信息中心（National Center for Biotechnology Information，NCBI）、日本 DNA 数据库（DNA Data Bank of Japan，DDBJ）以及欧洲生物信息研究所的欧洲分子生物学实验室（European Molecular Biology Laboratory，EMBL）核苷酸数据库以及叶绿体基因组综合数据库（Chloroplast Genome Information Resource，CGIR）都可以进行生物序列的检索和比对，且上述数据库是对公众免费开放的。

3. 对药材正、伪品之间存在的差异位点进行筛选

差异位点是指药材及其基原正、伪品间具有差异的核苷酸突变，包括碱基插入、缺失、突变等。通过序列比对软件寻找合适的差异位点将为进一步鉴定引物设计提供依据。

4. 依据鉴别位点设计特异性引物和通用引物

PCR 引物设计的目的是找到一对合适的核苷酸片段，使其能有效地扩增模板 DNA 序列。引物的优劣直接关系到 PCR 的特异性扩增成功与否，因此引物设计时应考虑目标片段的最佳设定区域、引物长度、引物 GC 含量、引物 3′端密码子、碱基分布、二级结构、引物二聚体等因素对 PCR 扩增效率的影响。

现在 PCR 引物设计大都通过计算机软件进行。因为引物的延伸是从 3′端开始的，药材正品正向引物或反向引物 3′端需要是药材正、伪品之间存在的差异位点。引物确定以后，可以对引物进行必要的修饰，如通过人为地使引物 3′端的第二个碱基发生错配来提高引物扩增的特异性。错配应当满足以下要求：正品鉴别引物 3′端若与模板构成强错配（G/A、C/T、T/T），则引入第二个错配应为弱错配（C/A、G/T），反之亦然；若为中等错配（A/A、C/C、G/G）则需再引入一个中等错配。鉴别引物 3′端由于人为引入错配，与鉴别引物对应的通用引物熔解温度（T_m）值应当比鉴别引物低 2～5℃。正品药材和伪品药材的 PCR 产物大小应当在 150～500bp。

5. 提取药材总 DNA

中药材 DNA 的提取包括破碎细胞，释放核酸，DNA 的分离和纯化，DNA 的浓缩、沉淀与洗涤等步骤。可根据样品情况选择试剂盒法（适用于动物、植物和真菌类药材）或十六烷基三甲基溴化铵（CTAB）法（适用于植物和真菌类药材）等提取供试品模板 DNA，模板 DNA 的质量和浓度应满足核酸扩增的基本要求。

6. 进行目的 DNA 片段的扩增反应

PCR 体系包括耐热 DNA 聚合酶、PCR 缓冲液、dNTP、引物、模板等。组成 PCR 体系的试剂可采用自制、商品化试剂或为供试品检测设计的专用试剂盒，配制和使用过程中应避免污染。自制试剂应尽量现配现用并经验证后方可使用，商品化试剂和专用试剂盒需经过质量确认，并严格遵照说明书使用和储存。

7. 电泳检测 PCR 产物

制胶：取琼脂糖适量，加入电泳缓冲液，加热使溶胀完全，加入适量核酸染色剂，混匀，倒入插有齿梳的模具中，待凝胶结成无气泡的均匀薄层，即得。

DNA 分子量标准溶液的制备：取 DNA 分子量标准溶液适量，按所附使用说明进行配制。

上样溶液的制备：取 PCR 扩增产物溶液适量，按体积比（6∶1）加入上样缓冲液，混匀。

上样和电泳：在电泳槽中加入电泳缓冲液，将凝胶板置于电泳槽架上，小心拔出齿梳，取适量上样溶液于凝胶板负极端上样。接通电源，恒压 5～10V/cm。当溴酚蓝移至距凝胶底部约 1cm 处，关闭电源，取出，在紫外线灯（254nm）下检视。

研究案例

《中国药典》2020 年版收载的蕲蛇饮片聚合酶链式反应鉴别法

蕲蛇为蝰科动物五步蛇 Agkistrodon acutus（Güenther）的干燥体。具有祛风，通络，止痉的功效。用于风湿顽痹，麻木拘挛，中风口眼㖞斜，半身不遂，抽搐痉挛，破伤风，麻风，疥癣。蕲蛇作为贵重动物药材，临床功效确切，但商品来源复杂，市场上存在以其他种类的蛇冒充蕲蛇的现象。本案例建立了蕲蛇及其混淆品高特异性 PCR 鉴别方法，为动物药材分子鉴定研究提供了参考。

（一）名词术语

1. 引物

引物（primer）是指在核苷酸聚合作用起始时，刺激合成的一种具有特定核苷酸序列的大分子，与反应物以氢键形式连接。

2. 位点特异性 PCR

位点特异性 PCR（AS-PCR）利用引物与模板之间的碱基错配可以有效地抑制 PCR，进而达到模板区分（等位基因区分）的目的。

3. 电泳

电泳是指带电颗粒在电场作用下，向着与其电性相反的电极移动的现象。

（二）案例原理

通过分析蕲蛇及 7 种常见混淆品的细胞色素 b 基因（cytochrome b，$Cytb$）序列间差异，设计了 1 对专用于蕲蛇的鉴别引物，利用位点特异性 PCR 法对样品进行扩增，通过电泳检测特异性条带的大小及有无进行真伪鉴别。

（三）案例解析

1. 观察：靶序列的选择

$Cytb$ 基因是动物线粒体上一个编码蛋白质的基因，其具有一定的保守性。蛇类药材 $Cytb$ 基因片段序列的分析表明，这种在种内个体间的序列差异很小而种间的序列差异却较大的 DNA 片段正是物种鉴别的理想标记。因此 $Cytb$ 基因片段的 DNA 序列是鉴别蛇类药材原动物种类的一种良好分子标记。

2. 分析：序列分析和引物设计

使用 $Cytb$ 通用引物对蕲蛇及其混淆品进行 PCR 扩增后进行双向测序，序列经过软件比对，分析正、混品间 DNA 序列差异，利用引物设计软件设计出一对高特异性鉴别引物。

3. 验证：蕲蛇 PCR 鉴定

（1）模板 DNA 提取：取本品 0.5g，置乳钵中，加液氮适量，充分研磨使成粉末，取 0.1g，置 1.5mL 离心管中，加入消化液 275μL，在 55℃水浴保温 1h，加入裂解缓冲液 250μL，混匀，加到 DNA 纯化柱中，离心（转速为每分钟 10 000 转）3min；弃去过滤液，加入洗脱液 800μL，离心（转速为每分钟 10 000 转）1min；弃去过滤液，用上述洗脱液反复洗脱 3 次，每次离心（转速为每分钟 10 000 转）1min；弃去滤液，再离心 2min，将 DNA 纯化柱转移入另一个离心管中，加无菌双蒸水 100μL，试管放置 2min 后，离心（转速为每分钟 10000 转）2min，取上清液，作为供试品溶液，置-20℃保存备用。另取蕲蛇对照药材 0.5g，同法制成对照药材模板 DNA 溶液。

（2）PCR 反应体系：在 200μL 离心管中进行，反应总体积为 25μL，反应体系包括 10×缓冲液 2.5μL，dNTP（2.5mmol/L）2.5μL，模板 0.5μL，Taq DNA 聚合酶（5U/μL）0.25μL，加无菌双蒸水（ddH₂O）至 25μL。PCR 反应鉴别引物 5′-GGCAATTCACTACACGCCAACATCAACT-3′ 和 5′-CCATAGTCAGGTGGTTAGTGATAC-3′。将离心管置于 PCR 仪中，PCR 反应参数：95℃预变性 5min，循环反应 30 次（95℃ 30s，63℃ 30s），延伸（72℃）5min。

（3）电泳检测：运用琼脂糖凝胶电泳法进行特异性 PCR 产物检测，胶浓度为 1%，胶中加入核酸凝胶染色剂 GelRed；供试品与对照药材 PCR 反应溶液的上样量均为 8μL，DNA 分子量标准上样量为 2μL。电泳结束后，取凝胶片在凝胶成像仪上或紫外投射仪上检视。供试品凝胶电泳图谱中，在与对照品药材凝胶电泳图谱相应的位置上，在 300～400bp 应有单一 DNA 条带。

8 批蕲蛇正品及其 20 个相关混淆品的凝胶电泳图谱如图 2-2 和图 2-3 所示。结果可见，蕲蛇在 300～400bp 有单一扩增条带，而混淆品没有扩增条带，表明该鉴别方法能将蕲蛇与其混淆品准确地分开，不同来源的蕲蛇样品均能实现准确鉴别。

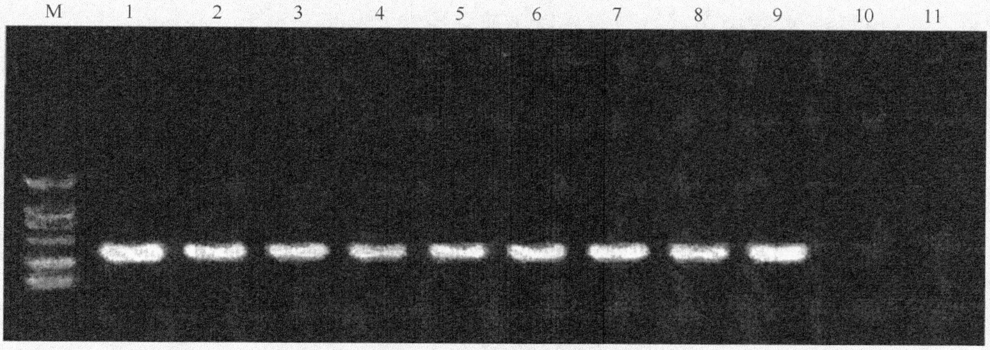

图 2-2　8 个不同批次的蕲蛇药材 PCR 鉴别结果

M. DNA 分子量标准：从上至下依次为 2000bp、1000bp、750bp、500bp、250bp、100bp；1. 阳性对照；2～9. 蕲蛇药材；10. 阴性对照；11. 空白

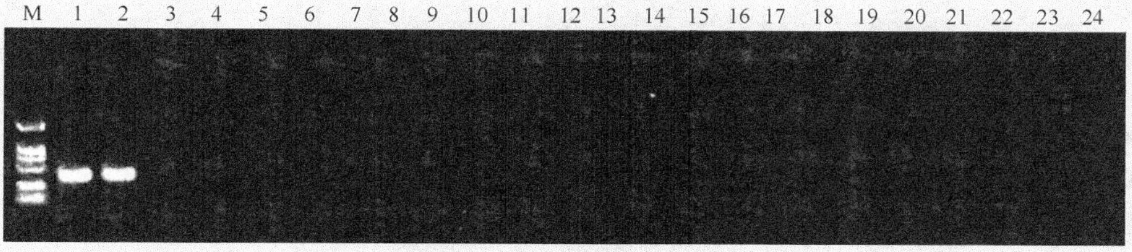

图 2-3　蕲蛇药材及其混淆品 PCR 鉴别结果

M. DNA 分子量标准，从上至下依次为 2000bp、1000bp、750bp、500bp、250bp、100bp；1. 阳性对照；2. 蕲蛇药材；3. 虎斑颈槽蛇；4. 三索锦蛇；5. 双全白环蛇；6. 灰鼠蛇；7. 滑鼠蛇；8. 红点锦蛇；9. 王锦蛇；10. 赤链华游蛇；11. 中国水蛇；12. 短尾蝮蛇；13. 百花锦蛇；14. 眼镜蛇；15. 赤链蛇；16. 铅色水蛇；17. 金环蛇；18. 莽山烙铁头蛇；19. 黑眉锦蛇；20. 环纹华游蛇；21. 乌梢蛇；22. 金钱白花蛇；23. 阴性对照；24. 空白

4. 拓展：其他动物类中药材的分子鉴定

特异性 PCR 利用正、伪品间序列变异大的区域或正品特有序列区域设计引物，因 DNA 序列差异大，正、伪品间遗传间断明显，特异性和稳定性均较好。2020 年版《中国药典》除蕲蛇外，乌梢蛇、金钱白花蛇鉴别项下均收载了特异性 PCR 鉴定方法。除了 *Cytb* 基因外，线粒体 12S rRNA、细胞色素 c 氧化酶亚基 Ⅰ（COI）等基因序列的进化速率较快，不同物种间序列差异大，有利于设计针对目标物种的高特异性引物，加上扩增该基因的稳定性和可重复性好，可以用来开发特异性 PCR 引物，作为生物物种种属的鉴定依据，并在动物药材的分子鉴定中得到应用。

（四）思考

1. 案例对本领域研究的推进作用

动物类中药材是中药的重要组成部分之一，2020 年版《中国药典》共收载动物类药材 51 种，均有性状鉴别，其中 18 种动物药收载显微鉴别，25 种动物药收载化学鉴别，包括薄层、钙盐检测、显色法等，3 种爬行类动物药收载了 PCR，22 种动物药收载了含量测定，包括乙二胺四乙酸二钠滴定法、高效液相色谱法、紫外-可见分光光度法等。而冬虫夏草、海龙、蛇蜕、鹿角、蜂蜜等常用动物药项下无任何鉴定方法。具有鉴定项的动物药专属性和特异性不强，仅蕲蛇、乌梢蛇、金钱白花蛇鉴别项下收载 PCR 鉴定方法。本案例可为其他动物类中药的分子鉴定研究提供参考。

2. 拓展与启发

特异性 PCR 鉴定技术对于任意具有序列差异的物种均可鉴定，高效、快速，操作简便，仪器依赖性低，易于制成试剂盒推广，目前已有蕲蛇、乌梢蛇、龟甲等的鉴定试剂盒面世；该方法的主要缺点是不同中药鉴定引物需单独设计，不利于建立数据库共享，对于一些含有 PCR 阻抑物的动物药，可能产生假阴性结果，特异性鉴定引物设计时需要大量测序及条件优化工作，对掺伪品的鉴别仅采用单重 PCR 存在局限性，无法有效地辨别样品中的掺伪情况。

细小果实种子类中药的特异性 PCR 鉴定

果实种子类中药是中药的重要组成部分，品种数量极多，在中医治疗疾病的历史中发挥着重要作用。中药材种子市场混乱，不仅会给中药种植行业造成巨大的经济损失，也会给临床用药带来安全隐患。

青葙子为苋科植物青葙 Celosia argentea L.的干燥成熟种子，味苦，性微寒，归肝经，具有清肝泻火，明目退翳之功效，临床上多被用于治疗肝脏类疾病、眼科疾病。青葙子体积非常小，直径仅为 1～1.5mm，肉眼难以分辨，容易误采、误收、误用。如市场上有出现青葙子中掺入外观极为相似的同科青葙属植物鸡冠花 C. cristata L.子、同科苋属植物苋 Amaranthus tricolor L. 菜子、刺苋 A. spinosus L.子和反枝苋 A. retroflexus L.子等混伪品，或直接用混伪品进行售卖的现象。

国内外青葙子药材及其混伪品鉴别研究报道较少，且主要集中于传统鉴定研究方面，少见利用分子鉴定技术的研究。此外，对于青葙子掺伪品的鉴别及掺伪量的量化研究方法有待进一步探索。本案例选择序列相关扩增多态性技术筛选青葙子特异性片段，并设计能特异性检测青葙子及其混伪品的分子鉴定引物，建立了一种能特异性检测青葙子及其混伪品的真伪、掺伪情况的分子鉴定方法，可根据特异性条带的大小及有无进行真伪及掺伪鉴别，为实现青葙子等细小果实种子类中药的准确鉴定及质量控制提供了参考。

（一）名词术语

序列相关扩增多态性（sequence-related amplified polymorphism，SRAP）是一种基于 PCR 的显性分子标记。该标记通过独特的双引物设计对基因的开放阅读框（open reading frame，ORF）特定区域进行扩增，其中上游引物长 17bp，对外显子区域进行特异性扩增；下游引物长 18bp，对内含子区域、启动子区域进行特异性扩增。因不同物种以及个体的内含子、启动子、间隔区长度不同而产生多态性。SRAP 标记具有简便、高效、产率高、高共显性、重复性好、易测序、便于克隆目标片段的特点，已成功地应用于遗传多样性分析、遗传图谱的构建、重要性状的标记及相关基因的克隆等工作。

（二）案例原理

青葙与鸡冠花是同科同属植物，外观极为相似，肉眼和实体显微镜难以将二者区分开，基于DNA 条形码 ITS2 序列聚类分析区分青葙子与鸡冠花子效果不佳，需要选择合适的分子标记。来源于植物功能基因的 DNA 分子标记具有更高的多态性，已被广泛用于许多物种的种内和种间鉴别。DNA 分子标记和植物活性成分相结合的新研究思路也已经逐渐崛起，其实验结果甚至能反映一定的基因功能。

（三）案例解析

1. 观察：靶序列的选择

采用 SRAP 标记，对不同产地的青葙子和鸡冠花子进行遗传多样性和种群结构研究，证实地理差异显著的青葙种群具有较大的遗传多样性。聚类结果显示 16 个种群的青葙子聚为一类，6 个种群的鸡冠花子聚为另一类，可将青葙子和鸡冠花子明显区别开。经筛选，发现 M1E6 片段可作为特异性片段将二者区分开，为利用 SRAP 标记区分青葙子和鸡冠花子提供了可能（图 2-4）。

2. 分析：序列分析和引物设计

对青葙子 SRAP 标记筛选所获得的特异性片段 M1E6 进行回收及测序，得到长度为 236bp 的序列。选择该 M1E6 片段为靶序列，设计得到特异性引物 N9F：ATCTGCTAACTGCTATCTGCAC（5′→3′），N9R：TCTAAGAGAGTCCGAGCTTTAT（5′→3′）。

3. 验证：青葙子及其易混淆品的特异性 PCR 鉴别

针对亲缘关系较近的青葙子、鸡冠花子、苋菜子、刺苋子和反枝苋子，本案例在筛选获得特异性片段 M1E6 的基础上，设计特异性引物（N9F、N9R），建立并优化 PCR 反应程序和体系。分别采集青葙子、鸡冠花子、苋菜子、刺苋

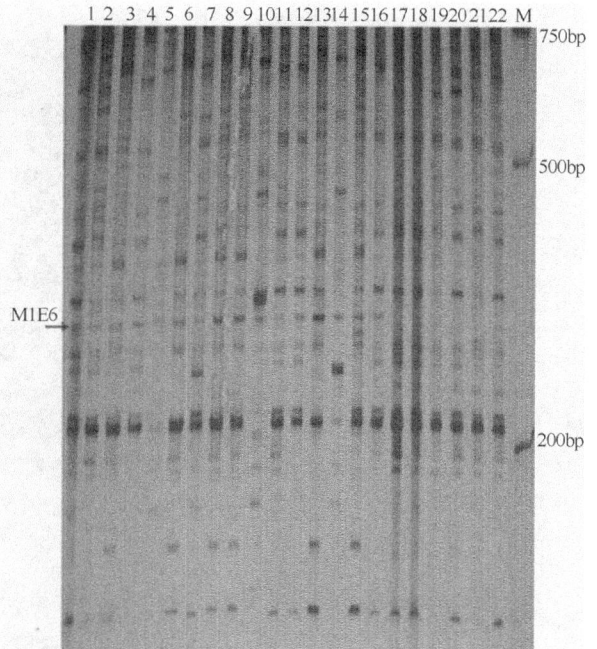

图 2-4　不同产地的 16 个青葙子和 6 个鸡冠花子的 SRAP 标记结果

箭头所示为 M1E6 片段；M. 分子量标准

子和反枝苋子样品，提取 DNA 作为模板，利用特异性引物对来自不同产地的青葙子及其混伪品进行扩增和电泳检测。当退火温度为 60℃、循环数为 30 时，青葙子、鸡冠花子分别在 206bp、581bp 处出现单一明亮条带，其他常见混伪品及空白对照均无条带，根据特异性条带的有无及大小进行真伪及掺伪鉴别，并对其检出限、耐受性和适用性进行考察与验证，以建立一种简便、准确区分青葙子及其混伪品鸡冠花子的 PCR 方法（图 2-5）。

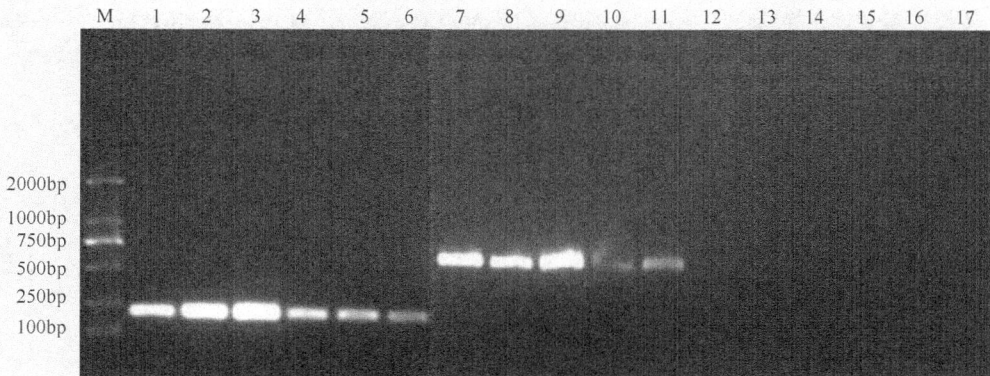

图 2-5　特异性 PCR 鉴别不同产地的青葙子、鸡冠花子、苋菜子、刺苋子和反枝苋子

M. 分子量标准；1~6. 青葙子；7~11. 鸡冠花子；12. 苋菜子；13、14. 刺苋子；15、16. 反枝苋子；17. 空白对照以双蒸水为模板

4. 拓展：青葙子及鸡冠花子的掺伪鉴定

按鸡冠花子 DNA 占总混合 DNA 的比例：1%、2%、5%、10%、20%、30%、40%、50%、75%，将提取好的鸡冠花子 DNA 与青葙子 DNA 相互混合并进行特异性 PCR 反应，结果表明样品中混入 2% 以上的鸡冠花子时即可检出（图 2-6）。

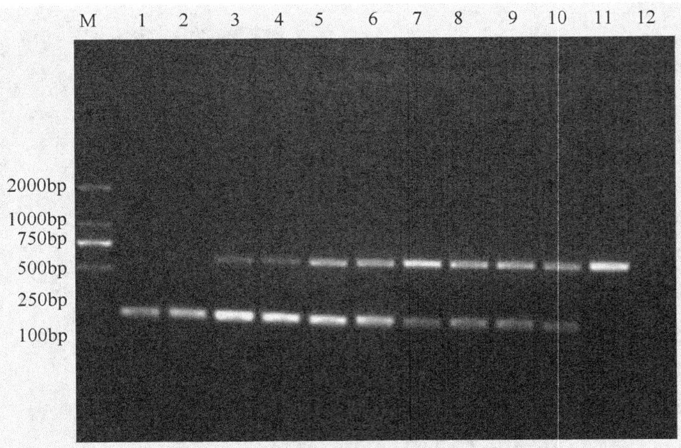

图 2-6　青葙子中鸡冠花子掺伪检出限测试

M. 分子量标准；1～11. 伪品鸡冠花子掺入比例分别为：0、1%、2%、5%、10%、20%、30%、40%、50%、75%、100%；
12. 空白对照（以双蒸水为模板）

（四）思考

　　常用于开发特异性 PCR 鉴别引物的靶序列，如 DNA 条形码等，在针对亲缘关系接近的品种时，往往存在较难区分、引物难以设计的情况。细小果实种子类中药青葙子与鸡冠花子来源于同科同属植物，外观极为相似，肉眼和实体显微镜难以将二者区分开；常规分子鉴定方法，包括基于 DNA 条形码分析也效果不佳。本案例利用 SRAP 分子标记，针对青葙子特异性片段进行引物设计，实现青葙子药材的真伪和掺伪鉴别，为开发特异性 PCR 鉴定方法提供了参考。

参 考 文 献

黄璐琦，袁媛，蒋超，等. 2017. 动物药材分子鉴别现状与策略[J]. 中国现代中药，19（1）：1-10.

林晓佳，吴姗，陈吴健，等. 2018. 刺苋和苋属的实时荧光 PCR 鉴定[J]. 浙江林业科技，38（2）：44-49.

刘义梅，陈倩，陈科力，等. 2011. ITS2 序列鉴定青葙子及其混伪品[J]. 湖北大学学报（自然科学版），33（3）：309-312.

谭新宁，吴文如，来慧丽，等. 2020. 基于中药系统鉴定法进行青葙子药材的鉴别研究[J]. 中药材，43（2）：296-302.

谭新宁，吴文如，来慧丽，等. 2021. 中药材青葙子 PCR 鉴别方法研究[J]. 中药材，（8）：1837-1841.

唐晓晶，冯成强，黄璐琦，等. 2006. 蕲蛇及其混淆品高特异性 PCR 鉴别[J]. 药物分析杂志，26（2）：152-155.

Feng N，Xue Q，Gou Q H，et al. 2009. Genetic diversity and population structure of *Celosia argentea* and related species revealed by SRAP[J]. Biochemical Genetics，47（7-8）：521.

二、PCR-RFLP 法

　　单核苷酸多态性（single nucleotide polymorphism，SNP）是一种由单个核苷酸变异而引起的 DNA 序列多态性，是生物体中最普遍存在的一种多态性现象。不同物种间具有许多的 SNP 位点，可借助其实现中药材及其近缘物种的鉴别。

　　限制性核酸内切酶是可以识别特定的脱氧核苷酸序列，并对每条链中特定部位的两个脱氧核糖核苷酸之间的磷酸二酯键进行切割的一类酶。因此，可以利用限制性核酸内切酶识别 SNP 位点并进行酶切，观察酶切结果，依据产物片段长度多态性鉴别中药材物种。

聚合酶链反应-限制片段长度多态性（PCR-restriction fragment length polymorphisms，PCR-RFLP），也称切割扩增多态性序列（cleaved amplified polymorphic sequence，CAPS），是特异性引物 PCR 扩增技术与限制性内切酶酶切技术相结合而产生的一种 DNA 标记技术。该技术采用 PCR 技术扩增目标 DNA 片段，然后利用限制性内切酶识别特异性 DNA 位点进行切割，最后使用凝胶电泳技术对酶切产物进行分析，通过比对酶切片段长度多态性，实现对不同来源基因序列的差异性分析。

PCR-RFLP 技术基本流程如图 2-7 所示。

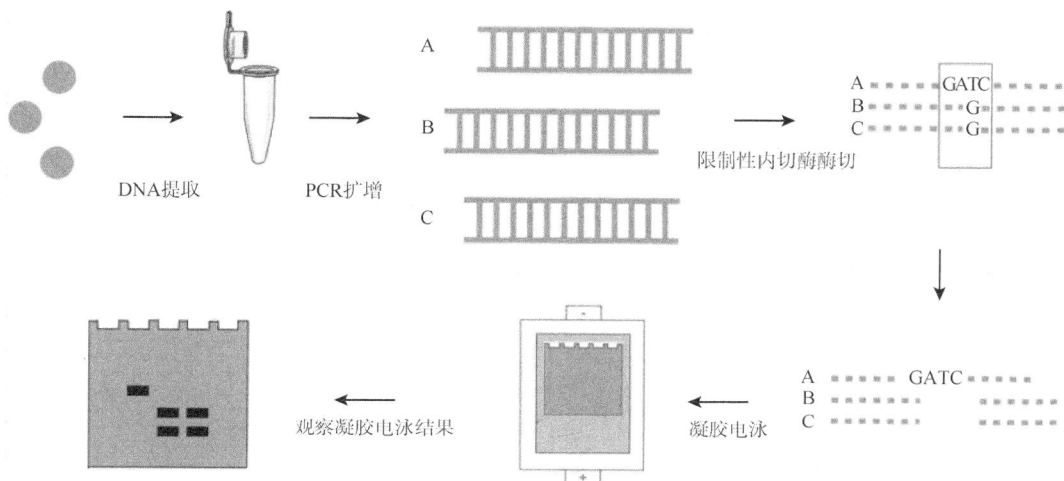

图 2-7　PCR-RFLP 技术基本流程

PCR-RFLP 技术因操作简便快捷、特异性好，在中药材的鉴定鉴别中应用广泛。在提取获得的基因组 DNA 中，通常目标片段含量偏低，直接酶切的结果难以观察。PCR 技术可以特异性提高目的 DNA 含量，将酶切手段与 PCR 技术相结合，可实现对中药的品种鉴别，还可依据条带亮度对中药的掺伪程度进行初步评估。

如通过对特异性片段的 PCR 扩增可将梅花鹿茸及马鹿茸与驯鹿、麋鹿、新西兰鹿等伪品鹿茸加以区分，然后使用限制性内切酶 *Msp* I 进行酶切后的片段进行分析，可进一步区分梅花鹿茸与马鹿茸。2015 年版《中国药典》收录了川贝母药材的 PCR-RFLP 鉴别法，且 PCR-RFLP 技术也可以应用于复方川贝散中川贝母成分的鉴别，最低检出限为 4%。2020 年版《中国药典》收录了霍山石斛的 PCR-RFLP 鉴别方法。

研究案例

霍山石斛的 PCR-RFLP 鉴别研究

（一）案例解析

1. 观察

（1）霍山石斛市场资源混乱：石斛生长于高海拔的树干、树皮或岩石石缝中，自然繁殖率极低，加上长期采集，野生植株已濒临灭绝。石斛具有益胃生津，滋阴清热等功效，有很大的市场价值，且其种类繁多，其中霍山石斛（*Dendrobium huoshanense* C. Z. Tang et S. J. Cheng）是我国历代本草中明确记载的 4 种药用石斛之一。因其稀缺，价格高昂，许多商家把石斛属其他植物，乃至兰科其他属的植物宣传成霍山石斛进行销售。

（2）传统鉴别方法区分困难：由于同属物种的相似性，在实际工作中，很难仅通过传统的外观性状或显微特征鉴别霍山石斛及其近缘种。此外,由于对霍山石斛的过度开采,其野生资源濒临枯竭,常有不良商家仿冒霍山石斛"枫斗"加工方法,把小的铁皮石斛、紫皮石斛、河南石斛等,加工成霍山石斛独有的龙头凤尾形状,即使业内人士也很难辨认。因此,亟需开发一种准确、快速、便捷的鉴定方法,对霍山石斛进行真伪鉴定。

（3）石斛属分子系统学研究:选择 11 个 DNA 条形码片段对石斛属进行分子系统学研究,结果表明其中 33 个物种为单系群,利用 DNA 条形码可以进行物种鉴定;铁皮石斛和霍山石斛为两个独立的物种,且霍山石斛为细茎石斛复合体的成员,复合体成员间利用 DNA 条形码无法区分。

2. 分析

PCR-RFLP 技术,因 PCR 扩增和限制性内切酶对酶切位点的双重选择,特异性较好,同时对由于样品降解造成的假阴性控制较好;相对于基于随机扩增的多态性技术,重复性较好,可将其应用于其他混伪情况较严重的中药材或饮片的真伪鉴别。

本案例采用 PCR-RFLP 技术实现对市售霍山石斛真伪品的快速鉴别。通过比对霍山石斛及其近缘物种限制性酶切位点相关 DNA（RAD）序列,筛选可以用于区分霍山石斛及其近缘物种,且能被某种核酸内切酶特异性识别的 SNP 位点,可在该区域两侧设计引物,对 PCR 扩增产物进行酶切,并进行凝胶电泳实验,最终通过酶切产物的条带数区分霍山石斛与其近缘物种。

3. 验证:应用 PCR-RFLP 鉴别霍山石斛和其近缘物种

（1）SNP 位点筛选:收集 22 种石斛属样品,详见表 2-1,使用改良 CTAB 法对 22 种石斛属药材进行 DNA 提取。RAD 测序分析发现,霍山石斛与其近缘物种在 Tag C12722046 的序列上存在一个 T/G 的 SNP 位点,其中霍山石斛为 T,美花石斛、疏花石斛等 21 种近缘物种均为 G,此位点位于 *Alu* I 限制性内切酶识别序列（5'…AG^CT…3'）上。即 *Alu* I 酶可对 21 个近缘物种该基因区域进行酶切,而无法切开霍山石斛该区域。在该基因区域设计引物,见图 2-8。

表 2-1 样品信息

编号	材料名称	批次	编号	材料名称	批次
1	霍山石斛（*D. huoshanense*）	40	12	杯鞘石斛（*D. gratiosissimum*）	1
2	铁皮石斛（*D. officinale*）	15	13	金钗石斛（*D. nobile*）	5
3	细茎石斛（*D. moniliforme*）	15	14	流苏石斛（*D. fimbriatum*）	5
4	河南石斛（*D. henanense*）	2	15	兜唇石斛（*D. aphyllum*）	1
5	鼓槌石斛（*D. chrysotoxum*）	5	16	球花石斛（*D. thyrsiflorum*）	2
6	齿瓣石斛（*D. devonianum*）	5	17	束花石斛（*D. chrysanthum*）	2
7	金草石斛（*D. clavatum*）	1	18	晶帽石斛（*D. crystallinum*）	2
8	金耳石斛（*D. hookerianum*）	1	19	长苏石斛（*D. brymerianum*）	2
9	罗河石斛（*D. lohohense*）	1	20	尖刀唇石斛（*D. heterocarpum*）	1
10	美花石斛（*D. loddigesii*）	1	21	报春石斛（*D. polyanthum*）	1
11	疏花石斛（*D. henryi*）	1	22	肿节石斛（*D. pendulum*）	1

（2）PCR-RFLP 分析:采用 25μL PCR 扩增反应体系[10×PCR 缓冲液 2.5μL,dNTP（2.5mmol/L）1μL,*Taq* DNA 聚合酶（5U/L）0.3μL 和模板 2μL,上下游引物各 0.2μL,10mg/mL 牛血清蛋白 0.5μL,25%聚乙烯吡咯烷酮 0.2μL,无菌超纯水 18.1μL]。反应条件及引物信息见表 2-2。对石斛及其近缘物种 PCR 产物进行限制性酶切片段长度多态性（RFLP）分析,反应总体系为 20μL[10×酶切缓冲液 2.0μL,PCR 反应液 17.5μL,*Alu* I（10U/μL）0.5μL]。酶切反应在 37℃水浴反应 0.5h。

上游引物

```
                        10            20            30            40
D. huoshanense   A A T T C T T C A T C A A G T T T A G T G C A T T C A T C A T A A C A A T C A T
D. huoshanense   · · · · · · · · · · · · · · · · · · · · · · · · · · · · · · · · · · · · · · · ·
D. huoshanense   · · · · · · · · · · · · · · · · · · · · · · · · · · · · · · · · · · · · · · · ·
D. moniliforme   · · · · · · · · · · · · · · · · · · · · · · · · · · · · · · · · · · · · · · · ·
D. henanense     · · · · · · · · · · · · · · · · · · · · · · · · · · · · · · · · · · · · · · · ·
D. offcinale     · · · · · · · · · · · · · · · · · · · · · · · · · · · · · · · · · · · · · · · ·

                        50            60            70            80
D. huoshanense   C A C T T G C T T G A A A C A T C C A C A A A C T T C T G A A A A T T T G G A A
D. huoshanense   · · · · · · · · · · · · · · · · · · · · · · · · · · · · · · · · · · · · · · · ·
D. huoshanense   · · · · · · · · · · · · · · · · · · · · · · · · · · · · · · · · · · · · · · · ·
D. moniliforme   · · · · · · · · · · · · · · · · · · · · · · · · · · · · · · · · · · · · · · · ·
D. henanense     · · · · · · · · · · · · · · · · · · · · · · · · · · · · · · · · · · · · · · · ·
D. offcinale     · · · · · · · · · · · · · · · · · · · · · · · · · · · · · · · · · · · · · · · ·

                        90           100           110   Alu I     120
D. huoshanense   A G A A T C A A A T A G G A T C A T C T A A T T T T G A A A T G A T C T T A A G
D. huoshanense   · · · · · · · · · · · · · · · · · · · · · · · · · · · · · · · · · · · · · · · ·
D. huoshanense   · · · · · · · · · · · · · · · · · · · · · · · · · · · · · · · · · · · · · · · ·
D. moniliforme   · · · · · · · · · · · · · · · · · · · · · · · · · · · · · · · · · · G · · · · ·
D. henanense     · · · · · · · · · · · · · · · · · · · · · · · · · · · · · · · · · · G · · · · ·
D. offcinale     · · · · · · · · · · · · · · · · · · · · · · · · · · · · · · · · · · G · · · · ·
```

下游引物

```
                       130           140           150           160
D. huoshanense   G T G T T G T G T A G G C C C T C A A A G G C C C A T C A G C T C T C A T G T C
D. huoshanense   · · · · · · · · · · · · · · · · · · · · · · · · · · · · · · · · · · · · · · · ·
D. huoshanense   · · · · · · · · · · · · · · · · · · · · · · · · · · · · · · · · · · · · · · · ·
D. moniliforme   · · · · · · · · · · · · · · · · · · · · · · · · · · · · · · · · · · · · · · · ·
D. henanense     · · · · · · · · · · · · · · · · · · · · · · · · · · · · · · · · · · · · · · · ·
D. offcinale     · · · · · · · · · · · · · · · · · · · · · · · · · · · · · · · · · · · · · · · ·
```

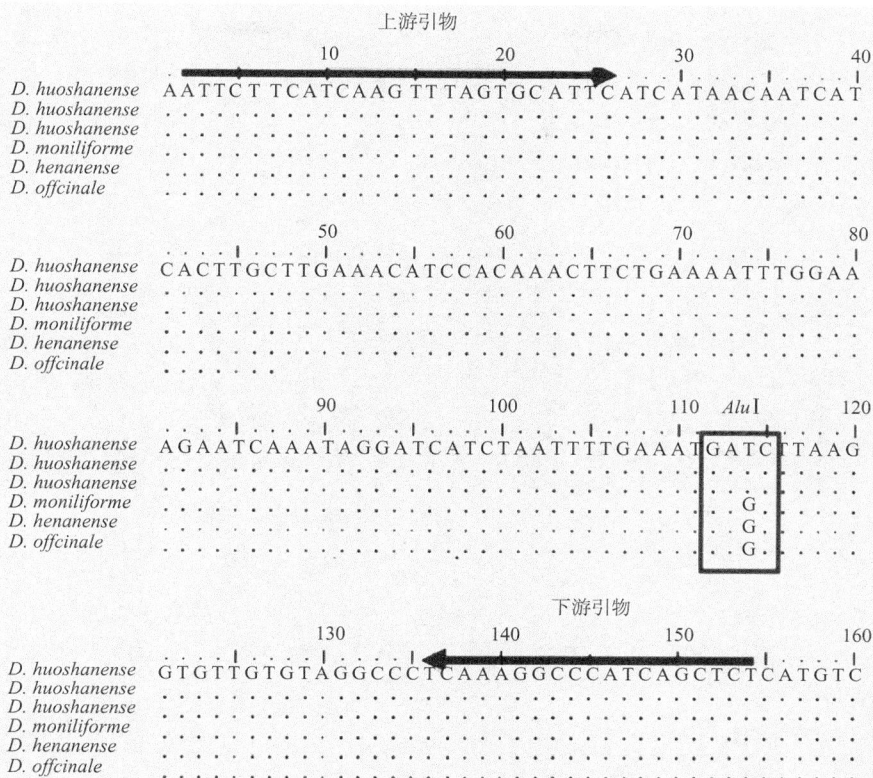

图 2-8　霍山石斛 PCR-RFLP 引物设计结果

表 2-2　引物及 PCR 反应条件

引物名	序列（5′→3′）	反应条件
HuoShan-F	ATTCTTCATCAAGTTTAGTGCATTC	95℃预变性 5min；95℃变性 10s，56℃退火 10s，72℃延伸
HuoShan-R	AGAGCTGATGGGCCTTTGA	20s，45 个循环；72℃延伸 5min

在 PCR-RFLP 过程中，PCR 过程中的循环数、退火温度等诸多因素都会影响实验结果。为了选择一个实验最优体系，对可能影响 PCR 鉴别准确性和稳定性的主要条件进行考察，包括循环数、退火温度、PCR 仪器选择、DNA 模板量、酶切时间。

1）PCR 循环数对实验结果影响较大。循环数值过低，可能会导致 PCR 产物得率过低，循环数过高会导致非特异性扩增。选择不同循环数进行扩增，结果在 35 循环时条带黯淡不可见，40 循环时可见微弱条带，45 循环时所有样品均扩增获得较明亮条带，最终确定循环数 45 进行鉴别反应（图 2-9）。

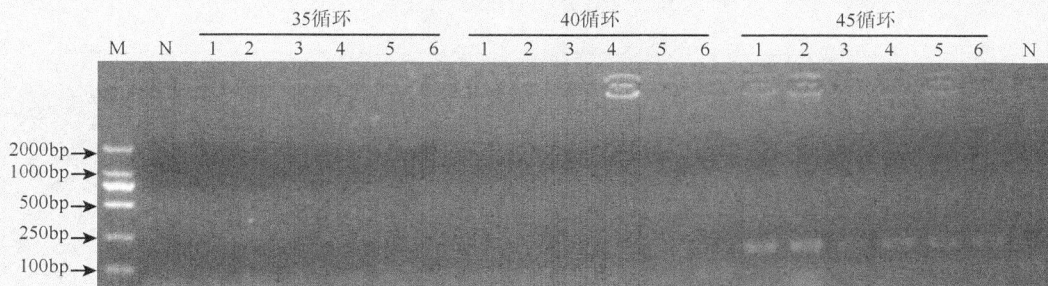

图 2-9　不同循环数对霍山石斛 PCR 鉴别结果的影响

M. 分子量标准；1、2. 霍山石斛（*D. huoshanen*se）；3、4. 铁皮石斛（*D. officinale*）；5、6. 细茎石斛（*D. moniliforme*）；

N. 空白对照（blank control）

2）退火温度是影响实验结果的第二个重要因素。如设置温度较高，则一般 PCR 反应特异性较强，但易引起引物与目标模板结合不牢固，进而导致 DNA 扩增效率下降；如温度较低，则非特异性产物容易增加。分别设定退火温度为 52℃、54℃、56℃及 58℃进行 PCR 反应，结果均能扩增获得明亮条带，各温度下条带无明显区别。最终确定 56℃作为 PCR 退火温度（图 2-10）。

图 2-10　不同退火温度对霍山石斛 PCR 鉴别结果的影响

M. 分子量标准；1、2. 霍山石斛（*D. huoshanense*）；3、4. 铁皮石斛（*D. officinale*）；5、6. 细茎石斛（*D. moniliforme*）

3）为确保 PCR-RFLP 技术可以稳定适用于不同的 PCR 仪器，分别用 ABI 9700、Veriti、PTC-100 型以及 TC-512 型基因扩增仪进行 PCR 扩增，结果表明霍山石斛及其近缘物种均能扩增得到 153bp 的亮带（图 2-11）。

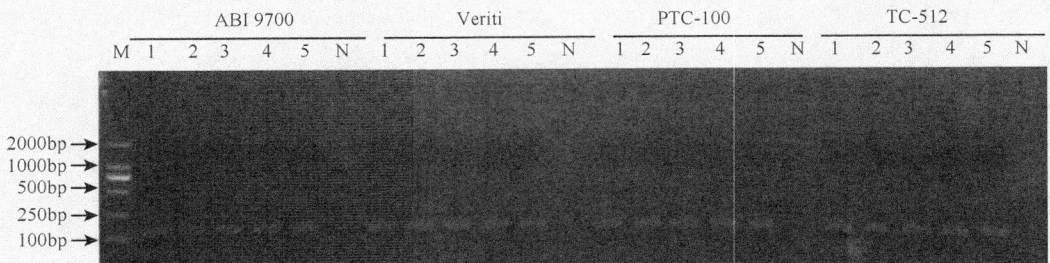

图 2-11　不同仪器对霍山石斛 PCR 鉴别结果的影响

M. 分子量标准；1、2. 霍山石斛（*D. huoshanense*）；3、4. 铁皮石斛（*D. officinale*）；5. 细茎石斛（*D. moniliforme*）；
N. 空白对照（blank control）

4）因为霍山石斛为珍贵药材，探索出一个对于实验合适的 DNA 模板量，既可以保证实验的稳定进行，又可以减少样本用量。在设定 PCR 循环数为 45，退火温度为 56℃时进行 PCR 扩增，结果 DNA 模板量较少时，PCR 扩增量小，条带不清晰；每个 PCR 体系中 DNA 模板量在 10ng 以上时，均可扩增出较明亮条带；DNA 在 20ng 模板量时可获得明亮条带（图 2-12）。

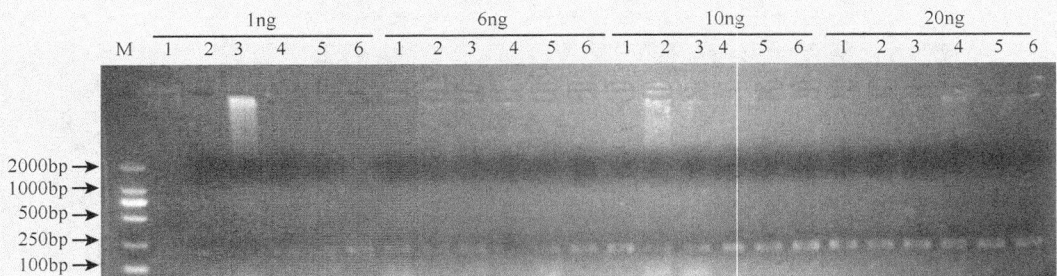

图 2-12　不同 DNA 模板量对霍山石斛 PCR 鉴别结果的影响

M. 分子量标准；1、2. 霍山石斛（*D. huoshanense*）；3、4. 铁皮石斛（*D. officinale*）；5、6. 细茎石斛（*D. moniliforme*）

5）对酶切反应时间进行考察，取霍山石斛和铁皮石斛各 2 份进行 PCR 扩增及 *Alu* I 限制性内切酶酶切反应，分别设定酶切时间为 10～240min，结果表明酶切 10～240min 下霍山石斛均不能酶切，为约 150bp 的单一条带；而铁皮石斛均被酶切为 2 条带，其中 1 条大小约 40bp，凝胶电泳可能出现未检测出的情况，且未出现星活性现象，即酶切发生位点与原来所识别位点不同的情况。为达到最佳酶切效果、最优实验效率，取 30min 作为最佳酶切时间（图 2-13）。

图 2-13 不同酶切时间对霍山石斛 PCR 鉴别结果的影响

M. 分子量标准；1、2. 霍山石斛（*D. huoshanense*）；3、4. 铁皮石斛（*D. officinale*）

6）对重复性进行考察，取 3 批霍山石斛样品，提取 DNA，进行 PCR 鉴别测试。结果发现经 10 次 PCR 扩增实验的电泳结果皆一致，说明此方法重复性好（图 2-14）。

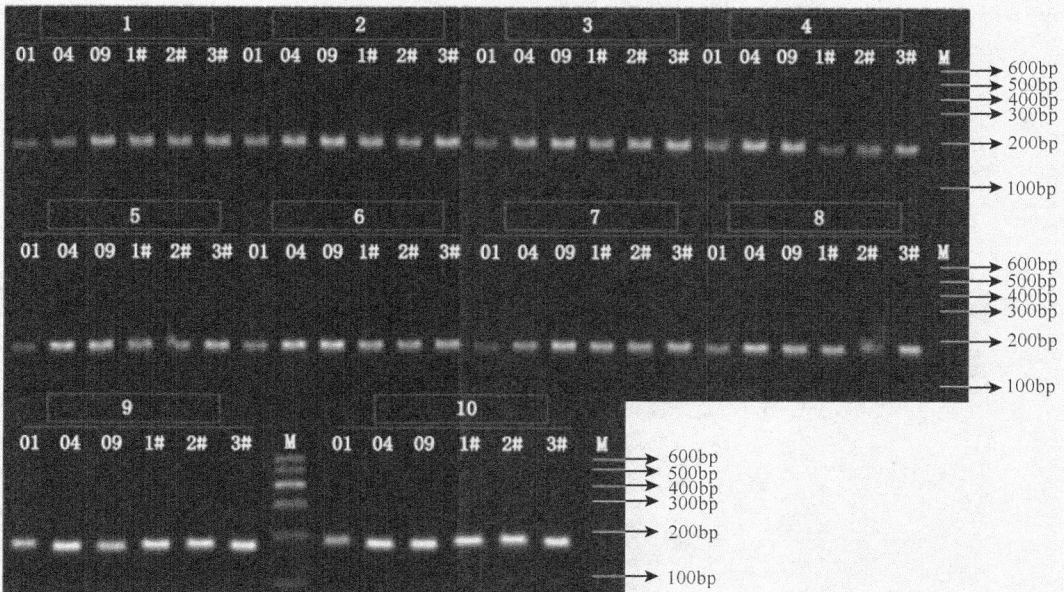

图 2-14 重复性考察电泳结果

1#、2#、3#为 01 号石斛样本的另 3 次 DNA 提取重复

7）对冻融稳定性进行考察，取 3 批霍山石斛样品，提取 DNA，配制 PCR 扩增体系，反复冻融 1、2、3、4、5、6、7、8 次后进行 PCR 鉴别测试。结果发现，PCR 反应液在反复冻融 8 次时仍能与冻融 1 次的结果一致，皆扩增出条带亮度一致的目的条带，目的条带大小约为 153bp，说明此 PCR 反应液的反复冻融性好（图 2-15）。

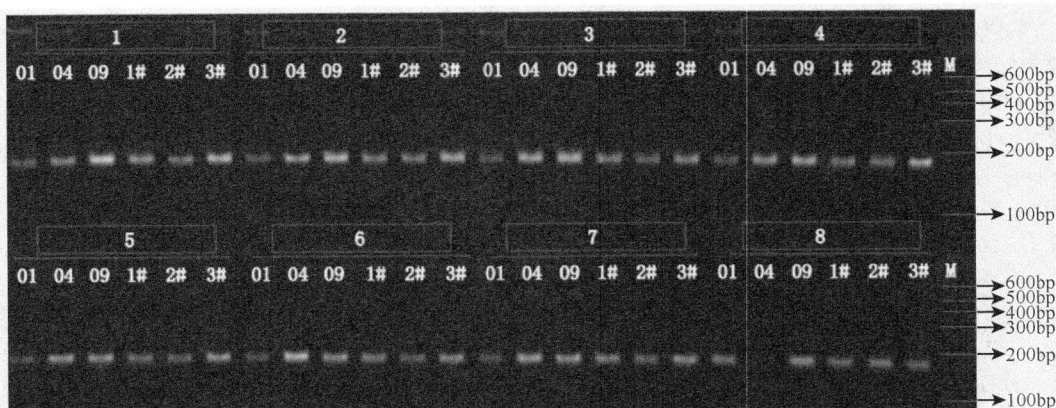

图 2-15　冻融稳定性考察电泳结果
1#、2#、3#为 01 号石斛样本的另 3 次 DNA 提取重复

（3）PCR-RFLP 鉴别方法的建立：采用上述实验得出的优化体系（表 2-3），对收集的霍山石斛和近伪品的样品进行扩增，不同种类、来源石斛均可产生约 153bp 的条带，经 *Alu* I 酶切后，近伪品均得到大小约为 113bp 和 40bp 的 2 条条带，而正品霍山石斛均无法酶切，表明该体系能稳定、准确地鉴别霍山石斛及其近缘物种。本研究所使用的 PCR-RFLP 技术可以用于区分霍山石斛及其近缘物种，得以特异性鉴别是否为霍山石斛。典型图谱见图 2-16。

表 2-3　霍山石斛 PCR-RFLP 条件考察结果及最优条件

参数	参数值	最优条件
循环数	35、40、45	45
退火温度（℃）	52、54、56、58	56
PCR 仪	ABI 9700、Veriti、PTC-100、TC-512	均可使用
DNA 模板量（ng）	1、5、10、20	20
酶切时间（min）	10、20、30、60、120、240	30

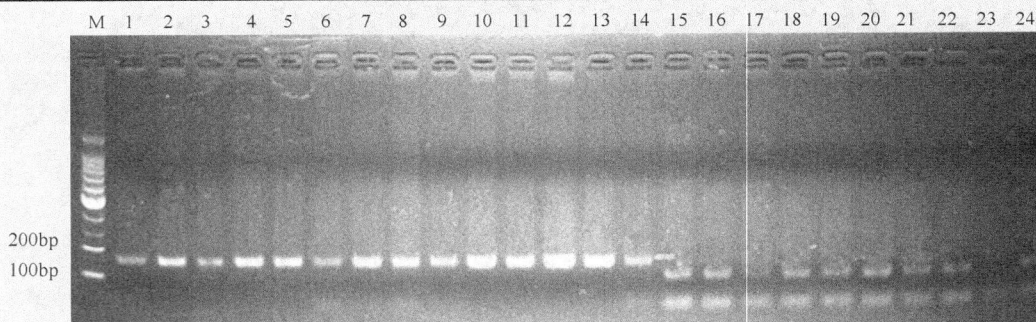

图 2-16　霍山石斛及其近伪品典型鉴别图谱
M. 分子量标准；1～14. 霍山石斛（*D. huoshanense*）；15～24. 霍山石斛的近伪品（near-forgery of *D. huoshanense*）

另外本研究对来自不同产地的已知物种的 60 个石斛属材料进行 PCR-RFLP 分析，结果均与实际情况相符，检测准确率达到 100%。

（二）思考

本案例使用的 RAD 测序技术可以快速筛选 SNP 位点，也可以应用其他技术方法如高分辨率熔解曲线技术、质谱技术等获取、分析 SNP 位点。由于 SNP 位点可能受遗传漂变（genetic drift）的影响，即某一等位基因频率在群体中出现世代传递的波动现象，因此需要多批次、多产地样本确认筛选所得 SNP 鉴别位点。

另一方面，在酶切过程中需对 PCR 产物进行开盖操作，可能造成实验室出现气溶胶现象，2020 年版《中国药典》四部通则 1001 聚合酶链式反应法规定"PCR 须在满足核酸检测基本条件的分子生物学实验室中进行；试剂配制和储存、前处理和模板制备、PCR 扩增和产物分析等功能区域应参照《实验室质量控制规范-食品分子生物学检测》（GB/T 27403）予以分隔，或采取其他有效方式控制"。

参 考 文 献

胡冲，张亚中，袁媛，等. 2020. 霍山石斛的 PCR-RFLP 鉴别研究[J]. 药物分析杂志，40（12）：2109-2115.

胡伟，陈伟盛，林秀旎，等. 2017. 聚合酶链式反应-限制性片段长度多态性（PCR-RFLP）鉴定川贝母药材的方法优化[J]. 药物分析杂志，37（9）：1716-1720.

金效华，黄璐琦. 2015. 中国石斛类药材的原植物名实考[J]. 中国中药杂志，40（13）：2475-2479.

黎洁文. 2015. 基于 ITS2 序列分析的何首乌 PCR-RFLP 和 AS-PCR 的分子鉴别研究[D]. 广州：广州中医药大学.

刘明珍，陈乃富，刘秀珍，等. 2009. 道地药材霍山石斛及其相似种的分子鉴定[J]. 生物学杂志，26（5）：34-36.

刘石泉. 2005. 霍山石斛遗传稳定性 RAPD 研究及位点特异性 PCR 鉴别[D]. 上海：上海师范大学.

刘石泉，李小军，余庆波，等. 2006. 霍山石斛及相似种的位点特异性 PCR 鉴别[J]. 中草药，37（1）：111-115.

刘月丽. 2018. 基于全基因组 SNP 位点的羊的品种鉴别方法研究[D]. 乌鲁木齐：新疆大学.

罗宇琴，蒋超，袁媛，等. 2017. 多重位点特异性 PCR 鉴别霍山石斛、铁皮石斛与齿瓣石斛药材[J]. 药学学报，52（6）：998-1006.

皮新春，邹国林. 1997. 限制性核酸内切酶与 DNA 相互作用研究进展[J]. 氨基酸和生物资源，19（2）：46-50，53.

石盼盼，李旭，吴昊，等. 2016. 肉及肉制品中动物源性成分核酸检测方法研究进展[J]. 食品研究与开发，37（10）：211-214.

史中飞，滕宝霞，赖晶，等. 2021. PCR-RFLP 鉴别当归药材及饮片中掺混伪品——欧当归的方法[J]. 中国实验方剂学杂志，27（9）：168-175.

魏荣兴. 2014. 犬 DNA 检测实验室的 DNA 污染与处理对策[J]. 当代畜牧，（18）：54-56.

谢莹，华中一，赵玉洋，等. 2022. 快速筛选高纯合度天麻 PCR-RFLP 鉴定方法[J]. 中国实验方剂学杂志，28（17）：113-118.

徐岩，邵博宇，徐宁，等. 2020. 应用 PCR-RFLP 方法鉴定梅花鹿茸与马鹿茸[J]. 中国药学杂志，55（24）：2021-2028.

许文娟，李贝宁，罗凌龙，等. 2021. 基于丹参功能基因的道地品质形成的分子机制[J]. 中国实验方剂学杂志，27（13）：97-107.

仰铁锤，谢慧敏，谢慧淦，等. 2020. 聚合酶链式反应-限制性内切酶多态法检查川贝母的掺伪情况[J]. 华西药学杂志，35（3）：265-269.

袁媛，王自强，蒋超，等. 2020.《中国药典》聚合酶链式反应法的建立[J]. 中国中药杂志，45（19）：4537-4544.

张冰，张杰，许杰，等. 2014. 隐孢子虫检测方法研究进展[J]. 中国草食动物科学，34（2）：56-60.

张德宁，吕建建，刘萍，等. 2015. 三疣梭子蟹生长相关 SNP 位点的鉴定[J]. 中国水产科学，22（3）：393-401.

张国林，魏星，邢以文，等. 2021. 聚合酶链式反应-限制性片段长度多态性分析复方川贝散中川贝母成分[J]. 安徽医药，25（10）：1946-1949.

张文娟，刘薇，魏锋，等. 2014. 聚合酶链式反应-限制性片段长度多态性法用于检定川贝母掺伪情况的研究[J]. 药物分析杂志，34（10）：1830-1835.

张烨，陈羽涵，丁华，等. 2019. PCR-RFLP 法研究分析市售川贝母药材质量现状[J]. 海峡药学，31（12）：93-95.

张于勤，崔鲂. 2011. 多对型特异性引物巢式 PCR 检测乙肝病毒基因型[C]//重庆市预防医学会 2010 年论文集. 重庆：重庆市预防医学会：299-303.

朱佶轩，戴琴，段健诚，等. 2021. 脊尾白虾线粒体基因组 SNP 位点的筛选及其特征分析[J]. 水产科学，40（3）：387-393.

Jiang C，Luo Y，Yuan Y，et al. 2018. Conventional octaplex PCR for the simultaneous identification of eight mainstream closely related *Dendrobium* species[J]. Industrial Crops and Products，112：569-576.

Xu Q，Zhang G Q，Liu Z J，et al. 2014. Two new species of *Dendrobium*（Orchidaceae：Epidendroideae）from China：evidence from morphology and DNA[J]. Phytotaxa，174（3）：129.

三、DNA 条形码在中药分子鉴定中的应用

（一）概念原理

2003 年，加拿大分类学者 Paul Hebert 提出 DNA 条形码（DNA barcoding），即利用基因组中一段公认标准的、相对较短的 DNA 片段来进行物种鉴定。目前，植物类药材 DNA 条形码标记主要有 ITS2、ITS、*psbA-trn*H、*rbc*L、*mat*K 等，动物类药材的 DNA 条形码分子标记有 COI、*Cytb*、16S rRNA、12S rRNA 和 D-loop 区等。

DNA 条形码技术可通过 DNA 提取、PCR 扩增、桑格（Sanger）测序、数据获得及序列比对等标准化的流程，实现生物个体的快速鉴定（图 2-17）。其具有以下优势：①重复性和稳定性高，依靠一个或几个合适的基因片段即可对整个属、科甚至几十个科的绝大部分物种进行准确地鉴定；②实验过程标准化，操作简单，更容易实现物种鉴定的自动化，在中药基原鉴定研究领域应用广泛。通则 9107 中药材条形码分子鉴定指导原则已纳入《中国药典》，可采用标准化实验流程获得未知样品的 DNA 条形码序列，并应用基本局部比对搜索工具（Basic Local Alignment Search Tool，BLAST）分析、距离法、建树法、成对序列比对法等对未知样品进行鉴定。

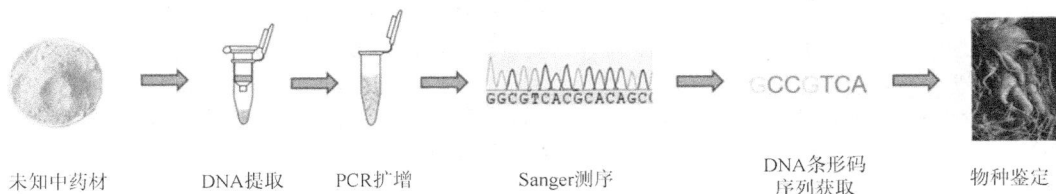

| 未知中药材 | DNA提取 | PCR扩增 | Sanger测序 | DNA条形码序列获取 | 物种鉴定 |

图 2-17　DNA 条形码技术基本流程

（二）研究现状

DNA 条形码已应用于动物类、植物类药材鉴别中，如应用 COI 序列对 232 批地龙商品药材进行鉴定，与参考核酸数据库进行比对，发现商品地龙主要来源于 34 个物种，其中 22%的基原物种为参环毛蚓，22%为通俗环毛蚓，稀见栉盲环毛蚓和威廉环毛蚓（＜1%），各市场主流商品地龙品种具有很大区别，具有显著的地域性特征。利用 ITS2 和 *psbA-trn*H 序列对 20 份药用甘草进行基原物种鉴定，变异位点和亲缘关系分析结果表明，存在胀果甘草和光果甘草的杂交种，且该杂交种与胀果甘草的亲缘关系更近。

（三）研究方法

1. 供试品处理

按《中国药典》药材和饮片取样法取样。为防止外源微生物污染，药材和饮片一般使用 75%乙醇擦拭表面后晾干，或采取其他有效去除微生物污染的方法，称取 10~100mg 备用。供试品取样部位根据不同药材特性作出相应调整。

2. DNA 提取

使用研钵或研磨仪破碎组织，粉碎成细粉，可采用试剂盒法进行 DNA 的分离和纯化，选用的试剂盒提取的模板 DNA 须满足后续实验要求。

3. PCR 扩增

PCR 反应体系包括：1×PCR 缓冲液（不含 $MgCl_2$），2.0mmol/L $MgCl_2$，0.2mmol/L dNTPs，0.1μmol/L 引物对，模板 DNA，1.0U *Taq* DNA 聚合酶，加灭菌双蒸水至 25μL。设置未加模板 DNA 的 PCR 反应为阴性对照。

植物类中药材常选用 ITS2 或 *psb*A-*trn*H 序列，动物类中药材常选用 COI 序列，引物及扩增反应程序如下：

1）ITS2 序列扩增正向引物 ITS2F：5'-ATGCGATACTTGGTGTGAAT-3'；反向引物 ITS3R：5'-GACGCTTCTCCAGACTACAAT-3'. 扩增程序：94℃ 5min；94℃ 30s，56℃ 30s，72℃ 45s，35～40 个循环；72℃ 10min。

2）*psb*A-*trn*H 序列扩增正向引物 *psb*AF：5'-GTTATGCATGAACGTAATGCTC-3'；反向引物 *trn*HR：5'-CGCGCATGGTGGATTCACAATCC-3'. 扩增程序：94℃ 5min；94℃ 1min，55℃ 1min，72℃ 1.5min，30 个循环；72℃ 7min。

3）COI 序列扩增正向引物 LCO1490：5'-GGTCAACAAATCATAAAGATATTGG-3'；反向引物 HCO2198：5'-TAAACTTCAGGGTGACCAAAAAATCA-3'. 扩增程序：94℃ 1min；94℃ 1min，45℃ 1.5min，72℃ 1.5min，5 个循环；94℃ 1min，50℃ 1.5min，72℃ 1min，35 个循环；72℃ 5min。

4. PCR 产物检测

采取琼脂糖凝胶电泳检测 PCR 产物。电泳后，PCR 产物应在相应的 DNA 条形码序列长度位置出现一条目的条带，阴性对照应无条带。

5. 测序

在紫外线灯下切下含有目的 DNA 条带的琼脂糖凝胶，采用琼脂糖凝胶 DNA 回收试剂盒进行纯化。使用 Sanger 测序法对目的条带进行双向测序，PCR 扩增引物可作为测序引物。

6. 中药材 DNA 条形码序列获取

应用具有序列拼接功能的专业软件对双向测序结果进行序列拼接。为确保 DNA 条形码序列的可靠性，需去除测序结果两端信号弱或重叠峰区域，去除引物序列，且获得的序列方向应与 PCR 扩增正向引物方向一致，最终获得相应的 DNA 条形码序列。

7. 结果判定

将获得的 DNA 条形码序列与其参考序列进行比对分析。

研究案例

基于形态和 DNA 序列分析的海马类药材商品基原调查

海马是我国传统名贵动物药材，有温肾壮阳、散结消肿的作用。2020 年版《中国药典》收载其基原为海龙科动物线纹海马 *Hippocampus kelloggi* Jordan et Snyder、刺海马 *H. histrix* Kaup、大海马 *H. kuda* Bleeker、三斑海马 *H. trimaculatus* Leach 或小海马（海蛆）*H. japonicus* Kaup 的干燥体。我国市售海马基原众多，且海马进口或走私现象增多，市场情况日趋复杂。海马由于形态相似，在贮存、加工中易损坏其性状特征，因此难以区分物种基原；在干制过程中，容易改变其体色和表面纹理特征，从而导致正品海马与混伪品形态区别不明显；在不同的研究中对其基原的判定不一，使得对于同一基原的物种形态描述也有明显的差异。因此，本案例利用海马 DNA 条形码及形态鉴定技术进行基原调查，为动物药材的鉴别提供科学依据。

（一）名词术语

单倍型（haplotype）是单倍体基因型的简称，在遗传学上是指在同一染色体上进行共同遗传的多个基因座上等位基因的组合。

（二）案例解析

1. 观察

基于线粒体细胞色素 c 氧化酶亚基 I（COI）可以鉴别多数海马物种，并与形态学分类的结论相一致。

2. 分析：将 DNA 条形码和形态鉴别相结合，进行海马基原物种的鉴别分析

通过 COI 序列分析结合斑纹、冠型、眼棘、颊棘、尾环等海马形态鉴别特征，对从药材市场收集到的 1096 只市售商品海马进行物种基原调查。

（1）形态鉴别：本案例收集海马样品 235 批，所有样品均根据 *A Guide to the Identification of Seahorses*、FishBase、《中国药典》、《南海鱼类志》的要求进行形态鉴定，拉丁学名和中文名依据文献《〈中国药典〉动物药材基原物种中文名和拉丁学名引证规范》的规则确定。

（2）PCR 分子鉴定

1）DNA 提取、PCR 扩增及凝胶电泳：样品使用 70%乙醇擦拭表面，晾干。取海马肌肉组织样品研磨，按照 Ezup 柱式动物基因组 DNA 抽提试剂盒说明书提取 DNA，所提取的 DNA 使用鱼类通用引物进行 PCR 扩增。两对通用引物分别为 Fish F1（5'-TCAACCAACCACAAAGACAT TGGCAC-3'）和 Fish R1（5'-TAGACTTCTGGGTGGCCAAAGAATCA-3'），鱼类通用引物 Fish F2（5'-TCGACTAAT CATAAAGATATCGGCAC-3'）和 Fish R2（5'-ACTTCAGGGTGACCGAAGAATCAG AA-3'）。其中，鱼类通用引物对 1 扩增程序：95℃ 2min；94℃ 30s，54℃ 30s，72℃ 1min，35 个循环；72℃ 10min。鱼类通用引物对 2 扩增程序：94℃ 3min；94℃ 20s，52℃ 20s，72℃ 1min，35 个循环；72℃ 10min。

2）测序及分子鉴定分析：除去引物区后，所有样品的扩增产物长度均为 649bp，序列使用 DnaSP 软件进行单倍型分析，共获得 92 种单倍型。每种单倍型以 BLAST 方式比对 BOLD 和 GenBank 数据库。从 GenBank 数据库中选择不同基原海马的 COI 序列为参照序列，以刁海龙序列（KP140482.1）为外类群，与所获得的单倍型序列对齐后构建系统发育树，考察不同单倍型在系统发育树中的位置。

以上分子鉴定结果见于表 2-4。在一共 92 个单倍型中，单倍型 Hap7，Hap75～83，Hap85，Hap87～88，Hap90，Hap92 等 15 个单倍型在 BOLD 和 GenBank 中鉴定结果不一致。其余 77 个单倍型中，单倍型 Hap1～6，8 所对应的物种为 *H. kuda*，单倍型 Hap9～22 所对应的物种为 *H. trimaculatus*，单倍型 Hap23～25 所对应的物种为 *H. kelloggi*，单倍型 Hap26～28 所对应的物种为 *H. histrix*，单倍型 Hap29～38，单倍型 Hap39～46 所对应的物种为棘海马 *H. spinosissimus*，单倍型 Hap47～55 所对应的物种为虎尾海马 *H. comes*，单倍型 Hap56～65 所对应的物种为鲍氏海马 *H. barbouri*，单倍型 Hap66，67 所对应的物种为虎尾海马吻海马 *H. reidi*，单倍型 Hap68～74 所对应的物种为太平洋海马 *H. ingens*，单倍型 Hap84 所对应的物种为西非海马 *H. algiricus*，单倍型 Hap86 所对应的物种为驼背海马 *H. camelopardalis*，单倍型 Hap89 所对应的物种为日本海马 *H. mohnikei*，单倍型 Hap91 所对应的物种为直立海马 *H. Erectus*。单倍型 Hap1～8，66～84，87 在系统发育分析中被聚类为管海马复合体（*H. kuda* complex），与管海马、太平洋海马、西非海马、吻海马、短吻海马 *H. fuscus*、南非海马 *H. capensis*、费氏海马 *H. fisheri* 共同形成复合分支。单倍型 39～46、90、92 在系统发育分析中被聚类于棘海马复合体（*H. spinosissimus* complex），与棘海马和昆士兰海马（*H. queenslandicus*）形成复合分支。

表 2-4 市售海马单倍型序列与数据库比对及系统发育分析

| 单倍型 | BOLD 数据库 | | GenBank 数据库 | | | 系统发育分析 |
	物种	可能性（%）	物种	主要单倍型	一致性（%）	物种聚类
Hap 1～6，8	*Hippocampus kuda*	99.34～100	*H. kuda*	EU930329.1（8）	99～100	*H. kuda* complex
Hap 7	*Hippocampus* sp.	100	*H. trimaculatus*	KP140329.1	100	*H. kuda* complex
Hap 9～22	*H. trimaculatus*	99.64～100	*H. trimaculatus*	KP140329.1（10）	99～100	*H. trimaculatus*

单倍型	BOLD 数据库		GenBank 数据库			系统发育分析
	物种	可能性（%）	物种	主要单倍型	一致性（%）	物种聚类
Hap 23~25	*H. kelloggi*	99.51~100	*H. kelloggi*	KP140080.1（6）	99~100	*H. kelloggi*
Hap 26~28	*H. histrix*	98.42~99.64	*H. histrix*	KP140021.1（2）	99~100	*H. histrix*
Hap 29~38, 89	*H. mohnikei*	99.5~100	*H. mohnikei*	KP140172.1（9）	99	*H. mohnikei*
Hap 39~46	*H. spinosissimus*	99.64~100	*H. spinosissimus*	KP140223.1（11）	99~100	*H. spinosissimus* complex
Hap 47~55	*H. comes*	99.69~100	*H. comes*	KP139997.1（3）	99~100	*H. comes*
Hap 56~65	*H. barbouri*	99.51~99.84	*H. barbouri*	KP139954.1（4）	99~100	*H. barbouri*
Hap 66, 67	*H. reidi*	99.34~100	*H. reidi*	KJ123692.1（2）	99	*H. kuda* complex
Hap 68~74	*H. ingens*	99 67~100	*H. ingens*	KP140061.1（7）	99~100	*H. kuda* complex
Hap 75	*Hippocampus* sp.	99.67	*Hippocampus* sp.	KP140363.1（3）	99	*H. kuda* complex
Hap 76	*H. fuscus*	99.83	*Hippocampus* sp.	KP140345.1（2）	99	*H. kuda* complex
Hap 77	*H. kuda*	100	*H. kuda*	EU930325.1（2）	100	*H. kuda* complex
Hap 78	*Hippocampus* sp.	99.67	*Hippocampus* sp.	KP140338.1（2）	99	*H. kuda* complex
Hap 79	*Hippocampus* sp.	99.84	*Hippocampus* sp.	KP140360.1（2）	99	*H. kuda* complex
Hap 80	*Hippocampus* sp.	99.67	*H. kuda*	MF123924.1（3）	99	*H. kuda* complex
Hap 81	*Hippocampus* sp.	99.67	*Hippocampus* sp.	KP140334.1（2）	99	*H. kuda* complex
Hap 82	*H. kuda*	99.84	*H. fuscus*	GQ502140.1	99	*H. kuda* complex
Hap 83	*Hippocampus* sp.	99.84	*H. fuscus*	KY066107.1	99	*H. kuda* complex
Hap 84	*H. algiricus*	99.64	*H. algiricus*	GQ502119.1	99	*H. kuda* complex
Hap 85, 88	*H. guttulatus*	99.19	*H. hippocampus*	KY176504.1（2）	99	*H. guttulatus*
Hap 86	*H. camelopardalis*	100	*H. camelopardalis*	GQ502127.1	100	*H. camelopardalis*
Hap 87	*Hippocampus*	99. 49	*Hippocampus* sp.	KP140363.1	99	*H. kuda* complex
Hap 90, 92	*H. queenslandicus*	99.5~99.63	*H. spinosissimus*	KP140223.1	99	*H. spinosissimus* complex
Hap 91	*H. erectus*	99. 84	*H. erectus*	KF557652.1	99	*H. erectus*

3）DNA 条形码和形态结合的商品海马基原鉴定：对未能鉴定到种的样品分类学文献进行全属物种性状比较，Hap 7，9~22 对应样品眼棘和颊棘均为钩状。Hap 1~6，8，66~84 系统发育分析均属管海马复合体，体表棘刺均不明显。其中 Hap 1~6，8，79 对应样品均冠平滑、圆而后仰，体平无棘，颊棘圆点状，为典型的管海马特征；Hap 66，67 具呈辐射状的冠，眼棘近 2 枚，体表具有黑色斑点，符合吻海马 *H. reidi* 特征；Hap 68~74 颊棘长而突出，全体密布白色线纹，与太平洋海马 *H. ingens* 特征相符；Hap 75~78，81~83 体型小，冠低，吻长/头长约 0.4，为典型的短吻海马 *H. fuscus* 特征；Hap 80 体棘和尾棘均圆钝，冠较低，与留尼旺海马 *H. borboniensis* 特征相符；Hap 84 全身密布银白色小点，符合西非海马 *H. algiricus* 特征。

Hap 39~43，45~46，90，92 冠前棘小，体棘和尾棘充分发育，具五裂的星状冠，符合棘海马特征；Hap 87 体表具有 6 块黑色色块，体平无棘，与地图海马 *H. alatus* 特征相符。

3. 验证：市售商品海马的基原物种鉴定

借助 DNA 条形码技术可实现对市售商品海马的基原鉴定，但对管海马复合体和棘海马复合体的物种，必须结合 DNA 条形码和形态鉴定的方法才能实现准确物种鉴定。斑纹、冠型、眼棘、颊棘、尾环、吻部形态及体色、体型大小为海马药材核心鉴别性状特征。

本案例随机采集安国、亳州等全国 8 个主流药材市场的 1000 余份海马商品药材，将 DNA 条形码和形态鉴定相结合，从中鉴定出 23 个海马基原，包括所有 5 种正品海马，总正品率为 44.22%，其中三斑海马和日本海马为主流的正品基原物种，刺海马存量最小；混伪品中，流通量最大的是棘海马和太平洋海马，分别占 18.26%、11.95%，短吻海马、虎尾海马和鲍氏海马也占有较高的比例。该工作对国内海马市场资源监管具有重要参考意义。

（三）思考

本案例使用 DNA 测序和形态鉴定相结合的技术，通过"遗传信息"和"表型特征"的结合，可以精确鉴定中药材。这体现在 DNA 序列分析对鉴定范围的缩小和"同一认定"的排除，尤其是在有充分分子系统学研究的基础上；而形态区分是物种分类的基础，当 DNA 证据指向某个物种、复合体甚至亚属时，可以进一步使用形态证据进行证实或排除。

参 考 文 献

陈士林，宋经元，姚辉，等.2009. 药用植物 DNA 条形码鉴定策略及关键技术分析[J]. 中国天然药物：英文版，7（5）：322-327.

崔秀婷，刘俊，耿雅萍，等.2021. 基于 ITS2 和 *psbA-trn*H 序列的药用甘草分子鉴定[J]. 山西农业科学，49（2）：115-120，203.

范晓玉，王亚丹，邵平，等.2022. 基于 ITS2 条形码的市售延胡索鉴别[J]. 中国现代中药，24（4）：638-643.

格小光，蒋超，田娜，等.2019. 基于 DNA 测序技术的市售地龙类药材基原调查与考证研究[J]. 中国现代中药，21（9）：1206-1214.

胡嵘，杜鹤，崔丽娜，等.2012. 海马、海龙基于 COI 条形码的 DNA 分子鉴定[J]. 吉林中医药，32（3）：272-273，276.

Hou F X，Wen L L，Peng C，et al. 2016. Identification of marine traditional Chinese medicine dried seahorses in the traditional Chinese medicine market using DNA barcoding[J]. Mitochondrial DNA A DNA Mapp Seq Anal，29（1）：1-6.

Serite C P，Wtshudisane O K，Swart E，et al. 2021. Limitations of DNA barcoding in determining the origin of smuggled seahorses and pipefishes[J]. Forensic Science International：Animals and Environments，1：100006.

四、DNA 特征性片段在中药分子鉴定中的应用

（一）概念原理

现有的 DNA 分子鉴定标记大体可以分为特异性标记和 DNA 条形码两类。特异性标记的特点是"一个物种一对引物"，即利用标记的存在-缺失多态性（presence-absence variation，PAV）进行物种鉴定，具有极好的专属性。常见的特异性标记包括酶切扩增多态性序列（CAPs）、特异序列扩增区域（sequence characterized amplified regions，SCAR）、RFLP 等。与特异性标记相比，DNA 条形码则遵循"所有物种一对引物，一个物种一个条码"的理念，即使用通用引物以扩增不同样品中相同位置的片段，并根据扩增片段核苷酸序列的相似度进行物种鉴定，因此其具有很好的通用性。

理想的 DNA 分子标记应兼具特异性和通用性。特异性标记由于其自身"一个物种一对引物"的特点，无法满足通用性的要求；且由于不同物种的特异性标记存在于基因组的不同区域，导致了特异性标记的开发过程往往较慢。另一方面，由于植物中广泛存在基因渐渗、不完全谱系分选、辐射进化等情况，因此导致使用通用引物的 DNA 条形码在部分中药基原物种中存在扩增困难的现象；且由于部分中药基原物种在 DNA 条形码区域具有相似甚至相同的核苷酸序列，也导致 DNA 条形码的鉴别准确性降低。2022 年，DNA 特征性片段（DNA signature sequence，DSS）的概念被提出。

DSS 是指与来源于其他分类单元相比，只出现在某个特定分类单元中的 DNA 序列。DSS 开发直接基于本底数据中的 DNA 序列信息，无需预先设定特异性标记可能存在的潜在区域，且 DSS 标记长度可根据实际情况灵活调整，是一种兼顾特异性与通用性的分子标记。

（二）研究现状

本底数据的获取是制约 DSS 开发的主要因素。近年来，随着高通量测序成本的不断降低，目前已有超过 2500 种陆地植物的叶绿体基因组被发表，这些数据为植物 DSS 标记的开发提供了基础。根据中药分子鉴定的实际需求，一般以种（species）或亚种（subspecies）为分类单元进行 DSS 标记开发，利用叶绿体基因组开发植物类中药分子鉴定 DSS 标记的基本流程如图 2-18 所示，其中目标物种通常指正品基原物种，背景物种指需要与目标物种进行区分的物种，通常为混伪品物种。

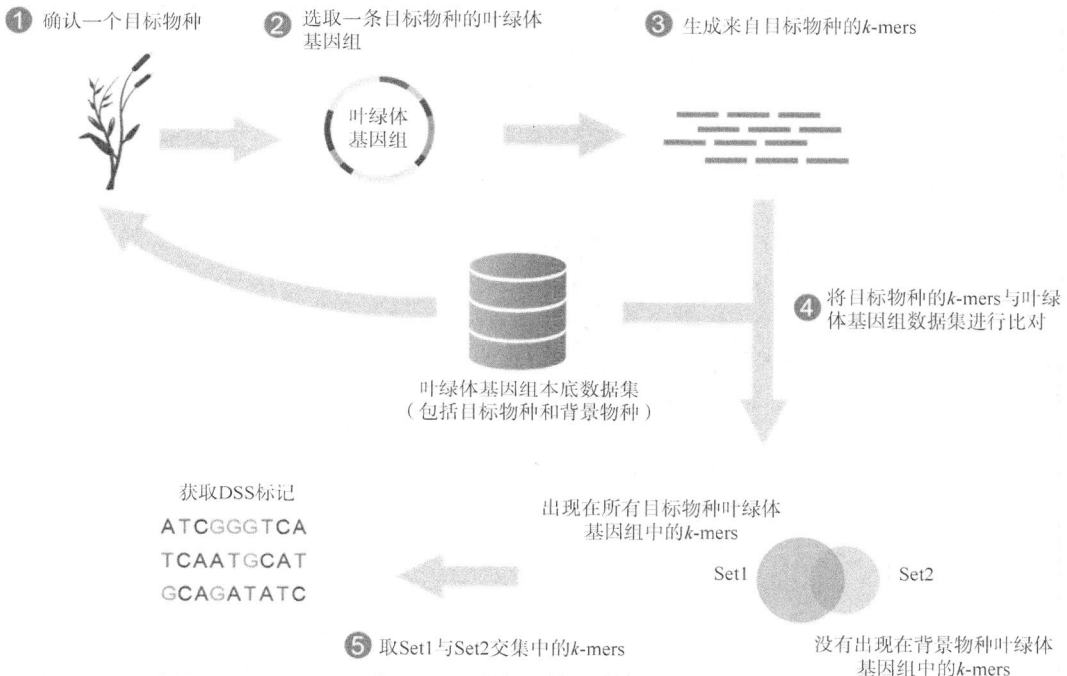

图 2-18 利用叶绿体基因组鉴定 DSS 标记基本流程

在确定了基本流程的基础上，通过对影响植物 DSS 标记开发的主要因素，如样本数、DSS 标记长度等进行考察，进一步提出了中药分子鉴定 DSS 标记开发的基础原则，具体为：①目标物种至少要有两条完整的叶绿体基因组；②DSS 标记的最佳长度为 40bp；③混伪品的叶绿体基因组应当包括在背景物种数据集中。根据上述原则，目前已对 4000 种植物中的 DSS 进行鉴定，并基于分子标记评估指标对 DSS 和 DNA 条形码标记进行比较，结果表明 DSS 的特异性为 100%，高于其他 DNA 条形码标记；通用性为 79.38%，高于 *mat*K、*ycf5*、*ycf1*、*atp*B。

DSS 片段短的特点为其在中药分子鉴定中的应用带来了独特的优势。由于中药类型复杂，包括药材、饮片、汤剂、颗粒剂等，在炮制或加工过程中 DNA 会发生降解，极大地影响 DNA 的提取与 PCR 扩增效率，从而限制分子鉴定方法的应用范围。缩短 PCR 扩增产物的长度是解决该问题的重要手段之一，如传统 DNA 条形码的长度通常为 300～700bp，而在此基础上发展而来的 DNA 微型条形码（DNA mini-barcode）长度通常为 100～250bp，更适用于高度降解样品的测定。DSS 标记的长度一般为 20～100bp，较 DNA 微型条形码进一步降低，因此面对高度降解样品的检测更具优势。另一方面，由于 DSS 标记较短，其还可以直接与无需 PCR（PCR-free）的检测方法相结合。尽管 DNA 宏条形码技术（DNA metabarcoding）已获得了广泛的应用，但由于目前双端（pair-end）测序技术的单向检测长度为 150～250bp，仍需先进行 PCR，再进行高通量测序；但目前的单向测序长度已覆盖 DSS 标记长度（20～100bp），因此无需经过 PCR 即可将高通量测序技术与 DSS 标记相结合。

📚 研究案例

基于 DSS 标记的多基原九里香药材 PCR 鉴别

（一）案例解析

1. 观察：九里香药材基原鉴别现阶段存在的问题

中药九里香具有行气止痛、活血散瘀的功效，常用于治疗胃痛、风湿痹痛、牙痛，也是中成药"三九胃泰"的主要原料之一。2020 年版《中国药典》收载其来源为芸香科九里香属植物九里香 *Murraya exotica* 或千里香 *M. paniculata* 的干燥叶和带叶嫩枝。九里香主要成分为香豆素类，而千里香主要成分为多甲氧基黄酮类，九里香与千里香植物的化学成分组成和含量差异较大，目前市场中九里香药材的主要来源为千里香的干燥叶和带叶嫩枝。对九里香基原进行鉴定，有助于保障含九里香药材的中成药批间稳定性，确保用药的安全性和有效性。

2. 分析：多基原九里香药材的 DSS 标记鉴定

九里香药材的两个基原为同属植物，亲缘关系非常接近，使用传统手段寻找分子标记工作量较大。本案例采用 DSS 与特异性 PCR 技术结合，基于九里香、千里香叶绿体基因组，使用 IdenDSS 软件分别鉴定九里香与千里香的 DSS。随机选取 5 个 DSS 进行验证，并根据验证确认的 DSS，开发相应的特异性 PCR 方法，最终通过特异性 PCR 实现九里香药材不同基原的鉴别。

3. 验证：应用特异性 PCR 鉴别多基原九里香药材

（1）样品收集：收集来自广东、广西、四川、云南不同地区的九里香植物样本 12 批、千里香植物样本 15 批，共 27 批；九里香、千里香药材样本各 10 批，共 20 批，用于 DSS 的验证和特异性 PCR 方法开发。

（2）DNA 提取：将样品研磨成粉末，取粉末约 20mg 放入 2mL 离心管，按照 DNeasy® Plant Mini Kit 说明书提取总 DNA，并使用 NanoDrop®ND-1000 型微量紫外-可见分光光度计测定浓度，判断 DNA 质量。DNA 放入-20℃冰箱保存备用。

（3）DSS 的验证：从 IdenDSS 软件鉴定获得的 DSS 中，分别选取 5 个九里香 DSS 和 5 个千里香 DSS（表 2-5）进行验证，具体流程为根据 DSS 在参考叶绿体基因组上的位置，提取侧翼序列，使用 Primer3 软件设计引物，设计参数为产物长度 300～450bp，退火温度 60℃。使用设计的引物分别对九里香和千里香样本 DNA 进行 PCR 扩增，并对扩增产物进行 Sanger 测序。

表 2-5 待验证 DSS 列表

ID	物种	DSS 序列	参考叶绿体基因组 ID	起始位置	终止位置
E01	*M. exotica*	TAACGGATCAATACTGACCCCAGCTCGGGGTCAGTATTGA	GWHBHGI01000000	502	541
E02	*M. exotica*	TACCGTCCGCTATTTCATATGGGACTACGGGTCGAACCAA	GWHBHGI01000000	19 409	19 448
E03	*M. exotica*	TCGGACACATTTGGCACGGTGCTAGAACCTTGTTCAGAGA	GWHBHGI01000000	77 720	77 759
E04	*M. exotica*	CCCTGGAGGGAAGTTAGAACTATCTAGTTACAGCCGTTAC	GWHBHGI01000000	118 736	118 775

续表

ID	物种	DSS 序列	参考叶绿体基因组 ID	起始位置	终止位置
E05	*M. exotica*	AGGATCGTCAACAAGGGCGTTCTAGTGCGTT GTAGGTTCT	GWHBHGI01000000	145 206	145 245
P01	*M. paniculata*	GGTAGACTCATCACCGGATTCTCTATCCTCT CATTTCGAG	GWHBHGS01000000	3 853	3 892
P02	*M. paniculata*	GCAGCAGTACCTTGACCAACTCCAGGTCCAA TAGAAGCAA	GWHBHGS01000000	14 393	14 432
P03	*M. paniculata*	CGAGCGATTCTCCCGTTGCAATCGAATTCGA TCTTCATAG	GWHBHGS01000000	52 641	52 680
P04	*M. paniculata*	GAATTGCGCGGATTTAGCAACCGGGCCGGC AAATAATAGA	GWHBHGS01000000	116 145	116 184
P05	*M. paniculata*	AATCCTAGCAGGAAAAAAGGGGGGGGGAA ACGGATACTCA	GWHBHGS01000000	145 701	145 740

　　根据 Sanger 测序结果判定 DSS 是否可靠，以编号为 P03 的 DSS 为例：P03 DSS 的序列在所有千里香样本中可以检出，在所有的九里香样本中未检出，因此可以作为检测千里香的分子标记。经验证，上述 10 个 DSS 中，编号为 E03、E05、P01、P03、P04 的 DSS 可以作为九里香与千里香鉴定的分子标记。进一步分析发现，P03 与 P04 可以转化为 SNP 标记，具体为：P03 DSS 序列第 26 位碱基在千里香中为 A，在九里香中为 C；P04 DSS 序列第 36 位碱基在千里香中为 A，在九里香中为 G（图 2-19）。

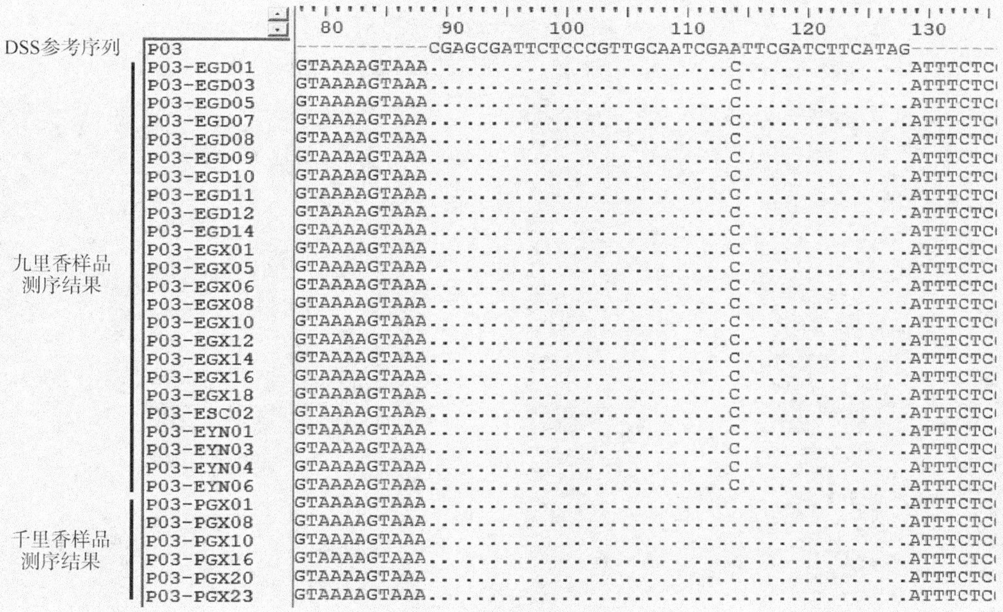

图 2-19　P03 标记测序结果

　　（4）多重 PCR 鉴定方法的确定：由于 P03 与 P04 DSS 可以转化为 SNP 标记，因此可以利用相应的 SNP 位点开发合适的多重位点特异性 PCR 方法，从而实现千里香与九里香的快速鉴别。首先根据 SNP 信息确定检测目标为：特异性扩增 P03 DSS 序列第 26 位为 C 的序列，以实现对九里香的检测；特异性扩增 P04 DSS 序列第 36 位为 A 的序列，以实现对千里香的检测。基于此，使用 Primer3 软件设计相应引物（表 2-6）。

表 2-6 九里香、千里香特异性鉴别引物

靶向物种	引物名称	序列（5′→3′）	产物长度（bp）
九里香	P03-EF	上游 ATTCTCCCGTTGCAATCG*T*C	330
	P03-R	下游 CTGGTACCAAGATCGAGCCC	
千里香	P04-PF	上游 CCGGGTCGGCAAAT*T*A	230
	P04-R	下游 CGGGTTTTGGTTCACACGAC	

注：*T* 是人为引入的错配碱基。

使用上述 2 对鉴别引物对九里香、千里香总 DNA 模板进行扩增，初始 PCR 反应体系 25μL，包含 2×M5 Super Fast *Taq* PCR MasterMix 13μL，九里香特异性鉴别引物上、下游各 0.2μL，千里香特异性引物上下游各 0.4μL，DNA 模板 1.5μL，灭菌双蒸水 9.3μL。PCR 反应结束后，取反应产物 5μL 点样于 GelRed 核酸染料染色的 2.0%琼脂糖凝胶上，200V 电压条件下电泳 30min，置 BIORAD 凝胶成像系统观测。使用九里香、千里香鉴别引物对九里香和千里香样品 DNA 进行扩增，分别考察了：①退火温度：58℃、60℃、62℃、64℃；②PCR 循环次数：31、33、35、37 个循环；③九里香 P03 与千里香 P04 鉴别引物比（引物总量为上下游各 0.6μL）：2∶1、1∶1、1∶2、1∶3；④*Taq* 酶种类：2×M5 Super Fast *Taq* PCR MasterMix、2×*Taq* PCR Master Mix、TaKaRa LA *Taq* HS、SpeedSTAR HS *Taq* DNA 聚合酶；⑤PCR 仪型号：GeneAmp® 9700 型、TC-512 型、PTC-100™型、Verti 96 型（图 2-20～图 2-24）。最终确定的 25μL PCR 反应体系为 2×M5 Super Fast *Taq* PCR MasterMix 13μL，九里香特异性引物上下游各 0.2μL，千里香特异性引物上下游各 0.4μL，DNA 模板 1.5μL，灭菌双蒸水 9.3μL。PCR 扩增条件为 95℃预变性 3min；94℃变性 15s，60℃退火 30s，72℃延伸 30s，31 个循环；产物末端 72℃延伸 5min。

结果表明：退火温度为 60℃、PCR 循环次数为 31 个循环、P03 与 P04 特异性引物比例为 1∶2、使用 2×M5 Super Fast *Taq* PCR MasterMix 或 2×*Taq* PCR Master Mix 为最佳多重 PCR 扩增条件。

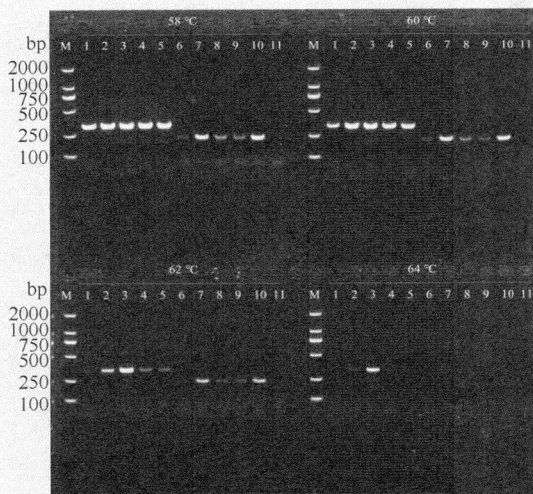

图 2-20 退火温度对九里香药材多重特异性 PCR 鉴别的影响

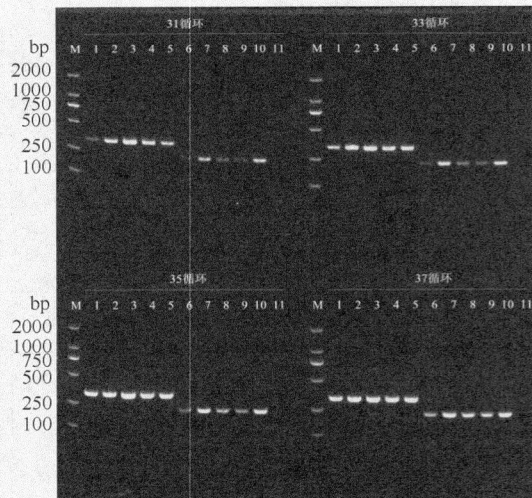

图 2-21 PCR 循环次数对九里香药材多重特异性 PCR 鉴别的影响

M. Trans2K DNA 分子量标准；1～5. 九里香；6～10. 千里香；
11.空白对照（双蒸水）（图 2-21～图 2-24 同）

采用上述条件考察后所确定的最佳反应体系和反应条件参数，进行九里香、千里香多重特异性 PCR 鉴别的适用性实验考察，对收集的 12 批九里香和 15 批千里香植物样本，以及各 10 批九里香、千里香来源药材样品进行检测鉴别。结果表明，九里香样本均出现约 330bp 的特异性鉴别条带，千

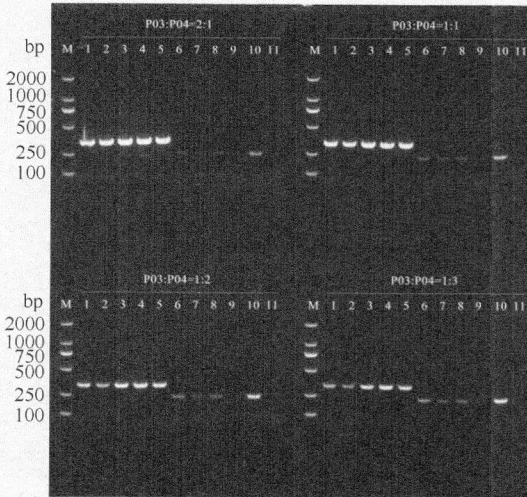

图 2-22　引物比例对九里香药材多重特异性 PCR 鉴别的影响

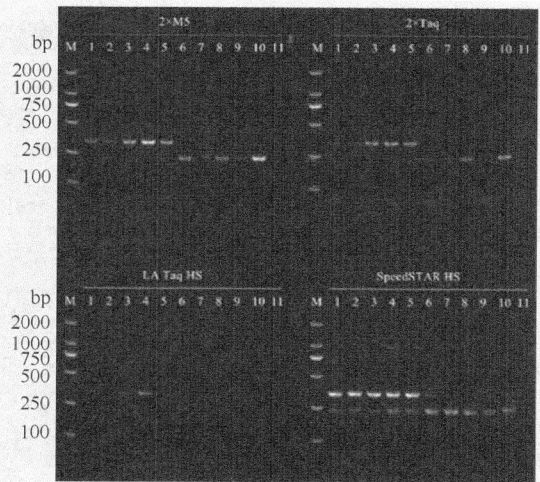

图 2-23　*Taq* 酶种类对九里香药材多重特异性 PCR 鉴别的影响

里香均出现约 230bp 的特异性鉴别条带，不同地区来源的样品结果一致（图 2-25），上述结果表明该多重特异性 PCR 方法能准确鉴别九里香和千里香。

图 2-24　PCR 仪对九里香药材多重特异性 PCR 鉴别的影响

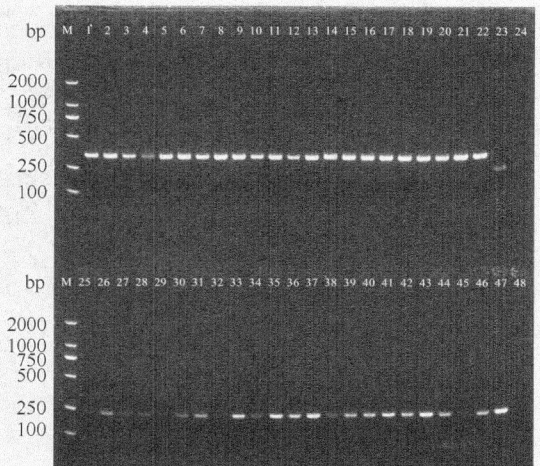

图 2-25　九里香药材的多重位点特异性 PCR 鉴别

M.Trans2k DNA 分子量标准；1～12. 九里香样品；13～22. 九里香药材样品；23～37. 千里香样品；38～47. 千里香药材样品；48. 空白对照（双蒸水）

（二）思考

在上述研究案例中，DSS 序列与特异性 PCR 技术结合时，需考虑对应的正向与反向引物是否可以正确地将其扩增出来。尽管上述 DSS 序列可能出现于混伪品的核基因组上，但由于正向与反向引物是基于叶绿体基因组序列设计的。因此其以混伪品核基因组为模板扩增成功率、扩增出的产物长度和序列一致性几乎为零。

使用 DSS 与其他检测技术结合时也可以根据不同检测技术的原理，采取相应措施；基于绿体基因组开发的 DSS 标记也可以选择核基因组、线粒体基因组作为本底数据。

参 考 文 献

陈梓媛，赵玉洋，谢旭桃，等. 2022. 多基原九里香药材的多重位点特异性 PCR 鉴别[J]. 中国实验方剂学杂志，28（17）：106-112.

Hua Z Y，Jiang C，Song S H，et al. 2022. Accurate identification of taxon-specific molecular markers in plants based on DNA signature sequence[J]. Molecular Ecology Resources，00：1-12.

Phillippy A M，Mason J A，Ayanbule K，et al. 2007. Comprehensive DNA signature discovery and validation[J]. PLoS Computational Biology，3（5）：e98.

Raime K，Krjutškov K，Remm M. 2020. Method for the identification of plant DNA in food using alignment-free analysis of sequencing reads：A case study on Lupin[J]. Frontiers in Plant Science，11：646.

Tu Q，He Z，Deng Y，et al. 2013. Strain/species-specific probe design for microbial identification microarrays[J]. Applied and Environmental Microbiology，79（16）：5085-5088.

Tu Q，He Z，Zhou J. 2014. Strain/species identification in metagenomes using genome-specific markers[J]. Nucleic Acids Research，42（8）：e67.

五、TaqMan 实时荧光定量 PCR 技术在中药鉴定中的应用

（一）研究现状

实时荧光定量 PCR 是一种将酶动力学、核酸扩增、光谱分析和实时检测技术相结合的技术。随着 PCR 反应的进行，反应产物不断累积，荧光信号强度也等比例增加。这样就可以通过荧光信号强度变化实时监测 PCR 产物量的变化，从而得到一条描述 PCR 动态进程的曲线，即扩增曲线。实时荧光定量 PCR 扩增曲线可以分为四个阶段：基线期、指数增长期、线性增长期和平台期。在基线期（通常 1～15 个循环），扩增的荧光信号被荧光背景信号所掩盖，无法判断产物量的变化；指数增长期，荧光信号超过背景信号并到达阈值，此时循环数称为 Ct（cycle threshold）值。Ct 值与模板起始浓度的对数值呈反比线性关系，因而 Ct 值可被用来定量模板起始浓度。线性增长期，在理想反应条件下每经历一个循环，PCR 产物加倍；平台期，扩增产物已不再呈指数级增加，PCR 的终产物量与起始模板量之间没有线性关系（图 2-26）。

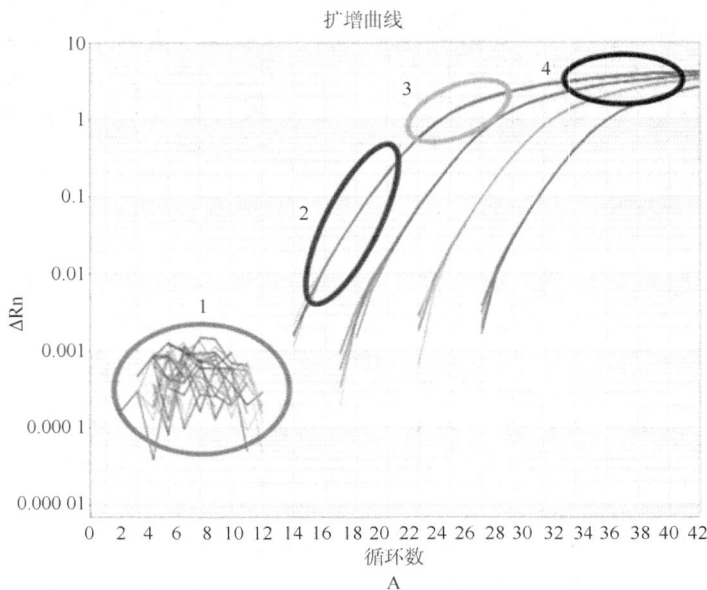

扩增曲线

A

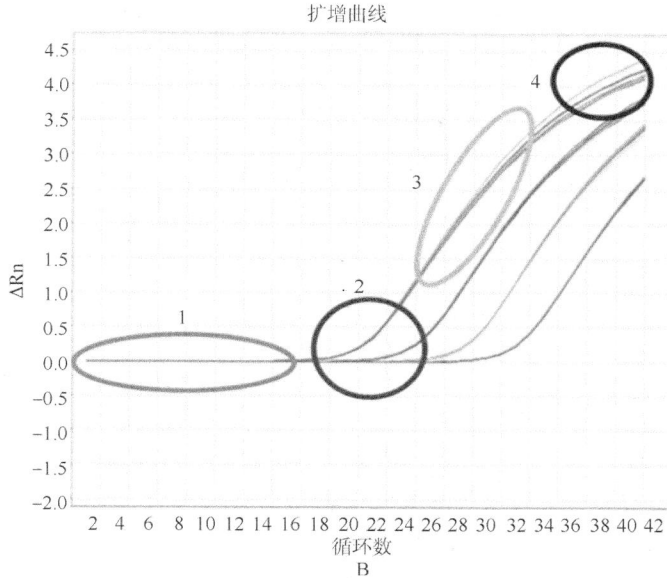

图 2-26　荧光定量 PCR 的动力学曲线和四个阶段

A. 对数图谱；B. 线性图谱。1. 基线期；2. 指数增长期；3. 线性增长期；4. 平台期

TaqMan 探针法是基于荧光标记探针的定量 PCR（qPCR）方法，较染料法具有更好的特异性，且探针的特异性在很大程度上决定了方法的专属性。探针的 5′端和 3′端分别标记一个报告基团和一个淬灭基团。探针完整状态下，报告基团发射的荧光信号被淬灭基团吸收，检测不到荧光信号；PCR 扩增时，*Taq* 酶的 5′-3′核酸外切酶活性将探针切断，使报告基团和淬灭基团分离，从而发出荧光，切割的荧光分子数与 PCR 产物的数量成正比，因此，通过检测 PCR 反应体系中的荧光强度可以达到检测 PCR 产物量的目的（图 2-27）。

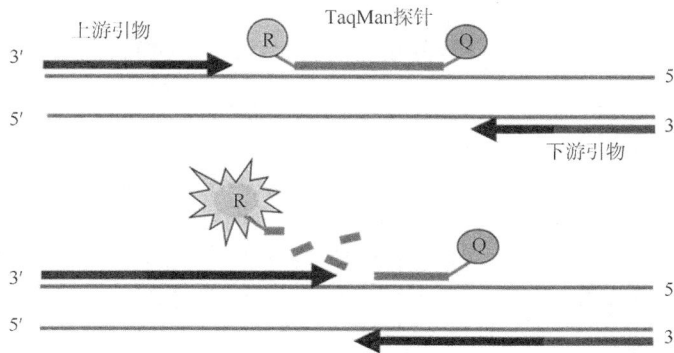

图 2-27　TaqMan qPCR 基本原理示意图

TaqMan qPCR 技术已被广泛地应用于科学研究和生产实践之中，如医学基础研究与临床检验、转基因农作物鉴定、食品检测等。近年在动物药和植物药真伪鉴定领域的应用研究越来越多，可分为定性和定量鉴别，已用于牛黄、阿胶中猪、牛、马等动物源性成分检查，药材和成方制剂中的川贝母、平贝母、伊犁贝母、紫河车、人参等的鉴定。如基于 COI 片段设计乌梢蛇特异性探针，通过优化反应条件，建立乌梢蛇的真伪鉴别方法，该方法与药典方法准确性一致，同时具有检测时间短、灵敏度高等优点。

（二）研究方法

1. 探针引物的设计与筛选

根据特定区域的 DNA 序列比对分析结果，在种内保守、种间差异区域设计探针引物，探针 5′ 端标记荧光素报告基团，3′端标记淬灭基团。根据探针引物的专属性和有效性，选择最佳的探针引物组合用于后续鉴别方法的建立。

2. qPCR 方法的建立

qPCR 方法的建立包括 DNA 提取和 PCR 反应两部分。根据样本特点选择合适的 DNA 提取方法，并确定最优的 PCR 反应条件和反应体系，以及方法的检出限和报告阈值。

3. 定量分析

在中药真伪鉴别中，可根据具体检测需求，建立定性或定量检测方法。定量分析包括绝对定量和相对定量。绝对定量是对未知样品目的片段的绝对拷贝数进行测定，而相对定量则是比较样品之间同一目的片段的相对量，以期分析样品之间目的片段数量的差异。

（1）绝对定量法是使用一系列已知浓度（通常为 5～6 个梯度稀释的浓度）的标准品绘制标准曲线，建立 Ct 值与起始模板量对数值之间的线性关系，达到对未知样品绝对的定量。

（2）相对定量法（ΔΔCt 法）采用内参 Ct 值分别归一化待测样品和对照样品目的片段 Ct 值，即 ΔCt=Ct（目的片段）−Ct（内参片段）；进一步采用对照样品 ΔCt 值归一化待测样品的 ΔCt 值，即 ΔΔCt=ΔCt（待测样品）−ΔCt（对照样品）；计算目的片段的比值为 $2^{-\Delta\Delta Ct}$。这种方法要求内参片段的扩增效率与目的片段相近，否则会影响结果的准确性。在没有合适内参片段的情况下，可通过严格平行操作，直接根据待测样品和对照样品目的片段 Ct 值的差值进行计算，即目的片段含量=$2^{-\Delta Ct}$。

4. 方法学验证

对方法的专属性、适用性、耐用性、重复性、精密度、准确性等方面进行考察。

📚 **研究案例** ────────────────────────

川贝母中混入平贝母的掺伪定量检测方法研究

川贝母为我国传统名贵中药材之一，是百合科植物川贝母 *Fritillaria cirrhosa* D. Don、暗紫贝母 *F. unibracteata* Hsiao et K. C. Hsia、甘肃贝母 *F. przewalskii* Maxim.、梭砂贝母 *F. delavayi* Franch.、太白贝母 *F. taipaiensis* P. Y. Li 或瓦布贝母 *F. unibracteata* Hsiao et K.C. Hsia var. *wabuensis*（S. Y. Tang et S. C. Yue）Z. D. Liu, S. Wang et S. C. Chen 的干燥鳞茎，按性状差异又可分为松贝、青贝、炉贝及栽培品。川贝母具有很高的药用价值，其味苦、甘，性微寒，归肺、心经，具有清热润肺、化痰止咳、散结消痈的功效，主要用于治疗肺热燥咳、干咳少痰、阴虚痨嗽、痰中带血、瘰疬、乳痈、肺痈等。川贝母市场需求量较大，但野生资源有限，伪品屡见不鲜。其中平贝母为常见伪品来源之一。

（一）概念

基线：反映荧光明显增加前的背景荧光值，软件默认为 3～15 个循环的信号值。

阈值线：由软件默认计算出来的位于扩增指数增长期内的荧光信号值。

Ct 值：当荧光信号增长到阈值时所对应的循环数（图 2-28）。

（二）案例解析

1. 观察

《中国药典》2010 年版之前，川贝母标准基本以传统的性状、显微鉴别和理化分析手段为主，引入了 PCR-RFLP 方法后，市场上伪品泛滥的状况得到了很好的遏制。但是近年来掺伪的现象愈加严重，需要研究建立主要伪品的掺伪检测方法。

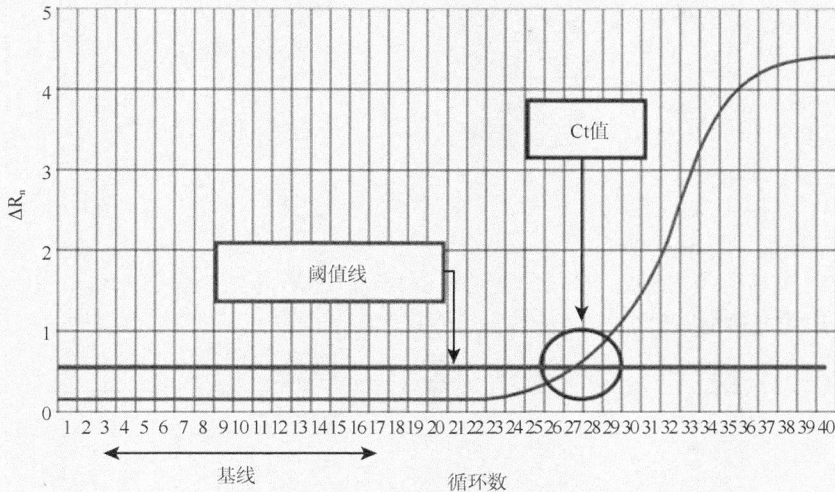

图 2-28　实时荧光定量 PCR 的关键参数

2. 验证

（1）样品处理及 DNA 提取：将供试品按照四分法取样不低于 5g，研成极细粉，称定 20mg，使用植物基因组提取试剂盒提取 DNA，得到供试品溶液。平贝母对照药材制成极细粉，称定 20mg，同法制成阳性对照溶液。

（2）探针引物设计与筛选：根据 ITS 区域的 DNA 序列分析比对，在种内保守、种间差异区域设计探针引物，其中探针 5′端标记荧光素基团，3′端标记非荧光素淬灭基团。设计 3 组引物探针组合，根据其专属性和有效性进行筛选。

（3）PCR 反应体系及反应条件

1）反应体系：体积为 20μL，包括荧光定量 PCR 反应混合液（2×）10μL，上下游引物及探针（10μmol/L）各 0.3μL，模板 DNA 1μL，高压灭菌超纯水至总体积 8.1μL。按照以上体系配制待测样品及阳性对照的反应溶液。空白对照为不含模板 DNA 的反应体系，并用等体积灭菌超纯水代替模板 DNA。样品及对照均设三个重复，Ct 值取三个重复的平均值作为最终结果。

2）反应条件：95℃，10min；95℃，15s，60℃，30s，40 个循环。

（4）检出限考察及临界值确定：对不同掺伪比例的混合样品进行检测，在掺伪 1%时仍能稳定检出。PCR 呈指数扩增，达到阈值时的扩增轮数为 Ct 值；标准品（S）与供试品（T）的 Ct 值之差用 ΔCt 表示，则供试品中的目的 DNA 所占比例可表示为：供试品（T）/标准品（S）%=$2^{-\Delta Ct}$ 绝对值×100%。理论上当 ΔCt 绝对值为 4 时，掺伪比例为 6.25%，当 ΔCt 绝对值为 5 时，掺伪比例为 3.13%（表 2-7）。实际检测中，掺伪比例 5%的样品，其 ΔCt 绝对值在 4～5。鉴于《中国药典》规定药材饮片允许有 3%以内的杂质，以及考虑检测中不可避免的误差情况，将 ΔCt 绝对值 ≤4 作为检出判定依据。

表 2-7　不同 ΔCt 绝对值对应的掺伪比例

ΔCt	掺伪比例	ΔCt	掺伪比例
1	50%	4	6.25%
2	25%	5	3.13%
3	12.5%	6	1.56%

（5）方法学验证

1）专属性：对筛选得到的探针引物进行种属特异性考察。针对平贝母的探针引物在检测川贝母 6 个基原物种和其他几种常见贝母时也均为阴性结果（表 2-8）。

2）适用性：对不同产地和来源平贝母进行测试，每份样品均得到阳性结果，不同样品的 Ct 均值为 23.40。

3）重复性：对相同的平贝母和川贝母 6 个基原样品进行三次重复检测。检测结果平贝母均为阳性，川贝母均为阴性。

4）精密度：在同一次试验中同一样品设置三个平行组，根据每组的 Ct 值计算标准误差（SD），平贝母检测的 SD 值为 0.69。

5）准确性：对平贝母/暗紫贝母不同混合比例的样品进行检测，通过 $\Delta\Delta Ct$ 法计算掺伪比例，将计算值与预期值之比的百分数作为回收率，得到该值范围在 89.00%～120.58%。

表 2-8　平贝母探针引物特异性考察

类别	川贝母						平贝母	其他贝母					
基原	暗紫贝母	卷叶贝母	甘肃贝母	梭砂贝母	太白贝母	瓦布贝母		伊犁贝母	新疆贝母	湖北贝母	浙贝母	皖贝母	中华贝母
PBM55（平贝母）	-	-	-	-	-	-	+	-	-	-	-	-	-

（三）思考

川贝母掺伪现象普遍存在，严重扰乱了公平竞争的市场秩序，在很大程度上影响着用药的安全性和有效性，最终侵害了消费者的经济和健康利益。平贝母是川贝母主要的伪品来源之一。本研究建立了基于 TaqMan qPCR 技术的平贝母掺伪检测方法，合理设置了检测的阈值限度，从而既能有效检出伪品的存在，又能避免技术本身过高的灵敏度带来的误判。该方法为通用方法，既适用于川贝母药材、饮片（如川贝母粉）的平贝母掺伪检测，同时，又可通过优化样品前处理方法，探索应用于检测成方制剂中是否存在平贝母的掺伪情况。

与一般 PCR 技术相比，TaqMan qPCR 技术的优点主要在于：①高特异性：从原理可以看出，荧光探针只与目的序列结合，理论上探针法的荧光信号只来源于目的序列，即不受非目标物质 DNA 的影响，因此，TaqMan qPCR 的特异性较高，适用于混合样品中特定靶标的检测；②操作便捷：因 TaqMan qPCR 的高特异性，无需再设置熔解曲线检测扩增产物的特异性如何，以及不必进行凝胶电泳，大大缩短了实验时间；③可同时检测多个靶标：不同波长的荧光报告基团可以标记不同的探针，因此可以在同一个反应体系中利用不同荧光标记的探针同时检测多个靶标，从而有利于节约实验成本，提高检测效率；④不易污染：闭管检测，不用取出 PCR 产物进行电泳；⑤可实现高通量（96 孔或 384 孔板）检测，提高检测效率；⑥便于检测小片段核酸，适用于降解较严重的样品（如干燥或者深加工的样本等）。

未来还需要根据中药自身特点，形成 TaqMan qPCR 方法建立和验证的技术指导原则，使得基于该技术的检测方法研究更加规范，并有望应用到检验检测实践中，从而产生相应的社会效益。另外在中药检验检测领域，该技术的认知度和普及程度远远落后于其他生物医药领域，因此加强相关人才的培养，补上中药检验人员的知识短板，也是非常必要且重要的方面。

参 考 文 献

李忠华，杨宝，马宁，等. 2021. 人参实时荧光定量 PCR 快速鉴别方法[J]. 山西大学学报（自然科学版），44（3）：609-616.

吴迪，郭青. 2017. TaqMan 实时荧光定量 PCR 法检测紫河车掺伪的研究[J]. 中药材，40（1）：38-41.

杨宝，朱殿龙，马宁，等.2020.乌梢蛇实时荧光定量 PCR 法的建立及与普通 PCR 鉴别方法的比较研究[J].药学研究，39：636-640.

张文娟，魏锋，马双成，等.2022.一种探针引物及其用于平贝母专属性检测的荧光定量 PCR 检测方法和用途：CN114540346A[P].2022-2-28.

周良云，刘谈，王升，等.2016.实时荧光定量 PCR 研究进展及其在中药领域的应用[J].中国现代中药，18（2）：246-251，262.

Chinese Pharmacopoeia Commisson. 2020. Pharmacopoeia of the People's Republic of China[M]. Beijing：China Medical Science Press.

Floren C，Wiedemann I，Brenig B，et al. 2015. Species identification and quantification in meat and meat products using droplet digital PCR（ddPCR）[J]. Food Chem，173：1054-1058.

Mei T，Lux W，Sun N，et al. 2018. Real-time quantitative PCR detection of circulating tumor cells using tag DNA mediated signal amplification strategy[J]. J Pharm Biomed Anal，158：204-208.

Okamtot K，Mori Y，Komagome R，et al. 2016. Evaluation of sensitivity of TaqMan RT-PCR for rubella virus detection in clinical specimens[J]. J Clin Virol，80：98-101.

Soltany-Rezaee-kad M，Sepehrizadeh Z，Mottaghi-Dastjerdi N，et al. 2015. Comparison of SYBR Green and TaqMan real-time PCR methods for quantitative detection of residual CHO host-cell DNA in biopharmaceuticals[J]. Biologicals，43（2）：130-135.

Zhang W J，Cui S H，Cheng X L，et al. 2019. An optimized TaqMan real-time PCR method for authentication of ASINI CORII COLLA（donkey-hide gelatin）[J]. J Pharm Biomed Anal，170：196-203.

第三节　中药分子鉴定的新应用

随着分子生物学、化学、计算机科学研究不断深入，新思路、新方法不断涌现，为中药分子鉴定提供了更多的技术支持，形成了一系列新的应用成果。

一、中药快速分子鉴定

（一）概念原理

在中药材实际生产和贸易交流中，对中药材准确、快速鉴定是比较困难的工作，也是中药分子鉴定相关研究的目标。中药快速分子鉴定是通过缩减 DNA 提取时间，结合快速核酸扩增、快速检测等相关步骤达到短时间内对中药真伪进行鉴别的方法。

（二）研究现状

中药快速分子鉴定研究主要涉及快速 DNA 提取、快速扩增和检测。其中快速 DNA 提取技术已在 100 余种药用植物、药用动物、药用菌物中开展，最快可以在 30s 内完成 DNA 的提取。快速 DNA 扩增技术的研究主要集中在直接 PCR 扩增和等温扩增等，如在莪麻、佩兰、白花前胡等 80 余种药用植物中进行了不经 DNA 纯化直接扩增目的 DNA 的研究，即直接 PCR 扩增，该方法能够减少鉴定实验流程，缩短操作的时间，大大提高工作效率。另外，等温扩增技术可以在特定温度条件下实现核酸的快速扩增，具有操作简单、特异性强、产物易检测等特点，在姜黄、郁金、人参、何首乌、冬虫夏草等多种中药材的快速分子鉴定中得到研究应用。快速检测技术主要包括荧光染色、DNA 生物传感器技术等，其中荧光染色快速检测技术已在乌梢蛇、金钱白花蛇、蕲蛇、哈蟆油、金银花等多种动植物药材的分子鉴定中应用。

中药材 DNA 提取方法研究、快速扩增和检测技术的发展，以及便携式 PCR 仪的问世及其商业化，促进了在野外、药市或药房进行中药快速分子鉴定。未来可能形成以等温扩增技术为补充，以现场快速检测包、可移动快速检测车、快速检测实验室为支撑的一种中药材及饮片快速检测模式。

（三）研究方法

1. 快速中药材 DNA 提取方法

（1）DNA 碱裂解法：利用氢氧化钠或氢氧化钾处理生物材料，裂解细胞并获得基因组 DNA，被认为是一种有效的 DNA 快速提取方法。通过筛选发现 0.5mol/L 氢氧化钠、1%聚乙烯吡咯烷酮（PVP）、1%Triton X-100 的缓冲液可用于中药材生品和炮制材料 DNA 的提取，对于动物和植物药材均具有良好的效果，且仅在 10min 内即可提取出中药材 DNA，并可用于 PCR 反应，对于中药材分子标记及快速 DNA 检测研究具有重要意义。

（2）滤纸纯化法：是指用富含纤维素的滤纸作为载体，通过裂解液的裂解，释放核酸并吸附在滤纸上，利用洗脱液进行核酸纯化，即可完成整个核酸提取过程，吸附核酸的滤纸可直接放入反应体系进行扩增反应。该方法不需要任何实验仪器，操作十分简便，每个样品的检测成本仅需 1 元。

2. 快速核酸扩增技术

（1）核酸等温扩增技术：不需要进行高温、变性、退火等步骤，在恒温的条件下即可模拟体外 DNA 或 RNA 扩增。常见的核酸等温扩增技术包括依赖核酸序列扩增（NASBA）、滚环扩增（RCA）、单引物常温扩增（SPIA）、依赖解螺旋酶的 DNA 等温扩增（HDA）、链置换扩增（SDA）、环介导等温扩增（LAMP）、重组酶聚合酶扩增技术（RPA）等。扩增反应的全过程在同一温度下进行，可以通过水浴锅等简单的加热装置甚至非专业的设备，在几十分钟内完成扩增反应。

（2）直接 PCR：是指在独特的缓冲液中裂解释放出 DNA，无需 DNA 纯化步骤，直接扩增目的 DNA。此方法简化了 PCR 实验流程，减少了操作时间，同时可避免纯化步骤中 DNA 的损失。

（3）快速 PCR：是指通过缩减 PCR 各步骤的时间来迅速完成扩增过程，不影响扩增的产量和效率，已在金银花等药用植物的分子鉴定过程中成功应用。

3. 快速检测技术

（1）荧光检测：经典的 PCR 产物检测方法为凝胶电泳法，需要经过制胶、胶凝、电泳和成像 4 步，实验周期超过 1h，且需要使用凝胶电泳仪和凝胶成像系统，制约了中药快检工作的开展。SYBR Green Ⅰ 是一种可以与双链 DNA 结合的染料，游离 SYBR Green Ⅰ 可发出微弱的荧光，但其与 PCR 产物等双链 DNA 结合后，荧光强度增加达 10 000 倍以上，可发出强烈的绿色荧光。通过直接在 PCR 产物中加入 SYBR Green Ⅰ 荧光染料，在 365nm 紫外线灯下观察荧光，根据荧光的有无并与阳性对照进行比较可直接判断是否存在扩增产物。该检测过程分为染色、成像两步，用时约 2min，极大缩短了检测时间。荧光检测法可满足中药快速、准确鉴别的要求，在中药分子鉴别中具有良好的应用前景。

（2）核酸生物传感器：是由核酸识别元件与物理和化学换能器件构成的分析装置，在 DNA 的杂交检测中具有实时、易操作的特性，能够实现靶标 DNA 序列的快速检测，具有较高的特异性和灵敏度。依据信号的转换方式可以将核酸生物传感器分为电化学核酸生物传感器、荧光核酸生物传感器、比色核酸生物传感器、拉曼核酸生物传感器等。

📚 **研究案例** ————————————————

快速中药材 DNA 提取方法

目前中药分子鉴定主要集中于 DNA 分子鉴定。DNA 提取是其中重要的步骤，快速、高效的 DNA 提取对于分子鉴定的开展及推广意义重大。本案例将滤纸纯化法用于中药材的 DNA 提取，在不需要任何实验仪器的条件下，30s 内从植物、动物和微生物中快速地完成核酸的提取和纯化。

（一）案例原理

滤纸中含有的大量的纤维素能够与核酸结合。在 pH=8.0 的溶液中，检测到滤纸上存在负的 zeta 电位。同时，在 pH=8.0 的条件下，DNA 中的磷酸基团也会发生解离，使得 DNA 自身带有负电荷。这时 DNA 和滤纸表面之间的类似电荷会产生一种阻碍 DNA 结合的反作用力，需要在裂解液中加入 NaCl 抵消静电斥力使得 DNA 与滤纸表面的纤维素稳定结合，从而达到提取和纯化 DNA 的目的。

（二）案例解析

1. 观察：利用滤纸纯化法可以快速提取生物体中的 DNA

核酸的提取是中药分子鉴定中必不可少的步骤。传统的 DNA 提取方法如十二烷基硫酸钠（SDS）法、CTAB 法、试剂盒法等往往耗时长、操作复杂烦琐，严重制约了分子鉴定方法的使用和推广。简便、快速的 DNA 提取方法一直是分子生药学研究者追寻的目标。现阶段快速提取 DNA 的方法主要有碱裂解法和滤纸纯化法，通过综合比较，发现滤纸纯化法耗时最短，且经济方便。

2. 分析：滤纸纯化法应用于中药材 DNA 快速提取

中药材多为干品，其 DNA 降解严重且富含大量的次生代谢产物，相对于新鲜样品往往更难提取。利用滤纸纯化法进行药材 DNA 的快速提取，操作简便，成本低，效率高，可以为中药分子鉴定技术的发展和普及提供技术支持。

（1）裂解液的成分选择：滤纸纯化法用到的裂解液为 20mmol/L Tris（三羟基氨基甲烷）(pH 8.0)、25mmol/L NaCl、1% PVP、0.05% SDS、2.5mmol/L EDTA（乙二胺四乙酸二钠）。其中的 Tris 缓冲液有助于在细胞裂解和提取过程中保持 pH 稳定，也有研究显示 Tris 可能与膜中的脂多糖相互作用，进一步破坏膜的稳定性；NaCl 有利于 DNA 的析出，并促进 DNA 与滤纸表面的纤维素稳定结合；PVP 用来去除多酚类物质，防止酚氧化；考虑到中药材基本为干燥品，裂解的难度提高，可以加入 SDS 等裂解能力更强的表面活性剂，SDS 易与蛋白质结合形成复合物，使蛋白质变性而沉淀下来，从而更好地释放出细胞中的 DNA。添加 EDTA 可对 DNA 起到更好的保护作用。这种裂解液可以用于植物类药材 DNA 的提取。考虑到动物药材和植物药材的不同，用于动物药材的裂解液组成为 1.5mmol/L 盐酸胍、50mmol/L Tris-HCl（pH 8.0）、100mmol/L NaCl、1%吐温-20（Tween-20），在此基础上添加 5mmol/L EDTA，并可以根据具体情况调整各成分的浓度。

（2）滤纸条、滤纸圆盘制备：用剪刀将滤纸裁剪成 44mm×2mm 的滤纸条，将其一端浸入加热熔化的石蜡中，拿出晾干后得到疏水手柄区域，方便滤纸条转移，前端没有浸渍石蜡的部分用于核酸吸附。另一种方法使用打孔机制备直径 3mm 和 1.5mm 两种滤纸小圆盘，用于核酸的吸附。滤纸条和滤纸圆盘法提取 DNA 的操作流程有一定的区别（图 2-29）。

通过实验比较滤纸条、滤纸圆盘两者的提取效果，确定实践中使用的方式。

3. 验证：滤纸纯化法快速提取 DNA 的结果考察

滤纸纯化法所提取的 DNA 均吸附在滤纸上，无法直接用电泳或者紫外分光光度计来检测提取量和质量。所以利用 PCR 扩增特定的 DNA 序列，来检查 DNA 提取的效果，并利用碱裂解法和直接 PCR 法作为阳性对照。

（1）最适投料量考察：取新鲜或干燥药材粉末 0.01~0.25g，分别进行 PCR 扩增。结果表明投料量在此范围内均可扩增成功。但过多的投料会使裂解液变得过于黏稠，不利于后续操作。

（2）滤纸形状大小对扩增结果影响：考察利用滤纸条、不同大小的滤纸圆盘进行 DNA 提取和 ITS2 序列扩增。结果表明，滤纸的形状、大小、是否保留于扩增体系对扩增结果无明显影响，均可扩增成功。

（3）扩增体系中加入最适圆盘数量考察：DNA 提取后进行 ITS2 序列扩增。在扩增体系中分别加入 1~6 个圆盘来考察最适圆盘数量。结果显示增加圆盘数量并不能提高扩增效率，反而会抑制扩增，加入 1～2 个圆盘较为合适。

（4）不同 DNA 提取方法扩增效果的比较：滤纸纯化法提取 DNA 扩增效果与碱裂解法提取 DNA 扩增效果、直接 PCR 法扩增效果进行比较。结果显示以上几种方法扩增 ITS2 序列均可获得成功。

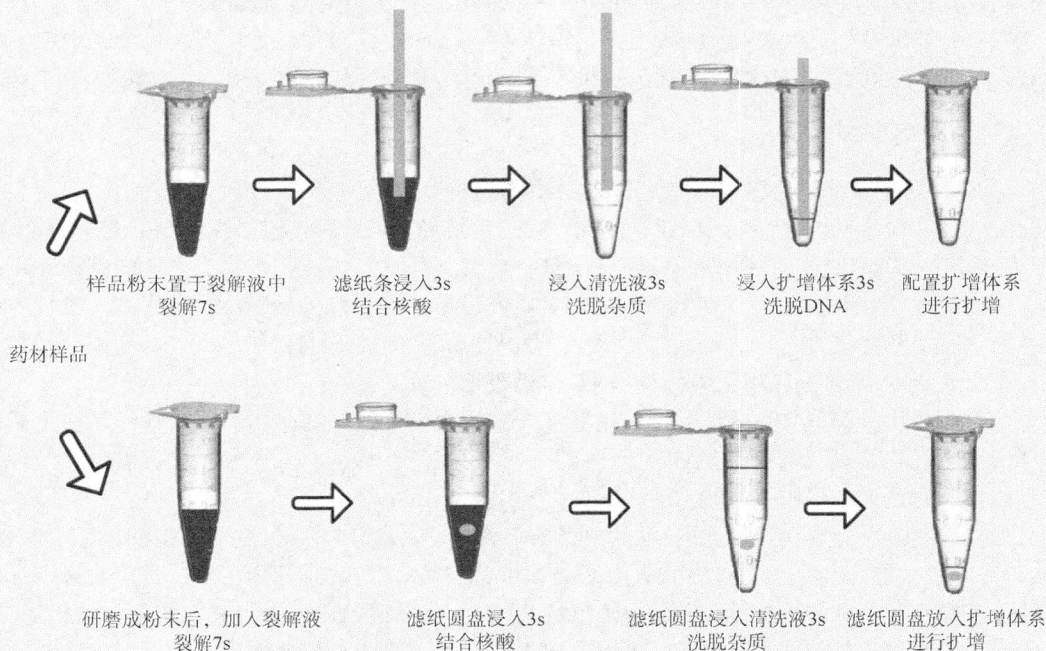

药材样品

样品粉末置于裂解液中　滤纸条浸入3s　浸入清洗液3s　浸入扩增体系3s　配置扩增体系
裂解7s　　　　　　　　结合核酸　　　　洗脱杂质　　　　洗脱DNA　　　　进行扩增

研磨成粉末后，加入裂解液　滤纸圆盘浸入3s　滤纸圆盘浸入清洗液3s　滤纸圆盘放入扩增体系
裂解7s　　　　　　　　　结合核酸　　　　洗脱杂质　　　　　　进行扩增

图 2-29　滤纸条和滤纸圆盘法提取 DNA 操作流程示意图

4. 拓展：应用范围考察

（1）滤纸纯化法 DNA 提取适用范围考察：利用滤纸纯化法提取根及根茎类、全草类、果实种子类、花类、菌类、动物类的代表药材的 DNA，并分别进行 ITS2 和 COI 序列的扩增。结果显示不同种类和不同药用部位的药材利用滤纸法提取的 DNA 均能够成功扩增相关的序列，说明滤纸法具有良好的普适性。

（2）滤纸纯化法对《中国药典》中分子鉴别的适用性考察：《中国药典》收载了乌梢蛇、川贝母的高特异性 PCR 鉴别方法。滤纸纯化法提取川贝母、乌梢蛇的 DNA，按照《中国药典》中的分子检测方法进行试验。结果均与《中国药典》中描述的结果一致，说明滤纸纯化法适用于《中国药典》中的分子鉴别。

（三）思考

核酸提取是分子鉴定的前提和基础，滤纸纯化法能够将 DNA 的提取时间缩短在 30s 内，而且适用于动物、植物、菌类等各种药材的 DNA 提取。此方法对样品投料量、滤纸形状大小、是否保留于扩增体系无严格要求，无需任何专门设备，扩增效率较高，每个样品提取成本为 0.1 元左右，便于分子鉴定技术的推广应用。

通过本案例的研究发现，使用滤纸条或滤纸圆盘均可完成 DNA 的快速提取。两者相比较发现滤纸条法更不易被污染，操作更加简便，更适合用于制备分子鉴定试剂盒。该方法可以与快速 PCR、荧光目视法等快速扩增、快速检测技术结合在一起，开发出多种现场鉴别试剂盒，在数十分钟内完成药材的 DNA 分子鉴定，使中药材现场分子鉴别、野外分子鉴别成为可能。

参 考 文 献

杨璐，吴文如，付菲，等. 2019. 新型快速中药材 DNA 提取方法的探索与应用[J]. 中草药，50（2）：502-509.

Zou Y P，Mason M G，Wang Y L，et al. 2017. Nucleic acid purification from plants，animals and microbes in under 30 seconds[J]. PLos Biology，15（11）：96-104.

重组酶聚合酶等温扩增技术在中药快速分子鉴定中的应用

本案例基于重组酶聚合酶等温扩增技术（RPA）对岭南道地中草药五指毛桃及其常见的混伪品断肠草进行快速鉴别。该案例所建立的重组酶聚合酶扩增体系，在恒定的 27～52℃ 温度范围内均可实现目标基因的扩增，即在常温条件下可实现对样品的检测，无需温控设备；检测时间可压缩至 10～15min；灵敏度较高，检出限达 0.368ng/μL。本案例进一步结合改良的碱裂解法提取生药 DNA，建立了基于 RPA 技术的五指毛桃及其易混品断肠草的现场、快速鉴别方法。

（一）名词术语

重组酶聚合酶扩增技术（recombinase polymerase amplification，RPA）是在恒温条件下（37～42℃），5～20min 内，使核酸快速扩增的一种新型等温扩增技术。

（二）案例原理

RPA 技术于 2006 年开发，因其操作十分便利、扩增反应时间短，而且不需要专业的温控设备，迅速得到广泛认可。2014 年，英国 Twist DX 公司推出的商业化 RPA 试剂盒使其检测更加便捷，同时可结合多种探针使用，扩大了 RPA 技术的应用范围。该技术目前已应用于食品安全监测（如食源性病毒和致病菌的检测）、人畜病害防治（如病毒、细菌、寄生虫、支原体、衣原体、癌症致病基因的检测）、植物病虫害诊断（真菌、细菌、线虫等的检测）等领域。

RPA 技术主要依赖于三种酶：能结合单链核酸（寡核苷酸引物）的 T4 噬菌体来源的重组酶（如 T4 UvsX）、单链结合蛋白（single-stranded binding protein，SSB）和链置换 DNA 聚合酶，三种酶的混合物在常温下均有活性，最佳反应温度为 37～42℃。RPA 反应原理如图 2-30 所示，重组酶在 ATP 的参与下与寡核苷酸引物结合形成重组酶-引物复合体，并在双链 DNA 模板中寻找同源序列，当定位到同源序列后，重组酶-引物复合体会插入双链 DNA 形成 D-环结构，启动链置换反应，SSB 蛋白与解开的 DNA 链结合防止被进一步置换。同时，重组酶从重组酶-引物复合体中被水解，3'端引物暴露并与 DNA 聚合酶结合，DNA 开始复制延伸，最终两条母链分离，形成两条新的互补双链 DNA，实现对 DNA 模板上的目的区域进行指数扩增。2017 年，RPA 首次引入中药分子鉴定研究中，对五指毛桃及断肠草快速鉴别方法进行探索（图 2-30）。

（三）案例解析

1. 观察：RPA 技术在中药分子鉴定中的应用优势

目前采用 DNA 分子标记技术进行中药鉴定，主要依赖于常规的 PCR 对核酸进行扩增，其问题在于：①需要依赖热循环仪（如 PCR 仪）对解链、退火、延伸等过程进行温度控制。②实验操作步骤复杂，扩增时间较长，通常扩增时间需要至少 2～3h，甚至更长。③对待测样品 DNA 模板质量要求高。④核酸扩增反应流程只能在实验室内完成，无法实现室外现场的快速检测。

与传统的 PCR 技术相比，等温扩增技术虽具有快速、高效且不需专用的仪器等优势，但也有一定的局限性，如 NASBA 和 SPIA 技术，主要适用于 RNA 的分子检测，对于以干燥药材及饮片等存在形式的中药样品（RNA 已几乎完全降解），该技术并不适用。SPIA 技术的引物合成相对复杂，反应需要碱基修饰，且无法进行实时定量分析。RCA 技术的局限性主要体现在模板 DNA 需事先环

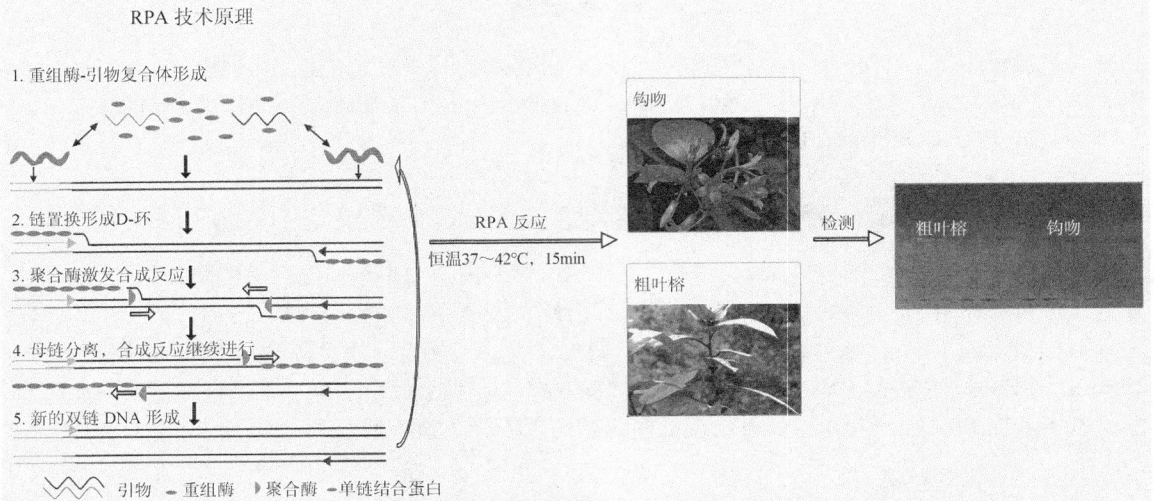

图 2-30　RPA 技术原理及其快速鉴定五指毛桃与断肠草的流程
资料来源：Tian et al，2017，*Molecules*.

化，锁式探针合成的费用较高，易产生背景信号干扰等，且其扩增反应时间长于常规 PCR（一般 4h 以上）。SDA 技术的局限性在于无法用于长片段扩增（一般不超过 200bp），产物不均一，电泳法检测时易出现拖尾现象，引物设计也十分复杂，因此使用限制条件较多、范围比较窄。LAMP 也存在一些技术瓶颈，如：①LAMP 反应通常被扩增的序列较短且特异性较高，因此目的基因选择和 LAMP 引物设计要求对基因组的信息了解较全面，但目前中药的基因组序列大都还不明确。②与常规 PCR 不同，LAMP 引物设计原理存在较大差异，需对靶基因的 6 个区域设计 4 条特异引物，引物设计不合理会严重影响其特异性。③LAMP 过于灵敏和产物量过大，极易造成污染。④LAMP 反应温度为 60～65℃，仍需温控设备。⑤LAMP 反应时间仍需 30～60min。

　　RPA 技术克服了传统 PCR 技术及以 LAMP 为代表的等温扩增技术存在的缺陷，其具有以下优势：①反应可以在恒温条件下进行。RPA 技术利用了生物酶的活性，不需要经过一系列的高温变化过程，整个扩增过程可以在 37～42℃的恒温条件下进行，甚至常温条件也可实现核酸扩增。②耗时短。RPA 的显著特点是可以在 5～20min 内完成检测。③操作简单。已经开发出的 RPA 试剂盒便于操作。例如，RPA TwistAmp Basic 试剂盒的基础反应体系含有 DNA 扩增所需的各类试剂，只需要加入引物与模板即可进行检测。RPA 产物有多种检测方式，如琼脂糖凝胶电泳检测、实时荧光定量检测、荧光染料法检测、侧流层析法（试纸条法）检测。④灵敏度高。在不需纯化和富集样品的条件下，RPA 可以检测低至几个拷贝的核酸模板。⑤引物设计简单。按照常规引物设计原则设计引物即可，引物长度比常规引物略长（28～35nt）。

　　2. 分析：采用 RPA 技术对五指毛桃及断肠草进行了快速鉴别

　　本案例即采用 RPA 技术对五指毛桃及断肠草进行了快速鉴别。利用改良的碱裂解法提取样品 DNA，基于 GenBank 中五指毛桃原植物粗叶榕及断肠草原植物钩吻的 ITS 序列，设计特异性 RPA 鉴别引物；并对 RPA 反应条件（引物特异性、灵敏度、退火温度、反应时间）进行观察与探索，建立最优的鉴别体系，并采用市售五指毛桃生药验证建立的 RPA 快速鉴定体系方法的实用性。RPA 鉴定体系技术流程如图 2-31 所示。

　　第一，样品 DNA 的快速提取，本案例采用改良的碱裂解法提取样品总 DNA，具体流程如下：①取硅胶干燥样品 50mg 研磨成粉，装入 1.5mL EP 管中。②加入 20μL 碱裂解液（0.5mol/L NaOH，1% PVP 和 1% Triton×100），振荡 10～15s 后，用沸水煮 10～15s。③加入 80μL Tris-HCl（0.1mol/L，pH 8.0）到上述混合液中，轻轻振荡，离心 2min（12 000r/min），取上清液用于后续实验。DNA 质

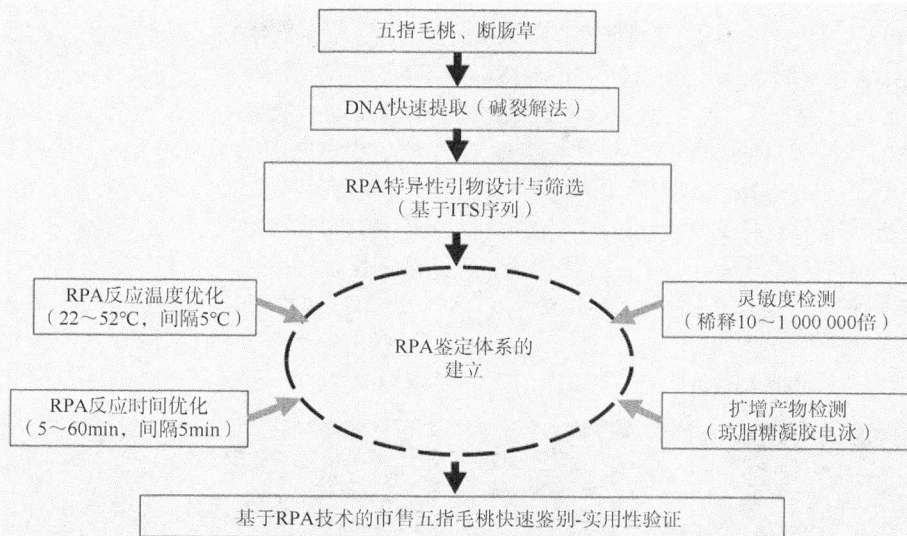

图 2-31 基于 RPA 的五指毛桃及断肠草快速鉴别的技术流程

量与完整度采用紫外分光光度计和 1.2%琼脂糖凝胶电泳检测。样品 DNA 可在 5min 内提取完成，检测结果为 DNA 浓度：大于 20ng/μL；纯度：A_{260}/A_{280} 为 1.7～1.97，所有样品 DNA 质量可满足后续实验要求。

第二，特异性引物设计，引物设计方法具体如下：在 GenBank（http://www.ncbi.nlm.nih.gov/）中下载五指毛桃及断肠草原植物的 ITS 序列，采用 MEGA v5.1 软件对序列进行比对，寻找五指毛桃特异性位点，参考常规引物设计原则设计 RPA 引物，引物长度 18～35nt（研究报道常规引物长度亦可），采用 Primer premier 3 软件设计引物。本案例基于 ITS 序列设计的特异鉴别五指毛桃的引物序列：上游引物（RPA-ITS-F）为 5′-TCAAGGAAAGACAACGAGACGATCC CAGCC-3′，下游引物（RPA-ITS-R）为 5′-CGACTACCTGTTGCCAAGACGACGTGACAG-3′。

第三，RPA 反应体系及反应条件优化，实验使用的 RPA 扩增试剂盒为英国 TwistDx 公司生产的 TwistAmp Basic™ 试剂盒（TwistAmp Basic™ 试剂盒中反应体系见表 2-9），进一步采用上述反应体系对实验过程中的关键因素，如引物的特异性、灵敏度、反应温度、反应时间、扩增产物检测进行考察与优化。RPA 考察方案如下：①RPA 反应温度考察。以五指毛桃的一个样品 DNA（WZS-2）为模板，进行扩增温度考察，扩增时间拟定为 40min，设定温度梯度为 22℃、27℃、32℃、37℃、42℃、47℃、52℃，寻找扩增最适温度。②RPA 扩增反应时间考察。以与上述相同样品 DNA 为模板，进行扩增时间考察，扩增温度设为 38℃，设定时间梯度为 5min、10min、15min、20min、30min、40min、50min、60min，寻找扩增的最适温度或最适温度范围。③引物特异性考察。各选取粗叶榕及钩吻的鲜叶及药材样品 10 份，从已设计的引物中进行特异性引物筛选，RPA 扩增温度选择恒温38℃，扩增时间拟用 40min。④灵敏度考察：取实验①中的五指毛桃 DNA 样品为模板，对 DNA 进行稀释，浓度梯度为原溶液浓度的：10^0、10^{-1}、10^{-2}、10^{-3}、10^{-4}、10^{-5}倍，探索实现五指毛桃扩增的浓度下限。

表 2-9 RPA 反应体系

RPA 反应组分	反应组分用量（μL）	RPA 反应组分	反应组分用量（μL）
上游引物 RPA-ITS-F（10μmol/L）	2.4	DNA 模板及双蒸水	13.2
下游引物 RPA-ITS-R（10μmol/L）	2.4	反应启动剂醋酸镁启动剂（280mmol/L）	2.5
反应缓冲液 1×水化缓冲液	29.5	总体积	50

RPA 考察结果：①RPA 反应温度和反应时间：以五指毛桃样品 WZS-2 为例，进行温度条件考察，扩增结果显示 27～52℃均可实现五指毛桃样品目标基因的扩增（图 2-32A），说明 RPA 可在常温下进行，可以摆脱对专业温控设备的依赖。选用 38℃为最优温度进行反应时间优化，凝胶电泳结果显示在 38℃条件下，10～60min 均可实现扩增，即扩增反应时间可以压缩到 10～15min（图 2-32B），与 LAMP 相比，至少缩减一半的检测时间。②RPA 反应特异性及灵敏度：利用所设计的 RPA 特异性引物对五指毛桃及断肠草原植物样品（各 5 份材料）同时进行 RPA 扩增。反应条件：温度为 38℃，反应时间 40min。扩增结果显示 5 份五指毛桃均可实现阳性扩增，断肠草未见扩增条带，说明所设计的 RPA 引物特异性良好（图 2-33A）。灵敏度评价，结果显示浓度稀释（原液浓度 36.8ng/μL）至 10^{-2} 倍时仍可见扩增条带。但在浓度 $36.8×10^{-2}$ng/μL 基础上再稀释 50%，即浓度为 $18.4×10^{-2}$ng/μL 时，未见阳性扩增（结果略），因此，反应浓度下限为 $36.8×10^{-2}$ng/μL（0.368ng/μL）（图 2-33B）。

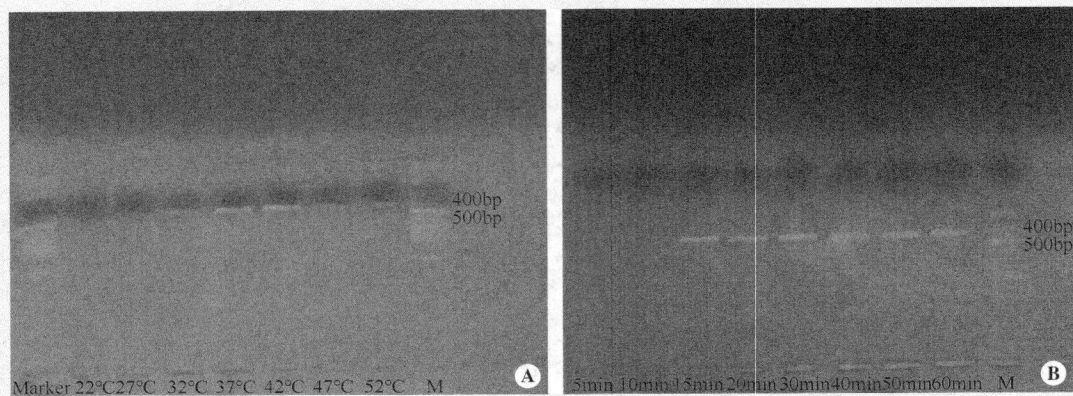

图 2-32　RPA 反应温度（A）及反应时间（B）优化结果

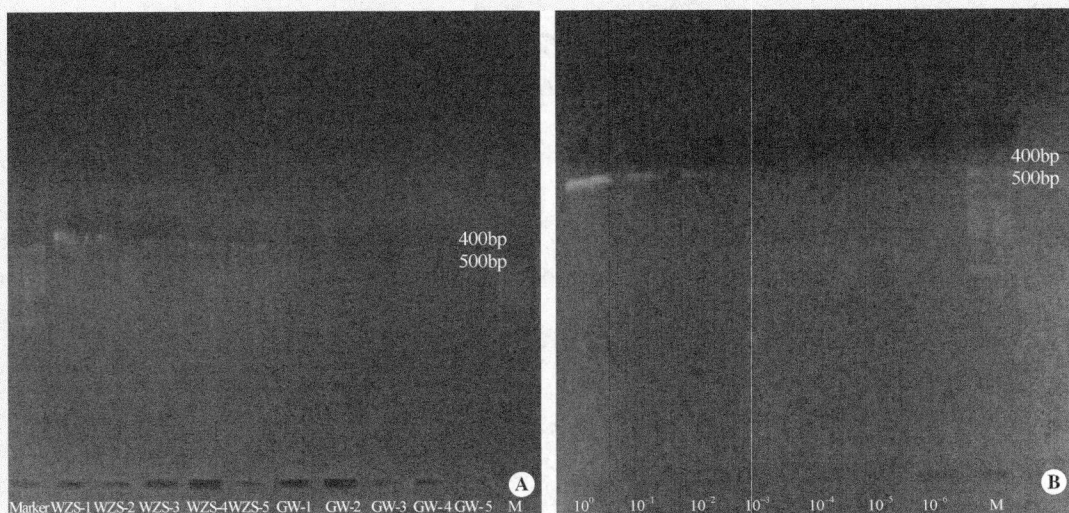

图 2-33　RPA 反应特异性检测（A）及灵敏度评价（B）

M. 分子量标准

3. 验证：利用市售药材对建立的 RPA 法的实用性进行验证

本案例对 RPA 快速鉴别法的实用性进行了考察，从 5 个五指毛桃主产地[福建沙县（Sha）、江西井冈山（JX）、广东鼎湖山（DHS）、福建宁德（ND）、海南万宁（WN）]购得 10 批生药（每个产地 2 批次，每批次 1 份生药）进行鉴定。琼脂糖凝胶电泳结果显示，10 份生药均为正品（图 2-34），扩增条带单一、清晰、特异。本案例结合碱裂解法快速提取 DNA 与 RPA 技术，简化了实验流程及引物设计，大大缩短了扩增反应时间，检测过程中无需专业温控设备，满足了中药"简便、快速"分子鉴别的需求。

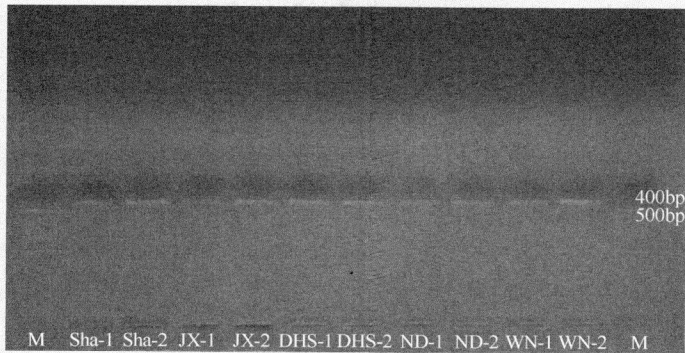

图 2-34　10 份市售五指毛桃 RPA 鉴别结果

M. 分子量标准

（四）思考

PRA 技术目前在中药材分子鉴定中报道较少，本案例运用改良的碱裂解法进行生药样品的 DNA 快速提取，将其与 RPA 特异性扩增相结合，建立中药 RPA 鉴定技术体系，实现了中药现场、快速鉴别的目的，为中药快速现场鉴别提供了方法借鉴，同时该方法在临床诊断、法医鉴定、海关和企业安全及质量检测等方面也具有较好的应用前景。

RPA 反应产物检测时间尚待进一步压缩，本案例中以传统的琼脂糖凝胶电泳检测技术进行检测，耗时相对较长；可采用侧流层析检测法（试纸条）或荧光法进行检测，进一步缩减检测时间，但其对设计的引物要求较高，应避免引物二聚体导致假阳性结果的出现。另外，也可采用实时荧光检测法对 RPA 扩增反应进行实时监测。

RPA 技术与 LAMP 类似，检测灵敏度非常高，在现场检测实践过程中，可能产生非特异性扩增产物，干扰检测结果。可以将核酸快提取试剂、RPA 反应体系及侧流层析试纸条整合置于特殊设计的反应容器中，避免环境因素的干扰。

本案例主要针对五指毛桃设计了特异性鉴别引物，但岭南地区因服食五指毛桃汤、金银花茶而误食断肠草致中毒甚至死亡的事件频发，开发断肠草的 RPA 特异性引物以区分其与五指毛桃和金银花对临床诊断及法医鉴定更具实际意义。

参 考 文 献

蒋超，黄璐琦，袁媛，等. 2013. 使用碱裂解法快速提取药材 DNA 方法的研究[J]. 药物分析杂志，33（7）：1081-1090.

施宁雪，靳晶豪，陈孝仁. 2021. 重组酶聚合酶扩增技术及其在生命科学领域的应用[J]. 江西农业学报，33（10）：62-72.

王亚楠，陈昌国. 2021. 重组酶聚合酶扩增技术研究进展[J]. 解放军医学杂志，46（5）：504-511.

吴文如，杨璐，周华. 2016. 核酸等温扩增技术及其在中药分子鉴定中的应用研究概况[J]. 中草药，47（23）：4289-4294.

Notomit T，Okayama H，Masubuchi H，et al. 2000. Loop-mediated isothermal amplification of DNA [J]. Nucleic Acids Research，28（12）：e63.

Piepenburg O，Williams C H，Stemple D L，et al. 2006. DNA detection using recombination proteins[J]. PLoS Biology，4（7）：e204.

Tian E W，Liu Q Q，Ye H T，et al. 2017. A DNA barcode-based RPA assay（BAR-RPA）for rapid identification of the dry root of *Ficus hirta*（Wuzhimaotao）[J]. Molecules，22：2261.

基于 DNA 生物传感器技术的三叶青真伪鉴别

DNA 生物传感器主要依赖高特异性识别元件来检测目标 DNA，在生物、医药、环境监测和食品等领域都有较广泛的应用。基于特异性 DNA 探针杂交反应的 DNA 生物传感器包括一个识别元件和信号转换器，一条单链 DNA 固定在信号转换器界面作为识别元件，通过杂交反应后，能够特异性识别目标 DNA，信号转换器将 DNA 探针杂交前后的信息转换为可以分析测量的信号，该信号与目标分析物的浓度成正比，以实现对目标 DNA 的检测。与酶、抗体等免疫传感器相比，DNA 生物传感器中用于生物识别的 DNA 分子具有易于合成、稳定性高、可再生多次使用、易于功能化修饰与标记等诸多优点。其中基于光学和电化学方法的 DNA 生物传感器是目前研究最多、应用最广泛的生物传感器。

三叶青是新"浙八味"道地药材。由于过度开发，目前野生资源濒临灭绝，且其人工栽培难度大，于 2010 年被列入"浙江省首批种质资源保护名录"。由于资源稀缺而需求量大，三叶青价格不断飙升，药材市场上出现了土圞儿、大青藤、乌头子根等多种伪混品。三叶青药材来源品种混乱及真伪鉴定方法的欠缺严重影响了其疗效及安全性。已有的三叶青鉴别方法有通过基于 *rbc*L、*mat*K 等 DNA 条形码序列的聚类分析鉴别，成本高且不适合快速鉴定。

本案例开发了一种基于类过氧化物模拟酶 DNA 传感器技术的高效、准确、快速的三叶青真伪鉴别方法，无需测序，可满足三叶青药材的快检需求。本案例通过对三叶青真伪品的 ITS2 序列分析，从中选出三叶青区别于伪品的特异 DNA 序列，将其列为目标序列（Target-DNA），设计富含 C 碱基序列的锁式探针（Padlock）。在目标序列的存在下引发滚环扩增反应，反应产物通过自组装形成具有催化活性的 G-四链体-hemin（氯化血红素）类过氧化物模拟酶，该酶通过催化 $ABTS_2$-H_2O_2 体系反应显色，来实现对三叶青真伪的比色传感，该传感器的检测限为 65fmol/L。

（一）名词术语

1. 核酸探针

核酸探针是基于核酸碱基 A-T（U）、G-C 碱基互补配对特性，设计的一段 DNA 或 RNA 片段，利用碱基互补配对的特异性来实现对目标核酸、离子、分子的特异性检测。

2. G-四链体

G-四链体是由 4 个鸟嘌呤碱基通过胡斯坦碱基配对（Hoogsteen base pairing）作用连接而成的 DNA 二级结构。富含鸟嘌呤的 DNA 序列在一定的离子条件下通过自组装能够形成 G-四链体。

（二）案例原理

核酸探针作为分子探针的一个重要组成部分，主要指以核酸序列为工具构建的具有特异性识别能力的化学/生物传感器。核酸分子探针可以巧妙地利用生物分子的一些特殊性质，如碱基之间的互补配对、生物酶分子的生化功能及立体构象改变，同时结合分子水平上的信号转导机制，将生物分子的成分、序列、结构及相互作用等信息转变为易于检测的信号，如拉曼散射、荧光、化学发光、电信号等，最后通过处理及分析数据而获得相关的生物分子和生物过程的信息。例如传统的克隆探针、基因组 DNA 探针、cDNA 分子探针等，还有近 20 年发展起来的寡核苷酸探针，如 TaqMan 探针、阴阳探针、锁式探针与分子信标等。

随着科技的进步，目前核酸探针技术已经被广泛用到生物科学、农业科学、化学等领域。然而，单纯地通过探针来对目标进行检测有时会受到灵敏度、特异性等要求的限制，可以利用单纯核酸探针易扩增特点结合滚环扩增等核酸信号放大技术，通过核酸探针与目标物结合产生的光、电、色等信号，实现对目标物的高特异、高灵敏检测。

1962 年，通过 X 射线首次发现鸟苷酸可以形成特殊结构，而后自 20 世纪以来，在端粒及基因启动子区也发现该现象，至此具有重要生物功能和分子识别性能的 G-四链体被清晰认知。4 个来自不同链的鸟嘌呤（G）将被氢键（Hydrogen bond）连成一个共平面的四分体（G-quartet），其可在 π-π 键作用下，两层及以上堆叠成 G-四链体（G-quadruplex），中间空隙由一价阳离子占位，以中和内部静电斥力、稳定结构。G-四链体可与氯化血红素（hemin）联合产生类似过氧化物酶活性的脱氧核酶（deoxyribozyme，DNAzyme）。相比于多为蛋白质少为 RNA 的传统生物酶，该酶具有较高的稳定性、能够耐受温度与 pH 等不良环境因素、易于合成修饰、相对分子质量小等优势，广泛用于生物传感器的开发中。

DNAzyme 可催化 H_2O_2 参与的各种底物发生氧化反应，如 2, 2'-联氮-双（3-乙基-苯并噻唑啉-6-磺酸）二铵盐 [diammonium 2, 2'-azino-bis（3-ethylbenzothiazoline-6-sulfonic acid），ABTS]、3, 3', 5, 5'-四甲基联苯胺（3, 3', 5, 5'-tetramethylbenzidine，TMB）、亚甲蓝（MB）、鲁米诺（Luminol）等，产生肉眼可视的颜色变化或电化学、酶促化学发光的信号改变。hemin 是通过平面末端堆积方式与 G-四链体结合的，其催化活性常受到末端碱基的添加、自身结构类型、中心离子的种类和浓度、缓冲液的 pH 及某些高能物质作用等影响（图 2-35）。

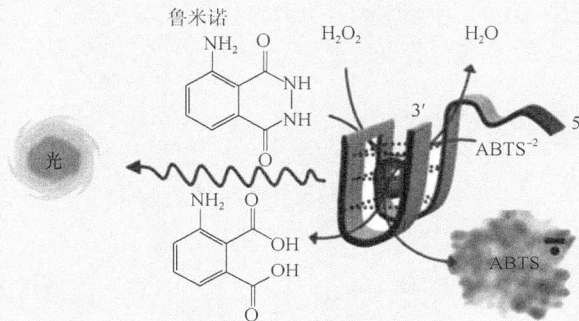

图 2-35　G-四链体检测原理图

G-四链体是一段富含鸟嘌呤（G）的单链核酸，可利用其核酸性质进行检测。同时作为一种具有脱氧核酶和荧光增强特性的功能核酸，可通过修饰标记和自身改造，实现对短链核酸片段或目的基因的检测，或通过偶联其他功能核酸及级联信号扩增方案实现检测信号的放大。

（三）案例解析

1. 观察：三叶青的真伪鉴别方法

采用基于块根形状、表面和断面颜色、形成层环、维管束等外观性状，横切面、粉末特征、草酸钙簇晶等显微特征进行鉴别的方法。然而植物根类药材大多形态相似，经过加工和饮片炮制后，本身的外观性状和显微特征均被破坏，且判断主观性强，需要多年实践经验的积累。

通过测定 *rbc*L、*mat*K、*trn*H-*psb*A、ITS 共 4 个 DNA 条形码序列，比较变异位点数、平均种间和种内遗传距离，结合系统发育树邻接法（NJ）、非加权平均法（UPGMA）、聚类分析，没有在 4 个条形码上发现明显的 *Barcoding gap*（条形码间隙），但种内和种间遗传距离存在显著性差异，多片段条形码往往比单片段条形码具有更好的鉴别效果，最终认为 ITS 及 *rbc*L+*mat*K+ITS 是鉴定三叶青和其他崖爬藤属植物的最佳条形码组合。但此方法需 DNA 测序，成本高，耗时长，不适合快速鉴定，另一方面 *mat*K 等条形码序列均较长（＞1000bp），而经过炮制加工的药材，DNA 往往发生降解，易出现假阴性的结果。

采用一对来源于 ISSR 通用引物 UBC843 扩增获得三叶青特异性核苷酸序列，并设计特异性鉴别引物和 PCR 鉴别方法。利用该方法在 12 个不同种源的三叶青中均可扩增出 1800bp 左右条带，而在 16 个近缘物种和三叶青伪品土圞儿中均无法获得扩增产物，可以快速、准确地鉴别三叶青。但该方法目标序列长达 1800bp，同样不适用于经过炮制加工的药材，易出现假阴性的结果。

2. 分析：三叶青真伪鉴别的 DNA 传感器的构建

（1）ITS2 序列的比对：通过对三叶青及多种伪品的 DNA 条形码序列进行比对，发现 ITS2 序列进化速度快、有丰富的变异位点，获得三叶青区别于伪品的目标 DNA 序列（Target-DNA），并以此序列作为靶序列构建核酸传感器。ITS2 Forward Primer（5′ to 3′）：ATGCGATACTTGGTGTGAAT；ITS2 Reverse Primer（5′ to 3′）：GACGCTTCTCCAGACTACAAT；Target-DNA（5′ to 3′）：5′-GGACGAGGGGGAAAGGAT CAGGGGTTCG。

（2）核酸锁式探针（Padlock）的设计：依据目标 DNA 序列设计 Padlock（5′to 3′）：TTTCCCCTCGTCCCCAACCCGCCCTACCCAAAACCCAACCCGCCCTACCCAAAACCCAACCCGCCCTACCCCGAACCCCTGATCC。仅目标 DNA 与 Padlock 的两端进行杂交，从而拉近 Padlock 两端的距离，并在 *E. coli* DNA 连接酶作用下使 Padlock 成环。在 *Bst* 聚合酶作用下以目标 DNA 为自引物进行 RCA 反应。由于 Padlock 中含有规律性富 C 序列，因此其扩增产物是规律性富 G 序列，在 K^+ 辅助下扩增产物可形成 G-四链体结构。加入 hemin 后可自组装成 G-四链体@hemin 类过氧化物模拟酶。该模拟酶可催化 ABTS-H_2O_2 体系反应显色，使得体系由无色变成蓝绿色，该氧化产物可用肉眼直接观测或用紫外-可见分光光度计检测（图 2-36）。

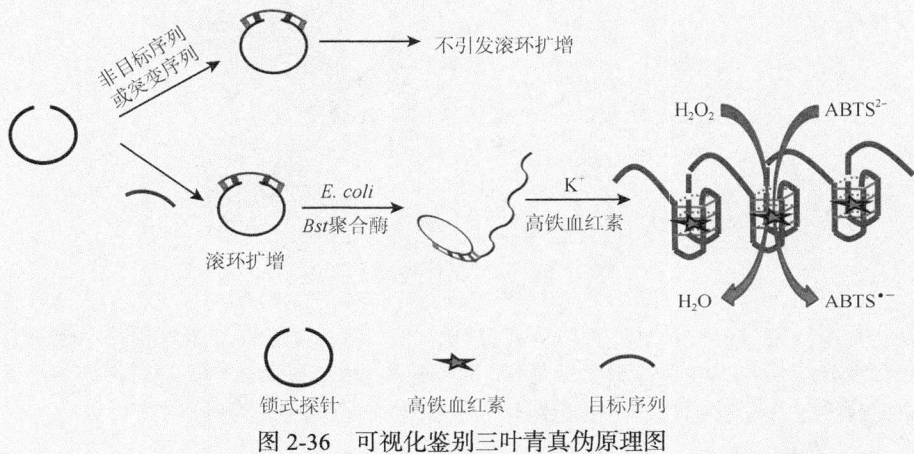

图 2-36　可视化鉴别三叶青真伪原理图

（3）RCA 成环与扩增：取若干个体积为 600μL 的免酶离心管，分别在离心管中加入一定量的 Tris-HCl 缓冲液，随后均加入等量的 1.5μL Padlock（10μmol/L）和不同浓度的 Target-DNA 振荡离心。并在恒温混匀仪中 90℃保温 10min 后退火至室温，再加入 1.0μL *E. coli* DNA 连接酶（5U/μL）和 *E. coli* DNA 连接缓冲液反应 30min 成环。最后加入含 0.05% 牛血清白蛋白（BSA）、1mmol/L dNTPs、6mmol/L $MgSO_4$ 和 8U *Bst* DNA 聚合酶（大片段）的聚合缓冲液并于 63℃扩增反应 1.5h，扩增结束后于 90℃灭活 10min。

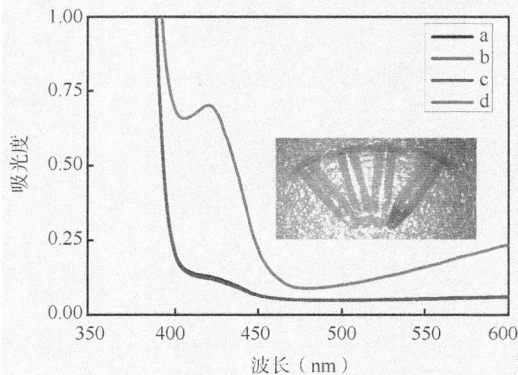

图 2-37　可视化鉴别三叶青真伪可行性分析图
a. Target-DNA+hemin；b. Padlock+hemin；c. hemin；d. Target-DNA+Padlock+hemin（插图为实验实际效果图）

（4）模拟酶的组装与紫外检测：在上述反应混合液中加入 1.2μL hemin 溶液（$5×10^{-5}$mol/L）混合均匀，并于 37℃避光组装 30min。组装结束后加入 12μL ABTS（0.05mol/L）和 1.2μL H_2O_2（0.05mol/L）避光催化反应 5min 后观察实验的颜色变化、拍照并测定紫外可见吸收光谱。

3. 验证：三叶青真伪鉴别的 DNA 传感器的有效性验证

（1）可视化鉴别的有效性：为了验证该 DNA 传感器的可行性，设计了四组实验。①Target- DNA+hemin；②Padlock+hemin；③hemin；④Target- DNA+Padlock+hemin。如图 2-37 所示，只有当目标序列存

在时才能引发 RCA 反应，进而形成 G-四链体@heimin 类过氧化物模拟酶催化 ABTS-H_2O_2 体系反应显色。

（2）反应条件的优化：体系中各物质的用量和反应时间对传感器的性能都有着很大的影响。为了提高该传感器的灵敏度和降低该传感器的检测限，有必要对该传感器体系的各个条件进行实验优化，以确保实验在最优条件下进行。

1）*E.coli* DNA 连接酶的用量和连接时间：如图 2-38A 所示，体系的吸光度随着 *E. coli* DNA 连接酶用量的增加而增加，当酶用量达到 4U 后，体系的吸光度变化不再明显，选择 *E. coli* DNA 连接酶的用量为 4U。如图 2-38B 所示，大约在 20min 就能完成连接反应。

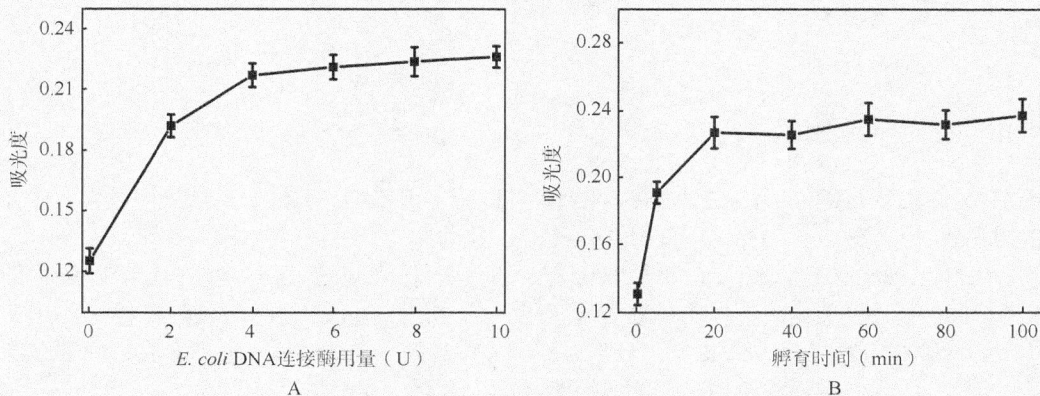

图 2-38 *E. coli* DNA 连接酶的用量和连接时间的考察

A. *E. coli* DNA 连接酶用量对体系吸光度的影响；B. *E. coli* DNA 连接酶连接时间对体系吸光度的影响

2）*Bst* DNA 聚合酶（大片段）的用量和扩增时间：如图 2-39A 所示，在其他条件固定情况下，体系吸光度值随着 *Bst* DNA 聚合酶的用量增加而增加，在聚合酶浓度达到 8U 之后，体系吸光度变化不再明显。因此 8U 即为聚合最佳浓度。在确定好使用聚合酶的浓度后，考察扩增时间对体系吸光度的影响。如图 2-39B 所示，体系吸光度随扩增时间的增加而增加，当扩增反应发生到 90min 时吸光度值达到最大。再增加扩增反应时间体系吸光度值反而略有减小，由此可知 RCA 扩增最优时间为 90min。

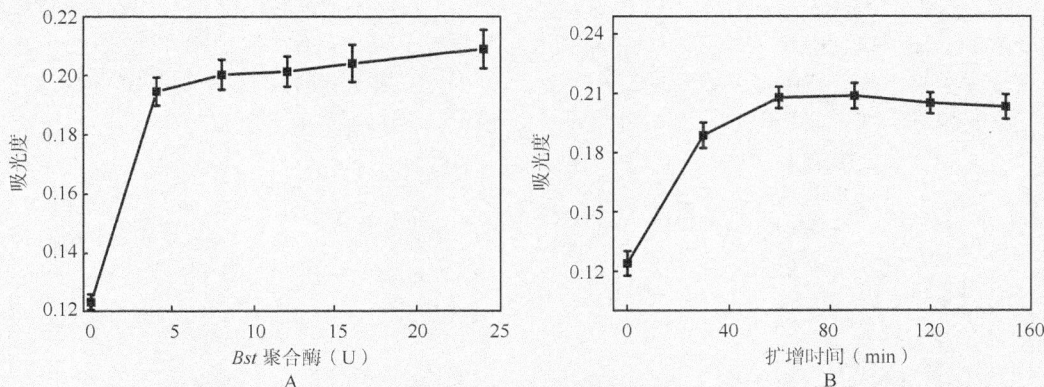

图 2-39 *Bst* DNA 聚合酶（大片段）的用量和扩增时间考察

A. *Bst* DNA 聚合酶（大片段）用量对体系吸光度的影响；B. *Bst* DNA 聚合酶（大片段）扩增时间对体系吸光度的影响

3）显色体系中 hemin 和 H_2O_2 的用量：如图 2-40A 所示，实验组和空白对照组的吸光度值均随hemin 的用量增加而增大，当体系中 hemin 的用量达到 0.5μmol/L 时，实验组吸光度值与所对应空白对照组的吸光度值达到最为理想状态。因此，hemin 的最佳用量为 0.5μmol/L。如图 2-40B 所示，

图 2-40 显色体系中 hemin 和 H_2O_2 的用量的考察

A. 氯化血红素用量对体系吸光度的影响；B. H_2O_2 用量对体系吸光度的影响

当体系 H_2O_2 浓度从 0 到 0.5mmol/L 增加时体系吸光度值迅速增加，但当 H_2O_2 浓度值超过 0.5mmol/L 后吸光度值迅速下降，选择 H_2O_2 用量为 0.5mmol/L。

4）Target-DNA 浓度范围及检出限的测定：配制不同浓度的 Target-DNA 来考察不同浓度 Target-DNA 与吸光度值的关系。如图 2-41A 所示，显色体系在波长为 420nm 处的特征吸收随着 Target-DNA 的浓度增加而增加（a→p）。当 Target-DNA 达到一定浓度后，吸光度值却趋于稳定。这是因为在高浓度 Target-DNA 存在下，锁式探针的含量不足，这时体系吸光度值取决于锁式探针的含量。由图 2-41B 可知，Target-DNA 浓度在 50～175nmol/L 范围内，体系的吸光度值与 Target-DNA 浓度具有较好的线性关系。其线性回归方程为：$A=0.025C_{Target-DNA}-0.177$，$R^2=0.987$。如图 2-41C 所示，当 Target-DNA 浓度较低时（0～1nmol/L）体系吸光度值与 Target-DNA 浓度的对数具有良好的线性关系。其线性回归方程为：$A = 0.103 + 0.0046\lg C_{Target-DNA}$，$R^2 = 0.9942$。其检测限为 65fmol/L。虽然机器检测可以检测到低浓度的 Target-DNA 所引起的体系吸光度值变化，但是这便失去了可视化检测的意义。从实际效果图 2-41D 可知，只有当 Target-DNA 浓度达到 50nmol/L 时，肉眼才可看出体系颜色的变化。因此，该传感器的检测下限为 50nmol/L。

5）DNA 传感器的特异性和重现性考察：选择乌头、土圞儿和厚叶崖爬藤作为实验干扰。如图 2-42 所示，仅当检测序列为靶标 DNA 序列（150nmol/L）时体系才显色，其他不同物种 DNA 序列（10μmol/L）与空白颜色相当。该实验结果可说明该传感器只对 Target-DNA 有响应。此外，还经过多次重复性实验来验证传感器的重现性好坏。对 150nmol/L 的 Target-DNA 平行测定 5 次，测得其吸光度值的相对标准偏差（RSD）为 4.6%（n=5），说明该传感器的重现性良好。

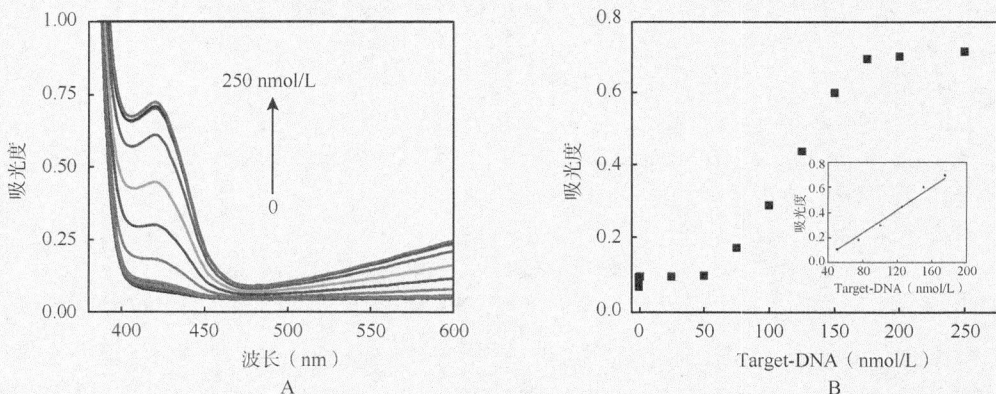

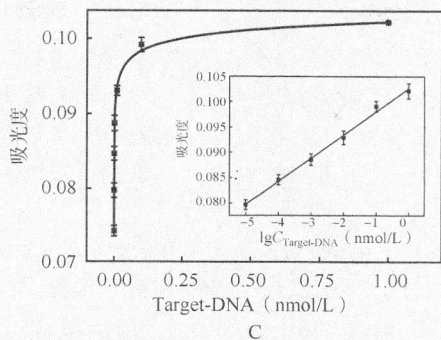

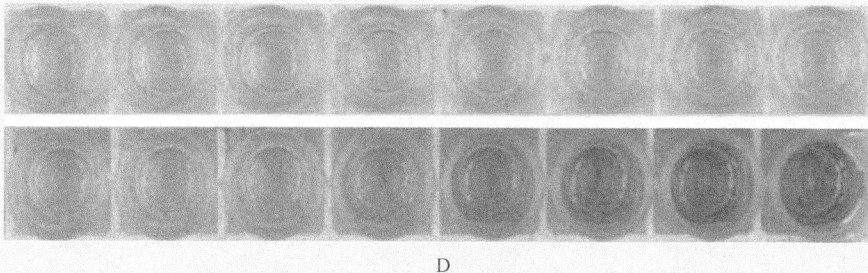

图 2-41　Target-DNA 浓度范围及检出限的测定

A. 不同浓度目标 DNA 的吸光度值曲线。从 a 到 p 浓度分别为：0，1×10^{-5}nmol/L，1×10^{-4}nmol/L，1×10^{-3}nmol/L，0.01nmol/L，0.1nmol/L，1nmol/L，25nmol/L，50nmol/L，75nmol/L，100nmol/L，125nmol/L，150nmol/L，175nmol/L，200nmol/L，250nmol/L。
B. 吸光度值与目标 DNA 浓度的关系。C. 目标 DNA 浓度在 0～1nmol/L 范围与吸光度值的关系（插图为吸光度值与目标 DNA 浓度对数的线性关系图）。D. 不同浓度目标 DNA 的比色实际效果图（上排自左到右：a～h；下排自左到右：i～p）

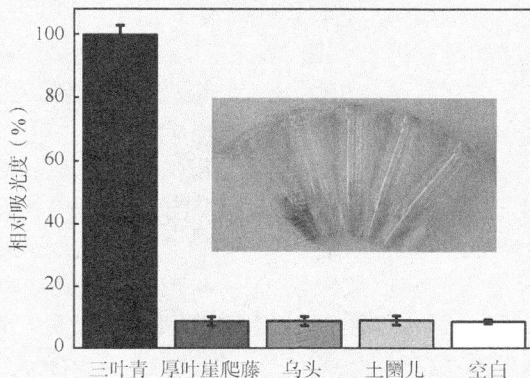

图 2-42　不同物种 DNA 反应后的相对吸光度强度

三叶青目标 DNA 的浓度为 150nmol/L，厚叶崖爬藤、乌头和土圞儿浓度均为 10μmol/L

4. 拓展：其他类型的三叶青真伪鉴别 DNA 传感器

（1）基于 RCA 技术的三叶青真伪鉴别 DNA 荧光传感器的构建：确定 Target-DNA 后可设计一种 5'端磷酸化哑铃形核酸探针（seal probe），由于 seal probe 上的大部分碱基是互补配对的。因此，在退火后自身能形成哑铃形结构，不需要引物辅助就能自身拉近探针 3'端和 5'端之间的距离，并在 *E. coli* DNA 连接酶催化下形成完整闭合的哑铃形探针。当 Target-DNA 存在时能与哑铃形探针结合引发哑铃形探针发生结构变化变成环状 DNA，在聚合酶作用下以其为模板发生 RCA 反应。由于其扩增模板是由哑铃形探针发生结构变化得来的，因此，其扩增产物并不是直线型单链 DNA，而是串联的发卡 DNA。由于发卡 DNA 中有一部分是双链结构，因此当反应体系中加入与双链特异性结合的核酸染料 SYBR Green I 后其荧光信号会大大增强。通过体系荧光信号变化可以实现对三叶青

Target-DNA 的定量检测。

设计思路：可根据三叶青 Target-DNA 序列设计一种具有哑铃形结构的锁式探针并对该探针进行预合成，可以克服环状模板的形成受成环引物长短的限制和每次实验需重复成环耗时长的问题。由于反应产物是串联的发卡 DNA，它能与 SYBR Green Ⅰ 特异性结合，在 480nm 波长激发下能发出强烈的荧光，且因为 SYBR Green Ⅰ 的高灵敏性，该荧光传感器的检测限可进一步大大降低。

（2）基于超分支滚环扩增技术（hyperbranched rolling cycle amplification，HRCA）技术光催化鉴别三叶青真伪传感器的构建：利用 DNA 的分子杂交和折叠后形成的孔隙能够与许多小分子结合。例如，溴化乙锭（EB）、SYBR Green Ⅰ、Ru（phen）$_3^{2+}$、hemin 等，基于小分子嵌入 DNA 引发的传感运用也应运而生。其中嵌入 DNA 双链的 SRBR Green Ⅰ 具有光催化活性。在用发蓝光的 LED 灯照射下，能够催化溶解氧氧化，进而氧化 3, 3′, 5, 5′-四甲基联苯胺（TMB）显色。

设计思路：可根据三叶青 Target-DNA 序列设计 HRCA 反应所需的 Padlock 和引物。当存在 Target-DNA 和连接酶时能使得 Padlock 成环。加入引物后引发体系 HRCA 反应，进而得到长短不一的双链 DNA 产物。再将荧光染料 SRBR Green Ⅰ 嵌入双链 DNA 中并在 LED（465nm）灯照射下催化底物 TMB 显色进而可视化鉴别三叶青真伪。由于 HRCA 具有 10^9 的扩增效率，使得传感器具有 1pmol/L 的检测下限。

（四）思考

核酸探针技术是一种主要用于检测核酸序列的技术，通过构建核酸传感器可将被检测核酸的信息转换成不同的信号（如：光、电、色等）。一般的核酸传感器虽然可以直接对目标核酸进行检测，但有时却无法满足低浓度目标物的分析。因此，在核酸传感器中通常会结合信号放大技术来实现对目标物的高灵敏、高特异检测。本案例以高特异性的滚环扩增技术为基本原理，构建具有高特异、高灵敏的三叶青核酸序列比色传感器，可实现在复杂品中的三叶青核酸序列检测。所构建的核酸传感器不需使用大型仪器，实验方案易推广和普及，且具有较好的选择性、准确性、稳定性等优点。后续该技术可扩大应用到其他中药材真伪鉴别的探索。

核酸分子探针作为近年来发展起来的新型生物分析工具，主要是以核酸序列作为基本组成单元，以碱基配对及其他作用方式作为识别动力，最终以光、电等信号将探针与目标物质的相互作用输出来。然而，传统的核酸分子探针与目标物主要基于 1∶1 结合比率下实现分子识别及信号转换，因此在针对不同目标物的生物分析中通常需要合成多种荧光或者其他信号报告分子功能化的核酸探针，这在一定程度上将会增加实验烦琐程度，提高实验成本。此外，这种 1∶1 的信号转换方式也会将核酸探针的检测灵敏度限制在一定范围之内。因此，实现核酸探针的通用性及高灵敏检测仍然是科研工作者面临的重要挑战。

参 考 文 献

符渊淼. 2011. 药用植物三叶青的种质鉴定和组培快繁研究[D]. 杭州：浙江大学.

胡仁伟. 2020. 基于近红外光谱技术的深度学习用于莲子粉及三叶青的鉴别研究[D]. 杭州：中国计量大学.

黄真，胡瑛瑛，王庆秋，等. 2007. 浙江三叶青与广西三叶青的生药学鉴别[J]. 浙江中医药大学学报，31（6）：759-760.

李士敏，李强，彭昕，等. 2020. 基于多模式识别结合指纹图谱的三叶青产地鉴别比较研究[J]. 中草药，51（1）：197-203.

彭昕，陈宸，杨瑞康，等. 2016. 运用 DNA 模拟酶高效可视化鉴别三叶青真伪的方法：CN 201610308445.5[P]. 2016-05-11.

彭昕，吉庆勇，张煜炯，等. 2015. 快速鉴别三叶青及其多种伪混品的 PCR-RFLP 方法：CN 201510016355.4[P]. 2015-01-13.

盛磊. 2017. G-四链体级联信号扩增可视化在转基因检测中的应用[D]. 合肥：合肥工业大学.

王一涵，陈川，姜维梅，等. 2013. 一种鉴定药用植物三叶青的方法：CN 201310373809.4[P]. 2013-08-24.

吴显庸，袁园园，刘战民，等. 2020. 鸟嘌呤四链体 DNAzyme 在微生物、生物小分子和核酸检测中的研究进展[J]. 食品安全质量检测学报，11（3）：688-693.

殷红妹. 2011. 水蛭和三叶青的真伪优劣鉴别[J]. 中国药业，20（20）：78-79.

赵永伟，李水福，朱筱芬，等. 1998. 三叶青的生药学鉴定[J]. 基层中药杂志，12（3）：7-8.

Cai R F，Yin F，Zhang Z W，et al. 2019. Functional chimera aptamer and molecular beacon based fluorescent detection of Staphylococcus aureus with strand displacement-target recycling amplification[J]. Analytica Chimica Acta，1075：128-136.

Garant J M，Perreault J P，Scott M S. 2018. G4RNA screener web server：User focused interface for RNA G-quadruplex prediction[J]. Biochimie，151：115-118.

Hu D，Pu F，Huang Z Z，et al. 2010. A quadruplex-based, label-free, and real-time fluorescence assay for RNase H activity and inhibition[J]. Chemistry，16（8）：2605-2610.

Li H B，Tang Y Q，Zhao W H，et al. 2019. Palindromic molecular beacon-based intramolecular strand-displacement amplification strategy for ultrasensitive detection of K-ras gene[J]. Analytica Chimica Acta，1065：98-106.

Li J，Yuan T X，Yang T T，et al. 2018. DNA-grafted hemin with preferable catalytic properties than G-quadruplex/hemin for fluorescent miRNA biosensing[J]. Sensors & Actuators B：Chemical，271：239-246.

Liu Z L，Tao C A，Wang J F. 2020. Progress on applications of G-quadruplex in biochemical analysis[J]. Chinese Journal of Analytical Chemistry，48（2）：153-163.

Mao K，Yang Z G，Du P，et al. 2016. G-quadruplex–hemin DNAzyme molecular beacon probe for the detection of methamphetamine[J]. RSC advances，6（67）：62754-62759.

Shen Y T，Mackey G，Rupcich N，et al. 2007. Entrapment of fluorescence signaling DNA enzymes in sol-gel-derived materials for metal ion sensing[J]. Analytical Chemistry，79（9）：3494-3503.

Wang Z F，Lu Q J，Xu T，et al. 2020. G-quadruplex-based assay combined with aptamer and gold nanoparticles for Escherichia coli K88 determination[J]. Mikrochimica Acta，187（5）：308.

Xie Y，Wang N N，Li Y L，et al. 2019. Cyclodextrin supramolecular inclusion-enhanced pyrene excimer switching for highly selective detection of RNase H[J]. Analytica Chimica Acta，1088：137-143.

Yang H L，Zhou Y，Liu J W. 2020. G-quadruplex DNA for construction of biosensors[J]. Trends in Analytical Chemistry，132：116060.

二、药材生长年限的鉴定

中药材大部分来源于植物，而植物被制成中药之前，要经过播种、生长、采收、加工、炮制等环节。其中采收是中药生产过程中的关键环节之一，采收时间的适当与否直接影响中药的品质。唐代孙思邈提出"早则药势未成，晚则药势已竭"，说明古人早已意识到采收时间对中药质量的影响之大这一问题。而生长年限是采收时需要考虑的重要因素之一。

大多数中药材均为多年生，其有效成分积累随时间变化呈现一定的规律性。药材的质量因生长年限不同而存在差异，其功效也有所区别，直接影响临床用药的疗效和安全。例如，生长 4 年以上的黄芩宿根称"枯芩"，善清上焦肺火，主治肺热咳嗽痰黄；生长 2～3 年的黄芩称"子芩"，善泻大肠湿热，主治湿热泻痢腹痛。故临床用药上常对中药材的生长年限做出规定，传统认为人参、黄连等部分根及根茎类生药须生长 5 年以上才能采收，桔梗等须生长 3 年以上才能采收，厚朴等须生长 15 年以上才能采收使用。因此，快速、客观、准确判定中药材的生长年限是目前中药质量评价领域的一个核心问题。然而，现今关于中药材生长年限的研究相对较少，主要方法仍是传统性状鉴定，如人参通过芦头形状和芦碗数目来判断年限，依赖于经验，难以实现鉴定的定量化、标准化。

（一）概念原理

目前对植物生长年限进行分子检测分析的手段有端粒长度测量和 DNA 甲基化（DNA methylation）检测两种方法。不同种植物在生长发育过程中不同部位和不同生长阶段的端粒酶活性不同，端粒长度可以在一定程度上反映生物个体的年龄水平。DNA 甲基化作为基因组中胞嘧啶上的一种共价修饰，也被认为是目前用于年龄推断准确性最高的一种分子标记。DNA 的甲基化水平与植物年龄密切相关，对不同生长年龄的植物基因组甲基化水平的研究将有助于更深入地认识不同年龄植物基因的活动状况。

（二）研究现状

研究者使用端粒末端限制性片段（terminal restriction fragment，TRF）长度分析对抚松大马牙人参、集安大马牙人参和宽甸石柱人参端粒长度进行了分析，通过不同部位端粒酶活性比较，确定芦下 1cm 与人参细胞分裂关系最紧密，用于作为人参年限鉴别的取样部位；通过 TRF 长度分析结果，发现端粒长度随生长年限变化的规律，建立对应的数学模型以及不同生长年限人参的端粒长度鉴别方法；取集安 5 年生人参样品测定 TRF 长度，代入到所建立的大马牙人参年限与 TRF 值的拟合数学模型公式，得出年龄为 5.15 年，与实际结果相符。

通过检测芍药主根与形成层细胞端粒酶的活性，发现随着生长年限的增加，芍药主根的端粒酶活性逐渐降低，而形成层细胞部分的端粒酶活性似乎没有明显变化。然后结合异速生长理论，通过显微测量横截面半径和形成层外径计算形成层与横截面的面积，建立了 P 和 n 的函数 $P=0.02n^{-0.5}$（其中 P 为形成层与横截面面积比，n 为生长年限）来鉴定芍药的生长年限。然而植物端粒长度影响因素复杂，调控形式多样。在多年生植物中，关于端粒动力学与年龄相关性的报道有限。虽然相关研究表明，在一些树木中端粒长度与寿命呈现正相关性，但在寿命极长的刺果松端粒长度却没有年龄依赖性的下降。而事实上，刺果松根样品中的端粒长度随着年龄增大略有增加，这个数据正说明了刺果松的根尖分生组织没有随着年龄的增大而减少。在另一些长寿命的多年生植物漫长的生长过程中，端粒的平均长度也可以维持不变。因此用 TRF 鉴定生药生长年限，随不同物种而异，需要建立具备各物种特点的模型。

除端粒长度外，DNA 甲基化也是生药年限分子鉴定的候选标记。有研究者使用反向高效液相色谱，对不同年限人参的 DNA 甲基化水平进行研究。通过对 5 年栽培人参、8 年和 12 年移山参 DNA 甲基化水平的比较，发现 8 年移山参 DNA 甲基化水平显著高于 12 年移山参和 5 年栽培人参，结果表明随着衰老程度增加，DNA 甲基化水平降低，且栽培人参衰老程度快于移山参。目前对不同年限中药材 DNA 甲基化的研究较少，解决多年生中药材年限鉴定问题，将理论研究转化为实际应用还需要开展更多深入的工作。

（三）研究方法

1. 端粒长度检测

端粒酶活性与细胞分生能力关系密切，所以在中药材生长年限的研究中，通过目标区域扩增多态性 PCR 技术分析端粒酶活性可以作为一种辅助的手段来确定药材中最活跃分生组织区域或确定最佳的取样部位。而端粒 TRF 长度作为端粒长度的黄金标准，在研究中可以通过 Southern 印迹杂交技术分析中药材植物 TRF 长度与生长年限的关系并建立相应的数学模型用于年限鉴定。

2. DNA 甲基化检测

DNA 甲基化是一种真核生物中常见的表观遗传学修饰方式，是在甲基化结合蛋白（methyl-CpG-binding domain protein，MBD）和 DNA 甲基转移酶（DNA methyltransferase，DNMT）的作用下，由 S-腺苷甲硫氨酸提供甲基，将 DNA 胞嘧啶 5′端碳原子上加入一个甲基基团，使之成为 5-甲基胞嘧啶（5-methylcytosine，5-mC）。

DNA 甲基化的检测方法主要有 4 类：包括甲基化敏感扩增多态性（methylation sensitive amplification polymorphism，MSAP）、亚硫酸氢盐测序（bisulfite sequencing PCR，BSP）、以免疫学为基础的甲基化 DNA 免疫共沉淀（methylated DNA immunoprecipitation，MeDIP or DIP）、高分辨率熔解曲线（high-resolution melting，HRM）等。

研究案例

人参端粒末端限制性片段（TRF）长度鉴别人参年限

（一）名词术语

端粒（telomere）：是真核生物染色体末端的特殊结构，由一段串联重复的非编码序列及其相关特异结合蛋白组成。

DNA 印迹法（Southern blotting）：又称 Southern 印迹法，是进行基因组 DNA 特定序列定位的通用方法。具有一定同源性的两条核酸单链在一定的条件下，可按碱基互补的原则特异性地杂交形成双链。利用琼脂糖凝胶电泳分离经限制性内切酶消化的 DNA 片段，将胶上的 DNA 变性并在原位将单链 DNA 片段转移至尼龙膜或其他固相支持物上，经干烤或者紫外线照射固定，再与相对应结构的标记探针进行杂交，用放射自显影或酶反应显色，从而检测特定 DNA 分子的含量。

（二）案例原理

端粒是一组在染色体上起着维护基因组稳定作用的串联重复 DNA 序列。2009 年诺贝尔生理学或医学奖科学家揭示端粒长度随着体细胞的分裂而逐渐缩短这一特性，决定了它成为 DNA 的"年轮"和分子钟。体细胞的分裂次数与端粒长度缩短存在密切的相关性，即随着生长年龄的增高和体细胞有丝分裂次数的增加，端粒重复序列逐步丢失，从而导致端粒长度逐渐缩短。根据端粒的长度可以推测细胞的分裂次数，预测细胞的分裂能力与年龄。

（三）案例解析

1. 观察：样品采集及测定部位的选择

采集吉林栽培人参大马牙、二马牙、石柱参作为年限研究对象（表 2-10），显微鉴别结果显示，芦头以下 1～2cm 处可能适合作为年限鉴定的部位，如图 2-43 所示。

表 2-10　样品采集表

样品名	采集地	采集时间	样品情况
大马牙	吉林省白山市万良镇	2012-08-01	1～7 年，各 6 枝
二马牙	吉林省白山市万良镇	2012-08-02	1～5 年，各 6 枝
二马牙	吉林省集安市	2012-08-04	1～8 年，各 6 枝
石柱参	辽宁省宽甸县	2012-08-06	1～14 年，各 6 枝
石柱参	辽宁省宽甸县	2012-10-21	1～14 年，各 3 枝

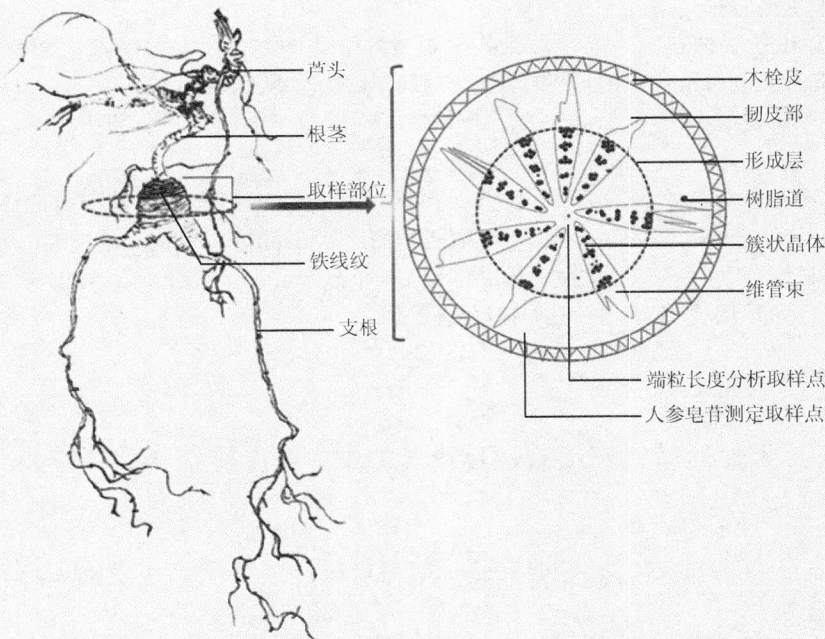

图 2-43　参型图及取样目标部位图

2. 分析

本案例主要针对不同地区栽培大马牙、二马牙、石柱人参三个品种进行平均端粒长度分析，从而找到端粒变化规律，建立理论上的人参年限鉴定数学模型。结果表明，大马牙、二马牙以芦头以下 1~2cm 可作为端粒分析的稳定部位，而运用这个部位对石柱参进行数据采集时效果不好，其可能的原因有：端粒酶逆转录酶作用可能导致修复或延长端粒的长度，表观遗传修饰对染色体端粒的影响，机体氧化应激作用对端粒长度的影响。为避免当年新生细胞对实验结果准确性的影响，选择芦头以下 1~2cm 木质部中央位置用于石柱参端粒长度分析。

3. 验证

取待测人参位于芦头以下 1~2cm 处的样品，提取基因组 DNA，用能够识别并切割 5′-TCGA-3′ 所示双链 DNA 的内切酶进行酶切，以 5′-CCCTAAA-3′ 所示的单链 DNA 为探针，对所得酶切产物进行 Southern 印记杂交或点杂交。对杂交产物的 TRF 长度进行测定，得到所述待测人参的端粒限制性片段长度，记为 TRF 待测，将获得的 TRF 待测作为 y 值代入公式 $y=0.827x+8.231$，所得 x 值即为所述待测人参的年限。

对石柱人参（1~14 年）木质部中心部位取材进行 Southern 印迹分析，结果表明其平均端粒长度整体上随着年龄增加而缩短，其中 5、6 年时端粒急剧缩短，到第 7、8 年又逐渐恢复，第 9 年再次下降，随后稍有恢复并趋于缓慢下降（图 2-44）。

4. 拓展：赤芍平均端粒长度分析

以平均端粒的缩短为年限鉴定的理论依据，也可建立赤芍年限鉴定的数学模型。结果显示，平均端粒的端粒长度在物种间存在差异，人参的端粒长度明显长于赤芍，且随年限缩短的速率也是不同的（图 2-45，图 2-46）。赤芍端粒缩短的线性方程为：$y=-1.0705x+16.614$（$R^2=0.961$），其斜率是石柱人参的近 1 倍，截距远小于人参。

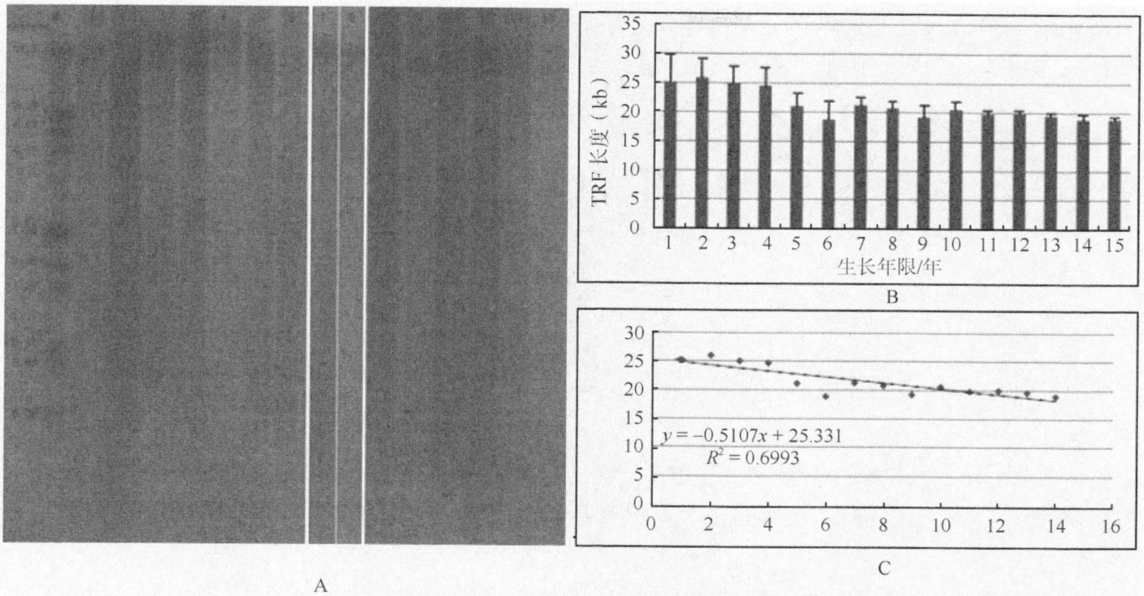

图 2-44 不同年限石柱人参端粒逐渐缩短

A. 1~14 年石柱参的 Southern 印迹杂交，第一行标记 "X"，为验证模型可靠性的双盲实验材料；B. 为估计的均值±标准差，数据 15 为双盲实验材料，用于验证模型的可靠性；C. 用 Excel2010 拟合线性关系。$y=-0.5107x+25.331$（$R^2=0.6993$），结果表明，随着年龄的增长，端粒平均长度逐渐缩短，但在 5、6 年时显著缩短

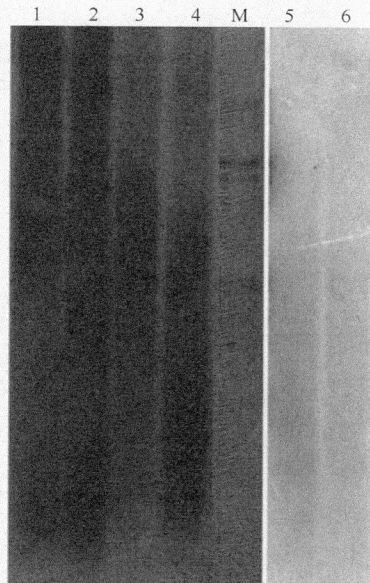

图 2-45 1~6 年赤芍主根芦头以下 1~2cm 主根木质部中心平均端粒长度分析 X 线显影图

1~6 条带是不同年限赤芍的平均端粒长度；M 是 DNA 分子量标准

（四）思考

本案例首先以端粒酶活性和端粒长度作为指标，通过端粒酶活性测定试验分析发现人参芦头以下 1~2cm 组织最适合用于年限鉴别。在随后建立的人参端粒长度 qPCR 法中，仅需要 10mg 样品即可进行人参年限鉴别分析，在提高鉴定可靠性的前提下，最大程度地避免了人参损耗，保持其完整性。通过 TRF 分析人参平均端粒长度，发现自第二年起，人参端粒长度随其年限的延长

而增长；并在此基础上，建立了人参年限与端粒长度相关的数学模型。该成果为植物发育过程中端粒的作用和机制研究提供了新的重要案例。

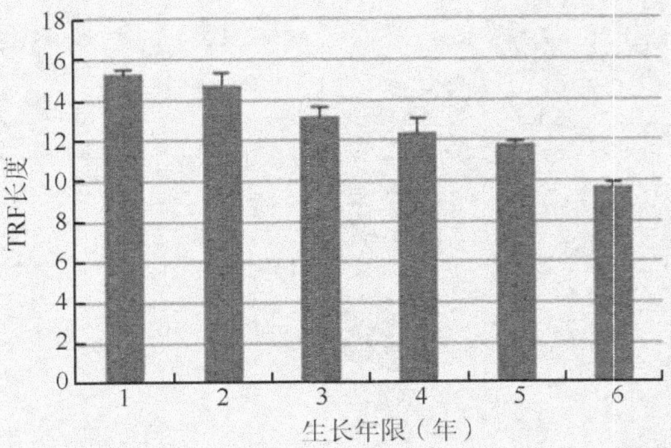

图 2-46　1～6 年赤芍主根芦头以下 1～2cm 主根木质部中心平均端粒长度分析数据趋势图

A. 1～6 年赤芍主根平均端粒长度在 9～16kb 之间。随着年限的增长，赤芍端粒长度逐渐下降。B. 拟合线性方程为：$y = -1.0705x + 16.614$

$(R^2 = 0.961)$

药材的质量因生长年限不同而存在差异，其功效也有区别。本案例利用 TRF 分析对不同年限石柱人参及赤芍端粒长度进行了进一步研究，发现石柱人参及赤芍端粒均随生长年限延长而变短，表明平均端粒长度的缩短可作为年限鉴别的依据。解决多年生中药材年限鉴别问题，将理论研究转化为实际应用工具还需要更多深入的工作，其他需要鉴别年限的药材可在此基础上继续创新。

DNA 甲基化检测人参年限

（一）名词术语

DNA 甲基化：指由 DNA 甲基转移酶介导，在胞嘧啶或腺嘌呤碱基上的第 5 位碳原子上加上一个甲基的化学修饰过程。DNA 甲基化参与调控基因的表达，可作为一个反映基因表达的指标。

（二）案例原理

目前，基因组 DNA 甲基化检测方法主要有 SssI 甲基转移酶法/甲基化酶温育法、氯乙醛反应法、免疫学法、高效液相色谱法等。其中高效液相色谱法是目前测定基因组 DNA 中 5-甲基胞嘧啶（5-mC）总量的标准方法，其原理是用核酸酶将总 DNA 降解为单个核苷酸后再用高效液相色谱法进行定量分析，从而测定基因组中胞嘧啶的甲基化程度。

（三）案例解析

1. 观察

取 5 年生栽培人参（编号：XR-2、XR-6、XR-7），2004 年 8 月采自辽宁省抚顺市新宾满族自治县红升乡张家村，完全在人工栽培的条件下生长；8 年生移山参（编号：HR5-15、HR5-20、HR5-29）和 12 年生移山参（编号：HR6-8、HR6-20、HR6-30），2005 年 8 月均采自辽宁省本溪市桓仁满族自治县四平乡巨户沟村。

2. 分析

（1）人参 DNA 甲基化检测：DNA 水解首先采用 70%高氯酸在 100℃下水解 1h，但在实验过程中发现，高热条件下 5-mC 极易发生脱氨基作用，使得对照品 5-mC 无法检出，这可能与人参 DNA 的质量有关。对水解时间和水解温度进行梯度实验，结果表明 95℃、55min 是人参 DNA 的最佳水解条件。利用高效液相色谱法对人参水解 DNA 进行检测，检测波长选择 260nm、273nm、275nm、285nm，结果表明 5-mC 在 285nm 处有最大吸收峰，可作为人参 DNA 甲基化的检测波长。

以胞嘧啶（C）和 5-mC 对照品作对照进行人参 DNA 甲基化水平测定，对照品和供试品的色谱图见图 2-47，C 和 5-mC 的保留时间分别为 7.2min、12.7min。通过公式：5-mC（%）=C_{5-mC}/（C_{5-mC}+C_C）×100%，计算出 5-mC 的量，5-mC 的量即代表 DNA 的甲基化水平，见表 2-11。

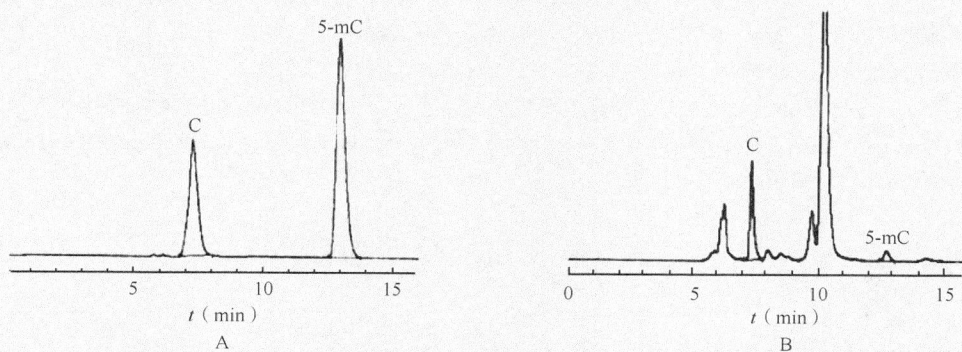

图 2-47　对照品 C、5-mC（A）和人参 DNA 样品（B）的高效液相色谱图

表 2-11　不同年龄人参样品的甲基化水平

样品编号	样品类型	参龄（年）	甲基化水平（%）	均值（%）
XR-2	栽培参	5	10.02	9.65±0.32
XR-6	栽培参	5	9.46	
XR-7	栽培参	5	9.47	
HR5-15	移山参	8	17.02	17.16±0.13
HR5-20	移山参	8	17.27	
HR5-29	移山参	8	17.18	
HR6-8	移山参	12	8.11	9.78±1.57
HR6-20	移山参	12	11.23	
HR6-30	移山参	12	10.00	

（2）人参 DNA 甲基化与年龄的关系：通过比较 5 年生栽培人参、8 年生和 12 年生移山参 DNA 甲基化水平，发现 8 年生移山参 DNA 甲基化水平显著高于 12 年生移山参和 5 年生栽培人参，表明人参 DNA 甲基化水平并不随着年龄的增加而线性减少；但栽培人参 DNA 甲基化水平低于移山参。

（四）思考

本案例建立的人参 DNA 甲基化水平的测定方法，线性关系好，精密度、重现性及稳定性均符合要求，并测得人参总 DNA 的甲基化水平，为进一步研究人参生长年限与 DNA 甲基化水平之间的关系奠定了基础。

本案例结果初步表明，人参 DNA 甲基化水平的变化比较复杂，特别在不同年龄的个体之间存在明显差异且幅度较大，人参生长环境、生长年份都可能影响人参总 DNA 的甲基化水平，因此有必要关注和分析一些特定的基因的甲基化水平随人参生长年份的变化规律。

参 考 文 献

陈泽炎，赖长江生，魏旭雅，等. 2021. 中药材生长年限鉴定方法的研究进展[J]. 中国中药杂志，46（6）：1357-1367.

程春松. 2013. 基于端粒研究的人参年限鉴定及其数学模型的构建[D]. 合肥：安徽中医药大学.

董亚娟，程舟，李珊，等. 2007. HPLC 法测定不同年龄人参 DNA 的甲基化水平[J]. 中草药，38（9）：1416-1418.

黄璐琦，袁媛，蒋超，等. 2014. 中药分子鉴定发展中的若干问题探讨[J]. 中国中药杂志，39（19）：3663-3667.

人参年限可通过生物技术鉴定[J]. 山东中医药大学学报，2015，39（2）：192.

王迪，牛春艳，王志栋，等. 2022. DNA 甲基化检测方法及结果准确性分析[J]. 计量科学与技术，66（4）：55-62.

Liang J B，Jiang C，Peng H S，et al. 2015. Analysis of the age of Panax ginseng based on telomere length and telomerase activity[J]. Sci Rep，5：7985.

三、中成药的分子鉴定

（一）概念原理

中成药（Chinese patent medicine）是以中草药、中药提取物等为原料，在中医药理论指导下，经国家药品监督管理局批准可以按规定的处方和制法大量生产，有特定名称，标明功能主治、用法用量和规格等的药品。随着我国人民保健意识的增强和对中医药的认可，中成药的品种及产量均逐年上升。

由于中成药的处方组成多样，制备工艺复杂，提升了其鉴定难度。一些中成药的质量标准尚不完善，影响其产品质量评价和临床用药的安全性与有效性。中成药的传统鉴定方法以显微鉴定和化学鉴定为主，均存在一定的局限性。DNA 分子鉴定技术不受化学成分、发育部位、环境差异的影响，具有灵敏度高和特异性强等特点，可以对中成药中的破碎原料药材进行鉴别。

（二）研究现状

目前一些 DNA 分子标记、同工酶标记也被逐渐应用到中成药的鉴定中。由于中成药通常会经过药材粉碎、提取（浸提或萃取）、纯化、浓缩、干燥、制粒等复杂制备过程，使得其分子鉴定方法相较药材鉴别更加复杂，主要体现如下几点：①中成药的处方组成复杂，涉及几种甚至几十种中药材。在多物种的混合物中准确鉴定某一物种，尤其是涉及近缘物种鉴定，需考虑鉴定方法的特异性。②中成药复杂的工艺生产流程会使其中的 DNA 发生降解，导致难以获得高质量的 DNA，为保证能够获得理想的检测信号，需要选择短片段分子标记。③由于中成药处方复杂，而原料药材有的又是经过炮制后入药的，不同炮制方法将对 DNA 的提取造成一定差异，中成药制剂过程中会添加辅料和赋形剂如蜂蜜、淀粉、糊精、蜡等，亦会对 DNA 提取造成干扰；且中药材本身富含大量次生代谢产物，有些成分会与双链 DNA 分子形成共价键，抑制 PCR 扩增，能否获得足够高质量的检测目标 DNA 成为中成药 DNA 分子鉴定的关键。综上，应在中成药 DNA 提取、DNA 鉴别片段选择和检测方法选择这三个环节进行改进。

（三）研究方法

1. 改良 DNA 提取方法

中成药制剂中，有一些为以原粉末入药的中成药，如散剂、丸剂、搽剂等剂型；还有一些是药材经过提取后加工入药的，如颗粒剂、片剂、液体制剂等。以原粉入药的中成药剂型，不同的剂型制备工艺不同，添加的辅料也不同，增加了 DNA 提取的难度，需建立不同的 DNA 提取方法。而对于药材提取物入药的中成药剂型，提取获得理想 DNA 更具难度。常见的 DNA 提取方法有 CTAB 法、磁珠试剂盒法和 SDS 法等。针对原料类型不同，对样品处理与提取流程需加以改进，如延长样品的预处理时间、增加纯化步骤、多次提取浓缩等，以提高 DNA 的浓度和质量。

2. 筛选适宜长度 DNA 鉴别片段

从中成药中提取获得的 DNA 多数已降解，研究表明，水提取物中存在的 DNA 片段通常小于 250bp。将 COI 序列切成不同长度的片段，分别对鉴定效率进行计算，结果显示 650bp COI 序列可鉴定 97%的物种，而 250bp 和 100bp 序列的鉴定效率分别可达到 95%和 90%。DSS 是与来源于其他分类单元相比，只出现在某个特定分类单元中的 DNA 序列，其长度约为 40bp。利用 DSS 建立的药材分子鉴定方法不依赖 DNA 序列相似度，准确度可达 100%。DSS 标记作为一种兼顾特异性与通用性的分子标记，在中成药原料鉴别方面将展现良好的应用前景。

3. 提高检测方法的精确度

中成药提取的总 DNA 量通常偏少，如检测目标原料药材在中成药处方中的质量占比较小，则难以获取足量的目标原料药材组分 DNA，采用常规 PCR 技术可能存在难以检出的情况，可选择荧光定量 PCR 等其他的具有更高灵敏度的检测方法。

随着测序成本的降低和对海量数据处理能力的不断提高，高通量测序逐渐成为一项常规的实验手段，近来，高通量测序技术也被应用到中成药鉴定中。即通过从中成药中直接提取全部原料药材的 DNA，扩增 DNA 条形码序列，使用高通量测序技术进行深度测序，利用特异性分子标记从中成药中鉴定处方组成中原料的基原。

研究案例

中成药中土鳖虫药材组分的分子鉴别研究

土鳖虫为鳖蠊科昆虫地鳖 *Eupolyphaga sinensis* Walker 或冀地鳖 *Steleophaga planeyi*（Boleny）的雌虫干燥体。以土鳖虫为处方组分的常用中成药有复方三七胶囊、宫瘤消胶囊、沈阳红药等 185 种，临床使用量大（表 2-12）。随着土鳖虫需求的增加以及价格的上涨，市场上有越来越多的混伪品出现，常见的混淆品有两种，即姬蠊科昆虫金边土鳖 *Opisthoplatia orientalis* Burmeister 的干燥虫体和龙虱科昆虫龙虱（东方潜龙虱）*Cybister tripunctatus orientalis* Gschwendtn 的干燥虫体。2020年版《中国药典》中土鳖虫的鉴定方法有性状鉴定、显微鉴定和薄层色谱鉴定，土鳖虫入中成药的形式多为粉末入药，可以采用 DNA 分子鉴定的方法，弥补传统鉴定方法的不足。

表 2-12　土鳖虫投料中成药样品信息表

编号	药品名称	剂型	处方药味数量
1	宫瘤消胶囊	胶囊剂	11
2	辽源七厘散	散剂	13
3	复方三七胶囊	胶囊剂	8
4	活血止痛胶囊	胶囊剂	6
5	沈阳红药胶囊	胶囊剂	7
6	伤科接骨片	薄膜衣片	12
7	回生第一散	散剂	9
8	田七跌打丸	小蜜丸	15
9	愈伤灵胶囊（厂家一）	胶囊剂	9
10	愈伤灵胶囊（厂家二）	胶囊剂	9
11	愈伤灵胶囊（厂家三）	胶囊剂	9
12	红药胶囊	胶囊剂	6
13	红药片	薄膜衣片	6

　　研究内容包括提取样品 DNA、通用引物 PCR 扩增 DNA、设计特异性鉴别引物、引物筛选、特异性鉴别引物 PCR 反应程序优化、建立土鳖虫特异性 PCR 鉴别方法、应用于中成药样品。

　　（1）中成药 DNA 提取：本次实验样品涉及胶囊剂、散剂、片剂和蜜丸。将散剂、胶囊内容物取出，将片剂用组织研磨机打为粉末，使用柱式深加工产品基因组 DNA 抽提试剂盒，按照说明书对粉末状的散剂进行 DNA 提取。蜜丸采用试剂盒法直接对丸剂进行 DNA 提取的效果不理想。需对蜜丸进行了前期处理，在组织研磨时加入 PVP 和 0.14mol/L 氯化钠溶液，离心去上清，以除去蜜丸中的糖类物质；70%乙醇浸泡沉淀，离心去上清，后续用柱式深加工产品基因组 DNA 抽提试剂盒并纯化。

　　（2）特异性引物设计：在 NCBI 数据库中下载土鳖虫、冀地鳖、金边地鳖、龙虱的 COI 序列，使用 MEGA 软件进行排序、比对、分析，使用 Oligo 7 软件，找到鉴别位点，这些位点应在地鳖种内、冀地鳖种内及地鳖与冀地鳖之间无差异，而在正品基原与土鳖虫药材混伪品（如金边地鳖和龙虱）间存在稳定差异。根据鉴别位点设计土鳖虫特异性鉴别引物，DBI-3-F-GGCGTTGGCACAGGTTGGACT；DBI-3-R-ATTTGTTCAGGTTTTATGTTG，PCR 产物长 182bp。

　　（3）PCR 反应条件优化考察：分别考察退火温度、退火时间、循环次数、变性温度和模板量等参数。最终优化 PCR 反应体系为 $2 \times Taq$ Plus Master Mix12.5μL，正向、反向引物各 1μL，DNA 模板量 1μL，加灭菌双蒸水至 25μL。PCR 反应程序为 95℃预变性 5min，94℃变性 30s，61℃退火 30s，30 个循环，72℃延伸 5min。药品在 100～250bp 有条带产生（图 2-48）。

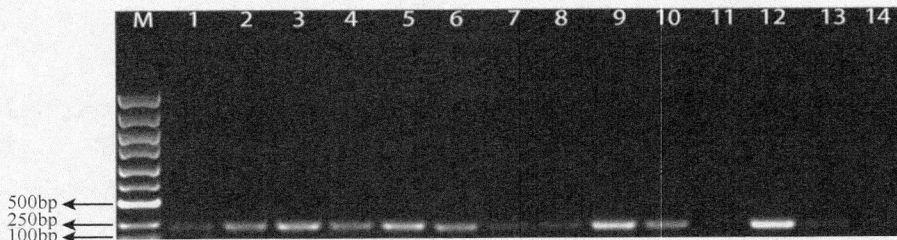

图 2-48　含土鳖虫组分中成药样品鉴别引物 PCR 产物电泳检测图

M 为 DNA 分子量标准，1～13. 不同厂家含土鳖虫成分的中成药样品，14. 阴性对照

　　由图 2-48 可看出，除中成药样品 11 外，其他中成药样品在 100～250bp 均有条带，为进一步验证，将中成药样品鉴别引物 PCR 产物进行测序。对 PCR 产物测序结果进行序列比对分析，除 11 号样品外的其他样品与土鳖虫正品的 COI 序列相似度均为 100%，说明这些中成药样品中所添加的原料药含土鳖虫正品。因 11 号样品鉴别引物未产生电泳条带，将此样品的 COI 通用引物 PCR 产物进行测序，对 PCR 产物测序结果在 NCBI 上进行序列查找和比对，此样品与土鳖虫正品 COI 序列相似度仅为 71%，而与药材中的常见蛀虫咖啡豆象 COI 基因相似度在 95.2%。11 号样品处方当中只有土鳖虫一味动物药，说明该批次产品中可能原料中并没有添加土鳖虫，且处方中的其他药材可能被虫蛀污染。

参 考 文 献

黄璐琦，袁媛，袁庆军，等. 2014. 中药分子鉴定发展中的若干问题探讨[J]. 中国中药杂志，39（19）：3663-3667.

王晶，徐硕，徐文峰，等. 2022.《中华人民共和国药典》（2020 年版）中含土鳖虫成方制剂的归纳分析[J]. 临床药物治疗杂志，20（8）：66-69.

于春华，怀凤武，白秀娟. 2018. 土鳖虫分子生药学研究进展[J]. 经济动物学报，22（2）：118-121，124.

11 种中成药中乌梢蛇药材组分的分子鉴别研究

乌梢蛇为游蛇科动物乌梢蛇 *Zaocys dhumnades*（Cantor）的干燥体。乌梢蛇为临床常见的祛风活络的动物类药材。临床中常用的麝香风湿胶囊、花蛇解痒胶囊等中成药中都含有乌梢蛇成分（表 2-13），随着野生动物保护措施的进一步加强，乌梢蛇的价格逐渐上涨，市场上出现了多种乌梢蛇的混淆品。2020 年版《中国药典》收载了乌梢蛇的分子鉴别方法。中成药的处方组成复杂，制剂形式多样，原药材入药的形式多样，导致其质量控制难度大，掺伪、混伪现象也更为严重。中成药中组成药物 DNA 多发生严重降解，《中国药典》中对乌梢蛇的分子鉴定方法无法满足对中成药的质量检测。本案例通过乌梢蛇和其混伪品蛇类 DNA 条形码序列对比分析，设计乌梢蛇通用和荧光定量 PCR 鉴别引物、探针，建立乌梢蛇荧光定量 PCR 鉴别方法。

表 2-13　乌梢蛇投料中成药样品信息表

样品编号	样品名称	剂型	处方药味数量
1	麝香风湿胶囊	胶囊	7
2	花蛇解痒胶囊	胶囊	16
3	花蛇解痒片	片剂	16
4	杜仲壮骨胶囊	胶囊	23
5	散寒活络丸	大蜜丸	12
6	白癜风丸	浓缩水丸	15
7	风湿安泰片	片剂	25
8	青大将丸	水丸	1
9	补金片	片剂	18
10	乌蛇止痒丸	浓缩水丸	11
11	风湿福音丸	大蜜丸	19

研究内容包括提取样品 DNA、通用引物 PCR 扩增 DNA、设计特异性鉴别引物、引物筛选、特异性鉴别引物荧光定量 PCR 反应程序优化、建立乌梢蛇荧光定量 PCR 鉴别方法、应用于中成药样品。

（1）中成药 DNA 提取：散寒活络丸和风湿福音丸为大蜜丸，需要进行前期处理，除去蜂蜜；其余中成药样品用组织研磨机打磨成粉末。采用改良 SDS 法提取总 DNA。

（2）鉴别引物设计：通过 NCBI 分析蛇类药材的差异位点，首先用 MEGA 软件比对出保守序列，再经过 Oligov7.0.1 和 NCBI 的 Primer Blast，设计出能够用于乌梢蛇真伪鉴别的实时荧光 PCR 检测引物和探针（表 2-14）。

表 2-14　引物及探针序列

正向引物：CGGGCTGTAAAAAGCCAT

反向引物：GGCATAGTAAGGTATCTAATC

探针：FAM5'-CCACACTAACCACCACCTAATAAG-3'TAMRA-N

（3）荧光定量 PCR 反应条件优化：分别考察退火温度、退火时间和模板量等参数。PCR 反应体系总体积为 20μL，包括 PCR Mix 10μL，DNF buff 2μL，探针 0.4μL，上下游引物 0.4μL（10μmol/L），DNA 模板 1μL，双蒸水 5.8μL。PCR 的反应程序为：95℃预变性 3min，94℃变性 30s，退火温度

60℃ 30s，40 个循环。

　　将表 2-13 中的含乌梢蛇的中成药 DNA 进行荧光定量 PCR 扩增，结果如图 2-49 所示，除青大将丸外其余中成药都能进行扩增，说明除青大将丸以外，其余十种中成药中加入了乌梢蛇成分。并且将 PCR 扩增结果测序后 NCBI 进行序列查找和比对，青大将丸 DNA 序列与灰鼠蛇有较高相似度。荧光定量 PCR 具有高灵敏度、高特异性和准确度高等优点，可以弥补中成药待测 DNA 含量少的缺点。从灵敏度试验中可以看出该方法在模板量 1×10^{-3}ng/μL DNA 含量时仍具有良好的重复性，检测下限低，检测灵敏度高。并且整个实验过程全部在闭管条件下完成，减少了污染概率；实验结果实时显示，节省时间，提升实验效率。

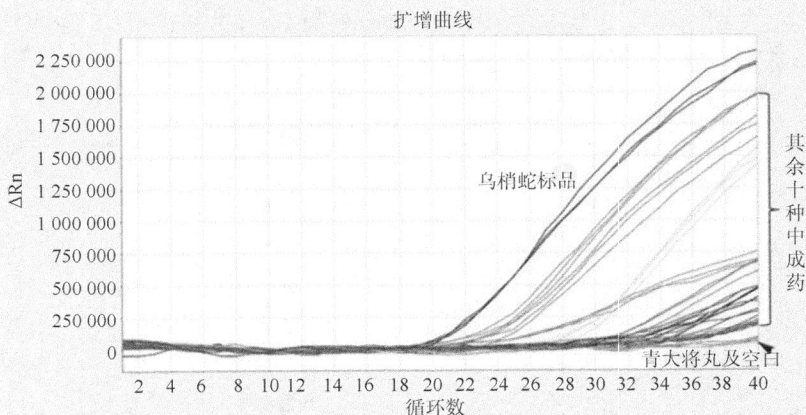

图 2-49　含乌梢蛇中成药荧光定量 PCR 扩增图谱

参 考 文 献

金捷凯，杨青山，陈梦轩，等. 2019. 市售乌梢蛇的基原鉴别研究[J]. 中国中药杂志，44（7）：1321-1326.

黄璐琦，袁媛，蒋超，等. 2017. 动物药材分子鉴别现状与策略[J]. 中国现代中药，19（1）：1-10.

黄璐琦，袁媛，袁庆军，等. 2014. 中药分子鉴定发展中的若干问题探讨[J]. 中国中药杂志，39（19）：3663-3667.

拓　展

配方颗粒的分子鉴定

　　特异性 PCR 鉴定已广泛应用于中药材提取液、配方颗粒的基原鉴定中。中华中医药学会 2021 年发布了《T/CACM 1027.201—2021 当归配方颗粒 PCR 鉴别》、《T/CACM 1027.202—2021 人参配方颗粒 PCR 鉴别》、《T/CACM 1027.203—2021 法半夏配方颗粒 PCR 鉴别》，为配方颗粒专属性鉴别提供了解决方法，也提高了临床用药的安全性。

地龙（参环毛蚓）配方颗粒的位点特异性 PCR 鉴别

　　2020 年版《中国药典》规定地龙来源于参环毛蚓 *Pheretima aspergillum*（E. Perrier）的"广地龙"和来源于通俗环毛蚓 *P. vulgaris* Chen、威廉环毛蚓 *P. guillelmi*（Michaelsen）或栉盲环毛蚓 *P. pectinifera* Michaelsen 的"沪地龙"。市场调查显示，目前市售地龙类药材至少涉及 34 个物种基原，正品率约为 55%，混伪品的存在严重影响了地龙的质量稳定。根据国家药品监督管理局发布《中药配方颗粒质量控制与标准制定技术要求》（2021 年第 16 号）的要求，来源如为多基原中药材，应固定一个基原，不同基原的中药材不可相互混用。由于地龙提取物、配方颗粒已失去性状、显微鉴别特征，也难以找到专属性化学成分，需要建立客观、快速、简便地龙配方颗粒基原鉴别方法。本案例建立了地龙（参环毛蚓）配方颗粒 PCR 鉴别方法，为规范地龙（参环毛蚓）及其产品质量提供检测工具。

1. 药材及配方颗粒样品收集

以鉴定准确的广地龙药材制备了 15 批冻干粉，3 批配方颗粒中试冻干粉，3 批配方颗粒成品。另从不同药材市场收集了所有 4 种《中国药典》规定地龙基原物种及 20 种较常出现在中药市场上的伪品地龙品种（含药材和原动物样品），包括通俗环毛蚓 10 批，威廉环毛蚓 3 批，栉盲环毛蚓 3 批，地龙类伪品药材及原动物共 20 种 56 批，另制备了部分物种的配方颗粒冻干粉 5 批，用于检测建立的方法的专属性和适用性。

2. PCR 鉴别条件的确定

通过比对广地龙（参环毛蚓）、通俗环毛蚓、威廉环毛蚓、栉盲环毛蚓及其他寡毛纲钜蚓科动物 COI 序列选择特异性片段设计广地龙特异性 PCR 鉴别引物，其中上游引物序列为 F：5′-GTGCCATGTTTCTTGCTGAA-3′，下游引物序列为 R：5′-GACTGCTCCCACTTATACTAAGA-3′，预期 PCR 产物长度约为 170bp。PCR 产物使用 1.5%浓度琼脂糖凝胶进行电泳检测。

分别使用 Wizard® SV Genomic DNA Purification System 试剂盒依据说明书操作步骤提取。样品模板 DNA 溶液提取完成后，置 4℃冰箱中保存备用。取广地龙药材、混伪品及配方颗粒 DNA，考察退火温度、PCR 循环数、*Taq* 种类、DNA 模板量对 PCR 鉴别结果稳定性的影响。

（1）退火温度：使用广地龙特异性鉴别引物进行 PCR 扩增，分别设置退火温度 60℃、62℃、64℃及 66℃，结果表明在 62~64℃时，广地龙药材、标准汤剂、配方颗粒能扩增得约 170bp 的亮带，混伪品和阴性对照在此范围内均未扩增，60℃时部分样本有弱扩增，产生假阳性条带，66℃时退火温度过高，所有样品均无扩增，如图 2-50 所示。选择 PCR 退火温度为 62℃。

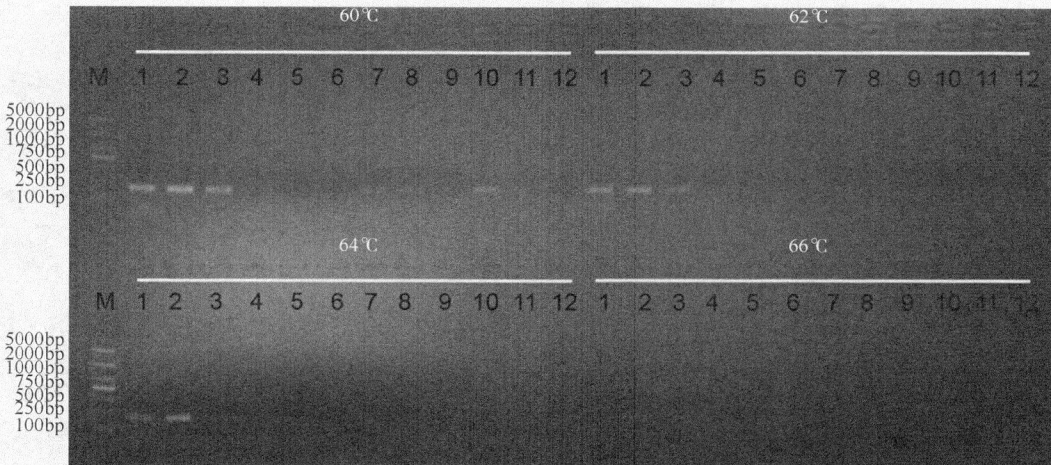

图 2-50　退火温度对地龙（参环毛蚓）配方颗粒鉴别结果的影响

M. DL5000 分子量标准；1. 广地龙药材；2. 地龙（参环毛蚓）配方颗粒标准汤剂冻干粉；3. 地龙（参环毛蚓）配方颗粒；4. 通俗环毛蚓；5. 威廉环毛蚓；6. 栉盲环毛蚓；7. 多肉远盲蚓；8. 壮伟远盲蚓；9. 保宁腔蚓；10. 皮质远盲蚓；11. 暗孔远盲蚓；12. 空白对照

（2）循环次数考察：分别选用 32、34、36 和 38 个循环进行考察，结果表明在 32~40 个循环时广地龙药材、标准汤剂、配方颗粒能扩增得约 170bp 的亮带，均能得到正确鉴别结果，混伪品和阴性对照在此范围内均未扩增，如图 2-51 所示。为保证结果的稳定性和准确性，选择中间的 36 个循环进行 PCR 反应。

图 2-51　PCR 循环次数对地龙（参环毛蚓）配方颗粒鉴别结果的影响

M. DL5000 分子量标准；1. 广地龙药材；2. 地龙（参环毛蚓）配方颗粒标准汤剂冻干粉；3. 地龙（参环毛蚓）配方颗粒；4. 通俗环毛蚓；5. 威廉环毛蚓；6. 栉盲环毛蚓；7. 多肉远盲蚓；8. 壮伟远盲蚓；9. 保宁腔蚓；10. 皮质远盲蚓；11. 暗孔远盲蚓；12. 空白对照

（3）不同 *Taq* 酶考察：使用 2×T5 super Mix，2×MightyAmp *Taq*，2×M5 PCR Mix 和 2×I5 Hifi *Taq* Mix 进行试验，结果不同公司的酶由于活力不同其扩增条带的亮度有差异，且在部分 *Taq* 条件下均产生了假阳性条带（图 2-52，泳道 7、8、10），在 I5 和 T5 PCR Mix 扩增效果不佳，仅部分样品获得扩增。其中 2×M5 PCR 结果可获得明显且明亮条带，因此优化的 *Taq* 酶选择 2×M5 PCR Mix 作为地龙（参环毛蚓）配方颗粒 PCR 鉴别用酶。

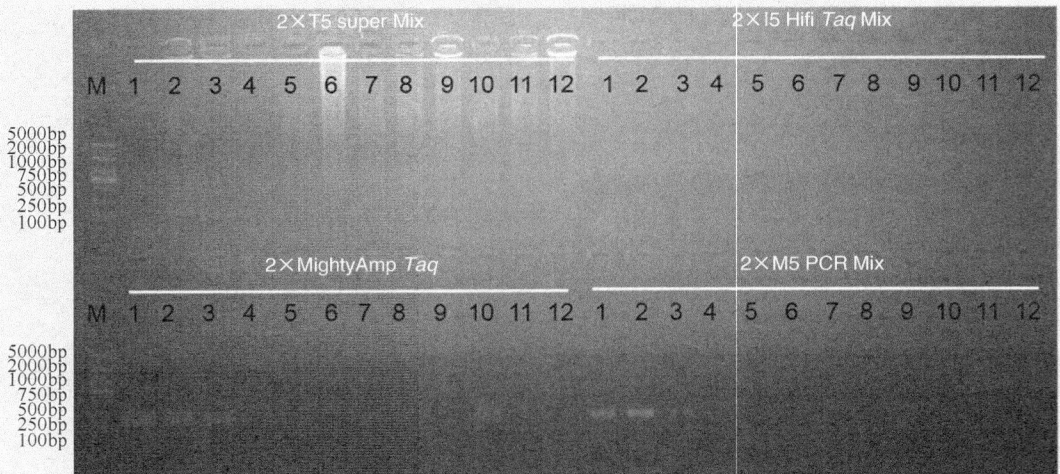

图 2-52　不同 *Taq* DNA 聚合酶对地龙（参环毛蚓）配方颗粒鉴别结果的影响

M. DL5000 分子量标准；1. 广地龙药材；2. 地龙（参环毛蚓）配方颗粒标准汤剂冻干粉；3. 地龙（参环毛蚓）配方颗粒；4. 通俗环毛蚓；5. 威廉环毛蚓；6. 栉盲环毛蚓；7. 多肉远盲蚓；8. 壮伟远盲蚓；9. 保宁腔蚓；10. 皮质远盲蚓；11. 暗孔远盲蚓；12. 空白对照

（4）DNA 模板量考察：对 25μL PCR 反应体系中的模板 DNA 用量进行了考察，分别设置 3ng/μL、10ng/μL、30ng/μL、90ng/μL 的 DNA 模板（DNA 量分别为 3ng、10ng、30ng 及 90ng），结果表明 3ng/μL 均能扩增，而浓度过高则扩增受到抑制，如图 2-53 所示。选择 25μL 体系中加入 1μL（30ng/μL）作为最优模板浓度。

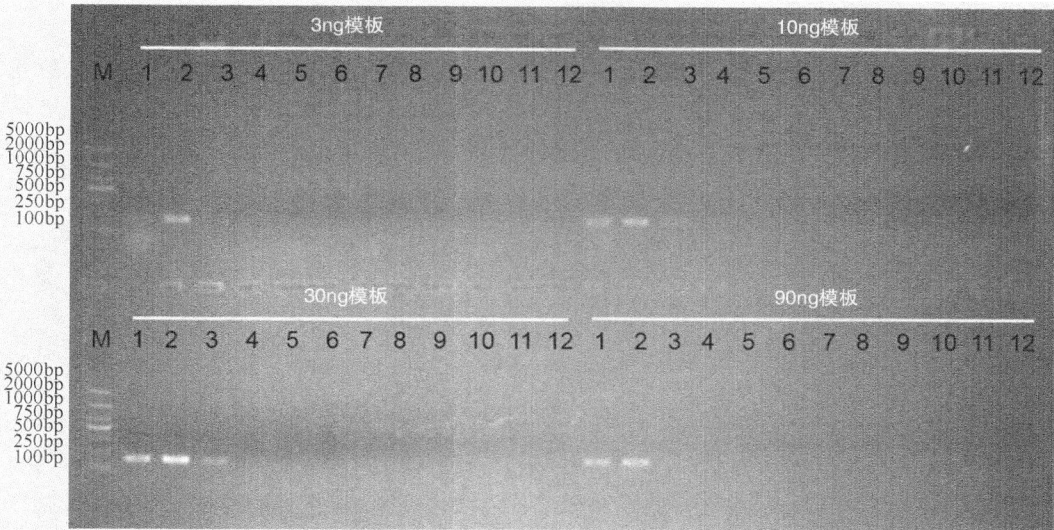

图 2-53　DNA 模板量对地龙（参环毛蚓）配方颗粒鉴别结果的影响

M. DL5000 分子量标准；1. 广地龙药材；2. 地龙（参环毛蚓）配方颗粒标准汤剂冻干粉；3. 广地龙（参环毛蚓）配方颗粒；4. 通俗环毛蚓；5. 威廉环毛蚓；6. 栉盲环毛蚓；7. 多肉远盲蚓；8. 壮伟远盲蚓；9. 保宁腔蚓；10. 皮质远盲蚓；11. 暗孔远盲蚓；12. 空白对照

根据以上结果，确定地龙（参环毛蚓）配方颗粒 PCR 鉴别的条件为：反应体系包括 $2 \times$ PCR Mix 12.5μL，地龙（参环毛蚓）配方颗粒鉴别引物（10μmol/L）各 0.4μL，DNA 模板 1μL，无菌双蒸水 10.7μL。PCR 反应参数：94℃预变性 5min，循环反应 38 次（94℃ 30s，62℃ 30s，72℃ 30s），72℃ 延伸 5min。

（5）不同 PCR 仪考察：为测试不同 PCR 仪对地龙（参环毛蚓）配方颗粒及其混伪品鉴别结果的影响，分别使用 4 种 PCR 仪进行扩增，结果表明 Veriti™ 型、GeneAmp 9700 型等 PCR 仪均可获得正确的鉴定结果，而 PTC-100 型、TC-512 型 PCR 仪部分伪品出现微弱扩增条带，表明进行地龙配方颗粒 PCR 鉴别时应对 PCR 扩增温度进行微调，并进行方法确认，见图 2-54。

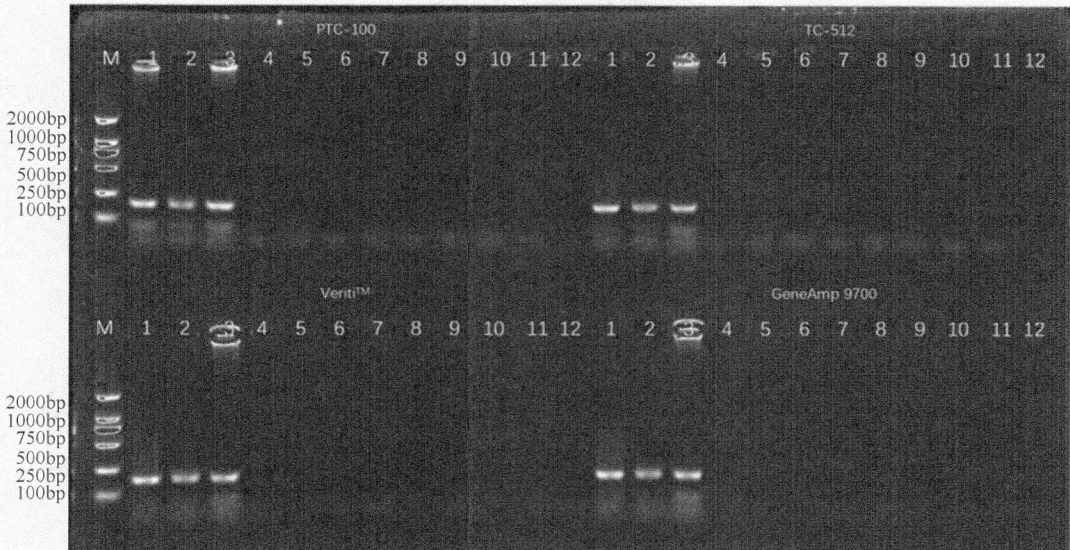

图 2-54　不同 PCR 仪考察

M. DL5000 分子量标准；1. 广地龙药材；2. 地龙（参环毛蚓）配方颗粒标准汤剂冻干粉；3. 地龙（参环毛蚓）配方颗粒；4. 通俗环毛蚓；5. 威廉环毛蚓；6. 栉盲环毛蚓；7. 多肉远盲蚓；8. 壮伟远盲蚓；9. 保宁腔蚓；10. 皮质远盲蚓；11. 暗孔远盲蚓；12. 空白对照

3. PCR 鉴别方法专属性考察

使用本案例建立的地龙（参环毛蚓）配方颗粒 PCR 鉴定方法对广地龙药材、配方颗粒标准汤剂、中试冻干粉和配方颗粒成品及其混伪品（包括原动物和配方颗粒冻干粉）进行鉴定，结果广地龙药材、配方颗粒标准汤剂、中试冻干粉和配方颗粒成品均能扩增出与对照药材一致的特异性鉴别条带，20 种混伪品均无条带（图 2-55）。

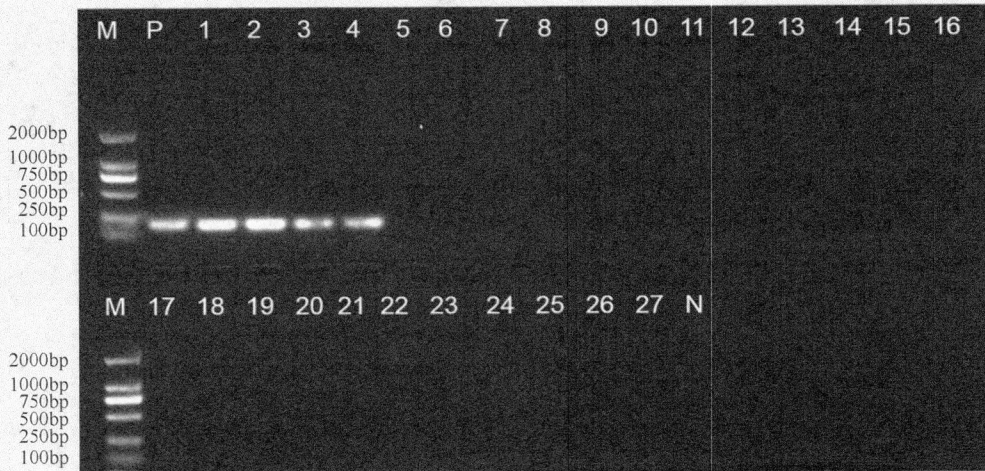

图 2-55　使用广地龙（参环毛蚓）配方颗粒鉴别方法鉴别广地龙及其混伪品

M. DL5000 DNA 分子量标准；P. 对照药材；1. 广地龙药材；2. 地龙（参环毛蚓）配方颗粒标准汤剂冻干粉；3. 广地龙中试冻干粉；4. 地龙（参环毛蚓）配方颗粒；5. 通俗环毛蚓；6. 威廉环毛蚓；7. 栉盲环毛蚓；8. 多肉远盲蚓；9. 壮伟远盲蚓；10. 保宁腔蚓；11. 皮质远盲蚓；12. 暗孔远盲蚓；13. 豆叶远盲蚓；14. 安德爱胜蚓；15. 枯萎远盲蚓；16. 优雅远盲蚓；17. 阿美远盲蚓；18. 加州腔环蚓；19. 露玻远盲蚓；20. 毛利远盲蚓；21. 葡腺远盲蚓；22. 棋盘远盲蚓；23. 十字远盲蚓；24. 舒脉腔蚓；25. 双颐腔蚓；26. 透明远盲蚓；27. 王氏远盲蚓；N. 空白对照（以双蒸水为模板）

4. PCR 鉴别方法适用性考察

使用本方法对 15 批固定产地采集的广地龙药材、10 批市售广地龙药材、15 批配方颗粒标准汤剂冻干粉、3 批广地龙中试冻干粉和 3 批广地龙配方颗粒成品进行鉴定，以验证本方法的适用性，结果所有样本 PCR 供试品凝胶电泳图谱中与广地龙（参环毛蚓）对照药材电泳图谱相应的位置上均可扩增获得约 170bp 单一特异性鉴别条带，空白对照无条带（图 2-56）。

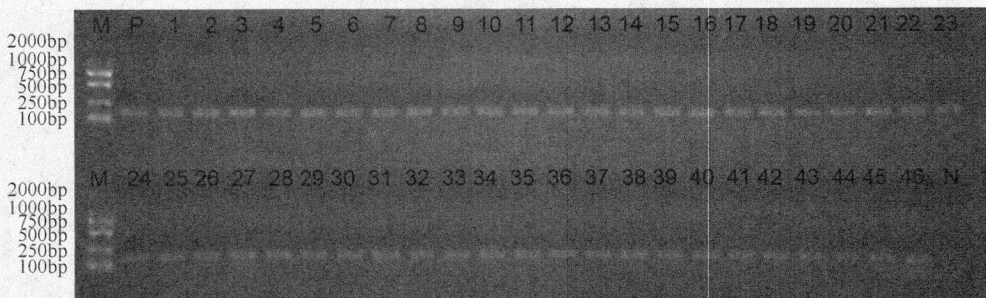

图 2-56　地龙（参环毛蚓）配方颗粒适用性考察

M. DL 2000 DNA 分子量标准；P. 对照药材；1～15. 固定产地采集的广地龙药材；16～25. 10 批不同市场采集的广地龙药材；26～40. 15 批广地龙配方颗粒标准汤剂冻干粉；41～43. 3 批广地龙中试冻干粉；44～46. 广地龙配方颗粒成品；N. 空白对照（以双蒸水为模板）

四、中药质量免疫检测

（一）概念原理

免疫分析法是基于抗原抗体的特异及可逆的结合反应，同时采用标记物标记抗体，放大检测信号，从而进行物质定性或定量检测的方法。该方法具有灵敏度高、特异性强、操作简单、检测快速、检测成本低、仪器依赖性低、易于现场化等优点。其核心是抗原抗体的特异性结合。因此，获取具有免疫原性的抗原和高特异性的抗体是免疫分析法建立的前提和关键。

中药活性成分 90%以上均为小分子（相对分子质量<2500），即为半抗原（相对分子质量<5000）。半抗原难以同时拥有 T 细胞和 B 细胞 2 个表位，导致它们仅有反应原性，没有免疫原性。为使机体产生免疫应答，需将活性成分连接到大分子蛋白质载体制备成人工抗原。常用的载体有鸡卵清蛋白（ovalbumin，OVA）、牛血清白蛋白（bovine serum albumin，BSA）、钥孔血蓝蛋白（keyhole limpet hemocyanin，KLH）、人血清白蛋白（human serum albumin，HAS）、人工合成多聚赖氨酸等。人工抗原的制备和小分子的结构有着密切的联系，含有羧基的半抗原可采用活泼酯法、碳二亚胺法或混合酸酐法，含有氨基的半抗原可采用戊二醛法或重氮化法进行偶联。对于中药活性成分抗体的制备，多克隆抗体虽然简单易得，但它的特异性低，易产生交叉反应和批次间差异，而单克隆抗体是由单个 B 淋巴细胞分泌的仅有单个抗原表位的抗体，具有灵敏度高、特异性好、性质均一等优点，因此近年主要采用单克隆抗体。

（二）研究现状

免疫分析法通常包括荧光免疫分析法、酶联免疫法和免疫层析法等。在中药研究领域中应用最多的有适用于高通量快速定量检测的酶联免疫吸附试验，以及适用于现场快速检测的免疫胶体金试纸条技术。近年免疫芯片和免疫传感器等大通量自动化免疫检测方法成为临床、环境等领域的研究热潮，突显了其超越传统检测方法的优势，有潜力与传统研究技术共同成为中药有效成分研究领域的主要方法。

目前，免疫分析法已被应用于检测中药活性成分、有害物质、外源污染物、致敏物，成分的分离纯化，中药药性、中药方剂配伍原理和比例等方面的研究当中。尽管免疫分析法在中药活性成分的检测中已有一些应用，但与天然化合物库相比，现有报道相对较少。限制其发展的原因可能是小分子有效物质不具有免疫原性，需要与大分子偶联后才能作为免疫原；抗原抗体结合要求很高的特异性，特异性差的抗体会与相似结构的物质发生交叉反应，导致检测结果不准确；目前生产抗体的方式也是主要通过免疫动物获取，不便于大量生产，且周期较长；抗体易受到环境、试剂的影响而失活。因此如何优化人工抗原合成，制备特异性强、效价高的抗体，找寻无需动物即可大批量生产特异性抗体的方法，以及保持抗体稳定性的方法，是今后需要攻克的技术难点。

（三）研究方法

1. 酶联免疫吸附试验（enzyme-linked immunosorbent assay，ELISA）

ELISA 是目前最为常用的免疫分析技术，其基础是抗原或抗体的固相化及抗原或抗体的酶标记。抗原抗体的免疫学活性不会被固相载体影响，被生物酶标记后的抗原或抗体保持结合特异性的同时，作为标记物的生物酶的活性也不会被破坏。它将抗原抗体结合的特异性和酶反应的高效性有机地结合起来，以酶作为标记物，标记抗原或抗体，借助于酶的催化作用显色，根据颜色反应的深浅实现对待测目标物的快速筛选，有效地提高了敏感度，具有高效性、高灵敏度、特异性好、操作简便等优点。

ELISA 根据原理分为多种类型，以竞争抑制 ELISA 中的间接竞争 ELISA（indirect competitive

ELISA，IC-ELISA）在中药质量评价中应用最为经典广泛。IC-ELISA 检测的原理，见图 2-57A。双抗夹心 ELISA（double antibody sandwich ELISA，DAS-ELISA）与 IC-ELISA 相比较，拥有更高的特异性、更低的交叉反应和更宽的工作范围。但是，DAS-ELISA 需要 2 种抗体，且要求 2 种抗体与抗原上不同的位点结合，半抗原获取 2 种结合位点不同的抗体十分困难，因此 DAS-ELISA 常用于大分子如蛋白质的检测中，原理见图 2-57B。ELISA 是目前国际上认可的一种检测黄曲霉毒素 B_1 科学而有效的方法，主要用于农兽药残留、生物毒素的检测等。基于这些检测方法以及研制的试剂盒，还可检测同种成分在不同批次的饮片、制剂中的含量，以及对同种制剂或药物中不同成分的含量的中药质量评价，也可同时且快速地检测同种成分在不同器官中的含量，进行中药有效成分药动学等研究。

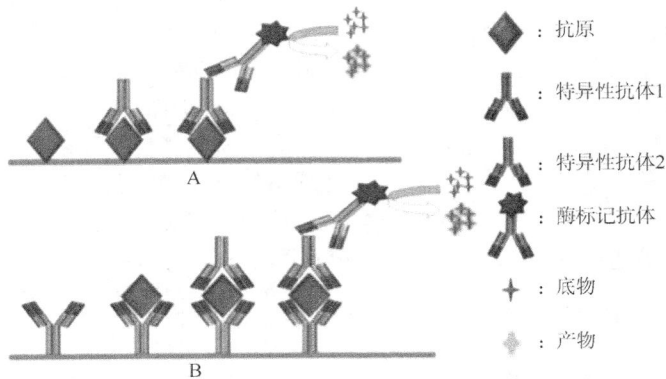

图 2-57 IC-ELISA（A）和 DAS-ELISA（B）检测原理

2. 免疫层析法（immunochromatography assay，ICA）

ICA 是将基于抗原与抗体特异性免疫反应与纸色谱技术原理相结合的一种定性定量检测技术。其以纤维层析材料为固定相，在毛细作用下将样品中的待检测物质迁移至抗原或抗体固定区域，然后通过不同标记物的显色反应进行结果判定。其适用于现场化检测的最主要的优势在于检测结果比较直观，不需要或仅需一至两个小型仪器，且检测时间短（通常在 10min 以内）。根据标记物的不同，现有已应用于中药鉴定的免疫层析技术主要包括胶体金免疫层析技术（colloidal gold immunochromatographic assay，GICA）和荧光标记免疫层析技术（fluorescent immunochromatographic assay，FICA）。

GICA 是将胶体金标记抗体技术与纸色谱技术相结合的一种定性半定量检测方法。免疫色谱试纸条是以硝酸纤维素膜为载体，滴加在膜条一端的待测液体利用微孔膜的毛细管作用慢慢向另一端渗移，在此过程中发生相应的抗原抗体反应并通过胶体金的颜色判定结果。试纸条是胶体金标记技术在免疫色谱中应用的一种重要形式，其组成分为样品垫、胶体金标记物吸收垫（载有金标抗体）、硝酸纤维素膜和吸水纸。如图 2-58 所示，当在试纸条样品垫滴入待测提取液后，在毛细管作用下，溶液沿试纸条扩散，至胶体金垫时发生抗原抗体特异性结合，至硝酸纤维素膜上包被抗原的检测线（T 线）时包被抗原与待检抗原竞争结合金标抗体，至第二抗体（控制线 C 线）时，金标抗体与二抗结合。在 C 线显色的前提下，根据 T 线是否显色进行判断。如果样本中待检测物质含量大于一定的浓度，T 线不显色，结果为阳性，反之，T 线显色，结果为阴性；如果 C 线不显色，则说明试纸条失效。GICA 具有灵敏度高（较电泳法提高一个数量级）、特异性强、不需昂贵仪器、样品处理简单、轻便易携带、检测快速（检测时间 5～15min）、结果肉眼可辨、在中药现场快速检测方面具有较好的发展前景、避免了凝胶电泳的环境污染问题、省时、环保等特点。

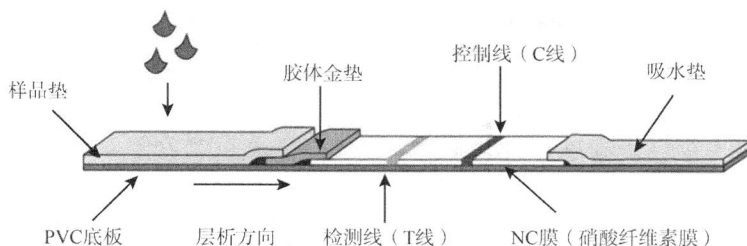

图 2-58　胶体金免疫检测试纸条原理

研究案例

酶联免疫法检测中药材中的真菌毒素

中药材在种植、采收、储存以及制备和加工过程中如处理不善，均可能污染真菌并产生真菌毒素。薏苡仁为禾本科植物薏米 *Coix lacryma-jobi* L.var.*ma-yuen*（Roman.）Stapf 的干燥成熟种仁，具有利水渗湿、健脾止泻、除痹、排脓、解毒散结的功效。其原植物薏米在生长过程中由于气候原因，易受禾谷镰刀菌 *Fusarium graminearum*、黄色镰刀菌 *F. culmorum* 等多种真菌污染产生呕吐毒素（vomitoxin），又称脱氧雪腐镰刀菌烯醇（deoxynivalenol，DON），已被国际癌症研究机构（IARC）列为三类致癌物。

2020 年版《中国药典》中呕吐毒素的检测方法以 HPLC 和液相色谱-质谱联用（LC-MS）检测方法为主，但检测周期长、费时、费力，不能满足药材的快速大批量质量筛查。薏苡仁等基质复杂的中药材不能照搬食品行业国家标准中的前处理方法及检测试剂，需根据中药材的复杂基质情况对前处理和检测试剂进行合理优化。

本案例将呕吐毒素进行化学衍生，获得呕吐毒素-蛋白的完全抗原。利用单克隆抗体制备技术，制备呕吐毒素的单克隆抗体，通过对薏苡仁基质效应的综合考察，建立薏苡仁中呕吐毒素残留的酶联免疫检测方法，从而实现薏苡仁中呕吐毒素的快速批量检测。

（一）名词术语

单克隆抗体（monoclonal antibody，mAb）：由单一 B 细胞克隆产生的高度均一、仅针对某一特定抗原表位的抗体。mAb 通常采用杂交瘤（hybridoma）技术来制备，该技术是在细胞融合技术的基础上，将具有分泌特异性抗体能力的致敏 B 细胞和具有无限繁殖能力的骨髓瘤细胞融合为 B 细胞杂交瘤。用具备这种特性的单个杂交瘤细胞培养成细胞群，可制备针对一种抗原表位的特异性抗体，即单克隆抗体。

半抗原（hapten）：又称不完全抗原（incomplete antigen），指某些单独存在时不能诱导免疫应答，即不具备免疫原性，但当与大分子蛋白质或非抗原性的多聚赖氨酸等载体交联或结合（通常是以共价键的形式进行结合）后可获得免疫原性，从而诱导免疫应答的小分子物质。由于半抗原需要与应答效应产物结合才能诱导免疫应答，因此它只有免疫反应性（抗原性），而不具有免疫原性。常见的半抗原有多糖、类脂、核酸和某些小分子化合物与药物等。

（二）案例原理

直接竞争 ELISA 法的基本原理是将合适浓度的包被抗体包被于微孔板中，加入无关蛋白载体封闭未结合位点，加入标准品（样本）和生物素标记的抗原物质进行竞争结合，经合适的温度和一定时间的孵育，洗涤后，加入辣根过氧化物酶（horseradish peroxidase，HRP）标记的链霉亲和素进行反应，TMB 显色，微孔板中颜色的深浅与待测物的浓度呈负相关。该方法一般用来检测具有较少表位的小分子物质。

（三）案例解析

1. 观察：收集薏苡仁样品 14 批（表 2-15）

表 2-15　药材样品信息

样品编号	来源	炮制方法	样品编号	来源	炮制方法
YRS-1	药店 1	生	YRS-8	超市 2	生
YRS-2	药店 1	生	YRS-9	超市 3	生
YRS-3	药店 2	生	YRF-1	药店 1	麸炒
YRS-4	药店 3	生	YRF-2	药店 2	麸炒
YRS-5	药店 4	生	YRF-3	药店 3	麸炒
YRS-6	药店 5	生	YRF-4	药店 4	麸炒
YRS-7	超市 1	生	YRF-5	药店 5	麸炒

2. 分析：呕吐毒素衍生化半抗原、人工抗原、动物免疫及酶标单克隆抗体的制备

呕吐毒素衍生化半抗原的制备：将 50mg 呕吐毒素溶于乙腈中，加入 200μL 乙酸，搅拌，再加入 40mg 巯基丙酸，80℃搅拌 12h；加水停止反应，用 0.1mol/L 氢氧化钠溶液调 pH 到 13。用适量乙酸乙酯萃取，除去有机相，加 0.1mol/L 盐酸调节 pH 到 6，加乙酸乙酯萃取，将有机相蒸干，用石油醚洗涤结晶，得到呕吐毒素衍生化半抗原，并对其结构进行核磁共振氢谱鉴定。合成路线见图 2-59。

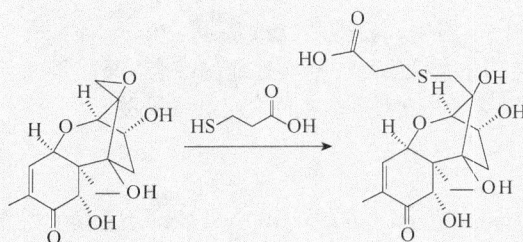

图 2-59　呕吐毒素衍生化半抗原合成路线

人工抗原的制备：将呕吐毒素衍生化半抗原分别与 BSA 和 OVA 偶联，作为免疫抗原（DON-BSA）和包被抗原（DON-OVA）。具体制备过程如下：取 11mg 呕吐毒素衍生化半抗原溶于 1mL N, N-二甲基甲酰胺（DMF）中，取 30mg N, N-二环己基碳二亚胺（DCC）和 30mg N-羟基琥珀酰亚胺（NHS）溶于 0.2mL 水后加入半抗原溶液中，室温搅拌 24h，得到溶液Ⅰ；称取 50mg 载体蛋白溶于 3.8mL 磷酸盐缓冲液（PBS）中，得到溶液Ⅱ；将溶液Ⅰ逐滴缓慢滴加到溶液Ⅱ中，室温搅拌 24h；用 PBS 于 4℃透析 3d，每天换 3 次透析液，分装，-20℃保存备用。

动物免疫及酶标单克隆抗体的制备：用 PBS 将呕吐毒素免疫抗原（DON-BSA）稀释成 1.0mg/mL，初次免疫用完全弗氏佐剂与等体积的免疫原混合，充分乳化，免疫 20 只小鼠，每只小鼠免疫剂量为 200μL。加强免疫用不完全弗氏佐剂乳化。免疫部位为腹腔或背部皮下。经过 5 次免疫后，对小鼠血清进行检测。取效价和特异性都较好的一只小鼠进行加强免疫，免疫原溶于 PBS（1.0mg/mL）进行腹腔免疫，4d 后取脾细胞与 SP 2/0 骨髓瘤细胞进行细胞融合，经过筛选、克隆，分别得到能稳定分泌抗呕吐毒素抗体的杂交瘤细胞株，并制备腹水。腹水室温静置 1h，4℃静置过夜，3000r/min 离心 10min，弃脂肪层和细胞层，收集中间澄清层，采用饱和硫酸铵法对抗体进行纯化，蒸馏水透析后冻干，-40℃冰箱保存。采用辣根过氧化物酶标记试剂盒，按照试剂盒使用说明，将适量单克隆抗体与辣根过氧化物酶标记，合成酶标单克隆抗体。

3. 验证：建立直接竞争 ELISA 法检测样品中呕吐毒素残留量

采用棋盘格法，以 0μg/L 对照品溶液 450nm 吸光度（B_0）介于 1.5～2.0，以 1μg/L 对照品溶液（B）的百分吸光率介于 70%～80% 为判定标准，选定包被抗原 1：2000 稀释、酶标抗体 1：5000 稀释（表 2-16、表 2-17）。用核磁共振氢谱鉴定制备的呕吐毒素半抗原，证明偶联成功，合成的呕吐毒素半抗原结构正确。从 3 组呕吐毒素标准溶液中选用第二组标准溶液建立标准曲线，建立的标准曲线检测范围为 1.0～54.0μg/L，50% 抑制浓度为 3.88μg/L，实际薏苡仁样本中呕吐毒素残留量检测范围为 20～1080μg/kg（图 2-60）。

表 2-16　不同浓度抗原抗体在 1μg/L 时的百分吸光率　　　　　　（单位：%）

包被抗原稀释倍数	酶标抗体稀释倍数			
	1：1 000	1：2 000	1：5 000	1：10 000
1：500	97.5	98.5	89.6	93.6
1：1 000	95.9	93.1	83.7	84.4
1：2 000	89.1	89.8	75.0	79.9
1：5 000	84.7	83.6	80.4	77.2
1：10 000	82.3	90.7	86.7	79.5
1：50 000	81.0	80.9	79.9	77.1

表 2-17　不同曲线标准点的百分吸光率　　　　　　（单位：%）

组别	Std1	Std2	Std3	Std4	Std5	Std6
第一组	100.0	91.0	77.0	54.0	33.0	21.0
第二组	100.0	77.0	56.2	31.0	19.0	9.1
第三组	100.0	61.0	40.0	26.0	15.1	11.0

注：Std，呕吐毒素标准溶液。

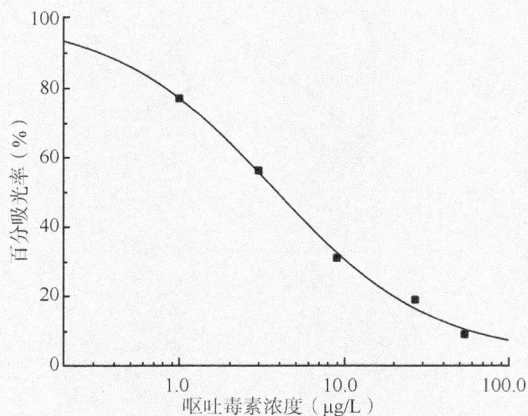

图 2-60　呕吐毒素标准曲线

4. 拓展：用 ELISA 和超高效液相色谱质谱联用（UPLC-MS）对 14 批薏苡仁样本中的呕吐毒素残留量进行测定对比

2020 年版《中国药典》2351 真菌毒素测定法中呕吐毒素以 HPLC 和 LC-MS 检测方法为主。用

ELISA 和 UPLC-MS 对 14 批薏苡仁样本中的呕吐毒素残留量进行测定对比，以证明 ELISA 法测定呕吐毒素的有效性，2 种检测方法测定结果见表 2-18，一致性较好（R^2=0.9978），见图 2-61。

表 2-18　薏苡仁中呕吐毒素残留 ELISA 与 UPLC-MS 测定结果

| No. | ELISA | | UPLC-MS | |
---	质量分数（μg·kg^{-1}）	RSD（%）	质量分数（μg·kg^{-1}）	RSD（%）
YRS-1	67.8	4.5	59.7	2.6
YRS-2	73.7	4.3	65.3	3.7
YRS-3	294.4	1.1	321.6	2.0
YRS-4	105.9	2.3	121.6	1.7
YRS-5	69.3	2.2	74.7	2.7
YRS-6	26.9	3.9	30.8	1.1
YRS-7	<10	—	ND	—
YRS-8	<10	—	ND	—
YRS-9	<10	—	ND	—
YRF-1	154.3	2.2	168.4	1.2
YRF-2	479.3	2.4	511.9	2.0
YRF-3	61.9	3.3	67.5	3.8
YRF-4	30.2	0.7	35.9	5.4
YRF-5	44.6	2.8	51.9	1.6

注：ND，未检测出；—，无。

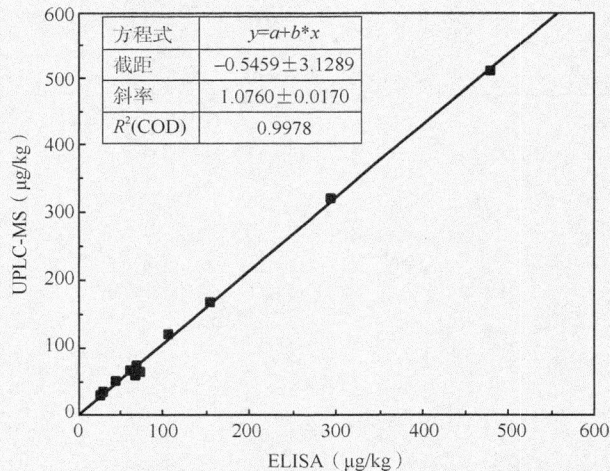

方程式	$y=a+b*x$
截距	-0.5459 ± 3.1289
斜率	1.0760 ± 0.0170
R^2(COD)	0.9978

图 2-61　薏苡仁中呕吐毒素残留 ELISA 和 UPLC-MS 测定结果相关性

（四）思考

　　酶联免疫法因灵敏度高、特异性好、操作简便、检测成本低、高通量等特点，能够很好地满足我国食品企业、政府监管部门等开展检测工作。在中药检测方面，酶联免疫法多用于黄曲霉毒素的检测，对于其他真菌毒素，如呕吐毒素的检测研究较少，未来可持续扩大检测范围。其中自制抗原抗体步骤烦琐，将所建立的方法开发为简便的检测试剂盒，将是发展的方向之一。

免疫胶体金试纸条技术用于中药的现场快速检测

中药中常见的真菌毒素主要有黄曲霉毒素（aflatoxin, AF）、赭曲霉毒素 A（ochratoxin A, OTA）、伏马菌素（fumonisin, FB）、T-2 毒素等。其中 AF 与 OTA 是中药中较易污染的真菌毒素，两者都属于人类致癌物，严重威胁着用药安全性。因此，针对常见中药材中真菌毒素的定量化检测及防霉变控制技术的研究至关重要。胶体金免疫层析技术是以胶体金为标记物，可利用肉眼直观观察的新型检测技术。该技术能在非实验室条件下快速呈现检测结果，具有操作简单、省时、省力、低成本的优点，在真菌毒素检测方面多集中于食品、饲料等基质，中药真菌毒素检测的报道非常少。本案例基于胶体金标记赭曲霉毒素单克隆抗体制备免疫试纸条，可用于白芍、白芷、薏苡仁等简单基质中药中赭曲霉毒素的快速测定。

（一）名词术语

1. 羊抗鼠二抗（sheep anti-mouse secondary antibody）

小鼠产生的抗体分子中的 Fc 端，对于山羊来说是一种异源性物质，可以刺激山羊的免疫系统产生针对小鼠抗体分子 Fc 端的特异性抗体。

2. 重悬液（heavy suspension）

重悬液是由加重质与水混合而成的悬浮液。

（二）案例原理

胶体金免疫层析技术（GICA）是将胶体金标记抗体技术与纸色谱技术相结合的一种定性半定量检测方法。免疫色谱试纸条是以硝酸纤维素膜为载体，滴加在膜条一端的待测液体利用微孔膜的毛细管作用慢慢向另一端渗移，在此过程中发生相应的抗原抗体反应并通过胶体金的颜色判定结果。在控制线（C 线）出现红色的前提下，根据检测线（T 线）是否出现红色进行判断。如果样本中待检测物质含量大于一定的浓度，T 线不显色，结果为阳性，反之，T 线显红色，结果为阴性；如果 C 线不出现红色，则说明试纸条失效。

（三）案例解析

1. 观察

收集白芍、白芷、党参、莲子、麦芽、肉豆蔻、山药、薏苡仁、甘草 9 种中药材样品。

2. 分析：胶体金标记抗体探针、金标垫、T 线和 C 线的制备与组装

胶体金标记抗体探针的制备：取 2mL 的胶体金溶液，将其浓缩至 1mL，加入 0.2mol/L 的 K_2CO_3 溶液 6μL，调 pH 至 8.5。向其中加入 10μg 抗 OTA 的单克隆抗体，恒温避光缓慢振荡 30min。再加入 1%的聚乙二醇（PEG）溶液 110μL，继续振荡 20min 后离心 30min。缓慢弃去上清液，沉淀溶解于偶联物复溶液（分别称取 0.2g PEG_{2000}，15g 蔗糖，1mL 10%OVA 和 100μL Tween-20，加 PBS 稀释至 100mL）中，4℃密封保存，备用。

金标垫的制备：将制备好的金标抗体用喷金划膜仪均匀地喷洒于已处理好的金标垫上，并将制备好的金标垫放在干燥箱中干燥。

T 线和 C 线的制备：偶联抗原 OTA-BSA 经 PBS 稀释为 0.6mg/mL，划线至硝酸纤维素膜上作为检测线，羊抗鼠二抗经 PBS 稀释为 0.4mg/mL，划线至硝酸纤维素膜上作为控制线，放于干燥箱中干燥过夜。

试纸条组装：将上述已制备好的金标垫、硝酸纤维膜与样品垫、吸水垫分别粘贴到底板上，利用切条机试纸条切割为 3mm 宽度的试纸条。

3. 验证：胶体金试纸条对 9 种中药材中赭曲霉毒素 A 含量的检测

OTA 免疫试纸条的制备及简单应用以胶体金标记抗体作为探针，通过优化金标抗体的偶联比、

重悬液体系、C 线与 T 线浓度等条件，自组装基于竞争法原理检测 OTA 的胶体金免疫试纸条。抗体加入量为 5μg，10mmol/L PBS（1%蔗糖，0.02% $MgSO_4$，0.1% Tween-20）的重悬溶液体系下，采用 NC140 硝酸纤维素膜，试纸条灵敏度为 1ng/mL，肉眼检测限为 2.5μg/mL，检测时间 10～20min。并采用 70%甲醇-水提取收集中药材样品，用胶体金试纸条分别对白芍、白芷、党参、莲子、麦芽、肉豆蔻、山药、薏苡仁、甘草 9 种中药进行加标实验（图 2-62），检测方法满足欧盟限量标准 15μg/kg的要求。

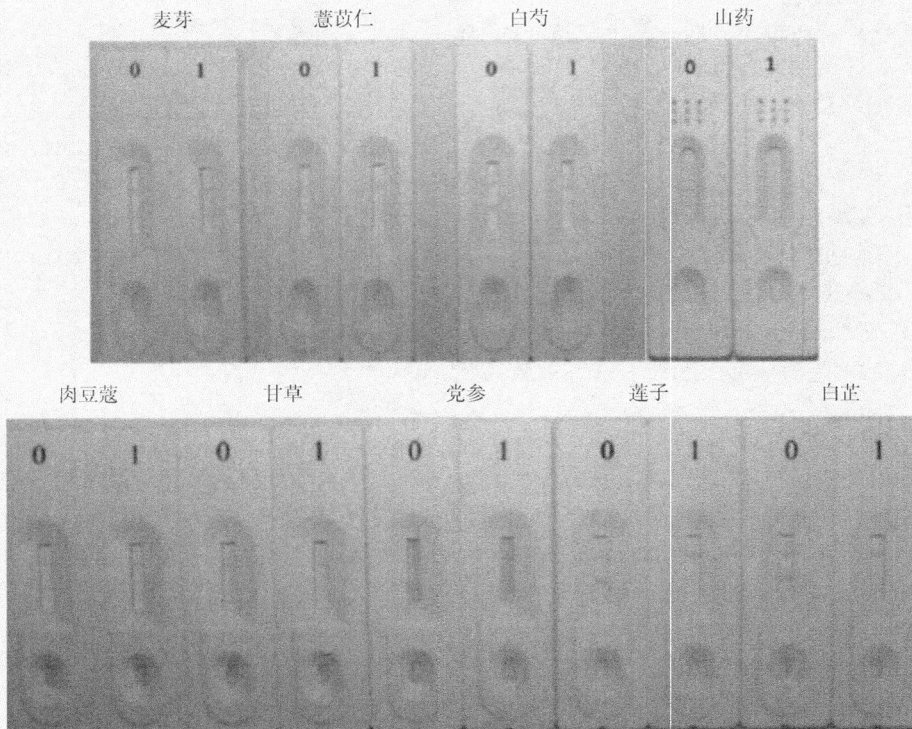

图 2-62　试纸条对基质的检测结果

"0" 代表空白；"1" 代表 15μg/kg 进行加标实验，图中两条线的为阴性；T 线减弱或不出现为阳性

4. 拓展：用液相色谱-串联质谱（LC-MS/MS）对 9 种中药材中赭曲霉毒素 A 含量的检测

使用已建立完善好的 LC-MS/MS 对白芍、白芷、党参、莲子、麦芽、肉豆蔻、山药、薏苡仁 8 种药材样品进行测定，结果显示与试纸条检测结果相符，在按欧盟限量加标基质中，可使试纸条消线的同时，液质检测为阳性（图 2-63、图 2-64）。在试纸条结果显示为阴性时，液质测定结果为阴性。液质确证了免疫层析分析方法样品检测结果的准确性，除甘草外 8 种中药的检测结果与液质相符合，同时也说明甘草基质复杂，对试纸条干扰较大，故需要对其前处理进一步研究，以排除基质干扰。

（四）思考

制备胶体金试纸条的过程影响因素较多，最适抗体的加入量、反应溶液的 pH 等都会对试纸条的灵敏度造成影响。在建立检测方法的同时，应考虑多方面因素，从各方面进行优化和考察，如灵敏度、特异性、稳定性、重复性等考察。同时加入标准规定的检测方法进行验证，会使结果更具有说服力。本案例在通过 LC-MS/MS 进行确证时，发现甘草基质复杂，对试纸条干扰较大，说明对于某些中药材的检测，需要对其进行特殊的前处理才能更好地应用。

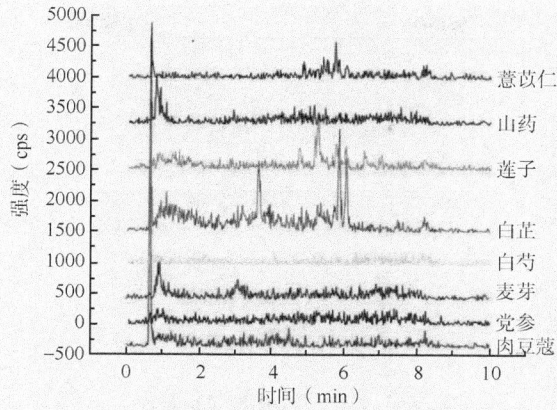

图 2-63　8 种中药样品 MRM 图

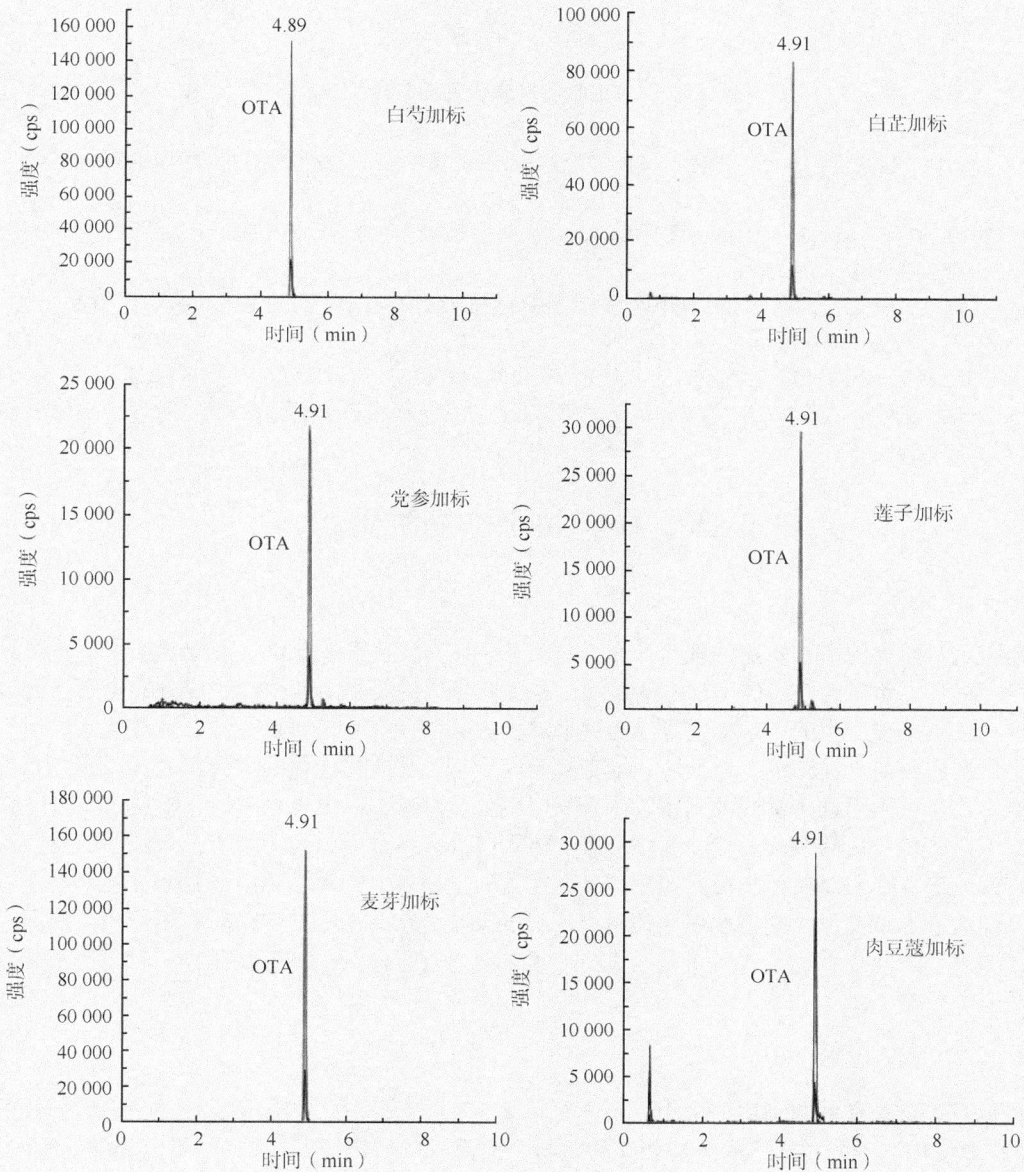

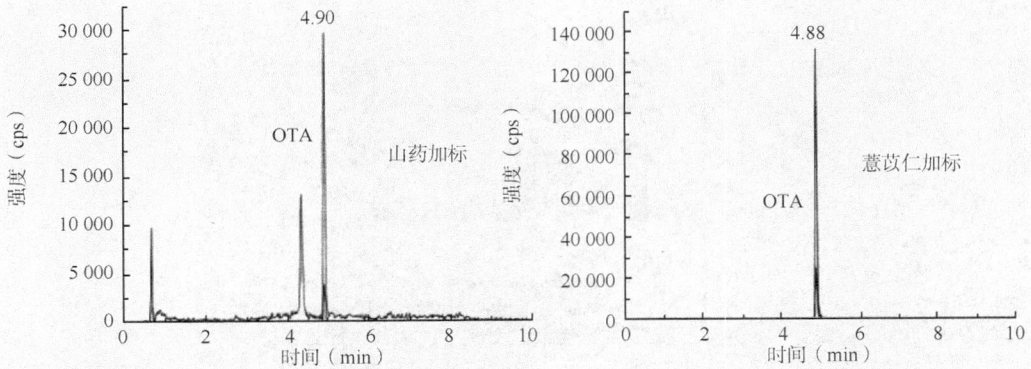

图 2-64　8 种中药加标样品 MRM 图

参 考 文 献

刘云翔，周荣荣，詹志来，等. 2022. 薏苡仁中呕吐毒素酶联免疫检测方法的建立[J]. 中国中药杂志，47（24）：6581.

南铁贵，洪小栩，徐昕怡，等. 2020. 中药黄曲霉毒素测定酶联免疫吸附法的研制[J]. 中国中药杂志，45（17）：4158-4162.

单利楠. 2019. 五种典型中药材中黄曲霉毒素的污染状况检测及赭曲霉毒素免疫试纸条的制备和简单应用[D]. 长春：吉林农业大学.

杨东顺，王莉丽，马芙蓉，等. 2020. 酶联免疫吸附法测定云南铁皮石斛中黄曲霉毒素 B_1[J]. 食品安全质量检测学报，11（19）：7052-7056.

张波，南铁贵，孙晴，等. 2017. 免疫检测技术在中药质量快速评价中的应用[J]. 中国中药杂志，42（3）：420-427.

朱瑞萱，张焱，王朋倩，等. 2021. 免疫分析法用于中药活性成分检测和质量控制研究进展[J]. 中国新药杂志，30（4）：339-346.

五、中药材杂交品种鉴别

（一）概念原理

杂交是自然界中非常普遍的现象，作为杂交品种，有许多杂交优势。杂交优势主要是指具有高适应性、高活力和高抗性等优于亲本的杂交一代的特征，主要是由两个遗传成分完全不同的纯合亲本或自交亲本杂交产生的。杂交优势作为提升动植物品质及产量的重要手段，在各领域的生产实践中得到广泛应用。为提升中药材品质，培育具有高产量、高药用价值的中药新品种，研究人员采用杂交的方式培育出了许多优异的动植物中药材。例如，丹参，以山东丹参为母本与白花丹参为父本作为亲本杂交培育出的杂交一代，其在形态、药用成分含量方面均优于亲本。而对于稀缺的动物中药材资源，培育杂交新品种能极大地提高其利用度，如鹿茸，作为珍稀中药材的滋补要药，以梅花鹿与马鹿为亲本杂交产生的杂交鹿后代具有明显的杂交优势，不论是在存活率还是产茸量方面都大大优于亲本。随着杂交技术的不断成熟，越来越多中药材通过杂交培育新品种，对中药杂交品种的鉴别具有重要意义。

（二）研究现状

目前对于杂交品种鉴别主要采用形态学标记法、生化标记法、细胞学标记法和 DNA 分子标记法等。一般使用以上两种或多种方法相结合进行杂交品种的鉴定，以增加其结果的准确性和安全性。

形态学标记法是对生物的外观形态特征进行的一种详细客观的记录方法,是人们最早使用的一种可行性强、直观、简易的鉴别技术,一般作为辅助手段鉴别中药杂交品种,但鉴定时容易受环境因素变化而造成较大的影响。生化标记法包括同工酶标记法和储存蛋白标记法,其中同工酶标记法是生化标记法中最为重要的一种鉴定方法。同工酶作为基因表达的直接产物,数量丰富,可以较好地反映生物的遗传多样性,但其缺点表现为鉴定结果不够稳定,能标记的生物数量有限,特异性也不高。细胞学标记法主要通过观察其细胞染色体数目、形态特征变化、染色体带型和核型分析等,从而达到对不同生物的基因检测。但对于亲缘关系较近的杂交物种其鉴别存在一定困难。DNA 分子标记法是目前较新的一种鉴定杂交品种的遗传标记方法,主要包括 RFLP、SNP、随机扩增引物多态性 DNA(RAPD)、简单重复序列(SSR)、扩增片段长多态性(AFLP)、选择序列相关扩增多态性(SRAP)、简单重复序列区间(ISSR)、DNA 条形码等方法,该检测主要基于 DNA 多态性和性状之间的紧密联系,真实地反映不同发展阶段的遗传性状。如蓖麻,SSR 分子标记技术可用于识别和分析杂交后代的遗传物质变异,通过观察新增条带或缺失条带变化来识别杂交种和母本自交种,识别结果稳定可靠,具有较好的重复性。

研究案例

杂交鹿茸的分子鉴别

鹿茸是传统名贵中药材之一,具有抗炎、免疫调节和促进生长等药理作用。它主要来自于梅花鹿 *Cervus nippon* Temminck 或马鹿 *C. elaphus* Linnaeus 的雄鹿幼角。鹿茸作为动物类的珍稀中药材资源,由于价格高昂且市场需求大,出现了大量伪品如驯鹿、水鹿等普通鹿类动物的幼角,还常出现杂交鹿茸饮片如马鹿与梅花鹿杂交鹿茸饮片。由于传统鉴别技术手段通常易受环境影响,而基于 DNA 分子水平对杂交物种的遗传组成鉴定具有更高的可靠性。如今,主要采用 DNA 条形码技术对鹿茸来源进行鉴别,通常采用 *COI* 或 *Cytb* 片段作为核心鉴别序列。但由于 *COI* 基因主要存在于线粒体中,为全面准确鉴别杂交鹿茸父本及母本,需结合 *SRY* 基因共同对杂交鹿茸饮片进行鉴定。*SRY* 基因通常存在于 Y 染色体上,作为动物的性别决定基因,不同品种的 *SRY* 基因具有不同长度、结构等。

本案例通过对已知样品的 *COI* 与 *SRY* 基因片段进行扩增与测序,筛选出特异性位点建立快速且具有高特异性的梅花鹿、马鹿及其杂交鹿的 PCR 鉴别方法。本案例对 24 份市场中随机获得的待测鹿茸样品进行鉴定,结果显示,24 份样品中只有 3 份被鉴定为杂交鹿茸,其余均为纯种鹿茸饮片。而在 *COI* 基因序列鉴别区,特异性梅花鹿与特异性马鹿的基因片段分别在 232bp 与 518bp 处有明显条带,而在 *SRY* 基因序列鉴别区,则是分别在 803bp 与 425bp 处获得明显条带。通过对比分析表明,基于 *COI* 和 *SRY* 基因的特异性 PCR 鉴定方法可有效对梅花鹿、马鹿及其杂交种的鹿茸进行鉴别。

（一）名词术语

1. Y 染色体

Y 染色体是决定生物个体性别的性染色体之一。

2. 线粒体 DNA

线粒体 DNA 是存在于线粒体中的遗传物质,是在细胞线粒体内发现的 DNA 特殊形态。

3. *COI* 基因

COI 基因是存在于线粒体的细胞色素 c 氧化酶亚基 I 基因,是一段长度大约为 648bp 的基因片段。

4. *SRY* 基因

SRY 基因为雄性的性别决定基因,指 Y 染色体上决定生物雄性性别的基因片段。

（二）案例原理

1. 基于 *COI* 基因鉴别母本

DNA 条形码是由 Herbert 等在 2003 年首次提出的一种分子生物学技术，它利用一段公认标准且较短的 DNA 序列来识别物种。在中医药领域中，DNA 条形码技术鉴别中药材发展日渐成熟。对于植物类中药材可采用核糖体 DNA 条形码和叶绿体 DNA 条形码。而对于动物类药材，常采用 *COI* 基因作为主要的研究序列。*COI* 基因作为鉴别各个动物类群的 DNA 条形码中最为重要的基因片段，在鉴别鸟类、鱼类、节肢动物、哺乳动物等中得到了验证。但 *COI* 基因主要存在于细胞质的线粒体遗传物质中，只能作为母系祖源的分子鉴别标记。

2. 基于 *SRY* 基因鉴别父本

为了全面准确地鉴别出杂交品种，除了使用 *COI* 基因对母本进行分子鉴别标记，也需对父本进行标记。而较于 *COI* 基因，Y 染色体非重组区 DNA 不仅特异性强且严格遵循父系遗传，能较为全面地探究其父系祖源，鉴别杂交品种的父本。而 *SRY* 基因作为性别决定基因，广泛地存在于雄性动物的 Y 染色体中。*SRY* 基因 SNP 分子遗传标记，在种质鉴定与产品溯源方面被广泛应用，还具有遗传稳定性及代表性，在分析父系祖源方面有着极其重要的作用。

（三）案例解析

1. 观察：收集 48 份鹿茸药材包含马鹿、梅花鹿及其混伪品

其中 24 份是已知来源并已鉴定物种的样品，分别是：4 份来自新疆乌鲁木齐和 4 份来自吉林双阳的梅花鹿鹿角（*C. nippon*）；2 份来自新疆乌鲁木齐和 3 份来自吉林双阳的马花杂交鹿的鹿角；3 份来自新疆乌鲁木齐和 4 份来自吉林双阳的马鹿鹿角（*C.elaphus*）；2 份来自北京的驯鹿鹿茸（*Rangifer tarandus*）；2 份来自北京的水鹿鹿茸（*Rusa unicolor*）。另外 24 份是市场流通的待检药材。

2. 分析：鉴别标记获得与引物设计

待测样品的 *COI* 序列与 *SRY* 序列获得采用 DNA 测序技术，而标准品则直接在数据库中下载相应序列。根据标准数据库获得的梅花鹿的 *COI* 序列 JF700150.1 以及 *SRY* 序列 AB915321.1 为模板设计 *COI* 与 *SRY* 基因序列，通过改变特定位点的碱基以提高引物特异性，其中梅花鹿特异性 CCnF 引物以 391 位的 SNP 位点 C 作为识别位点并替换 389 位的 A 为 T，而 SCnF 引物则以 69 位的 SNP 位点 C 作为识别位点并替换 67 位的 T 为 A。马鹿特异性引物 CCeF 以 106 位的 SNP 位点 C 作为识别位点并替换 104 位的 G 为 C，而 SCeF 引物则是以 446 位的 SNP 位点 G 作为识别位点并替换 444 位的 T 为 A。设计梅花鹿、马鹿共同的反向引物 CCR 与 SCR（图 2-65 和表 2-19）。

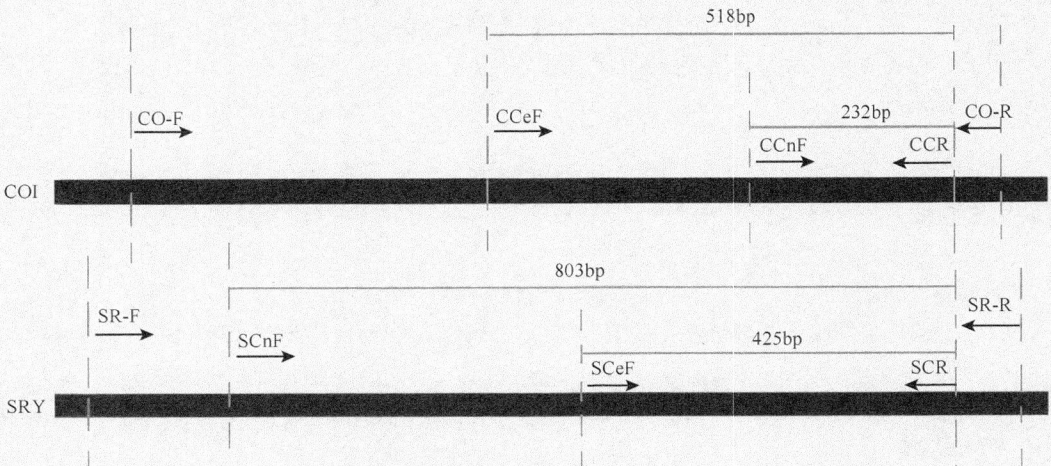

图 2-65　梅花鹿与马鹿鉴别引物设计示意图

表 2-19 梅花鹿与马鹿鉴别所用引物

扩增区域	引物名称	方向	序列（5'→3'）
COI	CO	F	GGTCAACAAATCATAAAGATATTGG
		R	TAAACTTTCAGGGTGACCAAAAAATCA
	CCe	F	TACTCTGCTTGGAGACCAC
	CCn	F	GCTTCAGTAGACCTGTCC
	CC	R	TTGTATTTAGGTTTCGGTCTGTT
SRY	SCn	F	GGACTCCATGTGAATGTAATCTTTCAGAAC
	SCe	F	GCATTGCTTAAATCATGTTTTATTTTAAG
	SC	R	TAACAGATGATCAAAAACTAAACAAAACTAAA
	SR	F	AGCTTAGCAGTTACTTCCCATGC
		R	CGGCTGGACTGTAAACATCG

3. 验证：建立多重 PCR 鉴别受试梅花鹿、马鹿与其杂交鹿样品

在 COI 基因扩增区域中，正向引物采用鉴定梅花鹿引物 CCnF 和鉴定马鹿引物 CCeF 与通用反向引物 CCR 构建基于 COI 基因序列的多重 PCR 体系。在 SRY 基因扩增区域，正向引物采用鉴定梅花鹿引物 SCnF 和鉴定马鹿引物 SCeF 与通用反向引物 SCR 构建基于 SRY 基因序列的多重 PCR 反应体系。分析不同退火温度对反应体系效率的影响，最终确定这两种体系最佳的退火温度范围为 52～60℃。

根据上述建立的 PCR 反应体系，选择退火温度 56℃对不同来源的已鉴定样品进行鉴别。24 个受试样品中梅花鹿样品、马鹿样品和杂交鹿样品均分别在相应位置检测出特异性条带，其中，20～22 为驯鹿样品，23～24 为水鹿样品，而这 5 份阴性样品均未扩增出阳性条带，表明该体系具有较好的特异性，结果如图 2-66 所示。

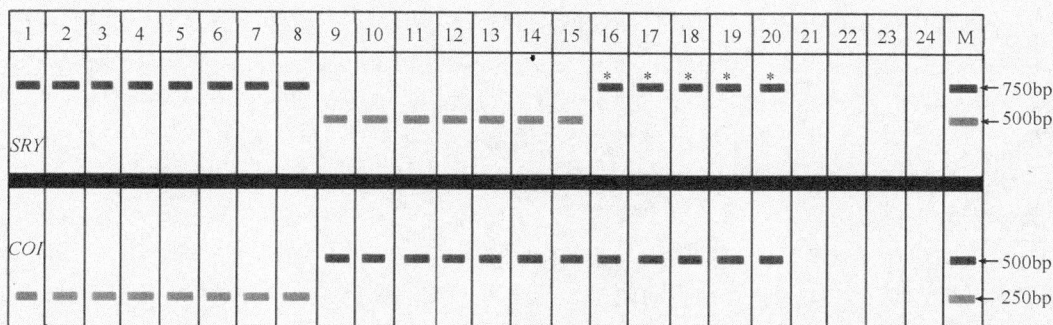

图 2-66 特异性 PCR 鉴别梅花鹿、马鹿及其杂交鹿样品凝胶电泳

M. 分子量标准；1～8. 梅花鹿样品；9～15. 马鹿样品；16～20. 杂交鹿样品；21、22. 驯鹿样品；23、24. 水鹿样品；
*代表 SRY 引物下的杂交鹿

4. 拓展：对市场流通的待测鹿茸样品进行鉴别分析

根据上述建立的 PCR 反应体系，对 24 份待测鹿茸饮片进行鉴别，结果如图 2-67 所示。其中，8 个梅花鹿样品均为纯种梅花鹿，而 16 个马鹿样品中有 3 个为杂交鹿种，分别为 13、20 与 23 号马鹿样品。它们 3 个在 SRY 基因序列区的 750bp 处扩增出了阳性条带，表明其父本为梅花鹿，而母本均为马鹿。

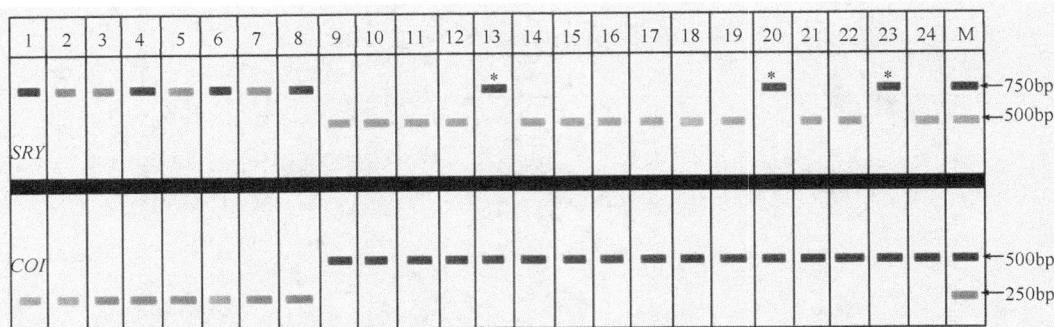

图 2-67 特异性 PCR 鉴别梅花鹿、马鹿及其杂交鹿样品凝胶电泳

M. 分子量标准；1～8. 梅花鹿待测品；9～12，14～19，21，22，24. 马鹿待测品；13，20，23. 杂交鹿样品；
*代表 SRY 引物下的杂交鹿

（四）思考

为建立快速鉴别杂交鹿的分子鉴别方法，本案例结合了 COI 基因序列鉴别与 SRY 基因序列鉴别。COI 基因主要用于母系溯源分析，而 SRY 基因大多用于父系溯源的分析，结合两种方法既能鉴别母本，也能鉴别父本，能更为全面有效地区分出纯种鹿与杂交鹿。根据 COI 基因与 SRY 基因设计梅花鹿与马鹿的特异性引物，在 3′端引入突变碱基以增强引物的稳定性及特异性。使用梯度 PCR 法确定最适的退火温度，保证设计的特异性引物能在相应条件下扩增出条带，再建立多重 PCR 反应体系鉴别鹿茸饮片的父本及母本。本案例对市场流通的 24 份样品鉴别，其中有 3 份被鉴定为杂交鹿茸饮片，结果表明，该方法可快速简便地鉴别杂交鹿茸，对实际应用有着重要意义，也为后续杂交鹿茸的品质研究提供有效的鉴别技术。

杂交天麻的分子鉴定

天麻主要来源于兰科植物天麻 Gastrodia elata Bl. 的干燥块茎，具有丰富的药理作用，尤其在息风定惊方面具有良好的效果。天麻种质资源丰富，目前我国将天麻主要分为 5 个变型：红天麻 G. elata Bl. f. elata、乌天麻 G. elata Bl. f. glauca S. Chow、绿天麻 G. elata Bl. f. viridis Makino、黄天麻 G. elata Bl. f. falvida S. Chow 和松天麻 G. elata Bl. f. alba S. Chow，不同品种的天麻具有不同的优势，如红天麻具有耐旱性强、适应环境水平高的特性，而乌天麻由于含水量较低更适合用作干品，湖北等地培育的乌红杂交天麻兼具亲本特点。

本案例基于全基因组重测序结果，筛选出红天麻和乌天麻 SNP 变异位点，并利用 SNP 位点分别设计红天麻与乌天麻特异性鉴别引物 W291-F/W291-R 和 H255-F/H255-R，建立红乌天麻 PCR 反应体系。结果表明，红天麻特异性引物在退火温度为 51℃、循环数为 31 时，可以在 291bp 处扩增出阳性条带，而乌天麻特异性引物的最佳条件则为退火温度 48℃、循环数 33，能在 255bp 处扩增出阳性条带。本案例建立的特异性 PCR 方法能准确地鉴别红天麻、乌天麻及其杂交天麻。

（一）名词术语

全基因组重测序：对已知基因组序列的物种进行不同个体基因组测序的方法。在此基础上分析不同个体基因组间的差异，可获得单核苷酸多态性位点、插入缺失位点、结构变异位点和拷贝数变异位点等遗传特征。

（二）案例原理

基于全基因组重测序技术筛选 SNP 位点：是基于已知基因组序列的物种进行不同个体的基因组测序，分析个体之间 SNP 位点的一种技术。根据测序结果，将每个个体的序列数据与参考数据库的标准序列数据对齐，对比不同样本之间的序列差异，检测出不同样本间的遗传变异位点，再分析最基本的 SNP 变异信息。SNP 是 DNA 序列变异中存在最为广泛、最基础的一种变异表现形式，通过全基因组重测序可获得大量的 SNP 位点，根据 SNP 变异位点可对不同的物种、亚种或个体进行鉴别。基于 SNP 位点可建立特异性 PCR 鉴别方法。

（三）案例解析

1. 观察：采集红天麻、乌天麻、红乌杂交天麻共 43 份样品

其中红天麻有 4 份来自陕西宁陕，8 份来自湖北英山，6 份来自湖北宜昌；乌天麻有 4 份来自贵州大方，14 份来自云南昭通，4 份来自湖北宜昌；3 份红乌杂交天麻来源于贵州大方。所有样品均经过专家鉴定。

2. 分析：特异性引物设计

根据天麻全基因组重测序结果，获得大量的 SNP 位点。筛选出红天麻、乌天麻的 SNP 基因序列，选择变异位点两端保守序列来设计红天麻、乌天麻的特异性引物（表 2-20）。

表 2-20 所用引物

引物名称	方向	序列（5'→3'）
W291	F	CAATCCAGGCTTATGATGC
	R	TATTTTCATTTATGTCAATTAACG
H255	F	CCTTATTACTTCCATGTGTGTC
	R	TTTCTTCATAATTGCCGG

3. 验证：建立并优化 PCR 鉴别红天麻、乌天麻与杂交天麻

根据上述设计的红天麻、乌天麻的特异性引物，建立初始 PCR 反应体系。为提高鉴别的准确性，对建立的初始 PCR 反应体系进行优化。通过调整退火温度、PCR 循环数、DNA 模板量、*Taq* 酶种类与用量，确定该反应体系最佳的条件参数，验证其对乌天麻、红天麻及其杂交天麻的鉴别能力。

本案例分别对红天麻、乌天麻及其杂交天麻的最适条件进行优化。结果显示，红天麻和乌天麻的最佳 *Taq* 酶类型和用量是 1.75U rTaq DNA 聚合酶和 300ng 的 DNA 模板，而红天麻在退火温度 48℃和 PCR 循环数 33 时获得特异性条带，乌天麻在退火温度 51℃和 PCR 循环数 31 时获得特异性条带（图 2-68）。基于红天麻特异性引物建立的 PCR 体系，红天麻及红乌杂交天麻都在 255bp 处出现条带，而乌天麻和红乌杂交天麻则在 291bp 处出现条带（图 2-69）。

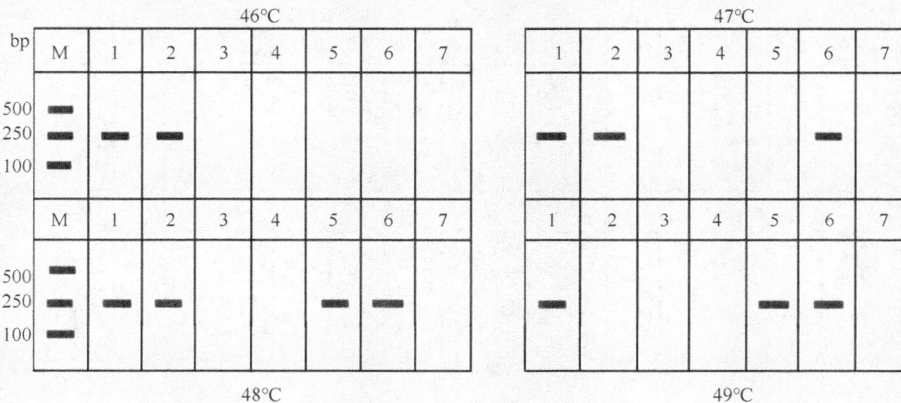

A

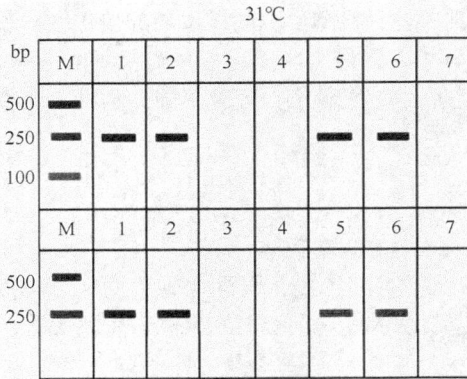
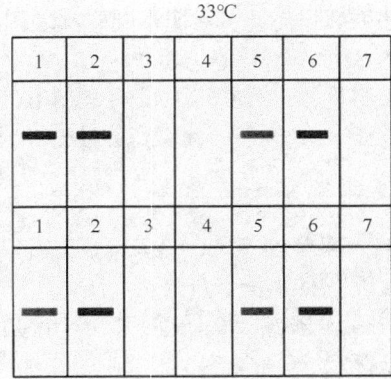

31℃ 33℃

35℃ 37℃

B

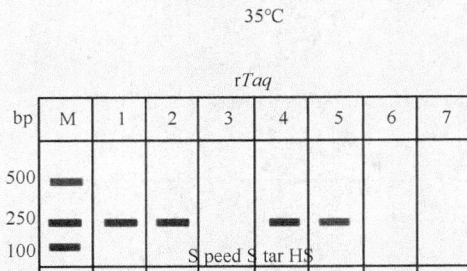
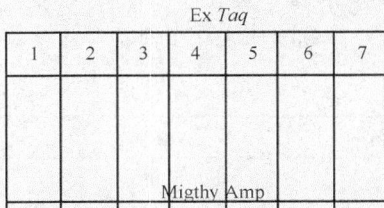

rTaq Ex Taq

Speed Star HS Migthy Amp

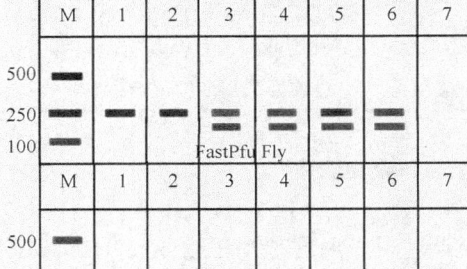
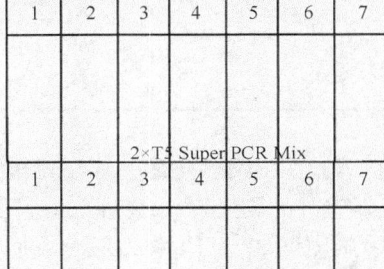

FastPfu Fly 2×T5 Super PCR Mix

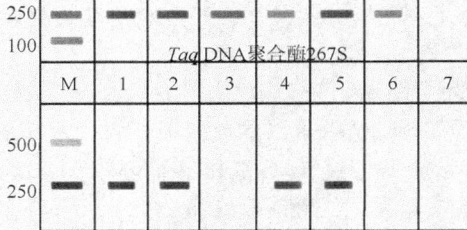
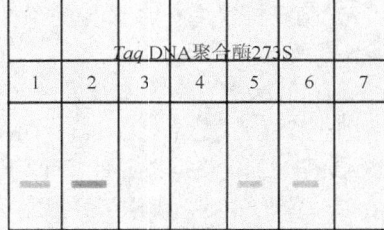

Taq DNA聚合酶267S Taq DNA聚合酶273S

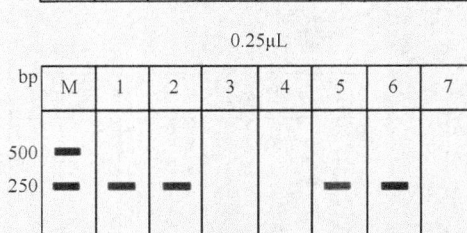
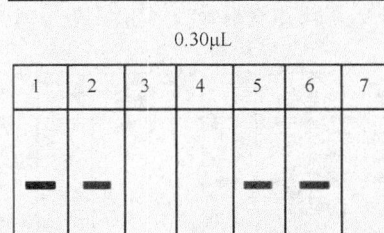

C

0.25μL 0.30μL

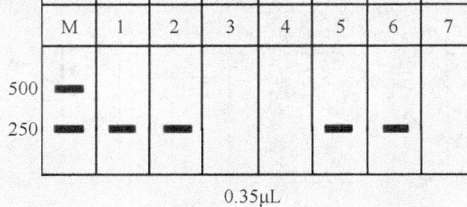
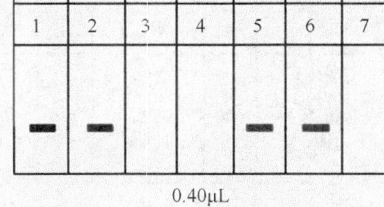

0.35μL 0.40μL

D

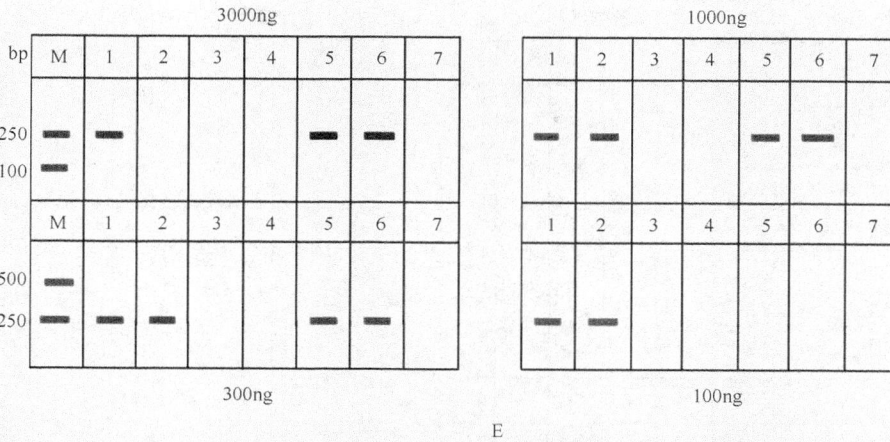

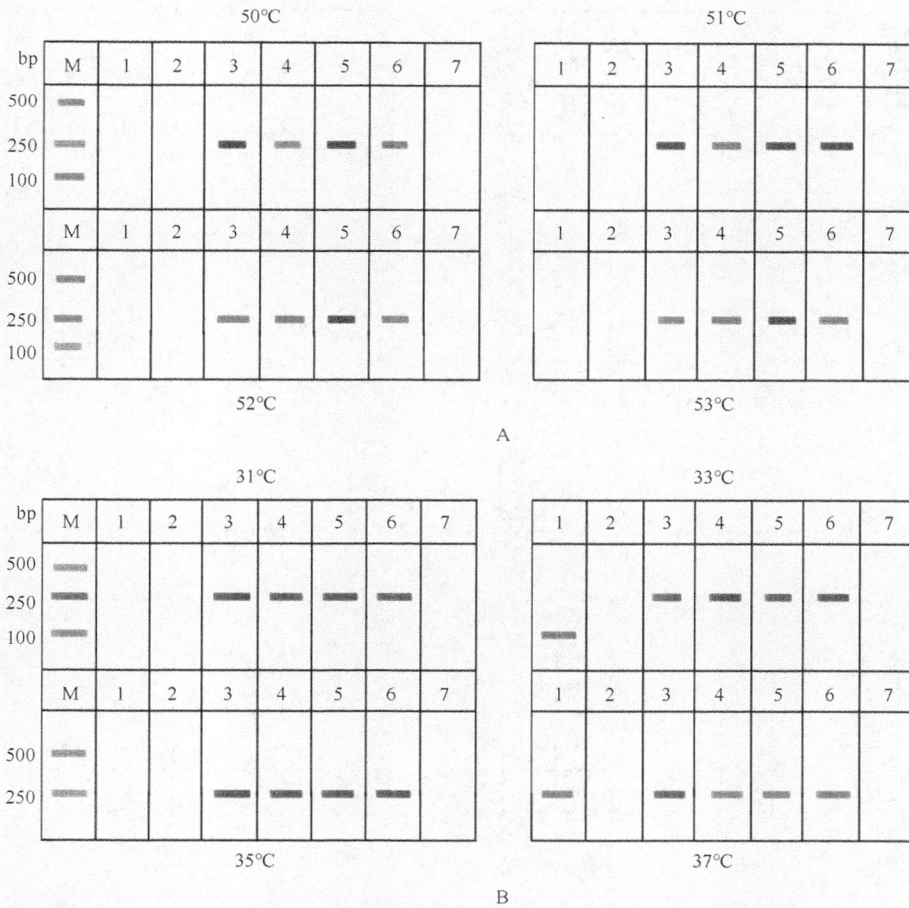

图 2-68 不同条件对红天麻、红乌杂交天麻特异性 PCR 鉴别结果的影响

M. DL 2000 分子量标准；A. 退火温度；B. PCR 循环数；C. *Taq* 酶种类；D. *Taq* 酶用量；E. DNA 模板量；1、2. 红天麻；

3、4. 乌天麻；5、6. 红乌杂交天麻；7. 空白对照，以双蒸水为模板

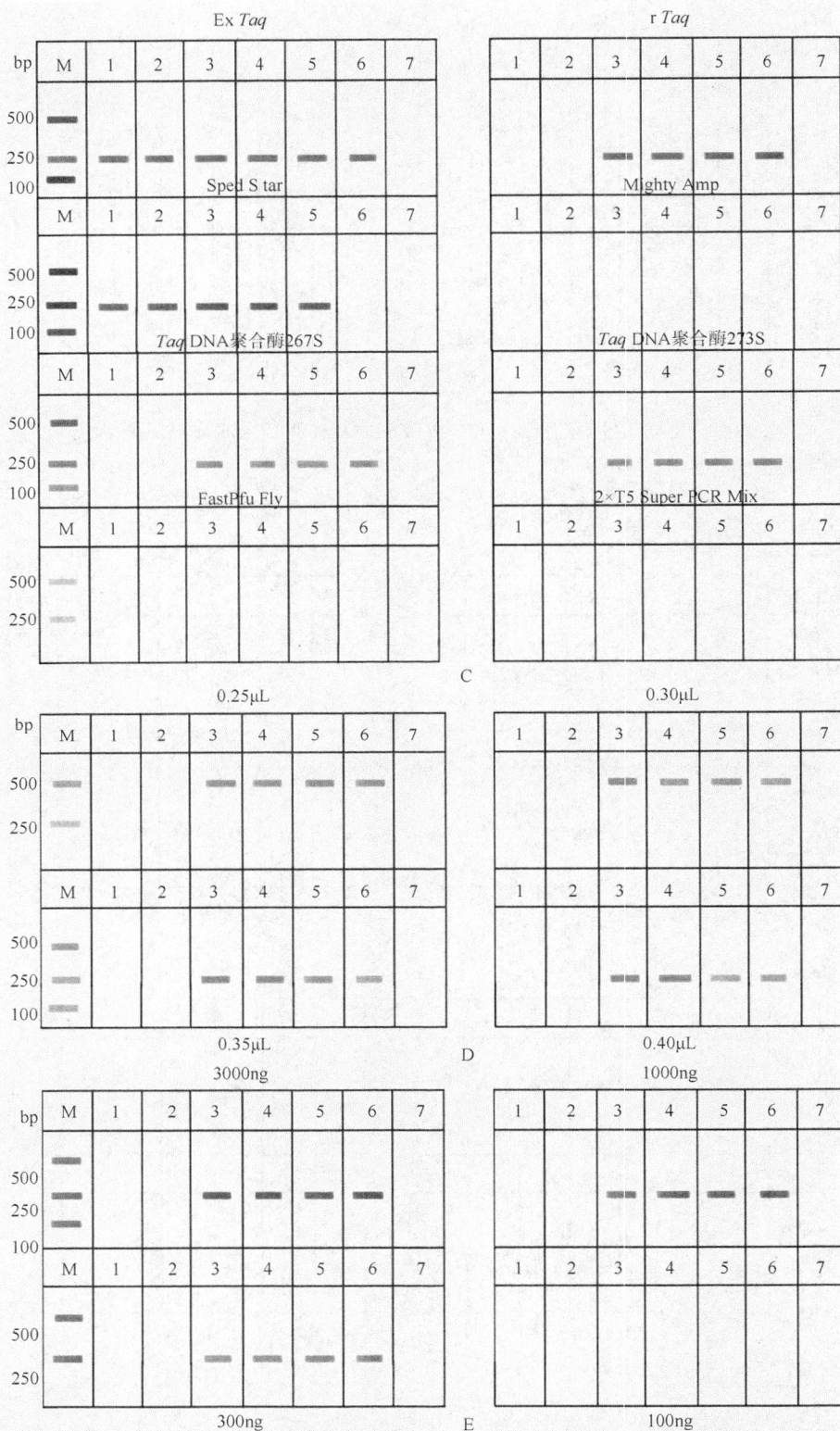

图 2-69　不同条件对乌天麻、红乌杂交天麻特异性 PCR 鉴别结果的影响

M. DL 2000 分子量标准；A. 退火温度；B. PCR 循环数；C. Taq 酶种类；D. Taq 酶用量；E. DNA 模板量；1、2. 红天麻；
3、4. 乌天麻；5、6. 红乌杂交天麻；7. 空白对照，以双蒸水为模板

4. 拓展：耐受性与适用性考察

为测试不同 PCR 扩增仪对该反应体系鉴别能力的影响，分别使用 4 种不同的 PCR 扩增仪：Veriti、ABI 9700、PTC-100 及 TC-512 型进行扩增,结果表明 4 种型号均能获得正确的结果(图 2-70)。而适用性考察则是将采集样品使用上述建立的最适反应体系进行鉴别，考察其对测试样品的鉴别能力。结果显示 43 个采集样品均在相应位置出现了单一明亮条带，表明该体系能稳定准确鉴别红天麻、乌天麻及其杂交天麻（图 2-71）。

引物 H255-F/H255R

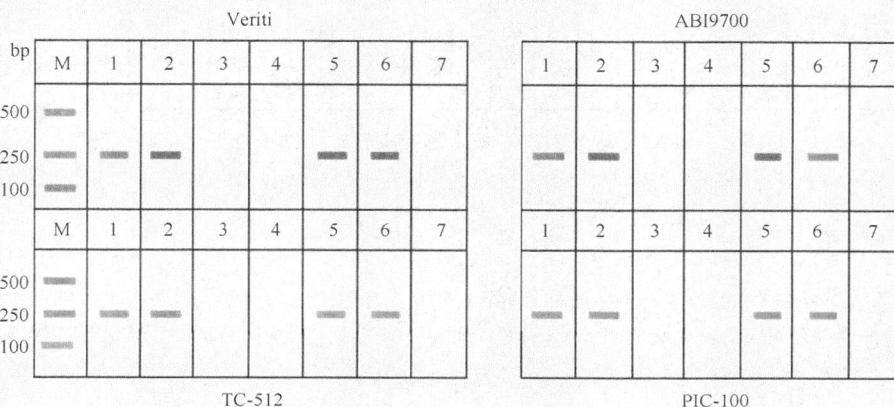

引物 W291-F/W291-R

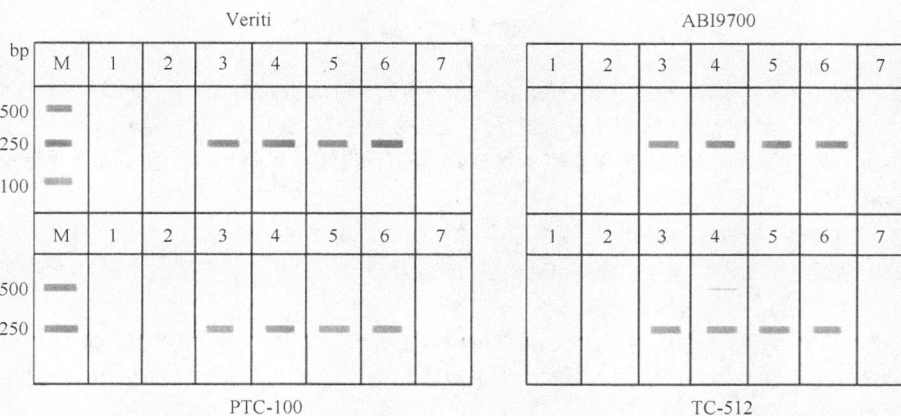

图 2-70 不同仪器对红天麻、乌天麻、红乌杂交天麻特异性 PCR 鉴别结果的影响

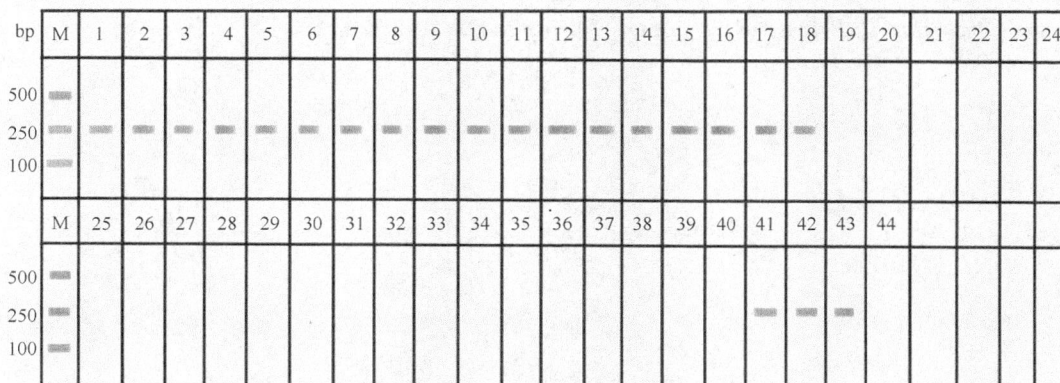

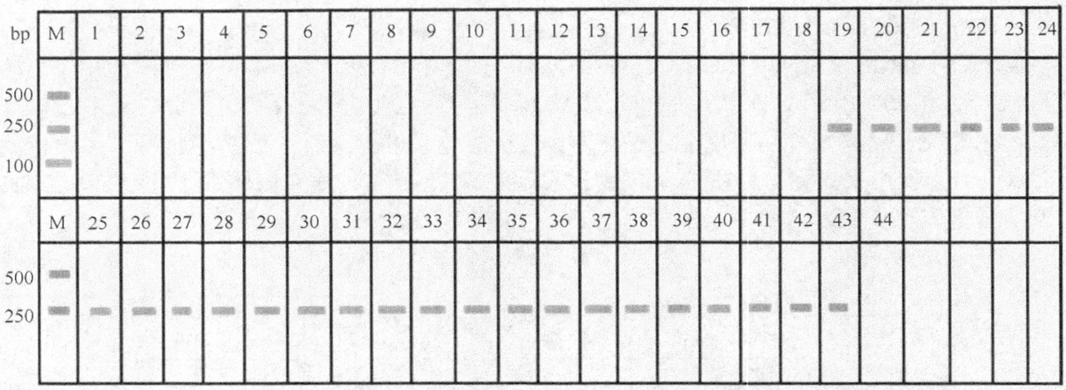

图 2-71　特异性 PCR 鉴别红天麻、乌天麻及红乌交天麻样品凝胶电泳
1~18. 红天麻样品；19~40. 乌天麻样品；41~43. 红乌杂交天麻样品；44. 空白对照（以双蒸水为模板）

（四）思考

全基因组重测序技术作为当前挖掘基因信息的重要方法之一，在鉴别各类动植物过程中发挥了巨大作用。全基因组重测序技术通常与特异性 PCR 鉴别技术联用，根据重测序获得的结果与基因组序列比对，检测出大量序列差异位点，筛选出合适的 SNP 位点后设计出特异性引物，并根据这些特异性引物建立最佳的 PCR 反应体系，达到对待测物特异性鉴别的目的。

参 考 文 献

邓晶晶,王传华. 2017. 天麻生态型及"杂交品种"的生物学和化学特征研究进展[J]. 中药材,40（11）:2726-2729.
李慧，钱润，田娜，等. 2020. 红天麻、乌天麻及其杂交天麻的 PCR 鉴别[J].中国中药杂志，45（15）: 3666-3671.
王佳雯，邢冉冉，葛毅强，等. 2022. 鹿茸物种来源 DNA 条形码鉴定技术研究[J]. 食品安全质量检测学报，13（10）: 3198-3205.
王玉国. 2017. 自然杂交与物种形成[J]. 生物多样性，25（6）：565-576.
魏艺聪，蒋超，袁媛，等. 2017. 基于 COI 与 SRY 序列建立梅花鹿、马鹿及其杂交鹿茸的分子鉴别方法[J]. 中国中药杂志，42（23）：4588-4592.
吴田泽，赵小惠，胡心怡，等. 2019. 中药材 DNA 条形码鉴定技术应用进展[J]. 中医药导报，25（16）：125-130.
袁金红，李俊华，黄小城，等. 2015. 基于全基因组重测序的 SNP 分析在作物基因定位中的研究进展[J]. 植物生理学报，51（9）: 1400-1404.
Bentley D R. 2006. Whole-genome re-sequencing[J]. Curr Opin Genet Dev，16（6）：545-552.
Yang F，Ding F，Chen H，et al. 2018. DNA Barcoding for the identification and authentication of animal species in traditional medicine[J]. Evid Based Complement Alternat Med，2018：5160254.

（吴文如　丁小余　彭　昕　田晓轩　丁常宏　田恩伟　张文娟　杨晶凡　魏艺聪）

第三章　中药种质资源

中药资源是国家战略性资源，而中药种质资源则是中药资源能够健康和可持续发展的重要物质基础，其在中药材遗传改良及新品种选育、中药资源可持续利用及生物多样性保护等方面均具有重要意义。本章通过介绍中药种质资源的收集和保存、遗传多样性评价、分子标记辅助育种等方面的研究进展，包括基本概念、研究现状、技术方法、发展趋势与展望等，为研究生更好地学习中药材种质资源的高效评价技术及可持续利用提供帮助，并为更好地服务于中药资源产业发展等提供参考。

思 政 元 素

一直以来，国家都高度重视中药资源保护及其可持续利用。自1960年起，国家先后进行了三次全国性的中药资源普查工作，出版了《中药志》《全国中草药汇编》《中国中药资源》《中国常用中药材》《中国中药区划》等多部专著。2011~2022年，全国第四次中药资源普查的任务之一是解决目前中药质量和资源利用的瓶颈问题，确保中医药健康持续发展。在国家中医药管理局精心组织实施下，在全国中药资源普查技术专家组的具体指导下，在全国中药资源人的通力合作下，基本摸清了我国中药资源家底，提出了覆盖全国不同生态区域的中药资源区划等，这些成果必将为各级政府研究制定中药资源保护与利用发展战略、因地制宜制定区域性中药资源产业发展规划和优化农村产业结构调整等提供重要支撑和科学依据。

第一节　中药种质资源概述

1892年德国进化生物学家奥古斯特·魏斯曼提出"种质连续学说"，认为"种质是指性细胞和产生性细胞的那些细胞，种质自身永世长存，连续不断"。对种质资源开展收集和保护研究，对于发现优良品种并深度开发应用、新品种研发及发掘潜在的优良基因具有重要意义。中药种质资源是中药材的源头，是中医药事业传承和发展的基石，是提高中药产业国际地位、增强国际竞争力的重要战略资源，对其开展收集、保存和评价研究可以为中药材良种选育提供物质基础，为中药材质量提高和可持续利用提供重要保障，也有利于生物多样性、生态环境和自然资源的保护。

一、中药种质资源的概念和分类

（一）概念及重要性

种质是指生物体亲代传递给子代的遗传物质，它往往存在于特定品种之中。例如，古老的地方品种、新培育的推广品种、重要的遗传材料以及野生近缘植物，都属于种质资源的范围。种质资源在不同的专业有不同的含义，天然药物或中药的种质资源广义是指一切可用于药物开发的生物遗传资源，是所有药物物种的总和。狭义是指某一种中药材（有效成分）的生物遗传资源。中药材种质资源通常指具体物种，包括野生种、近缘野生种、栽培种和特殊遗传材料在内的所有可利用的携带遗传物质的活体材料，如种子、植株、根、茎、胚芽，以及愈伤组织、分生组织、花粉、细胞、原生质体甚至是 DNA 片段。通过利用自然条件或是人工创造适宜条件等人为方式延续遗传资源，包括对植株、种子、花粉、营养体、分生组织和基因遗传载体等种质资源进行保护和保存，防止资源流失，便于研究和利用。

中药种质资源是国家战略资源，是中药材的源头，是中医药事业传承和发展的基石。充足的药用植物种质资源是提高中药材质量的核心之一，也是优良药用植物品种获得及资源有效利用的基础。中药材品质的优良性、均一性、稳定性和可控性是保证中药生产和中成药疗效的首要环节。保存和研究中药种质资源，不仅可以为良种选育提供物质基础，而且还是提高中药材质量，保证中药资源可持续利用的关键，有利于生物多样性、生态环境和自然资源的保护，从源头上整体提高我国中药产品质量和中药材生产技术水平，提高中药产业的国际地位，进而增强我国的国际竞争力。

（二）分类

1. 按来源分类

（1）本地种质资源：是指在当地的自然条件和栽培条件下，经过长期的培育和选择获得的品种或类型。这类种质资源往往对自然条件有较高的适应性、抗逆性，既可直接利用，也可通过改良加以利用，或是作为育种的重要原始种质材料。

（2）外地种质资源：是指从国内外其他地区引入的品种和类型。正确地选择和利用外地种质资源，可以丰富本地的种质资源。

（3）野生种质资源：是指自然野生的、未经人们栽培的品种。这类种质资源具有丰富的抗性基因，但经济性状较差，食用品质低劣，往往是用作砧木的重要资源或育种工作中目的基因的携带者。

（4）人工创造的种质资源：是指应用杂交、诱变等方法所获得的种质资源。因为在现有资源类型中，并不是经常有符合需要的综合性状，只从自然种质资源中进行选择，常得不到满意的结果，这就需要人工去创造，以期能得到基因重组和基因突变所产生的优良生物学特性和经济性状的新类型或品种。

2. 按育种改良程度分类

（1）野生近缘种：指现代作物的野生近缘种及与作物近缘的杂草，包括介于栽培种和野生种类型之间的过渡类型。

（2）原始栽培品种：指具有原始农业性状的类型，大多为现代栽培作物的原始种或参与种。主栽品种：指经过现代育种技术改良过的品种，包括自育或引进的品种。

（3）地方品种：一般指在局部地区内栽培的品种，多数未经过现代育种技术的遗传修饰，又称农家品种。

（4）人工创造的种质资源：指在育种工作中，通过各种方法，如杂交、诱变等产生的杂交后代、突变体、远缘杂交及其后代、基因标记材料、引变的多倍体材料、非整倍体材料等。

3. 按亲缘关系分类

按彼此间的可交配性与转移基因的难易程度,将种质资源分为三级基因库:初级基因库(Gp-1),库内的各资源间能杂交，正常结实，无生殖隔离、杂交不实或杂种不育；次级基因库（Gp-2），此类资源间的基因转移是可能的，但存在一定的生殖隔离、杂交不实或杂种不育，必须借助特殊手段才能实现基因转移；三级基因库（Gp-3），亲缘关系更远的类型，彼此间杂交不实、杂种不育现象更明显，基因转移困难。

二、中药种质资源收集与保存方法

（一）种质资源收集方法

1. 确定种质资源收集的品种

目前，药用植物种质资源研究对象以各省道地药材为主，包括家种品种和野生品种。基于繁育利用、优选良种、保存生物信息等不同目的，综合考虑各种影响因素，确定收集品种的原则：①移栽后易存活、适合异地保存的品种；②药材市场和临床应用多的品种；③珍稀濒危品种；④各地传统道地药材及政策所推介的优良药材品种。

2. 确定种质资源标准及调查标准

种质类型可根据种质资源标准划分为 3 类，分别为种源、变异类型和生态型。其标准分别为：①种源：同一种在相距较远的不同产地分布可算作不同的种质收集。在实际调查过程中以山区相距水平距离超过 50km，草原相距超过 100km 即可算作不同的种质。②变异类型：同一种植物，不同植物个体的根、茎、叶、花、果、种等器官在外部形态上存在很多差异，这些变异多由其遗传基础的差异决定，在遗传学上习惯称这种不同变异个体为变异类型。③生态型：同一种植物，在极端环境条件下长期生活，会由于自然选择而形成遗传基础不同的小群体（生态型），如海拔相差 1000m、土壤极度干旱和水湿、极度盐碱、不同土壤类型、典型的阳坡和阴坡等。

3. 确定种质资源收集的区域

首先，根据种质资源的分布区，包括自然分布区和人工引种区，以自然分布区为主、人工引种区为辅进行调查收集。其次，考察环境因子的相似度，确保其在资源圃中能存活生长。然后是道地区的典型性，选取具有典型代表性的道地药材种质资源进行收集。

4. 调查收集的工作方法

（1）访问调查：在每个调查区向当地药材公司、农业局等相关事业单位，以及当地的群众了解当地中药资源分布情况、大致数量、保护与利用状况，以及近年来中药资源的消长情况，并做详细记录，同时，确定去往重要野生分布区的路线。

（2）现地调查收集：根据访问调查的结果，参照有关的生态调查方法，选择有代表性的地块设立标准进行现地测定。首先，访问并记录野生中药的地理分布、资源状况、消长原因并提出对策，记录人工中药的分布、生长状况、资源储量、栽培设施、产供销模式及生产过程中存在的问题；其次，摄取大量的照片资源；然后，在有代表性的地块上设 3 个样方，样方的面积根据所调查的品种的疏密程度而定，密集的种类可以选 2m×2m 的样方，中密的种类可选 4m×4m 的样方，很稀疏的种类可以选 5m×10m 甚至 10m×10m 的样方，记录地形地貌、海拔、坡向、水分条件、土壤特征、植被状况和伴生植物群落特征，调查样方内秧苗的数量，分别对其群落的密度、盖度等指标进行测定，并且在样方内随机测定 30 株药材，记录株高、地径和冠辐等指标，并且收集样方内药材，测定药材产量；最后，收集各地野生中药的药材、土壤、营养叶片和 DNA 等样品，以及各地中药种源的种子和优良无性系，于各资源圃和种质资源库妥善保存。

（二）种质资源保存方法

一般而言，种质资源的保护原则包括保存与保护兼顾原则、原地保存与异地保存相结合原则、因药材而异的保存原则、分步实施原则、保存与利用相结合原则、保存与创新相结合原则。

1. 种质资源保存方法

（1）原位保存：指在原来的生态环境中就地保存植物种质，如建立各种自然保护区、天然公园、风景名胜区或湿地公园等途径对药用植物资源及生态环境系统进行长期保护，主要适用于群体较大的野生或近缘植物，这种方法对大多数野生种质资源最有效和安全，其优势在于既保护了药用植物种质，也保护了药用植物赖以生存的生态系统和自然环境。地方品种原有的传统农业生态系统是最好的就地保护方式。

（2）移位保存：指将种质保存于该植物原生态生长地以外的地方，包括建立种质圃和种质库。种质圃主要用来保存无性生殖的多年生植物，可以挽救那些原生态环境受到破坏的种质资源，但与原产地的差异可能会导致其失去原有的特征特色。种质库保存是以种子为繁殖材料的最简便、最经济、应用最普遍的资源保存方法，是针对耐低温、干燥的正常型种子进行的，绝大多数植物都属于这一类，保存方式是建立低温种质资源库。对那些不容易获得种子的植物种类，器官或组织的离体保存可以使之获得延续。

随着技术不断创新，目前有多种新技术新方法用于植物种质资源的保存，包括离体试管保存和基因文库保存。离体试管保存是将植物外植体在无菌的环境中利用组织培养技术进行植物种质资源保存的方法，特别适用于目前无法长期保存的无性繁殖植物、水生植物和顽拗性种子。基因文库保存是利用人工方法，从植物材料中获取总 DNA，然后用限制性内切酶将 DNA 切成许多片段并与载体连接，然后转移到大肠杆菌或酵母中进行繁殖，使生物体内所有基因都得到保存，如拟南芥、水稻等基因文库。

2. 种质资源保存方式

（1）种植保存：系统全面收集保存药用植物种质资源。在就地保存方面，可以根据实际情况建设自然保护区。一些道地药材、市场和政策主推的品种在本省各地既有人工种植，也有将其收集保存至各个自然保护区。一些珍贵稀少、对环境敏感、不易保存的品种，林业部门做好登记。与移位保护相比，原位保护可保存数量高，保存成本低，并且就地保护更容易保护生境及多样性，是生物保护的最佳手段。

而移位保存中建立药用植物园和种质资源圃也是植物种质保存的方法。药用植物园即指通过人工干预，将遗传种质迁移至其原生境之外的地方保存。需要注意的是，采用迁地和引种栽培保护药用植物种质资源时，需符合其相应的方法及条件要求。目前我国有 38 所专业药用植物园，如北京药用植物园、广西药用植物园、西双版纳南药园、海南兴隆南药园、重庆药用植物园、贵阳药用植物园等。各药用植物园的建立因地制宜，各有异同，已经成为一个完整且专业的药用植物种质迁地保护体系，目前已引种保存全国本土药用植物 7000 余种，约占我国药用植物资源的 63%，其中珍稀濒危物种 200 多种。

种质资源圃主要用于保存与储备种质资源。药用植物种类繁多，具有不同的道地性，对繁殖区域生态环境有较高的要求，因此资源圃既包括综合库，也包括单物种库。单物种库对环境要求较高，如吉林人参苗圃库、云南文山市三七苗圃库、贵州贵阳市紫苏苗圃库、广西融安县青蒿苗圃库等。综合库包含的物种较多，种质资源圃可以防止宝贵基因的丢失，为育种工作长期提供优良种源，为今后的选种育种、引种栽培工作提供有利的保证。

（2）贮藏保存：药用植物种质资源贮藏保存的方式主要是建立种质资源库，这是我国药用植物资源保护的重要内容，是中药资源可持续发展体系的重要组成部分，对我国大量珍稀濒危及有重要潜在利用价值的药用基因资源的保护与可持续利用具有深远意义，是中药产业的健康和可持续发展的重要基石。种质资源库主要有以下几种类型。

1）低温种质资源库：常见的低温种质资源库包括短期库（5～10 年）、中期库（11～30 年）、长期库（31～50 年）和超长期库（大于 50 年）四种。低温种质资源库保存种子的原理是通过控制贮藏条件来保存种子的活力。低温干燥缺氧可抑制种子呼吸，是延长种子寿命的有效措施。根据哈林顿通则："贮藏温度在 0～50℃范围内每降低 5℃，种子寿命将延长一倍；种子含水量在 5%～14%范围内每降低 1%，种子寿命也将延长一倍。"国际植物遗传资源委员会（IPGRI）推荐 5%左右的含水量和-18℃低温作为种子库长期保存种质的理想条件。种子贮藏库是进行专业化、现代化中长期种子贮藏的专业机构。

2）试管苗保存库：通过利用组织培养技术，用试管保存组织或细胞培养物的方法，来有效地保存种质资源材料。试管苗保存库依据的原理是植物体的每一个细胞在遗传上都是全能的，含有发育所必需的全部遗传信息。作为药用植物种质资源圃活体保存替代技术的体外保存，具有不受外界自然灾害的影响，可避免病虫害的侵扰，占用的空间小，维持费用相对较低，且便于国际种质交流和濒危物种的抢救和快繁等优点。近年来在植物中，特别是在通过无性繁殖的药用植物的种质资源保存中备受青睐。几十年来，各种组织培养物体外保存技术逐渐发展起来，日臻完善。

3）超低温保存库：超低温保存即为冷冻保存，其温度低于-80℃，一般以液氮及液氮蒸气为冷源。超低温保存库是采用成熟的超低温保存技术，将经过预处理的植物种子或离体材料，放入装有防冻保护剂的密封冷库管中，置于液氮中进行长期保存。这种保存方式可解决花期不遇和异地授粉问题，也可以应用于植物脱毒，同时还能提高种子的萌发率以及保持遗传稳定。

4）基因工程材料及DNA库：建立基因工程材料库是为生物工程技术育种提供物质基础，也为生物工程产品和中间材料的安全提供保障。DNA库重点保存特有、珍稀、濒危和野生的植物种质资源。

三、中药种质资源的评价

（一）评价内容

种质资源的客观评价是种质资源研究的中心环节，是对种质资源有效利用的基础。面对种类多样、性状复杂、变异广泛的中药种质资源开展系统的、规范化的多学科与多层次的评价是种质资源评价成功的关键。因此，必须建立针对各类药材资源特点的种质资源评价系统。当前中药材种质资源评价体系研究仍处于初级阶段，中药材种质资源评价指标类型复杂多样，采用规范化的标准对收集种质资源的药材质量、表型性状、抗性以及环境因素等（表3-1）进行科学的评价，对于合理利用药用植物种质资源，定向培育优良的栽培品种具有重要的意义。

表 3-1 中药材种质资源评价体系

指标类型	指标分类	指标因素	测定方法
药材质量	外在质量	药材大小、形状、颜色、表皮特征、质地、断面特征、断面颜色等	目测、测量
	内在质量	指标性成分含量	HPLC、GC-MS、LC-MS
表型性状	外观性状	株高、株幅、叶长、叶宽、叶型、叶序、分枝数、茎叶颜色、茎秆形状、根长、根直径、根型、根颜色、花序、花色、果实颜色、果实形状大小、种子颜色、种子形状大小等农艺性状	目测、测量
抗性	抗逆性	抗旱、抗涝、抗寒、耐盐、耐瘠等	目测、测量
	抗病虫性	抗病、抗虫等	目测、测量
生产性能	经济性状	药材产量、种子产量等	数据统计
遗传特性	遗传差异	基因差异、表观遗传差异等	分子标记及基因组、转录组分析
生态环境	生态气候因子	温度、湿度、光照、降水量、风速等	数据统计
	地理因素	地理位置、地形、地势、居群生境、植被等	数据统计
	土壤因素	土壤类型、微量元素含量、pH等	数据统计

1. 药材质量

药材质量性状包括外在质量指标和内在质量指标两类。外在质量是指药材的外观质量特征指标，如外观、色泽、药材断面的颜色、粉性等指标。外在质量的鉴别一般以药材现行的商品规格为依据，进行药材分级，根据不同药材等级的比例值，对药材质量进行评价；内在质量包括药用活性成分的定性和定量指标，定性指标多采用指纹图谱法，定量指标包括药用活性成分种类、比例和含量等。中药内在质量评价技术和方法为业内关注的重点和难点。目前，主要技术方法包括指标成分含量测定、指纹图谱和一测多评等。此外，中药质量标志物（quality marker，Q-marker）和质量综合评价指数等概念被先后提出并用于药材内在质量综合评价与等级划分。这些探索为中药内在质量评价和控制奠定了坚实基础。

2. 表型性状

表型多样性是物种多样性的重要表现形式，是基因与环境共同作用的结果。对表型多样性的评价是研究种质资源的基础，包括薏苡、苦荞、马铃薯、谷子在内的多种农作物已系统开展了基于表型性状的种质多样性评价工作，白术、铁皮石斛、青蒿等中药材的表型多样性研究也取得了一定进展。由于表型性状的多样性，不同药用植物表型性状的评价需要结合其特点，有针对性地选择。目前表型性状评价的内容主要包括株高、株幅、叶长、叶宽、叶型、叶序、分枝数、茎叶颜色、茎秆形状、根长、根直径、根型、根颜色、花序、花色、果实颜色、果实形状大小、种子颜色、种子形状大小等农艺性状，采用的方法主要有目测和测量，由于表型性状的不稳定性，一般需要进行多年多点的鉴定。

3. 抗性评价

抗性评价内容主要是药用植物对非生物胁迫和生物胁迫的敏感性。非生物胁迫敏感性主要指种质对于干旱、水涝、盐碱、瘠薄、低温、高温、遮阴等不良环境条件的耐受性，称为抗逆性。生物胁迫敏感性是指种质对病虫害等生物侵害的耐受性，称为抗病虫害。药用植物抗逆性鉴定需要在相应的逆境环境下进行，抗病虫鉴定需要在人工接种相应病虫下进行，并且均要重复鉴定。

4. 生产性能

药用植物属于农业中的特种经济作物范畴，因此对于药材生产产业来说，短期快速高产仍然是其追求的主要目标。这也就暗示，药用植物的生产性能指标包括两个要点，一个是生产周期，一个是药材产量。其中生产周期是药用植物从播种到能够生产合格的药材所需要的时期。而药材产量则指药材经产地加工后，可合格入药部位的单位面积干药材产量。

5. 遗传特性

中药种质资源的遗传评价是在弄清其身份和来源信息（包括起源出处、地理和生态信息等）的基础上，对其遗传多样性水平和变异特征进行全面评估，以及对相关的内在基因型、基因或者单倍型与外在表型和环境之间的关系开展研究。有效的种质资源遗传评价是对其进行遗传育种和科学利用的前提，不仅有助于发掘和利用有用遗传资源，同时还可以预测未充分利用资源的遗传潜力和育种应用价值，发现未知或稀有等位基因及其相关的独特表型。对种质库中保存的中药种质资源开展全面的遗传评价也是科学合理地制订资源保育和管理策略的基础。收集管理的种质多具有不同的遗传组成、进化起源关系和遗传混杂程度，获取这些遗传信息才能对资源类型进行有效划分（如纯种、杂交种质的区分等），制订资源的分类管护和保存办法，最大化其长期利用价值。基于资源遗传多样性的全面评估，还可以有效剔除冗余种质，构建核心种质（core collections）资源库，在经费和人力有限的情况下平衡种质资源长期保存利用与高投入维护成本的矛盾。

6. 生态环境

药材品质的形成过程是基因与环境的双重选择。生态环境条件影响道地药材的分布、生长发育、产量和质量，适当的生境条件有利于次生代谢产物在中药中的形成和积累，从而影响药材质量的优劣，因此对于药用植物生态环境的评价也非常重要。生态环境主要包括温度、湿度、光照、降水量、风速等生态气候因子，地理位置、地形、地势、居群生境、植被等地理因素，土壤类型、微量元素含量、pH 等土壤因素。通过对药用植物种质资源的生境分析，结合其品质评价，对于进一步优化农田和自然生态系统的服务功能，提高药用植物次生代谢产物的含量具有重要意义。

通过对中药材种质资源的表型性状、药材性状、遗传特性及环境因素等数据进行汇总，同时进行数据标准化与结构化，建立系统的数据分析模型与评价模式，综合分析各指标数据的差异性与相关性，建立系统科学的中药材种质资源评价体系。

（二）鉴定技术

中药材种质资源鉴定是资源评价和利用的前提。中药材种质资源鉴定方法与药用植物、中药材及饮片等的鉴别方法相同，包括传统的性状鉴别、显微鉴别、薄层鉴别、理化鉴别，以及现代分子生物学技术，如蛋白质电泳以及各种分子标记技术。中药资源是独具特色的植物资源，中药性状鉴别是体现中药的整体质量控制指标之一。中药显微鉴别，特别是随着现代显微技术的发展，其在中药定性、定量及定位等方面均有突出的作用。中药薄层鉴别及理化鉴别均是利用中药化学成分差异及其性质进行鉴别，是中药特色鉴别方法。随着分子生物学技术的发展，国内外学者将该技术应用于药用植物野生与栽培品种的区分、中药替代品研究、中成药鉴别、优良品种标记育种、遗传多样性研究、遗传图谱建立、活性成分追踪、中药体内代谢分析等方面，并取得了大量的成果。基于分子生物学技术对药用植物种质资源进行研究推动了我国中医药事业发展。现重点对分子生物学技术在中药种质资源评价中的应用进行讨论。

1. 分子标记技术

分子标记是从形态标记、细胞标记和生化标记发展而来的，具有准确、可靠、高效率鉴定种质资源的优点。随着分子生物学技术的发展，分子标记技术经历了 4 个阶段并随之产生了多种类型的标记。

（1）限制性片段长度多态性（restriction fragment length polymorphism，RFLP）：是依据序列差异并产生特定的限制性内切酶酶切位点，从而导致酶切片段长度的变化或片段数量的增减，进行鉴定。其优点为探针可随机选取、稳定、标记多为共显性、能区分杂合和纯合、重复性好、分析简单。缺点为 DNA 样品量大，费时费力费用高，不适于居群遗传分析。

（2）随机扩增引物多态性 DNA（random amplified polymorphism DNA，RAPD）：标记能反映群体或物种之间基因组的微小差异，具有易操作、不使用同位素、无需目的基因序列的优点，常用于药用植物种内、种间系统学研究。

（3）扩增片段长度多态性（amplified fragment length polymorphism，AFLP）：具有 RFLP 和 PCR 共同的优点，稳定性强，重复性高。

（4）简单重复序列（simple sequence repeat，SSR）：又称微卫星，是一类由几个核苷酸为重复单位组成的长达几十个核苷酸的串联重复序列。具有高度重复性、多等位基因性质，高稳定性，高丰度，共同优势遗传和良好的基因组覆盖，可以鉴别杂合和纯合，效率高，是植物品种鉴定的优先选择。

（5）表达序列标签微卫星（expressed sequence tags-simple sequence repeats，EST-SSR）：是基于表达序列标签开发的微卫星分子标记，结合了 SSR 标记和 EST 技术的优点。

（6）单核苷酸多态性（SNP）：为第三代 DNA 标记，可以精确到单个核苷酸的识别，通过 DNA 序列间的细微差异区分不同个体，较之 SSR 多态性更高，可获得更加精确的 DNA 片段序列信息，对 DNA 严重降解的供试材料也同样适用。本方法具有通量大、多态性丰富、分析速度快、易建立标准化操作，但其缺点为成本高、需要所测物种的全部基因组序列。

（7）竞争性等位基因特异性 PCR（competitive allele specific PCR，KASP）：利用通用荧光探针，通过 touch-down PCR 的方法实现 SNP 分型。KASP 检测方法目前仅用于作物种质纯度鉴定、基因定位和分子标记辅助育种，在药用植物方面的应用还处于空白状态，主要由于缺乏对药用种质靶 SNP 和 InDel 变异位点的了解，从而限制了 KASP 技术的发展。近年来随着生物技术的不断发展，相信该方法未来将在药用植物种质鉴定方面发挥作用。

2. 组学鉴定技术

组学按照分析目标的不同分为基因组学、转录组学、代谢组学、蛋白质组学，可以融合应用到中药种质资源遗传评价与创新的各个方面，包括中药种质资源的起源、演化和分类鉴定研究，资源多样性评价与核心种质筛选，中药种质适应多样化环境的分子遗传机制解析，重要表型或天然产物生物合成相关的基因资源挖掘与应用，基于基因型-表型关联分析的基因组选择育种以及基因编辑技术相关的种质创新等。

（1）基因组学：分为结构基因组学、功能基因组学、比较基因组学 3 个亚领域。目前，总计有 43 种药用植物的基因组相继被测出。已知最大的是宽瓣重楼，82.55Gb，银杏也有 9.87Gb，此外如罂粟、三七、姜和地黄等物种的基因组也都大于 2Gb；基因组较小的药用植物有掌叶覆盆子（240Mb）、穿心莲（270Mb）和菟丝子（270Mb）等。一些菌类药物如虫草和灵芝等类，均小于 40Mb。其中最小为广东虫草，仅有 29Mb。这些基因组序列的公布，为进一步鉴定、开发和利用上述种质资源鉴定奠定了基础。真核生物不仅有细胞核，还包括一些细胞器。因此，组学研究还包括叶绿体基因组学、线粒体基因组学、核基因组学、质体基因组学，其中叶绿体基因组结构简单、相对分子质量小、保守性好，而线粒体基因组变异性强且结构复杂。利用叶绿体基因组测序对于高效准确区分近缘物种具有重要意义。

（2）转录组学：是指在整体水平上研究细胞中基因转录的情况及转录调控规律的学科，在新基因的发掘、SNP 及分子标记的挖掘、基因家族鉴定及进化分析、转录图谱绘制、代谢途径确定等方面具有优越性。

（3）代谢组学：植物代谢组学是代谢组学重要分支，主要基于化学计量学（chemometrics）对植物整体代谢物进行定性和定量分析。化学计量学是通过数学或统计方法将化学系统或过程的测量值与系统状态相关联的科学。化学计量学针对复杂体系所产生的数据分析问题，逐渐发展出多元统计分析方法，如回归分析、聚类分析、判别分析、主成分分析（principal component analysis，PCA）、偏最小二乘判别分析（partial least squares discrimination analysis，PLS-DA）和正交偏最小二乘判别分析（orthogonal partial least-squares discrimination analysis，OPLS-DA）等。代谢谱分析在药用植物上主要应用于不同产地、逆境、品种、部位、采收期和炮制加工等的代谢产物比较和代谢途径辅助研究等。关注样品间化学成分种类和含量差异，进而进行种质鉴别和样品分类，为药材质量评价和控制提供科学依据。

研究案例

艾的种质资源收集与评价

艾（*Artemisia argyi*）为菊科蒿属多年生草本植物，植株有浓烈香气，入药部位为其干燥叶片，性辛、苦、温，归肝、脾、肾经，具有温经止血，散寒止痛，外用祛湿止痒的功效。本案例建立了艾种质资源收集与评价的方法，为药用植物种质资源收集与评价研究提供了参考。

（一）名词术语

1. 种质资源

中药材种质资源通常指具体物种，包括野生种、近缘野生种、栽培种和特殊遗传材料在内的所有可利用的携带遗传物质的活体材料。

2. 种质资源保存

种质资源保存是指利用天然环境条件或人为创造的技术措施保护植物种质资源，避免其流失和灭绝。主要包括种植保存和贮藏保存两种方式。

3. 种质资源评价

种质资源评价是按照一定的方法，对种质资源植物学性状、农艺学性状、生物学特性以及品质和抗性等方面进行评价。

（二）案例原理

通过采用调查征集以及种质交换征集的方式，对全国各地艾叶资源进行广泛收集，并建立种质资源圃进行种植保存，之后采用科学规范的评价方法对资源圃中的艾叶资源的植物学性状、农艺性状、品质性状、遗传特性等进行评价。

（三）案例解析

1. 种质资源收集与保存

艾（*Artemisia argyi* Lévl. et Van t.）为菊科蒿属多年生草本植物，是一种常用的大宗中药材，以叶片入药，具有温经散寒、止咳平喘、安胎等多种功效。我国艾资源分布于全国各地，且艾的生命力旺盛，对环境的适应性较强。在《中国植物志》中记录不同地区或者相同地区不同品种的艾叶片均有较大的差异，不同地区和品种的艾，在叶片的大小和形状、非腺毛的多少、叶片的腺毛和腺体的密度等表型性状上存在较大的差异，另外，其次生代谢物的含量也存在较大的差异，艾的挥发油成分含量也各不相同。因此，不同地区不同品种的艾叶片大小、叶片形态、株高、叶片中腺毛的密度、腺毛的类型、腺体的数量、出绒率、黄酮类物质及挥发油等代谢物质的含量可以作为艾种质资源评价的指标。

通过对全国艾叶种质资源进行系统收集、整理和评价，共搜集了全国各地艾草野生和栽培种质资源 120 份，搜集的艾叶资源主要有蕲春蕲艾资源：蕲春圆叶艾、蕲春五尖艾，蕲春七尖艾、蕲春九尖艾、香艾等 20 余个；湖北艾资源：主要来源于麻城、神龙架、宜昌、随州、团风、襄阳、孝感、恩施、通城、红安等；湖北省外艾资源：主要来源于宁陕、资阳、巴中，宁海、安国、南阳、汤阴、方城、亳州、杭州、南京、南宁、六安、岳西、安庆等。并在湖北武汉（30.45°N，114.26°E，海拔 20m）和蕲春县管窑镇（30.20°N，115.32°E，海拔 31.32m）建立活体种质资源保存圃（图 3-1），并围绕艾种质资源评价开展一系列工作。

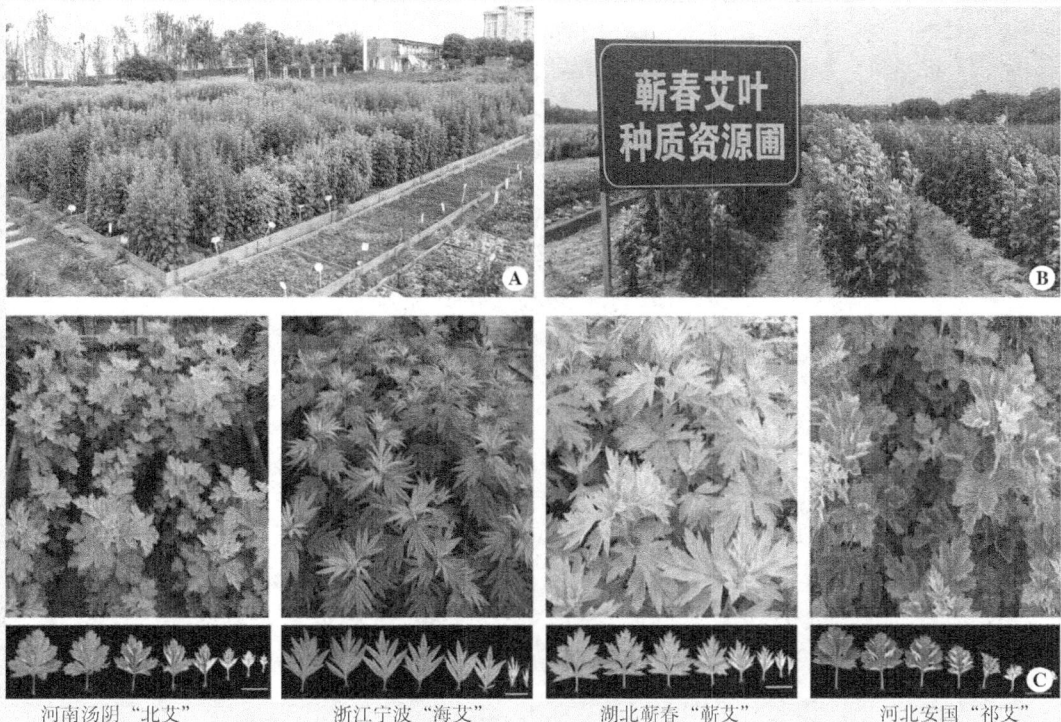

河南汤阴"北艾"　　浙江宁波"海艾"　　湖北蕲春"蕲艾"　　河北安国"祁艾"

图 3-1　艾种质资源收集与保存

A. 武汉艾种质资源圃；B. 蕲春艾种质资源圃；C."四大名艾"种质表型图

2. 种质资源评价

（1）基于农艺性状和叶片表型性状的艾种质资源多样性分析

1）材料：100 份艾种质资源。

2）方法：挖取不同艾种质地下未出苗根状茎，截成 10～15cm 后种植于湖北中医药大学艾种质资源圃中，实验小区长 2.5m，宽 1.5m，株行距为 20cm×30cm，各小区用深入地面的木板隔开，防止艾地下根状茎混杂，其余按照艾常规农事操作进行。该实验基地位于 30°27′6″N，114°15′51″E，海拔 20m，年平均气温 19.5℃，年均日照 1741.4h，年均降水量 1260mm。

3）农艺性状和叶片表型性状调查统计：在各实验小区选取具有代表性的 10 株艾观测记载其农艺性状及叶片表型性状。统计测定数据包括株高、枯叶高、分支夹角、五叶间距、茎径、叶片数、分枝数、叶片宽、叶片长、叶面积、叶绿素含量、叶基形状、叶基对称度、托叶、叶柄侧生小叶、叶尖形状、叶裂数、基部叶裂深度、第二对裂片深度、叶片产量共 20 个描述符，数值性状无需编码可直接取其度量；二元性状是或否赋值为 1 和 0；多态性状将其分解为多个新的二元性状，按二元性状编码方式处理。

4）数据分析：用 Excel 2010 对数据进行整理，并对各性状的均值、标准差、变异系数、频数分布等数据进行分析。利用 Shannon-Wiener 遗传多样性指数表示性状的多样性程度，其计算方法为：$H=-\sum p_i\ln(p_i)$，式中 p_i 表示某性状第 i 级别内材料数占总分数的百分比。采用 SPSS 25.0 对数据进行 Person 相关性分析、主成分分析和层次聚类分析，采用 SIMIA-P14.1 软件进行主成分分析。

5）结果：通过对艾种质资源株高、枯叶高、分支夹角、五叶间距、茎径、叶片数、分枝数、叶片宽、叶片长、叶面积、叶绿素含量、叶基形状、叶基对称度、托叶、叶柄侧生小叶、叶尖形状、叶裂数、基部叶裂深度、第二对裂片深度、叶片产量等 20 个表型性状进行多年多点的数据统计分析，发现株高、枯叶高、茎径、叶基对称度、托叶、叶尖形状、基部叶裂深度、第二对裂片深度、叶片产量等 9 个性状具有丰富的遗传变异，可作为艾种质资源农艺性状和叶片表型性状评价的关键指标。同时根据 20 个表型性状的相关性分析和主成分分析，进一步筛选出株高、枯叶高、茎径、叶基对称度、托叶、叶尖形状、基部叶裂深度、第二对裂片深度、叶片产量这 9 个性状信息能代表 F 值总变异的 96.5%，可以作为评价艾种质资源的农艺性状及叶片表型性状的关键指标。进一步利用 20 个表型性状对全国艾种质资源进行聚类分析，可将艾种质资源分为 3 个类群，各群类特征分别为矮株粗茎大叶型、高株宽幅高产型、矮株细茎阔叶形，其中高株宽幅高产型的艾种质占了总样本量的 88.00%，表型性状综合得分值最高，叶片产量较高，是综合农艺性状好的材料（图 3-2）。矮株粗茎大叶型与矮株细茎阔叶形的种质数量较少，分布于江西、河南、河北、湖北、安徽等地，以上分类可以为艾种质资源的栽培鉴定和品种选育提供基础。

（2）基于药材品质性状的艾种质资源多样性分析

1）材料：100 份艾种质资源。

2）方法：挥发油提取采用水蒸气蒸馏法，净选 40g 干燥艾叶，用剪刀剪碎后置于 2000mL 圆底烧瓶中，加入蒸馏水 1000mL，按 2015 年版《中国药典》四部通则 2204 挥发油测定法提取 7h 后收集艾叶挥发油。总挥发油含量计算方法为：总挥发油含量=[挥发油体积（mL）/艾叶质量（g）]×100%

气相色谱-质谱联用（GC-MS）分析：实验仪器为 ThermoFisher Trace 1310 型气相色谱质谱联用仪（美国 ThermoFisher 公司），色谱柱为 TG-1701MS 毛细管柱。色谱条件：程序升温，初始温度 40℃，保持 2.5min；以 5℃/min 的速率升至 200℃，保持 1min，再以 10℃/min 升至 240℃，保持 5min。载气为氦气，进样口温度 250℃，进样量 1μL，不分流。质谱条件：EI 电离源，电子能量 70eV，温度 250℃，采用全扫描模式采集数据，扫描范围 40～600amu。

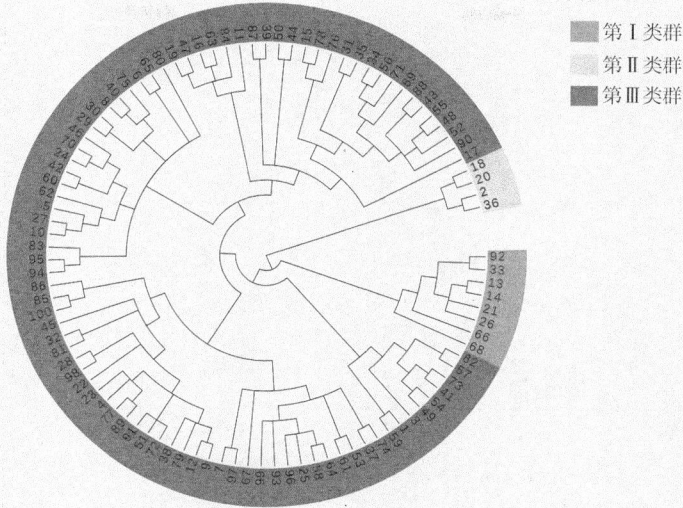

图 3-2　100 份艾种质资源基于农艺性状及叶片表型性状的层次聚类图

UPLC 分析：利用 UPLC 测定新绿原酸、绿原酸、隐绿原酸、夏佛塔苷、异夏佛塔苷、异绿原酸 B、异绿原酸 A、异绿原酸 C、高车前素、棕矢车菊素、异泽兰黄素、蔓荆子黄素的含量。色谱条件：采用 ZORBAXRRHD Eclipse Plus 95A C18 色谱柱（100mm×2.1mm，1.8μm），流动相为 0.1% 甲酸水溶液（A）-乙腈（B），梯度洗脱（A：0～0.5min，98%→95%；0.5～7min，95%→75%；7～11min，75%→70%；11～14min，70%→67%；14～19.5min，67%→55%；19.5～20.5min，55%→15%；20.5～27min，15%→2%；27～28min，2%→98%），流速 0.4mL/min；柱温 35℃，检测波长 330nm；进样量 1μL。

3）数据处理：运用 Mainlib 谱库对 GC-MS 分析得到的挥发油总离子流图中的各个色谱峰进行检索；采用 Excel 2010 对数据进行整理；利用 Heatmapper 程序进行聚类分析；利用 SIMCA-P14.1 进行主成分分析；利用 SPSS 25.0 对数据进行 Person 相关性分析和主成分分析。

4）结果：不同艾种质叶片中总挥发油含量介于 0.53%～2.55%，平均含量为 1.45%；来源于湖北省黄冈市蕲春县的 26 份样品中，有 16 份样品的总挥发油含量高于平均水平，总体来说表现较佳。利用 GC-MS 对艾叶挥发性成分进行分析，共鉴定出 39 种化合物，利用这 39 种化合物的成分含量将 100 份艾种质聚为 4 个类群，每个类群的挥发油组分具有明显的特征，主要成分的差异也造成了挥发油药效的不同。第 I 类群的主要成分为蒿酮和桉油精，第 II 类群的主要成分为蒿酮、β-石竹烯、大牛儿烯 D，第 III 类群的主要成分为桉油精和 β-石竹烯，第 IV 类群的主要成分为桉油精和 β-石竹烯（图 3-3）。一般认为桉油精是艾叶油中主要的药效成分，在艾叶挥发油中占的比例较高，生产上仍主要以桉油精的含量高低作为评价艾叶质量的唯一标准。但除桉油精以外，蒿酮、β-石竹烯、4-萜烯醇等众多成分也具有较好的抗菌、抗病毒能力，这些化合物对于不同类型的病菌具有特殊的抗性；（＋）-柠檬烯、蘑菇醇、紫苏醇和左旋香芹酮等成分具有特殊香味，是艾叶香气构成的关键因子，不仅具有一定的药理活性，还可以应用于食用香精、香料、香水中，因此生产上应根据艾叶挥发油的用途选择相应的艾种质，并对发挥相应药效的特定成分含量进行测定，不能仅仅根据桉油精含量的高低评价艾叶挥发油的质量；对于艾叶中侧柏酮、樟脑等毒性成分含量较高的种质，应避免作食用或药用；除此之外，第 II 类群中含量较高的顺-β-金合欢烯、γ-荜草烯和大牛儿烯 D 的研究较少，药效和香味等信息尚不明确，可以为艾叶挥发油新功能的开发提供基础。本研究鉴定出了艾叶挥发油中的 12 种挥发性共有成分，基于这 12 种共有成分的含量进行了相关性分析和主成分分析，将共有成分的含量转化为 5 个相对独立的指标，每个指标可以用于反映挥发油特定疗效或香味的信息，对于简化数据指标，降低品种选育的难度具有重要作用。该研究对艾种质资源叶片挥发油的差异进行了系统分析，为艾的品种选育提供参考，为艾叶挥发油合理利用提供依据。

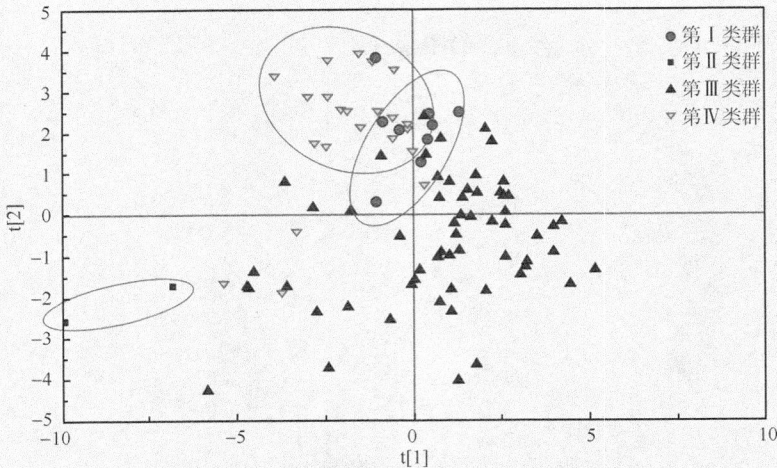

图 3-3　艾种质资源基于挥发性成分含量的主成分分析散点图

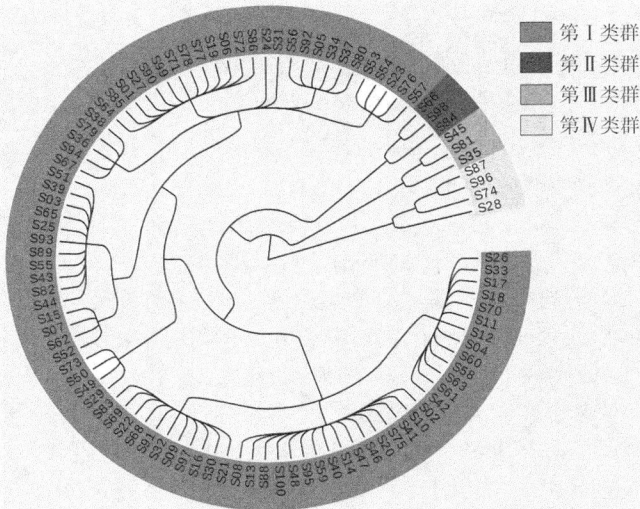

图 3-4　基于黄酮类成分的艾种质资源系统聚类图

黄酮类物质和出绒率也是艾叶药材质量的重要指标。通过测定各种质的艾叶出绒率和总挥发油含量，运用 UPLC 测定艾叶中 12 种黄酮和酚酸类成分含量，并利用相关性分析、主成分分析和聚类分析对艾叶品质进行综合评价（图 3-4）。艾种质资源具有丰富的遗传多样性，14 个品质性状的变异系数范围为 8.23%～45.33%，其中绿原酸、隐绿原酸、异夏佛塔苷、异绿原酸 B、异绿原酸 A 的变异系数超过 70%，变异较大；艾叶出绒率与 9 个品质性状呈负相关，艾叶总挥发油与 10 个品质性状呈正相关，而各黄酮和酚酸类成分多呈相互协同的作用；对 12 个黄酮和酚酸类成分进行主成分分析，提取出 4 个主成分，以 S98（浙江省杭州市）、S84（湖南省邵阳市隆回县）、S66（湖北省麻城市福田河镇）、S35（湖北省黄冈市蕲春县八里湖乡）、S15（河南省安阳市汤阴县伏道乡）所对应的种质艾叶中黄酮和酚酸类成分综合得分最高；系统聚类分析表明，在欧式距离为 8.0 处可以将 100 份种质分为 4 个类群：第 I 类群包含 90 份资源，第 II 类群包含 3 份资源，第 III 类群包含 3 份资源，第 IV 类群包含 4 份资源，其中第 II 类群黄酮和酚酸类成分含量较高，第 III 类群总挥发油含量较高，第 IV 类群艾叶出绒率较高，为艾种质资源的品质评价和品种选育提供依据。

（3）基于叶绿体基因组的艾种质资源系统分析

1）材料：通过对 100 份艾种质资源进行表型和品质性状的分析，共获得 72 份核心种质资源，用于叶绿体基因组测序。

2）方法：采用 CTAB 法提取艾资源嫩叶的基因组 DNA，并构建 300bp 的文库，使用 Illumina HiSeq 系统进行双末端测序。使用 metaSPAdes 软件进行叶绿体基因组组装，利用叶绿体的注释软件 CPGAVAS2 对艾叶叶绿体全序列进行编码基因注释。采用 ogdraw 软件将 GenBank 文件绘制成基因圈图并将序列数据和基因注释信息上传至 NCBI 网站数据库。

3）数据处理：利用 MISA（https://webblast.ipk-gatersleben.de/misa/）在线分析软件分析简单重

复序列（SSR）；借助 IRscope（https://irscope.shinyapps.io/irapp/）在线分析工具生成 10 种蒿属植物物种边界图；利用 DnaSP v6.0 软件计算了 72 个艾叶绿体基因组的核苷酸多样性水平。

4）结果：通过对 72 份艾种质资源进行叶绿体基因组测序，发现艾的叶绿体基因组由 LSC（large single-copy region），SSC（small single-copy region），IRA（inverted repeat region A）和 IRB（inverted repeat region B）这 4 个部分组成，大小约为 151kb，含有 114 个基因，包含 82 个蛋白质编码基因，28 个 tRNA 基因和 4 个 rRNA 基因。艾叶绿体基因组中共有 13 个含有内含子的基因，并且全部位于 LSC 区域。不同种质艾叶绿体基因组中 SSR 位点的数目为 35～42 个，且大部分为单核苷酸 A 和 T 重复序列。72 个艾叶绿体基因组中共检测到 196 个 SNP 位点，可用作种内鉴定的高分辨率 DNA 条形码。基于此，利用叶绿体基因组重复序列和 SNP 位点开发了鉴定四大名艾的分子标记。进一步通过四个区域的边界比较分析发现，11 种蒿属植物的叶绿体基因组在反向重复区域（inverted repeat region，IR）边界显示出明显差异，其中艾叶绿体基因组中有 8 个基因分布在边界区域。另外，菊科植物叶绿体基因组的可变位点多位于单拷贝区域（single-copy region，SC）区，且非编码区的变异大于编码区。利用 67 个菊科物种和 2 个外群物种叶绿体基因组中共有的 43 个蛋白编码基因构建系统发育树，结果显示该进化树与传统分类系统一致且蒿属物种被聚为一组，艾与白苞蒿和山地蒿的亲缘关系较近。

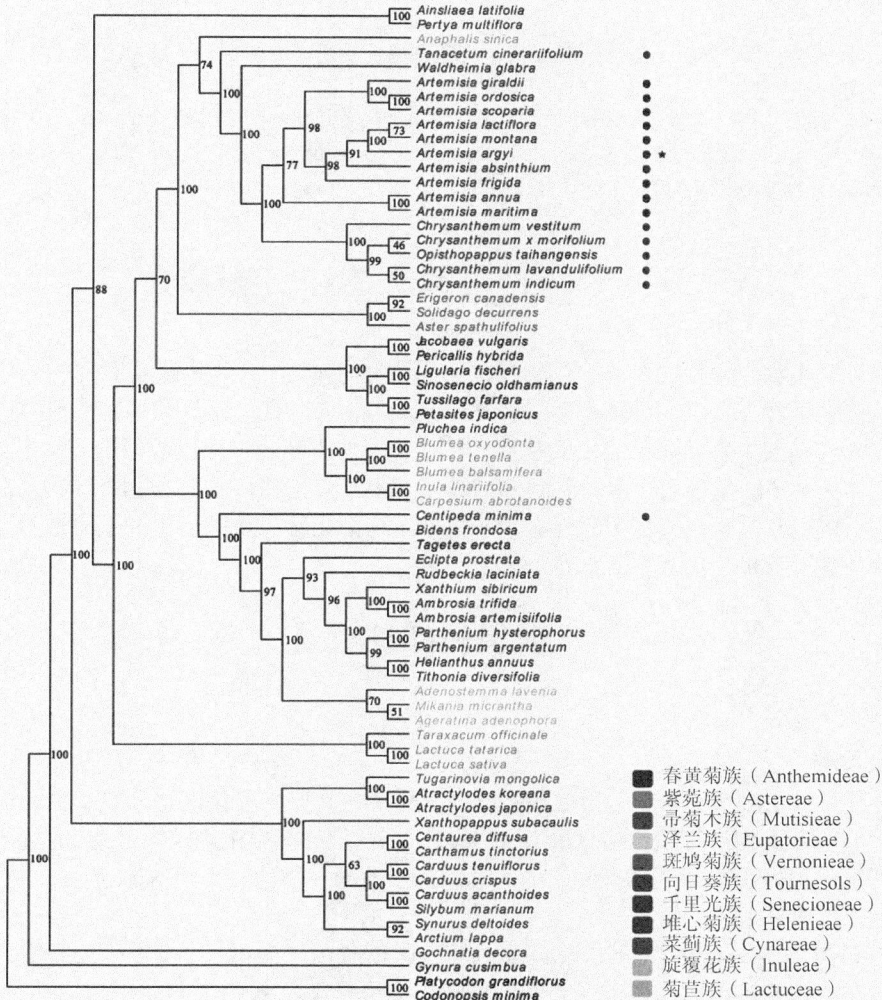

图 3-5　基于叶绿体基因组构建的菊科 69 个物种的系统发育树

该研究为艾的种质鉴定及解析其在菊科中的进化位置提供了有益参考

（四）思考

我国药用植物种质资源丰富，对这些资源的收集保存与评价一直是重点基础性工作。随着现代生物技术的发展，药用植物种质资源的收集与评价方法也发生了重要变化。在种质资源收集上，基于大数据分析和地理信息系统的中药材资源区划为药用植物的产地、分布提供了较为详细的数据；在种质资源保存上，基于组织培养物的保存方法可用于保存顽拗型药用植物、水生药用植物和无性繁殖药用植物种质资源，大大缩小空间且繁殖不受季节控制；在种质资源评价上，利用表型组、代谢组、基因组等多组学技术也为药用植物性状数据的高通量获得提供了可能。因此应充分整合和利用现代生物技术，加快药用植物种质资源保存与评价进程。

参 考 文 献

陈昌婕，罗丹丹，苗玉焕，等. 2021. 基于农艺性状和叶片表型性状的艾种质资源多样性分析[J]. 中国中药杂志，46（11）：2773-2782.

陈昌婕，罗丹丹，苗玉焕，等. 2021. 艾种质资源挥发性成分分析与评价[J]. 中国中药杂志，46（15）：3814-3823.

陈昌婕，罗丹丹，苗玉焕，等. 2021. 不同艾种质资源叶片品质的分析与评价[J]. 中国实验方剂学杂志，27（9）：129-136.

兰晓燕，张元，朱龙波，等. 2020. 艾叶化学成分、药理作用及质量研究进展[J]. 中国中药杂志，45（17）：4017-4030.

王明洁，张秀琢，杨骏. 2020. 艾灸辅助治疗新型冠状病毒肺炎 7 例[J]. 中国针灸，40（10）：1035-1036.

Chen C，Miao Y，Luo D，et al. 2022. Sequence characteristics and phylogenetic analysis of the *Artemisia argyi* chloroplast genome[J]. Front Plant Sci，20（13）：906725.

第二节　中药种质资源的遗传多样性

遗传多样性是生物多样性的核心，广泛存在于各种生物体内，是生物进化和物种分化的根本动力，所有的遗传多样性都发生在分子水平，因此，保护生物多样性就是要保护其遗传多样性。遗传多样性的研究方法随着生物学研究层次的提高和技术手段的不断改进而逐步发展，从形态学水平、细胞学（染色体）水平、生理生化水平到目前的分子水平，无论在什么层次上进行研究，其目的都是揭示遗传物质的变异。研究遗传多样性有助于进一步探讨生物进化的历史和适应潜力，有助于推动保护生物学研究，有助于种质资源的保存和利用。

一、遗传多样性概述

（一）概念原理

1. 遗传多样性

遗传多样性（genetic diversity）指遗传基因的多样性，有广义和狭义之分。广义的遗传多样性指周围环境中的所有生物携带遗传信息的总和，也即生物遗传基因的多样性。狭义的遗传多样性包括两方面，即同一群体中不同个体遗传变异的总和，以及同一物种内不同群体遗传变异的总和。

2. 种群遗传结构

种群遗传结构（population genetic structure）指遗传变异的空间结构，即基因或基因型在空间上和时间上的分布，包括种群内的遗传变异和种群间的遗传分化。由于特殊的进化历史、人为破坏、生境片段化、居群间基因流受阻、遗传漂变等，濒危物种居群间的遗传分化通常高于广布的非濒危物种。

（二）研究现状

随着科学技术的突飞猛进，遗传多样性的研究方法已从基础形态学水平、细胞学水平向生理生化和分子标记微观水平迅速发展。近年来，测序技术和高通量分子及表型检测平台迅速发展，组学技术在大量作物和园艺植物种质资源遗传评价与创新中发挥着越来越重要的作用，而在中药种质资源的研究中仍处于起步阶段。

目前对中药种质资源遗传多样性的研究集中在应用一种或多种 DNA 分子标记技术或和化学成分、表型形状相结合展开研究。分子标记的设计既可以针对叶绿体基因组又可以针对核基因组，随着测序技术的发展，有越来越多通过转录组测序开发 SSR 分子标记的研究被报道。

对于叶绿体基因组的研究有两种，一种是分析叶绿体非编码区序列，如对半夏及近缘种的研究、对当归野生与栽培种质的研究；另一种是研究叶绿体基因组特征，开发叶绿体基因组 SSR 位点，从而分析中药种质资源的遗传多样性或为其研究奠定基础，此类研究也有较多的报道如女贞子、山药、党参、黄花瑞香狼毒、马兜铃科药用植物和白花刺续断等。

对于核基因组的研究也有很多报道，以最常用的简单重复序列区间（ISSR）和简单重复序列（SSR）为例，它们既可以单独使用来研究中药种质资源的遗传多样性，如应用 ISSR 对当归、麻黄、菘蓝、草珊瑚、苦豆子、细毡毛忍冬、川牛膝等的研究，应用 SSR 对羌活、蔓荆子、黄精、灯盏花、天麻、柴胡等的研究；又可以与其他分子标记技术结合使用，如应用 ISSR 和 RAPD 两种标记技术在分子水平上表现白果、五味子的特点；还可与化学成分或性状结合使用，如应用了 ISSR 分子标记技术与 UPLC 分析橘核遗传多样性与柠檬苦素类化合物含量的相关性，为筛选橘核的主要基原品种提供了参考，又如应用 SSR 分子标记与主要有效药用成分结合的策略构建十堰地区天师栗种质资源核心种质库，有效地保存与管理天师栗种质资源，再如将 SSR 分子标记技术与表型数据和活性组分含量相结合分析，为筛选高产、抗病、抗逆和活性组分含量高的茅苍术种质提供理论依据和应用参考。

随着转录组学的发展，转录组学也为中药种质资源遗传多样性研究提供了基础。利用高通量测序技术测定药用植物的转录组，并通过生物信息学技术进行分析，开发 SSR 分子标记，由于利用转录组开发的 SSR 标记均位于编码区，因此，更有效地解释了不同品种的表型和功能的多样性，如粗茎秦艽、多花黄精等的研究。

二、基于叶绿体基因组的中药资源遗传多样性研究及应用

（一）概念原理

1. 叶绿体基因组

叶绿体基因组（chloroplast genome，chloroplast DNA，cpDNA）是绿色植物叶绿体内的 DNA，亦称为质体基因组（图 3-6）。叶绿体 DNA 常为环状双链 DNA，极少数呈线状或多环状。陆地植物的叶绿体基因组在基因含量、结构和大小等方面相对保守，还具有单倍性和单亲母系遗传等利于基因组研究的特点。叶绿体基因组在功能上可分为蛋白质编码基因、内含子和基因间隔区。前者包含与光合作用、蛋白质合成等功能相关的基因，后两者为非编码区域不进行蛋白质编码。

2. 物种鉴定

为保证中药的药材质量，需要进行基原鉴定，获得中药资源的准确学名。自然界中蕴藏着丰富的药用生物资源，物种的鉴定对于人们了解药用植物的进化演变和资源情况等具有重要的意义。植物分类学曾经从植物的功能用途、形态学特点等角度着手进行研究。然而仅利用传统形态学方法进行物种鉴定可能会导致不准确的分类结果。利用基因序列的差异可以进行系统发育学分类研究，具有准确度高、重现性好等特点，能够极大地弥补形态学分类方法中的局限性。

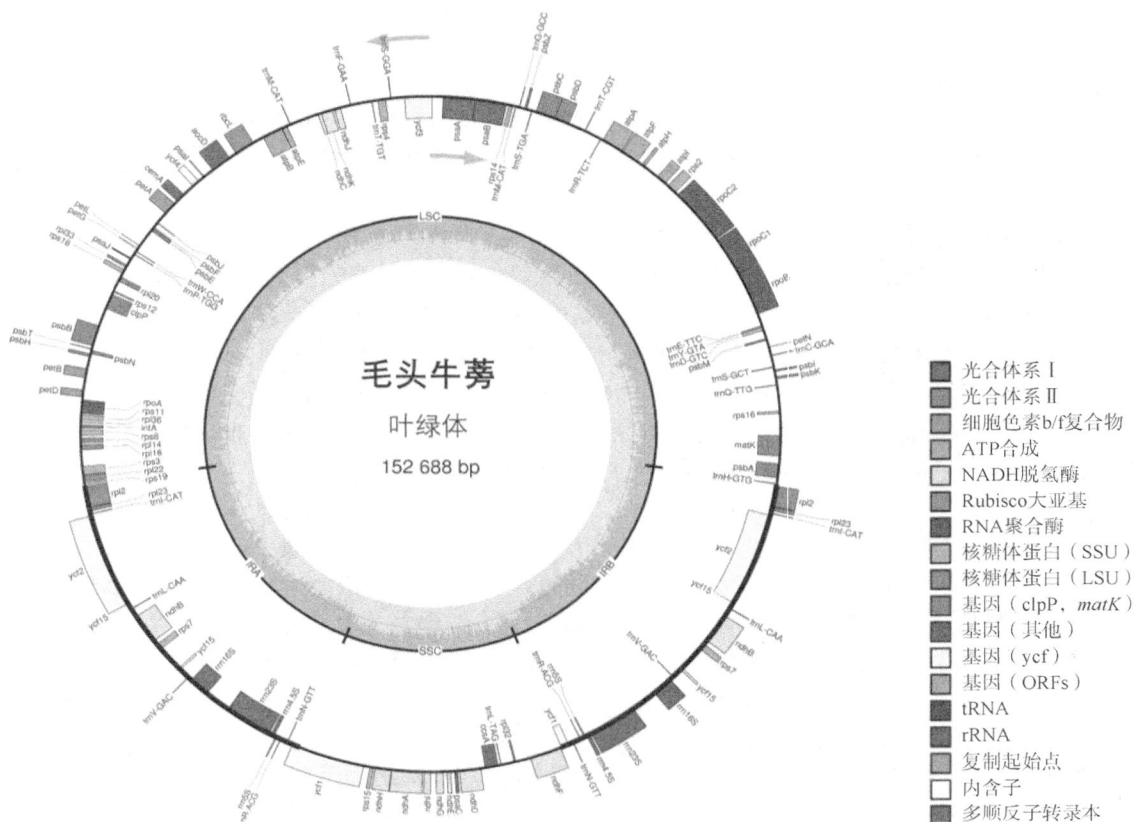

图 3-6　全基因组图谱样例

外圈是基因、ncRNA 等基因组组分位置坐标，有对应的基因名；内圈是基因组 GC 含量

3. 栽培驯化

植物的栽培驯化是指根据植物的物种和生境特性，通过种质选育和栽培方法优化，最终使植物适应当前的自然环境和栽培条件，能够稳定地遗传优良性状，满足生产或科研所需的全部过程。我国拥有着极为丰富的野生药用植物资源，通过研究叶绿体基因组，能够辅助寻找分子标记位点，快速筛选目标性状，栽培驯化出药效好、产量高，兼具抗旱或抗病虫害等特点，利于人类使用同时能满足生产所需的品种。

4. 基因工程

基因工程应用在叶绿体基因组学中，是以叶绿体基因组为基础，用现代分子生物学手段，将来源不同的基因引入目标植物，达到改变其遗传特性从而获得新品种的遗传技术。在提高中药植株抗逆能力、营养富集能力，以及研发新药的过程中，叶绿体基因工程具有重要的应用价值。叶绿体基因工程的主要优势为：①外源基因的定点整合和高效率表达；②安全性高，叶绿体基因是母系遗传，不因花粉传播而基因扩散；③纯合性好，同样因为是母系遗传，种子后代易维持纯系；④能够以多顺反子形式表达基因，避免基因沉默；⑤能够直接表达原核基因；⑥基因存在大量拷贝，转化率高的同时降低了生产成本。

5. 遗传多样性

中药资源的遗传多样性是指中药基原物种所携带的遗传信息的总和。由于遗传多样性来源于物种基因的变异，其亦被称为基因多样性。经历了自然演化及人工选择的长期作用，我国的药用植物形成了丰富多样的野生、半野生和栽培种，并与生态环境产生了千丝万缕的联系。保护药用植物的遗传多样性能够维持其生存竞争能力，是中药资源研究中的重要环节。叶绿体基因组是植物分类学中的重要研究对象，将其应用于物种多样性分析，可以有助于探索遗传多样性的生物学意义，科学评价物种间的亲缘关系，考察药用植物的真实生存状态，为药用植物的种质鉴定和育种提供有价值的信息，进而帮助制定物种保护策略。

（二）研究现状

在药用植物的分子系统学研究中，叶绿体基因组的很多基因片段得到了大量应用，同时随着测序技术的发展，通过高通量测序获得叶绿体基因组的全长序列变得简单易行，叶绿体全基因组也逐渐成为分子系统学研究及物种鉴定的重要依据之一。

叶绿体基因组研究的发展历程和测序技术的革新进程紧密相接。自 1986 年烟草 *Nicotiana tabacum* 和地钱 *Marchantia polymorpha* 两种陆生植物的首批完整叶绿体基因组被公布，直至 2013 年，叶绿体基因组测序工作一直维持在较低的水平。Illumina 测序公司随即提升了第二代高通量测序技术下叶绿体基因组的拼接质量，叶绿体基因组测序工作开始飞速发展，越来越多的植物叶绿体基因组被测序解析并被综合性数据库收录。目前叶绿体基因组综合数据库（Chloroplast Genome Information Resource，CGIR）向用户提供了迄今为止最全面、物种数量最多的叶绿体基因组数据，该数据库整合了已发布的叶绿体基因组数据，加入了源自全国第四次中药资源普查标本自测的 718 种未发表的叶绿体基因组，收录了来自 11 946 个物种的 19 388 条叶绿体基因组。

1.系统发育研究

药用植物的系统发育和进化研究能够探索不同物种的起源，理清物种间的亲缘关系。目前植物分类学正在经历快速的信息充实和更新，很多传统分类方法下的分类结果被新技术的应用所改变。核基因组被认为能够客观反映植物在系统发育树中的位置，但相比叶绿体基因组，植物核基因组序列获取难度更高。而叶绿体基因组具有结构简单、高保守性、多拷贝等利于植物系统发育学研究的特点，更加受到分类学科学工作者的青睐。

叶绿体基因组编码区和非编码区进化速率差别明显，适用于不同进化阶元的系统发育研究。编码区进化速率较慢，在阶元系统中常被用于目、科等高进化阶元；非编码区进化速率较快，常被用于属、种等低进化阶元。

目前利用叶绿体基因组的系统学研究正处于高速发展和获得丰富的新阶段，由被子植物系统发育研究组（Angiosperm Phylogeny Group）建立的 APG 系统已于 2016 年更新到第四版。中国科学院昆明植物研究所研究员李德铢团队利用叶绿体基因组的 80 个基因构建了被子植物在科级水平上最为完整的"生命之树"（图 3-7）。

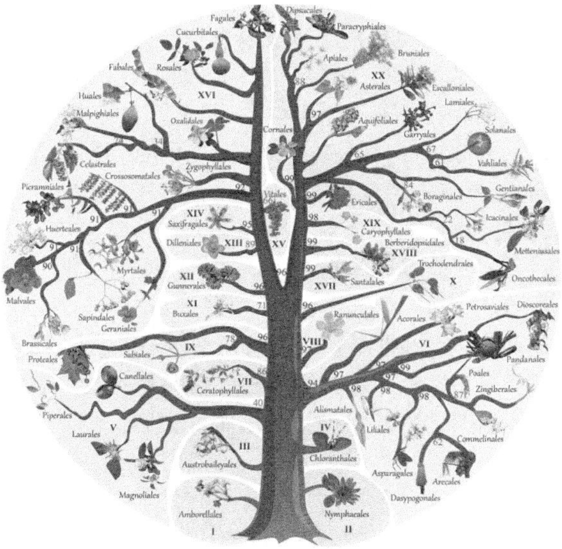

图 3-7 被子植物 68 目 4782 个叶绿体基因组的系统发育树

通过全基因组进行系统发育分析的报道亦屡见不鲜，如在对藜芦科藜芦属植物藜芦（*Veratrum nigrum* L.）的系统发育分析中，利用 23 个被子植物基因组构建了系统发育树；在对五味子的叶绿体基因组研究中发现了五味子属和八角属的姐妹系统发育关系；对白鲜及其 16 种同科物种，共 19 个叶绿体基因组序列构建系统发育树。这样的系统学研究如雨后春笋般迅速涌现，极快地推进了药用植物的遗传学研究。

2. 物种鉴定研究

DNA 条形码指生物体内能够代表该物种的标准 DNA 片段，其长度相对较短，容易扩增，并且有与其他物种相区别的足够变异，是目前对物种进行分子鉴定的首选技术。适用于植物物种鉴定的 DNA 条形码通常来源于核基因或叶绿体基因，在植物的分子系统学研究中，考虑到核基因组的庞大数据量和线粒体基因组多重排现象等带来的局限，科学家们多选用分子量较小、结构较简单且相对保守的叶绿体基因。2009 年 11 月，在墨西哥首都墨西哥城举办的第三届国际生命条形码大会对植物的 DNA 条形码标准进行了统一，确定了植物标准叶绿体条形码的核心码（*rbc*L）和补充码（*mat*K）。2017 年第七届国际生命条形码大会在南非克鲁格国家公园召开，对药用植物鉴定、方法学前沿、如何利用高通量测序平台获取 DNA 条形码数据等专题进行了汇报讨论。目前普遍认为，通用条形码（*rbc*L、*mat*K、ITS、ITS2、*trn*H-*psb*A 等）能够鉴定大多数的陆生植物，但对于一些特殊的药用植物类群，通用条形码不具备足够的遗传变异信息以实现物种鉴定。

由于传统 DNA 条形码分子标记一般长度在 300～700bp，所包含的信息位点有限，对于某些近缘种或近期分化物种的鉴定常存在困难。针对此类问题，许多研究者开始尝试利用更长的序列——叶绿体全基因组进行物种鉴定。2011 年，发现叶绿体全基因组可以有效鉴别稻属中的近缘种。2012 年，联合叶绿体基因组和核糖体 DNA（rDNA）序列为 "Ultra-barcoding"（UBC），可有效鉴别可变种、亚种。2015 年，通过研究叶绿体全基因组，科学家们提出了超级条形码（super-barcode）的概念，即以植物的叶绿体全基因组有效鉴定物种，并系统分析了叶绿体全基因组序列作为超级条形码用于植物鉴定研究的可行性。超级条形码的变异位点更为丰富，为物种鉴定提供了更高的鉴定效率，在鉴别近缘类群方面具有巨大潜力。如对薯蓣属物种叶绿体全基因组序列进行比对，筛选了 10 个特异性 DNA 条形码；利用叶绿体全基因组作为 DNA 超级条形码能对龙胆属药用植物进行高成功率（100%）的物种鉴定。

3. 栽培驯化

叶绿体基因组在重要经济作物的驯化中也发挥了重要的作用。通过分析叶绿体基因组在结构上的差异，可以构建不同栽培种和野生近缘种的系统发育树，进而指导改善物种的栽培驯化策略。

利用叶绿体基因组进行栽培驯化的目的是获得具有改良性状的目标物种。在对经济作物水稻的驯化研究中，从 10 种基因类型的水稻中，二倍体 AA 型栽培种水稻（*Oryza sativa*）起初被认为驯化自亚洲普通野生稻（*O. rufipogon*）。另一份系统学研究报告却发现澳大利亚的普通野生稻（*O.rufipogon*）分类学位置更接近南方野生稻（*O. meridionalis*）。从 2002 年至今，研究人员完成了对栽种水稻和多种野生稻的基因测序工作，鉴定得到了大量作物与抗逆性、光合作用或化感作用相关的基因。通过比较野生稻的叶绿体基因组数据，研究人员完善了野生稻的系统发育树，推进了水稻的遗传学研究进展。

运用分子系统学进行栽种驯化的少量物种多集中于水稻、大豆、玉米等经济作物，目前正逐步应用于药用植物，如利用 3 个多态性叶绿体基因片段，可对黄芩的 28 个野生居群和 22 个栽培居群进行遗传多样性分析，为黄芩的遗传资源保护提供了本底资料。随着对遗传系统的逐渐解析，药用植物的驯化改良未来可期。

4. 基因工程

基因工程的研究策略一般为：获得目的基因、连接目的基因与载体、体外基因加工，产物导入受体细胞、目的基因表达等。以大豆的抗病虫害研究为例，科研人员首先寻找对病虫害具高抗性的植株，找到抗逆性对应的叶绿体基因，如抗大豆花叶病毒病基因、雪花莲外源凝集素基因、几丁质酶基因等。将它们分别通过基因枪、花粉管通道、农杆菌介导等方法，将载体引入受体大豆细胞中，再经过多代筛选，最终获得了能够稳定遗传高抗逆性的大豆植株。

在被引入抗除草剂或抗虫基因时，核基因组的转基因拷贝数往往非常低，并存在花粉传播可能导致的转基因逃逸风险。相比核基因组，叶绿体的基因工程能够很好地解决这些问题。目前已有多种基因被转入叶绿体中，并获得了较为理想的效果。例如，将猪源抗菌肽（Protegrin-1）引入烟草叶绿体提高植株抗菌能力；在叶绿体中表达 β-葡萄糖苷酶，使植株获得对粉虱和蚜虫的抗性等。此外利用基因工程，可以设计光呼吸旁路引入叶绿体中，从而提高水稻产量。在生物制药方面，可以提高特定的蛋白质表达量，获得理想的生物医药产品。目前叶绿体的基因工程多应用于经济作物，鲜少用于药用植物，伴随着科学技术的进步，药用植物的基因工程研究未来可期。

（三）研究方法

1. 叶绿体基因组测序

与传统的测序方法相比，应用第二、三代测序技术能够获得更加全面的叶绿体基因组序列，无需叶绿体 DNA 分离纯化，直接获取叶绿体基因组。这种技术快速地促进了叶绿体在基因组学领域的发展和应用。叶绿体基因组测序的全部流程一般为：叶片 DNA 的提取和高通量测序，通过对近缘物种叶绿体基因序列的比对获得测序结果中来自叶绿体的序列，DNA 提取测序、基因组装及基因功能注释等。

叶绿体基因在提取之前一般需经历样品收集、标本制作和保存等过程。在基因提取时，可以使用普遍适用的提取方法；也可以根据样品成分的不同，选用对应的基因提取试剂盒，或者选取适当的前处理方法，如用缓冲液降低多糖、多酚等次生代谢产物的含量。

在进行 Illumina 高通量测序时，首先要进行基因文库的构建，将被打断的基因组片段，用酶补平末端，在 3′端添加特异碱基，接着在末端添加接头，用于后续的桥式 PCR 扩增和双端测序。最后利用生物信息分析软件，将高通量测序获得的基因片段拼接成完整的叶绿体基因组。

2. 叶绿体基因组注释比较分析

叶绿体基因组注释是利用生物信息学方法和工具，准确描述叶绿体基因的起点和终点，定位外显子和内含子，是在进行基因组比较时的前提条件。高质量的注释结果能够辅助研究人员发现叶绿体基因组的特征基因，以便后续研究。

通常注释内容主要包括四个方面：

（1）基因结构注释，包括预测基因组中的基因位点、开放阅读框（ORF）、翻译起始位点和终止位点、内含子和外显子区域、启动子和终止子、可变剪切位点及蛋白质编码序列（CDS）等。

（2）基因功能注释，全基因组测序将产生大量数据，此前普遍采用比对方法对预测出来的编码基因进行功能注释，通过与各种功能数据库（NR、GO、KEGG 等）进行蛋白质比对，获取该基因的功能信息。

（3）重复序列分析，重复序列广泛存在于真核生物基因组中，这些重复序列或集中成簇，或分散在基因之间，根据分布把重复序列分为分散重复序列（interpersed repeat）和串联重复序列（tandem repeat）。重复序列的注释主要通过同源注释和从头注释两种方式进行预测。

（4）非编码 RNA 注释，非编码 RNA，指不翻译成蛋白质的 RNA，如 tRNA、rRNA 等。利用 tRNAscan-SE 对全基因组进行 tRNA 预测；利用 RNAmmer 预测全基因的核糖体 RNA；利用 Rfam 数据库通过 cmscan 鉴定全基因组非编码 RNA（non-coding RNA，ncRNA）。

后续比较基因组分析常包括系统发育分析、基因家族分析、历史群体结构分析等，目前的大部分注释工作主要建立在与已有数据库的比对基础上。因此，对某些研究较少的物种限制很大，仍需要进一步完善基因功能注释工作。

3. 遗传多样性

单核苷酸多态性（SNP）是指由于单个核苷酸被替换、缺失或短片段插入引起的基因组序列多态性，适用于药用植物的遗传多样性研究，对于中药资源的保护和利用有重要的应用价值。基于叶绿体基因组测序的 SNP 分析具有极高的准确率，利用 DNA 序列信息得到 SNP 的类型及准确位置等重要参数，可为药用植物的物种鉴定、多样性分析提供依据。

遗传多样性源于 DNA 的变异，但可以通过多种形式表现出来，包括形态学差异、染色体差异、等位酶差异及 DNA 序列上的差异。在评价遗传多样性时，可以通过等位基因频率、群体杂合度、多态信息含量、有效等位基因数等分析群体内遗传多样性，可以通过基因分化系数、基因流等分析群体间的遗传多样性。常用软件有 Popgene、GenAlEx、SPAGeDi、FSTAT 等。

研究案例

基于叶绿体基因组的牛蒡和毛头牛蒡比较研究

药用植物叶绿体基因组的研究目前已取得了巨大的进展。通过研究药用植物的系统发育关系，能够指导中药材及其基原物种的鉴定研究、新品种的培育及相关功能基因的筛选。牛蒡（*Arctium lappa* L.）是菊科（Asteraceae）牛蒡属（*Arctium*）植物，中药药用部位为干燥成熟果实牛蒡子（Arctii Fructus），下面通过药用植物牛蒡以及毛头牛蒡的分析案例，对叶绿体基因组比较研究的实验方法和结果分析进行学习讨论。

（一）名词术语

1. 反向重复序列（inverted repeat，IR）

IR 是指在单链的核苷酸序列中，上游和下游存在的能够反向互补的碱基序列。

2. 单拷贝序列（single copy sequence）

单拷贝序列是指在单倍体基因组中只出现一次的序列，包含了大量的遗传信息。短单拷贝序列（short single copy，SSC）、长单拷贝序列（long single copy，LSC）、同反向重复序列 IRa 和 IRb 共同组成叶绿体基因组。

（二）案例原理

通过对牛蒡以及毛头牛蒡叶绿体基因组测序和比较分析，辨析两者叶绿体基因组结构特点以及二者之间的主要差异，结合其他菊属植物的叶绿体基因组数据构建系统发育树，进行遗传多样性研究。

（三）案例解析

1. 样品采集与 DNA 提取

采集新鲜的牛蒡叶片（采自大连 121°52′34.96″E，39°03′43.96″N）以及毛头牛蒡叶片（采自新疆乌鲁木齐 84°33′11″E，44°07′12″N），及时完成样本采集记录填写和植物生态照片拍摄。由辽宁中医药大学康廷国教授进行形态学物种鉴定后，采用改良的 CTAB 法提取叶片总 DNA。

2. 叶绿体基因组测序

采用二代 Illumina Hiseq 结合三代 PacBio 测序技术对样本 DNA 进行基因组测序。利用 1%琼脂糖凝胶电泳检测收集基因组 DNA，使用 Covaris M220，TruSeq™DNA Sample Prep Kit 把 DNA 打断成 300～500bp 的片段，将 A&B 接头连在 DNA 片段两端，并将接头自连片段去除。利用琼脂糖凝胶电泳进行片段筛选，保留一端是 A 接头、一端是 B 接头的片段，利用氢氧化钠将获得的 DNA 片段变性，产生单链 DNA 片段构建 DNA Illumina PE 文库。DNA 用于桥式 PCR 扩增和

PacBio 测序。

3. 组装和注释

利用 SOAPdenovo（v2.04）初步组装 Illumina 测序数据，然后利用 blast 比对 Pacbio 的测序数据，进行一次矫正与纠错；使用 Celera Assembler 8.0 软件进行后续组装，最后去除冗余的片段序列得到最终的组装结果。采用同源比对预测和 De novo 预测相结合的方法对样本基因组进行基因预测，利用 AUGUSTUS 软件叶绿体基因组进行 De novo 基因预测。再利用 EVidenceModeler v1.1.1 软件进行基因集的整合，得到样品基因组编码基因，利用 DOGMA、RNAmmer-1.2 和 tRNAscan-SE v1.3.1 软件对基因组中包含的 ncRNA 进行预测。基因预测得到样品的氨基酸序列后，将样品的氨基酸序列与 NR、Swiss-Prot、eggNOG、KEGG、GO 数据库进行比对得到编码基因的功能注释信息。利用 mVISTA 软件对 4 种菊科植物的叶绿体基因组的相似性进行分析。

4. 叶绿体基因组物理图绘制

将牛蒡和毛头牛蒡叶绿体基因组序列在 Sepquin 软件中以 GenBank 格式输出，根据注释结果使用 OGDRAW-Draw 绘制叶绿体基因组图谱，并上传至美国国家生物技术信息中心（NCBI）（登录号：MH375874）。

5. 进化分析

为了研究中国牛蒡属植物与菊科其他属植物以及其他科植物之间的进化关系，研究人员利用 36 个物种叶绿体基因组建立了进化树。36 个物种中，34 个叶绿体基因组来源于 NCBI GenBank 数据库。西班牙山黧豆（*Lathyrus clymenum*），拟南芥（*Arabidopsis thaliana*）和烟草（*Nicotiana tabacum*）为外群。共包含 31 个菊科植物，1 个五加科植物 Araliaceae 和 1 个桔梗科植物 Campanulaceae。进化树分别利用 36 个物种的叶绿体基因组 SNPs 和 25 个共享基因构建。采用最大似然法（Maximum-likelihood，ML）构建进化树，使用的软件为 PhyML 3.0，利用 GTR+I+G 模型进行 ML 分析，重复抽样 100 次来计算步长值。

6. 结果分析

（1）牛蒡和毛头牛蒡叶绿体基因基本特征：牛蒡和毛头牛蒡叶绿体基因组总长度分别为 152 767bp 和 152 688bp，与在 GenBank 里下载的菊科菊属植物菊花（*Chrysanthemum morifolium*）和野菊（*Chrysanthemum indicum*）叶绿体全基因组长度相似（表 3-2）。牛蒡和毛头牛蒡的叶绿体基因组 LSC 长度分别为 83 821bp、83 744bp，SSC 为 18 564bp、83 743bp，IR 长度均为 25 181bp，GC 含量为 38.02%、37.69%。牛蒡和毛头牛蒡叶绿体基因组成功注释的基因均为 134 个基因，其中牛蒡叶绿体基因组中包括 36 个 tRNA 基因、8 个 rRNA 基因和 90 个蛋白质编码基因，7 个 tRNA 基因和所有 rRNA 基因位于 IR 区域。毛头牛蒡叶绿体基因组包含 97 个蛋白质编码基因，29 个 tRNA 基因，8 个 rRNA 基因位于 IR 区域，10 个 tRNA 基因位于 IR 区域（图 3-8）。牛蒡叶绿体基因组的 *mat*K 基因位于 *trn*K-UUU 基因的内含子内部，而毛头牛蒡叶绿体基因组无 *trn*K-UUU 基因。毛头牛蒡叶绿体基因组的 *rps*12 就有一个反式剪切基因，其 5′端转录区位于 LSC 区域，3′端位于 IR 区域。

牛蒡和毛头牛蒡叶绿体基因组注释到的基因总体类似，在 tRNAs 基因中牛蒡比毛头牛蒡多 5 个，分别为 *trn*K-UUU、*trn*V-UAC、*trn*L-UAA、*trn*L-UAG、*trn*A-UGC，前 3 个位于 LSC 区域，后 2 个位于 IR 区域。在核糖体小亚基蛋白中 *rps*12 位于牛蒡的 IR 区域，而在毛头牛蒡中位于 LSC 区域。在核糖体大亚基蛋白，牛蒡叶绿体基因组比毛头牛蒡叶绿体基因组少了 *rpl*32 基因。在光合系统 II 中毛头牛蒡缺少 *psb*L 基因；在保守假设的叶绿体读数中，*ycf*15 基因位于 IR 区域，毛头牛蒡中在每个 IR 区域为双拷贝，而在牛蒡中在每个 IR 区域为单拷贝。牛蒡叶绿体基因组具有 *orf*42-D2、*orf*42 基因，毛头牛蒡叶绿体基因组没有注释到该基因。

表 3-2　菊科叶绿体基因组特征

物种	牛蒡	毛头牛蒡	菊花	野菊（江苏）
基因长度（bp）	152 767	152 688	151 003	151 129
GC 含量（%）	38.02	37.69	37.48	37.42
LSC 长度（bp）	83 821	83 743	82 782	82 810
SSC 长度（bp）	18 564	18 581	18 354	18 377
IR 长度（bp）	25 181	25 181	24 953	24 971
基因数量	134	134	129	129
IR 区域基因数量	42	34	17	17
蛋白质编码基因数量	90	97	85	85
rRNA 数量	8	8	8	8
tRNA 数量	36	29	36	36

通过与人参（NC_006290.1）的叶绿体基因比较，发现在牛蒡和毛头牛蒡叶绿体基因组有两个倒置（inversion）区域，这种现象在菊科其他植物中也报道过。较大倒置区域的一端位于 trnS-GCU 和 trnC-GCA 之间，另一端位于 trnT-GCT 和 trnR-TCT 之间。较小的倒置区域一端位于 trnC-GCA 和 rpoB 之间，另一端位于 psbM 和 trnD-GUC 之间。

牛蒡叶绿体基因组 DNA 编码基因中 10 个基因包含内含子，共含有 13 个内含子，其中 clpP 基因含有 3 个内含子，ycf3 含有 2 个内含子，毛头牛蒡叶绿体基因组中 11 个基因包含内含子，共含有 15 个内含子，其中 ycf1 含有 3 个内含子，ycf3 含有 2 个内含子。这些内含子可能有助于改善植物抗逆性，开发新作物品种。

（2）重复序列分析：SSR 是有效分子标记，应用广泛，叶绿体这些序列不仅具有丰富的数量，共显性遗传和高重复性，也具有简单基因组结构的特点，相对保守并且母体遗传，这使得它们广泛用于物种鉴定和个体与组别的遗传分析。牛蒡和毛头牛蒡叶绿体基因组分别具有 16 个和 24 个 SSR，总长度为 118bp 和 274bp。二者叶绿体基因组 SSR 序列只有单核苷酸 SSR 和二核苷酸 SSR 两种类型，牛蒡以单核苷酸 SSR 中 A/T 最多，二核苷酸 SSR 中的 AT/AT 和 TA/TA 二者为互补序列，牛蒡有 8 个单核苷酸 SSR 位于 LSC 区域，1 个单核苷酸 SSR 位于 SSC 区域以及 2 个位于 IR 区域。毛头牛蒡叶绿体基因组有 19 个 SSR 位于 LSC 区域，其中有 2 个是二核苷酸 SSR，4 个单核苷酸 SSR 位于 IR 区域，1 个单核苷酸 SSR 位于 SSC 区域。与菊属其他两种植物的 SSR 丰度比较（图 3-8）显示，菊科几种植物 SSR 序列中单核苷酸序列数较多，且三核苷酸以上序列较少，只有野菊具有少量三核苷酸序列，菊科几种植物 SSR 序列组成较为保守，可以为寻找通用的 SSR 标记提供理论基础。

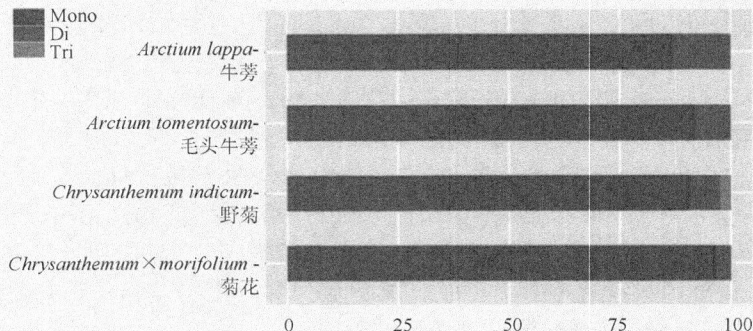

图 3-8　牛蒡属植物与 2 种菊属植物 SSR 丰度比较

Mono 代表单核苷酸 SSR，Di 代表二核苷酸 SSR，Tri 代表三核苷酸 SSR

在牛蒡与毛头牛蒡叶绿体基因组中，分别检测出 46 对和 36 对一致性大于 90% 的长重复序列。牛蒡叶绿体基因组中长重复序列长度集中在 30～116bp；毛头牛蒡叶绿体基因组长重复序列长度集中在 30～46bp。其中牛蒡和毛头牛蒡中分别有 16 个和 19 个长重复序列位于编码蛋白中，有 30 个和 17 个长重复序列位于基因间。

（3）牛蒡属植物叶绿体基因组 IR 区域边界比较分析：通过比较牛蒡属和菊属的 4 种植物边界特征，发现这 4 种植物 IR 区域的长度相似，范围相近从 24 782bp 至 251 931bp，但 IR 区的扩张和收缩有所不同（图 3-9）。有研究表明基因组大小变化主要是由 LSC 和 IR 的长度差异造成的，在被子植物中，IRb/SSC 的下游序列是保守的 ndhF 基因。在这 4 种植物中 IRa 和 LSC 之间的边界位于 rps19 基因的内部，该基因长度为 279bp，且延伸区域大小类似为 59～61bp。IRa 区域扩展到 ycf1 基因区域内，在牛蒡叶绿体基因组中 ycf1 基因与 ndhF 基因有重叠。在菊属植物中 ycf1 是跨界基因，一部分在 IRa 区，一部分在 SSC 区，IRa 与 IRb 在序列上是对称的，但因为 ycf1 跨界，一部分不在 IRa 区，对应的，在 IRb 区虽然有一部分 ycf1 的基因序列，但是缺少另一部分，在 IRb 内就产生了 884bp［野菊（江苏）］和 886bp（菊花）的空缺。trnH 基因都位于 LSC 区域，距离 IRa/LSC 边界的距离长度各异，最小的为野菊（0bp）。除牛蒡外，其他 3 种植物 ndhF 基因均位于 IRa/LSC 边界的下游。叶绿体基因组可能在属内保持高度的保守性，科内具有高度同源性，IR 区域为相对保守的区域，可能由于该区域具有突变后进行复制校正的功能。

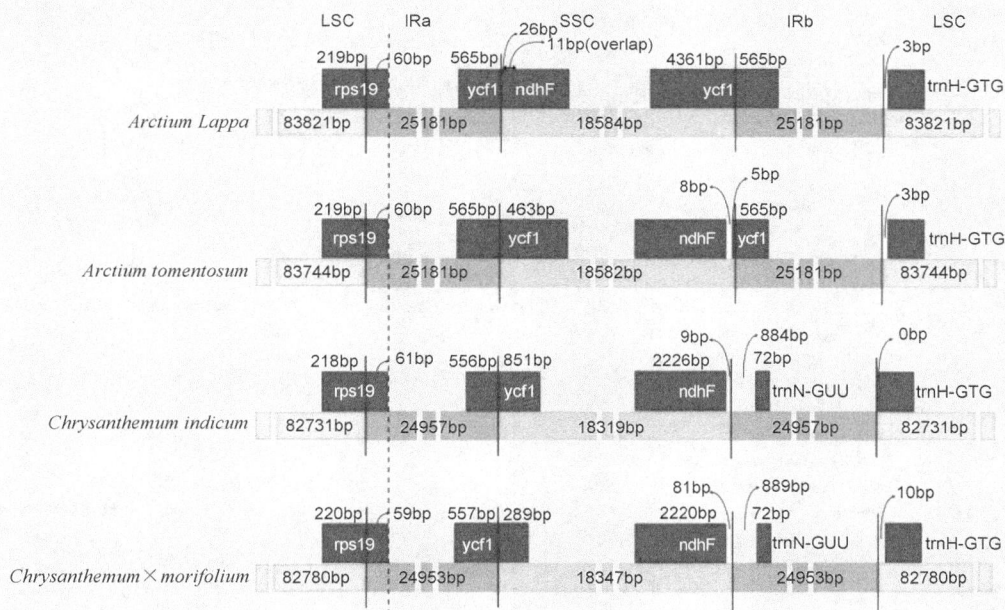

图 3-9 牛蒡属植物与菊属植叶绿体基因组边界比较

每个序列由 LSC、IRa、SSC 和 IRb 四部分组成，弯箭头表示各基因到 IR 的距离

以水飞蓟（Silybum marianum，NC_028027.1）叶绿体基因组为参考序列，通过 mVISTA 软件对牛蒡、毛头牛蒡、菊花和野菊叶绿体基因组的相似性进行分析。结果显示牛蒡属植物和菊属叶绿体基因组序列具有一定差异，如在 psbA 和 matK 基因间的位置可以看出具有明显差异，此外在 ycf4 和 cemA 基因之间也有明显的差异。在属内的物种间，也具有一定的差异，在牛蒡属植物的叶绿体基因组中基因 atpH 和 atpF 之间和基因 psbZ 和 rps14 之间具有一定的差异。这些差异可以为分子鉴定和进化分析提供理论基础。

（4）系统进化树位置探讨：基于 36 个物种的叶绿体基因组 SNPs 和 25 个共有基因构建系统进化树。在 SNPs 系统进化树中（图 3-10）共有 33 个节点，其中有 13 个节点支持度为 100%，8 个节点支持度低于 90%。菊科的 31 种植物，牛蒡与毛头牛蒡以及其余植物按照亲缘关系分类各自聚为一支。牛蒡与毛头牛蒡聚为一支，菜蓟属（*Cynara*）的物种也聚为一支。牛蒡属与飞廉亚族（Carduinae）的风毛菊属（*Saussurea*）和水飞蓟属（*Silybum*）聚为一支，该分支与菜蓟属（*Cynara*）聚为一支，且支持度为 100%，矢车菊亚族（Centaureinae）的红花属（*Carthamus*）及矢车菊属（*Centaurea*）与飞廉亚族聚为一支，这些物种都属于菜蓟族。其他菊科植物分别来自莴苣族（Lactuceae）、菊亚族（Chrysantheminae）、向日葵族（Trib. Heliantheae）、泽兰族（Trib. Eupatorieae）和千里光族（Senecioneae）。其中向日葵族（Trib. Heliantheae）和泽兰族（Trib. Eupatorieae）亲缘关系较近。桔梗科和五加科分别聚为一个分支。利用 SNPs 对菊科植物的进化分析显示，菊科叶绿体基因组进化稳定。

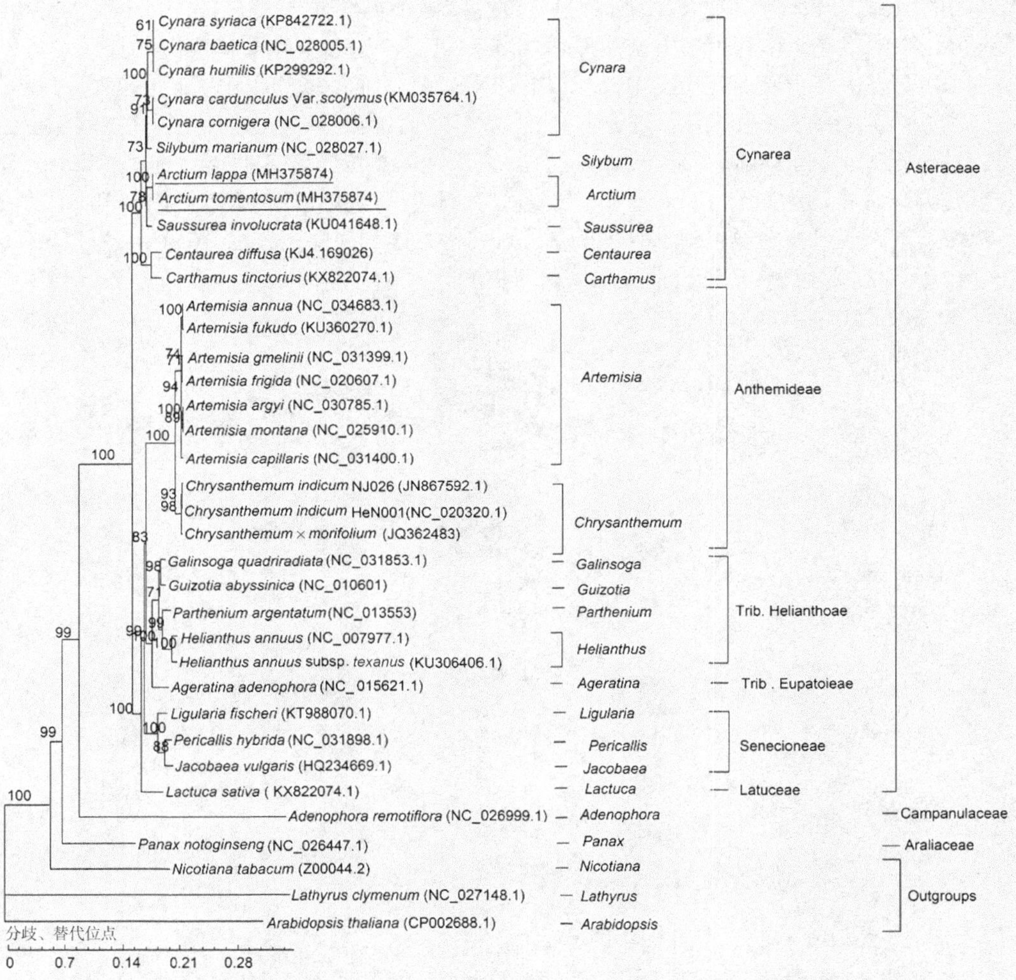

图 3-10　利用 36 个物种叶绿体基因组 SNPs 构建的分子进化树

（四）思考

现代分子系统学应用在药用植物的分类进化研究中，起初是利用单个基因，后来发展成多基因叠加分析，随着基因组测序技术的发展，利用 80 个叶绿体基因构建被子植物"生命之树"成为可能。

牛蒡与毛头牛蒡叶绿体基因组的主要结构包括 LSC、SSC 及两个 IR 区域，与已经报道过的植物叶绿体基因组结构一致，主要基因与其他物种也没有明显差异，同时牛蒡与毛头牛蒡也与已报道的菊科物种共同特征相同，具有两个倒置结构。通过牛蒡属植物与菊属植物的边界分析，发现这 3

种植物的 IR 长度变异范围较小，主要差异由边界基因的差异引起，说明边界基因的长度变化也会引起基因组小范围变异。但对牛蒡等 4 种植物进行比较，发现牛蒡属植物与菊属植物叶绿体基因具有较明显的变异，可为今后进化研究提供基础。聚类结果与传统的分类结果类似，说明虽然亲缘关系较近的物种会发生变异，但是总体上的进化比较稳定。通过对牛蒡和毛头牛蒡的叶绿体基因组进行分析，发现二者的 *trn*K-UUU、*trn*V-UAC、*trn*L-UAA 及 *psb*L 基因具有碱基变异，在今后的研究中可以利用这些基因开发二者物种鉴定标记。

参 考 文 献

李杰，蔡嘉慧，王慧中，等. 2021. 药用植物基因组测序及功能基因组学研究进展[J]. 杭州师范大学学报（自然科学版），20（4）：364-373，397.

马双姣，周建国，李滢，等. 2018. 薯蓣和叉蕊薯蓣叶绿体基因组及特异性 DNA 条形码鉴定序列筛选研究[J]. 中国科学：生命科学，48（5）：571-582.

Daniell H，Lin C S，Yu M，et al. 2016. Chloroplast genomes：diversity，evolution，and applications in genetic engineering[J]. Genome Biology，17（1）：134.

Li H T，Luo Y，Gan L，et al. 2021. Plastid phylogenomic insights into relationships of all flowering plant families[J]. BMC Biology，19（1）：232.

Xing Y P，Xu L，Chen S Y，et al. 2019. Comparative analysis of complete chloroplast genomes sequences of *Arctium lappa* and *A. tomentosum*[J]. Biologia Plantarum，63（1）：565-574.

Yuan Q J，Zhang Z Y，Hu J，et al. 2010. Impacts of recent cultivation on genetic diversity pattern of a medicinal plant *Scutellaria baicalensis*（Lamiaceae）[J]. BMC Genet，11：29.

基于叶绿体基因组精准鉴别铁皮石斛及其近缘种

铁皮石斛（*Dendrobium officinale*）具有滋阴清热、益胃生津、润喉护嗓、抗癌防老等功效，在《神农本草经》和《本草纲目》中均有记载，现已被列入《中国药典》。铁皮石斛因其功效显著，价格昂贵，常被其他石斛"冒充"，而这种混伪现象严重影响了该药材的有效性和安全性。目前市场上可充伪铁皮石斛的石斛种类较多，尤其是其近缘种黄石斛（*D. tosaense*）、始兴石斛（*D. shixingense*）、曲茎石斛（*D. flexicaule*）、滇桂石斛（*D. scoriarum*）和钩状石斛（*D. aduncum*）等。由于它们与铁皮石斛的亲缘关系极近，形态和遗传背景高度相似，更是难以区别。为了用药的安全性和有效性，建立快速、准确鉴定铁皮石斛及其近缘种的方法势在必行。

（一）名词术语

1. 邻接法（neighbour-joining，NJ）

邻接法是指采用给定序列之间的成对进化距离矩阵来构建进化树，最初是由 Saitou 和 Nei 于 1987 年编写。

2. 最大似然法（maximum likelihood，ML）

最大似然法是指以一个特定的替代模型分析既定的一组序列数据，使所获得的每一个拓扑结构的拟自然率最大，挑选出其中拟自然率最大的拓扑结构作为最终树。

3. 最大简约法（maximum parsimony，MP）

最大简约法指在一系列能够解释序列差异的进化树中找到具有最少核酸或氨基酸替换的进化树。

（二）案例原理

通过系统比较叶绿体全基因组和常用 DNA 片段（组合）在铁皮石斛及其 40 种近缘种这一类群

中的物种鉴定能力，发现叶绿体全基因组可精准鉴别铁皮石斛及其近缘种，其鉴定能力显著优于常用片段（组合）。同时进一步扩大样本量，利用叶绿体基因组数据鉴别 72 种枫斗类石斛，同样可以有效鉴别枫斗类石斛这一复杂类群。

（三）案例解析

1. 观察：常规方法无法鉴定铁皮石斛及其近缘种

传统的石斛鉴别方法主要有外部形态观察和显微结构观察等，但易受个体差异和鉴别者经验等因素影响，往往准确性较差，尤其是在非花期（石斛属植物花期很短），很难鉴定到物种水平。同时人们也使用一些植物化学的方法，如毛细管电泳法（capillary electrophoresis，CE）和高效液相色谱法（high performance liquid chromatography，HPLC）等，但此类方法操作较复杂，且易受产地、生长期等影响，稳定性较差。

近年来随着分子生物学技术的快速发展，一些 DNA 分子标记（如 SRAP、SSR、ISSR 等）和一些 DNA 条形码片段或片段组合（如 ITS、*mat*K + *rpo*B + *rpo*C1、ITS2、ITS + *mat*K 等）也被用于石斛属植物的鉴别研究或种间关系分析。虽然这些方法在大多数石斛中适用，但仍无法区分铁皮石斛及其近缘种。因此，建立一种高效、精准鉴别铁皮石斛及其近缘极易混淆种的方法已是迫在眉睫。

2. 分析：叶绿体全基因组序列具备鉴定铁皮石斛及其近缘种的潜在能力

叶绿体是植物特有的进行光合作用的细胞器，具有自身独立的基因组。叶绿体全基因组具有基因组小、结构稳定、编码区较密集、基因种类和数量较稳定等特点，因此易于测序、组装和比对。近年来随着高通量测序技术的迅猛发展，测序成本不断降低，利用叶绿体全基因组进行物种鉴定已变得切实可行。因此，本案例尝试将叶绿体全基因组序列用于铁皮石斛及其近缘种的鉴别，并比较分析了常用 DNA 片段（组合）的鉴定能力。

3. 验证：将叶绿体全基因组序列用于鉴别铁皮石斛及其近缘种

本案例对来自铁皮石斛及其近缘种的 40 个叶绿体全基因组进行了测序（图 3-11），并结合 23 个前人发表的叶绿体基因组进行了聚类分析和鉴别研究。

通过构建 ML 树和 NJ 树，对叶绿体全基因组序列和常用 DNA 片段（组合）在铁皮石斛及其近缘种这一类群中的物种鉴定能力进行了比较。基于叶绿体全基因组序列构建的 NJ 树与 ML 树拓扑结构一致，而基于其他序列构建的 NJ 树与 ML 树有一定差异，但由两种树得出的结论是一致的，因此为了简洁起见，NJ 树的结果未在本文展示。由 ML 树（图 3-12）可见，对大部分石斛物种具有较强鉴定能力的片段（组合），如 ITS、ITS2、ITS + *mat*K 和 *trn*T-*trn*L + *rpl*32-*trn*L + *clp*P-*psb*B + *trn*L intron + *rps*16-*trn*Q，均不能有效区分铁皮石斛及其近缘种，不同种相互嵌套或每个种虽能形成单系但支持率过低。例如，在基于 ITS2 序列构建的 ML 树中，铁皮石斛、黄石斛、始兴石斛和滇桂石斛的个体间相互嵌套；在基于 ITS 和 ITS2 + *rbc*L 构建的 ML 树中，曲茎石斛的所有个体均能聚为一支，但是支持度低于 50%，即未能成功鉴定。

相比较而言，叶绿体全基因组获得了理想的鉴定效果。首先，基于叶绿体全基因组序列构建的 ML 树的各节点均获得了高支持度（BS>85%，种内个体间的少量节点除外）；其次，每个种的所有个体各自独立聚为一支，铁皮石斛及其近缘种均得以成功鉴定。

4. 拓展：利用叶绿体基因组数据鉴别枫斗类石斛

石斛属植物种类繁多，分类复杂，其中包括许多近缘种和近期分化物种，其精准鉴定一直是难题。为了进一步验证叶绿体全基因组是否能够同样有效鉴别石斛属其他复杂类群，本案例进一步扩大取样量，新测了 72 个枫斗类石斛叶绿体基因组，并结合 29 个前人发表的叶绿体基因组，共计利用 101 个叶绿体基因组序列（26 个种，每个种取样多个样本）对枫斗类石斛进行鉴定研究。

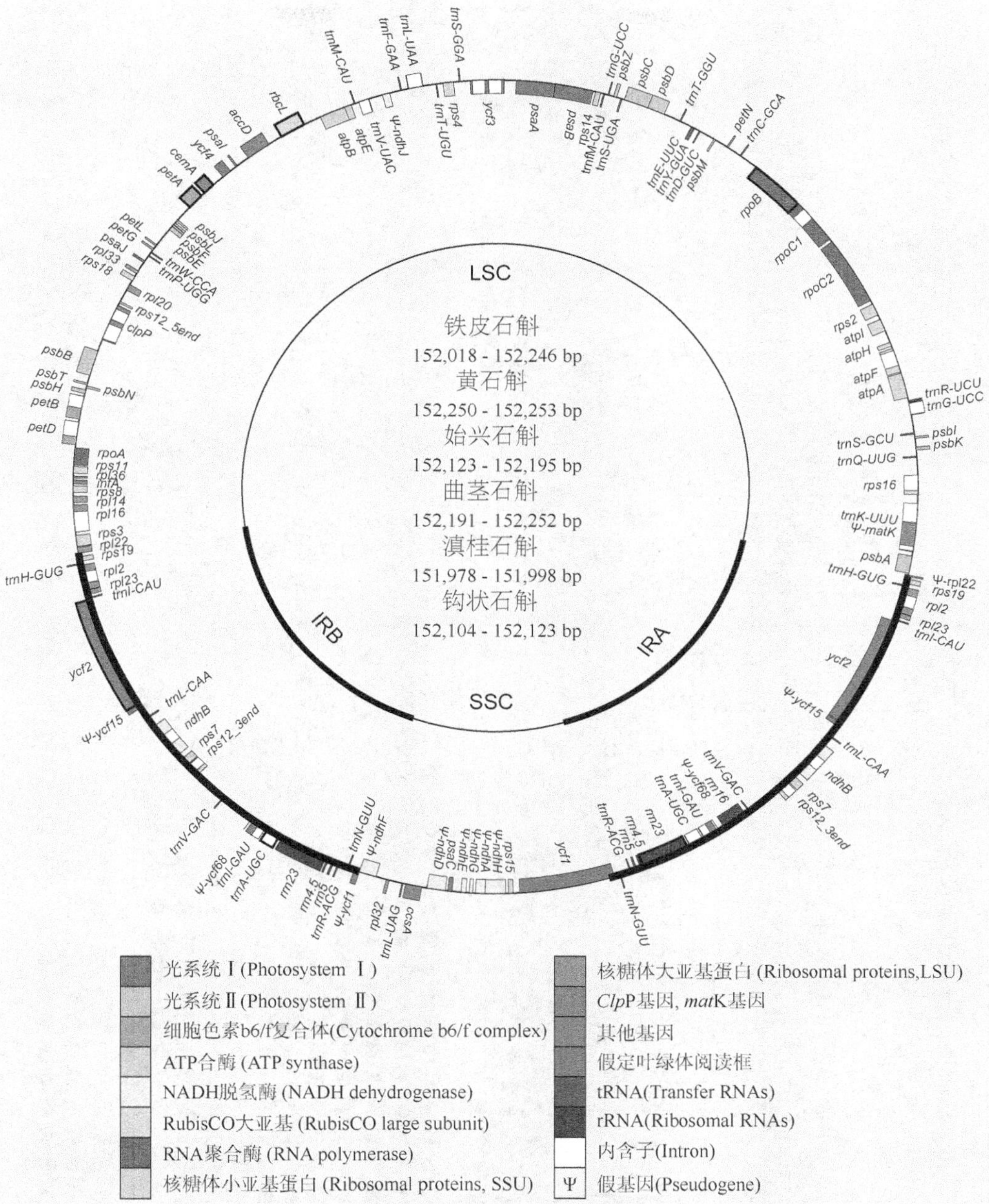

图 3-11 铁皮石斛及其近缘种的叶绿体基因组图谱

LSC 区在物种鉴定中的作用：通过构建 ML 树比较分析叶绿体全基因组及其不同区域、常用的 DNA 片段及组合对枫斗类石斛的鉴别能力（图 3-13）。研究结果显示叶绿体基因组 IR、SSC 区以及单一片段或多片段组合均无法有效地鉴别所有检测的枫斗类石斛。鉴别较为困难的物种主要有：霍山石斛（*D. huoshanense*）、细茎石斛（*D. moniliforme*）、梵净山石斛（*D. fanjingshanense*）、西畴石斛（*D. xichouense*）、广东石斛（*D. wilsonii*）、大苞鞘石斛（*D. wardianum*）和束花石斛（*D. chrysanthum*）等。相比较而言，LSC 区和叶绿体全基因组序列均可有效鉴别所有检测的枫斗类石斛，并获得较高的支持度。本案例一方面进一步证实了叶绿体全基因组序列对鉴别石斛属中复杂类群的有效性，另一方面也表明 LSC 区在鉴别复杂类群方面有着与叶绿体全基因组序列同样优秀的能力。

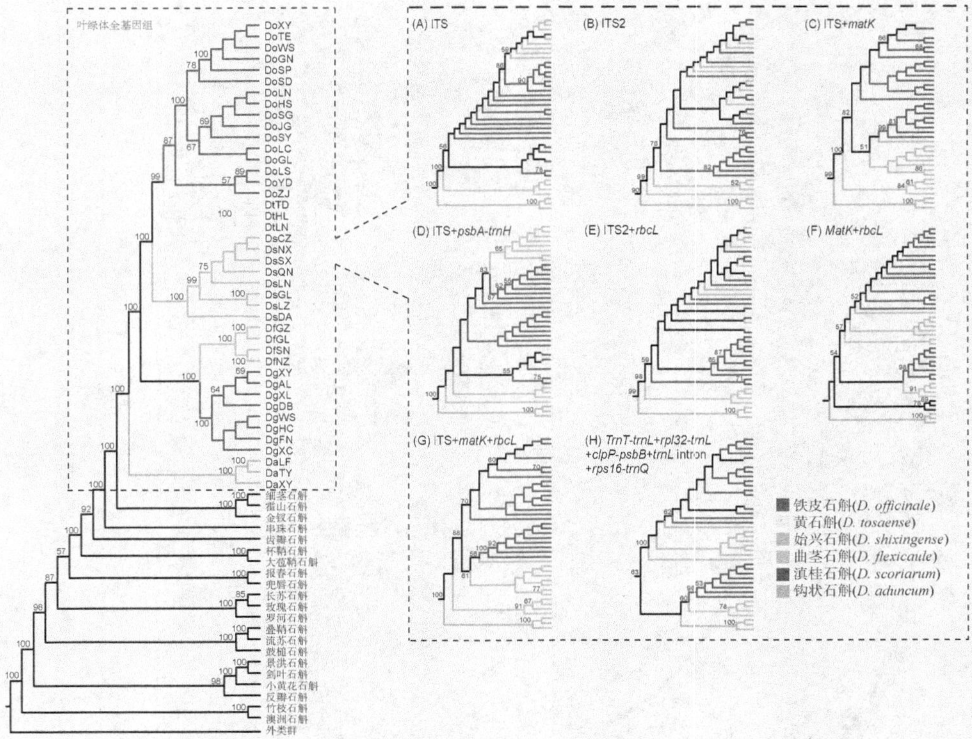

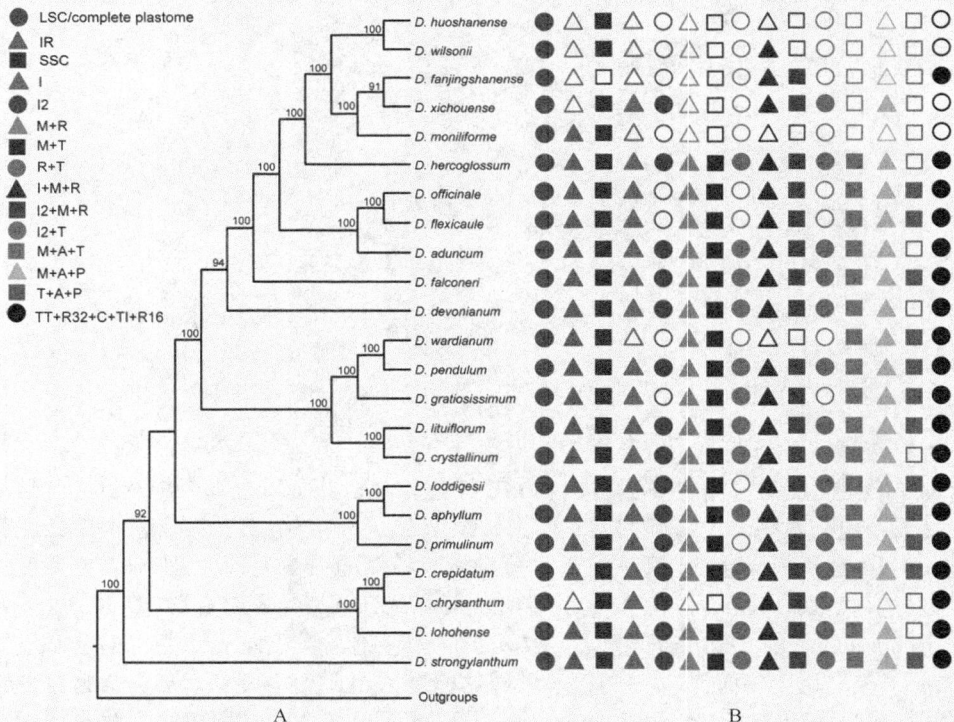

图 3-12　基于叶绿体全基因组序列和 DNA 片段构建的 ML 树

ML 树各节点处的数字代表支持度（仅展示≥50%的数值）

图 3-13　（A）基于 LSC 区构建的枫斗类石斛 ML 树；（B）不同 datasets 对枫斗类石斛的鉴定结果

I, ITS; I2, ITS2; M, *mat*K; R, *rbc*L; T, *trn*H-*psb*A; A, *atp*F-*atp*H; P, *psb*K-*psb*I; TT, *trn*T-*trn*L; R32, *rpl*32-*trn*L; C, *clp*P-*psb*B; TI, *trn*L intron; R16, *rps*16-*trn*Q

在叶绿体基因组 4 个组成部分中，LSC 区是其中长度最长的部分，占全长的一半以上。由于其在长度上的优势，LSC 区贡献了叶绿体全基因组中大部分的变异位点（约 67%），因此，它有潜力代替叶绿体全基因组去解决复杂类群的物种鉴定或系统发育关系分析等问题。近年来许多研究已经表明 LSC 区在物种鉴定或系统进化关系研究中有着几乎与叶绿体全基因组同样优秀的表现力。类似地，在本案例中，LSC 区和叶绿体全基因组均对枫斗类石斛展现了最高的鉴别能力，这暗示了 LSC 区包含了充足的信息位点，在物种鉴定方面可用来代替叶绿体全基因组。

（四）思考

与传统 DNA 条形码相比，基于叶绿体全基因组序列的超级条形码具有多种优势，如由于长度优势，包含更多信息位点，所以精准度更高，尤其是在复杂类群的鉴定方面；通用性更好，超级条形码不需要为不同类群设计特异性引物等。

本案例证明了叶绿体全基因组序列对鉴别石斛属中复杂类群的有效性，也表明了 LSC 区与叶绿体全基因组序列具有同等鉴别能力。与叶绿体全基因组相比，LSC 区在物种鉴定方面具有许多优势。第一，相比较叶绿体全基因组序列，LSC 区长度较短，更易于比对，在后续的生物信息学分析中需要更少的存储空间和计算时间，可以提高鉴别效率，尤其是针对大样本量的鉴定研究。第二，如果研究目的仅是鉴别物种，可以将 trimmed 后的读长（reads）直接匹配（mapping）到参考叶绿体基因组的 LSC 区，只对样本的 LSC 区进行拼接，这就意味着可以省去叶绿体全基因组的注释以及 IR/SC 节点区域的 PCR 验证、Sanger 测序等工作，可以大大减少工作量并节约成本。第三，LSC 区结构相对稳定，更容易拼接、组装，需要更少的测序深度，这在一定程度上可以节约测序成本。因此，与叶绿体全基因组相比，利用 LSC 区进行物种鉴定更加省时、省力、简单经济。随着高通量测序的快速发展以及分子生物学技术和生物信息学的不断进步，不管是选择叶绿体全基因组还是 LSC 区作为超级条形码都有望解决大多数陆生植物的鉴定和分类问题。

参 考 文 献

Dong F，Lin Z C，Lin J，et al. 2021. Chloroplast genome of rambutan and comparative analyses in sapindaceae[J]. Plants（Basel，Switzerland），10（2）：283.

Feng S，Jiang Y，Wang S，et al. 2015. Molecular identification of dendrobium species（Orchidaceae）based on the DNA barcode ITS2 region and its application for phylogenetic study[J]. International Journal of Molecular Sciences，16（9）：21975-21988.

Ma J，Yang B X，Zhu W，et al. 2013. The complete chloroplast genome sequence of *Mahonia bealei*（Berberidaceae）reveals a significant expansion of the inverted repeat and phylogenetic relationship with other angiosperms[J]. Gene，528（2）：120-131.

Niu Z T，Zhu S T，Pan J J，et al. 2017. Comparative analysis of *Dendrobium* plastomes and utility of plastomic mutational hotspots[J]. Scientific Reports，7（1）：2073.

Singh H K，Parveen I，Raghuvanshi S，et al. 2012.The loci recommended as universal barcodes for plants on the basis of floristic studies may not work with congeneric species as exemplified by DNA barcoding of *Dendrobium* species[J]. BMC Research Notes，5：42.

Tonti-Filippin J，Nevill P G，Dixon K，et al. 2017. What can we do with 1000 plastid genomes?[J]. The Plant Journal：For Cell and Molecular Biology，90（4）：808-818.

Xu S，Li D，Li J，et al. 2015.Evaluation of the DNA barcodes in Dendrobium（Orchidaceae）from mainland Asia[J]. PLoS One，10（1）：e0115168.

三、基于核基因组的中药资源遗传多样性研究及应用

（一）概念及原理

1. 真核细胞

真核细胞是含有真核（被核膜包围的核）的细胞，即具有细胞核，是区别于原核细胞的特征。真核细胞的遗传物质主要存在于细胞核内，核内遗传物质由核膜将其与细胞其他成分隔开，细胞内的其他细胞器如线粒体和叶绿体等也含有少量遗传物质。

2. 核基因

植物的遗传性状都是由细胞核内染色体上的基因即核基因所决定的，由核基因所决定的遗传现象和遗传规律称为细胞核遗传或核遗传（nuclear inheritance），而细胞质仅仅是核基因发生作用的场所。

3. 基因组

一个物种中所包含的基因就是一个基因组，确切地说，基因组是指一个物种的单倍体的染色体所含的全部基因。对于只有一个染色体的原核生物来说，它的一个细胞中（一个染色体）的全部基因组成其基因组；对于通常的二倍体生物来说，基因组是指能维持配子或配子体正常功能的最低数目的一套染色体所包含的全部基因。真核生物基因组包括核基因组和细胞器基因组（图 3-14）。

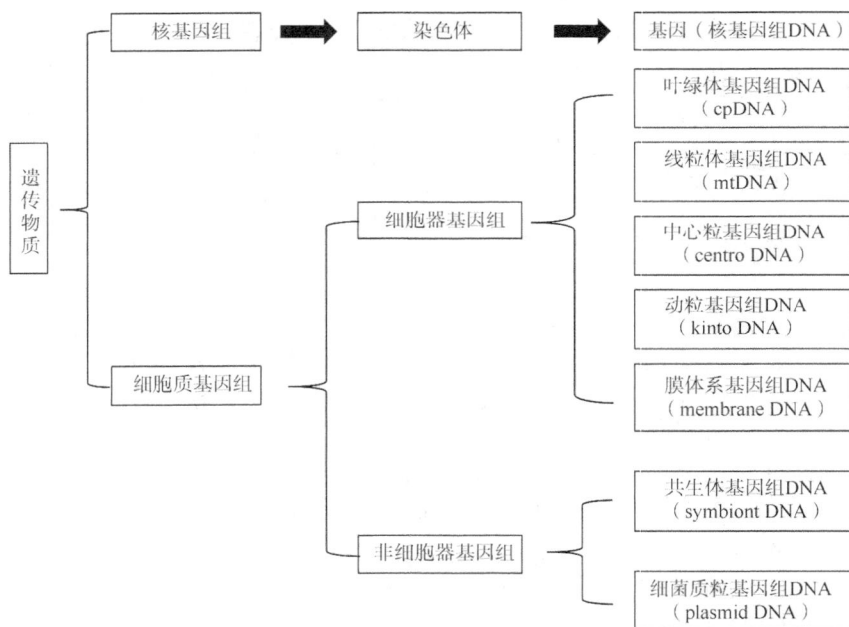

图 3-14　遗传物质分类图

4. 核基因组

核基因组（nuclear genome）由包含 32 亿个核苷酸的 DNA 组成，分为 24 个线性分子，最短的 50Mb，最长的 260Mb，每个分子包含在不同的染色体中。

5. 分子标记

DNA 分子标记是以检测生物体的遗传物质——核苷酸的差异为基础的遗传标记，它反映的是 DNA 水平上的遗传多样性。

（二）研究现状

随着分子生物学及测序技术的发展，全基因组测序研究涵盖了动植物不同种类的研究。生物的遗传性状是由基因决定的，植物的基因组 DNA 有核基因组 DNA（nuclear genome DNA，nDNA）、叶绿体基因组 DNA（chloroplast genome DNA，cpDNA）和线粒体基因组 DNA（mitochondrial genome DNA，mtDNA）。由于一个物种的特异性主要体现在核基因组中，且核基因组 DNA（nDNA）的进化速率最快，是细胞核内全自主的遗传系统，其结构与组成极为复杂，各基因家族形成功能调控网络，所以很多研究是基于一个物种核基因组进行不同层面的分析，特别是对于物种遗传多样性的分析。

目前基于核基因组 DNA 进行遗传多样性的研究多为分子标记的开发与应用，如有 SSR、AFLP、RPAD 等分子标记，其中 SSR 分子标记，具有多态性高、共显性、稳定性高等优点，并且在近缘种间具有很高的通用性，已被广泛应用于遗传多样性、物种鉴定、系统进化及遗传作图等研究领域。传统的获得 SSR 分子标记引物方法有以下三种：①查阅前人发表的相关文章，从中获取 SSR 引物的信息；②利用数据库获得引物，在数据库中输入相应实验材料名称，搜索 EST 序列，按照需要进行 EST 序列筛选，从而获得 SSR 引物；③SSR 引物在种（属）间具有一定的通用性，可对近缘种 SSR 引物进行筛选，以获得所需的引物。近几年分子技术不断发展，尤其是新一代高通量测序技术。该技术可以在短时间内完成几十万条 DNA 片段测序，如 Illumina 测序平台，可以利用雾化或超声波打碎 DNA 序列，将 DNA 片段切成平端，磷酸化并增加一个腺苷酸黏性末端，连接测序接头；将模板分子稀释、变性，注入芯片泳道，产生克隆簇；利用基因组分析仪对克隆簇测序，最终获得大量包含 SSR 位点的 DNA 序列，选取合适的 SSR 重复基元类型的 DNA 序列，利用引物设计软件对 SSR 位点两侧序列进行 SSR 引物设计，此方法可为物种分子水平上的研究提供大量的信息位点。

（三）研究方法

目前评价植物遗传多样性的方法多种多样，在 20 世纪 50 年代中期以前，主要采用形态学方法，主要通过观测记录植物的表型性状如株高、茎粗、叶片和果实的颜色、大小、形状等外部形态特征以及生长环境、地理分布特征等，但表型性状易受环境影响，植物表型特征不稳定，不能真实反映物种的多态性；到了 20 世纪 60 年代以后，开始利用细胞遗传学方法，以及之后的生化标记（等位酶和同工酶）方法，但由于利用生化标记的两种酶针对同一生物个体在不同的生长时期得到的酶谱会有差异，容易受到发育时期的影响，不利于物种间的鉴定、亲缘关系的分析等。自从人们在 DNA 双螺旋结构认识的基础上，更新了从分子标记上对基因的认识后，就改变了以前因为环境或植物生长发育时期的不同而对推断其遗传特性的困难。近 20 年来，随着分子标记技术的不断发展，DNA 分子标记在种群遗传多样性及遗传结构的分析、种间的鉴定与分类及物种的起源进化等方面得到了广泛应用。由于其在基因组中分布广泛、稳定性高、多态位点多、易检测、不受环境条件等外界因素影响等特点，且植物种群遗传变异的实质是遗传物质 DNA 的差异，直接研究 DNA 的变异更能从本质上揭示植物遗传多样性。因此 DNA 分子标记成为目前评估植物遗传多样性较理想的标记技术。

利用 DNA 分子标记技术是目前遗传多样性研究的主要手段，从生物体基因水平上研究个体间或群体间的遗传差异，主要发展的有两大类，一类是以杂交为基础的分子标记，如 RFLP、SSCP-RFLP（单链构象多态性 RFLP）、DGGE-RFLP（变性梯度凝胶电泳 RFLP），也是第一代分子标记；另一类是包括了第二代、第三代分子标记技术的 PCR 为基础的分子标记技术，达到了二十多种，有 RAPD、EST、AFLP、SNP、SSR 等，以其显性或共显性的优点为各类物种的研究提供了完整的、信息量大的遗传信息。DNA 分子标记技术广泛地应用于植物遗传多样性与种质鉴定、分子遗传图谱的构建、亲缘关系的分析、重要农艺性状相关的数量性状基因座（quantitative trait locus，QTL）定位、分子标记辅助育种、重要农艺性状的图位克隆、杂种优势分析与预测、起源与进化关系等多方面的研究。

1. SSR 分子标记的原理

SSR 即微卫星 DNA，是一类由几个（通常为 2～4 个，少数为 1～6 个）碱基组成的基序（motif）串联重复而成的 DNA 序列，其长度一般较短，在基因组的不同位置广泛存在，可以存在于内含子、编码区和染色体的任何某一区域，如 $(AT)_n$、$(AC)_n$、$(GA)_n$、$(AAG)_n$、$(AAT)_n$、$(CATG)_n$ 等组成的 DNA 的串联重复单元，有研究发现对于大多数植物而言，SSR 的二或三核苷酸重复基元所占比例最大，其中二核苷酸重复序列如 $(CA)_n$ 和 $(GA)_n$ 是最丰富的重复序列。不同遗传材料重复次数的不同和重复程度的不完全，导致了 SSR 长度的高度变异性，这一变异性正是 SSR 标记产生的基础。尽管微卫星 DNA 分布于整个基因组的不同位置，但其两端序列多是保守的单拷贝序列，因此可以设计出与微卫星两端保守序列互补的引物，通过 PCR 扩增重复序列本身并通过电泳检测其长度多态性，即 SSR 标记。

SSR 分子标记的具体原理（图 3-15）：首先基于 SSR 位点两端序列的保守性，设计特异性引物，后经过 PCR 扩增将 SSR 位点扩增出来，最后通过不同的电泳检测技术进行可视化。由于单个微卫星位点在不同物种、不同品种乃至小到不同个体中存在重复基元和数量上的变异，因此对于不同物种或个体的扩增产物就产生了一定的长度多态性，从而根据扩增产物的大小差异揭示 SSR 中重复基元及重复次数的差异特征，并据此获得不同个体的基因型和计算基因频率等信息，揭示其多态性，进而对某一物种或群体的遗传多样等方面进行研究。

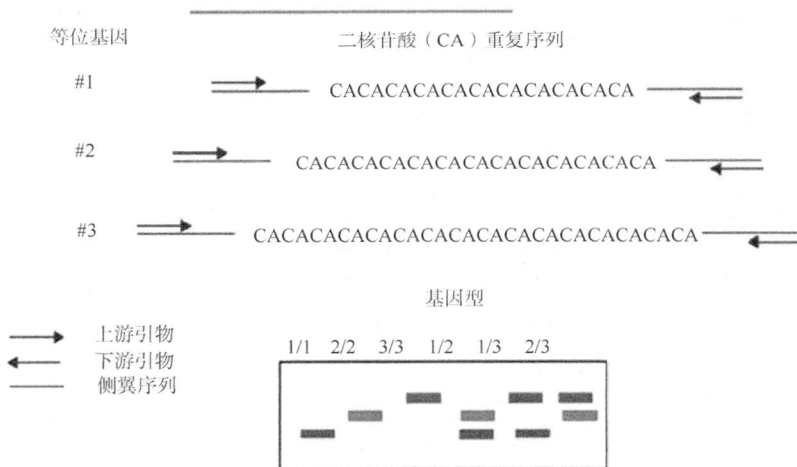

图 3-15　SSR 分子标记原理图 [以二核苷酸重复序列 $(CA)_n$ 为例]

2. SSR 分子标记在植物中的应用

SSR 由于其高度变异性、丰度、重现性、共显性和易于检测等特点，自 20 世纪 80 年代发现以来即被广泛应用，被认为是最有效的分子标记方法之一。SSR 分子标记在植物的鉴定、指纹图谱的构建、遗传多样性以及亲缘关系进化研究等方面具有重要作用。对于野生植物群体主要研究的内容有：①遗传多样性及遗传结构分析；②基因流和杂交率的评估；③推断种内种间亲缘关系等，如对甘草、黄芪、杜仲、卵叶羌活等物种的研究。对于栽培植物，SSR 的研究通常用于：①QTL 定位；②构建遗传连锁图谱；③估算种间的亲缘关系；④杂交种纯度的鉴定；⑤构建物种 DNA 指纹图谱（分子身份证），如丹参、东北红豆杉、牡丹等品种的研究。

研究案例

基于核基因组的甘草遗传多样性研究及应用

药用甘草为豆科植物甘草（*Glycyrrhiza uralensis* Fisch.）、胀果甘草（*Glycyrrhiza inflata* Bat.）或光果甘草（*Glycyrrhiza glabra* L.）的干燥根和根茎。具有补脾益气、清热解毒、祛痰止咳、缓急止痛、调和诸药之功效。甘草是一种重要的也很古老的中药材，已有 3000 年以上的用药历史。甘草不仅作为中药材使用，也被广泛用作调味剂、烟草添加剂等。虽然甘草具有重要的药用价值和经济价值，在化学和药理学领域得到了广泛研究，但其分子遗传和基因组的研究仍十分缺乏。本案例基于转录组测序中的大量数据为甘草预测和开发了 SSR 的分子标记，对用于甘草属药用植物的基因定位、连锁图谱构建、遗传多样性分析和标记辅助选择育种的研究提供了技术支持。

（一）案例原理

基于第二代高通量 Illumina HiSeq 2000 测序平台使用 PE90 双末端测序技术，可极大地提高数据产生的速度和测序通量，从而使 SSR 的精确度提高到 99.65%。利用 SSR 位点两端序列的保守性，设计特异性引物后，经过 PCR 扩增将 SSR 位点扩增出来，最后通过毛细管电泳检测技术进行可视化。由于单个微卫星位点在不同物种、不同品种乃至小到不同个体中在重复基元和数量上存在变异，因此对于不同物种或个体的扩增产物就产生了一定的长度多态性，从而根据扩增产物的大小差异揭示 SSR 中重复基元及重复次数的差异特征，并据此获得不同个体的基因型和计算基因频率等信息，揭示其多态性，进而对某一物种或群体的遗传多样性等方面进行研究。其中，形成 SSR 位点重复多态性通常是由于添加或删除了整个重复单位或基序。

（二）案例解析

1. 材料

选择《中国药典》2020 年版收录的甘草（*G. uralensis* Fisch.），4 年生栽培种作为转录组研究材料，采挖时连同周边土壤整株取出，洗净后投入液氮速冻，以用于后续试验。

2. RNA 提取和转录组测序

利用 RNA 的提取试剂盒对甘草的根、茎和叶(3∶1∶1)进行混合样本 RNA 提取。用 Illumina HiSeq 2500 进行高通量测序，对 cDNA 文库进行测序后，产出原始未过滤的序列（Raw Reads）。使用重叠信息读取高质量的测序序列（Reads），利用 Trinity 软件对甘草的过滤后剩余的序列（Clean Reads）进行基因序列组装，获得甘草的非冗余性的基因（Unigene）库。

3. 数据处理

利用 Illumina HiSeq^TM 2500 测序平台所测出的 1kb 以上的 Unigenes 做 SSR 分析，利用 MISA 软件进行搜索，搜索标准为：单核苷酸至六核苷酸重复次数依次为 10、6、5、5、5、5。然后利用 Primer Premier 6.0 在线软件基于引物设计原则设置对应的参数设计引物，并选取甘草属 4 个物种的 DNA 为模板对测序所合成的引物进行筛选。

4. 转录组原始数据产出统计

测序首先得到 Raw Date，然后去除掉 Reads 中的引物接头序列，得到样本 Clean Data（表 3-3）。经过测序分析后获得 26 766 870 条 Reads，测序长度达 5.41Gb Clean Reads，GC 含量为 45.22%，N 百分比为 0.05%。碱基质量值 Q30 达到 86.59%，测序质量可靠性一般以碱基质量值 Q30 达到 80% 以上为标准。

表 3-3　样本测序数据质量表

样本	序列数	碱基数	GC 含量	大于碱基质量值 Q30 的百分比
G. uralensis	26 766 870	5.41Gb	45.22 %	86.59 %

5. SSR 引物检测

利用 MISA 软件对其进行 SSR 多态性位点分析，共检测到 7032 个 SSR 位点，分布于 4 861 条 Unigenes 上，其中有 429 条 Unigenes 含有 1 个以上的 SSR 位点。SSR 位点出现频率为 60.10%，平均分布距离为 3234bp。单核苷酸至六核苷酸重复序列的 SSR 位点数分别为 3394、1692、1814、101、19 和 12（表 3-4）。

表 3-4　甘草不同类型 SSR 分析结果统计表

统计项目	数目
评估的序列数目（number of sequences examined）	11 702
评估的序列总碱基数目[total size of examined sequences（bp）]	22 739 272
识别的 SSR 总数（total number of identified SSR）	7 032
包含 SSR 的序列数目（number of SSR containing sequences）	4 861
包含 1 个以上 SSR 的序列数目（number of sequences containing more than 1 SSR）	429
以复合物形式存在的 SSR 数目（number of SSR present in compound formation）	595
单核苷酸（mono-nucleotide）	3 394
二核苷酸（di-nucleotide）	1 692
三核苷酸（thi-nucleotide）	1 814
四核苷酸（tetra-nucleotide）	101
五核苷酸（penta-nucleotide）	19
六核苷酸（hexa-nucleotide）	12
所有 SSR 位点数目（all of SSR loci number）	7 032

6. 甘草属植物 SSR 引物的筛选

选择二、三核苷酸重复类型的 SSR 位点，依据设置好的引物设计原则利用 Primer6.0 在线软件进行引物设计，根据所得到的 SSR 引物评分高低，进行引物合成。

随机选取甘草属 4 个物种（甘草、胀果甘草、光果甘草、刺果甘草）不同产地样本对合成的甘草 SSR 进行重复性好、多态性高的引物筛选（图 3-16）。得到 SSR 引物所扩增出的 PCR 产物呈现出预期片段大小，多态性及重复性较好的、符合标准的 SSR 引物。

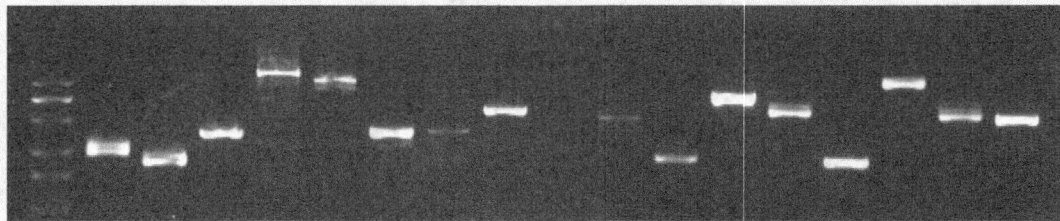

图 3-16　筛选的 SSR 引物结果

7. 甘草属药用植物遗传多样性研究

药用甘草不仅是我国荒漠半荒漠地区重要的固沙植物，是集经济和生态价值于一体的重要资源植物，也是全球共同关注的一类重要中药材。在过去的十几年里，中药材甘草属植物在气候的影响和生境的破坏双重压力下，种质资源蕴藏量受到了严重的威胁，被国家列为重点保护物种，二级濒危种。其进化历史、繁育系统、地理分布、生态环境都影响了物种的遗传多样性和遗传结构，而自然变化和人类的掠夺活动则造成植物栖息地面积的减少、增加了生存和居群之间的空间距离，进而导致了遗传多样性的丧失和遗传变异的增加。因此研究物种的遗传多样性和遗传结构，对于了解物种生存能力及发展规律，保护珍稀濒危物种和构建种资核心库都有至关重要的价值。

（1）实验材料：本实验选取 736 个甘草属四个物种样本的遗传多样性进行研究，7 个省份 43 个居群。所采集的样本都进行了单株 GPS 系统定位，随机采样，所采集叶片用装有的变色硅胶保存，带回实验室用于提取 DNA。

（2）基因组总 DNA 的提取与检测：本实验采用改良的 CTAB 法对所采集的所有试验样本的总基因组 DNA 进行提取，DNA 提取溶解后，利用核酸蛋白分析仪检测其浓度与质量，利用 1% 琼脂糖凝胶电泳验证样本 DNA 的质量。

（3）甘草属植物 SSR-PCR 扩增产物检测：根据上述基于转录组对 SSR 引物的筛选，利用筛选出的在 4 个甘草属物种中通用性强、多态性较好的 SSR 引物进行所有样本的 PCR 扩增，对扩增产物进行 Fragment Analyzer™ 全自动毛细管电泳检测。

（4）数据处理：本实验利用了多态性较好、重复性好的 9 对 SSR 引物对甘草属植物四个物种 736 个样本进行 PCR 扩增，扩增产物进行毛细管电泳检测。依据 DNA 分子标准量（Marker）记录检测样本的片段大小，按文件格式输入 GeneAlex6.503 软件进行遗传多样性和遗传分化分析，所得参数主要有：观察等位基因数（Na）、有效等位基因数（Ne）、Shannon's 信息指数（I）、Nei's 基因多样性（H）、期望杂合度（He）、观察杂合度（Ho）、居群内近交系数（Fis）、总居群近交系数（Fit）、居群间遗传分化系数（Fst）及基因流（Nm）、居群间遗传距离（GD），并进行了各物种的分子变异方差检验；计算所得的居群间遗传距离输入 NTSYS-pc 软件进行 SAHN 程序的非加权配对算术（UPGMA），绘制居群聚类图。利用 Mantel 进行不同居群的遗传距离[Fst/（1−Fst）]和地理距离的相关性检测（Mantel，1967）。根据 Bayesian 聚类方法，采用 STRUCTURE v 2.3.4 软件（Pritchard et al.，2000）对甘草 32 个居群进行遗传结构分组聚类分析。因在野生物种居群中，同域分布的多数亲缘关系较近且杂交频繁的物种，在 STRUCTURE 软件计算中多不符合 Hardy-Weinberg 平衡和连锁平衡，因此，在本实验中选用的运算模型采用的是相关等位基因频率不含任何居群来源信息的混合祖先模型（admixture model）。STRUCTURE 软件的程序运算中的参数设置为：30000burn-in iterations，1 000 000MCMC after burn-in 重复，K 值根据居群数量而定，每个 K 值运行 5 次，根据在线软件 STRUCTURE HARVESTER（http://taylor0.biology.ucla.edu/struct_harvest/）（Earl and Vonholdt 2012）和 Evanno 方法（Evanno，et al.，2005）选择最佳ΔK 值作为运行最终次数。

（5）甘草属物种种间遗传多样性分析利用：GenAlex6.503 软件对 4 个甘草属物种的遗传多样性进行分析得到（表 3-5），甘草属的 Nei's 基因多样性（H）为 0.857±0.026，Shannon's 信息指数（I）为 2.431±0.177，观察杂合度（Ho）为 0.467±0.117，期望杂合度（He）为 0.858±0.026。说明甘草属的遗传多样性是较高的。在这 4 个甘草属物种中，具有遗传多样性水平最高的为甘草物种，遗传多样性水平最低的物种为胀果甘草。

表 3-5　甘草属 4 个物种种间遗传多样性分析

物种	观察等位基因数（Na）	有效等位基因数（Ne）	Shannon's 信息指数（I）	基因多样性（H）	观察杂合度（Ho）	期望杂合度（He）
G. uralensis	25.111±3.661	8.180±1.925	2.200±0.202	0.823±0.035	0.476±0.124	0.824±0.035
G. inflata	8.000±0.928	3.939±0.676	1.540±0.132	0.696±0.038	0.517±0.149	0.706±0.039
G. glabra	9.556±0.852	4.810±0.502	1.767±0.110	0.770±0.028	0.531±0.150	0.781±0.028
G. pallidiflora	9.000±1.067	4.011±0.605	1.559±0.127	0.713±0.034	0.335±0.135	0.719±0.034
Glycyrrhiza	29.778±4.109	9.680±2.113	2.431±0.177	0.857±0.026	0.467±0.117	0.858±0.026

（6）甘草属物种种间遗传分化分析：Fst 表示居群间的遗传变异占总变异的比例，Fis 是对居群内纯合子和杂合子所占比例的反映。甘草属 Fit 最低为-0.012，Fis 最低为-0.169，表明甘草属居群间大体上呈现为杂合子缺乏而纯合子较多，近亲繁殖在居群内表现频繁。各物种居群间 Fst 为 0.148±0.012，表明甘草属 14.8%的遗传变异来自于物种间，85.2%遗传变异来自于物种内。甘草属物种间 Nm 为 1.570±0.218。（表 3-6）

表 3-6　甘草属物种种间遗传分化分析

位点	居群内近交系数（Fis）	总居群近交系数（Fit）	居群间遗传分化系数（Fst）	基因流（Nm）
URA1	-0.086	0.047	0.122	1.793
URA2	0.889	0.907	0.167	1.244
URA3	0.049	0.180	0.138	1.566
URA4	-0.169	-0.012	0.134	1.614
URA5	0.271	0.397	0.172	1.200
URA6	0.159	0.295	0.162	1.293
URA7	0.533	0.567	0.073	3.192
URA8	1.000	1.000	0.187	1.083
URA9	0.892	0.912	0.179	1.147
平均值	0.393±0.150	0.477±0.130	0.148±0.012	1.570±0.218

（7）甘草属物种种间遗传距离（GD）分析：对甘草属 4 个物种的遗传距离进行 GenAlex6.503 分析得到（表 3-7），甘草属遗传距离范围是 0.630～2.227，其中遗传距离最远物种是胀果甘草与刺果甘草（GD：2.227），遗传距离最近的物种为甘草与胀果甘草（GD：0.630）。

表 3-7　甘草属 4 个物种种间遗传距离分析

物种	甘草	胀果甘草	光果甘草	刺果甘草
甘草	—			
胀果甘草	0.630	—		
光果甘草	0.636	0.788	—	
刺果甘草	2.068	2.227	1.750	—

（8）甘草属植物的分子变异方差分析（AMOVA）：通过 GenAlEx6.503 软件计算甘草属 4 个物种的地理区域群组、物种居群群组及 4 个物种种内的分子变异方差数值得到（表 3-8），居群内的遗传变异有 74%出现在以地域分类的群组中，21%的遗传变异出现在地域内居群间，地域间甘草属物种遗传变异为 5%。以物种进行群组划分结果显示，遗传变异有 66%存在在居群内，16%存在于居群间，18%存在于物种间。

表 3-8　甘草属 AMVOA 分析

样本	分组群数	居群数	居群内（%）	居群间（%）	群体间（%）
地理群	7	43	74	21	5
物种群	4	43	66	16	18
甘草	1	32	79	21	
胀果甘草	1	3	95	5	
光果甘草	1	3	94	6	
刺果甘草	1	5	81	19	

（9）甘草属植物的主成分分析（PCA）：为了更好地理解甘草属植物的遗传关系，采用基于遗传距离矩阵的主成分分析方法，对甘草属 4 个物种共 736 个样本进行主成分分析得到（图 3-17），前两个特征向量总的分子变异为 18.10%，PC1 占 11.61%，PC2 占观测变异的 6.49%。4 个甘草属物种 736 个个体被明显划分为 2 个区域，分别为甘草、光果甘草和胀果甘草大部分个体混聚在一区域，刺果甘草聚在另一区域。从主成分标示距离来看，甘草与胀果甘草距离最近，与刺果甘草距离最远，符合甘草属植物分类系统。进行其遗传距离与地理距离的 Mantel 分析，表明不同物种居群间有显著的地理隔离相关性（r=0.194，P=0.01）（图 3-18）。

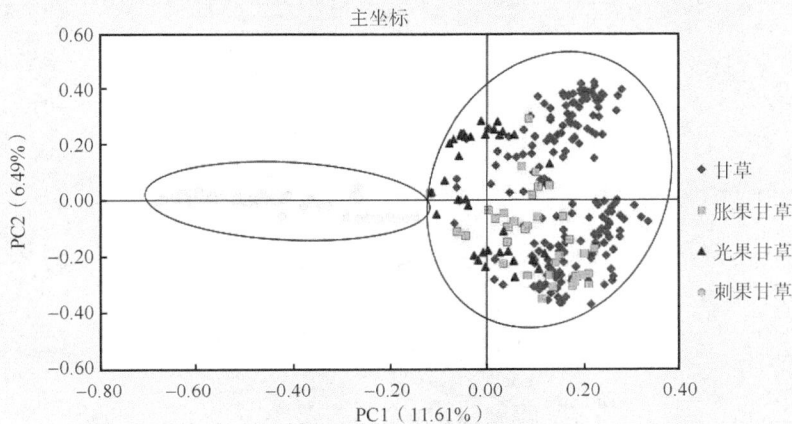

图 3-17　甘草属 4 个物种的主成分分析

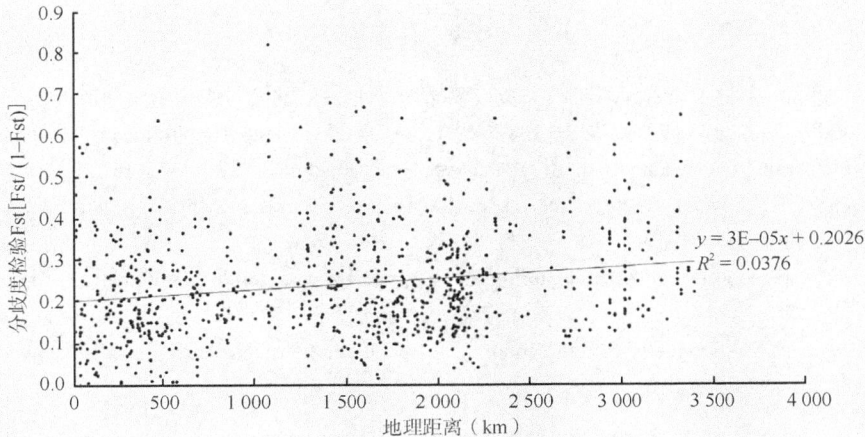

图 3-18　甘草属 43 个居群遗传距离与地理距离的相关性分析

（10）聚类分析：根据 Nei's 遗传距离对甘草属 4 种物种 43 个居群进行聚类分析（图 3-19），各物种居群在遗传距离为 0.00～2.65 范围内聚类，首先甘草与胀果甘草、光果甘草三种药用正品甘草聚为一大支，刺果甘草独立聚为一支。STRUCTURE 分析结果得到，当 K=24 时，ΔK 达到最大，即 4 种甘草共 43 个居群最佳分组数为 24 组，其中胀果甘草、光果甘草、刺果甘草明确分开分为 3 组，但甘草表现出较复杂遗传背景，存在较大的基因渐渗；而当 K=4 时，可以将刺果甘草分离开来，甘草、胀果甘草、光果甘草没有明确分开，混为一体。

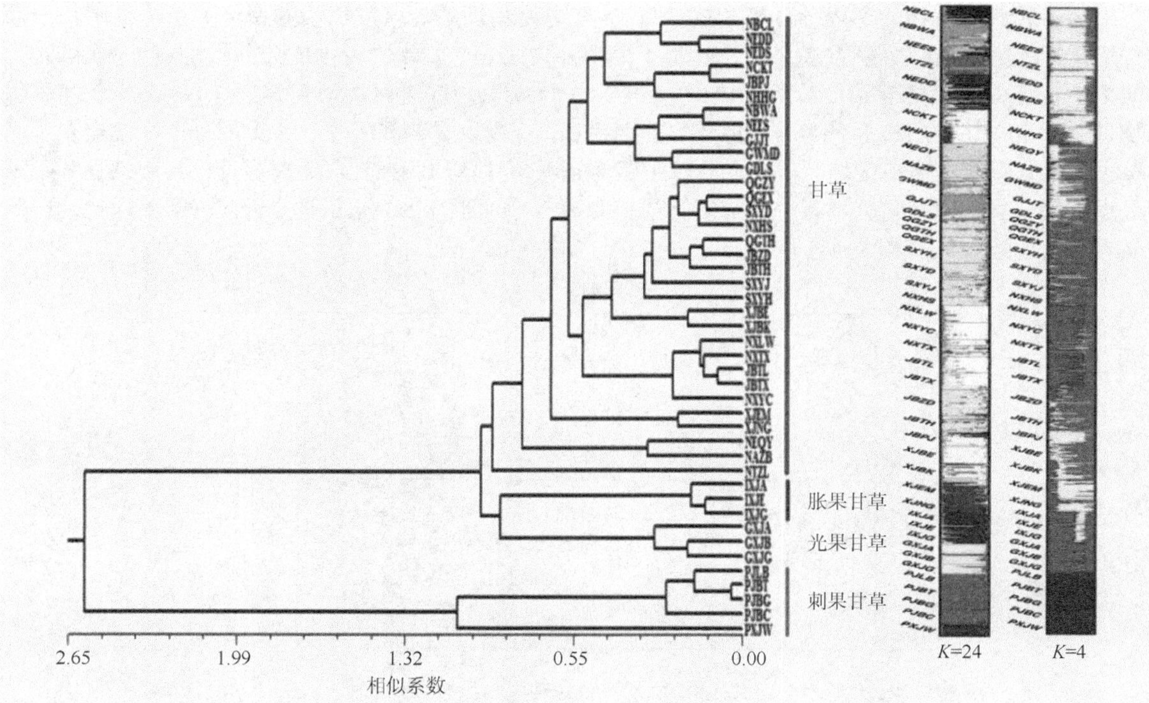

图 3-19　甘草属 43 个居群 UPGMA 聚类图及 STUCTURE 分析

参 考 文 献

国家药典委员会. 2020. 中华人民共和国药典（2020 年版一部）[S]. 北京：中国医药科技出版社.

Earl D A，Vonholdt B M. 2012. STRUCTURE HARVESTER：a website and program for visualizing STRUCTURE output and implementing the Evanno method[J]. Conserv Genet Resour，4（2）：359-361.

Evanno G，Regnaut S，Goudet J. 2005. Detecting the number of clusters of individuals using the software STRUCTURE：a simulation study[J]. Mol Ecol，14（8）：2611-2620.

Mantel N. 1967. The detection of disease clustering and a generalized regression approach[J]. Cancer Res，27：209-220.

Pritchard J K，Stephens M，Donnelly P. 2000. Inference of population structure using multilocus genotype data[J]. Genetics，155（2）：945-959.

四、中药种质资源分子身份证的构建

（一）概念原理

1. DNA 指纹图谱

DNA 指纹图谱来源于英国莱斯特大学遗传学家亚历克·杰弗里斯对人的基因序列进行研究时发现的人类个体特异性的"DNA 指纹"，即现在被称为"DNA 身份证"的基因识别技术。用于鉴别药用植物种质资源或品种品系的 DNA 指纹，可称作药用植物种质 DNA 身份证，即采用分子标记的多态性检测手段，获取不同引物组合等位基因并将其编码标识和图形化，从而区分或鉴定药用植物种质资源的基因识别技术。

2. 分子身份证

DNA 身份证也叫作分子身份证（molecular identity），是一种在 DNA 指纹图谱的基础上发展起来的，既能够鉴别生物个体之间的差异，又能对生物个体的特征进行鉴定的数字化 DNA 指纹。分子身份证构建的流程通常是采用某种分子标记方法筛选出多态性丰富的核心引物，选择合适的编码方式，最终以字符串、条形码、二维码等多种形式展现。与指纹图谱相比，分子身份证把种质或品种特征数字化后，得出字符串等形式的结果，可以简单明确地区分种质或品种间的差异。

（二）研究现状

虽然 DNA 身份证已被广泛应用于农作物和果蔬的种质研究中，但在中药资源领域还处于刚刚起步的阶段，而中药种质资源目前也面临着种质混杂、基原混乱、新品种繁育技术落后等很多问题，因此，种质资源 DNA 身份证的构建更加迫切。分子身份证构建采用分子标记方法报道的有很多，如 AFLP、RAPD、来源保守 DNA 序列多态性（conserved DNA-derived polymor phism，CDDP）、ISSR 等，但在中药资源领域报道最多的是 SSR 分子标记和 SNP 分子标记。

（三）研究方法

1. SSR 分子标记

SSR 是目前一种广泛应用于 DNA 指纹图谱和分子身份证构建的分子标记，具有操作简便快速、多态性高、稳定性和重复性好、识别率高等特点。国际植物新品种保护联盟（UPOV））已将 DNA 标记的鉴定纳入农作物品种特异性、一致性和稳定性（distinctness，uniformity and stability，DUS）测试内容，我国也将 DNA 水平鉴定作为品种质量监控的重要措施之一。这将为品种保护提供理论基础和法律依据。

构建分子身份证的编码方法主要有以下 3 类。

1）根据 SSR 指纹图谱，以 1 和 0 分别代表某个等位基因位点扩增 DNA 条带的有无，将 SSR 图谱转换为由 1 和 0 组成的字符串，或在此基础上将二进制转化成十进制进行编码，即构成分子身份证。如利用 SSR 标记构建部分山楂资源的基因身份证。

2）将每对引物扩增的条带按从小到大排列，依次编码；有两个等位基因时取其中碱基数较少的一个赋值，即为该种质的分子身份证，如利用荧光 SSR 标记构建杏新品系的分子身份证。

3）将获得一系列带型用数字进行编码，按照固定引物顺序，串联各带型编码，即可形成一组数据，也就是该品种的分子身份证。在药用植物研究中常用该种编码方式，如构建石蒜属植物、芍药、当归等种质资源分子身份证。

2. SNP 分子标记

SNP 是生物体最普遍、分布最广泛的多态性差异，具有密度高、遗传稳定性好、代表性强、分析易自动化等特性，已成为继 SSR 之后的第三代分子标记。其标记密度比 SSR 标记更高，是目前已分布最为广泛、存在数量最多的一种多态性类型，且与功能基因的关联度高，更容易开发到性状相关的 SNP 功能标记；遗传稳定性强，突变率低，一般仅为 10^{-9}，具有极高的遗传稳定性；检测通量高，易实现自动化分析，SNP 标记一般只有两种等位基因型，数据统计简单，且不依赖检测平台，容易实现不同来源数据的整合和标准化，因此，SNP 技术已成为当前种质纯度和品种鉴定的发展趋势，已被国际种子检验协会（ISTA）、国际植物新品种保护联盟（UPOV）、国际种子联盟（ISF）等国际组织推荐为品种身份鉴定的辅助方法，也是目前应用前景最广的种质纯度检测方法。2015 年，农业部办公厅印发《农作物品种 DNA 身份鉴定体系构建实施方案》，正式将 SNP 技术作为全国统一的品种 DNA 身份鉴定检测技术。

目前，已报道的 SNP 检测和标记开发技术有许多种，如基于构象改变的单链构象多态性（single-strand conformation polymorphism，SSCP）、变性梯度凝胶电泳（denaturing gradient gel electrophoresis，DGGE）、变性高效液相色谱法（denaturing high-perforvnance liquid chromatography，DHPLC），基于杂交的 TaqMan、microarray 等，以及基于引物延伸的 DNA 测序如焦磷酸测序等。国内外先后开发了 SNP 检测平台和农作物 SNP 检测芯片。尽管方法众多，但分别存在开发通量低、操作烦琐、费用高、适用范围有限等问题，限制了 SNP 标记在非模式生物中的开发和利用。近年来，高分辨率熔解曲线（high resolution melting curve，HRM）被证明是一种通量大、效率高的 SNP 检测技术，其原理是基于不同等位形式对溶解温度 T_m 的影响，通过熔解曲线的变化反映核酸差异，从而确定基因型。另外，可应用非标记探针进行 HRM 检测，从而大幅降低 SNP 标记开发成本。

研究案例

不同种质当归的遗传关系分析与分子身份证构建

当归来源于伞形科植物当归[*Angelica sinensis*（Oliv.）Diels]的干燥根，具有补血活血，调经止痛，润肠通便的功效。据《中国植物志》记载，当归主产于甘肃东南部，以岷县产量多，质量好，云南、四川、陕西、湖北等省也有分布，均为栽培，野生当归资源极少。甘肃当归的育种工作起步较晚，且工作难度大，培育的当归新品种主要通过系统选育获得。目前，甘肃省已选育出 6 个当归品种，为'岷归 1 号'～'岷归 6 号'，除'岷归 2 号'叶柄、叶脉和茎均为绿色外，其他新品种（系）在外观形态上极为相似，仅依靠表型特征研究其遗传差异准确性较低，因此，利用分子生物学方法分析当归不同品种（系）间的遗传关系十分必要。本研究分析了甘肃省 11 个当归品种（系）的遗传关系并构建其分子身份证，为当归品种（系）鉴别、保护及新品种选育工作提供参考依据。

（一）名词术语

1. SSR 荧光标记毛细管电泳检测

利用羧基荧光素（fluorescein，FAM）、罗丹明 101 氯化物（rhoclamine 101，ROX）、六氯-6-甲基荧光素（Hexachlorofluorescein，HEX）和四甲基罗丹明（Tetramethylrhodamine，TAM）等不同颜色的荧光染料标记微卫星引物，将不同荧光标记、扩增片段长度差异较大的 PCR 产物和标准分子量样品（内标）在同一泳道中进行毛细管电泳，利用软件进行图像收集和分析，精确计算出微卫星等位变异扩增片段的大小。与常规的聚丙烯酰胺凝胶电泳检测方法相比，毛细管电泳检测结果更为精确、灵敏、高效，更适用于大批量品种的检测分析。

2. 居群间遗传分化指数（Fst）

Fst 是种群分化和遗传距离的一种衡量方法，分化指数越大，差异越大。Fst≤0.05 时，种群间分化很小或几乎无分化；0.05＜Fst≤0.15 时，中等程度分化；0.15＜Fst≤0.25 时明显分化；Fst＞0.25 时，种群间极度分化。

（二）案例原理

设计筛选出多态性较高的当归 SSR 引物，对甘肃省 11 个当归品种（系）当归样品进行扩增及 SSR 荧光标记毛细管电泳检测，通过计算其遗传信息参数进行遗传关系分析，利用数字加字母的方式对扩增带型进行编码，构建其分子身份证。

（三）案例解析

1. 引物设计与筛选

通过二代测序，获得微卫星 DNA 序列，结合测序数据分析进行 SSR 引物设计，并对获得的引物进行 PCR 扩增，最终筛选出 10 对多态性较高的当归 SSR 引物。

2. 数据统计

计算各个当归品种（系）的等位基因数（Na）、有效等位基因数（Ne）、观察杂合度（Ho）、期望杂合度（He）、Nei 期望杂合度（Nei）等遗传信息参数，分析群体遗传结构，构建 Nei's 遗传距离 UPGMA 聚类树状图和分子方差分析（analysis of molecular variance，AMOVA）。将每对引物扩增所有样品的不同带型，按当归样品编号顺序用数字 1～9 依次表示，超出 9 的用英文字母 A～Z 依次表示，缺失带型用 0 表示，构建字符串形式的 DNA 分子身份证。去除重复身份证号后，按品种（系）分类，得到不同品种（系）当归的分子身份证。将对应字符串导入在线条码生成器（http://barcode. cnaidc.com/html/BCG code128b.php），生成可供扫描的条形码 DNA 分子身份证；将不同品种（系）的育种方式、形态特征特性、品质特性及 DNA 分子身份证代码等文本信息输入在线二维码生成器（https://cli.im/），生成可扫描的二维码 DNA 分子身份证。

3. 结果与分析

（1）引物信息及扩增体系和程序：10 对引物信息见表 3-9，PCR 反应总体积为 25μL，10×*Taq* Buffer 2.5μL，牛血清白蛋白 0.5μL，DNA 模板 2.0μL，上下游引物各 1.0μL，dNTPs 1.0μL，*Taq* DNA 酶 0.5μL，双蒸水 16.5μL。扩增程序：94℃预变性 5min；94℃变性 30s，40s 退火，72℃延伸 30s，循环 35 次；72℃延伸 10min；保存结束 4℃。

表 3-9　10 对当归 SSR 引物信息表

引物名称		引物序列（5′→3′）	荧光基团	退火温度（℃）
C024	正向：	ACCCGTCGTCAAATATCTTTCTCT	ROX	54
	反向：	CAAGTCCAAGTCTTACCGACCA		
C34	正向：	AGTAGAGGAGAAATGATACAAAGCA	TAM	53
	反向：	CAACTTCGATCATTGTTCGCCA		
C32	正向：	AGCTCTTCTTCTTGAACGTCGT	HEX	55
	反向：	CACTCAATCACTTACCTCCCCC		
C25	正向：	CTTGGTTTTGCTTGTCTCCGTT	FAM	54
	反向：	CTTTGTAAGCCCAGTAGT		
P9	正向：	ATGTAGTAACCTTTCCGCGGTT	ROX	53
	反向：	TGTAACGAGAGCGATACTGATGA		
C027	正向：	AGTTAGCAATCTCCTTCGCCAA	FAM	54
	反向：	CCGCCAGACCTGTATGACTAAA		
C03	正向：	AGCCAAACAGCTCCTTAAAGAGA	ROX	53
	反向：	TGCAACAACAATATCAAATAAGGCC		
C019	正向：	ATGCCAAGTAGCTCCAATCACT	FAM	54
	反向：	CATTAACGGAGCACTGCAGAAC		
C023	正向：	CCGCCTTTCTCACCTCTTTACT	HEX	53
	反向：	TTAAATTGGCGACTGCAATGCT		
C028	正向：	AATAACTTCGCTCGTGGTCACT	HEX	52
	反向：	AGTGTGTGCCGAAACAATTGAA		

（2）基于 SSR 荧光标记的不同品种（系）当归遗传关系分析：10 对 SSR 荧光引物共获得观测等位位点 57 个，平均每对引物 5.7 个，11 个品种（系）中 Na、Ne、I、Ho、He、Nei 平均值为 2.7385、1.8649、0.6534、0.3414、0.4070、0.3855，说明当归在物种水平上遗传多样性较高；遗传距离在 0.0262～

0.2817，在遗传距离 0.17 处，11 个当归品种（系）分为 2 类（图 3-20）；Structure 群体结构分析（图 3-21），当归样本被分成 5 个小群，每份资源都由 5 种颜色组成，资源的杂合度较高；当归品种（系）居群间遗传分化系数 Fst 为 0.1477，居群内的变异百分比达到 78%，不同品系当归的遗传变异主要存在于居群内。本研究可为当归新品种（系）选育提供科学依据，为深入开展当归种质纯度鉴定提供参考。

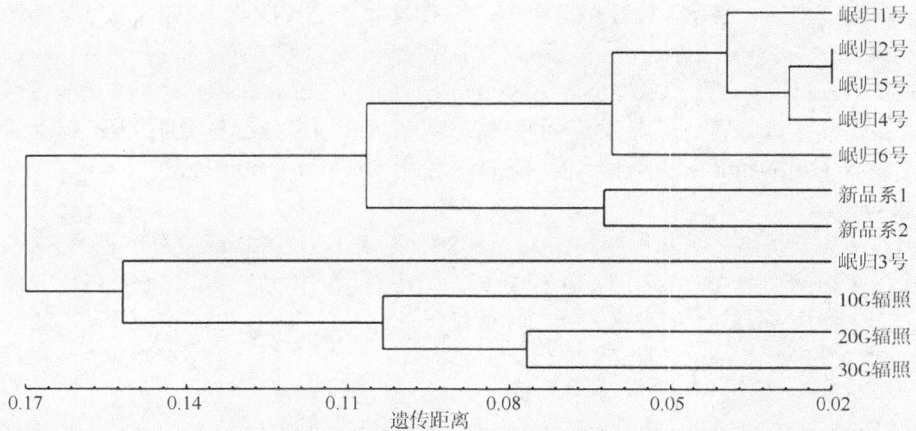

图 3-20　当归遗传距离 UPGMA 聚类图

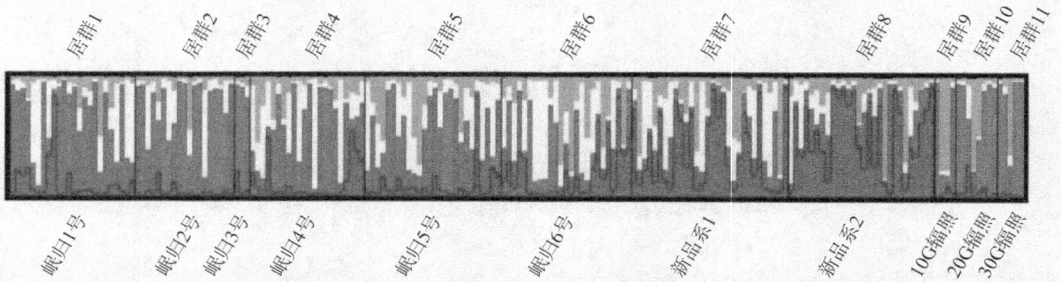

图 3-21　基于 10 个 SSR 位点的当归群体结构（K=5）

（3）基于 SSR 荧光标记的不同品种（系）当归分子身份证构建：采用 SSR 荧光标记毛细管电泳技术，获得 194 个当归样品 SSR 扩增片段的精确分子量，将每对引物扩增所有样品的不同带型进行编码，得到不同品种（系）当归的分子身份证（表 3-10）。将对应字符串及其他文本信息导入在线网站生成可扫描的条形码和二维码 DNA 分子身份证（图 3-22）；各品种（系）间的身份证、条形码、二维码各不相同，有效区分了 11 个当归品种（系），为当归品种（系）鉴别、保护及新品种选育工作提供了参考依据，具有一定的实践指导意义。

表 3-10　11 个当归品种（系）的分子身份证

名称	分子身份证（ID）
M1	1111111111、1221111112、1332111113、1133211112、1142111113、2152111113、1163211112、2174111114、2452211115、1152311116、2141111114、3162411114、1141011117、2241111114、1424111123、2431111213、1141111114、4122111114、1132111114、2162211115、1152411118、2361211124、1182111113、1152111114
M2	1142111116、2194111314、1145111114、1132111129、2152211113、1162111111、516211111A、1161411116、1132111114、1182111116、1132512114、11A2111116、1182111118、11B1111113、1152611116、1162611111、11A2112136、1172611113、1172011146
M3	61C5213116、11C2014129、6182111125

续表

名称	分子身份证（ID）
M4	2412111116、1132211112、21D2212344、1131411213、21E2711216、1132611116、1132311124、2162711115、1132511129、1182611113、2172611113、1161211211、723121111A、3172111111、11F181111B、1182111119、1172111113、1131211115、2592911115、2332111147、1181411112
M5	1182111142、2162511131、1122111333、16G1211116、11C2711114、11E1111116、21G111111B、11E1111119、61D1111114、2161111146、22E2111112、11E211111A、2362111114、2135111212、11E0111114、11E2111119、1172111112、2172111112、1172111115、113211111A、2461111110、1135111115、11H2115114、2161111112、31E1111116
M6	23G2115143、23E2211119、21D2215111、2375211114、2372111143、217211111A、11A5111115、2192111119、11F2111117、21A2111141、1192111113、21E212115C、23E2121119、8182126114、6082111125、11E2111113、21C2112144、2302121119、1432111114、2432112119、95B2111123、2192111113、2432121113、A782211215、2195411114
N1	24E2111214、2232111414、1362111213、24E5211113、21B2411516、24B5411115、23E5117213、1162111215、2462111143、246541111D、2162211613、6365211143、2152A11713、1352111213、25E1111313、2435211115、2464411112、2565411115、1165111144、21I2211815、25J5411114、2835411144、1532111215、2162211415、2435111114、1132111213、2132111815、1182111113、1532111315、2435211145
N2	2162116515、1562411115、24E2111315、1455111115、6365111114、63B1111315、6362211112、1152111245、2455411143、6451211115、2451111145、1462118114、1452418115、2162418614、1185118215、14B5419114、13E2118215、1535118145、B566218114、6192118114、6535218115、6365118115、B152118214、2062118215、63E2118214、6463218116、14E4218115、2431218114
10G	1182118116、C1C1118216、B497118116、2132118114
20G	2162118116、6181118214、11E1218114、6660118149、11E5B08118、11F2B18116、1132C18116
30G	11F2B11116、1162B11116、1131111314、6182B18116、6182D13106

图 3-22　当归分子身份证条形码示例和‘岷归 1 号’～‘岷归 6 号’分子身份证二维码
A. ‘岷归 1 号’条形码 DNA 分子身份证；B. ‘岷归 2 号’条形码 DNA 分子身份证；C. ‘岷归 3 号’条形码
DNA 分子身份证

（四）思考

DNA 分子身份证是证实和区分不同材料的有效证明，具有唯一性、可鉴别性等特点，如今二维码技术的运用有效地容纳了数字、文字、字母、图片等信息，且能够迅速被电脑、手机等电子设备全方位识别，大大增加了其使用范围。分子身份证已被广泛应用于农作物和果蔬的种质研究中，而在中药材领域还处于刚刚起步的阶段。本案例通过构建分子身份证，有效区分了不同品种（系）当归，可为当归新品种选育提供科学依据，也可为其他中药材的品种鉴定提供参考。

参 考 文 献

程本义，夏俊辉，龚俊义，等. 2011. SSR 荧光标记毛细管电泳检测法在水稻 DNA 指纹鉴定中的应用[J]. 中国水稻科学，25（6）：672-676.

国家药典委员会. 2020. 中华人民共和国药典（2020 年版一部）[S]. 北京：中国医药科技出版社：139.

王富强，樊秀彩，张颖，等. 2020. SNP 分子标记在作物品种鉴定中的应用和展望[J]. 植物遗传资源学报，21（5）：1308-1320.

《中国植物志》编辑委员会. 1992. 中国植物志：第五十五卷第三分册[M]. 北京：科学出版社：50-75.

朱田田，张明惠，王富胜，等. 2022. 基于 SSR 荧光标记的不同品种（系）当归遗传关系分析及分子身份证构建[J]. 中草药，53（12）：3774-3783.

Wright S W. 1965. The interpretation of population structure by F-statistics with special regard to systems of mating[J]. Evolution，19（3）：395-420.

第三节　中药种质资源的分子标记辅助育种

我国中药材生产长期以来都处于自由发展的状态，中药材的良种选育工作与各种农作物相比仍有很大差距。药用植物品种选育方法包括系统选育、染色体倍性育种、杂交育种、诱变育种及分子育种等。目前，分子标记辅助育种技术已成为培育中药材优良种质的重要方法之一，它结合了现代分子生物学技术与传统育种手段的优势，利用 DNA 分子标记对中药种质资源或其他育种材料进行快速、准确的选择，减少了育种过程的盲目性和周期性，提高了育种效率，加速了育种进程，使中药材的生物学性状稳定、产量和药用成分可控。

一、分子标记辅助育种概述

（一）分子标记辅助育种的概念

分子标记辅助育种是育种过程中利用与目标基因紧密连锁的分子标记，在育种所需的遗传分离群体中，精准、快速筛选具备目标基因个体的方法，也称为分子标记辅助选择（marker-assisted selection，MAS）。

在遗传学中，表型（phenotype）=基因型（genotype）+环境（environment），即性状的表型受本身遗传因素和外界环境因素共同影响，药材道地性主要强调的就是环境因素。但在试验环境一致的条件下，表型主要受遗传因素影响，因此可根据目标性状的基因型判断其相应的表型，达到提前筛选的目的。

（二）分子标记辅助育种的特点

近 20 年，随着基因组学、生物信息学、功能基因组学的迅速发展，分子标记辅助育种已逐步进入以多基因聚合为主要内容的分子设计育种阶段。与表型标记和生理生化标记相比，分子标记主要有 4 个特点，一是标记数量大，基因组中可遗传的变异位点均可作为分子标记，如 SNP 标记，铁皮石斛基因组约 1.11Gb，鉴定出可遗传分型的 SNP 标记 697 716 个，平均每 1.59kb 就可获得 1 个分子标记；二是不受环境、发育等因素的影响，如红花成熟时的花色会受到外界光照条件和发育状况的影响，但在遗传上，不考虑自然突变的情况下，不论光照条件和发育状况如何，花色分子标记的差异是不会改变的；三是可用于基因的显、隐性效应分析，如 SNP、InDel、SSR 等标记均是共显性标记，可根据性状的表型和分子标记的基因型分析出基因的显、隐性效应；四是便于分析基因功能，如位于编码区、启动子区等区域的 SNP、InDel 分子标记，很可能就是影响基因功能突变的变异位点。

（三）分子标记辅助育种的优点

分子标记辅助育种是在育种群体里对个体基因型的直接选择，其特点可用于优化常规育种方法。与常规育种相比，分子标记辅助育种有以下优点：①可以鉴定育种材料特有优异性状的遗传基础，定位调控优异性状的基因，分析这些基因的遗传关系，为培育优良品种奠定基础。②可降低表型检测的经济和时间成本，尤其是一些测量难度大、费用高、时间跨度长的性状，如薏苡种壳抗压性表型检测，需在种子成熟后才可测量，而分子标记辅助选择只需在苗期就可鉴定，且可同时鉴定多个基因，操作简单，节约时间和种植成本。③可辅助选择隐性或遗传力低的性状，如薏苡的纸壳性状就是隐性性状，在回交利用石壳薏苡种质资源过程中，常规表型选择会有 50% 的概率丢失纸壳基因，而利用分子标记筛选杂合显性个体，可将纸壳基因保留，高代回交后自交即可筛选到纸壳个体。④可以分析生产中优良品种的遗传基础，生产中大面积推广的品种一般都具有优良的性状，利用分子标记分析优良性状是由哪些基因聚合而成的，总结品种培育经验，为培育更加优秀的新品种提供参考。

总之，常规育种是通过性状的田间表型来选择基因型，而田间表型会受到环境、时间、遗传特性等因素的影响，有很大的盲目性和随机性，通常需要种植大量材料以供选择，且对育种家个人经验要求高，因此工作量大，育种效率低。而分子标记辅助育种是通过追踪目标性状的基因型来直接选择，因此可节省成本，提高育种效率，加快育种进程。但分子标记辅助育种是建立在基因功能基础之上的，即首先要定位到调控目标性状的基因或基因座，确定被标记的目标基因或基因座具备相应的生物学功能。

二、中药种质资源重要性状的 QTL 定位

从生物学角度，道地药材是遗传、环境及药材表型三者在长期协同进化过程中，在某个特定时空上的一个反映。首先，道地药材相比于主流农作物具有较高的居群遗传多样性。因为农作物品种（variety）是人类在一定的生态条件和经济条件下，根据人类的需要所选育的某种作物的特定群体，具有特异性（distinctness）、一致性（uniformity）和稳定性（stability），所以导致特定农作物品种往往具有较低的遗传多样性。其次，道地药材在生物学上表现为更易受环境影响，呈现连续性变异的数量性状。道地药材由于在生物学上具有特异性、地域性、连续性和迁延性等特点，因此相较于农作物品种的"一致性"，道地药材可以更好地体现出重要性状变异的连续性。

遗传上将遗传变异根据其表现形式分为质量性状（qualitative trait）和数量性状（quantitative trait）两类：质量性状表现为不连续性，由符合孟德尔定律的少数主效基因（major gene）决定，如单基因遗传（single-gene inheritance）；数量性状则表现为连续变异，由微效多基因（multiple gene）控制，这些微效基因往往被称为数量性状基因座（quantitative trait loci，QTL），其加性效应之和就是特定性状的表型值。性状的传递是通过基因的传递完成的，不同性状具有各自的遗传结构或者基因组

成。数量性状的遗传结构通常与质量性状有显著不同，质量性状是定性的遗传，即子代遗传得到与亲代相同的某种属性特征；而数量性状是定量的遗传，即子代与亲代在某种性状上是分布在相同的连续尺度上。现阶段，随着分子标记技术的发展，大量的分子标记可供使用，使得在基因组上精确定位数量性状基因成为可能，基于分子标记的 QTL 定位方法开始逐步形成与发展，成为数量性状遗传基础解析的重要方法，使得数量遗传研究更为广泛，由此数量遗传研究进入基因组时代。

近年来，很多药用植物完成了首张遗传图谱的构建，包括杏、银杏、梅、桂花、旱柳、丹参、牡丹、荷花等，但就药用植物药效成分含量的 QTL 定位方面，只有山楂完成了山楂黄酮类化合物含量的 QTL 定位，以及铁皮石斛完成了茎总多糖含量（the stem total polysaccharide content，STPC）的 QTL 定位。石斛具有很高的观赏价值和药用价值，其有效活性成分为石斛多糖、石斛碱、黄酮、酚类和苄基化合物等。石斛 STPC 是石斛重要的数量性状之一，研究其遗传基础，对了解石斛多糖的代谢及其相关基因的调控过程具有重要意义。此外，在石斛基因组中对与 STPC 相关的数量性状位点进行定位有助于确定这些性状的遗传基础，并且可以进行与 STPC 相关的分子标记辅助选择育种，有助于开发多糖含量高、鲜食口感好、抗虫、耐旱的石斛新品种。

（一）概念原理

1. 遗传连锁图谱

遗传连锁图谱（genetic linkage map）是指同一条染色体上不同基因或专一多态性标记之间的排列顺序及其相对距离的线形图。遗传连锁图谱是以基因重组交换值构建的图谱，图距为 cM（厘摩），1cM 表示每次减数分裂的重组频率为 1%。交换值越高表明两点之间遗传距离越远，对应在遗传连锁图谱上的 cM 值越高。遗传图谱的分辨率和精度，很大程度上取决于群体大小，群体越大，则作图精度越高。数量遗传性状定位所需群体大小依据想要检测基因的表型贡献率的高低而有所不同。

2. QTL

QTL 是控制数量性状的基因在基因组中的位置。对 QTL 的定位必须使用遗传标记，人们通过寻找遗传标记和感兴趣的数量性状之间的联系，将一个或多个 QTL 定位到位于同一染色体的遗传标记旁，换句话说，标记和 QTL 是连锁的。

3. 连锁不平衡

连锁不平衡指群体内不同位点等位基因间的非随机关联，在随机交配群体内，由于不断地异交，位点间的连锁逐渐被打破，随着世代数的不断增加，群体内位点间逐渐达到连锁平衡（linakge equilibrium，LE）状态。

4. 分子辅助育种

分子辅助育种（molecular assisted breeding）是利用分子标记与决定目标性状基因紧密连锁的特点，通过检测分子标记，即可检测到目的基因的存在，达到选择目标性状的目的。因此，分子辅助育种受限于目标性状即表型的准确评测，以及基于高密度遗传连锁图谱的目标性状连锁定位结果。但总的来说，分子辅助育种缩短了育种年限，加快了育种进程，提高了育种效率，克服了很多常规育种方法中的困难。

（二）研究方法

1. 简化基因组测序

简化基因组测序（reduced-representation genome sequencing，RRGS），即对部分基因组进行序列测定。它是指利用限制性内切酶对基因组 DNA 进行酶切，并对酶切片段进行高通量测序的技术。那为什么要把基因组简化后测序而不直接全基因组测序呢？因为有些物种基因组很大，全基因组测序成本太高，但又想获得尽可能覆盖全基因组的变异信息，因此简化基因组测序技术应运而生。简化基因组测序技术由于只对酶切片段进行测序，可极大地降低基因组的复杂度，并且不受参考基因组的限制，无参考基因组的物种也可以使用该技术进行分子标记鉴定与开发，因此该技术广泛应用于分子标记开发、遗传图谱构建、基因/QTL 定位和全基因组关联分析及群体遗传分析与分子育种领域。

SLAF-seq 是简化测序技术的一种，与其他的简化测序技术相比，该技术会对待测物种已发表的基因组序列进行酶切预测，这也是 SLAF-seq 技术的独特之处。根据预测的结果，设计出针对该研究样品最合适的研究方案，之后，提取纯化待研究样品的基因组 DNA，利用前期预测得到的限制酶进行酶切，按照 SLAF-seq 技术 DNA 片段筛选规则，筛选出合适的 DNA 片段，建立待测样品的 SLAF-library，并进行高通量测序，对测序得到的 SLAF 序列进行质量评估，删除测序深度低、测序质量不高的序列，最后，用筛选后的 SLAF 序列表示本研究样品的基因组信息。SLAF-seq 技术具有以下特点：

1）测序深度大，数据准确。
2）简化测序，测序成本低。
3）利用生信分析法辅助设计测序方案，保证标记数量最优。
4）适用于大样本量的研究。

SLAF-seq 实验流程如图 3-23 所示：

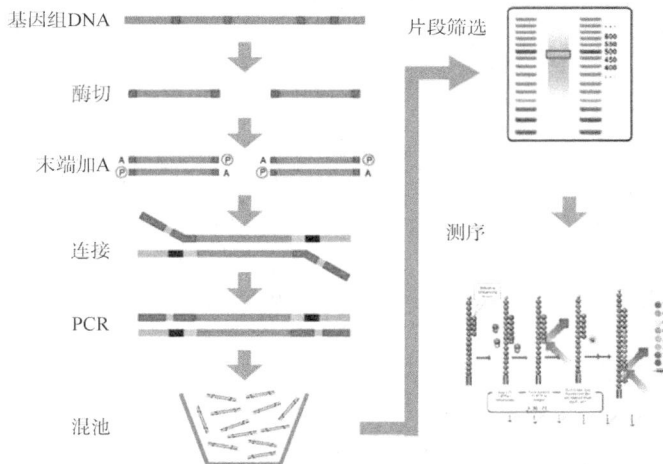

图 3-23　SLAF-seq 实验流程图
图片来自百迈客公司

药用植物中的银杏、梅、桂花、旱柳、丹参、牡丹和铁皮石斛等的高密度遗传图谱都是基于 SLAF-seq 技术完成的。

2. 高密度遗传连锁图谱构建

遗传图谱（genetic map）是指不同标记在连锁群（LG）上的位置及排列顺序，其单位为 cM。影响遗传图谱构建难易程度、精确性及适用性的主要因素有亲本的选择、群体类型、群体大小和标记的选择等。染色体的交换（chromosomal crossover）和重组（recombination）对研究遗传图谱具有重要意义，在基因组中不同基因间的直线距离决定了基因间的交换频率，交换频率又决定重组率，因此，遗传图谱上标记间的遗传图距是通过重组率来计算的。

在构建杂交群体的过程中，亲本的选择直接决定了该群体能否构建成功并且对后续遗传图谱的绘制及应用也具有深远的影响，因此，合适的亲本需满足以下 5 点要求。

1）用于构建分离群体的亲本性状要有一定的差异。在分离群体中可检测到该性状的分离情况，从而与标记进行连锁分析，绘制连锁图谱。

2）要保证分离群体子代的可育性。

3）两亲本材料不能选择杂合的。若无法保证纯合，需要通过不断自交来改善纯度。

4）利用细胞学鉴定法对分离群体亲本和 F1 代个体进行分析检测，确保分离群体的亲本之间无易位现象出现且染色体不缺失。

5）可选择多对亲本同时构建群体，筛选合适的群体用于后续图谱的绘制。

一般来说，若作图群体的数量越多，则绘制的遗传图谱的精确度就会越高，但过多的群体数量会增加实验成本和工作量并且降低实验效率，而群体数量太少又会降低图谱的覆盖度及准确性。Ferreira 等评估了遗传群体的大小对遗传图谱的影响，结果表明当绘图群体的数量为 200 时，就可以获得精确度较高的连锁图谱。在构建遗传图谱的过程中需要进行大量的数据统计和计算，人工计算费时费力、效率低，因此可利用计算机软件快速处理数据并获得准确的实验结果。目前主要的作图软件有 JionMap 和 HighMap。JionMap 软件操作较为简便，功能强大，可用于分子标记数量较多的遗传图谱的绘制，适用于 F2、回交群体（back crossing，BC）、重组自交系群体（recombined inbred lines，RIL）、双单倍体群体（doubled haploid，DH）、共同亲本（common parent，CP）。等类型的分离群体。HighMap 软件可以多次排序进行纠错，其操作步骤分为四步：连锁分析、标记排序、基因型纠错及图谱评估。与 JionMap 软件相比，HighMap 能够利用更多的标记进行构图，提高了测序数据的利用率，使作图标记的排列顺序和遗传图距更加准确。

构建图谱的分子标记。RFLP、RAPD、AFLP、SSR 等分子标记技术需要通过 PCR、凝胶电泳等实验操作获得电泳图，并统计各个分子标记在电泳图上目的条带的数量和位置等信息，进而对标记进行基因分型，计算重组率确定不同标记在物种染色体上的位置和相对距离，绘制物种的遗传图谱。其实验步骤多，耗费时间久，可用于绘制图谱的标记较少，只能绘制简易的遗传图谱，基因组覆盖率较低，可使用的范围小，无法用于性状的精确定位。SNP 分子标记技术具有数量多、可大规模开发、基因型易判断等优点，可用于高精度连锁图谱的绘制。绘制精确度高、标记数量多的物种遗传图谱意义重大，尤其是在性状和基因的精确定位探索方面。在分子育种领域，可利用分子标记技术协助研究，减少不必要的劳动，缩短培育时间，提高育种的效率。

研究案例

铁皮石斛高密度遗传图谱构建及多糖含量 QTL 定位

（一）案例原理

因为有些物种基因组很大，全基因组测序成本太高，但又想获得尽可能覆盖全基因组的变异信息，因此利用限制性内切酶对基因组 DNA 进行酶切，并对酶切片段进行高通量测序，可极大地降低基因组的复杂度，并且不受参考基因组的限制，无参考基因组的物种也可以使用该技术进行分子标记鉴定与开发，因此该技术广泛应用于分子标记开发、遗传图谱构建、基因/QTL 定位和全基因组关联分析及群体遗传分析与分子育种领域。药用植物中的银杏、梅、桂花、旱柳、丹参、牡丹和铁皮石斛等的高密度遗传图谱都是基于简化基因组测序（reduced-representation genome sequencing，RRGS）技术完成的。

（二）案例解析

1. 观察：铁皮石斛多糖含量是药材重要性状但遗传基础研究较薄弱

（1）茎总多糖是铁皮石斛主要的有效成分之一：《中国药典》（2020 年版）规定铁皮石斛药材多糖含量不得低于 25%。在现代的铁皮石斛设施栽培条件下，有的种质资源在适宜的光照、温度、湿度条件下，其多糖含量甚至高于野生铁皮石斛。因此开发多糖含量高、鲜食口感好、抗虫、耐旱的新品种，一直是铁皮石斛育种研究的重点内容之一。

（2）石斛 STPC 的遗传学基础：石斛属植物富含多糖，且在成熟植株中的数量可变，受遗传和环境因素的控制，是典型的数量性状之一。许多研究试图解析石斛 STPC 的遗传学基础，到目前为止，石斛中 STPC 的遗传学基础尚不清楚。由于石斛具有自交不亲和、繁殖率低等特点，构建石斛的作图群体有一定的难度。在石斛遗传图谱研究方面，已有串珠石斛、铁皮石斛、重唇石斛、金钗石斛和钩状石斛的连锁图谱，然而，这些简易图谱由于其标记数量少，覆盖度低，不能用于性状的精确定位。到目前为止，还没有一张精确度高、标记数量足够多的石斛遗传图谱，因此也无法对石斛 STPC、石斛碱含量等重要数量性状进行精确的 QTL 定位。

2. 分析：高密度遗传图谱构建和多糖含量测定

（1）作图群体构建母本：细茎石斛 *D. moniliforme*（L.）Sw.（PE 00293907）产地为中国云南省鲁西（103°76′E，24°52′N），其 ITS2 序列（MG940864）与现有 NCBI 数据库中的细茎石斛 ITS2 序列（KP159303，KF143489，HQ114146 和 KJ210480）相似度为 99%。父本铁皮石斛 *D. officinale*（PE 00293966）为中国浙江省铁皮石斛审定品种'仙斛 1 号'（浙江寿仙谷医药股份有限公司完成，审定编号：浙认药 2008003）。将两株亲本石斛移栽到杭州师范大学温室中培养，进行杂交培育。石斛双亲和杂交群体 F1 代的表型特征如图 3-24 所示。

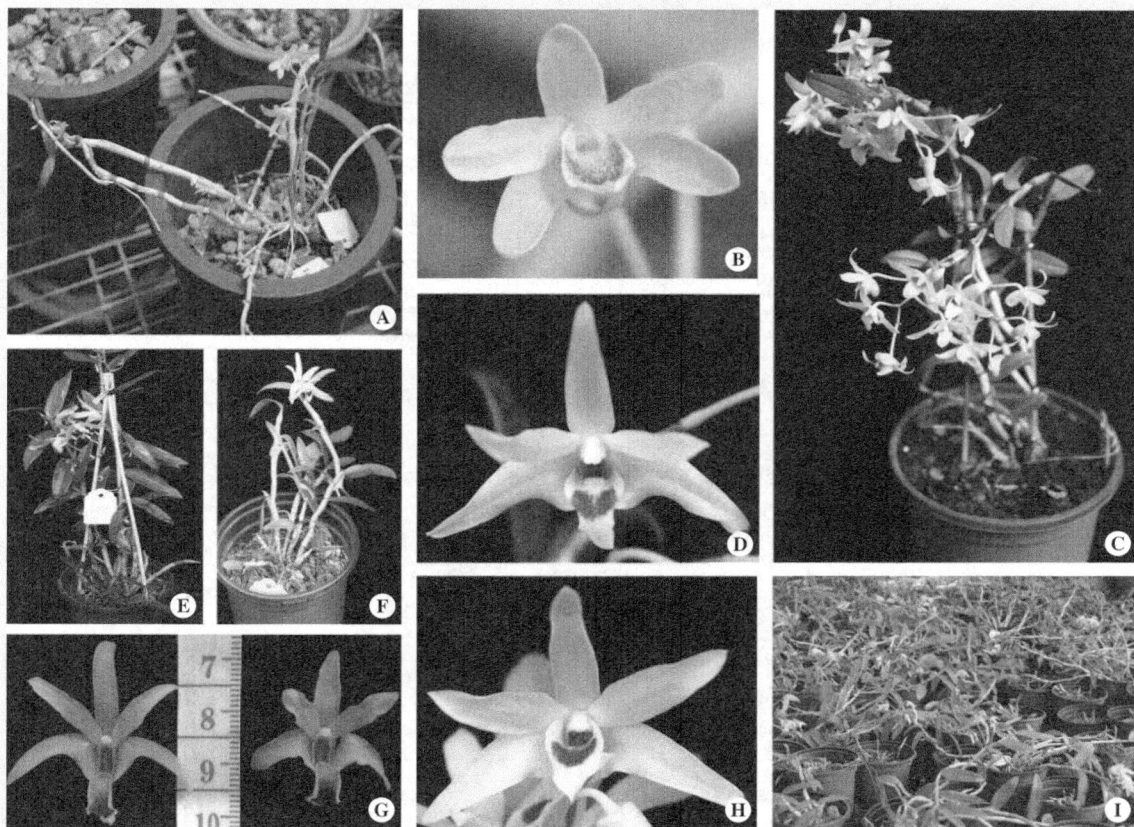

图 3-24　铁皮石斛（'仙斛 1 号'）、细茎石斛及其杂交群体的表型

A. 母本细茎石斛；B. 母本的花；C. 父本铁皮石斛（'仙斛 1 号'）；D. 父本的花；E. 杂交 F$_1$ 单株 110；F. 杂交 F$_1$ 单株 98；G. 杂交 F$_1$ 单株 110（左）和 98（右）的花；H. 杂交 F$_1$ 单株 56 的花；I. 杂交 F$_1$ 群体

（2）作图群体建库和简化基因组测序：根据铁皮石斛已报道基因组大小以及 GC 含量等信息，

最终选取广南县野生铁皮石斛基因组作为参考基因组（表 3-11）进行酶切预测。所用参考基因组下载地址：http：//www.ncbi.nlm.nih.gov/assembly/GCA_001605985.1/。根据选定的最适酶切方案，对检测合格的各样品基因组 DNA 分别进行酶切实验。对得到的酶切片段（SLAF 标签）进行 3'端加 A 处理、连接 Dual-index 测序接头、PCR 扩增、纯化、混样、切胶选取目的片段，文库质检合格后用 Illumina HiSeq™ 进行 PE125bp 测序。为评估建库实验的准确性，选用日本晴水稻（*Oryza sativa* L. *subsp japonica*）作为对照进行相同的处理参与建库和测序。

表 3-11 铁皮石斛参考基因组信息

物种	基因组大小	基因组水平	GC 含量
Dendrobium	1.00G	scaffold	42.09%

利用 Dual-index 对测序得到的原始数据进行识别，得到各个样品的读长。过滤完接头的测序读长进行测序质量和数据量的评估。通过对照数据的比对效率评估酶的酶切效率，判断实验过程的准确性和有效性。通过读长比对基因组的方法，在亲本和子代中开发 SNP 标签，寻找多态性的 SNP 标签。对多态性的 SNP 标签进行基因型编码后，通过 HighMap 作图软件，构建遗传图谱，进行图谱评估。本项目共获得 617.607reads（123.36Gb）数据，测序平均 Q30 为 94.18%，平均 GC 含量为 39.01%，样本 GC 分布正常（表 3-12）。

表 3-12 各样品测序数据信息

样品名称	总读长	总 Bases	Q30（%）	GC 含量（%）
父本	23 249 530	4 643 402 042	94.85	39.76
母本	17 524 607	3 497 071 648	94.53	40.42
子代	5 196 694	115 217 720 018	94.17	39.00
对照组	485 527	96 985 368	93.44	42.72
总计	617 607 204	123 358 193 708	94.18	39.01

（3）SNP 标记开发与基因分型：SNP 的检测主要使用 GATK 软件工具包实现。根据测序读长在参考基因上的定位结果，GATK 进行局部重比对（local realignment）、GATK 变异检测、samtools 变异检测，取 GATK 和 samtools 两种方法得到的交集变异位点等步骤，以保证检测得到的 SNP 的准确性，并得到最终的 SNP 位点集如表 3-13 所示。

表 3-13 初始获得的 SNP 标记数据

名称	SNP 数目	杂合 SNP 数目	纯合 SNP 数目	杂合 SNP 比例（%）
父本	3 515 052	549 838	2 965 214	3.93
母本	3 793 014	674 596	3 118 418	4.78
子代	1 932 745	284 621	1 648 124	4.28

为了便于后续的遗传学分析，需要对多态性标签进行基因型编码，基因型编码规则为遗传学通用的 2 等位编码规则，如表 3-14 所示。如某标记的亲本基因型为 *aa*（父本）和 *bb*（母本），子代基因型 *ab* 则表示该样品在这个标记的编码类型为杂合，其中有一个基因型来自父本，有一个基因型来自母本。共获得 7 013 400 个 SNP 标记，能成功分型的有 697 716 个。其中，*aaxbb* 型适用于近交群体（如 F2、RIL、DH），其余标记适用于杂交群体（如 CP），除 *aaxbb* 型外标签的数目为 398 083 个，占总开发的 SNP 数目的 5.68%。具体信息统计如表 3-14 和图 3-25 所示。

表 3-14　初始 SNP 标记分型后信息

类型	数目	类型	数目
总 SNP 标记数	7 013 400	类型 ab×cd	23
亲本缺失 SNP 标记数	4 891 149	类型 cc×ab	2 600
亲本测序深度不足 4×	1 171 397	类型 ef×eg	3 641
亲本间无多态的 SNP 个数	253 138	类型 hk×hk	29 001
剩余标记数	697 716	类型 lm×ll	192 957
类型 aa×bb	299 633	类型 nn×np	166 809
类型 ab×cc	3 052		

（4）遗传图谱构建：为保证遗传图谱质量，将多态性 SNP 标签按照以下规则进行过滤：

1）过滤父母本测序深度 20× 以下。依照亲本对子代基因分型，高深度的亲本测序深度，保证了子代分型的正确性。

2）子代分型矫正。如子代的 SNP 深度不足 8×，则深度过低，矫正为缺失。

3）完整度过滤。筛选基因型覆盖所有子代 95% 以上个体的标记。即对于单一多态性标记位点，100 个子代中至少有 95 个个体有确定基因型。

4）过滤偏分离 P 值小于 0.05 的标签。

最终得到可用于作图的 SNP 标签 8 836 个，各类型标签统计见表 3-15。

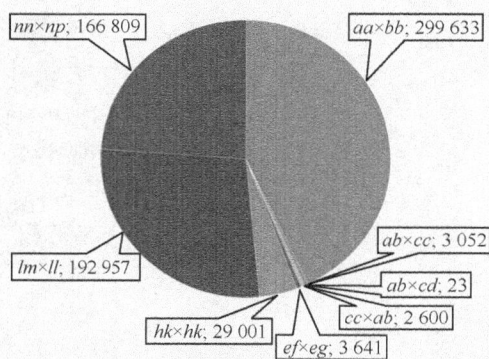

图 3-25　各标记分离类型比例

表 3-15　上图 SNP 标记数据

亲本基因型	用于构建遗传图谱的 SNP 数	各类型 SNP 标签占比（%）
类型 ef×eg	18	0.20
类型 hk×hk	80	0.91
类型 lm×ll	4 509	51.03
类型 nn×np	4 229	47.86
总计	8 836	100

（5）绘制连锁群：将筛选出的 8 836 个 SNP 标签，通过与参考基因组的定位将 SNP 标签分为 19 个连锁群（图 3-26），通过两两标签之间计算修正的对数比值比（the modified logarithm of odds，MLOD）值，过滤掉 MLOD 值低于 5 的 SNP 标签，共上图 8 573 个，定位上图标记，上图率为 97.02%。

每条染色体为一个连锁群，以连锁群为单位，采用 HighMap 软件分析获得连锁群内 Marker 的线性排列，并估算相邻 Marker 间的遗传距离，最终得到总图距为 2 737.49cM 的遗传图谱。各个连锁群 Marker 数目、总图距、平均图距、最大 Gap 和 Gap<5cM 比例基本信息统计见表 3-16。

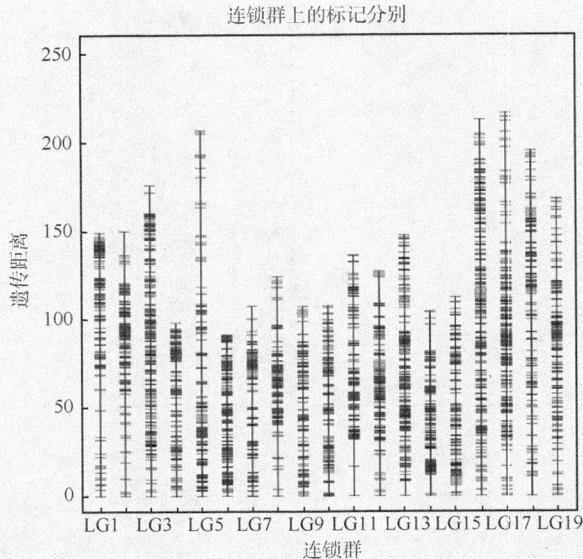

图 3-26　最终绘制的石斛遗传连锁图
横坐标为石斛的连锁群，纵坐标为石斛的遗传距离（单位是 cM）

表 3-16　构建的石斛连锁群的基本信息

连锁群	标记数	遗传距离（cM）	平均距离（cM）	最大 Gap（cM）	Gap<5cM 比例（%）	偏分离标记数
1	395	148.99	0.38	15.08	98.73	0
2	557	149.96	0.27	13.51	98.56	0
3	519	176.16	0.34	11.94	99.42	3
4	322	98.16	0.30	6.23	99.69	0
5	351	206.97	0.59	15.68	96.29	0
6	398	91.05	0.23	5.03	99.75	5
7	338	107.48	0.32	9.19	98.52	0
8	377	124.19	0.33	14.79	98.67	0
9	349	107.15	0.31	7.07	99.43	1
10	375	107.56	0.29	6.30	98.93	6
11	401	135.91	0.34	16.28	98.50	7
12	501	127.03	0.25	15.23	98.80	0
13	661	147.60	0.22	8.32	99.55	3
14	435	104.22	0.24	15.23	99.31	2
15	330	112.33	0.34	6.33	99.39	0
16	633	212.72	0.34	8.23	99.68	0
17	647	216.52	0.33	13.48	99.07	1
18	340	195.44	0.57	10.68	97.05	21
19	644	168.05	0.26	7.67	99.07	1
总计	8 573	2 737.49	0.32	16.28	98.94	50

（6）作图群体多糖含量测定：双亲细茎石斛和铁皮石斛'仙斛 1 号'，以及 111 个杂交后代样品，经烘干、粉碎过 50 目筛后备用。按照《中国药典》（2020 年版一部）紫外-可见分光光度法测定，稍加修改。使用仪器及试剂：紫外分光光度计（北京普析，UV-VIS Tu-1800），电子天平（北京赛多利斯天平有限公司，BS210S），电子天平（METTLER TOLEDO，AX205）；重蒸酚（实验试剂 LR，国药集团化学试剂有限公司），浓硫酸（分析纯，国药集团化学试剂有限公司），D-无水葡

萄糖（中国食品药品检定研究院，批号：110833-200302）。

对照品溶液的制备：取 D-无水葡萄糖对照品适量，精密称定，加水制成每 1mL 含 90μg 的溶液，即得。标准曲线的制备：精密量取对照品溶液 0.2mL、0.3mL、0.4mL、0.5mL、0.6mL、0.8mL、1.0mL（增加 0.3mL、0.5mL 的目的是使标准曲线的线性关系更好），分别置 10mL 具塞试管中，各加水补至 1.0mL，精密加入 5%重蒸酚溶液 1mL（临用配制），摇匀（加一管摇匀一管），再精密加浓硫酸（浓度为 75%）5mL，摇匀（加一管摇匀一管），置沸水浴中加热 20min，取出，置冰浴中冷却 5min，以相应试剂为空白，照紫外-可见分光光度法（附录 VA），在 488nm 的波长处测定吸光度，以吸光度为纵坐标，浓度为横坐标，绘制标准曲线。供试品溶液的制备：取本品粉末（过三号筛）约 0.45g（考虑到样本数量较多，通过增加称样量可以使测定的吸光度值基本都在 0.2 以上，提高数据的准确性），精密称定（称量前加约 20mL 水），再加水 180mL，共 200mL 水（先加少量水的目的是使药材粉末充分分散、浸润，使提取更完全，减少误差），加热回流提取 2h，放冷，转移至 250mL 量瓶中，用少量水分次洗涤容器，洗液并入同一量瓶中，加水至刻度，摇匀，滤过，精密量取续滤液 2mL，置 15mL 离心管中，精密加入无水乙醇 10mL，摇匀，冷藏过夜（冷藏的目的是使醇沉更完全，增加冷藏时间不会影响醇沉的效果），取出，冷冻离心（为了使相对密度较小的多糖通过离心充分沉降，提高转速的目的正是提高沉降的效果；同时考虑到离心过程中温度上升会影响之前冷藏的效果，因此通过冷冻离心来弥补。转速为 7000r/min，温度为 5℃）23min，过滤弃去上清液（铁皮多糖相对密度较小，离心后仍会有部分多糖悬浮在醇沉液中，通过过滤可以避免多糖的损失），沉淀加热水溶解，转移至 25mL 量瓶中，放冷，加水至刻度，摇匀，即得。测定法：精密量取供试品溶液 1mL，置 10mL 具塞试管中，照标准曲线制备项下的方法，自"精密加入 5%苯酚溶液 1mL"起（苯酚为分析纯、重蒸酚为实验试剂，后者纯度更高，显色误差更小），依法测定吸光度，从标准曲线上读出供试品溶液中无水葡萄糖的量，计算，即得。

如图 3-27 所示，111 个单株的茎总多糖含量三次重复分别是：5.28%～67.06%，6.48%～68.32%

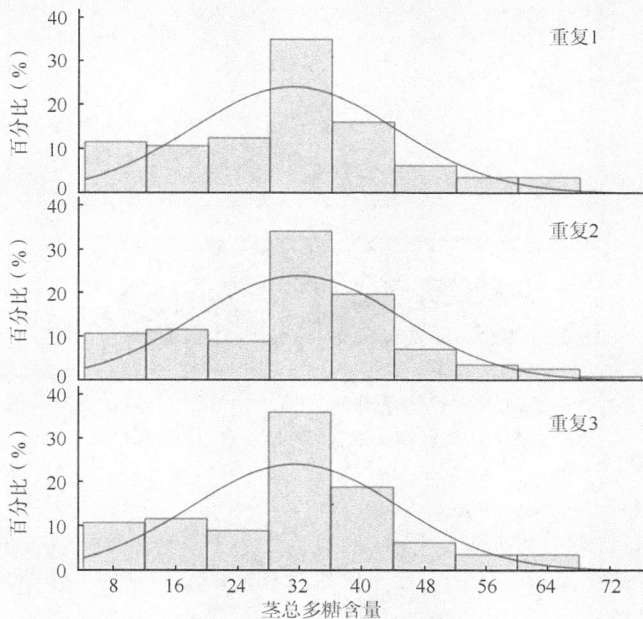

源	自由度	平方和	均方	F值	Pr>F
重复	2	23.02	11.51	33.59	<0.0001
家系	110	57 876	526.14	1535.12	
误差	220	75.40	0.34		
合计	332	57 974.42			

图 3-27　杂交亲本和子代石斛多糖总含量情况

和 6.21%~67.58%，平均值为 5.99%~67.65%。卡方结果显示群体内个体间的茎总多糖含量均方为 526.14，三个重复间的均方则为 11.51，表明群体间的茎总多糖含量差异主要由单株间的遗传差异造成，适合进行后期的 QTL 定位。

3. 验证：铁皮石斛多糖含量 QTL 定位

铁皮石斛多糖含量 QTL 定位：使用 MapQTL®6.0 软件，利用区间作图法，通过置换检验（permutation test，PT）检验 1000 次，在每条染色体和全基因组两个层面进行阈值设定，首先考虑 0.99 置信度对应的 LOD（like hood of odd）阈值，若没有定位区间则考虑 0.95 置信度对应的 LOD 阈值；若仍没有定位区间则考虑 0.90 置信度的 LOD 阈值；直到检测到合理数量的 QTL 为止。最后，总共有 5 个石斛总多糖含量相关的 QTL 被定位到 3 条染色体上（LG2、LG11 和 LG15），表型解析率从 9.20% 到 11.80%（平均 10.20%）。

如图 3-28 所示，当 LOD 值为 2.3 时，连锁群 LG2 上含有 2 个 QTL，分别位于 78.821~79.644cM（STPC-1）和 90.349cM（STPC-2）；表型解析率分别为 9.70% 和 9.20%。

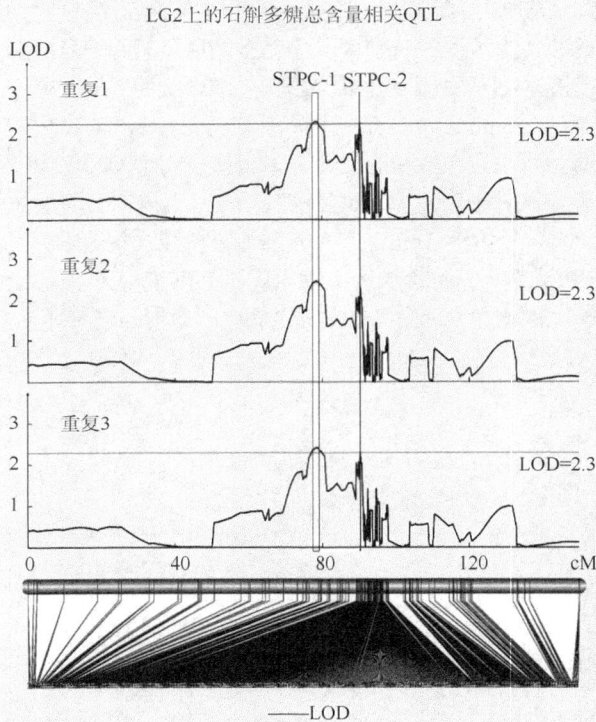

图 3-28　连锁群 LG2 上的石斛多糖总含量相关 QTL 定位结果

横坐标为石斛的连锁群，纵坐标为 LOD 值，曲线为 LOD 值

STPC-1 区间内的基因 *Dendrobium_GLEAN_10032348* 是一个与液泡介导的转运相关基因，它编码 *Oxr*1 基因的同工酶。最近的研究报道 *Oxr*1 在真核生物中具有抗氧化的功能。而石斛多糖正是由于具有优异的抗氧化功能，所以被广泛应用于健康食品、药品和其他工业原料中。通过 QTL 定位已定位到该基因的具体物理位置，其具体功能将在后续的研究中开展。

如图 3-29 所示，当 LOD 值为 2.4，连锁群 LG11 上含有 1 个 QTL，位于 85.984cM（STPC-3）；表型解析率为 17.80%。

如图 3-30 所示，当 LOD 值为 2.3 时，连锁群 LG15 上含有 2 个 QTL，分别位于 87.955~88.241cM（STPC-4）和 95.533~95.899（STPC-5）；表型解析率分别为 9.40% 和 10.90%。

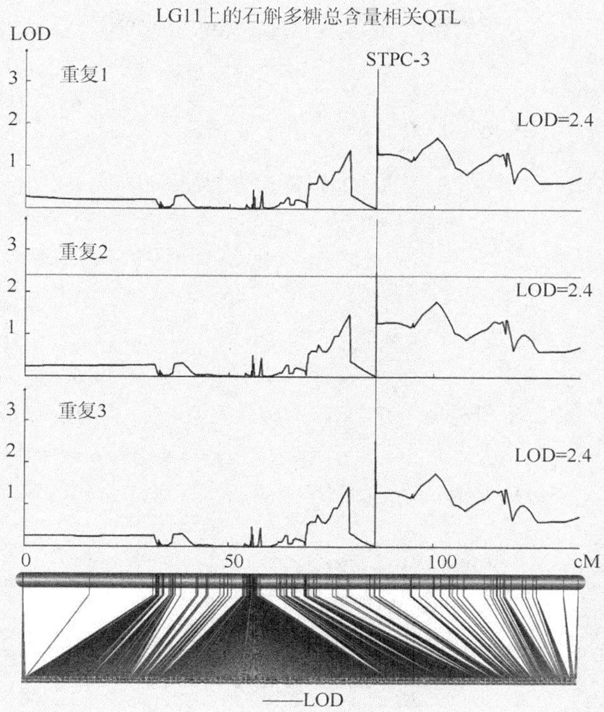

图 3-29　连锁群 LG11 上的石斛多糖总含量相关 QTL 定位结果

横坐标为石斛的连锁群，纵坐标为 LOD 值，曲线为 LOD 值

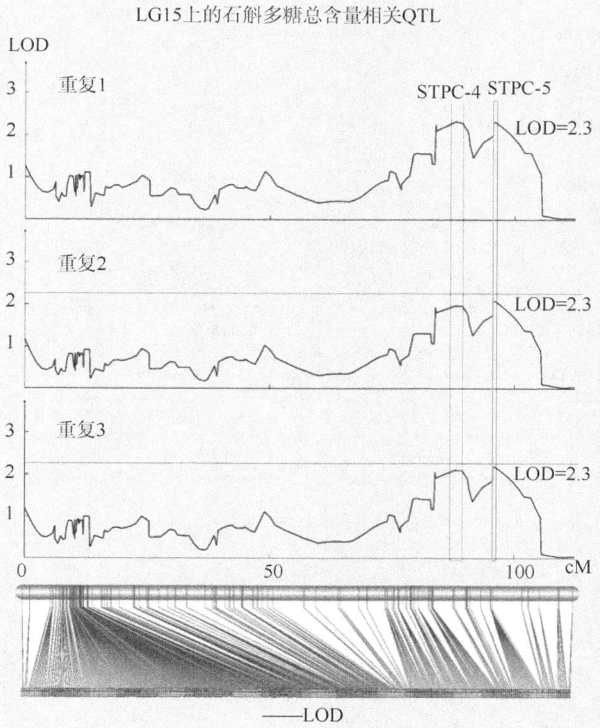

图 3-30　连锁群 LG15 上的石斛多糖总含量相关 QTL 定位结果

横坐标为石斛的连锁群，纵坐标为 LOD 值，曲线为 LOD 值

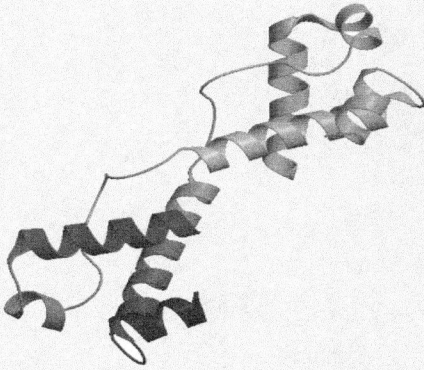

图 3-31 铁皮石斛 *DcNLP* 基因编码蛋白的空间结构预测

STPC-4 区间内的基因 *Dendrobium_GLEAN_10074377* 是一个与微生物抗性相关基因 *NLP*1 同源的基因。以 2017 年 *Nature* 上公布的铁皮石斛基因组为参考序列，从而在 scaffold 3894 中定位到了总多糖含量相关的 QTL 位点 STPC-4 所包含的 *Nep1-intacting protein*（本研究定名为 *DcNLP*）基因，通过生物信息学分析发现该基因编码的蛋白质空间结构如图 3-31 所示；该基因全长 10 579bp，包含 7 个外显子，mRNA 长度为 783bp，编码 261 个氨基酸（图 3-32）。

STPC-5 区间内有两个基因，其中 *Dendrobium_GLEAN_10120125* 在以前的研究报道中发现它在铁皮石斛根、茎和叶中表达差异明显，表明可能和多糖代谢有关，有待后续研究证明。另一个基因 *Dendrobium_GLEAN_10047849* 属于蛋白激酶类，功能尚不明确。

```
FGENESH 2.6 Prediction of potential genes in Oryza_indica genomic DNA
Seq name: scaffold3894 64104 74682
Length of sequence: 10579
Number of predicted genes 1: in +chain 0, in -chain 1.
Number of predicted exons 7: in +chain 0, in -chain 7.
Positions of predicted genes and exons: Variant  1 from  1, Score:27.410828
```

```
         1 -   1 CDSi      253 -    371    7.87     253 -    369   117
         1 -   2 CDSi      858 -    992    5.12     859 -    990   132
         1 -   3 CDSi     3138 -   3189   -3.48    3139 -   3189    51
         1 -   4 CDSi     3292 -   3375    9.95    3292 -   3375    84
         1 -   5 CDSi     3700 -   3783    9.95    3700 -   3783    84
         1 -   6 CDSi     6330 -   6508    9.46    6330 -   6506   177
         1 -   7 CDSf     6773 -   6902    0.51    6774 -   6902   129
         1 -     TSS      7380 -                   2.98
```

```
Predicted protein(s):
>FGENESH:[mRNA] 1 7 exon (s) 253 - 6902 783 bp, chain -
ATGGTCTTGGTTGGCTCTTCATCTCCATCTAGGGTTCCGAATGCAAGAGAAAATGCTAGG
AGAAGCTCCCTCATTGGTAAAAAGATTGGAAGATTCGCCTGGGTTGTAATTTGCTTCGTT
TTAGCACTTGTGGGGTATTTCATAGGTGCATTAACCGGTGGTCTTATAAGCCTTGCGACC
GAGTCTGGATTTTTCCAGGGCGCAGGAATTGGAGGCATATCTGGAGCTGTCTTCACAATT
GAGGCTGCAGAATCTGCTCTCACCATTTGGCGTGCAAATGATTCTGTGATTTGGAGTATT
CTTTACATGATGGACATTATCTGCAGCCTCCTGAGTGGAAGACTCGTCCGCGAGAAGGTT
GGACCGGCTTTCCGCAGCGCCGTTCAAAGTCAGATGGACATTATCTGCAGCCTCCTGAGT
GGAAGACTCGTCCGCGAGAAGGTTGGACCGGCTTTCCGCAGCGCCGTTCAAAGTCAGATC
AGTGCTGCTTTCTCACCCTTAACTGTGGATTTTGACATTTTTGAAACAAGATTGTTGCCC
GATCCTTTTTCCAAATATGGTGTTGCTCCTTCTATCGAGGGGATCATGACTGATGCTCAT
TCTTCACATGATATAGAGGGTCTTAATATTACCCCTGTCATTATTTTTGGTGGGGTGGCT
CAAGGTGTCACTTGTTCTGGGCTTTCGGGTCTAGATGTTGAATCTCCGTCATCGCCTAGT
GGGGGTGGTGATGATATTCATGAGGAGCAAGTTGAGTCTCTTCAGAATTTTTATGGATTA
CAG
>FGENESH: 1 7 exon (s) 253 - 6902 261 aa, chain -
MVLVGSSSPSRVPNARENARRSSLIGKKIGRFAWVVICFVLALVGYFIGALTGGLISLAT
ESGFFQGAGIGGISGAVFTIEAAESALTIWRANDSVIWSILYMMDIICSLLSGRLVREKV
GPAFRSAVQSQMDIICSLLSGRLVREKVGPAFRSAVQSQISAAFSPLTVDFDIFETRLLP
DPFSKYGVAPSIEGIMTDAHSSHDIEGLNITPVIIFGGVAQGVTCSGLSGLDVESPSSPS
GGGDDIHEEQVESLQNFYGLQ
```

图 3-32 铁皮石斛 *DcNLP* 基因结构预测结果

4. 拓展：铁皮石斛 QTL 位点的功能挖掘

铁皮石斛是菌根共生的植物，因此在生长过程中，菌根的相互作用始终在发生，甚至是其他微生物胁迫的抗性也与此相关。在此基础上，可进一步研究 *DcNLP* 基因在不同石斛品种中的遗传多样性，探索其表达是否会引起根际微生物多样性的变化。

（三）思考

连锁定位（linkage mapping）方法是根据基因组已知的连锁信息利用分子标记来推断 QTL 的位置，其通常需要有明确连锁状态的双亲分离世代群体，常用的群体有 F2 群体、回交（backcross，BC）群体、双单倍体（doubled haploid，DH）群体和重组自交系（recombinant inbred lines，RIL）群体等。F2 群体容易构建，变异丰富，能估计显性效应和相应的上位性效应，但由于不能进行重复试验，QTL 定位精度一般不高，通常用于 QTL 的初步研究。RIL 群体属于永久群体，仅需一次基因型鉴定，可进行多环境多重复表型鉴定试验，更多的重组事件，定位精度更高，是目前较常用的群体。DH 群体、BC 群体在 QTL 研究中也都有广泛应用。

QTL 定位方法包括连锁分析和关联分析。随着分子标记的发展，许多作物开发了分布于全基因组范围的标记，使从整个基因组上定位 QTL 成为可能。但是检测效率还是较低，因为传统的连锁定位存在两个主要缺点：①在定位的群体中只发生了有限的重组事件，导致定位到的区间与性状间只存在弱的连锁，影响了定位的精确度，提高精确度需要扩大群体大小。②由于连锁定位群体的两个亲本遗传基础比较狭窄，同时只能检测到 1 个分离群体以及两个亲本间存在差异的 QTL。为了克服连锁分析的缺点，提出了利用自然群体的关联分析（association mapping，AM）方法，也称为全基因组关联分析（genome-wide association study，GWAS），其主要是利用自然群体中位点间的连锁不平衡（linkages disequilibrium，LD）将分子标记与 QTL 关联，因此也被称为连锁不平衡定位。

开展药用植物重要性状 QTL 定位，需要结合特定药用植物的生物学特点，从基因组遗传信息基础、群体结构特点、重要性状的精确测定等角度综合考虑，选择或改良现有 QTL 定位方法，才能完成既高效又准确的基因挖掘。

参 考 文 献

Cao Y L，Li Y L，Fan Y F，et al. 2021. Wolfberry genomes and the evolution of *Lycium*（Solanaceae）[J]. Communications Biology，4（1）：671.

Jiang Z Q，Tu L C，Yang W F，et al. 2020. The chromosome-level reference genome assembly for *Panax notoginseng* and insights into ginsenoside biosynthesis[J]. Plant Communications，2（1）：100113.

Kang M H，Fu R，Zhang P Y，et al. 2021. A chromosome-level *Camptotheca acuminata* genome assembly provides insights into the evolutionary origin of camptothecin biosynthesis[J]. Nat Commun，12（1）：3531.

Kang M H，Wu H L，Yang Q，et al. 2020. A chromosome-scale genome assembly of *Isatis indigotica*，an important medicinal plant used in traditional Chinese medicine[J]. Horticulture Research，7（1）：18.

Kang S H，Pandey R P，Lee C M，et al. 2020. Genome-enabled discovery of anthraquinone biosynthesis in *Senna tora*[J]. Nat Commun，11（1）：5875.

Li H L，Wu L，Dong Z M，et al. 2021. Haplotype-resolved genome of diploid ginger（*Zingiber officinale*）and its unique gingerol biosynthetic pathway[J]. Horticulture Research，8（1）：189.

Liu Y F，Wang B，Shu S H，et al. 2021. Analysis of the Coptis chinensis genome reveals the diversification of protoberberine-type alkaloids[J]. Nat Commun，12（1）：3276.

Qin L Y，Hu Y H，Wang J P，et al. 2021. Insights into angiosperm evolution，floral development and chemical biosynthesis from the *Aristolochia fimbriata* genome[J]. Nature Plants，7（9）：1239-1253.

Tu L C，Su P，Zhang Z R，et al. 2020. Genome of *Tripterygium wilfordii* and identification of cytochrome P450 involved in triptolide biosynthesis[J]. Nat Commun，11（1）：971.

Wang L J，Lei T，Han G M，et al. 2021. The chromosome-scale reference genome of *Rubus chingii* Hu provides insight into the biosynthetic pathway of hydrolyzable tannins[J]. Plant J，107（5）：1466-1477.

三、分子标记辅助重要性状的育种应用

（一）基本概念

1. 遗传连锁

遗传连锁指在同一条同源染色体上的非等位基因连在一起遗传的现象。与目的基因紧密连锁的分子标记指在遗传分离群体中每个个体的分子标记均与目的基因基因型一致。群体中分子标记与目的基因基因型一致的比率可以衡量连锁紧密的程度，一致率越高，连锁越紧密。

2. 遗传群体

狭义的遗传群体是指由两个纯合亲本杂交 F1 所衍生而成，包含亲本全部等位基因型的群体。包括 F2 群体、回交（backcross，BC）群体、重组自交系（recombinant inbred line，RIL）群体、永久 F2 群体（immortalized F2 population，IF2）、近等基因系（near isogenic line，NIL）等。

3. 等位基因

等位基因指位于一对同源染色体的相同位置上控制着相对性状的一对基因。优异等位基因就是控制着相对性状的一对基因中，符合人类利用目标的基因型。例如，*AA* 和 *aa* 是一对控制产量的等位基因，*aa* 相对于 *AA* 会增加产量，则 *aa* 为优异等位基因型。

4. 加性效应

加性效应指影响数量性状的多个基因的基因型值的累加，即等位基因及非等位基因间的累加效应，也称为性状的育种值，是性状表型的主要成分。

5. 前景选择和背景选择

在遗传分离群体中，利用分子标记直接选择目标基因的过程称为前景选择。在前景选择的基础上，一般还会对全基因组中除了目标基因以外的其他遗传背景进行选择，这称为背景选择。前景选择针对目标基因，背景选择针对优良的本底。

6. QTL 聚合和分子设计育种

QTL 聚合是将分散在不同种质中优异等位基因聚合到一个品种中的过程。分子设计育种是在 QTL 聚合育种的基础上，基于基因功能和互作机制的理论依据，将多个优良性状聚合到一个品种中的过程。

（二）基本方法

1. QTL 的遗传效应分析

分子标记辅助选择主要包括三个步骤，首先是定位调控目标性状的 QTL 位点，然后是分析这些位点的等位变异的遗传效应，最后确定可用于追踪优异等位变异的分子标记。遗传效应分析是选择目标性状基因型的关键，在 QTL 定位的结果中，一般包含了候选区间的位置、两翼标记、LOD 值、PVE 值（phenotypic variation explained，表型变异解释率/贡献率）、加性效应、显性效应、上位性效应等信息。其中加性效应是遗传中可固定的效应，在常规育种和纯系选择中较为重要，也称为育种值。在 QTL 定位时，首先确定亲本的代号，通常用 P1 和 P2 表示两个亲本。当加性效应为正值时，表示该 QTL 的加性效应来自 P1 亲本；当加性效应为负值时，说明该 QTL 的加性效应来自 P2 亲本；加性效应值的正、负间接反映了优异等位基因的来源情况，也决定了分子标记应该选择的基因型，加性效应为正值时，P1 对目标性状有正向贡献，若目标性状的正向贡献对人类有利，则分子标记选择的基因型应该与 P1 一致，若目标性状的正向贡献对人类不利，则分子标记选择的基因型应该与 P2 一致。加性效应为负值时则恰恰相反，因此，根据加性效应和性状目标才能共同确定分子标记选择时的基因型。

2. MAS 在常规育种中的利用方法

常规育种程序一般包括优良亲本的选择和组配、F1 杂种优势鉴定和选择、F2～F5 世代优良株系选择、优良品系参加比较试验等主要步骤。在优良亲本的选择和组配过程中，可根据育种目标，利用目标性状分子标记，从种质资源圃中选择含有目标优异等位基因的材料，同时结合实际的血缘、地理、性状差异，确定出组配所需的亲本材料。通过分子标记辅助选择，不仅可以提前剔除与育种目标性状不符的种质，而且可以根据基因的分离、重组概率估算出所需杂交个体数量，从而达到减少组配数量、准确量化工作、节约人工和土地成本的目的。

在 F1 杂种优势鉴定和选择过程中，可在苗期利用分子标记鉴定目标基因基因型，根据优异等位基因的有无情况和田间实际表型情况，选择含有优异等位基因且杂种优势强的 F1 组合。在实际选择过程中，可将含有目标优异等位基因且杂种优势强的组合列为重点对象，这类组合需要扩大 F2 群体数量，保证极端优势个体的出现；将含有目标优异等位基因但杂种优势弱，或不含目标优异等位基因但杂种优势强的 F1 组合列为一般对象，这类组合的 F2 群体数量不必太多，但仍有可能筛选出优异株系；将不含目标优异等位基因且杂种优势弱的 F1 组合直接淘汰。在 F2 群体中为了保证极端优势个体的出现，通常会种植大量 F2 个体，而利用分子标记辅助选择不仅可准确选留 F1 组合，而且能严格控制 F2 群体规模，减少 F2 种植面积，极大降低育种成本。

在 F2～F5 世代优良株系选择过程中，可在苗期利用分子标记筛选出含有目标优异等位基因的个体，而后在田间继续观察这些含有目标优异等位基因的个体，最后综合田间表型和优异等位基因的有无情况，选择出下一世代的扩繁个体。在常规育种过程中，为了不遗漏优良株系，往往会在 F2～F5 世代留选大量个体，会造成群体数量成倍增加，假如 F2～F5 每个世代仅选留了 2 个优良株系，那 F3、F4 和 F5 世代的成本投入分别是 F2 世代的 2 倍、4 倍和 8 倍。因此，F2～F5 世代优良株系选择过程是常规育种中投入成本最高的环节。利用分子标记辅助选择可以在育苗盘中准确淘汰不含优异等位基因的个体，含有优异等位基因的个体再根据田间综合表型留选，这样会比常规育种节约 50% 以上的育种用地。

在品系比较试验过程中，可根据分子标记鉴定的性状类型设计区组试验条件，从而充分突显出新品系的特性，避免因试验条件设计而造成错误淘汰。常规育种的品比实验中，通常会将所有品系在同一条件下鉴定，如产量作为主要鉴定目标时，可能会淘汰一些产量不突出，但其他性状优良的品系，从而造成育种成果的浪费。利用分子标记辅助，按基因型划分品比试验组，更易选择出符合育种设计目标的新品种，同时也有利于验证、总结优异等位基因与表型之间的关系，创新育种理论方法，提升育种水平。

3. MAS 在 QTL 转移中的利用方法

通过回交，将某些种质材料中的优异基因转移到已推广的品种中，是改良和培育新品种的有效方法。常规选择依靠自然变异，已推广的品种一般综合性状较好，依靠自然变异选择很难超越。而大部分种质材料往往有独特的优点，但综合性状较差。利用 MAS 回交转移，将这些调控独特优点的基因精确转移至推广品种中，可使推广品种越来越完美，从而达到品种改良和新品种选育的目的。

在回交转移过程中，首先根据转移基因的来源，确定供体亲本和受体亲本。供体亲本是含有已知优异基因的材料，并且有追踪选择的分子标记，用于前景选择。受体亲本一般是已推广的优良品种，但在目标性状上不如供体亲本，最好也拥有均匀覆盖基因组的分子标记，用于背景选择。两个亲本的杂交 F1 代与受体亲本回交 2～3 次，回交 3 次后，理论上受体亲本中会含有 6.25% 供体亲本的染色体片段。回交的每一代群体可在育苗盘播种，然后利用供体优异等位基因分子标记选择出含有目标基因型的个体，理论上回交群体中有 50% 的个体会被淘汰，剩余 50% 的个体利用受体亲本全基因组分子标记，选择出背景恢复率高于理论值的个体，再种植于田间，用于下一代回交。分子标记辅助前景选择确保了优异等位基因不丢失，分子标记辅助背景选择可减少回交次数，从而达到精准、快速转移优异等位基因的目的，减少土地和时间成本。

4. MAS 在 QTL 聚合和品种设计中的利用方法

QTL 聚合是要将不同种质中调控同一个目标性状的多个优异基因聚合到一个品种中，根据所聚合的目标性状，首先就要利用分子标记在育种群体中分别筛选出携带不同优异等位基因的个体，这些个体要在目标性状上遗传互补。然后将选定的个体两两相互杂交，之后不同组合的 F1 代再相互杂交，让优异等位基因尽可能组合进入 1 个或少数几个杂交种，最后杂交种再自交分离重组，利用分子标记在分离重组群体中筛选出聚合有多个优异基因的个体。

例如，薏苡开花期由 3 个位于不同染色体的 QTL 调控，在种质资源圃中，通过分子标记鉴定发现，种质 1 含有开花期 A 基因，种质 2 含有开花期 B 基因，种质 3 含有开花期 C 基因。种质 1 与种质 2 的杂交 F1 就同时携带了 A 和 B 基因，然后以 F1 作母本再与种质 3 杂交，新产生的杂交种就同时携带 A、B 和 C 三个优异基因。但在实际生产中，杂交种无法留种，因此需要将该杂交种自交产生分离群体，根据自由组合定律，群体中会存在含有 A、B、C、AB、AC、BC 和 ABC 基因的个体。此时再利用分子标记辅助选择出聚合成功的 ABC 个体，因此只需将筛选出的 ABC 个体种植在田间进一步观察综合表型，从而极大减少了群体种植数量，节约了育种成本。

品种设计是将多个优异性状聚合到一个品种中，即每个优异性状由多个优异基因聚合而成，优良品种又由多个优异性状聚合而成，如一个优良薏苡品种需要高产、优质、广适三个性状的聚合，而高产性状又由种子大小、单株籽粒数、分蘖数量等次级性状构成，次级性状中的种子大小又由控制种子长度、宽度和厚度的多个基因决定。因此，在薏苡品种设计的过程中，首先要利用分子标记将调控产量次级性状的多个基因聚合，然后优良的不同次级性状个体相互杂交，杂交后代再自交分离，分子标记辅助选择出同时聚合多个优良次级性状的个体，该个体即成为优良的高产品系。同理再完成优质和广适品系的创制，然后将高产、优质、广适品系相互杂交、自交，构建分离重组群体，最后再利用多个性状的分子标记辅助选择同时携带高产、优质、广适基因的优良个体，完成多性状聚合。

常规育种由于不清楚各性状的优良基因数量、功能和互作机制，因此无法进行设计选择，具有盲目性和随机性。而分子设计育种则是在充分考虑优良基因功能及其相互作用机制的基础上预先设计好的，可通过计算机模拟，考虑因素更加周全，因此比常规育种更具预见性，可在现有基因研究的理论依据下，快速、高效培育出接近完美的品种。

研究案例

分子标记辅助薏苡早花和纸壳基因的育种应用

薏苡（*Coix lacryma-jobi* L.），又称草珠子、川谷、薏仁米等，在我国至少有 6000～10 000 年的栽培驯化史，是传统的药食兼用植物，具有健脾、清热、祛湿、抗肿瘤、抗病毒等功效。目前，我国薏苡种植面积约 120 万亩[*]，年产薏仁米约 50 万吨，但消费量却在 110 万吨左右，因此需从东南亚国家大量进口。然而，国内种植的薏苡品种均为农家自留种，仍处于半驯化状态，存在植株高、开花期晚、产量低等问题。因此，开展薏苡功能基因发掘，利用分子标记辅助优良等位基因应用，将加速薏苡新品种选育进程。

我国是薏苡的重要起源地，野生资源丰富，遍布南北，但主要集中于川、滇、桂、黔、湘、闽等地区。与目前已推广的薏苡品种相比，部分特殊生态型的野生薏苡具有结实性好、植株矮、开花期早、生物和非生物胁迫抗性强等优点，可为新品种选育提供优良的基因资源。但野生薏苡的种子被包裹在厚厚的石壳中，严重影响了种子的脱粒和发芽，因此在野生薏苡资源的育种利用过程中，还必须选择出易脱粒、易发芽的纸壳性状。

（一）名词术语

1. 表型（phenotype）
表型指有机体可被观察、测量到的形态、结构、成分、功能等多方面的特征，由环境因素和基因

---

[*] 1 亩≈666.7m²。

型共同决定。例如，中药材药用部位的形状、大小、颜色、组织结构、药用成分含量等均可称为表型。

2. 基因型（genotype）

基因型指某一生物个体全部基因组合的总称，即全部基因位点上等位基因的随机组合。遗传学中的基因型，通常指控制某一性状的基因型。假如控制某药材药用部位颜色的基因位点为 1 个，且该位点有 3 个等位基因，那么就有 3 种不同的基因型，如果基因位点为 2 个，且每个位点均有 3 个等位基因，那么 2 个位点之间所有等位基因两两组合，就有 9 种基因型。在由两个亲本构成的遗传群体中，等位基因一般只有 2 个。

（二）案例原理

在薏苡早花和纸壳 QTL 定位的基础上，通过鉴定与目标基因候选区间相连锁的两侧分子标记基因型，来判断目标基因基因型，从而达到利用分子标记辅助选择目标基因型，进而筛选出早花、纸壳株系的目的。

（三）案例解析

1. 种质资源圃中育种亲本的选择

在尚未定位 QTL 的情况下，亲本选择主要依赖田间表型鉴定，以及育种家的经验性判断。四川农业大学薏苡种质资源圃共包含 182 份材料，来源包括老挝、缅甸和我国的川、滇、黔、桂、湘、闽、琼、粤、晋、鲁、京等地区。源于老挝、缅甸等地区的材料属于热带种质，光周期敏感性强，开花期晚。源于我国山西、山东、北京等地区的材料属于温带种质，光周期敏感性弱，开花期早。此外，源于云南贡山、师宗等高海拔地区的材料，已适应高海拔生态环境，表现出极早的开花期特性。这些材料涵盖了北纬 18°～39°地区，开花期性状变异丰富，可用于发掘开花期优异等位基因，除此之外，其他性状的多态性也很好（表 3-17）。

表 3-17 182 份薏苡种质主要农艺性状变异分析

性状	最小值	最大值	变幅	变异系数（%）	多样性指数	丰富度指数
开花期（d）	93	163	70	16.30	5.15	18.16
生育期（d）	128	218	90	9.20	5.15	16.82
株高（cm）	142	383	241	24.60	5.13	17.30
主茎粗（cm）	0.467	1.768	1.301	25.60	5.13	17.50
主茎节数（节）	4	12	8	23.40	4.74	24.03
分蘖数（个）	6	58	52	35.50	5.15	23.99
分蘖发生期（d）	26	47	21	11.00	5.14	19.94
叶宽（cm）	2.27	6.60	4.33	24.60	5.13	27.19
叶长（cm）	18.76	64.91	46.15	23.70	5.11	19.39

通过田间综合性状观测，选择了一份来自云南贡山高海拔地区的种质（Gongshan，GS）作为早花优异等位基因的供体亲本，该种质开花期早，仅 82d，因其开花早，所以株高仅 76cm，且综合性状优良（图 3-33A）。选择国内种植面积最大的品种'兴仁小白壳'薏苡（Xiaobaike，XBK）为受体亲本，该品种综合性状优良，但开花期晚，约 110d，株高 190cm（图 3-33A）。但 GS 是石质种壳，种壳厚（图 3-33B），渗透性差，会造成种子物理休眠，种壳抗压性强，不易破碎，无法机械脱粒。相反，XBK 是纸质种壳，种壳薄（图 3-33B），易破碎，渗透性好，种子发芽快，脱粒简单。因此，GS 在作为早花基因供体时，还要避免石壳基因转移至 XBK 中。

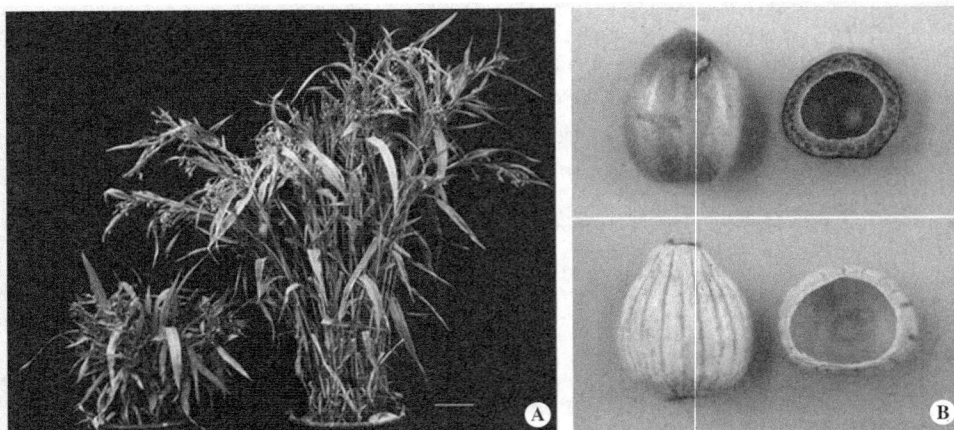

图 3-33　野生薏苡和栽培薏苡

A. 左为收集于云南贡山独龙族怒族自治县的一份野生薏苡（GS），右为我国南方种植面积最大的栽培品种'兴仁小白壳'薏苡（XBK），标尺为 20cm。B. 上为 GS 的石质种壳，下为 XBK 的纸质种壳，两者厚度和抗压性差异极大

2. 开花期和种壳抗压性 QTL 的遗传效应分析

以 GS 为父本，XBK 为母本，在 F2 分离群体中定位开花期和种壳抗压性 QTL。开花期 QTL 的定位结果（表 3-18）中，把亲本 GS 记为 P1，亲本 XBK 记为 P2。定位在 1 号和 10 号伪染色体的开花期 QTL 加性效应为正值，说明 P1/GS 所携带的等位基因对开花期有正向贡献，起到推迟开花的作用，P2/XBK 所携带的等位基因则起到提早开花的作用。相反，定位在 8 号伪染色体的开花期 QTL 加性效应为负值，说明 P1/GS 所携带的等位基因对开花期有负向贡献，起到提早开花的作用，P2/XBK 所携带的等位基因起到推迟开花的作用。因此，在分子标记辅助选择早开花的育种过程中，1 号和 10 号伪染色体的开花期 QTL 应该选择亲本 XBK 的分子标记类型，8 号伪染色体的 QTL 应该选择亲本 GS 的分子标记类型。同样，定位在 8 号和 6 号伪染色体的种壳抗压性 QTL 加性效应为正值（表 3-18），说明 P1/GS 所携带的等位基因对种壳抗压性有正向贡献，起到增加抗压性的作用，P2/XBK 所携带的等位基因起到减低抗压性的作用。因此，在分子标记辅助选择纸壳育种过程中，8 号和 6 号伪染色体纸壳 QTL 应该选择亲本 XBK 的分子标记类型。

表 3-18　基于 F2 群体的薏苡开花期和种壳抗压性 QTL 定位结果

性状	伪染色体	位置（cM）	左翼标记	右翼标记	LOD	PVE（%）	加性效应
开花期	1	139	InDel0661	InDel0520	4.16	2.7	10.99
	8	147	InDel0639	InDel0215	14.18	8.69	−16.72
	10	12	InDel0111	InDel0040	10.84	6.27	15.81
种壳抗压性	8	35	InDel0226	InDel0732	196.68	61.22	27.64
	6	17	InDel0715	InDel0231	43.57	7.54	14.27

3. MAS 辅助早花纸壳薏苡育种

在 F2 育种分离群体中，需要利用分子标记辅助选择出聚合所有优异等位基因的个体。将来自亲本 P1 的开花期基因型记作 *AA*，种壳抗压性基因型记作 *BB*，来自亲本 P2 的开花期基因型记作 *aa*，种壳抗压性基因型记作 *bb*。位于不同连锁群的一对等位基因分别记作 *AA1*、*aa1*、*AA8*、*aa8*、*AA10*、*aa10*、*BB8*、*bb8*、*BB6*、*bb6*，则聚合了所有优异等位基因的个体基因型为 *AA1aa8AA10bb8bb6*，该个体即为极端优势纯合个体。

在实际育种过程中，为了保证 F2 群体中极端优势个体的出现，需要根据选择目标基因数量的分离组合概率确定 F2 群体规模。由于 aa8 和 bb8 优良等位基因均来自同一亲本的同一条染色体，发生遗传交换的概率较低，可将其视为连锁遗传的模块。各类型配子概率为 1/4 AA1、2/4 Aa1、1/4 aa1、1/4 AA8BB8、2/4 Aa8Bb8、1/4 aa8bb8、1/4 AA10、2/4 Aa10、1/4 aa10、1/4BB6、2/4 Bb6、1/4bb6，因此产生极端优势纯合个体 AA1aa8AA10bb8bb6 的概率为 1/4 AA1×1/4 aa8bb8×1/4 AA10×1/4bb6≈0.39%，即理论上 256 个 F2 个体中才会出现 1 个极端优势纯合个体。

在 F2～F5 世代优良株系选择过程中，利用分子标记辅助选择，可在苗期时将不含优势等位基因的个体直接淘汰，反映在配子上即是淘汰含有 aa1、AA8BB8、aa10 或 BB6 的个体，在 F2 世代，淘汰概率为 1-（3/4）^{4}≈0.6836%，因此可节约 68.36% 的田间成本。剩余的个体种植于田间继续观测，最后根据田间综合表型选留个体自交，自交后的世代仍会分离重组，可继续利用分子标记追踪。随着自交世代的增加，极端优势纯合个体的数量越来越多，杂合个体的数量越来越少，最终选择得到遗传稳定的优良纯合个体。

也可根据育种需求，在 XBK 中转移 GS 的 AA1 和 AA10 基因，从而定向培育开花期早于 XBK 的新品种。GS 和 XBK 的杂交 F1 代，再与 XBK 回交产生 BC1 分离群体。各类型配子概率为 1/2 Aa1、1/2 aa1、1/2 Aa8Bb8、1/2 aa8bb8、1/2 Aa10、1/2 aa10、1/2 Bb6、1/2 bb6，首先分子标记辅助前景选择，保留同时含有 Aa1 和 Aa10 的个体，则保留的概率为 25%。因为受体亲本是 XBK，每次回交都会提供 aa8bb8 和 bb6 配子，从而增加了随机选中的概率。也可在前景选择的基础上，再进行背景选择，即保留同时含有 aa8bb8 和 bb6 配子的个体，最终保留的概率为 6.25%，因此可节约 93.75% 的田间成本。但回交选择到的极端优势个体为杂合型 Aa1Aa10aa8bb8bb6，需要将其自交分离，继续利用分子标记辅助选择纯合型个体 AA1AA10aa8bb8bb6。

（四）思考

目前国内薏苡主栽品种均为农家自留种，产量低，每亩仅约 300kg，且区域间相互引种频繁，品种同质化严重，加之受到高产作物的高收益冲击，薏苡种植面积逐年下降，中药原料供需矛盾日益凸显。因此，利用野生薏苡优异基因资源，选育高产优质薏苡新品种迫在眉睫。本案例利用分子标记辅助选择薏苡早花和纸壳基因位点，不仅加快了薏苡优异基因资源利用和新品种选育进程，而且为其他类型中药的分子标记辅助育种提供了参考。目前，薏苡的参考基因组、遗传图谱、遗传转化体系等已逐步完善，功能基因克隆及其作用机制的研究工作刚刚起步，分子标记辅助育种正处于单性状 QTL 聚合阶段。品种的分子设计则需要发掘更多功能基因，并揭示其作用机制，因此，薏苡功能基因组学的研究仍需加强。

大部分中药材由于受繁殖方式、染色体倍性、基因组复杂等因素的影响，无法像薏苡这样进行人工杂交，产生遗传分离群体并定位基因。但可以通过收集不同地域的种质资源，形成一个自然群体，而后利用全基因组关联分析（genome-wide association study，GWAS）的方法挖掘功能基因。GWAS 方法首先是在人类疾病研究中提出，即在全基因组范围内鉴定出与疾病存在关联的变异位点（可理解为分子标记），所涉及的原理仍然是遗传连锁。当变异位点与疾病位点相连锁时，变异位点基因型与其相应的疾病表型在自然群体的个体中同时出现的概率高于自由组合概率，则关联性也会大大提高。GWAS 方法也可用于建立中药材表型与基因型之间的联系，进而开发相关分子标记用于辅助育种，但需要以丰富的种质资源为基础，这也再次突显了中药种质资源收集、保存、鉴定和利用的重要性。

参 考 文 献

董小龙. 2020. 基于主要农艺性状和 InDel 分子标记的 174 份薏苡遗传多样性分析[D]. 成都：四川农业大学.

郭超. 2020. 薏苡全基因组草图构建及其纸壳驯化性状的遗传解析与定位[D]. 成都：四川农业大学.

胡亚茜. 2020. 薏苡抽穗期、株高和分蘖的 QTL 定位[D]. 成都：四川农业大学.

李发耀，石明，秦礼康. 2019. 中国薏仁米产业发展报告 No.3[M]. 北京：社会科学文献出版社.

Guo C，Wang Y N，Yang A G，et al. 2020. The *Coix* genome provides insights into panicoideae evolution and papery hull domestication[J]. Molecular Plant，13（2）：309-320.

（朱田田　刘大会　周树峰　刘亚令　许　亮　卢江杰　丁小余）

第四章 中药活性成分的生物合成

第一节 中药多组学研究与活性成分生物合成途径解析

一、概念原理

（一）基因组学

基因组学（genomics）的概念最早于 1986 年由美国遗传学家 Thomas H. Roderick 提出。基因组学是对生物体所有基因进行集体表征、定量研究及不同基因组比较研究的一门交叉生物学学科。基因组学主要研究基因组的结构、功能、进化、定位和编辑等，以及它们对生物体的影响。基因组学的主要工具和方法包括生物信息学、遗传分析、基因表达测量和基因功能鉴定。

（二）转录组学

转录组学（transcriptomics）是一门在整体水平上研究细胞中基因转录的情况及转录调控规律的学科，从 RNA 水平研究基因表达的情况。转录组即一个活细胞所能转录出来的所有 RNA 的总和，是研究细胞表型和功能的一个重要手段。目前已广泛应用于微生物和动植物基础研究、临床诊断和药物研发等领域。

（三）代谢组学

代谢组学（metabonomics/metabolomics）技术最早由 Nicholson 教授在 1999 年提出，即以生物体内的小分子代谢物为研究对象，通过多种现代分析技术从整体水平测定体内代谢物的动态变化，多角度解析生命体生理和病理状态。代谢组学是继基因组学和蛋白质组学之后发展起来的一门学科，代谢物为细胞代谢调控网络的终产物，对基因、转录产物或蛋白质的微小扰动最终均会在代谢物中放大，因此代谢物的变化比基因、转录产物和蛋白质更灵敏。

（四）生物合成途径

生物合成途径（biosynthetic pathway）是指在一系列相关的酶连续作用下逐步进行，最终生成特定产物的过程。这种由一系列酶反应组成的代谢通路，即为代谢途径，生物体内各种物质的合成是在细胞的不同部位，沿着各自特定的途径进行的。目前天然化合物主要的生物合成途径有：①乙酸-丙二酸途径（AA-MA 途径），合成脂肪酸类、酚类、蒽醌类；②甲羟戊酸途径（MVA 途径），主要生成萜类、甾体类化合物；③莽草酸途径，形成具 C6-C3 骨架的化合物，如香豆素、木脂素、黄酮等；④氨基酸途径（amino acid pathway），主要合成生物碱类成分；⑤复合途径，有乙酸-丙二酸-莽草酸途径、乙酸-丙二酸-甲羟戊酸途径、氨基酸-甲羟戊酸途径、氨基酸-乙酸-丙二酸途径、氨基酸-莽草酸途径等。

（五）合成生物学

合成生物学（synthetic biology），最初由 Hobom B. 于 1980 年提出，用于表述基因重组技术。随着分子系统生物学的发展，2000 年 E. Kool 在美国化学年会上重新提出，2003 年国际上定义为基于系统生物学的遗传工程和工程方法的人工生物系统研究，从基因片段、DNA 分子、基因调控网络与信号传导路径到细胞的人工设计与合成，类似于现代集成型建筑工程，将工程学原理与方法应用于遗传工程与细胞工程等生物技术领域。合成生物学、计算生物学与化学生物学一同构成系统生物技术的方法基础。

（六）转录调控

转录调控（transcriptional regulation）是指通过改变转录速率从而改变基因表达的水平。其对遗传信息的传递的准确性和多样性具有重要的作用，转录调控可以控制转录何时发生及产生多少 RNA。真核生物的转录调控包括多种形式，如 DNA 甲基化、组蛋白修饰、染色质重塑、转录因子等。

二、研　究　现　状

近些年来，伴随着基因组学、转录组学、蛋白质组学和代谢组学等组学检测和分析技术的飞速发展，通过计算预测、数学模拟与网络交互分析，并结合实验性验证等手段推动了对复杂生物学现象和生物表型及适应性特征的解析。对于生物体来说，基因组呈现了生物体全部的遗传信息，转录组代表了基因表达的中间状态，反映如转录调控、转录后调控的机制，蛋白质则是基因功能的行使者，调控小分子代谢物或信号通路等，而代谢组作为中心法则传递的最下游，是连接基因型与表型之间的桥梁，是中心法则作用的结果，通过多组学研究系统生物学的变化可以从原因到结果对科学问题进行解析，多组学数据的相互验证也增加了对科学问题认识的维度。组学技术的广泛应用对于揭示中药原物种遗传信息、发掘功能基因、解析重要药效成分的生物合成途径等研究起到了非常重要的作用，极大推进了中药合成生物学、分子鉴定、分子育种及中药道地性遗传机制阐释等研究工作的开展。

以药用模式植物丹参的多组学研究为例，对银离子诱导的丹参毛状根进行转录组分析，发现了 6358 个差异表达基因，利用超高效液相色谱-二极管阵列-串联四极杆-飞行时间质谱联用法（UPLC-DAD-Q-TOF-MS）非靶向代谢组学分析技术，鉴定出 5 个含量显著差异的丹参酮类代谢物，通过分析诱导后表达水平明显上调的基因，预测出 70 个候选的转录因子和 8 个细胞色素 P450 可能与银离子诱导的丹参酮类物质合成相关。利用色谱-质谱联用技术（LC-MS 和 GC-MS）对比丹参转基因 RNAi 干扰植株与野生型植株的代谢谱，发现 40 个差异代谢物，通过比对自建的丹参次生代谢物数据库、精确相对分子质量匹配、MS/MS 分析、对照品比较，最终鉴定 20 个差异代谢物，均为典型的松香烷型丹参酮类结构，说明丹参二萜合酶 SmCPS1 基因受到抑制后积累了大量二萜化合物底物，是调控丹参根部丹参酮类化合物积累的关键酶，丹参酮类化合物的生物合成途径并非简单的直线型模式，而是复杂的网络结构。此外，通过构建自交 6 代纯合的丹参株系进行基因组测序，获得丹参基因组序列信息，深入分析基因组信息，发现形成丹参酮前体母核的二萜合酶与 CYP450 基因以基因簇形式特异存在于鼠尾草属植物中。在此基础上，通过基因扩张和收缩分析，发现一个在丹参中明显扩张的 CYP71D 亚家族，利用共表达分析，聚焦 4 个候选基因，进行植物体内和体外功能研究。结果表明这些基因中有 3 个在丹参酮生物合成途径中发挥重要作用，其中两个能够催化丹参酮特征五元呋喃环的生成，一个与丹参酮类化合物 C20 位脱甲基化过程相关。与唇形目植物的共线性分析显示了 CYP71D 家族如何特异在鼠尾草属植物中通过基因复制和蛋白质功能进化获得催化杂环形成的新功能。这些研究结果为丹参酮类以及唇形科广泛分布的松香烷型二萜类化合物的生物合成的起源和进化提供了研究思路。以上多组学研究为揭示丹参代谢提供了重要依据，同时也为丹参种质资源、基因资源的挖掘和应用以及分子育种提供了组学数据支撑。

三、研 究 方 法

（一）同位素示踪

同位素示踪技术（isotopic tracer technique）是指利用放射性或稳定性同位素作为示踪剂，研究化学、生物、环境等领域中科学问题的技术。瑞典化学家 George Charles de Hevesy 于 1912 年首先提出同位素示踪技术，并开展了相关研究。

同位素示踪技术是研究植物生理生化过程的经典方法，但由于植物次生代谢途径的复杂多样，以及次生代谢产物的丰度较低等特点，同位素标记法在探索植物次生代谢途径的效果上并不十分理想。但目前随着现代质谱分析技术的不断进步，鉴定解析微量成分准确度的不断增加，利用同位素标记前体饲喂植物，探索植物次生代谢途径成为一种可行的方法。通过动态监测代谢流的变化可明确生物合成过程中各中间产物及终产物在生源途径中的位置，从而更深刻理解生源合成过程。

（二）植物全基因组测序

全基因组测序（whole genome sequencing，WGS）技术是以 DNA 为基础，以计算机技术为辅助，用于测量未知物种基因组序列分布的技术。植物全基因组测序技术则是对未知基因组序列的植物物种进行个体的基因组测序。

进入 21 世纪以来，植物基因组测序范围快速扩大，公共基因组资源的数量和质量显著提升。自 2000 年 12 月首次公布拟南芥（*Arabidopsis thaliana*）基因组以来，随着高通量短测序技术（以454 焦磷酸测序、Solexa、HiSeq 和 Solid 为标志的第二代测序技术）、高通量长测序技术（以 SMRT 和 Nanopore 为代表的第三代测序技术）、长距离连锁测序技术（10×Genomics）、基因组光学图谱技术、高通量染色体构象捕获技术（Hi-C）以及各种序列组装算法等的不断发展，测序读长和组装质量不断提升，目前已有近 800 个植物种及亚种的基因组测序完成。

（三）转录组测序

转录组测序（transcriptome sequencing）是对某一物种的 mRNA 进行高通量测序，而转录组测序的结果反映了特定条件和特定时间点的基因表达情况。随着时间或外部的环境变化，转录组也会随之变化，除了转录衰减和 mRNA 降解现象，转录组包括了细胞内所有能转录出的 mRNA，而转录组测序的结果反映了特定条件和特定时间点的基因表达情况。在参考基因组序列存在的情况下，转录组测序可以实现序列的变异鉴定、空间和时间表达谱测定、基因模型结构的验证和鉴定。在没有参考基因组的情况下，转录组测序也可以挖掘基因，进行对比分析，计算其表达丰度等。

转录组研究的方法比较多，如基因表达序列分析（serial analysis of gene expression）、表达序列标签（expressed sequence tag，EST）、基因芯片、高通量测序等。而现阶段转录组学研究主要依靠高通量测序技术。

（四）代谢组学分析

代谢组学分析是对生物体内相对分子质量主要在 1000 以内的代谢物进行定性和定量的分析。代谢组学分析最主要的技术手段包括质谱、气相色谱、液相色谱、液相色谱-质谱联用（liquid chromatograph-mass spectrometer，LC-MS）、气相色谱-质谱联用（gas chromatography-mass spectrograph，GC-MS）、核磁共振（nuclear magnetic resonance，NMR），而目前使用的分析手段多为组合式联用型仪器，如超高效液相色谱-串联四极杆-飞行时间质谱（ultra high performance liquid chromatography-quadrupole-time of flight-mass spectrometry，UPLC-Q-TOF-MS）、超高效液相色谱-串联质谱（ultra high performance liquid chromatography-tandem mass spectrometry，UPLC- MS/MS）等。

完整的代谢组学分析过程，包括样品采集、代谢物提取、代谢物分离、代谢物检测和数据分析，要求尽可能地保留代谢物信息。代谢组学的研究方法主要分为非靶向代谢组学分析和靶向代谢组学分析。二者研究目的不同，各有特点。在实际运用中，通常在前者发现差异代谢物之后，再利用后者进行进一步的确证，常常结合使用，优势互补。

（五）病毒诱导的基因沉默

病毒诱导的基因沉默（virus induced gene silencing，VIGS）是基于 DNA 序列的同源性，构建含有病毒的重组载体并转化植物，通过病毒复制诱导植物内源性基因 mRNA 发生降解或被甲基化修饰，从而下调内源基因的表达。VIGS 是一种瞬时性的基因沉默方法，在转化的植物材料上就可以出现目标基因沉默表达的表型性状；并且可以同时沉默单个或多个基因家族成员的表达，快速鉴定候选基因的功能，用于药用植物品质改良和基因育种。主要方法是将目的基因片段（200～350bp）插入 pTRV2 载体并转化农杆菌 GV3101，同时设置阳性对照和阴性对照，侵染外植体，无菌条件下培养至叶片展开，当阳性对照组植物叶片出现白化现象时，可对转化材料进行相关指标的检测，进而根据表型变异确定目标基因的功能。

（六）基因枪转化技术

基因枪法（gene gun）又称微粒轰击法（microprojectile bombardment），1987 年由美国康奈尔大学生物化学系 Sanford 提出，同年，Klein 等成功将携带有细菌氯霉素乙酰基转移酶基因的烟草花叶病毒的 RNA 导入洋葱的表皮细胞，使此基因得到表达。现多指使用钨粉或金粉包裹外源 DNA，利用高压气体（多为氦气）冲击波加速微弹使其穿过细胞壁和细胞膜，非特异地将外源基因导入受体细胞、组织器官，并得到瞬时、稳定、高效表达。

基因枪法是介导植物遗传转化的方法之一，具有无宿主限制、受体类型广泛，操作简单、快速，能有效转化质体等特点。此外，还可以将多个质粒或目的片段同时导入基因组，实现共转化，简化了载体质粒的构建过程。目前，基因枪技术的发展经过了第一代的台式基因枪，第二代的手持式基因枪，再到第三代的带有低压高速基因传递系统的基因枪，应用范围不断扩大。在药用植物基因工程领域，通过基因枪技术转入目的基因，可应用于基因功能、基因表达和代谢调控等研究。

（七）CRISPR/Cas9 基因编辑技术

CRISPR/Cas9 基因编辑技术是继锌指核酸酶（ZFN）、类转录激活因子效应物核酸酶（TALEN）之后出现的新一代基因编辑技术，具有高效精准、简单低价等优势，最早起源于某些细菌用于对抗入侵病毒及外源 DNA 的适应性免疫防御系统。CRISPR，全称为 "clustered regularly interspaced short palindromic repeats"，指成簇规律间隔短回文重复序列，其间可以保存特定基因片段用于切割位点的识别。Cas 基因，意为 "CRISPR associated" 基因，一般分布于 CRISPR 基因附近，该基因编码的蛋白可与 CRISPR 序列区域共同发生作用，用于切割外源核酸从而进行基因编辑，Cas9 是研究较为彻底的 CRISPR-Cas 系统。

CRISPR/Cas9 基因编辑技术即通过一段人工设计的单链引导 RNA 序列（single guide RNA，sgRNA）识别目标靶基因序列，再引导 Cas9 蛋白进行 DNA 双链的有效切割，形成断裂，DNA 损伤后再修复造成基因的敲除或敲入，最终达到对基因组 DNA 进行修饰的目的。CRISPR/Cas9 技术能够为基因功能鉴定以及次生代谢物质调控的研究提供精确的靶向编辑，在药用植物研究领域中被广泛应用。

（八）亚细胞定位

蛋白质在细胞质中经过 mRNA 翻译形成后，由蛋白质分选信号（sorting signals）引导，被转运到特定的亚细胞结构中参与细胞的各种生命活动，这一过程称为蛋白质亚细胞定位（protein subcellular localization，PSL）。亚细胞结构，是指细胞内细胞器的精细结构，如细胞核、细胞质、内质网、线粒体等。细胞器有许多独特的生理和代谢环境，如 pH、氧化还原电位、前体、酶、辅助因子等。成熟蛋白质必须在特定的亚细胞结构中才能发挥正确的生物学功能，如果定位发生偏差，将对细胞功能甚至生命产生重大影响，因此对目标蛋白质的亚细胞定位研究具有重要意义，已经成为研究基因功能不可或缺的一种技术手段。

亚细胞定位方法有生物信息学预测法、GFP 融合蛋白表达法、免疫荧光法等。目前最常用的是 GFP 融合蛋白表达法，主要借助于绿色荧光蛋白 GFP 报告基因，将目的基因和报告基因融合在一起，构建融合基因表达载体，通过瞬时转化技术或稳定遗传转化技术，使得该融合蛋白在受体材料细胞内表达，目标蛋白会牵引荧光蛋白一起定位到目标细胞器，在扫描共聚焦显微镜的激光照射下会发出绿色荧光，从而可以精确地定位蛋白质的位置。此外，改变特定酶或者代谢途径的亚细胞定位不仅有助于提高产物转化效率，而且能够起到消除竞争性代谢抑制的作用。例如，在酵母中将定位于内质网的细胞色素 P450 酶——原人参二醇合酶靶向至其催化底物达玛烯二醇-II 的储存细胞器——脂滴，为该酶反应重建了新的反应区室，结果显著提高了原人参二醇的生产效率，为实现人参皂苷的异源合成提供了新的策略。

（九）基因工程菌构建

基因工程菌，是指以微生物为操作对象，通过基因工程技术获得表达外源基因、过量或抑制自身基因表达的工程微生物。其核心技术是 DNA 的重组技术，即利用供体生物的遗传物质或人工合成的基因，经过体外或离体的限制酶切割后与适当的载体连接起来形成重组 DNA 分子，然后再将重组 DNA 分子导入受体细胞。常见的基因工程宿主菌有大肠杆菌、酿酒酵母、枯草芽孢杆菌等。基因工程菌一般生长周期较短，遗传背景清晰，遗传操作简单可控。通过模块化设计、基因融合表达、转录水平调控、糖供体改造等策略，可以合成多种高附加值化合物，如青蒿酸、人参皂苷等化合物的大规模高效合成。因此，经过系列遗传改造后，基因工程菌株可以高效合成中药活性成分，已在领域中展现出极强的竞争力，也是未来绿色生物制造中的关键一环。

研究案例

雷公藤基因组及其萜类活性成分生源途径

雷公藤（*Tripterygium wilfordii* Hook. f.）是传统中药雷公藤的植物来源，具有清热解毒，祛风除湿，杀虫止痒，消肿散结等功效。雷公藤中主要含有萜类化合物，代表性成分有二萜类化合物雷公藤甲素（triptolide），具有抗炎、免疫抑制、抗癌等药理作用。雷公藤甲素只能从雷公藤中提取，产量极低，在干重生物量的 0.0001% 到 0.002% 之间，且该植物不能大规模种植，因其花粉污染会使蜂蜜有毒，导致该药用植物种植地区经常发生中毒事件。此外，雷公藤甲素的化学立体结构复杂，化学合成产率低于 1.64%。资源的紧缺严重限制了对雷公藤甲素药效的进一步研究和应用，通过合成生物学策略获得药用植物次生代谢产物已经成为解决中药资源问题的研究热点。

本案例通过分析中药雷公藤的代谢组、基因组及转录组数据，利用"基于表型差异的多组学联合分析"的研究思路，针对雷公藤甲素生物合成途径进行探索与挖掘。案例首次解析了雷公藤高质量全基因组序列，雷公藤基因组 k-mer 预估大小为 365.95Mb，基因组重复为 48.87%，杂合为 1.95%，最终三代组装为 349.9Mb，contig N50 为 4.36Mb，scaffold N50 为 13.52Mb，并预测 28 321 个基因，这是首个卫矛目植物的基因组序列，为卫矛目植物基因组及进化研究提供了参考。为了进一步研究全基因组复制事件（WGD）对雷公藤甲素生物合成的影响，对可能参与该途径的基因家族进行了系统发育分析，发现这些基因的重复几乎都是由最近的全基因组三倍化复制事件（WGT）产生的，表明最近的 WGT 事件对雷公藤甲素的生物合成非常重要。另外，研究发现参与雷公藤甲素生物合

成的 *TwCPS1* 和 *TwMS* 基因在雷公藤基因组中彼此相邻，分布在同一个生物合成基因簇上。

同时，本案例还提供了基因组资源和大量候选基因，极大推进了雷公藤甲素生物合成途径的进一步解析（图 4-1）。TwCPS1 具有催化二萜类化合物共有前体 GGPP 形成 CPP 的功能，随后在 TwMS 的催化作用下，CPP 形成雷公藤甲素关键二萜烯中间体次丹参酮二烯（miltiradiene），miltiradiene 自发氧化可形成阿松香三烯（abietatriene）。结合文献调研及化学结构分析可知，由 miltiradiene 和 abietatriene 到形成雷公藤甲素的过程中存在多步（环）氧化的关键步骤，推测该过程可能存在多个 CYP450 或双加氧酶的参与。本案例通过构建雷公藤甲素 "基因-代谢网络图谱"，筛选出 57 个可能参与雷公藤甲素生物合成的 *CYP450* 基因，再借助基因枪介导遗传转化体系及合成生物学工具，成功鉴定得到一条 *CYP728B70* 基因，该基因可以催化三步氧化反应生成雷公藤甲素中间体脱氢松香酸（dehydroabietic acid），进而通过合成生物学策略实现其在酿酒酵母中的异源合成，为推进雷公藤甲素生物合成途径的完全解析奠定了重要基础。

（一）名词术语

1. 生物合成基因簇（biosynthetic gene cluster，BGC）

基因簇是指在染色体上成簇出现并协同转录的非同源基因，它们通常编码一些特定化合物生物合成途径中催化连续步骤的酶，少则可以是由重复产生的两个相邻相关基因所组成，多则可以是几百个相同基因串联排列而成，也有一些基因家族的成员在染色体上排列并不紧密，中间包含有一些无关序列，但总体是分布在染色体上相对集中的区域。

2. 全基因组复制（whole genome duplication，WGD）

全基因组复制也称为全基因组多倍化（whole genome polyploidy），是指在物种进化过程中整套基因组发生额外拷贝或加倍的事件。全基因组发生加倍以后产生的新基因拷贝，在自然选择作用下，可能经历新功能化、去功能化或者亚功能化，对植物物种形成、染色体重组与融合、基因功能分化和环境适应等方面有着重要意义，被认为是促进物种进化的重要动力之一。

3. 异戊二烯法则（isoprene rule）

通常指经验的异戊二烯法则，1887 年由 Wallcach 提出，认为植物中存在的萜类成分，其碳骨架是由多个异戊二烯以头尾或其他顺序相互聚合而成的，均为异戊二烯的聚合体或衍生物。如异戊烯基焦磷酸（IPP）异构化形成二甲丙烯焦磷酸（DMAPP）后，二者结合为牻牛儿基焦磷酸（geranyl pyrophosphate，GPP），为单萜类化合物的共同前体。

（二）案例原理

萜类化合物的生物合成

萜类化合物（terpenoids）是药用植物重要的次生代谢产物类型，其种类繁多，结构多样，按照碳原子的数目可以分为单萜（C10）、倍半萜（C15）、二萜（C20）、三萜（C30）和多萜等。萜类化合物在高等植物中的生物合成途径大致可以分为三个阶段。

（1）前体化合物 IPP 和 DMAPP 生成：IPP（isopentenyl pyrophosphate，异戊烯基焦磷酸）和 DMAPP（dimethylally pyrophosphate，二甲丙烯焦磷酸）既可以通过 MVA 途径生成，也可以通过 MEP 途径生成。MVA 途径（mevalonate pathway），又称甲羟戊酸途径，位于细胞质中，以 3 个乙酰辅酶 A 分子为原料，经过甲羟戊酸为中间体，逐步合成为 IPP，IPP 再经异构化形成 DMAPP；MEP 途径（methyl erythritol phosphate pathway），又称甲基赤藓醇磷酸途径或非甲羟戊酸途径，位于质体内，是以丙酮酸（pyruvate）和 3-磷酸甘油醛（glyceraldehydes 3-phosphate，G3P）为原料，经 1-脱氧-*D*-木酮糖-5-磷酸（1-deoxy-*D*-xylulose-5-phosphate，DXP）和 2-C-甲基-D-赤藓糖醇-4-磷酸（2-C-methy-D-erythritol-4-phosphate，MEP）为中间体，逐步生成 IPP 和 DMAPP 的一条代谢途径，存在于某些植物和大多数微生物中。

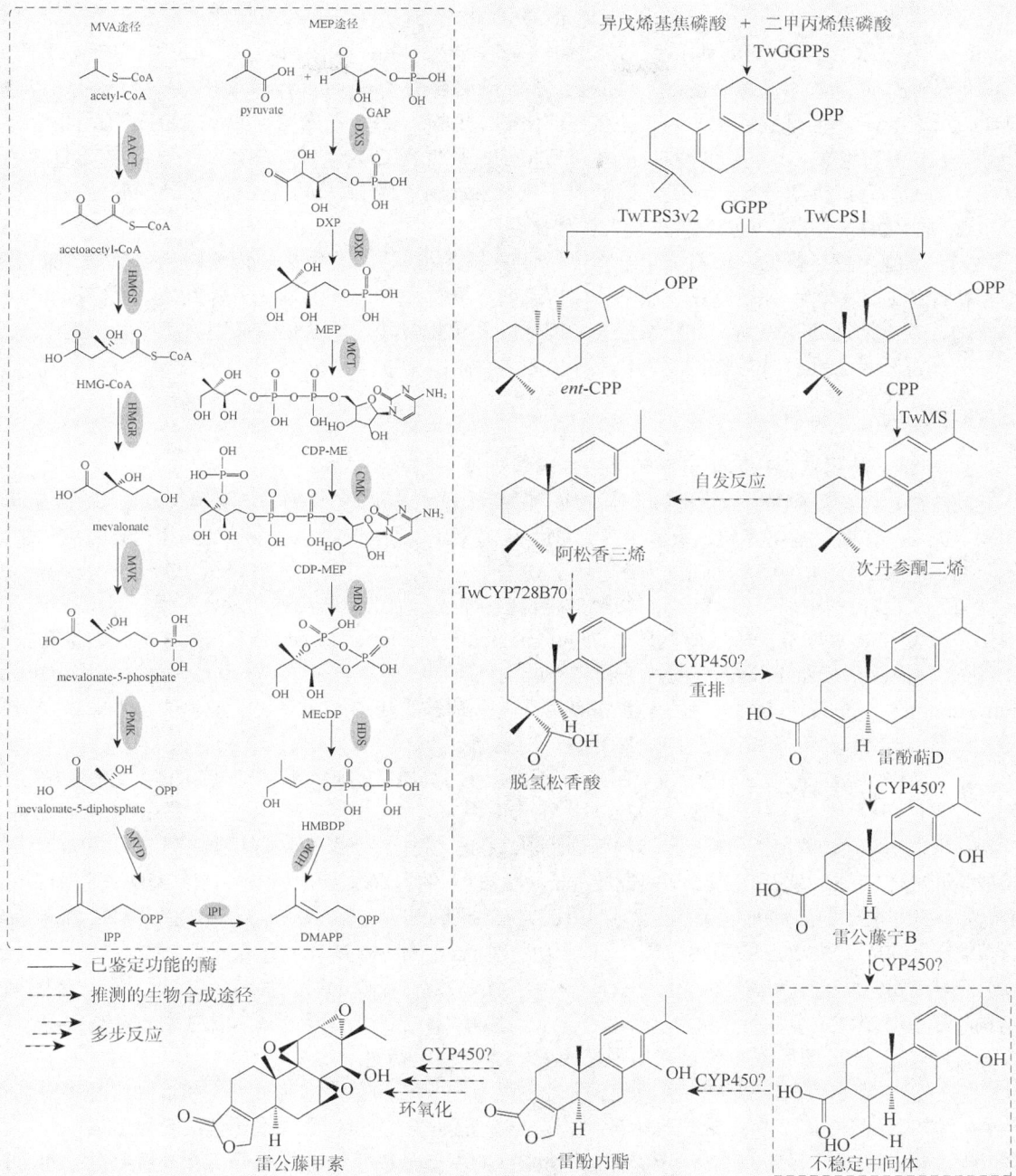

图 4-1 雷公藤甲素生物合成途径推测

左侧虚线方框内是异戊二烯类前体化合物共有生源途径,实线箭头表示已鉴定的酶,虚线箭头表示推测途径。AACT: acetoacetyl-CoA thiolase, 乙酰乙酰辅酶 A 硫解酶; HMGS: 3-hydroxy-3-methylglutaryl-CoA synthase, 3-羟基-3-甲基戊二酰辅酶 A 合酶; HMGR: 3-hydroxy-3-methylglutaryl-CoA reductase, 3-羟基-3-甲基戊二酸单酰辅酶 A 还原酶; MVK: mevalonate kinase, 甲羟戊酸激酶; PMK: 5-phosphomevalonate kinase, 甲羟戊酸-5-磷酸激酶; MVD: mevalonate diphosphate decarboxylase, 甲羟戊酸焦磷酸脱羧酶; IPI: isopentenyl diphosphate isomerase, 异戊烯基焦磷酸异构酶; DXS: 1-deoxy-*D*-xylulose-5-phosphate synthase, 1-脱氧-*D*-木酮糖-5-磷酸合成酶; DXR, 1-deoxy-*D*-xylulose-5-phosphate reductoisomerase, 1-去氧-*D*-木酮糖-5-磷酸还原异构酶; MCT: 2-*C*-methyl-*D*-erythritol-4-phosphate cytidylyltransferase, 2-*C*-甲基-*D*-赤藓醇-4-磷酸胞氨酰转移酶; CMK: 4-diphosphocytidyl-2-*C*-methyl-*D*-erythritol kinase, 4-二磷酸胞苷-2-*C*-甲基-*D*-赤藓醇激酶; MDS: 2-*C*-methyl-derythritol-2, 4cyclodiphos-phate synthase, 2-甲基-*D*-赤藓醇-2, 4-环焦磷酸合酶; HDS: 4-hydroxy-3-methylbut-2-en-l-yl diphosphate synthase, 4-羟基-3-甲基-2-(*E*)-丁烯基-4-磷酸合成酶; HDR: 1-hydroxy-2-methyl-2-(*E*)-butenyl-4-diphosphate reductase, 4-羟基-3-甲基-2-(*E*)-丁烯基-4-磷酸还原酶; TPS: terpene snythases, 萜类合酶; IPP: 异戊烯基焦磷酸; DMAPP: 二甲丙烯焦磷酸; TwTPS: 雷公藤萜类合酶; TwCPS1: 雷公藤柯巴基焦磷酸合酶 1; ent-CPP: 对映型柯巴基焦磷酸; CPP: 柯巴基焦磷酸; TwMS: 雷公藤二萜合酶; TwCYP728B70: 雷公藤细胞色素 P450

（2）萜类合酶催化母核骨架形成：IPP 和 DMAPP 经异戊烯基转移酶催化进行头尾缩合，形成不同的萜类异构体 C 骨架单元，如单萜前体牻牛儿基焦磷酸（GPP）、倍半萜前体法尼基焦磷酸（FPP）、二萜前体牻牛儿基牻牛儿基焦磷酸（GGPP）等。萜类合酶（terpene synthase，TPS），是进一步将萜类前体环化成不同母核骨架的酶，也称为环化酶。植物中 TPS 根据结构和反应机制的不同，被分为两类：组 1 和组 2（Class Ⅰ 和 Class Ⅱ）。所有植物中均发现 Class Ⅰ 类的 TPS，一般包含 "DDXXD" 基序，这类酶可以催化异戊二烯基二磷酸离子化并形成碳正离子中间体；Class Ⅱ 类 TPS 活性残基一般包含 "DXDD" 基序，可以发挥催化质子环化的作用。

（3）萜类生物后修饰：在萜类化合物母核骨架形成后，进入生物后修饰阶段，包括碳骨架重排或者特殊的基团修饰，如羟基化、糖基化、甲基化、异构化等。其中最常见的就是氧化修饰和糖基化修饰。氧化修饰的完成绝大部分是依赖 CYP450 的单加氧酶，糖基化修饰则依赖于各种糖基转移酶。萜类母核骨架在各种后修饰酶的作用下，形成结构多样的活性成分。

（三）案例解析

1. 观察：药用植物基因组测序带来的高通量数据

自 2000 年发表了首个植物即拟南芥的基因组后，截至 2022 年 7 月，又陆续发表了水稻、玉米、罂粟、大豆、葡萄、杨树等 800 余种植物的基因组。然而，其中仅约一百余种的药用植物完成了基因组测序，绝大部分的药用植物基因组研究仍处于空白。药用植物往往由于其基因组杂合度高、基因组高度重复、物种进化过程复杂和多倍体现象等问题，导致基因组组装困难而发展缓慢。但得益于近年来第三代测序技术如单分子实时测序（single molecule real-time sequencing，SMRT）、纳米孔技术（oxford nanopore technologies，ONT）和高通量染色质构象捕获技术（high-throughput chromosome conformation capture，Hi-C）等的发展和应用，越来越多的药用植物完成了染色体水平的基因组测序和组装，包括人参、三七、丹参、穿心莲、黄连等。

雷公藤作为我国重要的传统中药，在 2020 年也完成了高质量的基因组组装。前期基因组概貌调查中发现，雷公藤基因组重复序列比例为 48.87%，杂合度为 1.95%，为复杂基因组。基因组高杂合、高重复问题一直也是药用植物基因组难于组装的瓶颈问题，因此，完成雷公藤高质量基因组的组装是个非常大的挑战。针对高难度的基因组组装，该研究通过长片段 DNA 的提取以及超长测序，很好地解决了基因组高杂合带来的组装问题。最终，该研究通过第三代 Pacbio 超长测序、10X Genomics 技术以及 Hi-C 测序的结合策略，共完成 225.37Gb 的测序总量，首次成功构建了染色体水平的高杂合雷公藤基因组图谱。其中，雷公藤基因组组装大小为 348.38Mb，scaffold N50 为 13.52Mb，contig N50 为 4.36Mb。通过雷公藤基因组结构注释获得 28 321 个基因资源，包括 40 个萜类合酶基因、2833 个转录因子和 228 个 CYP450 等。

2. 分析：雷公藤甲素生物合成途径基因 CYP450 基因筛选

雷公藤甲素是雷公藤最主要的活性成分之一，具有显著的免疫抑制、抗炎和抗肿瘤等多种药理活性。然而，雷公藤甲素在雷公藤中的生物合成过程还未完整解析，合成途径下游后修饰酶，如 CYP450 仍然未知。目前对 CYP450 基因的功能预测主要依赖于系统进化分析和同源序列比对，即通过与已知功能的 CYP450 基因进行进化距离分析和序列相似度比对，从而预测未知的 CYP450 基因功能。然而 CYP450 作为植物中最大的酶家族之一，仍存在一些还未报道过功能的 CYP450 家族，难以通过系统进化分析和同源序列比对来有效预测其催化功能。

雷公藤甲素特异性存在于雷公藤属植物中，因此推测其下游合成途径基因可能具有雷公藤属植物特有的催化功能。为有效筛选参与雷公藤甲素生物合成的 CYP450 基因，本研究采用基于表型差异的多组学研究活性成分未知途径及功能基因的整体研究策略，检测了 45 个茉莉酸甲酯诱导的雷公藤悬浮细胞和 7 个雷公藤不同组织部位的代谢组和转录组，联合分析基因组、转录组和代谢组数据，构建雷公藤甲素生物合成途径基因与代谢物的网络图谱（$P < 0.05$，$r > 0.7$），用于挖掘雷公藤甲素生物合成下游未知途径和未知基因。最终，通过 TwCYP450 基因与代谢物的网络图谱，共获得

97 个与雷公藤甲素生物合成相关的候选 *TwCYP450s* 基因。进一步通过基因表达模式分析，即与已知雷公藤甲素生物合成途径基因 *TwCPS1* 和 *TwMS* 的表达模式相似，和基因表达量（RPKM＞1）等方法筛选，最终获得 13 个候选 *TwCYP450s* 基因（图 4-2）。

3. 验证：*TwCYP728B70* 基因功能鉴定

目前，关于雷公藤中 *CYP450* 基因功能研究较少，为了明确筛选得到的 *TwCYP450s* 基因的催化功能，本研究首先借助基因枪介导遗传转化系统，

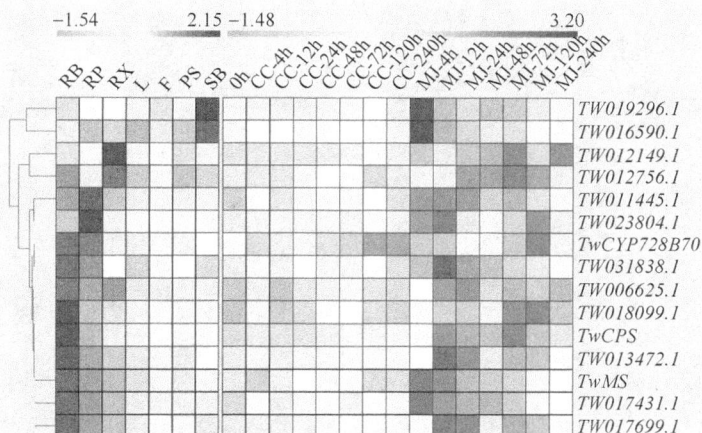

图 4-2　雷公藤甲素生物合成途径 *CYP450s* 基因筛选

对候选 *TwCYP450s* 基因进行干扰表达。结果发现，*TwCYP450s* 基因表达水平均显著下调，4 个 *TwCYP450s*（*TwCYP728B70*、TW011445.1、TW012149.1、TW006625.1）干扰细胞系雷公藤甲素含量显著降低，其中，*TwCYP728B70* 干扰细胞系中，雷公藤甲素含量下降了 51%。

本研究将上述 4 个 *TwCYP450s* 分别与 CYP450 还原酶在次丹参酮二烯酵母工程菌中共表达，当共表达 *TwCYP728B70* 与 *TwCPR3* 时，检测到 4 个新产物，结构鉴定为脱氢枞酸、次丹参酮二烯酸、脱氢枞醇、次丹参酮二烯醇。进一步通过底物饲喂明确了其催化过程，即 TwCYP728B70 催化次丹参酮二烯或阿松香三烯在 C-18 处的连续氧化，形成相应的醇和酸衍生物（图 4-3）。为进一步探索 *TwCYP728B70* 基因在雷公藤甲素合成过程中的作用，本研究对 *TwCYP728B70* 进行基因过表达，当过表达第 3 天时，*TwCYP728B70* 基因表达水平相比对照组提高 1.6 倍。过表达第 9 天，雷公藤甲素含量相比对照组提高约 70%。这个结果不仅进一步支持了 *TwCYP728B70* 在雷公藤甲素生物合成中的作用，而且还展示了其用于改善雷公藤中雷公藤甲素产量的潜在效用。

4. 拓展：雷公藤甲素生物合成途径调控

本研究对雷公藤基因组中的转录因子进行鉴定，一共鉴定获得 2833 个转录因子，分为 89 个家族。雷公藤基因组中转录因子的数量超过大多数已测序的植物基因组。本研究进一步构建雷公藤甲素途径基因与转录因子的调控网络图谱，探索调控雷公藤甲素生物合成的转录因子。结果发现，在雷公藤基因组的 89 个转录因子家族中，雷公藤甲素途径基因的表达模式与 bHLH、MYB、C2H2、WRKY、HB、ERF、bZIP 和 NAC 家族的转录因子密切相关。然而，雷公藤甲素的生物合成调控网络可能更为复杂，首先，因为雷公藤甲素与其他转录因子家族也显示出很强的关联性，如 C3H、GRAS 和 Tify 家族的成员。这些都是可能调控雷公藤甲素生物合成的候选转录因子。此外，本研究观察到转录因子对雷公藤甲素的生物合成途径的调控分为正调控和负调控。其次，转录因子对同一基因家族不同成员之间的调控各不相同，这表明转录因子可以通过同一基因家族的不同基因之间的差异调节来调控雷公藤甲素的生物合成。总而言之，本研究不仅为雷公藤甲素生物合成调控研究提供了关键候选转录因子，还为雷公藤甲素生物合成途径基因的表达调控提供了新见解。

（四）思考

雷公藤甲素是一种结构复杂的松香烷型二萜类化合物，具有较强的抗肿瘤和免疫抑制活性，缺乏可供参考的遗传信息一直是制约雷公藤甲素生物合成途径解析的难点。本案例中首次成功构建了染色体水平的高杂合雷公藤基因组图谱，这是卫矛目植物第一个公开发表的基因组。因此，它不仅为药用植物雷公藤的基因组进化研究及雷公藤甲素的生物合成途径解析奠定了基础，且为卫矛目植物进化研究及基因资源挖掘提供了参考。

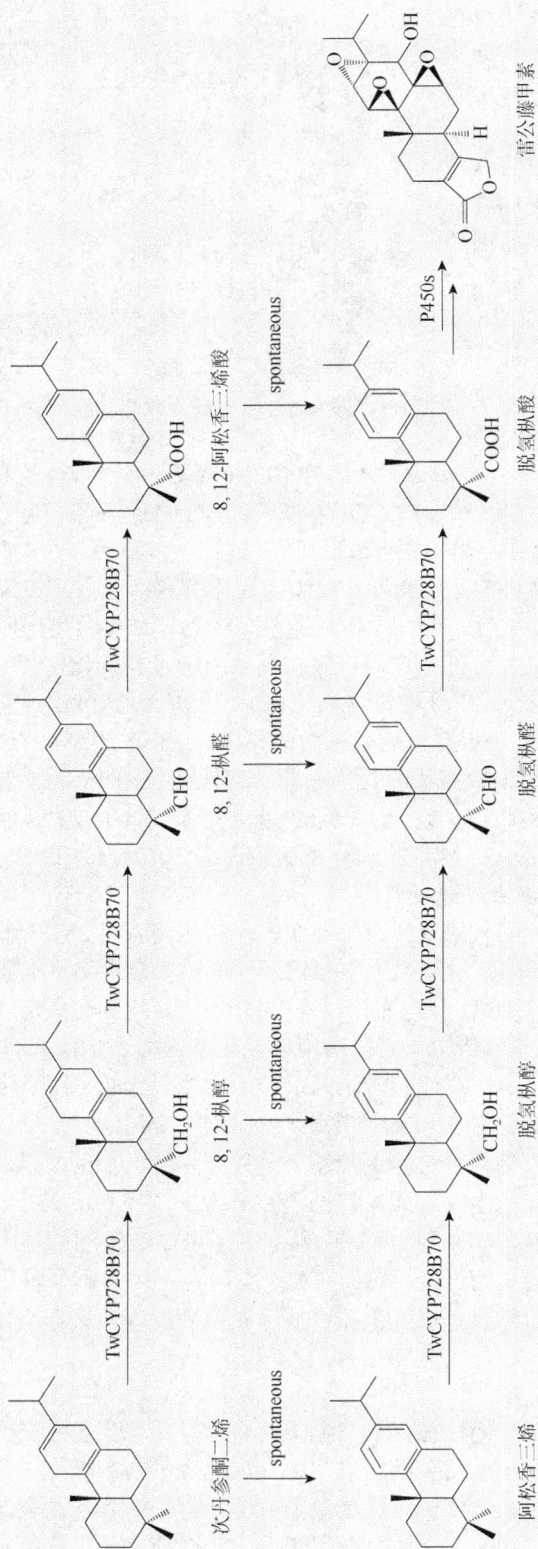

图4-3　TwCYP728B70的催化功能途径图

本案例通过基于表型差异的多组学联合分析技术，解析了雷公藤甲素生物合成途径中关键 CYP450 酶催化机制，将其生物合成途径的解析延伸到了脱氢松香酸，这是目前研究中最接近雷公藤甲素的前体化合物。从化学结构上来看，脱氢松香酸到雷公藤甲素之间的转化应该还存在多个 CYP450 及双加氧酶的参与。

参 考 文 献

Cui G H，Duan L X，Jin B L，et al. 2015. Functional divergence of diterpene syntheses in the medicinal plant *Salvia miltiorrhiza* bunge[J]. Plant Physiol，169（3）：1607.

Gao W，Sun H X，Xiao H B，et al. 2014.Combining metabolomics and transcriptomics to characterize tanshinone biosynthesis in *Salvia miltiorrhiza*[J]. BMC Genomics，15：73.

Ma Y，Cui G H，Chen T，et al. 2021. Expansion within the CYP71D subfamily drives the heterocyclization of tanshinones synthesis in *Salvia miltiorrhiza*[J]. Nat Commun，12（1）：685.

Tu L C，Su P，Zhang Z R，et al. 2020. Genome of *Tripterygium wilfordii* and identification of cytochrome p450 involved in triptolide biosynthesis[J]. Nat Commun，11（1）：971.

博落回基因组及血根碱等生物碱合成机制

博落回[*Macleaya cordata*（Willd.）R. Br.]是罂粟科（Papaveraceae）博落回属（*Macleaya*）的多年生直立草本植物。其主要活性成分为苄基异喹啉类生物碱（benzylisoquinoline alkaloid，BIA），包括血根碱（sanguinarine）、白屈菜红碱（chelerythrine）、原阿片碱（protopine）和别隐品碱（allocryptopine）等，在抗菌消炎、改善机体免疫力、调节肠道健康、促进动物生长等方面发挥着重要作用。而一些成瘾性的物质，如吗啡（morphine）和可待因（codeine）等则在博落回中不存在。

案例解析

1. 观察

虽然血根碱的生源合成途径已经在罂粟、花菱草等物种中确证，但是在此之前博落回中血根碱等生物碱的合成机制并未解析。本案例首先通过同位素示踪技术对博落回中血根碱和白屈菜红碱生源合成途径进行了演绎和推测，并通过全基因组测序，结合转录组测序与代谢轮廓分析挖掘参与血根碱和白屈菜红碱等生物碱合成的候选基因，最后将候选基因在酿酒酵母中进行异源表达和前体饲喂，确定候选基因的功能，全面解析博落回中血根碱等生物碱的合成机制。

2. 分析

（1）同位素示踪博落回血根碱生源合成途径：为了推测博落回中血根碱等生物碱的生源合成途径，构建以 ^{13}C 标记酪氨酸作为饲喂前体的稳定性同位素示踪方法，根据 ^{13}C 同位素标记化合物与非同位素标记化合物之间保留时间一致和精确质量数相差 6.0204Da 的特征筛选出 288 个 ^{13}C 标记和未标记化合物，再根据 ^{13}C 标记样本与非标记化合物的丰度小于 25%过滤部分可能的假阳性结果得到 179 个 ^{13}C 标记化合物，通过建立的包含化合物保留时间、HRMS 和 HRMS/MS 质谱数据库对 179 个 ^{13}C 标记化合物对应的非标记化合物进行数据库检索比对保留时间、HRMS 或 HRMS/MS，快速鉴定了 44 个化合物，有 40 个生物碱和 4 个非生物碱，其中 20 个 ^{13}C 同位素标记化合物为已报道罂粟中血根碱和白屈菜红碱生源合成的前体或中间代谢物，说明 ^{13}C 标记酪氨酸经过博落回吸收后发生了一系列的催化反应，最终生成血根碱和白屈菜红碱，通过同位素示踪酪氨酸在博落回植株中的代谢流，证实了博落回中存在已报道的通过罂粟、花菱草等多物种已确证的血根碱和白屈菜红碱生源合成途径；另外，根据 ^{13}C 同位素标记化合物的结构特征和已有生源合成途径，对博落回血根碱生源合成途径进行新的演绎和推测，发现博落回中可能还存在血根碱生源合成新旁路（图 4-4）。

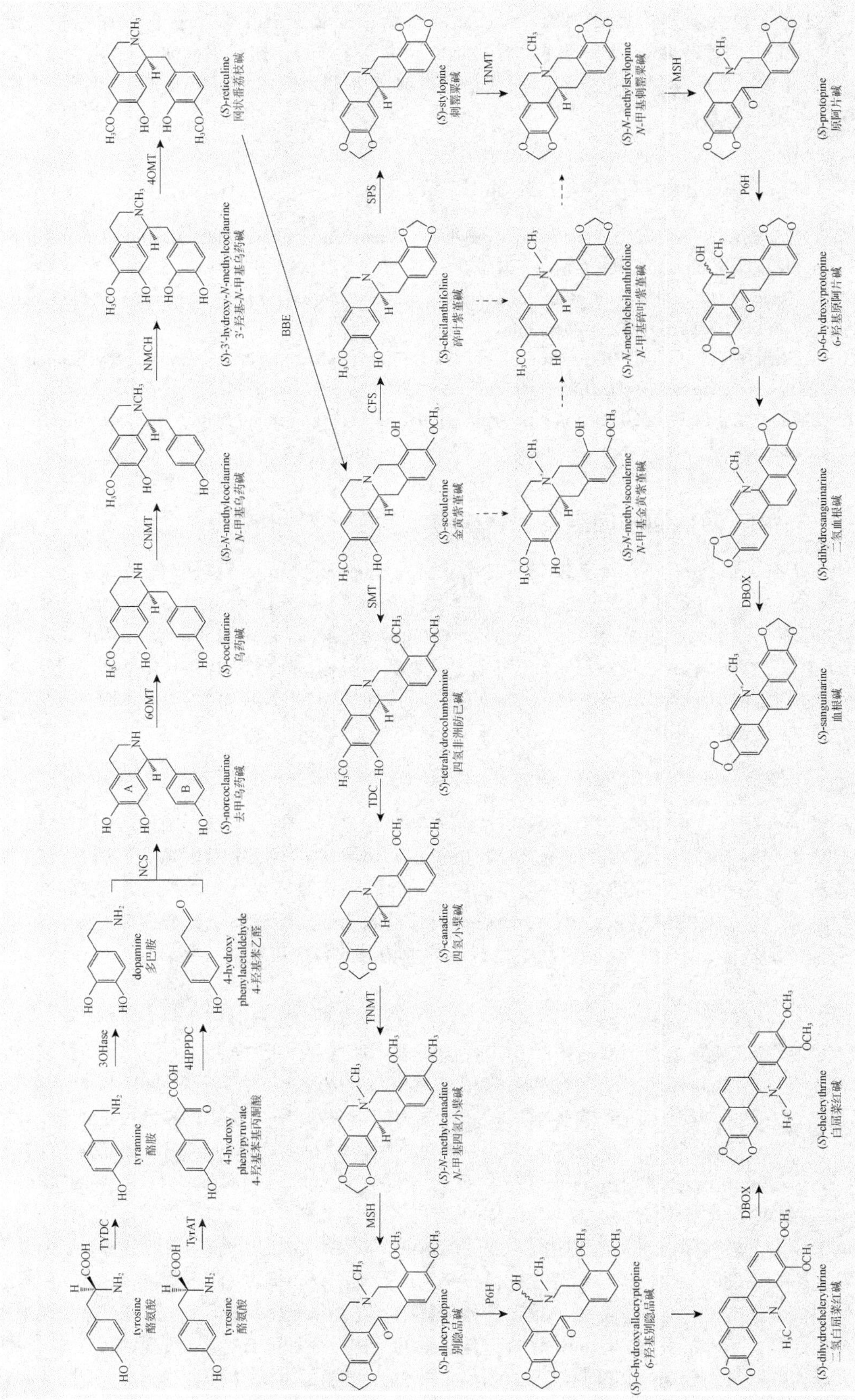

图4-4 博落回中的血根碱和白屈菜红碱生物合成途径

（2）博落回不同组织中代谢轮廓分析：在推测出博落回中血根碱等生物碱的生源合成途径后，进一步通过液相色谱-串联四极杆质谱（LC-QQQ MS/MS）定量分析等代谢组技术对血根碱和白屈菜红碱及其生源合成中间代谢物在博落回的根、茎、叶、花和果荚中的代谢轮廓进行分析，结果表明，博落回中的生物碱存在一个分布规律。即血根碱和白屈菜红碱在果荚中的含量最高，而前体化合物原阿片碱和别隐品碱在根部含量最高（图4-5）。而对合成血根碱和白屈菜红碱的其他中间体进行检测，发现大部分的中间体都集中在根、花和果荚中，茎中各中间体的含量均极低。根据这种累积模式，推测合成血根碱和白屈菜红碱的功能基因的共表达模式为根和果荚中高表达，而茎中基本不表达。

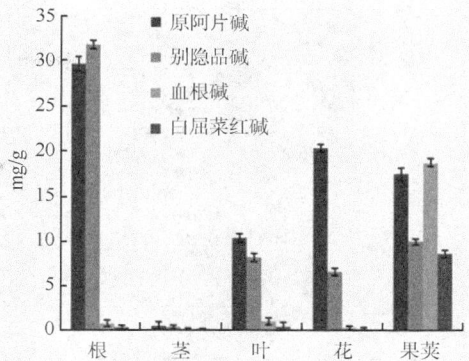

图4-5　绝对定量终产物（血根碱和白屈菜红碱）及两种高度积累的中间体（原阿片碱和别隐品碱）在博落回不同组织中的含量

（3）全基因组测序结合转录组筛选候选基因：在全基因组测序前，首先对博落回进行核型分析，结果显示博落回为二倍体植株（2*n*=20），共有20条染色体（图4-6A、B）。继而进行博落回全基因组测序，这是罂粟科植物中首个完成全基因组测序的物种。通过19-Kmer分析表明博落回基因组大小为540.5Mb（图4-6C），杂合率为0.92%，预测到了22 328个蛋白质编码基因。将博落回全基因组数据与大红罂粟、日本黄连、加州罂粟和鸦片罂粟中血根碱和白屈菜红碱合成基因进行同源比对，共筛选到39个候选基因。

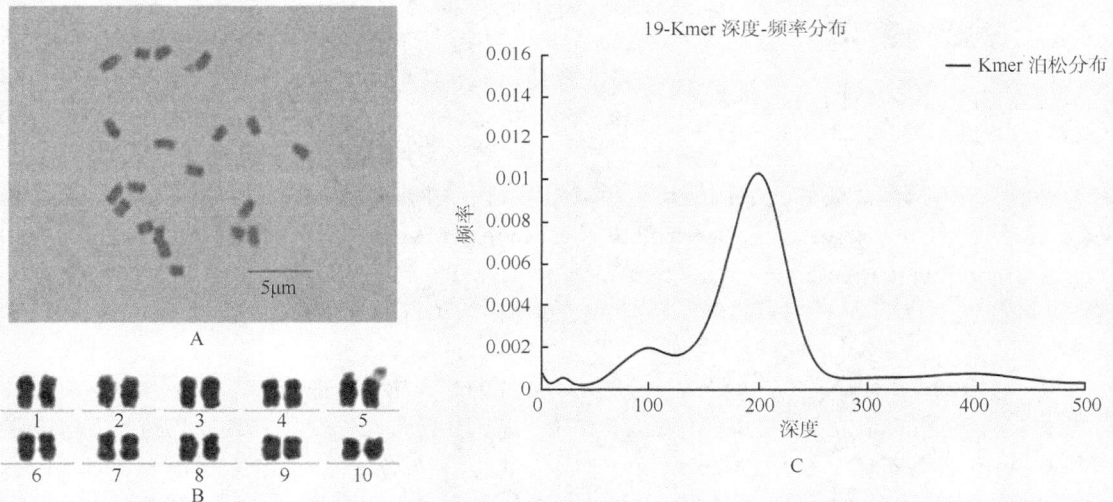

图4-6　博落回染色体的细胞学分析及全基因组19-Kmer深度分布

A. 博落回染色体的细胞学检测；B. 博落回的染色体核型分析；C. 19-Kmer深度分布。整个基因组Illumina的19个Kmer深度分布读取。鉴定出峰值为198.7，总Kmer数为$1.07×10^{11}$。基因组大小可以估计为（总Kmer数）/（体积峰），即540.5Mb

再根据博落回根、茎、叶、花、果荚等不同部位的转录组数据、结合已分析的代谢轮廓结果，对39个候选基因按照转录组数据的基因表达量（TPM）制作成了热图（图4-7）。根据热图和推测的共表达规律：根部和果荚高表达、茎部基本不表达或者表达量极低，进一步筛选出16个符合该规律的基因（下划线），包括6个甲基转移酶基因、4个黄素蛋白氧化酶基因和6个CYP450基因。

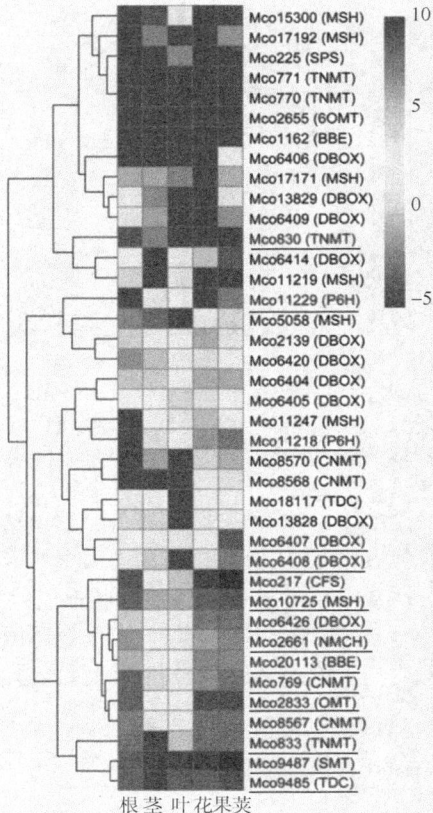

图 4-7 博落回根、茎、叶、花和果荚 5 个器官中的 39 个候选基因表达热图

3. 验证

将通过博落回全基因组、转录组以及代谢组相结合的方法筛选出的 16 个候选基因分别克隆，并转入酿酒酵母中进行异源表达，通过前体饲喂后质谱检测进行基因功能的鉴定，共鉴定了从去甲基乌药碱至血根碱和白屈菜红碱生源合成途径中的 14 个基因（图 4-8）。

（1）血根碱和白屈菜红碱生物合成中的甲基转移酶基因验证：通过酿酒酵母异源表达基因功能验证结果显示，所有空白酵母中均没有相应的下游产物，对含有 *Mco2833* 基因的酵母菌株饲喂去甲基乌药碱后均检测到乌药碱。对含有 *Mco2833* 基因的酵母菌株饲喂 3-羟基-*N*-甲基乌药碱后均检测到网状番荔枝碱。根据质谱检测结果可知 Mco2833 除了具有 6'-*O*-甲基转移酶（6'-*O*- methyltransferase，6OMT）的功能，催化去甲基乌药碱生成去乌药碱以外，还具有 4'-*O*-甲基转移酶（4'-*O*-methyltransferase，4OMT）功能，将甲基转移至 3'-羟基-*N*-甲基乌药碱的 4'-羟基，最终形成网状番荔枝碱功能。对含有 *Mco8567* 和 *Mco769* 基因的酵母菌株饲喂乌药碱后均检测到 *N*-甲基乌药碱。说明 Mco8567 和 Mco769 均具有乌药碱-*N*-甲基转移酶（coclaurine-*N*-methyltransferase，CNMT）的功能，以催化乌药碱生成 *N*-甲基乌药碱。对含有 *Mco9487* 基因的酵母菌株饲喂金黄紫堇碱后均检测到四氢非洲防己碱，说明 Mco9487 具有金黄紫堇碱 9'-*O*-甲基转移酶（scoulerine 9'-*O*-methyltransferase，SMT）的功能，催化金黄紫堇碱生成四氢非洲防己碱。对含有 *Mco830*

和 *Mco833* 基因的酵母菌株饲喂刺罂粟碱后均检测到 *N*-甲基刺罂粟碱，饲喂四氢小檗碱后均检测到 *N*-甲基四氢小檗碱。说明 Mco830 和 Mco833 具有四氢小檗碱顺式-*N*-甲基转移酶（tetrahydroprotoberberine-cis-*N*-methyltransferase，TNMT）的功能，除了能够在血根碱合成分支催化刺罂粟碱生成 *N*-甲基刺罂粟碱以外，还能催化白屈菜红碱分支的四氢小檗碱生成 *N*-甲基四氢小檗碱。

（2）血根碱与白屈菜红碱生物合成基因中的 P450 酶基因功能验证：对含有 Mco2661 和细胞色素 P450 还原酶（cytochrome P450 reductase，CPR）基因的酵母菌株饲喂 *N*-甲基乌药碱后均检测到 3'-羟基-*N*-甲基乌药碱，说明 Mco2661 具有 *N*-甲基乌药碱-3'-位羟化（*N*-methylcoclaurine-3'-hydroxylase，NMCH）的功能，催化 *N*-甲基乌药碱生成 3-羟基-*N*-甲基乌药碱。对含有 *Mco217* 和 *CPR* 基因的酵母菌株饲喂金黄紫堇碱后均检测到碎叶紫堇碱，说明 Mco217 具有华紫堇碱合酶（cheilanthifoline synthase，CFS）的功能，催化金黄紫堇碱生成碎叶紫堇碱。对含有 *Mco9485* 和 *CPR* 基因的酵母菌株饲喂四氢非洲防己碱后均检测到四氢小檗碱，说明 Mco9485 具有氢化小檗碱合成酶（TDC）的功能，催化四氢非洲防己碱生成四氢小檗碱。对含有 *Mco10725* 和 *CPR* 基因的酵母菌株饲喂 *N*-甲基刺罂粟碱后未检测到原阿片碱，饲喂 *N*-甲基四氢小檗碱后未检测到别隐品碱，说明 Mco10725 不具有 *N*-甲基罂粟碱 14'-羟化酶（*N*-methylstylopine 14'-hydroxylase，MSH）的功能。对含有 *Mco11229* 和 *CPR* 基因以及含有 *Mco11218* 和 *CPR* 基因的酵母菌株饲喂原阿片碱后检测到二氢血根碱，饲喂别隐品碱后检测到二氢白屈菜红碱，说明 Mco11229 和 Mco11218 均具有原阿片碱-6'-羟化酶（P6H）的功能。

（3）血根碱与白屈菜红碱生物合成基因中的黄素蛋白氧化酶基因功能验证：对含有 *Mco20113* 基因

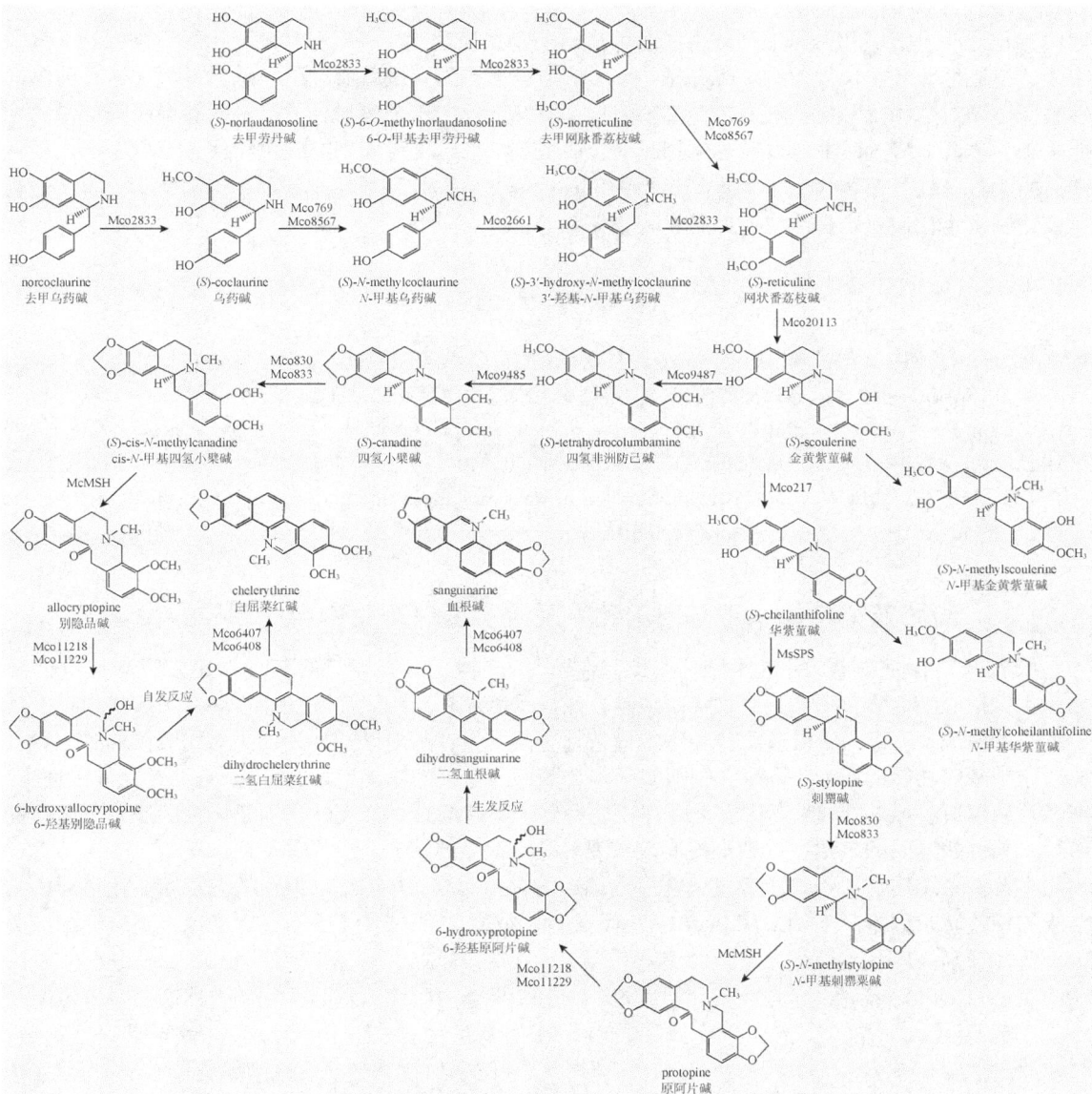

图 4-8 已验证的博落回中血根碱和白屈菜红碱通路合成基因

的酵母菌株饲喂网状番荔枝碱后检测到金黄紫堇碱，说明 Mco20113 具有小檗碱桥酶（berberine bridge enzyme，BBE）的功能。对含有 *Mco11229*+CPR+*Mco6407* 和 *Mco11229*+CPR+*Mco6408* 基因的酵母菌株饲喂原阿片碱后检测到血根碱，而 *Mco11229*+CPR+*Mco6426* 没有检测到血根碱。对含有 *Mco11229*+CPR+ *Mco6407* 和 *Mco11229*+CPR+*Mco6408* 基因的酵母菌株饲喂别隐品碱后检测到白屈菜红碱，而 *Mco11229*+CPR+*Mco6426* 没有检测到白屈菜红碱，说明 Mco6407 和 Mco6408 具有二氢苯并菲啶氧化酶（dihydrobenzophenanthridine oxidase，DBOX）的功能，而 Mco6426 则不具有 DBOX的功能。

4. 拓展

本案例研究首先通过同位素示踪法明确博落回中血根碱和白屈菜红碱生源合成途径，再在博落回的全基因组测序数据下，结合罂粟、花菱草等物种中的已知基因，对博落回中参与合成血根碱和白屈菜红碱的候选功能基因进行筛选，共得到 39 个候选基因。通过整合转录组和代谢轮廓对博落回中参与合成血根碱和白屈菜红碱合成基因提出一个共表达规律：根部和果荚组织中高表达，茎段中表达量极低。基于该规律进一步筛选得到 16 个候选基因。最后通过酿酒酵母异源表达和前体饲喂验证体系对这 16 个候选基因进行功能验证，最终鉴定了 14 个参与合成血根碱和白屈菜红碱的功能基因，解析了博落回中血根碱等生物碱的合成机制。该成果为未来的微生物代谢工程生产血根碱和白屈菜红碱以及植物代谢工程重编辑血根碱和白屈菜红碱代谢网络奠定了研究基础，也为其他药用植物中次生代谢产物合成机制的解析提供了参考。

参 考 文 献

黄鹏. 2016. 博落回中血根碱和白屈菜红碱生物合成基因挖掘及功能解析[D]. 长沙：湖南农业大学.

刘秀斌. 2017. 基于同位素标记 L-酪氨酸研究博落回中血根碱来源合成途径[D]. 长沙：湖南农业大学.

Liu X B，Liu Y S，Huang P，et al. 2017. The genome of medicinal plant macleaya cordata provides new insights into benzylisoquinoline alkaloids metabolism[J]. Molecular Plant，10（7）：975-989.

Zeng J G，Liu Y S，Liu W，et al. 2013. Integration of transcriptome，proteome and metabolism data reveals the alkaloids biosynthesis in *Macleaya cordata* and *Macleaya microcarpa*[J]. PLoS One，8（1）：e53409.

绞股蓝染色体水平基因组测序及绞股蓝皂苷生物合成调控网络

绞股蓝皂苷是中药绞股蓝中含有的三萜类天然产物，具有广泛的药理作用，可降血糖、降血脂，保护心脑血管，降低心血管疾病风险，并且在治疗和预防癌症及其他一些慢性疾病上也发挥了重要的作用。为提高绞股蓝原植物中绞股蓝皂苷的含量，国内外学者开展了对绞股蓝皂苷生物合成通路中基因功能的研究。目前已经阐明了多个关键酶基因的功能，其中包括 MVA 途径的限速酶、三萜骨架形成阶段的催化酶等，在此背景下，科研人员逐渐开始探究转录因子调控绞股蓝皂苷代谢途径中关键酶基因的表达，以期最终实现绞股蓝皂苷高效合成和定向积累。

本案例系统构建了调控绞股蓝皂苷生物合成的调控网络，并挖掘出潜在的调控绞股蓝皂苷生物合成的相关转录因子。案例采用 PacBio 三代测序（403X）和 Hi-C 技术（52X）首次组装完成绞股蓝染色体级别高质量基因组。组装的参考基因组大小为 582Mb，杂合度为 0.90%，scaffold N50 为 50.78Mb，BUSCO 指数为 94.90%，共注释到 25 285 个蛋白质编码基因。利用上述高质量基因组信息进一步推定了绞股蓝皂苷的生物合成途径，结合加权基因共表达网络分析（WGCNA）构建了调控绞股蓝皂苷生物合成的调控网络并挖掘出潜在的调控绞股蓝皂苷生物合成的相关转录因子。案例最终揭示了转录因子与绞股蓝皂苷生物合成之间存在的潜在联系。

（一）案例原理

1. 绞股蓝皂苷的生物合成

绞股蓝皂苷是 MEP 途径中三萜类合成支路的产物，其生物合成途径目前已研究得较为清楚，可分为以下三个阶段（图 4-9）。

（1）起始阶段：异戊烯基二磷酸（IPP）或二甲基丙烯基二磷酸（DMAPP）的合成。在植物中，它们通常由细胞质中的 MVA 途径或质体中的 MEP 途径合成。

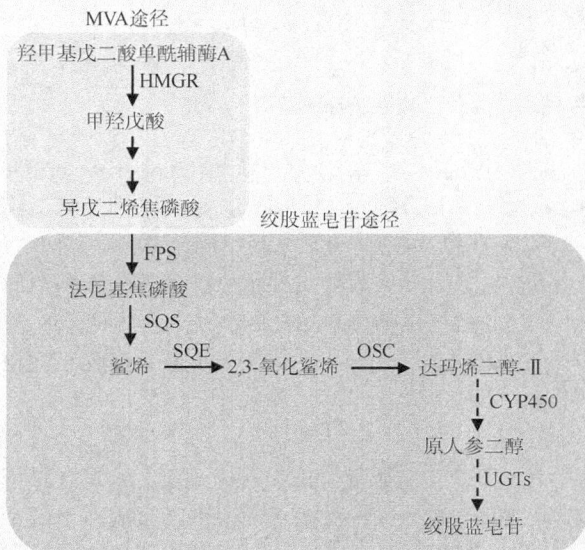

图 4-9　绞股蓝皂苷生物合成途径

（2）骨架形成阶段：2,3-氧化鲨烯的环化反应是通过法尼基焦磷酸合酶（FPS）、鲨烯合酶（SQS）、鲨烯环氧酶（SQE）、2,3-氧化鲨烯环化酶（OSC）催化形成不同的三萜骨架。已有报道证实，超量表达或者干涉表达 FPS、SQS、SQE、OSC 任意一个基因，都会显著地增加或减少三萜皂苷的生物合成量，因此调控 FPS、SQS、SQE、OSC 的表达量是调控三萜皂苷合成量的关键。

（3）修饰阶段：骨架的羟基化和糖基化。细胞色素 P450s（CYP450s）是骨骼羟化的主要酶，已有研究表明，达玛烷型四环三萜类皂苷的羟化反应是 CYP716 家族成员。UDP 糖基转移酶（UGTs）是骨骼糖基化的主要酶，三萜类化合物的糖基化增加了其水溶性并改变了其生物活性。

2. 转录因子对绞股蓝皂苷代谢的调控作用

通过转录因子调控植物次生代谢途径中关键结构基因的表达，是实现中药有效成分高效合成和定向积累的有效途径。目前，绞股蓝皂苷的生物合成调控方面的研究基础薄弱，但同为达玛烷型四环三萜皂苷的人参皂苷生物合成调控已经有可以借鉴的研究。在前人的研究中，WRKY 和 MYB 家族的转录因子都参与了人参皂苷的生物合成调控过程。WRKY 家族的转录因子 PgWRKY4X 受到内生真菌的诱导表达，它可以结合到 *PgSE* 的 W-box 元件激活其表达，进而促进人参皂苷的合成。PgMYB2 是一个 R2R3-MYB 类型的转录因子，其表达受到 MeJA 的诱导，它可以结合到 *PgDS* 基因的启动子，进而促进人参皂苷的合成。目前，绞股蓝皂苷生物合成调控分子机制方面研究匮乏，成为利用生物技术手段调控绞股蓝皂苷的生物合成，突破栽培绞股蓝或其培养物中达玛烷型四环三萜皂苷含量的瓶颈。

（二）案例解析

1. 绞股蓝基因组组装

绞股蓝基因组组装结果：本案例中，通过基因组 survey 预估绞股蓝的基因组大小为 635Mb，杂合度为 0.90%。采用了 Pacbio（400X 测序深度）+Illumina（130X 测序深度）+HiC（50X 测序深度）的组装策略，最终组装的结果为：总基因组大小为 582Mb，达到预测基因组大小的 91.65%，Contigs N50 为 1.71Mb，包含了 1232 条 contigs，其中 97.13% 的序列挂载到了绞股蓝的 11 条染色体上。在基因组注释方面，共预测到了 25 282 个蛋白编码基因，重复序列在绞股蓝基因组中的占比为 59.21%。基因组组装完整性评估方面，采用 BUSCO（benchmarking universal single-copy orthologs）和 LAI（LTR assembly index）进行评估，BUSCO 评估完整性达到 94.9%，LAI 指数为 15，这些数据均表明绞股蓝基因组组装质量良好。

2. 调控绞股蓝皂苷及其潜在靶基因的筛选

（1）通过基因共表达是挖掘和筛选转录因子的有效手段：由于转录因子是在转录水平上对次生代谢生物合成进行调控，因此转录因子会与次生代谢生物合成途径的结构基因有着相似的表达模式，通过基因共表达分析也是目前主流的挖掘手段，可以有效挖掘到一些关键的转录因子。例如，研究人员借助加权基因共表达网络分析（WGCNA）生成共表达网络，找到了与辣椒素生物合成途径基因共表达的转录因子 CaMYB48，验证了 CaMYB48 对辣椒素生物合成的调控功能。葫芦素是一类四环三萜化合物，研究人员挖掘并验证了调控葫芦素的生物合成的关键基因 *Bl* 与 *Bt*，它们属于 *bHLH* 基因家族，*Bl* 和 *Bt* 基因与葫芦素生物合成的结构基因共表达，在转录水平上调控葫芦科植物黄瓜、甜瓜中葫芦素的生物合成。绞股蓝同为葫芦科植物，绞股蓝皂苷同样作为一类四环三萜化合物，因此前人的研究表明，通过基因共表达分析手段挖掘调控绞股蓝皂苷生物合成转录因子提供良好的借鉴。

（2）调控绞股蓝皂苷转录因子挖掘：在获得高质量的绞股蓝参考基因组基础上，研究人在不同组织部位的基因表达谱数据中鉴定到绞股蓝皂苷代谢途径结构基因 *GpFPS1*、*GpSS1*、*GpSE2*、*GpOSC1* 主要在绞股蓝叶片，尤其是嫩叶中高表达，由此也明确了绞股蓝皂苷主要是在嫩叶中进行合成这一观点。

基因共表达是挖掘调控植物次生代谢相关转录因子的有效方法，同时通过 MeJA 诱导表达谱数据的筛选，可以进一步缩小候选基因的范围。研究人采用了绞股蓝根、茎、成熟叶、嫩叶、花、果、卷须 7 个不同组织进行了加权基因共表达网络分析，由于已知绞股蓝皂苷主要在嫩叶中进行合成，研究人把在嫩叶中高表达的基因模块作为调控绞股蓝皂苷生物合成的关键模块进行挖掘。绞股蓝皂苷代谢途径结构基因 *GpFPS1*、*GpSS1*、*GpSE2*、*GpOSC1* 均在此模块中的 910 条基因中，也进一步验证了该基因共表达模块的准确度和可靠性。

（三）思考

绞股蓝是极具开发和利用价值的药用植物。由于缺乏基因组信息，目前关于绞股蓝的研究主要还集中在药理学、分类学和绞股蓝皂苷生物合成通路解析上面。针对这个问题，研究人组装了染色体级别的绞股蓝基因组，并通过绞股蓝根、茎、成熟叶、嫩叶、花、果、卷须 7 个不同组织的加权基因共表达网络分析和茉莉酸甲酯诱导表达分析，挖掘到了一系列可能调控绞股蓝皂苷生物合成的转录因子（图 4-10）。

转录调节是植物基因表达调节最重要的环节之一。转录因子作为转录调控最重要的成员，在细胞核内特异性识别并结合基因启动子上的顺式作用元件调控基因的时空表达，发挥中枢核心调控作用，承接信号分子和功能基因的媒介，参与植物生长发育、信号转导、代谢调控及抗逆反应等各个关键环节，对单一转录因子操作能够实现控制多个基因的目的。但正是这种"牵一发而动全身的特性"，使得多条基因通路都有被调控的可能。

生源途径的阐明为开展中药有效成分生物合成调控提供了良好的基础。一方面，植物代谢工程的兴起和发展为利用生物技术提高中药活性成分的含量，保障和改良中药品质打开了新的局面。其基本原理是在阐明活性成分生源途径的基础上，通过转基因技术或其他方法对控制生物合成路径的关键基因及其转录因子或调节基因进行调控，从而达到从分子水平上改造代谢途径，并进一步控制代谢流向设计方向，最终提高植物中特定化合物产量的目的。另一方面，遗传因素通过决定"代谢特

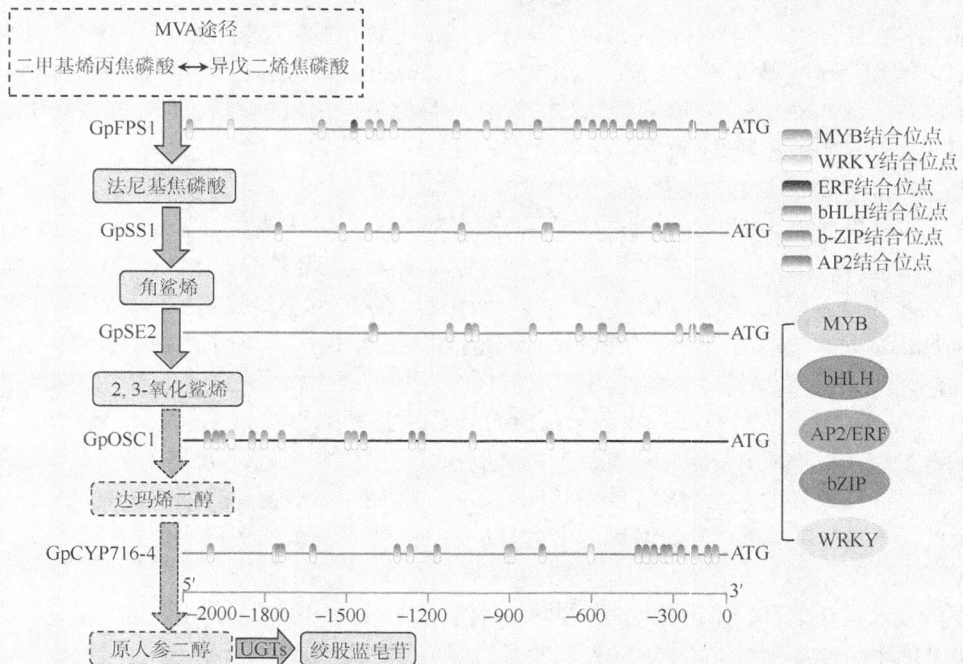

A

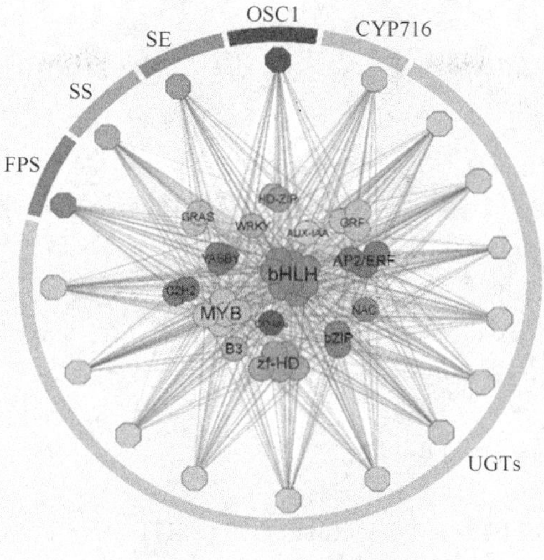

图 4-10　绞股蓝皂苷生物合成的基因共表达调控网络
A. 绞股蓝皂苷生物合成结构基因启动子元件分析；B. 预测到的绞股蓝皂苷生物合成调控网络

质"与"形态特征"对道地药材品质形成发挥主导作用，环境因子通过"调控基因时空特异表达"间接影响药材品质。越来越多的报道表明转录因子在调控药用植物"代谢特质"与"形态特征"方面均发挥了重要作用，且有些转录因子可同时对两个方面发挥调控作用从而影响有效成分的合成积累与生物学形态的塑造形成。因此，转录因子有可能是道地药材"优质"与"优形"的关联纽带之一，为从分子层面阐述道地药材形成规律和内在机制，进而开展药材品质提升和资源保障提供了重要的切入点。

参 考 文 献

徐圆圆，陈仲，贾黎明，等. 2021. 植物三萜皂苷生物合成途径及调控机制研究进展[J]. 中国科学：生命科学，51（5）：525-555.

Liu T，Luo T，Guo X，et al. 2019. PgMYB2，a MeJA-Responsive transcription factor，positively regulates the dammarenediol synthase gene expression in panax ginseng[J]. International Journal of Molecular Sciences，20（9）：2219.

Sun B，Zhou X，Chen C，et al. 2020. Coexpression network analysis reveals an MYB transcriptional activator involved in capsaicinoid biosynthesis in hot peppers[J]. Horticulture Research，7（1）：162.

Yao L，Wang J，Sun J，et al. 2020. A WRKY transcription factor，PgWRKY4X，positively regulates ginsenoside biosynthesis by activating squalene epoxidase transcription in Panax ginseng[J]. Industrial Crops and Products，154：112671.

Zhou Y，Ma Y S，Zeng J G，et al. 2016. Convergence and divergence of bitterness biosynthesis and regulation in Cucurbitaceae[J]. Nature Plants，2：16183.

三七皂苷生物合成途径的解析及高产工程菌株构建

三七为五加科人参属多年生草本植物，是我国著名的传统中药，具有止血散瘀、消肿定痛的功效。现代研究表明，以人参皂苷 Rb_1、人参皂苷 Rg_1 和三七皂苷 R_1 为主要成分的三七总皂苷为其主要活性成分，具有抗炎、抗肿瘤、提高免疫力、保护心血管等作用，是血塞通、复方丹参滴丸等心脑血管疾病药品的重要组成成分。然而，三七植株栽培周期长，对生长环境的要求较高，并且具有严重的连作障碍，导致其药材产量有限，价格较为昂贵。

（一）案例原理

三七皂苷与其他萜类具有相同的前体生物合成方式，经过胞质中的 MVA 途径和位于质体的 MEP 途径形成萜类前体 IPP 及 DMAPP。IPP 和 DMAPP 缩合生成 GPP 和法尼基焦磷酸（farnesyl pyrophosphate，FPP）。之后，在鲨烯合酶（squalene synthase，SQS）作用下生成鲨烯，而鲨烯是三萜类化合物和相关衍生物的重要前体物质。随后，经鲨烯环氧酶（squalene epoxidase，SQE）的氧化反应、达玛烯二醇合酶（dammarenediol synthase，DS）的环化反应和 CYP450 单加氧酶的羟化反应，分别形成四环三萜皂苷的中间产物——2,3-氧化鲨烯、达玛烯二醇（DM）、原人参二醇（PPD）及原人参三醇（PPT）。PPD 与 PPT 在糖基转移酶（GTs）催化下与 UDP-葡萄糖等糖供体单一或者混杂连接形成具有多种活性功能的三七皂苷。

（二）名词术语

1. 糖基转移酶基因（*UGT*）

尿苷二磷酸-糖基转移酶（UDP-glycosyltransferase，UGT）是自然界各生物体中广泛存在的一类超家族酶，其将糖基从活化的供体分子转移到受体分子上，形成种类丰富的糖苷类化合物。在植物次级代谢产物生物合成过程中，其催化的糖基化修饰会影响受体分子的生物活性、水溶性及稳定性，对植物次级代谢产物的结构及其药理活性多样性的形成有重要作用。

2. 人工细胞工厂

人工细胞工厂是将微生物细胞当作微型工厂，通过人为引入生物合成相关代谢途径的基因模块，对底盘细胞的代谢通路进行重塑和优化，提高代谢途径效率，以一种高效、可持续、绿色的方式生产天然产物。

3. "即插即用"策略

即插即用（plug-and-play）一词指的是可以插入和使用不同类型的组件，而不需要任何其他干预步骤。在酿酒酵母细胞工厂构建中，将各功能基因置于标准化的结构生物元件和调节元件下，构成独立的功能模块，再将各模块在酿酒酵母中进行有效组装，即可获得"即插即用"的合成生物学鉴定平台。例如，将模块化的 MVA 途径、达玛烷型皂苷元途径、UDP-糖供给途径构建于酿酒酵母之中，获得 UGTs "即插即用"的合成生物学鉴定平台，利用该平台技术可实现 UGTs 候选基因元件库的快速功能验证。

（三）案例解析

1. 观察：三七基因组的破译

基因组测序是植物功能基因研究的基础，近年来，随着基因组测序技术的发展，三七皂苷生物合成途径基因被不断解析与完善，这为三七皂苷生物合成途径的阐明和生物合成提供了强有力的数据支撑。本案例通过 Pacbio 超长测序、Hi-C 测序等技术，解析了大小为 2.66Gb 的三七染色体级别参考基因组。结合转录组信息，分析三七皂苷生物合成过程中关键酶基因的变化规律，并通过表达谱一致性分析、加权基因共表达网络分析等策略，成功解析了三七皂苷 R_1、人参皂苷 Rg_1、Rb_1 和 Rd 等三七主要活性皂苷成分的生物合成途径。

2. 分析：三七皂苷生物合成途径的解析

UGTs 参与催化三七皂苷元的糖基化，生成多种不同的三七皂苷，是影响其结构多样性和药理活性的重要因素。随着高通量测序技术的发展，大量的药用植物基因组和转录组序列被解析，越来越多的 *UGTs* 基因得以发掘与验证。*UGTs* 基因常见的发掘手段有同源序列筛选、基于转录组的差异表达分析、基因-代谢产物网络分析、基因簇筛选、化学蛋白质组筛选等，这些策略通常相互结合使用。候选 *UGTs* 的验证主要依赖于大肠杆菌、酿酒酵母等微生物表达系统以及烟草、拟南芥等植物表达系统。如图 4-11 所示，利用三七染色体级别参考基因组结合详细的转录组信息，分析了三

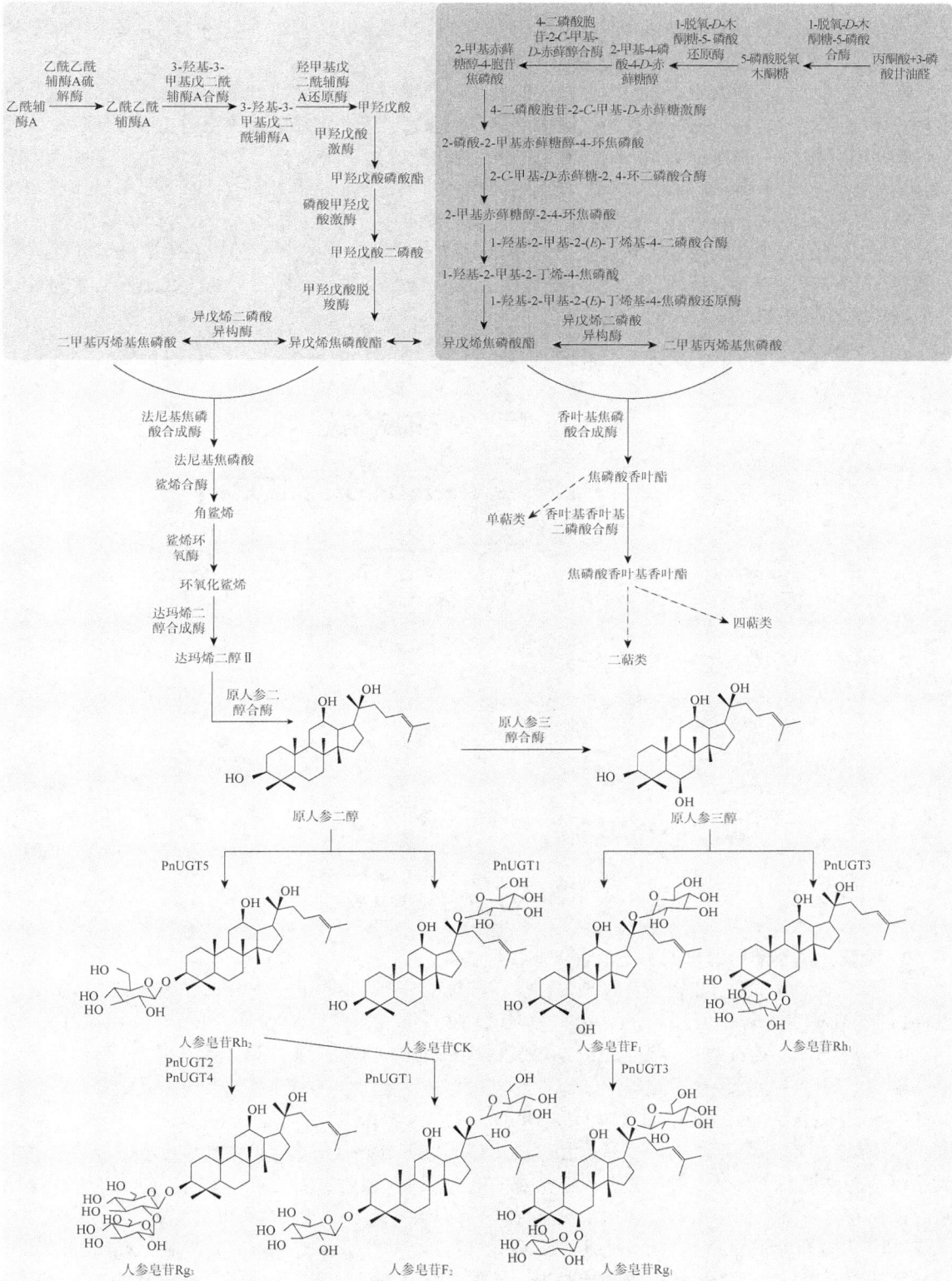

图 4-11　三七皂苷生物合成通路的解析

七皂苷生物合成过程中关键酶基因表达情况，并在大肠杆菌中成功表达了 32 个候选 *UGTs*，最终鉴定了 5 个 *UGTs* 在三七皂苷生物合成中存在催化作用。

围绕实现三七主要皂苷成分的生物合成途径解析和细胞工厂构建等问题，中国科学院天津工业生物技术研究所张学礼研究员带领的代谢工程研究团队，首先在酿酒酵母中进行了 MVA 途径、达玛烷型皂苷元途径、UDP-葡萄糖/木糖供给途径的构建和优化，获得了一个三七 UGTs "即插即用"的合成生物学鉴定平台（图 4-12）。同时，结合转录组和生物信息学分析构建了一个源于三七的 UGTs 候选基因表达元件库，利用该平台成功解析了三七皂苷 R_1、人参皂苷 Rg_1、Rb_1 和 Rd 等主要三七活性皂苷成分的生物合成途径，并以人参皂苷化合物 K（CK）为目标成分，在酿酒酵母底盘菌中对超过 30 个基因进行整合和调控，最终获得产量大于 1g/L 的高效细胞工厂，为建立三七功能组分获取新模式提供了技术基础。

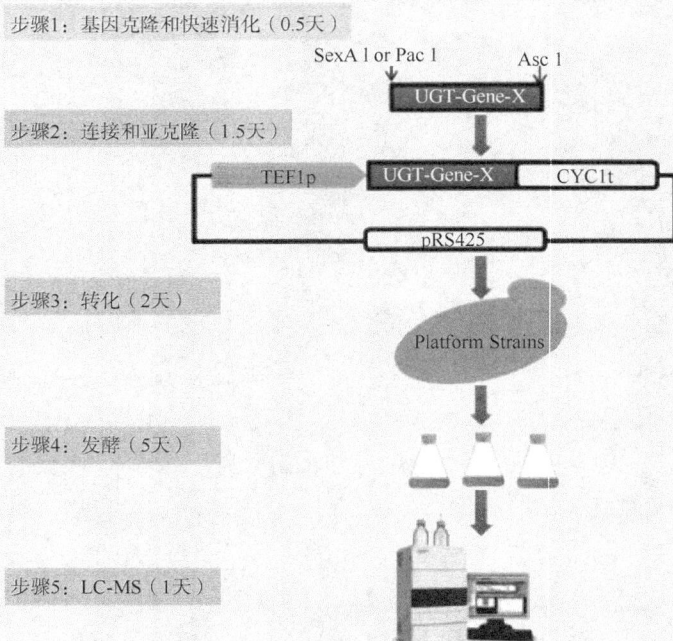

步骤1：基因克隆和快速消化（0.5天）

SexA 1 or Pac 1 Asc 1

UGT-Gene-X

步骤2：连接和亚克隆（1.5天）

TEF1p UGT-Gene-X CYC1t

pRS425

步骤3：转化（2天）

Platform Strains

步骤4：发酵（5天）

步骤5：LC-MS（1天）

图 4-12 三七功能基因验证的"即插即用"策略

3. 验证：基于酿酒酵母的三七皂苷细胞工厂构建

三七皂苷生物合成途径较长且复杂多样，在酵母中，可将其分为三个模块，首先是 MVA 途径模块，将乙酰辅酶 A 转化为 DMAPP/IPP，包含编码 ERG10、ERG13、tHMG1、ERG12、ERG8、ERG19 和 IDI 的基因；第二个模块包含编码 ERG20、ERG9 和 ERG1 的基因，负责将 DMAPP/IPP 转化为 2,3-氧化鲨烯；最后一个模块包含编码后修饰阶段的三七皂苷生物合成关键基因，包括氧化鲨烯环化酶（oxidosqualene cyclases，OSCs）、CYP450s 和 UGTs。

增加前体供应以及下调内源分流途径是改造三七皂苷上游合成途径的主要策略。过表达上游合成途径基因是提高工程微生物中三萜皂苷产量的有效策略。通过过表达第一个模块的 7 个上游途径基因以及 6 个下游基因（*ERG1*、*ERG20*、*ERG9*、syn*PgDDS*、syn*PgPPDS* 和 syn*PgCPR1*），构建了一株高产 PPD 酵母底盘菌株，在分批补料发酵下 PPD 产量可超过 11.0g/L。2,3-氧化鲨烯不仅是三萜皂苷的重要前体，也是甾醇生物合成的中间代谢产物，该竞争途径限制了三萜皂苷的生物合成，因此，降低 *ERG7* 的表达也是促进三七皂苷生物合成的有效方法。

各种 UDP-糖的生物合成大多是相互关联的，UDP-葡萄糖是其他 UDP-单糖形成的起始化合物，可在一系列关键酶的作用下实现 UDP-糖的相互转化。酿酒酵母具有供应 UDP-葡萄糖的生物合成途径，该途径由功能酶基因组成，包括葡萄糖磷酸变位酶（phosphoglucomutase，PGM）、UDP-葡萄糖焦磷酸化酶（UDP-glucosepyrophosphorylase，UGP）。*PGM1*、*PGM2* 和 *UGP1* 基因的过表达可以显著增加酿酒酵母中 UDP-葡萄糖的生产。同时，酿酒酵母缺乏天然的 UDP-木糖生物合成途径，共同表达来自拟南芥的异源 UDP-葡萄糖脱氢酶（UDP-glucuronic acid dehydrogenase1，*At*UGD1）和 UDP-木糖合酶（UDP-xylose synthase，*At*UXS）基因，可实现酵母细胞工厂中 UDP-木糖的供应。将木糖转移酶 *PgUGT94Q13* 与 UDP-木糖合成途径基因 *AtUGD1*、*AtUXS* 导入生产 Rg$_1$ 的菌株中，成功构建三七皂苷 R$_1$ 的高效酵母细胞工厂，其产量达到 1.62g/L。

在工程微生物中，异源表达的酶通常存在表达量低、折叠结构不正确、催化效率低等缺陷，蛋白质工程改造是提高异源酶活性的有效策略。利用同源建模、Robetta 预测、晶体结构解析等手段获得蛋白质结构，结合分子对接发现保守的催化残基，从而通过半理性设计可进一步提高其催化活性。在高产 PPD 酵母工程菌株的基础上，通过导入经过随机突变和同源建模组合优化的 *CYP716A53v2* 基因，获得了高产 PPT 的酵母菌株，其产量可达 5.0g/L 以上。在此基础上，该课题组通过引入从人参和三七中鉴定的多功能 UGTs，以及拟南芥的 UDP-木糖生物合成途径，将 PPT 高效转化为皂苷 Rg$_1$、Ng$_1$ 和 Ng$_2$，产量分别达 1.95g/L、1.62g/L 和 1.25g/L。

4. 拓展：UDP-葡萄糖代谢途径的调控

糖基供体在相应糖基转移酶的作用下，能与苷元反应生成各种皂苷类化合物，如三七皂苷、人参皂苷、罗汉果甜苷等。然而，正常状态下的酿酒酵母 UDP-葡萄糖的合成通量较低，不能满足大量化合物生产需求。提高前体的供给和抑制分支途径的代谢流，是酵母细胞工厂优化的常用策略。为有效提高人参皂苷 CK 的产量，除了优化 *UGTPg1* 的表达水平之外，还通过提高 UDP-葡萄糖的生物合成，减少 UDP-葡萄糖的消耗等手段，最终使 CK 的产量达到 5.74g/L。

（1）上调 UDP-葡萄糖生物合成途径：在酵母中，UDP-葡萄糖是通过己糖激酶（HXK1、HXK2 或 GLK1）、葡萄糖磷酸变位酶（PGM1 或 PGM2）和 UDP-葡萄糖焦磷酸化酶（UGP1）的作用由葡萄糖生物合成的。*UGP1* 和 *PGM2* 的联合过表达导致 CK 产量增加 28%，达到 198.5mg/L 的滴度。UDP-葡萄糖的生物合成也依赖于三磷酸尿苷（uridine triphosphate，UTP）的供应，UTP 通过 URA6 和 YNK1 催化的反应从单磷酸尿苷（uridine monophosphate，UMP）生物合成。此外，UTP 可以被 YND1 重新去磷酸化以形成 UDP 和 UMP。过表达 *URA6* 和 *YNK1* 基因或敲除 *YND1* 基因，均可进一步增加 UTP 供应。

（2）下调 UDP-葡萄糖消耗途径：UDP-葡萄糖是酿酒酵母的一种代谢中间体，参与酵母的许多代谢过程，包括细胞壁生物合成、糖原生物合成、蛋白质糖基化、海藻糖生物合成和半乳糖代谢。如图 4-13 所示，FKS1、GLC3 和 ALG5 以 UDP-葡萄糖为底物，分别参与酵母细胞壁生物合成、糖原生物合成和蛋白质糖基化。分别敲除这三个靶基因，发现敲除 *ALG5* 的菌株中观察到了产量增加，而在其他两个菌株中，CK 产量没有显著改善。因此，酵母中可能具有一些同工酶或诱导补偿途径来挽救细胞壁形成和糖原合成以维持细胞生长。例如，研究表明，酵母中 *FKS1* 的缺失诱导了甲壳素生物合成过程作为代偿机制，这也导致了 UDP-葡萄糖的消耗，这些 UDP-葡萄糖消耗机制的系统研究将有助于进一步提升酵母细胞工厂的生物合成潜力。

（四）思考

本案例在三七皂苷生物合成研究中接连取得突破，完成了三七高分辨基因组的破译、三七皂苷 R$_1$ 与 R$_2$ 等生物合成途径的解析，并通过创建酵母细胞工厂实现了人参皂苷 Rg$_1$、三七皂苷 R$_1$ 与 R$_2$ 的从头生物合成，产量均达到 1g/L 以上。此外，通过对稀有人参皂苷 CK 酵母细胞工厂的糖基供体 UDP-葡萄糖的供给及合成途径关键元件的调控及系统优化，使 CK 产量突破了 5.7g/L。本案例为三七及其他药用植物资源保护和可持续利用提供了参考，对于挖掘和保护我国重要药用植物资源、解析中药活性成分生物合成途径、指导遗传育种及活性成分合成生物学生产等具有重要科学意义和应用价值。

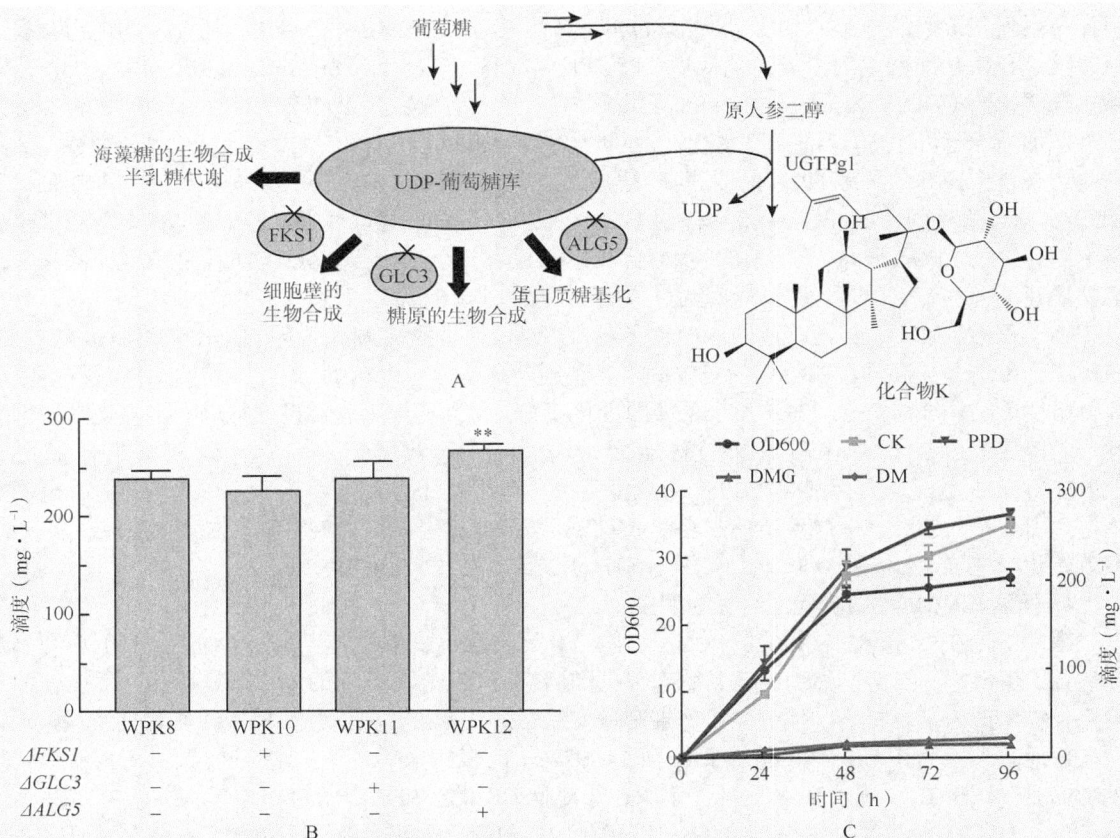

图 4-13　通过删除 UDP-葡萄糖消耗途径相关基因增加 CK 的产生

A. UDP-葡萄糖的主要消耗途径；B. 删除参与 UDP-葡萄糖消耗途径的基因获得不同 CK 产量的酵母菌株；C. WPK12 菌株细胞生长和产生三萜化合物分析。图中数值为三个生物学重复的平均值±S.D.。图中 OD600 表示在 600nm 波长处的吸光值；CK 表示人参皂苷化合物 K；PPD 表示原人参二醇；DMG 表示 20S-O-β-（D-葡萄糖基）-达玛烯二醇-Ⅱ；DM 表示达玛烯二醇-Ⅱ

　　随着测序和多组学分析技术的快速发展，基因组学、转录组学和蛋白质组学等大量组学数据被公开在公共数据库中，为鉴定植物天然产物生物合成途径未知基因提供了宝贵资源。如何从众多未验证的基因中优选出具有活性的功能基因，是目前的一大挑战。本案例结合基因组学、生物信息学、合成生物学等策略，将不同来源生物合成相关的代谢途径模块化，并在底盘细胞上进行组装，有效筛选并验证了三七皂苷合成途径的多个关键基因，显著提高了酿酒酵母细胞工厂中三七皂苷的生产效率，可为天然产物的高效生物合成和规模化生产提供借鉴。

参 考 文 献

Fan G Y，Liu X C，Sun S，et al. 2020. The chromosome level genome and Genome-Wide Association Study for the agronomic traits of Panax notoginseng[J]. iScience，23（9）：101538.

Jiang Z Q，Tu L C，Yang W F，et al. 2020. The chromosome-level reference genome assembly for Panax notoginseng and insights into ginsenoside biosynthesis[J]. Plant Communications，2（1）：100113.

Li X D，Wang Y M，Fan Z J，et al. 2021. High-level sustainable production of the characteristic protopanaxatriol-type saponins from Panax species in engineered Saccharomyces cerevisiae[J]. Metabolic Engineering，66：87-97.

Wang D，Wang J H，Shi Y S，et al. 2020. Elucidation of the complete biosynthetic pathway of the main triterpene glycosylation products of Panax notoginseng using a synthetic biology platform[J]. Metabolic Engineering，61：131-140.

Wang P P，Wang J L，Zhao G P，et al. 2021. Systematic optimization of the yeast cell factory for sustainable and high efficiency production of bioactive ginsenoside compound K[J]. Synthetic and Systems Biotechnology，6（2）：69-76.

第二节　生物合成关键酶的发现、催化机制及应用研究

一、概 念 原 理

（一）原核表达

原核表达是指通过基因克隆技术，将外源目的基因与表达载体连接并导入原核表达菌株的方法，使其在特定原核生物或原核细胞内进行蛋白质表达。原核表达系统通常由原核表达载体、外源基因、表达宿主菌三部分构成，常用的原核表达系统为大肠杆菌原核表达体系。

（二）酶动力学及米氏常数

酶促反应动力学简称酶动力学，是生物动力学的一个分支学科，它是在酶作用下的化学动力学，主要研究酶促反应的速度以及影响酶促反应速度的各种因素，包括底物浓度、酶浓度、pH、温度、激活剂与抑制剂等；酶动力学提出了从底物到产物之间可能进行的反应历程，是对酶催化作用的定量描述，它遵循化学反应动力学一般规律，但又有其自身特点，通过建立反应模式和动力学方程，可以较为准确地反映酶促反应的规律。

米氏常数（K_m）是指酶促反应速率达到最大反应速率一半时的底物浓度。K_m 是酶的一个特征性常数，对于每一个酶促反应，在一定条件下都有其特定的 K_m 值。K_m 的单位与浓度的单位相同。

二、研 究 现 状

中药活性成分是药用植物、动物、微生物的代谢产物，其中以次生代谢产物居多，如萜类、苯丙素类、生物碱等。以初生代谢产物为前体，通过一系列不同类型的骨架生成酶，如二萜合酶、氧化鲨烯环化酶、查耳酮合酶、黄酮合酶，以及后修饰酶如 CYP450、异戊烯基转移酶、糖基转移酶、酰基转移酶、甲基转移酶、环化酶等的催化作用，形成了数量庞大、种类众多的天然产物。这些天然产物不仅是中药的活性成分，也是创新药物发现的重要来源。据统计，全球 50% 以上的药物直接或间接来源于天然产物。

目前，中药活性成分的获取主要依赖于从天然资源中分离纯化，既耗费时间，也破坏自然资源。生物合成则为中药活性成分的获取提供了绿色、高效的新途径。通过高效、温和、专一的酶促反应，实现目标产物的定向制备。生物合成关键酶的挖掘在活性天然产物的催化合成中至关重要。获得催化酶的方式有两种，一是采用传统的生物化学方法，以活性为导向从粗酶中纯化。这种方法在早期应用较多，近年来化学生物学及蛋白质组学的发展，进一步提升了该方法的效率。例如，通过酶的分离纯化和小分子探针的"垂钓"，发现了桑中的 DA 反应酶（Diels-Alderase）。二是利用分子生物学方法，采用生物信息学分析寻找目标基因，并对目标基因进行克隆表达。例如，采用共表达分析及异源表达，发现甘草等植物中的类纤维素合成酶（cellulose synthase-like）。

获得生物合成的关键酶后，可将它们构建于特定的底盘细胞（如大肠杆菌、酵母等）中，实现从头（de novo）合成目标天然产物。例如，青蒿素的前体青蒿酸已经实现了基因工程菌生产，直接推动了青蒿素的工业化体外全合成。近年来，人参皂苷、黄芩苷、灯盏乙素、天麻素、红景天苷等均已构建高效的基因工程菌。同时，多种重要药用分子的生物合成途径已经打通。例如，2015 年借助植物、微生物、动物多个物种的催化酶，分别通过 21 和 23 步反应合成了阿片类生物碱蒂巴因和氢可酮。抗癌药物秋水仙碱、长春花碱、依托泊苷，中枢兴奋药士的宁，镇痛药物四氢巴马汀等均实现了体外合成途径的打通。除了这些明星分子外，仍有多种中药活性成分的生物合成关键酶尚未发现。

三、研 究 方 法

（一）基于活性导向的酶分离纯化及蛋白质组学

中药活性成分生物合成往往涉及多步不同类型的反应,其中一些反应相关酶研究较多,其DNA、氨基酸序列包括保守序列等信息可供利用,通过转录组、RT-PCR 等常规技术可获得目的候选基因,进一步通过外源表达、生物化学反应等对候选基因及其编码的酶进行功能鉴定。然而,一些反应相关酶及基因信息极少或未知,无法直接采用上述研究方法来发现、鉴定酶及相关基因。在这种情况下,可通过基于活性导向的酶分离纯化及蛋白质组学方法,其一般过程为：提取植物材料（根、茎、叶、花等器官组织,或离体培养材料如愈伤组织、发状根、悬浮细胞等）粗酶,以底物反应生成产物为活性导向,经硫酸铵沉淀及疏水、离子交换、分子筛等蛋白层析技术对粗酶进行分离纯化,采用生物质谱技术对获得的活性蛋白条带进行肽指纹图谱分析,结合反应特点找出可能的同源蛋白；同时,利用转录组等数据从基因水平进行生物信息学分析并通过 RT-PCR 等技术获得可能的目标候选基因,再经外源表达、生物化学反应等对候选基因及其编码的酶进行功能鉴定,从而发现并功能鉴定未知反应相关酶及基因。该方法亦可结合光亲和标记手段,即利用小分子探针与蛋白的相互作用,通过紫外光诱导的光交联,将靶标蛋白共价修饰上小分子探针,通过下拉（pull-down）实验将与探针分子可能存在相互作用的蛋白"垂钓"出来,进行蛋白质组学分析。

（二）基于转录组分析的功能基因发现

基于转录组分析寻找功能基因常采用 BLAST, 全称 Basic Local Alignment Search Tool, 即"基于局部比对算法的搜索工具"。原理是将已知序列作为模板,在转录组数据库中寻找与已知序列相似的序列。也可将未知序列与网络数据库中的已知序列作比对,判断序列的来源或进化关系。

（三）基因克隆

广义的基因克隆即重组 DNA 技术,指在体外对 DNA 分子按照既定的目的和方案,采用酶学方法将不同来源的 DNA 分子在体外剪切和重新连接,组装成一个新的 DNA 分子。在此基础上,将这个 DNA 分子导入一定的宿主细胞,使它能够在宿主细胞中扩增,形成大量的子代分子。基因克隆包括四个基本技术环节：目的 DNA 片段的获得、体外重组、导入受体细胞、筛选重组子。狭义的基因克隆特指目的基因的获得,主要方法包括 PCR 扩增、图位克隆、基因芯片、转座子标签等技术。

（四）蛋白的原核表达与纯化

蛋白的原核表达是指将目的基因插入合适载体后导入大肠杆菌用于蛋白质大量表达。这种方法在蛋白纯化、定位及功能分析等方面都有应用。大肠杆菌用于表达重组蛋白具有遗传背景清楚、操作培养简单、生长繁殖快、高效表达、经济方便等优点。主要技术流程为：原核表达载体构建→转化大肠杆菌→目的蛋白的诱导表达→菌体收集→制备细菌蛋白粗提物→目的蛋白质的纯化。

（五）体外酶促反应及酶动力学分析

体外酶促反应是由提取、纯化的蛋白作为催化剂,在人为可控的条件下进行催化的化学反应。主要用于研究酶结合底物的能力,以及分析影响催化反应速率的各种因素,如温度、pH、反应物系的浓度及有关抑制剂等。

（六）蛋白晶体结构解析

蛋白质结构解析的方法包括 NMR、X 射线晶体衍射和冷冻电镜。目前大部分晶体结构是通过 X 射线晶体衍射的方式获得的。在生物合成催化酶研究中,通过获得蛋白质的晶体结构,特别是与底物/供体的复合晶体结构，阐明酶与小分子的相互作用，从而推测酶催化反应机制。本节中的晶体结构均来自 X 射线晶体衍射。

（七）定点突变

通过 PCR 等方法，改变目的 DNA 片段的碱基序列，包括碱基的添加、删除、替换等。在本节中用于证实催化酶与小分子相互作用的关键氨基酸。

研究案例

桑中 DA 反应酶的发现、催化机制及应用

（一）名词术语

1. Diels-Alder 反应

Diels-Alder 反应（DA 反应，迪尔斯-阿尔德反应）为[4+2]-环化反应中协同的周环反应，是指含有一个活泼双键或三键的化合物（dienophile，亲二烯体）与共轭二烯类化合物（diene，二烯体）发生 1,4-加成，生成六元环状化合物的反应（图 4-14）。反应过程中不存在中间体，仅有单一的周环过渡态（transition state）存在，遵循伍德沃德（Woodward）和霍夫曼（Hoffmann）提出的分子轨道对称守恒原理。在过渡态下，旧键的断裂和新键的形成是一个协同发生的过程。不同的底物其反应过渡态可能不同，当底物具对称性时，两个新σ键同时形成且键长相同，其过渡态为同步过渡态（synchronous transition state）；当底物不具对称性时，两个新σ键不会同时形成，键长也不相同，其过渡态为非同步过渡态（asynchronous transition state）。该反应由德国化学家奥托·迪尔斯（Otto Diels）和他的学生库尔特·阿尔德（Kurt Alder）发现并命名，他们也因此获得了 1950 年度诺贝尔化学奖。杂二烯体和亲二烯体(或者杂亲二烯体和二烯体)进行 DA 反应得到六元杂环的反应称杂 DA 反应(hetero-Diels-Alder 反应)，最常见的是氮杂和氧杂 DA 反应。DA 反应容易发生且具有较强的位置和立体选择性，是有机合成中构建碳碳键及新环系的重要及常用反应，也广泛存在于天然产物生物合成过程中。

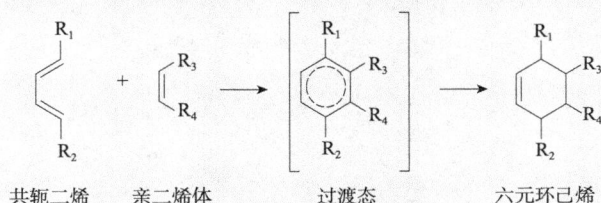

图 4-14 Diels-Alder 环化反应

2. Diels-Alder 加合物及 DA 反应酶

在自然界中已经发现了众多环系复杂、类型多样的天然 Diels-Alder 加合物(Diels-Alder adducts，DA 加合物）或类 DA 加合物，如放线菌的代谢产物多杀菌素（spinosyns）、真菌来源的洛伐他汀（lovastatin）及细胞松弛素类化合物（cytochalasins）等聚酮、萜类、生物碱类化合物等。植物中也含有大量的 DA 加合物，如抗肿瘤药物长春碱（vinblastine）、长春新碱（vincristine）及其生物合成前体长春质碱（catharanthine）、水甘草碱（tabersonine）、文朵灵（vindoline）以及中药桑属（Morus）植物中的查耳酮桑辛素（chalcomoracin）、wittiorumin G、桑皮酮 J（kuwanon J）、桑酮醇 E（kuwanol E）等（图 4-15）。这些化合物的共同特点为：分子中拥有一个环己烯结构单元，该单元被认为是在其生物合成过程中通过 DA 反应即[4+2]-环化反应形成，催化该反应的酶称为 DA 反应酶或[4+2]-环化酶（[4+2]-cyclase）。需要指出的是，虽然一些酶能够催化[4+2]-环化反应，但很难证明其反应是遵循 DA 反应的协同机制，即很难证明该酶是严格意义上的 DA 反应酶；同时一些天然产物的[4+2]-环化反应是自发的，相关蛋白仅提供一个手性环境，这样的蛋白难以称得上是酶；另外，大

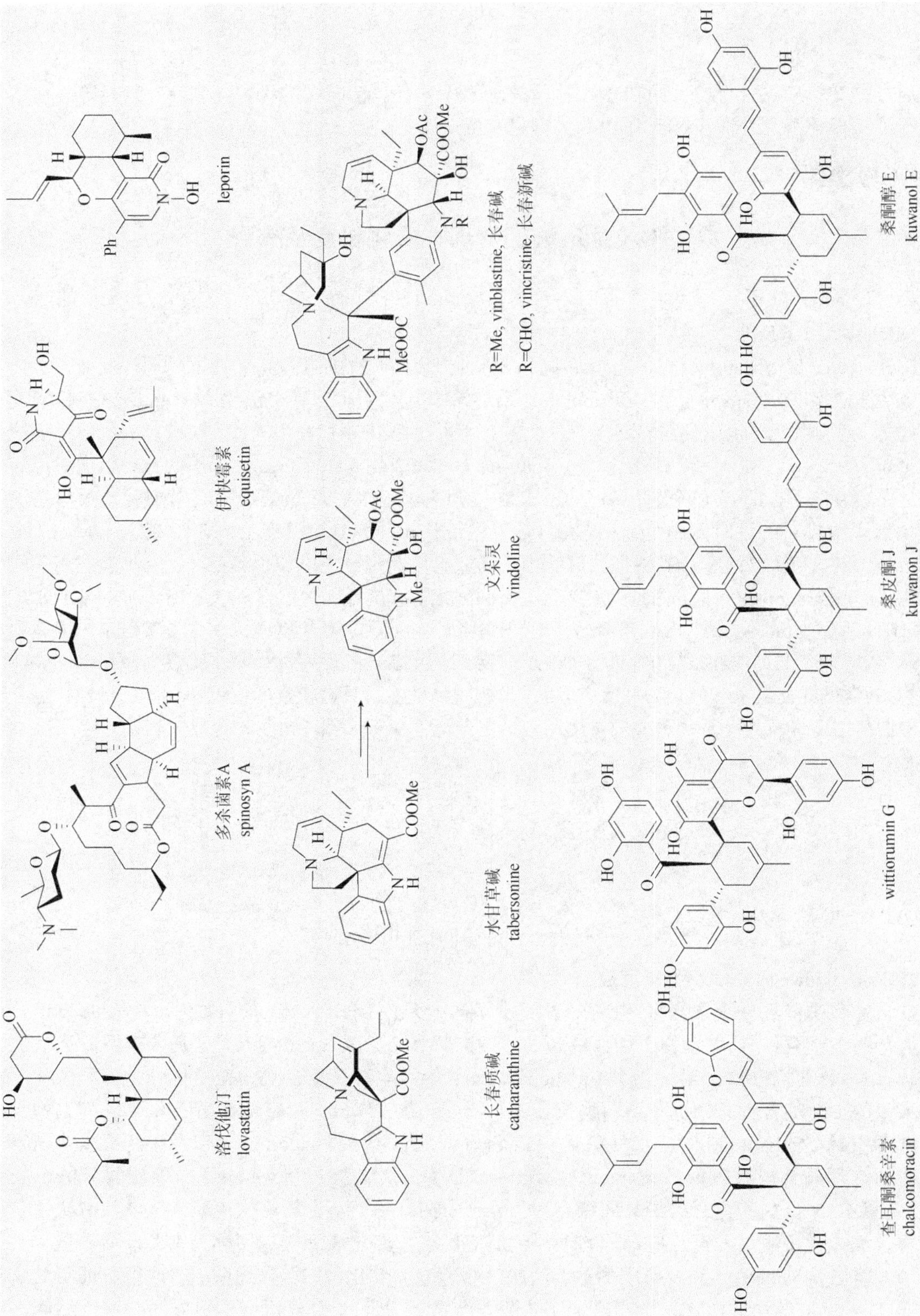

leporin

equisetin
伊快霉素

spinosyn A
多杀菌素A

lovastatin
洛伐他汀

R=Me, vinblastine, 长春碱
R=CHO, vincristine, 长春新碱

vindoline
文朵灵

tabersonine
水甘草碱

catharanthine
长春质碱

kuwanol E
桑酮醇E

kuwanon J
桑皮酮J

wittiorumin G

chalcomoracin
查耳酮桑辛素

图4-15　代表性天然 DA 加合物

多数酶具多种功能。正因如此，一度致使许多科学家怀疑自然界中是否存在真正的 D 反应酶。目前，大部分学者不过分追究反应机制，将能够催化[4+2]-环化反应的酶统称为 DA 反应酶。

许多天然产物生物合成中可能涉及 DA 反应，且往往是其关键的反应，加上该反应在有机化学合成领域的重要性，引起了科学家们长期以来的极大关注。由于已报道的 DA 反应酶在遗传进化上不相关联，分属于甲基转移酶、FAD-依赖的氧化酶、脱水酶等不同的酶家族；反应的中间体底物往往不稳定且不易得；DA 反应往往能自发发生等诸多因素，导致 DA 反应酶发现及功能鉴定存在困难。近些年，随着基因组测序及生物信息学等技术的迅猛发展，越来越多的微生物转录组、基因组信息不断被解读，一些微生物来源的 DA 加合物生物合成途径越来越清晰，陆续报道了其生物合成中催化[4+2]-环化反应的酶。由于难以证明催化的[4+2]-环化反应是协同的周环反应，这些酶不一定是真正的 DA 反应酶，但这些酶可以提高[4+2]-环化反应速率，并对加合物的立体构型进行严格控制。尽管 DA 反应酶的研究起步较晚，但近年的研究进展也使人们对其认识逐渐加深，亦取得了诸多突破性进展。

虽然早在 1997 年日本学者提出并报道了来源于真菌鸭跖草大茎点菌（*Macrophoma commelinae*）天然产物 macrophomic acid（4-acetyl-3-methoxy-5-methylbenzoic acid，4-乙酰基-3-甲氧基-5-甲基苯甲酸）生物合成过程中 macrophomate 合酶催化 DA 反应生成 DA 加合物，称其为 DA 反应酶（实际上为醛缩酶），但直到 2011 年才报道了多杀菌素（spinosyns）生物合成相关的第一例单功能 DAase SpnF。多杀菌素 A（Spinosyn A）是刺糖多胞菌（*Saccharopolyspora spinosa*）产生的大环内酯类化合物，与多杀菌素 D 组成的混合物是生物杀虫剂多杀菌素的主要活性成分。多杀菌素 A 含有 21 个碳所组成的独特的 5/6/5/12 环系结构，C-9 位和 C-17 位分别连有三甲氧基鼠李糖和福乐氨糖（forosamine），中心的环己烯结构显示多杀菌素 A 生物合成过程可能涉及酶催化的 DA 反应。多杀菌素 A 的生物合成途径已被解析（图 4-16），其骨架结构是由基因簇 *spn* 编码的模块化Ⅰ型聚酮合酶（modular typeⅠpolyketide synthase）SpnA～E 催化 1 分子丙酰辅酶 A（propionyl-CoA）、9 分子丙二酸单酰辅酶 A（malonyl-CoA）和 1 分子甲基丙二酸单酰辅酶 A（methylmalonyl-CoA）组装而成。随后，SpnJ 将 15-OH 氧化为羰基得到化合物 **a**，SpnM 催化化合物 **a** 脱水生成化合物 **b**，继而 SpnF 催化[4+2]-环化反应形成化合物 **c**。化合物 **c** 在鼠李糖转移酶 SpnG 作用下糖基化，并由 SpnL 催化形成化合物 **d**，最终由 SpnP 催化引入福乐氨糖。鼠李糖单元上的羟甲基化是在福乐氨糖引入之前由 SpnH、I、K 逐步催化完成。

虽然该步反应可以自发进行，但 SpnF 可以将反应速率提高约 500 倍。SpnF 蛋白晶体结构显示其活性位点位于 α 螺旋围绕的 β 折叠中，其中包裹着 1 分子 *S*-腺苷高半胱氨酸（*S*-adenosyl homocysteine，SAH）。底物与蛋白的对接实验表明，底物主要通过疏水作用与酶的活性位点结合；Thr196 与 15 位羰基形成氢键可以活化 $C_{11}=C_{12}$ 亲二烯体；Arg181-Leu202 组成的柔性环状结构（flexible loop）像一个"盖子"一样将底物封闭在活性位点处，使其形成易于发生环化反应的构象。密度泛函理论（density functional theory，DFT）与量子力学计算结果发现该[4+2]-环化反应是一个协同但高度不同步、经历分叉过渡态（ambimodal transition state）的周环反应。

该工作引发了 DA 反应酶研究的热潮，随后多个研究团队报道了微生物源天然产物生物合成相关 DA 反应酶，包括伊快霉素生物合成相关的 Fsa2 酶、Leporin B 生物合成相关的 LepI 酶、Abyssomicin 生物合成相关的 AbyU 酶、吡咯吲哚霉素 A（Pyrroindomycin A）生物合成相关的 PyrE3 和 PyrI4 等。

与微生物源天然产物生物合成相关 DA 反应酶的研究相比，植物源天然产物生物合成相关 DA 反应酶研究进展缓慢。2018 年，英国约翰·英纳斯中心的 O'Connor 教授及其团队通过转录组学、病毒诱导的基因沉默（virus-induced gene silencing，VIGS）、活性导向的蛋白分离纯化、大肠杆菌/酵母/昆虫细胞/本氏烟草外源表达、体外生化反应等手段，从长春花基因组中发现了用于合成长春碱（vinblastine，也称长春花碱）的最后几个未知基因，从而揭示了长春碱完整生物途径。尤其是发现了两个 α/β-水解酶负责催化中间体 dihydroprecondylocarpine 水解生成脱氢赛可定（dehydrosecodine），并进一步发生分子内[4+2]-环化反应生成两个重要中间体长春质碱（catharanthine）和水甘草碱（tabersonine），该酶为双功能酶（图 4-17）。

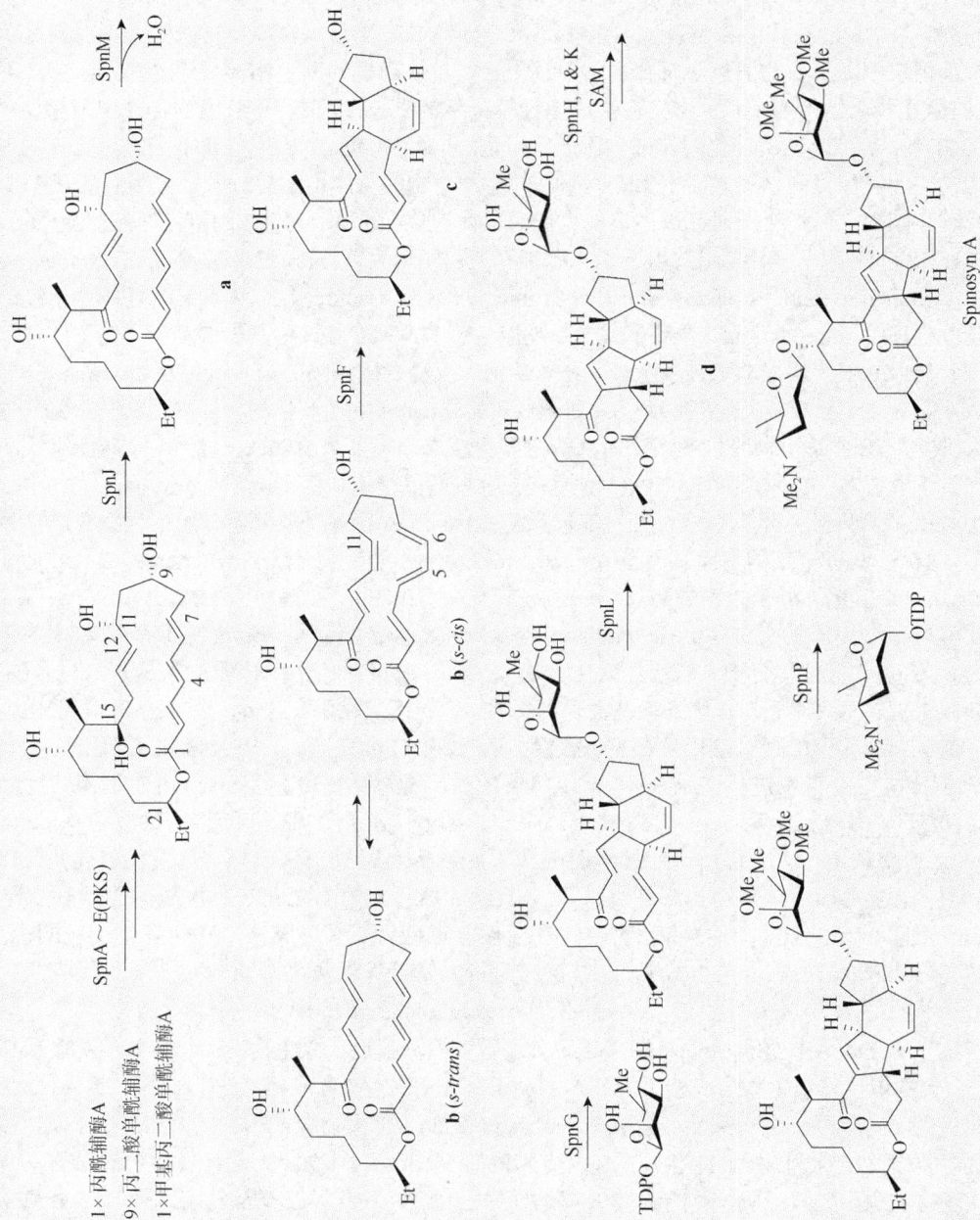

图4-16　多杀菌素 A 的生物合成途径

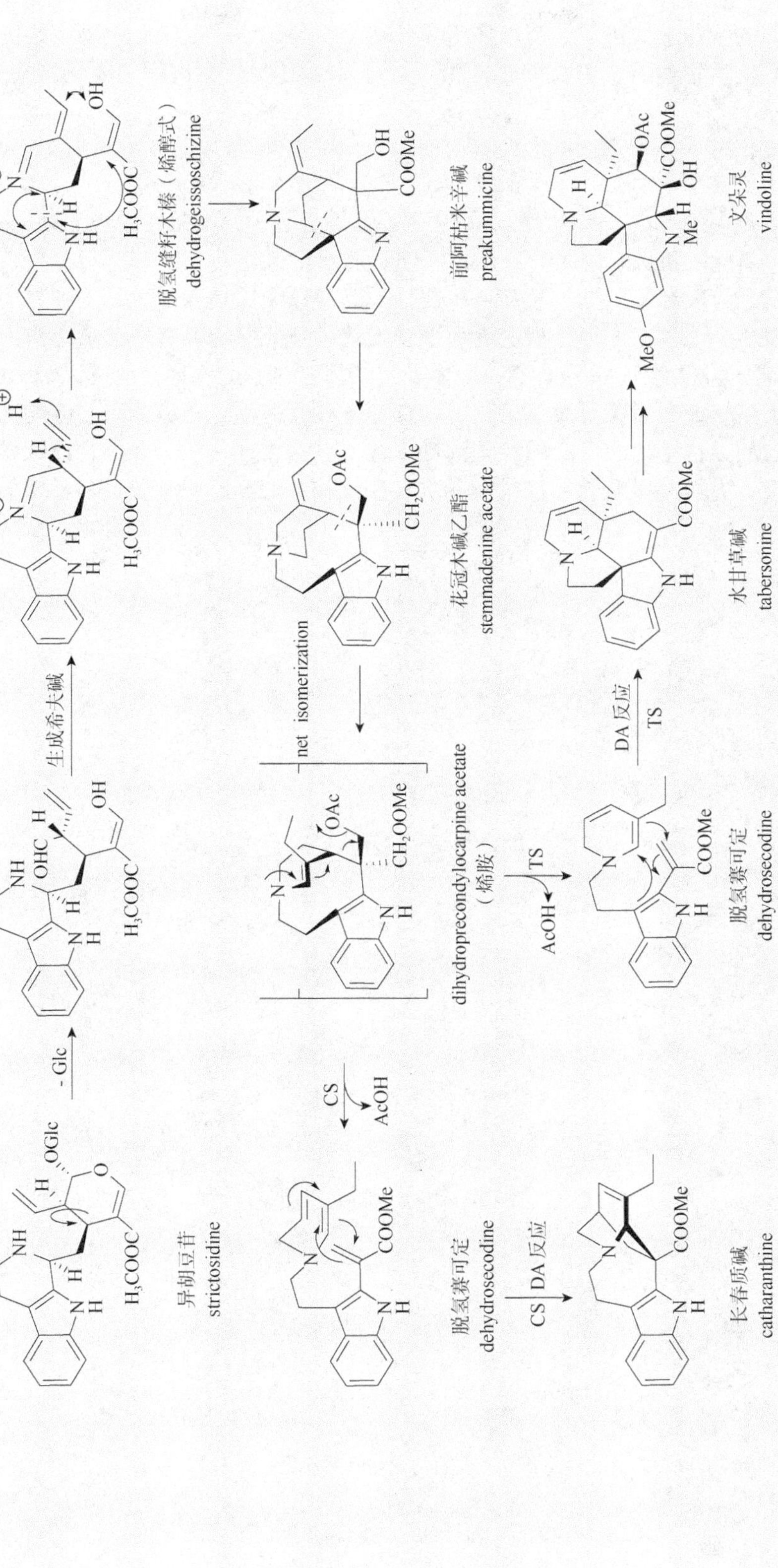

图4-17　长春碱生物合成重要中间体长春质碱和水甘草碱的形成

（二）案例原理

采用活性导向的蛋白分离纯化、蛋白质组学、转录组学、体外生化反应等策略进行酶的发现及功能鉴定，通过结构生物学结合定点突变、DFT 计算及 KIE 实验探讨酶的催化机制。

（三）案例解析

1. 观察

DA 加合物是桑科（Moraceae）植物中的一类特征性成分，尤其是在桑属（*Morus*）植物中大量存在，具抗炎、抗氧化、抗菌、降糖、细胞毒等多种药理活性。对其结构进行分析，它们可能是由异戊烯基苯并呋喃、异戊烯基黄酮、异戊烯基查耳酮以及异戊烯基二苯乙烯 4 种二烯体结构类型与亲二烯体查耳酮发生分子间 DA 环化反应所形成，因此，分子中的甲基环己烯结构为其特征性结构单元（图 4-18）。根据 DA 反应过程中亲二烯体和二烯体过渡态的不同分为 *endo* 和 *exo* 两种构型。在 DA 加合物的母核形成之后又可发生氧化、缩合等各种反应，进一步丰富了该类化合物的结构多样性；这类化合物的独特结构及广泛的药理活性引起了有机合成化学、生物合成化学、药物化学等领域科学家的兴趣，尤其是其生物合成关键的 DA 反应相关 DA 反应酶更是科学家们关注的焦点。

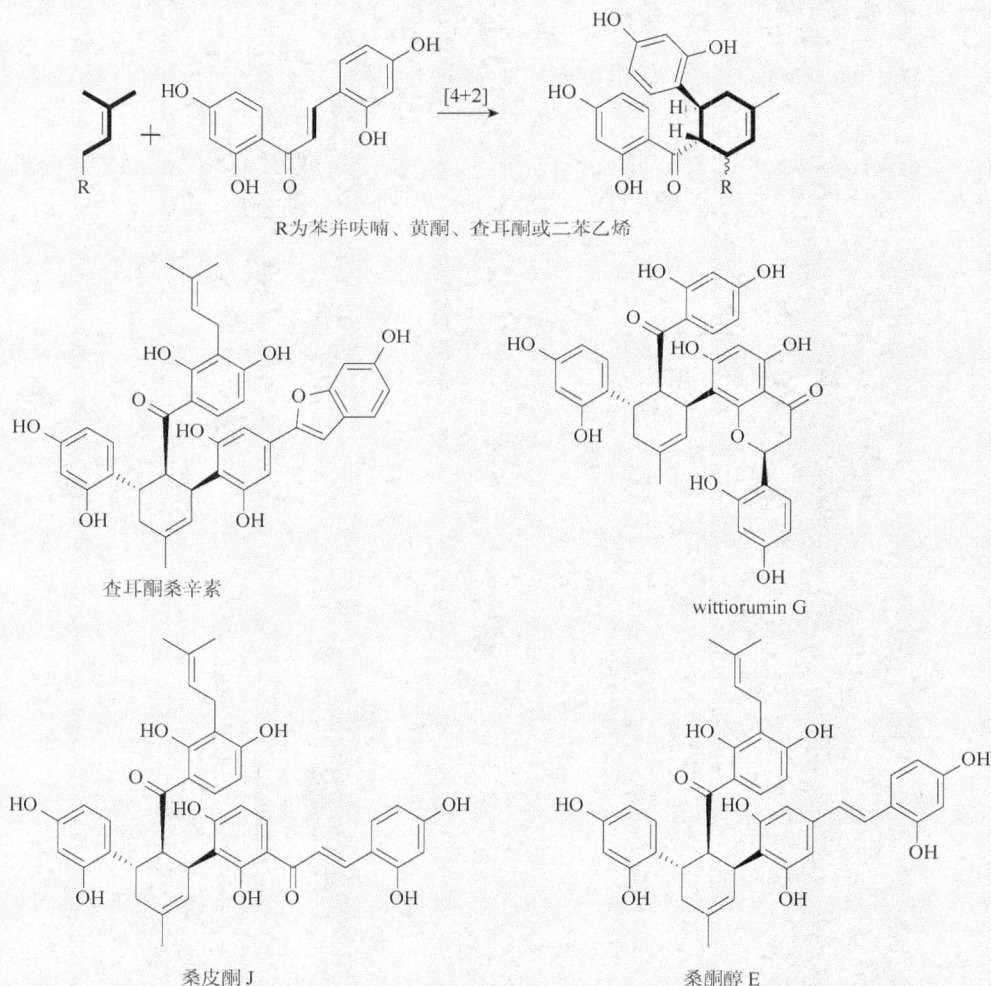

图 4-18 桑中 DA 加合物 [4+2]-环化反应及结构类型

2. 分析

20 世纪 80 年代，日本学者 Nomura 通过同位素标记实验结果提出了桑中可能存在 DA 反应酶的猜想。首先诱导了桑（*M. alba*）愈伤组织，经过条件优化，该愈伤组织中的 DA 加合物查耳酮桑辛素和桑皮酮 J 含量达到普通桑植物体中的 100～1000 倍。然后，通过向能够高产 DA 加合物的培养细胞中分别加入[1-^{13}C]-乙酸钠、[2-^{13}C]-乙酸钠和[1, 2-^{13}C]-乙酸钠，通过核磁数据分析，鉴定出不同 ^{13}C 标记的 DA 加合物，证明了查耳酮桑辛素和桑皮酮 J 是由两分子的聚酮类化合物组成的。此外，还通过喂养细胞不产生的甲基化查耳酮来探究 DA 反应酶的催化底物，证明了查耳酮是桑中 DA 反应酶的底物。这些研究工作为桑中 DA 加合物生物合成关键 DA 反应酶的发现提供了重要线索和启示。

前期研究中，以桑的幼叶为材料诱导愈伤组织并建立了悬浮细胞体系，对其成分进行分离分析，发现该细胞系能产生多种异戊烯基黄酮类（包括摩查耳酮 A，morachalcone A，**2**）、二苯乙烯类、苯并呋喃类（包括桑辛素，moracin，**3**）以及 DA 类化合物，其中 DA 化合物查耳酮桑辛素（**1**）是其主要成分，含量高达细胞干重的 3.86%。对查耳酮桑辛素进行逆生物合成分析可知（图 4-19）：其二烯体底物化合物 **4** 是由 **3** 经氧化脱氢生成，亲二烯体底物为 **2**，底物 **2** 和 **4** 经立体选择性 DA-环化反应生成 *endo* 构型的产物 **1**。

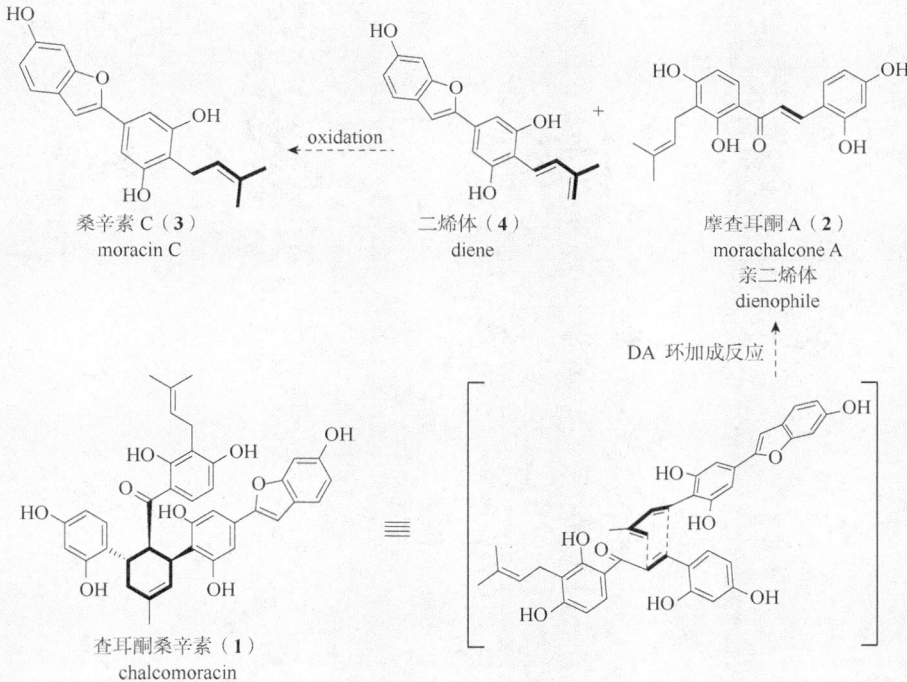

图 4-19 查耳酮桑辛素的逆生物合成分析

如前所述，植物源天然产物生物合成相关 DA 反应酶存在困难，其可能的原因包括：植物中负责天然产物生物合成的基因往往不成簇出现；已报道的 DA 反应酶分属于甲基转移酶、FAD-依赖的氧化酶、脱水酶等不同的酶家族，在遗传进化上不相关联；植物的遗传信息复杂，且遗传操作困难等。该案例综合采用了多种技术从桑细胞中首次发现了一个分子间、单功能 DA 反应酶，探讨了其催化机制，考察了其底物谱。

3. 验证

（1）活性导向的蛋白分离纯化与氧化酶及 DA 反应酶的确证：以化合物 **2** 和 **3** 为底物与细胞粗酶进行孵育，HPLC 分析结果表明反应能生成目标产物 **1**，同时观察到化合物 **4** 的生成，提示该反

应过程中化合物 **3** 发生了氧化脱氢反应生成二烯体底物 **4**，再与亲二烯体发生[4+2]-环化反应生成 **1**，也即可能有一个氧化酶与一个[4+2]-环化酶参与了该反应过程，这与日本学者 Nomura 的推测一致。为获得更多有关酶的信息，利用疏水层析（hydrophobic interaction chromatography，HIC）、离子交换层析（ion exchange chromatography，IEC）、分子筛层析（size exclusion chromatography，SEC）进行活性导向的酶分离纯化。结果（图 4-20）表明，随着分离纯化的逐步进行，反应产生 **1** 的活性逐步提高，纯化后的酶比活力提高了 11 倍，说明相关活性蛋白获得了有效的分离纯化，在分子筛柱层析的蛋白流分中富集了参与 DA 类加合物氧化脱氢与[4+2]-环化反应的相关蛋白。同时，随着多种柱层析的纯化，两种酶的催化活性既没有丢失也没有被分散到不同的流分中，说明它们具有相似的理化性质，包括疏水基团、等电点以及分子大小等，提示催化氧化反应和环化反应的酶可能是一种酶或是同一家族的酶。

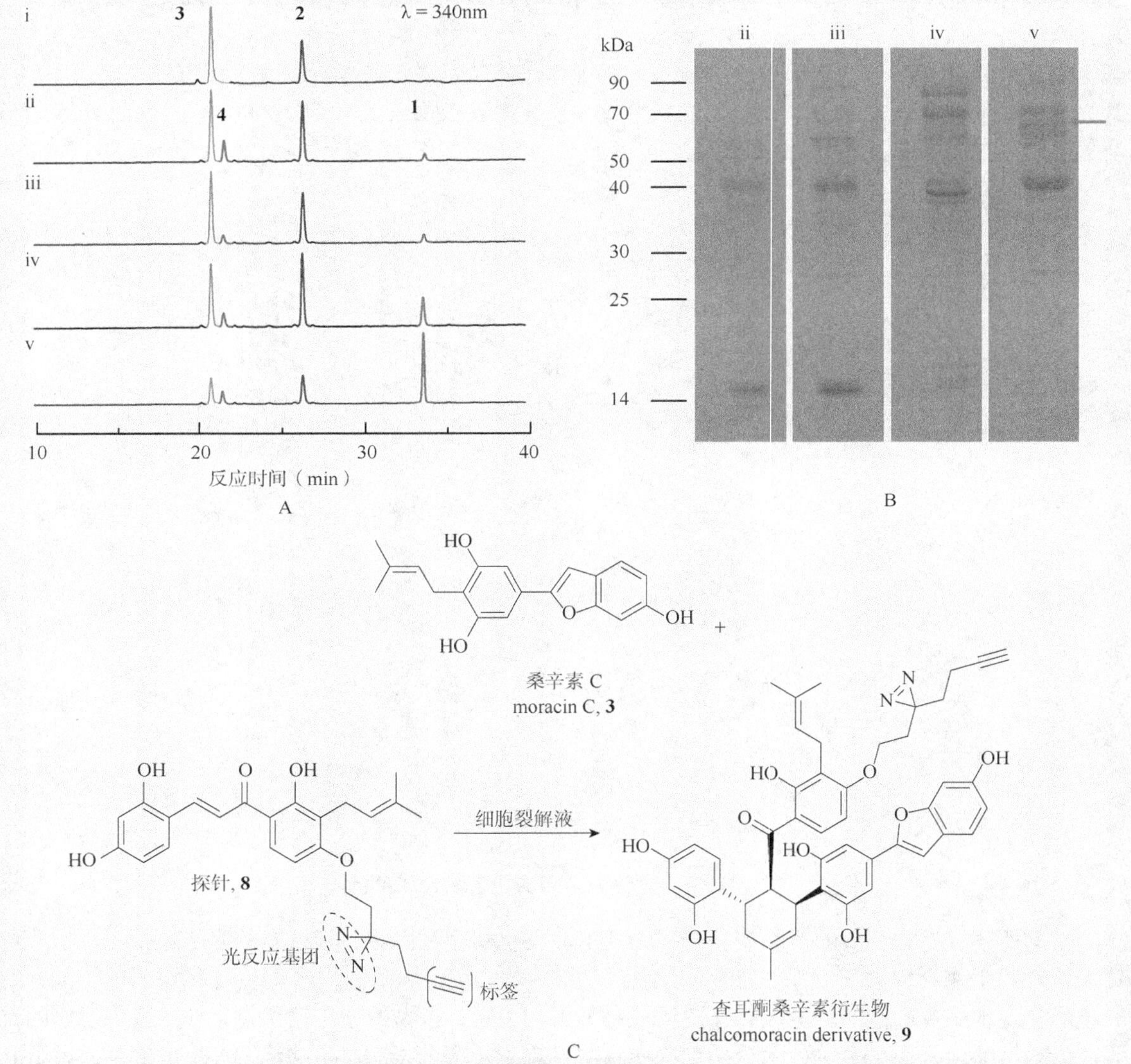

图 4-20　活性导向的蛋白分离纯化与氧化酶及[4+2]-环化酶的确证

A. **2**（100μmol/L）和 **3**（100μmol/L）与 0.1mg/mL 不同蛋白部位孵育反应活性分析。B. 各层析柱纯化蛋白的 SDS-PAGE 图谱（每泳道蛋白量约为 4μg）。i 为缓冲液，ii 为硫酸铵沉淀部分，iii 为疏水柱层析部分（HIC），iv 为离子交换柱层析部分（IEC），v 为分子筛柱层析部分（SEC）。C. 生物合成中间体探针（biosynthetic intermediate probe，BIP）**8** 及 chalcomoracin 衍生物 **9** 的结构

将各层析柱纯化的蛋白稀释进行 SDS-PAGE 电泳分析，比较各个泳道中的蛋白条带，观察到在分子筛柱层析的蛋白泳道中，分子质量为 60kDa 大小左右的蛋白条带随着活性增加有明显的富集，为活性蛋白条带（既有氧化酶活性又有 DA 反应酶活性）。将活性蛋白条带切割下来进行 LC-MS/MS 蛋白质组分析，以已经完成全基因组测序的川桑（*M. notabilis*）作为参照进行打分排序，得分最高的是小檗碱桥酶（berberine bridge enzyme，BBE-like enzymes，亦称作 reticuline oxidase-like enzymes），是一类 FAD 依赖的氧化酶。BBE-like 酶是一类广泛参与微生物、植物天然产物生物合成相关反应的酶，如 PenH 催化真菌天然产物生物合成途径中类似二烯体结构的形成。由此推测桑培养细胞中 BBE-like 酶可通过类似机制将化合物 3 氧化生成二烯体 4，该反应过程需 O_2 的参与，并生成 H_2O_2。进一步通过实验得到了证实，即在无 O_2 条件下该反应不能发生，而且 H_2O_2 是其终产物之一。

通过上述实验，推测氧化酶是 FAD 依赖的 BBE-like 酶，但 DA 反应酶是否也为此类酶呢？进一步采用光亲和探针策略对其进行确证。利用底物和 DA 反应酶存在瞬时相互作用的特点，从亲二烯体底物 2 出发，设计合成了多个探针分子，测试了分子筛柱层析活性部分对其催化活性，发现多个探针分子均能与粗酶进行反应生成 1 的相应衍生物，其中探针分子 8 与母体化合物 2 的活性接近，被选作 DA 反应酶的探针。随后，将探针分子 8 与粗酶进行孵育，采用"pull-down"方法富集出活性条带，并进行了质谱分析。结果显示活性条带与氧化酶的活性条带一致，亦检测到 BBE-like 酶，提示 DA 反应酶可能也是该类酶。

（2）氧化酶及 DA 反应酶基因 *MaMO*、*MaDA* 的克隆、外源表达及功能鉴定：基于上述结果及推测，对桑培养细胞进行了转录组测序，并以 BBE-like 酶为参照进行本地 Blast，获得了 14 个同源蛋白候选基因。由于 1 在细胞中含量很高，推测其生物合成相关酶基因亦有较高的转录水平，因此，优先挑选了两个转录水平最高的候选基因（CL5271.contig4_Mal_022，命名为 *MaMO*；CL1657.contig4_Mal_022，命名为 *MaDA*）进行克隆、外源表达与功能鉴定。*MaMO*、*MaDA* 的序列一致性为 61.6%，蛋白序列与来源于大麻的 BBE-like 酶四氢大麻酚酸（tetrahydrocannabinolic acid，THCA）合酶的一致性分别为 47% 和 45%，均拥有与 FAD 共价结合的保守组氨酸残基（His115/116）。值得一提的是，已报道的与 FAD 共价结合的保守半胱氨酸残基存在于 MaMO（Cys177）中，但不存在于 MaDA（Ala178）中。

MaMO、MaDA 能分别在毕赤酵母 *Komagataella phaffii* 和 Hi5 昆虫细胞中进行表达，重组蛋白通过 Ni 柱亲和层析纯化，两个纯化的重组蛋白溶液呈现黄色，其紫外光谱与黄素蛋白的一致，并通过体外生化反应进行功能鉴定（图 4-21）。当二烯体前体 3 与 MaDA 孵育时无产物生成，而与 MaMO 孵育时可观察到二烯体 4 的生成，表明 MaMO 是负责二烯体生成的氧化酶。当亲二烯体 2 与二烯体 4 一起与 MaDA 孵育时可生成 DA 产物查耳酮桑辛素（1），显示 MaDA 为分子间 [4+2]-环化酶。放大反应制备产物 1，经 MS、NMR 鉴定了其结构；进一步的旋光度测试、手性 HPLC 分析结果显示酶促产物为光学纯（100% e.e）、*endo*-构型，提示 MaDA 具有高度严格的立体选择性。相比较，当亲二烯体 2 与二烯体前体 3 一起与 MaMO 孵育时，可观察到 3 完全转化为二烯体 2，但没有观察到亲二烯体的氧化产物及产物 1 的生成。上述结果表明，MaMO 为选择性氧化 2 生成 4，而 MaDA 则为一个单功能、分子间 DA 反应酶。酶学性质考察结果表明，MaMO、MaDA 的最适反应温度均为 50℃，最适反应 pH 分别为 7.5 和 8.0。酶动力学参数表明 MaDA 对底物 2 $[K_{cat}/K_m=1.97L/(\mu mol \cdot s)]$ 较 MaMO 对底物 3 $[K_{cat}/K_m=0.19L/(\mu mol \cdot s)]$ 具有更高的催化效率。值得一提的是，MaDA 是从自然界发现的首例单功能、分子间 DA 反应酶。

（3）MaDA 的底物谱考察及 DA 化合物的酶-化学合成：前文提及桑中 DA 加合物按二烯体的结构类型可分为四类，合成化学家通过化学法已对这四类 DA 加合物进行了全合成，但较难得到光学活性的产物。由此进行 MaDA 底物谱的考察，尝试通过酶-化学法合成天然/非天然 DA 化合物。设计合成并选择化合物 2 的另外 6 个天然与非天然衍生物（5～7，14～16，图 4-22）作为亲二烯体底

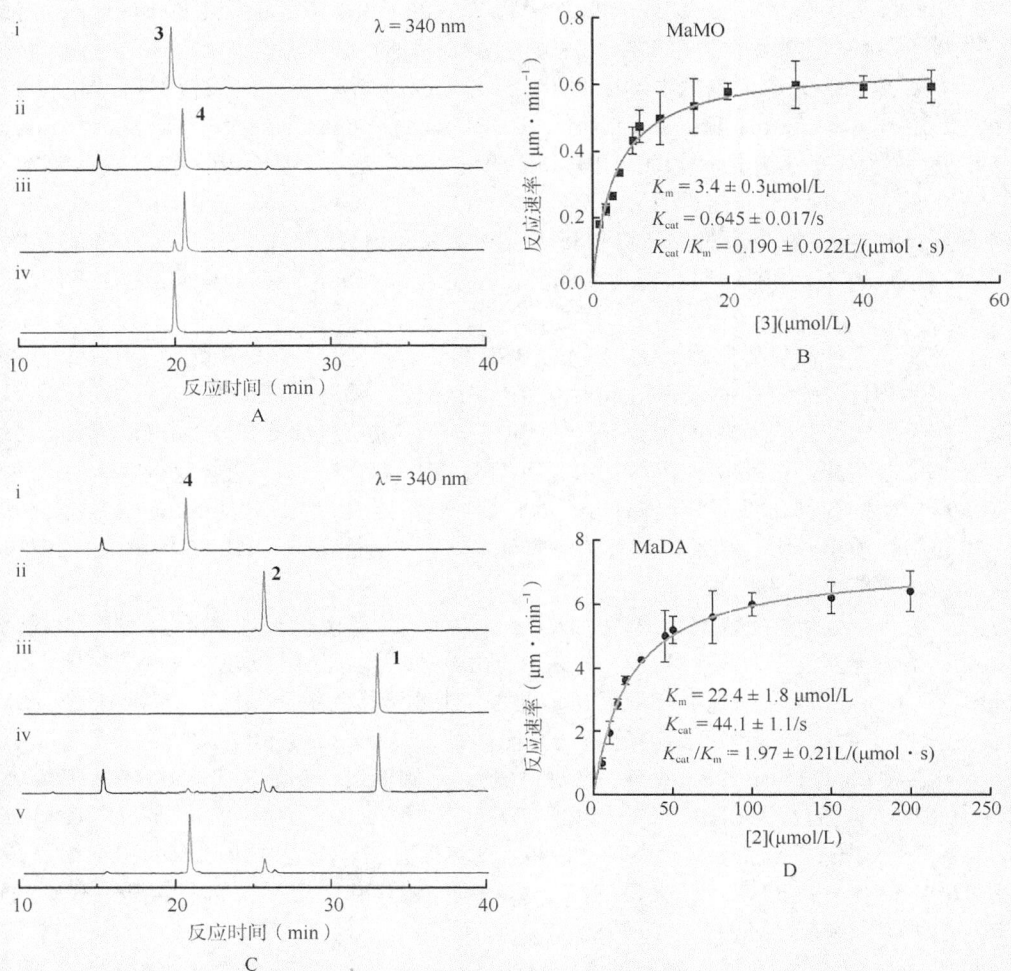

图 4-21 MaMO 及 MaDA 功能鉴定及生化特征

A. 3 与 17nmol/L MaMO 体外孵育 5min 的 HPLC 分析图谱：i 为对照品 3，ii 为对照品 4，iii 为 3 与 MaMO 孵育，iv 为 3 在缓冲液中孵育；B. 2 和 4 与 2.7nmol/L MaDA 体外孵育 5min 的 HPLC 分析图谱：i 为对照品 4，ii 为对照品 2，iii 为对照品 1，iv 为 2 和 4 与 MaDA 孵育，v 为 2 和 4 在缓冲液中孵育；C. MaMO 酶动力学参数，3 为底物；D. MaDA 酶动力学参数，2 为底物

物，5 个化合物（4，10~13，图 4-22A）作为二烯体底物。反应结果显示 MaDA 对亲二烯体具有较为严格的选择性，异戊烯基取代的位置与酚羟基的取代形式至关重要；而当 2 作为亲二烯体底物时，MaDA 对所试验的二烯体均具有活性，具有底物杂泛性。由此利用酶-化学法高效合成了光桑酮 E（**17**）、桑酮醇 E（**18**）、桑皮酮 J（**19**）、deoxy-artonin I（**20**）和 18″-氧甲基查耳酮桑辛素（**21**），NMR 及旋光分析结果显示这些化合物均为 *endo*-构型（图 4-22B），进一步表明 MaDA 具有高度的立体选择性，且具有合成天然/非天然 DA 化合物的潜力。

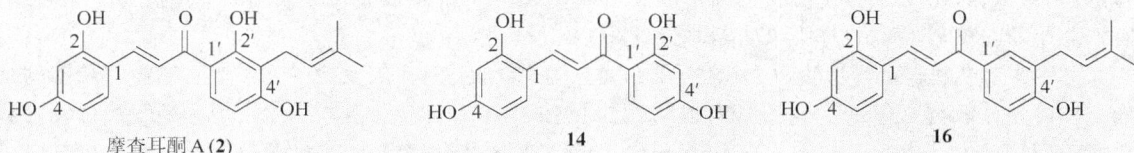

摩查耳酮 A (**2**)　　　　　　**14**　　　　　　**16**

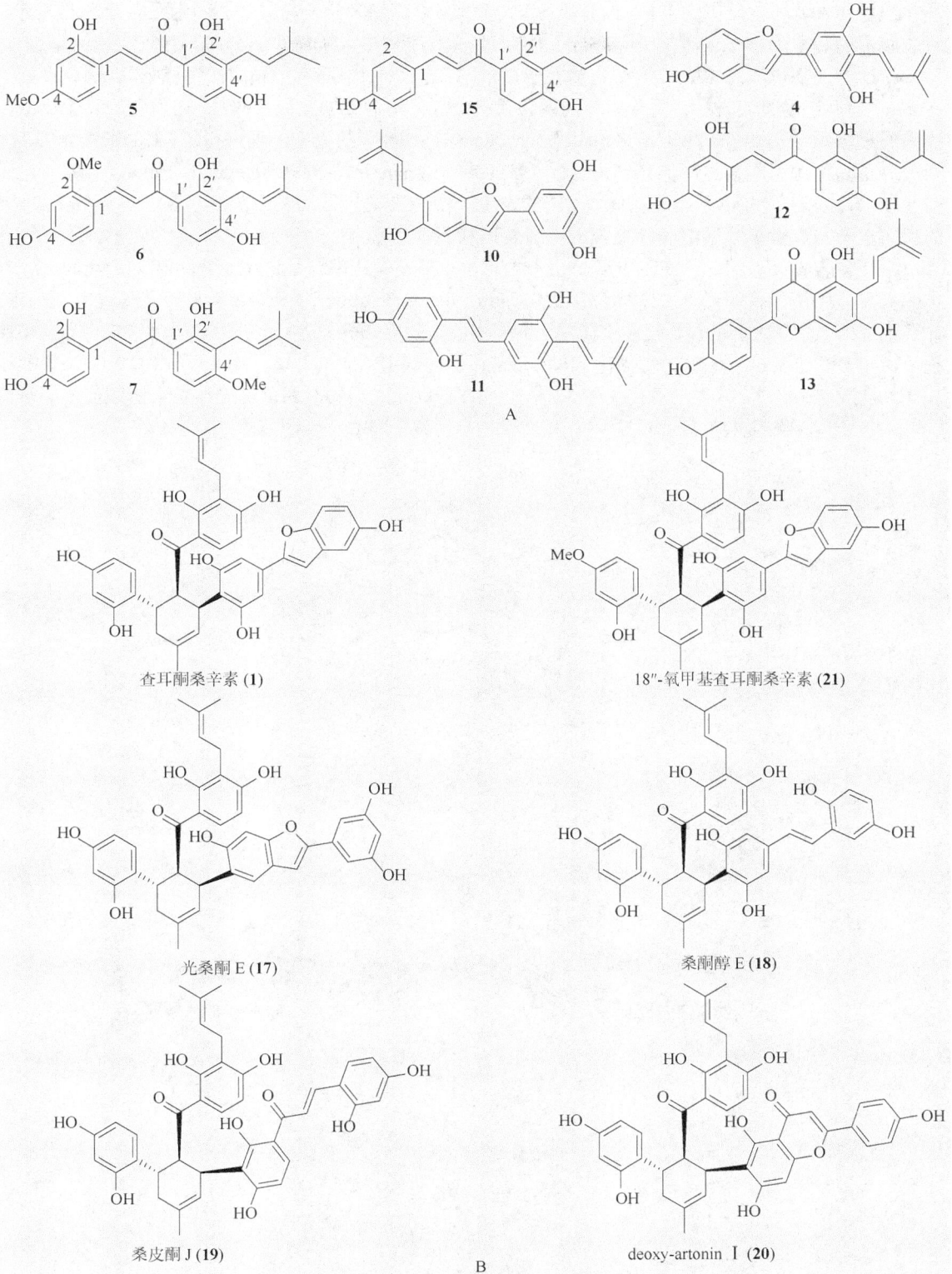

图 4-22　MaDA 的底物谱及 DA 加合物的酶-化学合成

A. MaDA 的底物谱；B. 酶-化学合成 DA 加合物

（4）[4+2]-环化反应的 DFT 计算及 KIE 实验：为探究该分子间[4+2]-环化反应的机理，首先对非酶促的分子间[4+2]-环化反应进行了 DFT 计算，结果（图 4-27）表明 *endo* 构型产物过渡态（TS-1）比 *exo* 构型产物过渡态（TS-2）在能量上低 2.8～3.0kcal/mol，反应更倾向于生成 *endo* 构型产物。在 *endo* 构型产物过渡态中，将要形成的两根 C—C 键分别为 2.03Å 和 2.69Å，这说明该环化反应可能是通过协同但不同步（concerted but asynchronous reaction）的反应机理进行的。O8 和邻位羟基之间的分子内氢键可能通过降低亲二烯体的 LUMO（lowest unoccupied molecular orbital，未占有电子的能级最低轨道）能量从而促进 DA 反应的发生。O8–C3 之间较短的距离提示亲二烯体分子中 O8 的孤对电子与反键 π 轨道之间存在强的次级轨道相互作用。

由于化合物 4 不稳定，难以测定 2 和 4 之间非酶促反应速率，因此测定更稳定的二烯体底物 10 在酶促反应中不同位置的动力学同位素效应（kinetic isotope effect，KIE）数值来探究反应机理。DFT 计算也支持 2 和 4 之间的环化反应是通过协同但不同步的反应机理进行的。化合物 10 的两个氘代衍生物（10-1″D，10-4″D）在 MaDA 催化下与 2 反应的 α-二级 KIE 值（k_H/k_D）分别为 1.0117（±0.0511）和 0.9441（±0.0172）（图 4-23），亦支持了 MaDA 催化的[4+2]-环化反应是一个协同但不同步的 DA 反应。这些数据支持 MaDA 是一个真正意义上的分子间 DA 反应酶。

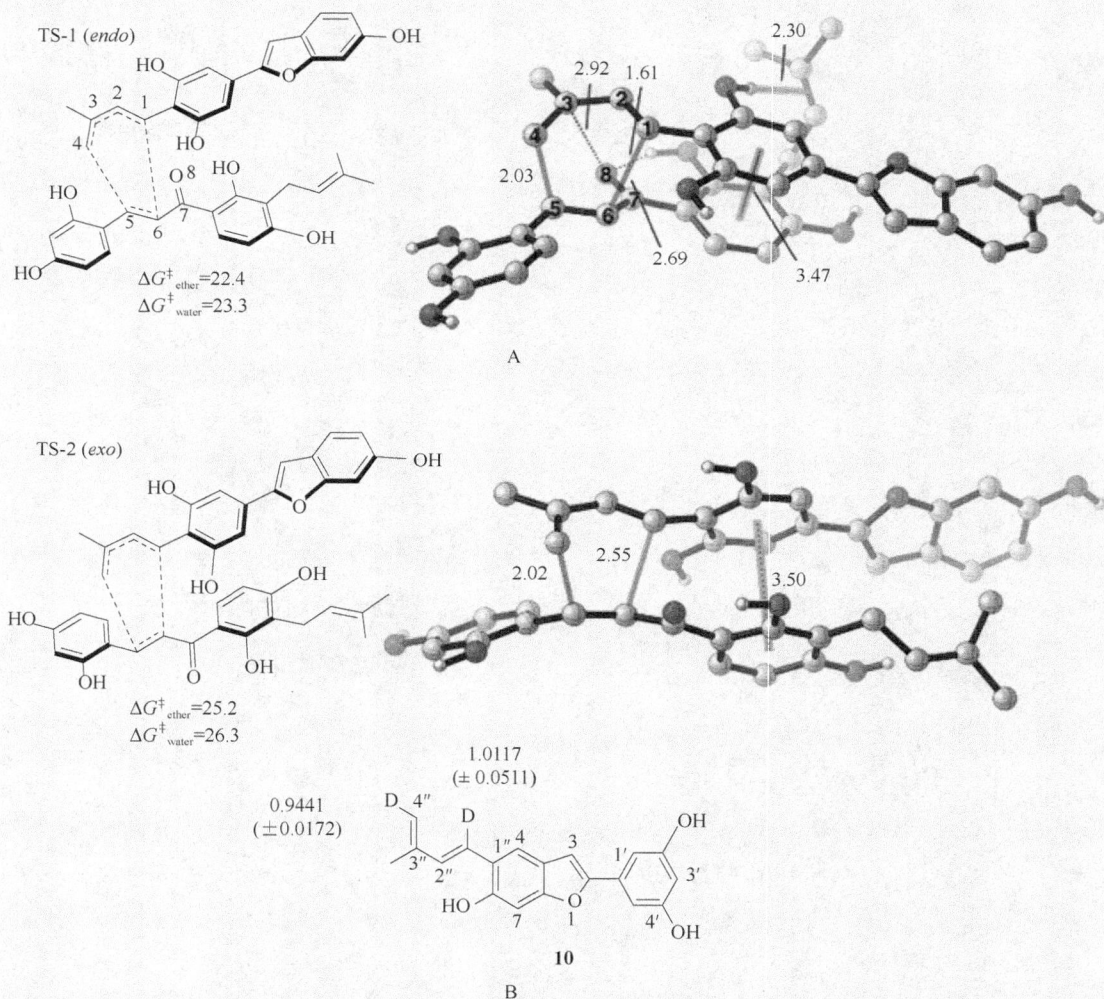

图 4-23　分子间[4+2]-环化反应的 DFT 计算（A）及 KIE 实验（B）

（5）底物与 MaDA 相互作用机制：为了进一步探索 MaDA 的催化机制，基于 THCA 合酶的结构（PDB ID：3VTE）并采用分子替代法成功解析了 MaDA 的晶体结构（2.3Å，PDB ID：6JQH），为二聚体，其整体拓扑结构与 THCA 合酶类似，包括 22 个 α-helixes（αA-αX）和 15 个 β-strands（β1-β15），电子密度图清晰显示了 FAD 的存在，它通过 8α-N1-histidyl-FAD 链接与 H116 形成共价键。FAD 的黄素单元与 Y192 及 Y483 形成氢键，并通过氢键相互作用与 MaDA 结合，这个共价键结合的 FAD 与 1 个 α-helix（αO），4 个 β-strands（β10、β11、β14、β15）以及 4 个 loops（氨基酸残基 175–182，192–195，359–367 和 371–378）共同形成了一个体积为 723Å^3 的较大底物结合腔。

尽管尝试了多种方法，亦未能获得 MaDA 与底物或产物的共晶结构。为探究 MaDA 与底物可能的相互作用，利用 UCSF DOCK 3.7 将产物 1 对接到结合腔，并通过 500ns 分子动力学模拟获得其能量优势结合构象。对接结果发现苯并呋喃基团可能与 F356、N357、L358、L373、N374 及 F375 氨基酸残基存在相互作用，亲二烯体结构单元可能与 V177、I259、F292、Y192 及 R443 存在相互作用。可能的氢键相互作用包括 C16″-OH 与黄素 C4-羰基分子间、化合物 1 分子内 C10″-OH 与 C8″-羰基分子内氢键，这与 DFT 计算结果一致。将底物 2 和 4 对接到结合腔，发现亲二烯体的烯酮双键和共轭二烯距离足够近（3.70Å 和 3.87Å），从而形成环己烯结构单元。

进一步采取定点突变并比较突变体酶与野生型酶的活性对上述通过分子对接结果得到可能的关键氨基酸残基与底物相互作用的推测进行验证，结果显示突变体 F356A、F375A、Y192A 和 R443A 的活性均降低了 90% 以上，提示这些氨基酸残基可能通过 π-π 堆积或氢键作用促进 DA 反应；V177、I259、N357、F292 和 L358 对酶的活性影响较小，酶动力学参数也支持了上述结果。

为探究辅因子 FAD 在该酶促反应中的作用，用过量亚硫酸氢钠对 FAD 进行还原，发现结合还原型 FAD 的酶完全失去了活性。当将 His116 突变为 Ala 来破坏 MaDA 与 FAD 之间的共价连接，紫外吸收光谱检测到部分 FAD 与酶分离，突变体酶活性显著性降低。从上述实验结果可得出：氧化态的辅因子 FAD 对该酶的活性至关重要，可能通过氢键相互作用来维持底物与酶的结合。

（四）思考

该案例是一典型复杂结构中药化学成分（天然产物）生物合成未知关键酶的发现案例。在该酶发现过程中，可参考的信息及线索极少，困难重重。采用传统且经典方法与现代前沿技术相结合的策略，即在对化合物结构仔细分析的基础上，参考前人同位素标记实验的结果确定可能的底物，提出可能的生物合成过程，再通过活性导向蛋白分离、基于生物合成中间体探针的靶点垂钓、转录组分析、生物化学反应相结合的策略成功从桑细胞中鉴定了桑中 DA 加合物生物合成相关的两个关键 FAD 依赖的蛋白 MaMO 和 MaDA。MaMO 为氧化酶，催化二烯体的形成；MaDA 为首例分子间、单功能 DA 反应酶，催化 [4+2]-环化反应，具有较宽的底物谱和严格的立体选择性。通过 DFT 及 KIE 实验证明了该酶促反应为协同但不同步的 DA 反应，解析了 MaDA 的晶体结构，结合分子动力学模拟及定点突变初步阐明了底物和蛋白的相互作用机制，确定了关键氨基酸残基。

该案例不仅发现了自然界首例分子间、单功能 DA 反应酶，解析了桑中 DA 加合物生物合成关键反应的酶学机制，亦可为复杂结构中药化学成分（天然产物）生物合成未知关键酶的发现提供参考。

苦参、甘草、桑中芳香异戊烯基转移酶的发现、功能鉴定及应用

（一）名词术语

1. 异戊烯基化反应

异戊烯基化反应（prenylation）是指 C5 异戊二烯单元的焦磷酸酯如二甲基烯丙基焦磷酸酯（dimethylallyl diphosphate，DAMPP）作为异戊烯基供体底物，在异戊烯基转移酶（prenyltransferase）的作用下，一方面可作为烷化剂发生类似 S_N2 亲核取代反应，将 C5 异戊二烯单元转移至受体底物，

同时脱去焦磷酸基团；另一方面，DAMPP 也可首先离子化为共振稳定的烯丙基阳离子，然后发生 S_N1 反应（图 4-24），将 C5 异戊二烯单元转移至受体底物。该反应以不同链长的异戊烯基焦磷酸酯（如 DMAPP，C5；GPP，C10；FPP，C15；GGPP，C20 等）为供体，以结构多样的芳香类化合物为受体，发生 Friedel-Crafts 烷基化反应，是天然产物生物合成中常见且重要的反应之一，多参与骨架形成后的修饰，也可参与骨架的构筑。另外，异戊烯基单元具良好的反应活性，易发生重排、氧化、脱水、环化等反应，进一步丰富了天然产物结构的多样性。

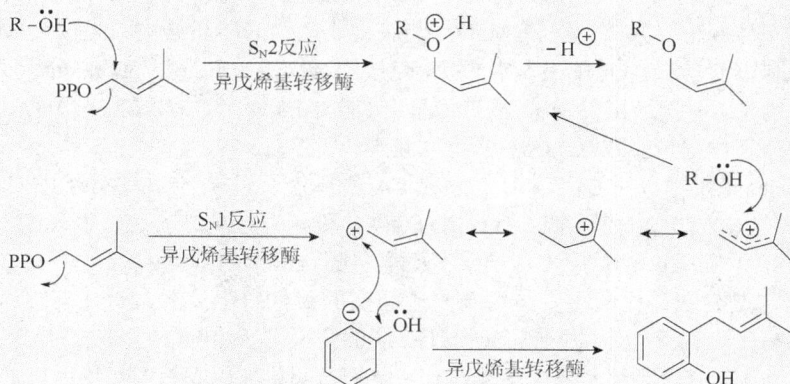

图 4-24　芳香类化合物的异戊烯基化反应（亲核取代）

　　另外，两个或更多 C5 异戊二烯单元通过异戊烯基反应彼此连接形成萜类物质和甾醇类物质合成的前体，该反应包括碳正离子亲电加成至烯烃双键上的过程（图 4-25）。DAMPP 可经离子化为共振稳定的烯丙基阳离子，然后再与烯烃反应，如与异戊烯基焦磷酸酯（IPP）反应，产生的正离子可失去一个质子生成中性的香叶基焦磷酸酯（GPP），依此类推；再在萜类环化酶的作用下，形成各种类型的萜类骨架。此文所述为前一种异戊烯基化反应，即芳香类化合物的异戊烯基化。

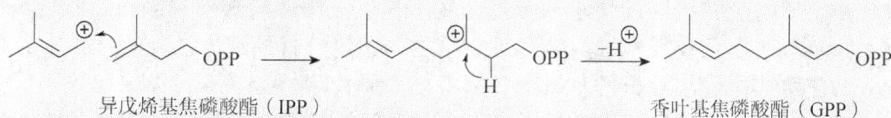

异戊烯基焦磷酸酯（IPP）　　　　　　　　　　　　　　香叶基焦磷酸酯（GPP）

图 4-25　异戊烯基化反应形成萜类化合物生物合成前体（亲电加成）

2. 天然异戊烯基芳香类化合物及异戊烯基转移酶

　　异戊烯基芳香类化合物广泛存在于自然界中，结构类型多种多样，药理活性广泛，在天然产物研究中具有重要地位。其分子中含有链长为 C5（二甲基烯丙基，dimethylallyl）、C10（香叶基，geranyl）、C15（法尼基，farnesyl）或 C20（香叶基香叶基，geranylgeranyl）等异戊烯单元取代基，且这些取代基易发生重排、氧化、脱水及环合等反应，常以多种形式存在于化合物分子中，是天然产物结构多样性的重要来源。从生源途径来说，异戊烯基多来自于 MVA 途径，而芳香化合物受体多来自于聚酮途径或莽草酸途径，两者杂合可以生成许多结构不同的杂萜类天然产物。一些化合物异戊烯基化后，活性会得到明显提高；同时也有研究表明，芳香类化合物异戊烯基化后亲脂性提高，膜亲和力加强，生物利用度和药代动力学特性得到明显改善。

　　近年来，异戊烯基芳香类化合物由于其结构的多样性以及良好的药理活性引起人们的重视。图 4-26 所示的为一些代表性活性异戊烯基芳香类化合物，如新生霉素作为一种抗生素广泛应用于临床，它能够有效抑制细菌 DNA 解旋酶，从而抑制细菌繁殖；萘萜二醇是一种有效的抗氧化剂，对炎症、自身免疫病、糖尿病等都有良好效果；黄腐醇对人前列腺癌细胞株 PC-3 和 DU145 具有较强的抑制增殖活性；苦参酮具有雌激素样活性、抗糖苷酶活性和抗脂肪氧化酶活性等；8-牻牛儿基白杨素和6-异戊烯基高良姜素较未异戊烯化的前体具有与ABC膜转运蛋白更强的结合能力。

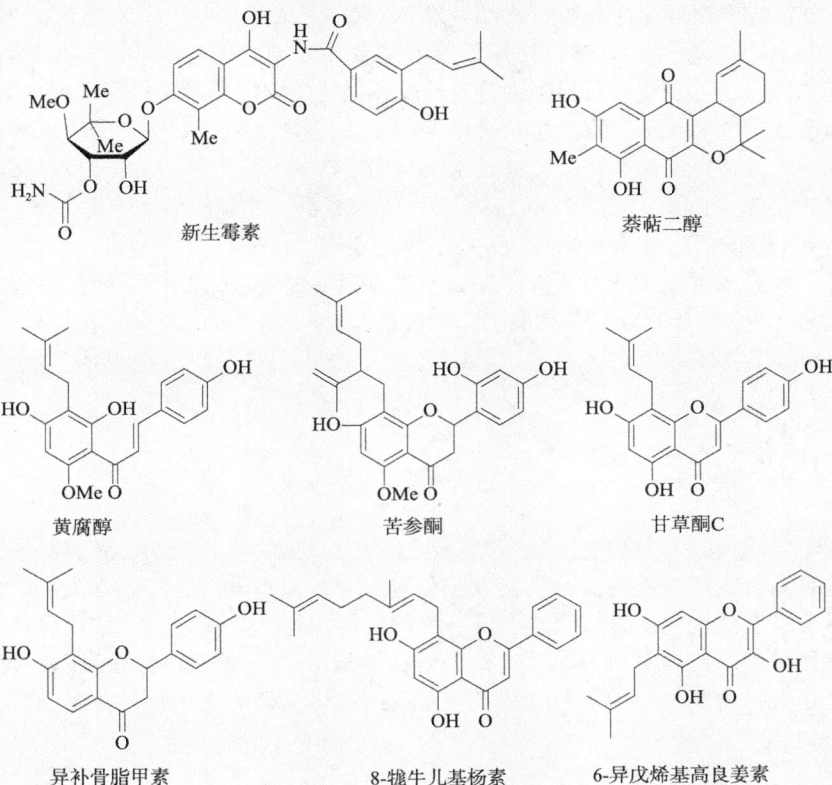

新生霉素　　　　　　　　　　　　　萘萜二醇

黄腐醇　　　　　　苦参酮　　　　　　甘草酮C

异补骨脂甲素　　　　8-牻牛儿基杨素　　　6-异戊烯基高良姜素

图 4-26　代表性活性异戊烯基芳香类化合物

催化芳香类化合物异戊烯基化的酶称为芳香异戊烯基转移酶（aromatic prenyltransferase，aPTase），包括 UbiA、ABBA 两大家族，前者多为膜结合蛋白，后者多为可溶性蛋白。

（二）案例原理

1972 年，Young 等从泛醌（辅酶 Q）合成缺陷型大肠杆菌中发现了第一个微生物 UbiA 异戊烯基转移酶基因，并推断其功能是负责 4-羟基苯甲酸羟基邻位异戊烯基化。1992 年，Heide 等完成了第一个 UbiA 异戊烯基转移酶基因的克隆和测序。该类酶为膜结合性蛋白，一级结构中含有一段富含天冬氨酸的序列（N/D）DxxD，反应需二价阳离子如 Mg^{2+} 的参与，且仅催化 C-异戊烯基化，主要参与泛醌、甲萘醌、质体醌以及杂萜等化合物的生物合成。ABBA 家族是最近发现的一类具有特殊空间构象的异戊烯基转移酶家族，为可溶性蛋白，与 UbiA 异戊烯基转移酶在序列上没有相似性，且不含（N/D）DxxD 模序；这类酶的蛋白空间构象表现为特异的结构，含有 10 个反向平行的折叠，被命名为 PT barrel，目前该家族已鉴定 CloQ、NphB、FgaPT1、AtaPT 等多个蛋白，参与多个芳香类化合物的生物合成，并普遍具有宽泛的底物谱。目前，有关微生物源芳香异戊烯基转移酶的研究在酶及基因的挖掘、新功能发现、催化机制、结构生物学、蛋白质改造、杂泛性分子机制及应用等方面均取得了较大的进展。

相对于微生物源芳香异戊烯基转移酶研究，植物源异戊烯基转移酶的研究却进展缓慢，主要原因是植物的组织器官分化复杂，基因具器官分布特异性，相关功能基因往往不成簇，且多为不可溶的膜结合型蛋白，克隆和外源表达困难。根据催化底物类型将其分为两大类：对羟基苯甲酸酯

（*p*-hydroxybenzoate，PHB）异戊烯基转移酶和尿黑酸（homogentisic acid，HGA）异戊烯基转移酶。前者主要位于线粒体内膜上（参与紫草素生物合成的 LePGT1 位于内质网膜），参与泛醌的生物合成；后者位于质体膜系统，参与质体醌、维生素 E、黄酮、香豆素等芳香类化合物的异戊烯基化。

早期，有关植物源异戊烯基转移酶的研究停留在粗酶等生物化学水平，直到 2002 年日本学者 Yazaki 从基因水平报道了负责紫草素生物合成异戊烯基化的异戊烯基转移酶基因 *LePGT1*，这是第一例对羟基苯甲酸异戊烯基转移酶；2008 年，Yazaki 教授团队从苦参中克隆了负责柚皮素 8-*C*-异戊烯基化的首例尿黑酸异戊烯基转移酶基因 *SfN8DT-1*。随后，国内外学者先后从豆科、芸香科、桑科、藤黄科、伞形科等植物中发现了多种黄酮类、香豆素类、二苯乙烯类等化合物的异戊烯基转移酶，取得了诸多进展，但多仅限于基因的挖掘及功能鉴定。

根据植物中黄酮/尿黑酸异戊烯基转移酶氨基酸序列保守区域，设计简并引物进行 RT-PCR 扩增植物中相关基因片段，结合 RACE 技术获得了异戊烯基转移酶的 cDNA 全长，以酿酒酵母为宿主进行异源表达，制备微粒体进行生化反应，对其功能进行鉴定，并选择不同类型的黄酮类化合物进行底物谱的探究。

（三）案例解析

1. 观察

植物源天然异戊烯基芳香类化合物广泛存在于豆科、芸香科、桑科、藤黄科、伞形科等植物中，结构多样且具有良好的药理活性。但这类化合物在植物中分布有限且含量低，因位置选择性不足及条件不易控制致使化学合成困难，资源受限。异戊烯基化反应是这些化合物生物合成途径中的关键步骤及关键反应，对负责该反应相关异戊烯基转移酶的研究不仅可解析其生物合成途径的关键反应，还可作为基因元件用于其途径创建及组合生物合成及生物催化中，解决可及性问题以及发现新药。

2. 分析

异戊烯基黄酮类化合物是豆科植物中药苦参（*Sophora flavescens*）、乌拉尔甘草（*Glycyrrhiza uralensis* Fisch）以及桑科（Moraceae）桑（*Morus alba* L.）、柘树 [*Cudrania tricuspidata*（Cart）Bur.] 的主要活性化学成分。前期建立的这四种植物培养细胞能够产生大量的异戊烯基黄酮类化合物，而且培养细胞及其微粒体能够对多种黄酮类化合物进行异戊烯基化，提示培养细胞中可能存在催化不同黄酮类化合物异戊烯基化的多种黄酮异戊烯基转移酶，或存在具有广泛底物谱的黄酮异戊烯基转移酶。

3. 验证

（1）苦参异戊烯基转移酶 SfFPT：以 DMAPP 为异戊烯基供体，苦参培养细胞微粒体可以催化松属素（pinocembrin，**1**）、柚皮素（naringenin，**2**）、白杨素（chrysin，**3**）和二氢槲皮素（taxifolin，**4**）发生异戊烯基化反应。采用基于蛋白功能结构域保守氨基酸序列设计简并引物进行 RT-PCR 扩增目的基因片段，并结合 RACE 技术从苦参细胞中克隆得到异戊烯基转移酶基因 *SfFPT*，对其编码的蛋白生物信息学分析，发现其具有植物黄酮/酚类化合物异戊烯基转移酶的特征，拥有保守氨基酸结构域 NQ××D×××D 和 KD××D×（E/D）GD，有 8 个跨膜区，与 SfN8DT-1 高度同源，一致性达 93%。

将苦参异戊烯基转移酶基因 *SfFPT* 在酿酒酵母中进行表达，制备 *SfFPT* 重组酿酒酵母微粒体，以 DMAPP 为异戊烯基供体，分别以白杨素、橙皮素、柚皮素、松属素为假设异戊烯基受体底物进行微粒体反应，发现苦参异戊烯基转移酶基因 *SfFPT* 重组酿酒酵母微粒体表现出与苦参培养细胞微粒体相同的催化功能。以 DMAPP 为异戊烯基供体，*SfFPT* 重组酿酒酵母微粒体同时可以催化松属素柚皮素、白杨素、二氢槲皮素发生 C-8 位异戊烯基化反应（图 4-27），即 *SfFPT* 是一个负责苦参中二氢黄酮（柚皮素）C-8 位异戊烯基转移酶基因。

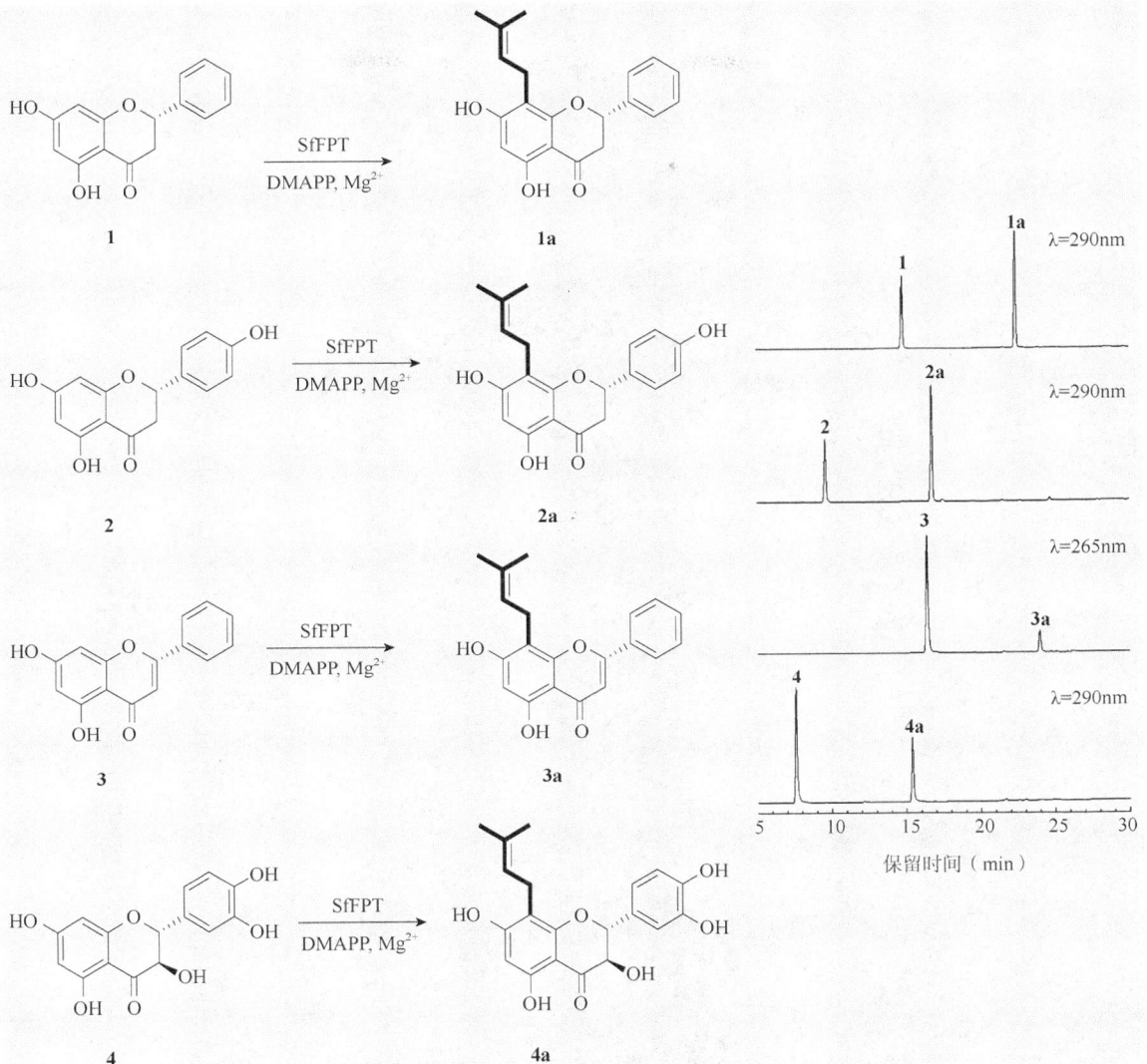

图 4-27　SfFPT 的功能鉴定

DMAPP 为异戊烯基供体底物，松属素（**1**）、柚皮素（**2**）、橙皮素（**3**）和二氢槲皮素（**4**）为异戊烯基受体底物

为全面考察苦参异戊烯基转移酶 SfFPT 的功能以及拓展其在催化不同结构类型黄酮/酚类化合物异戊烯基化中的应用，分别以 DMAPP、GPP 为异戊烯基供体以及多种黄酮/酚类化合物为异戊烯基受体，进行重组酵母微粒体反应。结果（图 4-28）显示，以 DMAPP 为异戊烯基供体，SfFPT 可以催化上述 12/72 种黄酮类物质发生异戊烯基化反应，包括二氢黄酮类化合物松属素（pinocembrin）、柚皮素（naringenin）、甘草素（liquiritigenin）、草大戟素（steppogenin）、圣草酚（eriodictyol）、橙皮素（hesperetin）、樱花亭（sakuranetin）、异野樱素（isosakuranetin）、7-羧基-5, 4′-二甲氧基黄烷酮（tsugafolin）、二氢槲皮素（taxifolin），黄酮类化合物白杨素（chrysin）以及二氢查耳酮类化合物根皮素（phloretin）；另一方面，以 GPP 为异戊烯基供体，SfFPT 还可以催化松属素、异野樱素和柚皮素发生异戊烯基化反应（牻牛儿基），表现出广泛的底物谱，提示其可能参与了苦参细胞中多种黄酮类物质的异戊烯基化反应，在一定程度上揭示了苦参中异戊烯基黄酮结构多样性的分子基础。

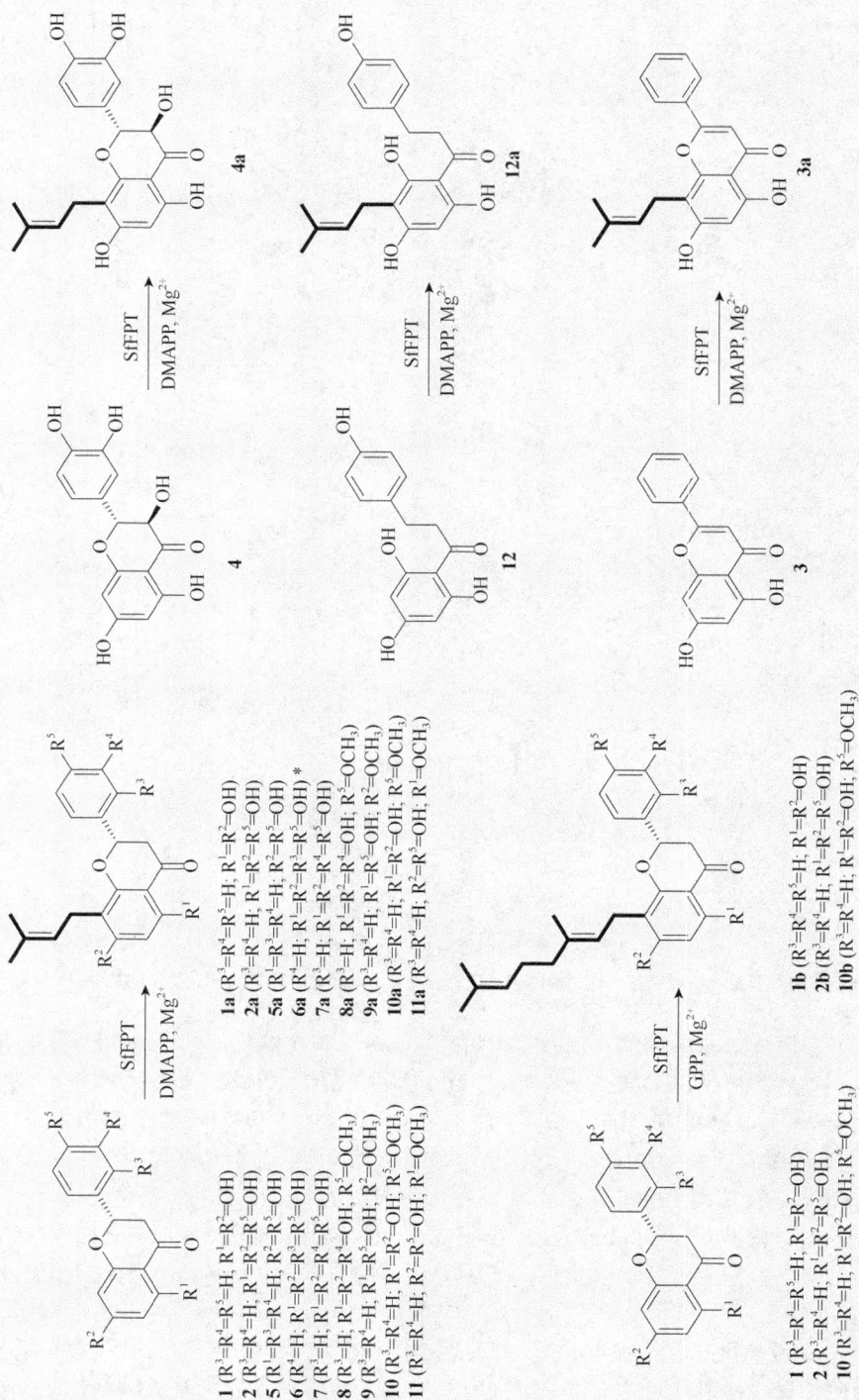

图4-28 重组 SfFPT 的底物谱

　　上述结果表明异戊烯基受体底物的结构类型、不同化学基团取代影响着酶的反应活性，反应底物以二氢黄酮类化合物为主，另外包括二氢黄酮醇、黄酮以及二氢查耳酮等黄酮类化合物的异戊烯基化反应，却不接受与黄酮类物质 A、B 环具有相似化学环境的简单芳香酚类物质作为异戊烯基受体。SfFPT 主要催化黄酮类化合物的 C-8 位异戊烯基化，具有很强的位置选择性；同时，SfFPT 亦仅能识别左旋二氢黄酮进行异戊烯基化，具有严格的立体选择性。此外，羟基/甲氧基取代对 SfFPT 催化二氢黄酮异戊烯基化活性的影响大小为：A 环 C-5/7 位、B 环 C-3′/4′羟基取代有利于二氢黄酮异戊烯基化；甲氧基的取代相对羟基取代不利于二氢黄酮异戊烯基化；A 环取代模式对 SfFPT 催化二氢黄酮 C-8 位异戊烯基化影响最大，B 环取代模式影响相对较小。上述结果阐明了"底物结构-酶活性"之间的"构效关系"，为其应用于活性异戊烯基黄酮类化合物的酶法合成提供了参考。

　　SfFPT 是一个具底物杂泛性、严格位置与立体选择性、高效的植物源二氢黄酮异戊烯基转移酶，该工作阐明了苦参中结构多样异戊烯基黄酮类化合物生物合成的分子基础，而且为结构多样活性异戊烯基黄酮类化合物的酶法合成及合成生物学途径创建提供了高效元件。

　　（2）甘草异戊烯基转移酶 GuA6DT 及 GuILDT：甘草悬浮细胞可以催化黄酮白杨素和芹菜素发生异戊烯基化反应；甘草细胞微粒体可以催化黄酮香叶木素、异黄酮 2′-羟基染料木素、查耳酮类化合物异甘草素、4-羟基查耳酮、4′-羟基查耳酮、二氢查耳酮根皮素发生异戊烯基化反应。进一步研究发现，经诱导子茉莉酸甲酯处理的培养细胞能显著提高异戊烯基芹菜素的产率。这些结果提示甘草培养细胞中存在着黄酮异戊烯基转移酶及其编码的基因。

　　根据植物黄酮异戊烯基转移酶氨基酸序列保守区域设计 3 对简并引物进行 RT-PCR 扩增甘草中相关基因片段，并结合 RACE 技术获得了 8 条异戊烯基转移酶的 cDNA 全长。对全部异戊烯基转移酶基因的编码蛋白进行了深入的生物信息学分析，显示它们都具有植物异戊烯基转移酶的 2 个富含天冬氨酸的模序——NQ*XX*D*XXX*D 和 KD（I/L）*X*D*X*（E/D）GD，N 端含有导肽序列，均为 9 次跨膜蛋白，使用 Mega 进行系统进化树分析表明，编码蛋白都处于植物黄酮异戊烯基转移酶的分支上（GuPT5 除外）。采用酿酒酵母表达平台对异戊烯基转移酶进行功能研究，鉴定了其中 4 个酶的功能：GuA6DT 特异催化黄酮芹菜素 C-6 位异戊烯基化，GuILDT 特异催化查耳酮异甘草素 A 环 C-3′位异戊烯基化，GuPT2A-7 特异催化异黄酮 2′-羟基染料木素异戊烯基化，而 GuPT5 催化 2,3-二羟基萘异戊烯基化，均具有严格底物限制性。

　　进一步对 GuA6DT 的底物谱进行了考察，结果表明 GuA6D 仅能催化 5,7-二羟基黄酮异戊烯基化，B 环上的各种或各位置上的取代对反应的发生没有影响，进一步显示 GuA6DT 具有较强的底物限制性，是一种特异催化黄酮 C-6 位的异戊烯基转移酶，这也是第一个发现的黄酮 C-6 位异戊烯基转移酶。

　　GuA6DT 的 mRNA 表达定量分析表明该基因在甘草的地上部分（叶和枝）中大量表达，具有很强的器官特异性，其表达高低与植物不同器官中 6-异戊烯基芹菜素含量高低相一致，同时表明 GuA6DT 是甘草中催化 6-异戊烯基黄酮生物合成的关键酶。另外，为探讨底物与黄酮异戊烯基转移酶的作用机制，并尝试扩大酶的底物谱，构建了 14 对 GuA6DT 和底物谱较宽的苦参黄酮异戊烯基转移酶 SfFPT 的嵌合体，酶促反应结果显示仅其中 2 个嵌合体具有微弱的芹菜素异戊烯基化能力。对活性嵌合体进行区域结构分析，推测 GuA6DT 的第 5 次跨膜氨基酸序列在底物与酶的识别过程中起关键作用。

　　对 GuILDT 进行底物谱考察，发现该酶可以催化多种结构的查耳酮化合物进行 C-3′位异戊烯基化，包括各种黄酮类生物合成共同的中间体柚皮素查耳酮和异甘草素。为探讨异戊烯基化在异戊烯基黄酮类化合物生物合成中的地位，从甘草培养细胞中克隆获得了一个查耳酮异构酶 GuCHI，可催化柚皮素查耳酮、异甘草素等多种查耳酮类化合物作为底物生成相应的 2*S*-二氢黄酮。同时，GuCHI 亦可催化它们的异戊烯基化衍生物生成异戊烯基二氢黄酮。该结果提示异戊烯基查耳酮有可能作为中间体参与甘草或其他植物中异戊烯基黄酮的生物合成，同时提示植物中异戊烯基黄酮的生物合成途径可能具多样性，即异戊烯基查耳酮可能作为多种异戊烯基黄酮生物合成的中间体。

鉴于 GuILDT 与 GuCHI 具有较宽的底物谱及严格的位置与立体选择性，以多种天然/非天然查耳酮类化合物为底物，将 GuILDT 与 GuCHI 进行组合，位置及立体选择性地合成了结构多样的异戊烯基二氢黄酮（图 4-29）。

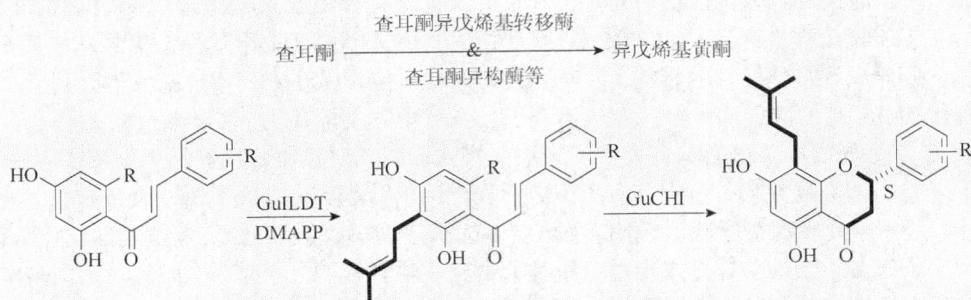

图 4-29　GuILDT 与 GuCHI 组合生物合成异戊烯基二氢黄酮

从乌拉尔甘草中发现并功能鉴定了 GuILDT 与 GuCHI 两个具底物杂泛性及位置选择性异戊烯基转移酶以及一个具底物杂泛性的查耳酮异构酶 GuCHI，从分子水平揭示了甘草中异戊烯基黄酮化合物结构的多样性，并为组合生物合成结构多样活性异戊烯基黄酮类化合物提供了范例。

（3）桑与柘异戊烯基转移酶 MaIDT 及 CtIDT：桑（*M. alba* L.）和柘树［*C. tricuspidata*（Cart）Bur.］为桑科药用植物，其活性成分均主要为异戊烯基芳香类化合物，分子中含有的不同数目及长度的异戊烯基基团以及后修饰反应赋予其化学结构多样性，而异戊烯基转移酶是其关键酶。在此之前所有报道的黄酮异戊烯基转移酶均是从豆科植物中获得的，非豆科黄酮类异戊烯基转移酶的基因序列、底物特异性与已报道芳香类异戊烯基转移酶之间的亲缘关系仍然未知。

前期研究发现，异戊烯基黄酮是桑和柘树悬浮培养细胞的主要化学成分，桑细胞中还含有大量的 DA 加合物；同时，桑和柘树悬浮培养细胞及其微粒体能对多种类型黄酮类化合物进行位置选择性的异戊烯基化反应，这些研究结果提示两种植物悬浮培养细胞中存在具有活性的黄酮类异戊烯基转移酶。根据已报道的豆科植物黄酮类异戊烯基转移酶氨基酸序列保守区域设计多对简并引物，未能从桑和柘树悬浮培养细胞系中扩增到目的基因片段。遂根据桑 EST 序列信息设计特异引物，并利用 RACE 技术从其悬浮细胞中成功扩增获得全长候选基因 *MaIDT*、*MaPT-2–3*、*MaPT-6–10*。序列比对分析显示它们与已报道豆科植物黄酮类异戊烯基转移酶基因同源性较低（24%～30%）。生物信息学分析结果显示它们均具备植物尿黑酸/黄酮类异戊烯基转移酶的三个特征：具有富含天冬氨酸的特征模序 NQ*XX*D*XXX*D 和 KD（I/L）*XD*X（E/D）GD；N 端含有导肽序列；多次跨膜。利用与克隆桑黄酮类异戊烯基转移酶相似的策略，从柘树培养细胞中扩增获得异戊烯基转移酶基因 *CtPT-1*、*CtPT-2* 和 *CtIDT*。

分别以黄酮、二氢黄酮、查耳酮、异黄酮等多种结构类型的黄酮类化合物为底物检测上述异戊烯基转移酶活性，结果显示：MaIDT 和 CtIDT 能位置选择性地将异戊烯基引入查耳酮类化合物 C-3′位和异黄酮类及黄酮类化合物的 C-6 位，具明显的位置选择性和底物杂泛性。分析 MaIDT 和 CtIDT 对不同结构底物的催化活性初步明确了酶-底物构效关系。对 MaIDT 而言：黄酮类化合物 A 环 2′-羟基（5-羟基）和 4′-羟基（7-羟基）取代对于反应的发生至关重要；黄酮类化合物 B 环 4′-羟基的存在有助于异戊烯基化反应，而 2-羟基（2′-羟基）和 3-羟基（3′-羟基）取代则不利于异戊烯基化反应。CtIDT 与 MaIDT 的不同在于：对于查耳酮类化合物，B 环 2-羟基取代不利于异戊烯基化反应；对于异黄酮类化合物，B 环 2′-羟基的存在有助于异戊烯基化反应。

进一步以呫酮及其前体二苯甲酸类化合物为底物进行实验，发现 MaIDT 和 CtIDT 可以催化多种呫酮类化合物发生异戊烯基化反应，具底物杂泛性。MaIDT 和 CtIDT 是植物中首次发现的可以催化呫酮类化合物为底物的异戊烯基转移酶。

　　豆科与桑科植物黄酮类异戊烯基转移酶具有相似的功能，但系统进化分析发现，二者处于明显不同的进化分支：豆科植物黄酮类异戊烯基转移酶与维生素 E 合成相关尿黑酸异戊烯基转移酶亲缘关系接近，而桑科植物黄酮类异戊烯基转移酶与质体醌合成相关尿黑酸异戊烯基转移酶亲缘关系接近，提示二者可能通过互相独立的途径进化而来。

　　MaIDT 和 CtIDT 是植物中首次鉴定的非豆科植物黄酮类异戊烯基转移酶，系统进化分析表明它们具有与豆科黄酮类异戊烯基转移酶较远的亲缘关系，该研究结果拓展了对黄酮类异戊烯基转移酶分子进化的认识。这些研究结果不仅有助于阐明多种植物中异戊烯基黄酮的生物合成，而且对于从其他非豆科植物中寻找更多处于不同进化地位的黄酮类或其他芳香类化合物异戊烯基转移酶具有借鉴意义。

（四）思考

　　通过对中药豆科植物苦参和乌拉尔甘草、桑科植物桑和柘树中黄酮异戊烯基转移酶基因进行挖掘及功能鉴定，发现了负责异戊烯基黄酮类生物合成关键反应的异戊烯基转移酶，同时发现它们均具有底物宽泛性，可催化合成结构多样活性异戊烯基黄酮等芳香类化合物。这些研究不仅揭示了植物中结构多样的异戊烯基芳香类化合物结构多样性的分子基础，还可作为工具酶进行活性异戊烯基芳香类化合物的酶化学法合成以及作为通用性元件用于合成生物学研究中。

　　在此案例中桑科植物桑和柘树黄酮异戊烯基转移酶报道之前，所有功能鉴定的基因均源于豆科植物，然而根据它们的氨基酸序列保守区域设计简并引物并未能获得目的基因片段，提示同功能的酶可能相互独立进化。研究结果亦显示豆科与桑科植物黄酮类异戊烯基转移酶处于明显不同的进化分支，是自然界"趋同进化"的结果，这为从亲缘关系较远的植物中寻找相同功能的酶及基因提供了借鉴。

　　此外，如前所述，植物黄酮异戊烯基转移酶为膜结合蛋白，尚无蛋白结构报道，酶的突变体设计构建及功能改造研究甚少，对决定其功能的关键氨基酸了解极少，这些可能是该领域将要解决的科学问题。

芒果、黄芩、黄芪糖基转移酶的发现、催化机制及功能改造

（一）名词术语

1. 糖苷

　　糖苷是糖（或糖的衍生物）与非糖物质通过糖的端基碳原子连接而形成的一类化合物。其中，非糖部分称为苷元（aglycone）或配基，苷与糖连接的键称苷键。糖苷在药用植物中分布广泛，具有多种药理活性。根据苷键的成键原子不同，可将糖苷分为氧苷（O-苷）、碳苷（C-苷）、氮苷（N-苷）、硫苷（S-苷）。其中氧苷在植物中次生代谢产物中分布最广泛，其次是碳苷，氮苷及硫苷相对较少（图 4-30）。

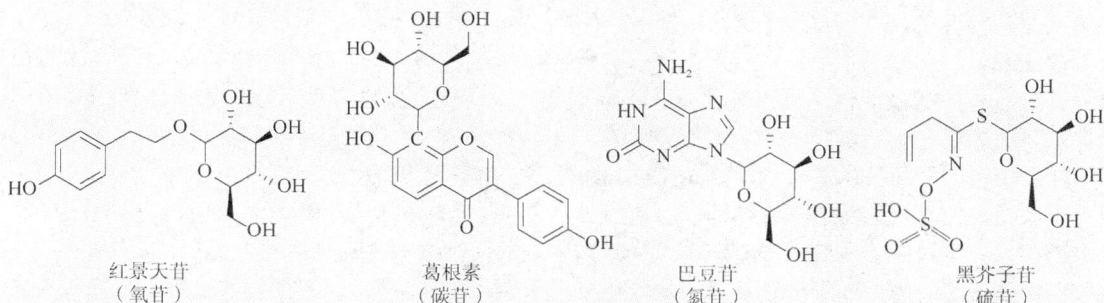

红景天苷　　　　　　葛根素　　　　　　　巴豆苷　　　　　　黑芥子苷
（氧苷）　　　　　　（碳苷）　　　　　　（氮苷）　　　　　　（硫苷）

图 4-30　自然界常见的 4 种糖苷类型

2. 糖基转移酶

糖基转移酶（glycosyltransferase，GT）是一类以活化的糖基作为供体，催化糖苷键形成的酶。活化的糖供体通常含有核苷磷酸盐或脂质磷酸盐。迄今共有近百万条糖基转移酶基因被注释或被报道，它们共分为 115 个家族。其中家族 1（GT family 1，GT1）基因数量最多、功能最重要。它们主要以尿苷二磷酸（UDP）糖为供体，通常被称为 UDP-糖基转移酶，可催化小分子、核酸、蛋白质等的糖基化反应。根据蛋白质结构可以将糖基转移酶分为 GT-A 与 GT-B 两类，它们均含有两个罗斯曼折叠（Rossman 折叠）（β/α/β）的结构域。GT-A 型糖基转移酶的两个结构域紧密排列，而 GT-B 型的两个结构域相对分散。植物小分子糖苷类大多是由 GT-B 家族糖基转移酶催化生成。

根据催化机制可以将糖基转移酶分为翻转型（inversion）与保留型（retention）。翻转型糖基转移酶催化产物与糖供体上糖苷键的构型相反，保留型则一致。翻转型糖基转移酶的催化机制普遍认为是 S_N2 亲核取代反应。以氧苷的形成为例：酶活性中心的氨基酸残基作为广义碱使受体分子的羟基去质子化，去质子化的羟基作为亲核基团从磷酸基团的背面攻击糖基供体上的异头碳，形成氧络碳正离子过渡态，最终导致异头碳的构型发生翻转，磷酸基团离去，完成糖基化反应（图 4-31）。保留型糖基转移酶的催化机制仍存在争议。

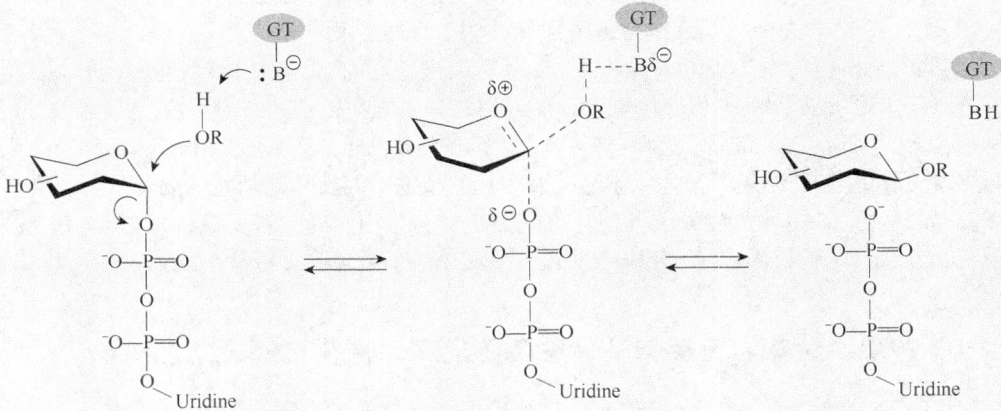

图 4-31　翻转型糖基转移酶的催化机制

GT 为糖基转移酶，B 为广义碱；ROH 为含羟基的受体

（二）研究现状

迄今共有近百万条糖基转移酶基因被注释或被报道。植物 UGT 家族的首个基因 *Bronze-1*，是 1977 年 Nelson 等研究玉米转座子时发现的，可催化槲皮素生成其 3 位糖苷，并调控玉米胚乳的发育。近年来，随着基因组测序技术的迅猛发展，多种植物明星分子中的糖基转移酶被报道，包括催化生成甜菊糖苷的 UGT76G1、催化生成甘草酸的 GuUGAT、催化生成人参皂苷 Rg$_3$ 的 UGTPg45 及 UGTPg29、催化生成葛根素的 PlUGT43、催化生成靛苷的 PtUGT1 等。大多数糖基转移酶在植物体外具有较好的杂泛性，可以催化多种不同底物、不同位点发生加糖反应，为天然产物的结构修饰提供了重要的催化工具。

随着蛋白质结晶技术以及 X-射线衍射技术的发展，糖基转移酶的晶体结构被不断解析。1994 年报道了第一个糖基转移酶的三维结构：T4 噬菌体的 DNA 修饰的 β-葡萄糖基转移酶的晶体结构。2005 年报道了来自苜蓿的黄酮/三萜糖基转移酶 UGT71G1 的晶体结构，其是第一个植物糖基转移酶结构。这些结构的解析有力推动了糖基转移酶的催化机制研究。目前，多个研究根据实验所得或同源模建获得的晶体结构，寻找影响糖基转移酶催化性质的关键位点，并对糖基转移酶进行功能改造。

也有少数糖苷类天然产物并不是由糖基转移酶合成的。例如，催化甘草皂苷、菠菜皂苷等在 3

位葡萄糖醛酸化的酶属于类纤维素合成酶 G（cellulose synthase like G）；催化燕麦皂苷 A-1（avenacin A-1）3 位葡萄糖、6′位葡萄糖苷化的酶属于转葡萄糖苷酶（transglucosidase）。这些酶进一步完善了天然糖苷合成的反应类型。

（三）案例原理

1. 从药用植物糖苷类化合物发掘糖基转移酶

药用植物含有丰富的糖苷类成分，表明植物体内含有能催化它们生成的糖基转移酶。采用分子生物学手段能获取这些酶。首先，通过化学成分分析，确定药用植物的糖苷结构；其次，使用 BLAST 搜索该植物的转录组，发现其中的候选基因；最后，对候选基因进行克隆表达，并使用特定的苷元进行功能表征。

2. 酶的功能改造

通过对生物合成酶的基因进行定点突变，实现酶功能的改良，如提高产率、扩大底物谱、减少副反应等。定点突变位点的选择往往依赖于对氨基酸序列或蛋白质结构的了解。通过对同源基因氨基酸序列、蛋白质结构的比对，或通过对蛋白质与底物相互作用的分析，都能获得潜在的定点突变位点。

（四）案例解析

1. 观察

芒果（*Mangifera indica* L.）是漆树科（Anacardiaceae）芒果属（*Mangifera*）的一种药食两用植物，主要分布于我国的广东、广西、福建、云南等地。据《中药大辞典》记载：芒果叶味酸、甘，性凉，具有行气疏滞，去痧积的功效，主要用于治疗热滞腹痛、气胀、小儿疳积、消渴等症。芒果叶中主要含有芒果苷（mangiferin）与异芒果苷（isomangiferin）等呫酮 *C*-糖苷类化合物（xanthone *C*-glycosides）以及二苯甲酮 *C*-糖苷类化合物（benzophenone *C*-glycosides）等，具有镇咳、杀菌、抗病毒、抗肿瘤、降血糖、降血脂、提高脑细胞功能等多种功效。二苯甲酮 *C*-糖苷及呫酮 *C*-糖苷分子中含有 *C*-葡萄糖基团，它们独特的结构及药理活性引起了众多科学家的兴趣，但它们的生物合成过程尚未完全阐明（图 4-32），尤其是关键的 *C*-葡萄糖基化反应。

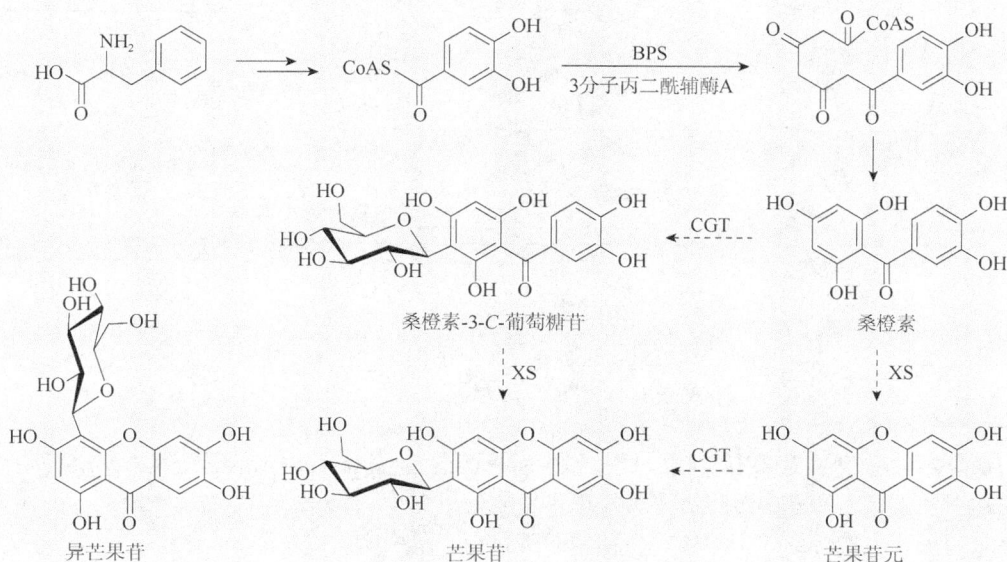

图 4-32　芒果苷生物合成途径推测

BPS：benzophenone synthase，二苯甲酮合酶；CGT：*C*-glycosyltransferase，*C*-糖基转移酶；XS：xanthone synthase，呫酮合酶。

⟶ 表示多步反应；⟶ 表示已确证的反应；----➤ 表示未确证的反应

2. 分析

日本学者通过同位素标记研究提出，知母（*Anemarrhena asphodeloides*）中芒果苷的 *C*-糖基是在二苯甲酮阶段引入的，而其他科学家从漆树科植物芒果和 *Gnidia involucrata* 中分离得到了二苯甲酮 *C*-糖苷类化合物，同样也认为是在二苯甲酮阶段引入的 *C*-葡萄糖基。但这些生源途径假说并未得到实验证实，而其中的 *C*-糖基转移酶是阐明这些 *C*-糖苷类化合物生源途径的关键（图 4-32）。参与植物次级代谢相关的糖基转移酶都具有保守序列，由 C 端 44 个氨基酸组成，称为 PSPG 盒（plant secondary product glucosyltransferase box），被认为是糖基供体 UDP-葡萄糖的结合位点，可以利用该保守序列设计简并引物扩增芒果中的 *C*-糖基转移酶基因。从芒果中发现 *C*-糖基转移酶不仅能够阐明二苯甲酮 *C*-糖苷及𠮿酮 *C*-糖苷的生物合成途径，而且还可以结合其功能改造开发为工具酶，用于结构多样活性 *C*-糖苷类化合物的酶-化学法合成。

3. 验证

采用上述方法从芒果叶中获得了 23 个 *C*-糖基转移酶候选基因，其中 15 个基因（*MiUGT1～15*）在大肠杆菌中获得可溶性表达，通过体外生化反应，发现了 2 个新颖 *C*-糖基转移酶 MiCGT、MiCGTb。

（1）芒果 *C*-糖基转移酶 MiCGT：根据推测的芒果苷生源途径，选取 *C*-糖基化反应假设的前体化合物桑橙素（maclurin，**1**）和芒果苷元（norathyriol）为底物，考察 15 个候选 *C*-糖基转移酶的活性。HPLC-DAD/ESI-MS 分析结果发现仅编号为 MiUGT13 能够对桑橙素（**1**）进行 *C*-糖基化反应，转化率为 100%，而对化合物芒果苷元仅有 *O*-糖苷化活性。进一步通过酶促放大反应来分离和制备 *C*-糖基化产物，经 ^{1}H-NMR 和 ^{13}C-NMR 确定了 *C*-糖基化的位置和糖苷键的构型，鉴定糖基化产物为桑橙素 3-*β*-*D*-葡萄糖苷（图 4-33A）。因此，MiUGT13 为 *C*-糖基转移酶，并且是首次发现的二苯甲酮类 *C*-糖基转移酶，命名为 MiCGT（*Mangifera indica C*-glycosyltransferase）。

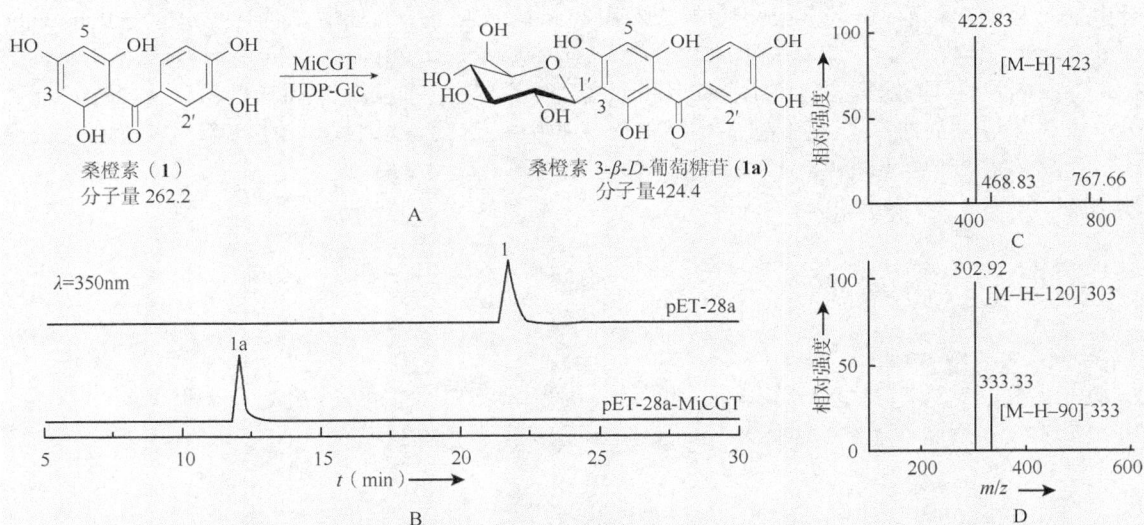

图 4-33　MiCGT 催化桑橙素（**1**）*C*-葡萄糖基化

A. 重组酶的催化反应；B. 酶促反应的 HPLC 分析图谱；C 和 D. 产物 1a 的 MS and MS^{2} 分析图谱

为探究 *C*-糖基化在芒果苷生物合成过程中所处的位置，将制备得到的桑橙素 3-*β*-*D*-葡萄糖苷作为底物加入芒果叶粗酶液中进行孵育，发现可生成芒果苷（mangiferin），提示桑橙素 3-*β*-*D*-葡萄糖苷可能是芒果苷生物合成的中间体，*C*-葡萄糖基可在二苯甲酮阶段引入。

为拓展 MiCGT 在合成 *C*-糖苷活性分子方面的应用，对其底物适应性进行了探索。选取了多种不同结构类型的化合物，包括二苯甲酮类（benzophenones，**1～4**，**14～16**，**37～39**）、黄酮类（flavonoids，**11**，**41～44**）、苯偶酰类（benzil，**17**）、𠮿酮类（xanthones，**18～25**）、蒽醌类（anthraquinone，**40**）、

连有不同的取代基的简单苯酚类化合物（如—OH，—NH$_2$，—CH$_3$，—OCH$_3$，—F，—Br；**10**，**26**~
29，**31**~**36**，**45**~**54**），以及化学合成 8 个化合物生物碱类（alkaloids，**5**，**8**，**9**）、噻吩类（thiophene，
6）、萘类（naphthalene，**7**）、苯甲酸酯类（benzoates，**12**，**13**）和乙基间苯三酚类（ethylphloroglucinol，
30），对重组 MiCGT 的底物谱进行了系统性的研究与评价。结果（图 4-34）显示重组 MiCGT 在体
外的底物筛选中表现出了惊人的 *C*-糖基化活力，能够对 54 个化合物中的 35 个包括 18 种结构类型
的化合物进行 *C*-糖基化反应，且 MiCGT 表现出较高的催化效率，对 13 个化合物（**1**~**7**，**10**~**12**，
17，**26**，**27**）的 *C*-糖基化活性大于 80%。MiCGT 催化 34 个化合物仅生成了一种 *C*-糖基化产物，
具有很强的位置选择性。MiCGT 能对桑橙素的结构类似物（**1**~**4**）完全 *C*-糖基化，而对芒果苷元
的结构类似物（**18**~**24**）仅有微弱的 *C*-糖基化活性，进一步证实 MiCGT 的天然底物为桑橙素。另
外还观察到 MiCGT 对 16 个化合物（**14**~**16**，**18**~**24**，**31**~**36**）同时具有 *C*-/*O*-糖基化活性，亦能
催化形成 *N*-糖苷键（**54**）。

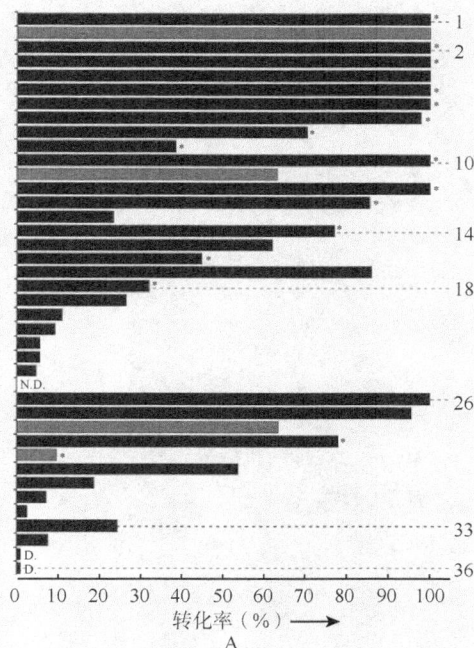

A

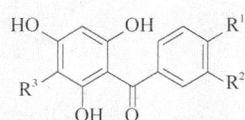
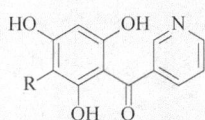
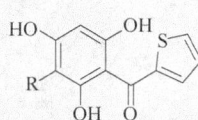
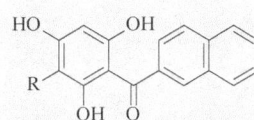

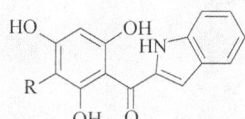
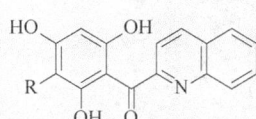
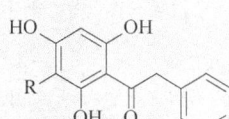
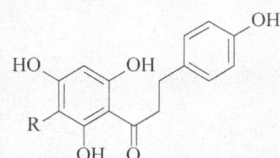

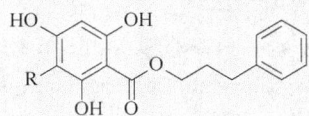

12　R=H
12a　R=Glc

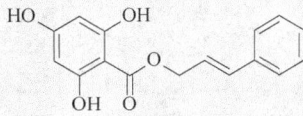

13

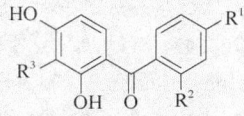

14　R¹=R²=OH R³=H
14a　R¹=R²=OH R³=Glc
15　R¹=R²=R³=H
16　R¹=OH R²=R³=H
16a　R¹=OH R²=H R³=Glc

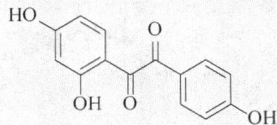

17

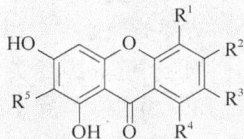

18　R¹=R²=R³=H R⁴=OH R⁵=H
18a　R¹=R²=R³=H R⁴=OH R⁵=Glc
19　R¹=H R²=OH R³=H R⁴=OH R⁵=H
20　R¹=R²=H R³=OH R⁴=R⁵=H
21　R¹=R²=H R³=OH R⁴=R⁵=H
22　R¹=OH R²=R³=R⁴=R⁵=H
23　R¹=R²=OH R³=R⁴=R⁵=H
24　R¹=R²=R³=R⁴=R⁵=H
25　R¹=H R²=R³=OH R⁴=R⁵=H

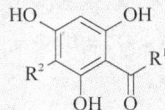

26　R¹=R²=H
27　R¹=n-Bu R²=H
28　R¹=CH₃ R²=H
28a　R¹=CH₃ R²=Glc
28b　R¹=CH₃ R²=Xyl

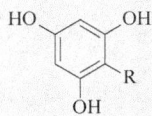

29　R=H
30　R=CH₂CH₃

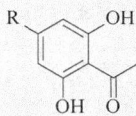

31　R=CH₃
32　R=H

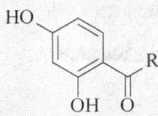

33　R=CH₃
35　R=OH

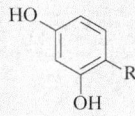

34　R=CH₂CH₃
36　R=H

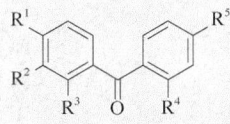

37　R¹=R²=R³=OH R⁴=H R⁵=OH
38　R¹=OH R²=R³=R⁴=H R⁵=H
39　R¹=R²=H R³=R⁴=OH R⁵=H

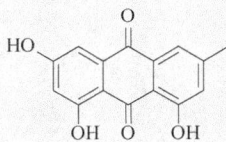

40

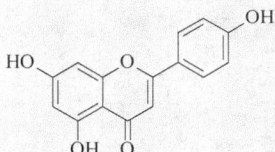

41

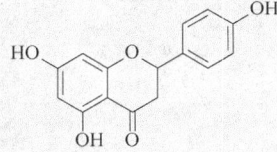

42

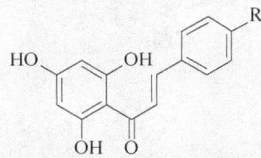

43　R=OH
44　R=H

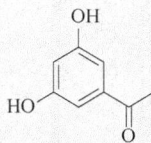

45

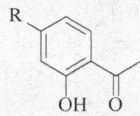

46　R=Br
47　R=F
48　R=NH₂
49　R=OCH₃

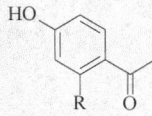

50　R=F
51　R=CH₃

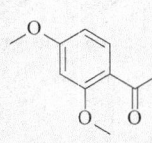

52

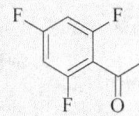

53

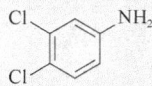

54

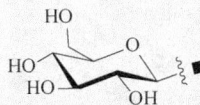

Glc=β-D-葡萄糖基

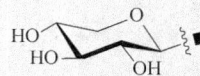

Xyl=β-D-木糖基

B

图 4-34　MiCGT 的底物谱考察

A. C-糖基化产物转化率。黑柱和灰柱分别表示 C-葡萄糖苷和 C-木糖苷。B. 底物及 C-糖基化产物结构。"*"表示已酶法制备及经 MS、¹H-NMR 和 ¹³C-NMR 鉴定的 C-糖基化产物；N. D. 未检测到；D. 仅 MS 检测到

为考察形成 *C-/O-*糖苷键类型的决定因素，对 MiCGT 与底物之间的构效关系进行了分析，发现 MiCGT 对 A 环含有 2, 4, 6-三羟基的化合物（**1～13**）仅具有 *C-*糖基化活性，对 A 环含有 2, 4-二羟基的化合物（**14～16**）兼有 *C-/O-*糖基化活性，而对 A 环的 2 位或 4 位只有一个羟基的化合物（**38，39**）则仅有 *O-*糖基化活性；对简单苯酚类化合物（**26～36**）也得到同样的结果。因此，羟基供电子基团对 A 环 3 位 C 的电子云密度有很大的影响，并在 *C-*糖基化反应中起着重要作用，这也为 *C-*糖基化反应的傅里德-克拉夫茨样反应（Friedel–Crafts-like）催化机制假说提供了实验证据。而 MiCGT 对 3, 5-二羟基苯乙酮（3, 5-dihydroxyacetophenone，**45**）及含有供电子基团（—NH₂，—CH₃，—OCH₃；**48，49，51，52**）或吸电子基团（—F，—Br；**46，47，50，53**）的苯乙酮类化合物无 *C-*糖基化活性，说明 A 环的 2 位和 4 位羟基是 MiCGT 进行 *C-*糖基化的必需基团。同时，除 UDP-葡糖糖外，MiCGT 还能以 UDP-木糖作为供体底物合成 *C-*木糖苷。综合以上实验结果，可以得出 A 环上羟基供电子基团的数目和位置决定了 MiCGT 催化形成 *C-/O-*糖苷键的类型。

通过对简单苯酚类化合物的结构分析，发现 MiCGT 所能够识别的最小结构单元为间苯二酚（resorcinol，**36**），而其他已报道的 *C-*糖基转移酶所能够识别的最小结构单元为 2′, 4′, 6′-三羟基苯乙酮（2′, 4′, 6′-trihydroxyacetophenone，**28**）。值得一提的是，MiCGT 还能够催化间苯二酚的相似骨架进行 *C-*糖基化反应（**26～36**），而这些简单 *C-*糖苷类化合物可以作为合成砌块用于复杂结构 *C-*糖基天然产物和（或）药物的合成，显示了 MiCGT 在化学合成方面的应用潜力。

（2）芒果 *C-*糖基转移酶 MiCGTb：MiCGTb 也为二苯甲酮 *C-*糖基转移酶，与 MiCGT 氨基酸序列相似度为 90%。在考察其催化特性时，发现 MiCGTb 能够在 pH 9.0 的碱性条件下催化根皮素（phloretin，**1**）、2-苯基-2′, 4′, 6′-三羟基苯乙酮（2-phenyl-2′, 4′, 6′-trihydroxyacetophenone，**2**）和 1-（2′, 4′, 6′-三羟基苯基）-戊烷-1-酮[1-（2′, 4′, 6′-trihydroxyphenyl）pentman-1-one，**3**）]进行 bis（双）-*C-*糖基化反应，而 MiCGT 在同样的条件下却只有 mono（单）-*C-*糖基化活性，MiCGTb 是首次发现的能够催化 bis（双）-*C-*糖基化反应的 *C-*糖基转移酶（图 4-35）。

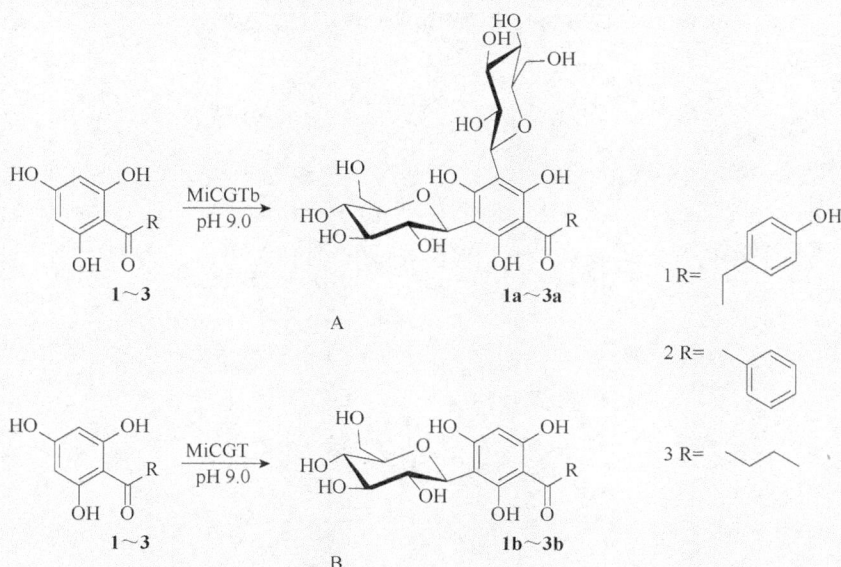

图 4-35　MiCGTb 催化 bis（双）-*C-*糖基化（A），MiCGT 催化 mono（单）-*C-*糖基化（B）

对 MiCGT 和 MiCGTb 进行了系统进化树分析，发现它们处于同一进化分支，且氨基酸序列相似度为 90%，那么为什么 MiCGTb 对化合物 **1～3** 具有 bis-*C-*糖基化活性呢？ MiCGT 和 MiCGTb 中哪些氨基酸序列的差异导致的 bis-*C-*糖基化活性？为回答这些科学问题，分别对 MiCGT 和 MiCGTb 的二级结构进行了预测，建立它们的三维结构模型。通过对 MiCGT 和 MiCGTb 的氨基酸序列、二级结构及空间结构的对比发现，它们不同的氨基酸序列主要位于蛋白的 N 端，即糖基受体结合区，从而导致蛋白二级结构及空间结构上的差异。

根据以上比对结果，将 MiCGT 和 MiCGTb 的 N 端氨基酸序列划分为 A～E 5 个区域，并将每个区域内不同的氨基酸进行互换构建了 10 个嵌合体蛋白。以化合物 **1～3** 作为底物进行 bis-*C*-糖基化活性测试，结果显示 MiCGTb-D 嵌合体几乎检测不到 bis-*C*-糖基化活性，而所对应的 MiCGT-D 嵌合体则可以明显观察到对这 3 个底物的 bis-*C*-糖基化活性，因此 MiCGTb 的 D 区域氨基酸负责 bis-*C*-糖基化反应。嵌合体 MiCGTb-A 的 bis-*C*-糖基化活性有所降低，而 MiCGTb-B 的 bis-*C*-糖基化活性比 MiCGTb 提高了 2～3 倍。通过结构分析发现，A 区域和 B 区域分别处于糖基转移酶受体结合腔的两侧，而 D 区域位于受体结合腔的底部，这些区域氨基酸的变化可能会引起结合腔形状或大小的改变，从而控制着 bis-*C*-糖基化反应。

随后，分别设计了 D 区单个氨基酸的互换以考察负责 bis-*C*-糖基化反应的活性位点。结果发现，152 位氨基酸的互换使 MiCGTb 几乎丧失了对化合物 **1～3** 二次 *C*-糖基化活性（嵌合体 MiCGTb-D-1），而 MiCGT 则有二次 *C*-糖基化活性（MiCGT-D-1），显示 MiCGTb 的 152 位氨基酸是负责二次 *C*-糖基化反应的活性位点。进一步对 MiCGT 的 152 位氨基酸进行饱和突变，结果发现当 MiCGT 的 152 位氨基酸突变为非极性或侧链较小的极性中性氨基酸时（Ile、Met、Val、Asn、Thr、Ala、Leu），突变体蛋白表现出较高的 bis-*C*-糖基化活性，而突变为极性带电荷或侧链较大的氨基酸时（Glu、Pro、Arg、Asp、Trp、Tyr）则无 bis-*C*-糖基化活性。所有突变体均表现出 100% 的 mono-*C*-糖基化活性。根据以上实验结果及三维结构分析，推测处于糖基受体结合腔底部的 152 位氨基酸侧链长短影响了结合腔的容量，进而控制不同结构类型 mono-*C*-糖苷类化合物能否进入活性腔。

前面结果提示 MiCGTb 的 A 区域和 B 区域对其 bis-*C*-糖基化活性有影响，将这两个区域的氨基酸残基与 MiCGT 相应氨基酸残基进行互换突变，获得 5 个突变体，发现 60、100 和 104 位氨基酸残基对活性是至关重要的，结合 152 位氨基酸，获得了 8 个四位点突变体，其 bis-*C*-糖基化活性都得到了提高，尤以 MiCGTb-GAGM 和 MiCGTb-KAGM 较野生型酶活性增加 4.2 倍（图 4-36）。

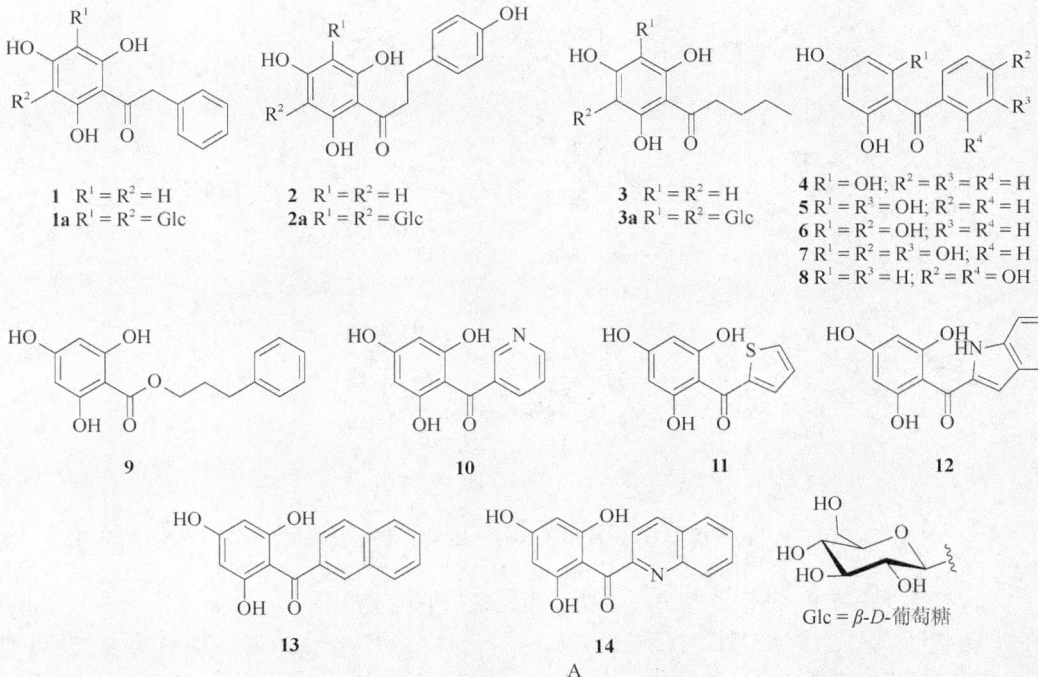

1 R¹ = R² = H
1a R¹ = R² = Glc

2 R¹ = R² = H
2a R¹ = R² = Glc

3 R¹ = R² = H
3a R¹ = R² = Glc

4 R¹ = OH; R² = R³ = R⁴ = H
5 R¹ = R³ = R⁴ = H; R² = OH
6 R¹ = R² = OH; R³ = R⁴ = H
7 R¹ = R² = R³ = OH; R⁴ = H
8 R¹ = R³ = H; R² = R⁴ = OH

9

10

11

12

13

14

Glc = *β-D*-葡萄糖

A

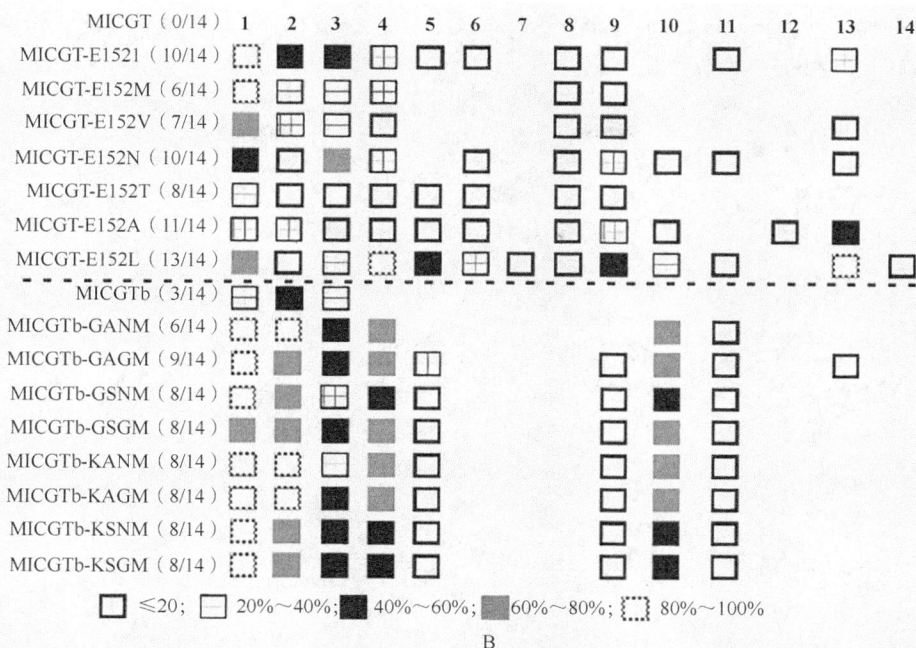

图 4-36 MiCGT 及 MiCGTb 突变体 bis-*C*-糖基化糖基受体底物杂泛性

A. 糖基受体底物结构（1~14）；B. 突变体酶催化生成 bis-*C*-糖苷产率（供体为 UDP-Glc，16）

通过上述单位点突变及多位点突变，获得了 15 个活性增强的突变体，分别以化合物 **1** 和 **1b** 为底物，第一次 *C*-糖基化的 K_{cat}/K_m 为 105~106L/（mol·min），第二次为 102~103L/（mol·min），提示第二次糖基化反应为限速步骤。这些 bis-*C*-糖基转移酶突变体表现出了惊人的 bis-*C*-糖基化活力，能够对 14 个不同结构类型的化合物进行 bis-*C*-糖基化反应，并且表现出较高的催化效率，对 6 个化合物（**1~5，13**）的 bis-*C*-糖基化活性大于 60%。值得注意的是，MiCGTb 仅能够识别化合物 **1~3**，而突变体蛋白 MiCGT-Glu152Leu 能够催化 13 个不同结构类型的化合物进行 bis-*C*-糖基化反应，提示通过蛋白质工程改造可使突变体蛋白具有更宽泛的底物谱。有意思的是，这些 bis-*C*-糖基转移酶突变体对不同结构类型化合物的 bis-*C*-糖基化活性差别较大，这就使得它们各具催化特点，可用来定向合成某一类 bis-*C*-糖苷类化合物。

以化合物 **2** 为糖基受体，考察突变体酶对 UDP-*α*-葡萄糖（**16**）、UDP-*α*-半乳糖（**17**）、UDP-*β*-鼠李糖（**18**）、UDP-*β*-阿拉伯糖（**19**）、UDP-*α*-*N*-葡萄糖胺（**20**）、UDP-*α*-木糖（**21**）、UDP-*α*-葡萄糖醛酸（**22**）、UDP-*β*-岩藻糖（**23**）、UDP-*α*-*N*-半乳糖胺（**24**）和 UDP-*α*-*N*-古洛糖胺（**25**）的催化活性，包括了 *C*-2、*C*-3、*C*-4 或 *C*-6 修饰的糖基供体及不同 *α*-构型和 *β*-构型糖基供体。结果显示突变体酶对糖基供体（**16~24**）有不同程度的识别，其中以 3 个 MiCGTb-B 的突变体酶（MiCGTb-GANM、MiCGTb-GAGM 和 MiCGTb-GSGM）活性最好，不仅能够识别 UDP-*α*-葡萄糖（**16**），而且还能够催化 UDP-*α*-半乳糖（**17**）、UDP-*β*-鼠李糖（**18**）、UDP-*β*-阿拉伯糖（**19**）、UDP-*α*-*N*-葡萄糖胺（**20**）、UDP-*α*-木糖（**21**）、UDP-*α*-葡萄糖醛酸（**22**）、UDP-*β*-岩藻糖（**23**）和 UDP-*α*-*N*-半乳糖胺（**24**）进行 *C*-糖基化反应，并且对 **16~22** 的转化率大于 60%，这是首次发现的具有如此罕见糖基供体宽泛性的 *C*-糖基转移酶（图 4-37）。值得注意的是，MiCGTb-B 突变体酶能够识别 *C*-2、*C*-4 或 *C*-6 修饰的糖基供体，这就暗示着其在催化天然与非天然糖基供体方面有巨大潜力。令人感兴趣的是，它们还能够同时识别 *α*-构型和 *β*-构型糖基供体，并生成对应的 *β*-糖苷和 *α*-糖苷，是首次发现的能够同时识别 *α*-构型和 *β*-构型糖基供体的一个 *C*-糖基转移酶。然而，除 UDP-葡萄糖外，MiCGTb-B 突变体对这些不同 *α*-构型和 *β*-构型糖基供体只能进行 mono-*C*-糖基化反应，但 MiCGTb-B

还可以催化这些生成的 mono-C-糖苷类化合物与 UDP-葡萄糖再进行 C-糖基化反应，最终生成含有 C-葡萄糖基的多种 bis-C-糖苷类化合物。

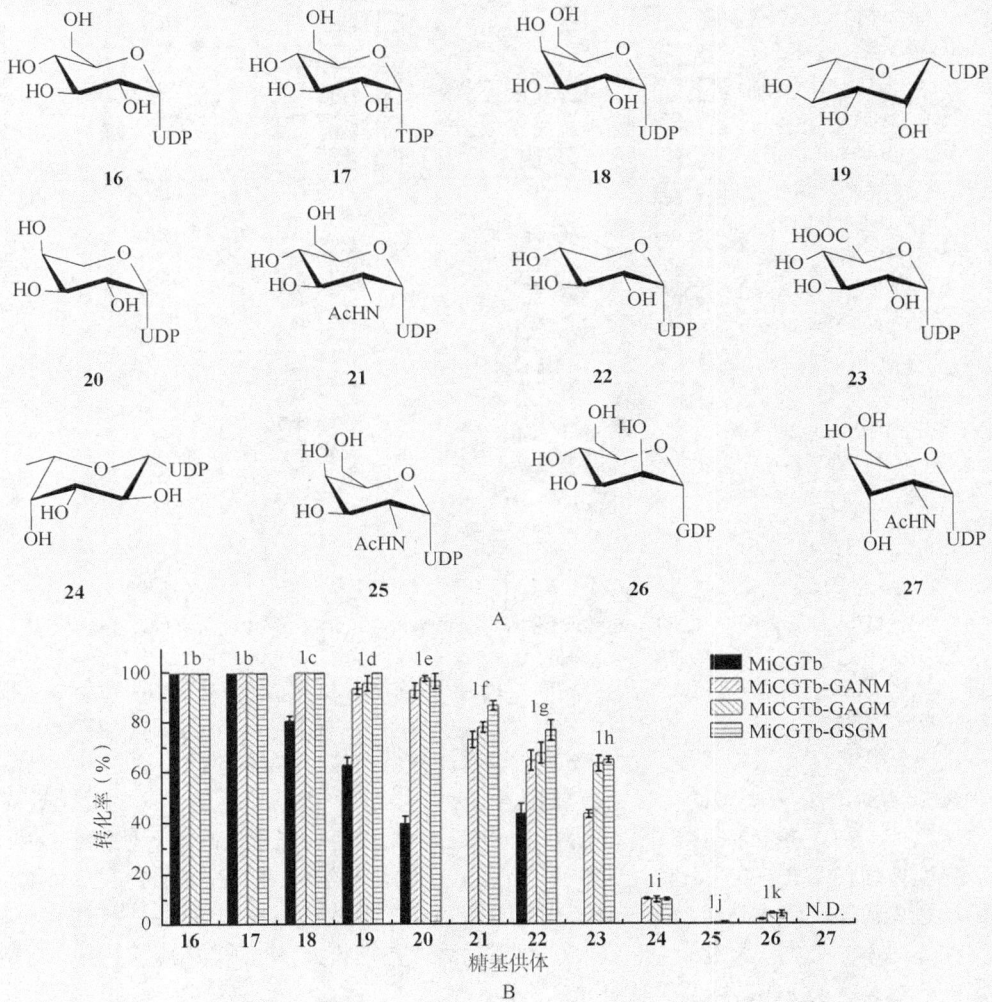

图 4-37　3 个 MiCGTb 突变体 mono-bis-C-糖基化糖基供体底物杂泛性
A. 糖基供体底物结构（16～27）；B. 突变体酶催化生成 C-糖苷产率（受体为化合物 1）。N.D.：未检测到

进一步对突变体酶进行底物谱考察，发现 MiCGTb-GAGM 能够催化香豆素类化合物生成其 C-糖苷，并建立了全细胞催化体系，利用全细胞催化合成了 12 个 C-糖基化产物，为香豆素类 C-糖苷的合成提供了新方法。

（五）思考与拓展

通过对芒果中 C-糖基转移酶的挖掘，发现并功能鉴定了芒果苷生物合成关键 C-糖基化反应相关的 C-糖基转移酶；进一步通过定向改造，得到一系列具催化与底物杂泛性的 C-糖基转移酶，为植物中其他种类 C-糖基转移酶的发掘与理性改造提供了启示，也为探索 C-糖基化的催化机制及底物宽泛性的结构基础提供了研究对象。这些 C-糖基转移酶所具有的底物杂泛性赋予其可作为工具酶高效、可设计性定向合成结构新颖多样的活性 C-糖苷类化合物，甚至可作为普适性功能元器件用于组合生物合成及合成生物学研究中制备结构多样活性 C-糖苷类化合物，发现新药。

参 考 文 献

Chen D W, Chen R V, Wang R S, et al. 2015. Probing the catalytic promiscuity of a regio-and stereo-specific C-glycosyltransferase from Mangifera indica[J]. Angew Chem Inter.Ed Engl, 54 (43): 12678-12682.

Chen D W, Fan S, Chen R V, et al. 2018. Probing and engineering key residues for bis-C-glycosylation and promiscuity of a C-glycosyltransferase[J]. ACS Catal, 8 (6): 4917-4927.

Chen R, Liu X, Zou J, et al. 2013. Regio- and stereospecific prenylation of flavonoids by Sophora flavescens prenyltransferase[J]. Adv Synth Catal, 355 (9): 1817-1828.

Gao L, Su C, Du X X, et al. 2020. FAD-dependent enzyme-catalysed intermolecular[4+2] cycloaddition in natural product biosynthesis[J]. Nat Chem, 12 (7): 620-628.

Kim H J, Ruszczycky M W, Choi S H, et al. 2011. An enzyme-catalyzed[4+2] cycloaddition is a key step in the biosynthesis of spinosyn A[J]. Nature, 473 (5): 109-112.

Li J H, Chen R, Wang R S, et al. 2018. Biocatalytic access to diverse prenylflavonoids by combining a regiospecific C-prenyltransferase and a stereospecific chalcone isomerase[J]. Acta Pharm Sin B, 8 (4): 678-686.

Wang R S, Chen R U, Li J H, et al. 2014. Molecular characterization and phylogenetic analysis of two novel regio-specific flavonoid prenyltransferases from Morus alba and Cudrania tricuspidata[J]. J Biol Chem, 289 (52): 35815-35825.

Yazaki K, Sasaki K, Tsurumaru Y. 2009. Prenylation of aromatic compounds, a key diversification of plant secondary metabolites[J]. Phytochemistry, 70 (15-16): 1739-1745.

高等植物中（异）夏佛塔苷合成途径中的两步碳糖基化过程

黄酮碳苷是一类重要的活性天然产物。其中，夏佛塔苷和异夏佛塔苷是一对常见的黄酮双碳苷异构体，是芹菜素 C-6 或 C-8 发生阿拉伯糖或葡萄糖基取代的产物。夏佛塔苷和异夏佛塔苷具有抗病毒、抗糖尿病、抗高血压、保肝、抗炎和抗氧化等多种生物活性，也具有植物保护活性，在药物及保健品领域具有很好的应用前景。不同于其他多数的类黄酮碳苷化合物，（异）夏佛塔苷的分布不局限于某些特定的植物科属，而是广泛存在于高等植物中。研究表明，（异）夏佛塔苷至少存在于 39 个科的 184 种植物中，其中包括粮食作物水稻、玉米、小麦、高粱，以及药用植物甘草、黄芩、天南星、青蒿等。因此，阐明（异）夏佛塔苷的生物合成途径具有重要意义。

1. 观察

黄酮苷元的生物合成途径目前已被深入解析，但（异）夏佛塔苷合成过程中的糖基化过程仍然未知。碳糖基化反应通常由 C-糖基转移酶（CGT）催化完成。植物 CGT 序列相似度较低，在本研究之前所报道的植物 CGT 仅有 44 条，依其功能大致可分为两类：第一类 CGT 直接在黄酮或异黄酮苷元的 C-6 或 C-8 发生 C-糖基化反应，生成相应的（异）黄酮碳苷；第二类 CGT 则以 2-羟基黄烷酮的开环形式为底物，发生 C-糖基化反应，随后脱水生成相应的黄酮碳苷。（异）夏佛塔苷的糖基化属于哪条途径，是通过几步反应完成，目前仍不清楚。

2. 分析

研究以药用植物黄芩为研究对象，解析了（异）夏佛塔苷的两步碳糖基化生物合成途径：SbCGTa 以开环的 2-羟基黄烷酮为底物，以 UDP-Glc 为糖基供体，发生第一步葡萄糖碳糖基化反应，生成葡萄糖单碳苷；随后 SbCGTb 以 UDP-Ara 为糖基供体，催化葡萄糖单碳苷发生第二步阿拉伯糖碳糖基化反应，最后脱水生成夏佛塔苷及异夏佛塔苷。通过 RNA 干扰（RNAi）以及基因过表达，验证了 CGTa/b 在植物体内参与夏佛塔苷的生物合成。此外，进一步从甘草等 6 种植物中鉴定了 12 个 CGTa/b，并通过转录组分析，发现由 CGTa/b 催化的两步碳糖基化反应合成夏佛塔苷的生物合成途径在自然界中普遍存在。研究还解析了 5 个 CGTa/b 酶的晶体结构，初步阐明了 CGTa/b 的选择性机制，并通过定点突变，实现了 CGTb 向 CGTa 的功能改变。

3. 验证

（1）黄芩中 SbCGTa 和 SbCGTb 的功能鉴定：研究者通过黄芩转录组 BLAST 分析获得候选基

因，克隆候选基因后采用大肠杆菌异源表达，Ni-NTA 亲和层析纯化蛋白。通过体外酶催化反应发现两条活性 CGT 基因 *SbCGTa* 及 *SbCGTb*。*SbCGTa* 和 *SbCGTb* 具有较高的序列同源性（62%），但表现出了明显不同的底物及糖供体选择性。体外酶催化反应结果显示，SbCGTa 偏好催化 2-羟基柚皮素（**2**）发生葡萄糖基化，SbCGTb 偏好催化 2-羟基柚皮素的单碳苷（**3**）发生阿拉伯糖基化。由此推测黄芩中（异）夏佛塔苷的生物合成途径：SbCGTa 以开环的 2-羟基黄烷酮为底物，以 UDP-Glc 为糖基供体，发生第一步葡萄糖碳糖基化反应，生成葡萄糖单碳苷（**3**）；而 SbCGTb 则以 UDP-Ara 为糖基供体，催化第一步的葡萄糖单碳苷（**3**）发生第二步阿拉伯糖基化反应，生成的双碳苷（**4**）随后脱水生成夏佛塔苷（**4a**）及异夏佛塔苷（**4b**）（图 4-38）。SbCGTa 和 SbCGTb 的酶促动力学参数（K_{cat}/K_m）测定结果进一步证实了以上的底物及糖供体偏好。

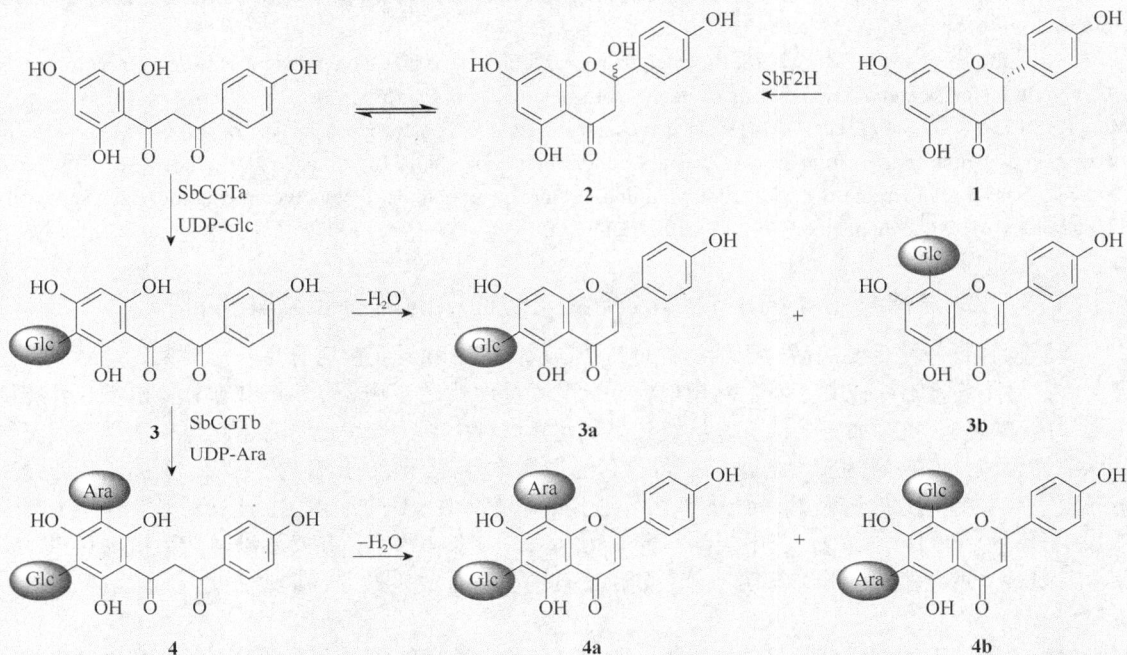

图 4-38　（异）夏佛塔苷的生物合成途径

（2）CGTa/b 同源基因的挖掘：（异）夏佛塔苷广泛存在于植物中，为寻找其他植物中类似的 CGTa/b 酶，研究者以 10 种已知的碳糖基转移酶和 SbCGTa/b 的基因序列作为 BLAST 分析的模板，从 19 种植物的转录组中发现了 49 条完整的编码基因。通过功能验证，从粳稻（*O. sativa* subsp. *japonica*）、玉米（*Zea mays*）、天南星（*Arisaema erubescens*）、大漂（*Pistia stratiotes*）、少根紫萍（*Landoltia punctata*）和乌拉尔甘草（*Glycyrrhiza uralensis*）这 6 种植物中克隆表达了 12 条 CGTa/b 基因（图 4-39）。其中 OsCGTa、ZmCGTa、AeCGTa、LpCGTa、PsCGTa 和 GuCGTa 显示出与 SbCGTa 类似的催化功能；OsCGTb、ZmCGTb、AeCGTb、LpCGTb、PsCGTb 和 GuCGTb 显示出与 SbCGTb 类似的催化功能。为了进一步探究 CGTa/b 催化途径在更广泛的高等植物中的普遍性，研究者在 CNGB 1KP 数据库中，使用 2-羟基黄烷酮 CGT 的保守“DPF”序列对 487 科的 1163 个物种的转录组数据进行分析。其中，119 种植物至少含有两个候选基因，可能分别对应于 CGTa/b 酶。这些结果表明不论在单子叶或双子叶植物中，CGTa/b 酶参与的（异）夏佛塔苷的生物合成途径是广泛存在且普遍一致的。

（3）CGTa/b 的体内功能鉴定：为了验证 CGTa/b 在植物体内的功能，研究者对黄芩中基因表达量与（异）夏佛塔苷含量之间的相关性展开研究。结果表明，黄芩生长过程中（异）夏佛塔苷含量与 SbCGTa/b 表达量呈一定正相关。此外，研究者以乌拉尔甘草的毛状根为实验材料，通过 RNAi 验证 CGTa/b 的体内功能。RNAi 实验结果表明，当 CGTa 或 CGTb 基因表达下调后，甘草毛状根中

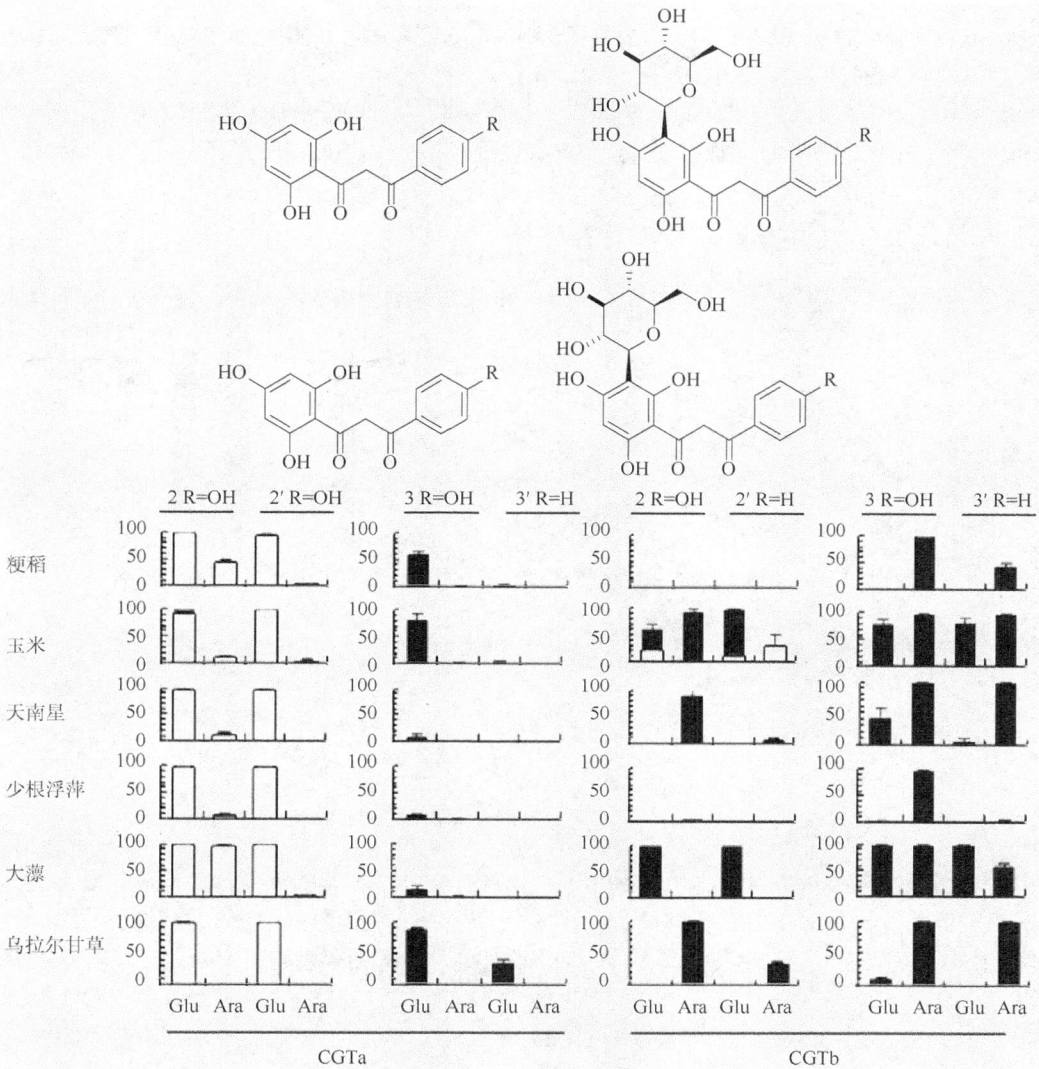

图 4-39　6 种植物 CGTa/b 的体外功能表征

分别以 2-羟基柚皮素（**2**）、2-羟基松属素单葡萄糖碳苷（**3**）、2-羟基松属素（**2′**）、2-羟基松属素单葡萄糖碳苷（**3′**）作为底物，UDP-Glc、UDP-Ara 作为糖供体。空心柱为单糖苷产物，实心柱为双糖苷产物

夏佛塔苷及异夏佛塔苷的含量均明显下降。同时，CGTb 基因被过表达后，（异）夏佛塔苷的含量也相应提高。由此说明，在植物体内（异）夏佛塔苷也是由 CGTa/b 通过两步碳糖基化反应催化完成。

（4）解析 CGT 的晶体结构与催化机制：研究者获取了 5 个蛋白质晶体结构（SbCGTa · UDP、SbCGTb · UDP-Glc、LpCGTa · UDP、LpCGTb 和 ZmCGTa · UDP），对 CGTa/b 酶的催化机制进行研究。所得的晶体分辨率为 2.05～3.0Å，均具有典型的 GT-B 折叠和两个 Rossmann 样 β/α/β 结构域。在已经报道的植物糖基转移酶中，5′端一个保守的组氨酸（His）残基可激发底物脱质子化，从而引发催化反应。该残基在 SbCGTa 中对应着 His24，在 SbCGTb 中对应着 His23。当将这两个组氨酸残基突变为丙氨酸（A）时，SbCGTa/b 的活性会显著降低。由晶体结构分析可得，SbCGTa 的 His24 接近 2-羟基柚皮素的 2-OH，随后启动糖基化反应生成其单碳苷。接下来，SbCGTb 的 His23 接近单碳苷的 6-OH，并启动第二步糖基化生成双碳苷，脱水后可进一步转化为（异）夏佛塔苷。

（5）CGTa/b 酶不同催化特性的结构基础：为探究 CGTa/b 酶之间催化机制的差异，研究者将 SbCGTa 和 SbCGTb 的结构重叠比较。结果表明两个结构高度同源，但活性口袋的 11 个氨基酸具有差异（图 4-40A）。LpCGTa/b 也观察到类似的差异。随后，研究者通过互换这 11 个氨基酸构建了 SbCGTa 和 SbCGTb 的突变体（SbCGTa-11aa 及 SbCGTb-11aa）。其中，SbCGTa-11aa 不再具有催化活性，而 SbCGTb-11aa 显示出与 SbCGTa 类似的功能。同时，该突变体失去了催化 2-OH 柚皮素单碳苷生成双碳苷的天然功能。为了进一步鉴定 SbCGTb 中的关键氨基酸，研究者进一步构建了一系列单点或多位点突变体。

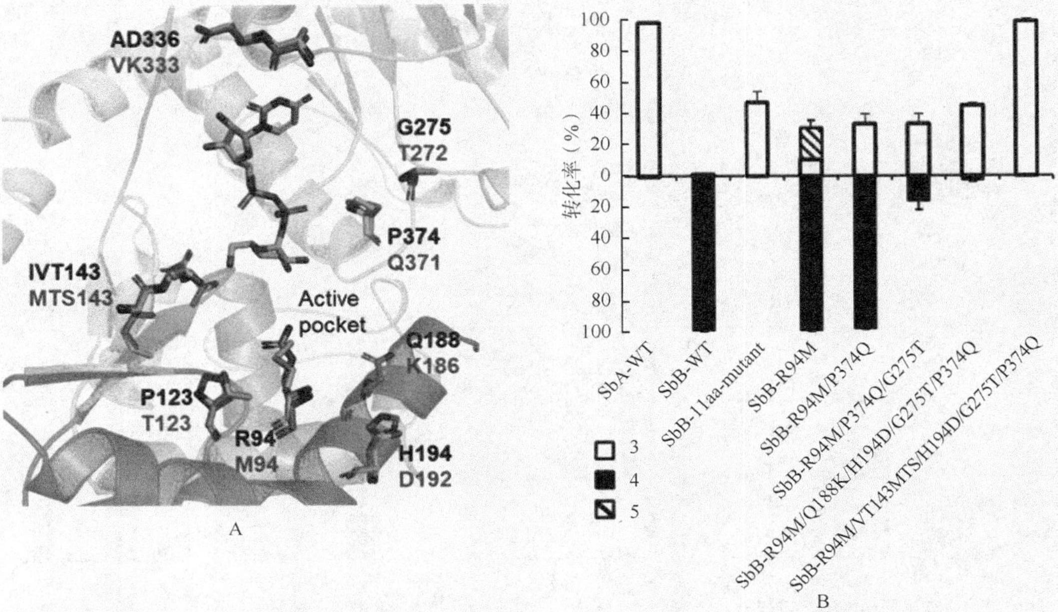

图 4-40 SbCGTa/b 活性口袋的关键差异氨基酸（A）及 SbCGTb 突变体的催化功能（B）

其中，SbCGTb-R94M/I143M/V144T/T145S/H194D/G275T/P374Q 突变体虽然催化效率（k_{cat}/K_m）相对较低，但功能与 SbCGTa 几乎相同（图 4-46B）。研究者模拟了该突变体的结构，并用该突变体及野生型 SbCGTb 与 2-羟基柚皮素（2）进行分子对接。对接结果表明，突变改变了底物结合口袋的形状，从而影响酶与底物的结合。对于野生型 SbCGTb，2-羟基柚皮素的 C-3 和 2-OH 分别远离 UDP-Glc 的异头碳（5.32Å）和关键氨基酸 His23（4.27Å），表明 2-羟基柚皮素不是 SbCGTb 的合适底物。而在突变体模型中，2-羟基柚皮素更靠近异头碳（4.43Å）和 His23（2.65Å），这可能是突变体获得 SbCGTa 功能的原因。

4. 拓展

本研究发现了植物中（异）夏佛塔苷的生物合成是由两种具有不同催化特征的同源 CGT（即 CGTa 和 CGTb）依次催化的。通过晶体结构分析和关键氨基酸的突变，初步解释了 CGTa 和 CGTb 催化选择性不同的原因。CGTa 和 CGTb 酶都具有广泛的底物杂泛性。CGTb 酶还具有供体杂泛性，除 UDP-Ara 外，也可接受 UDP-Xyl、UDP-Glc 和 UDP-Gal。这些酶可用于合成黄酮类化合物的多种双碳苷和其他具有不同糖基的 2′, 4′, 6′-三羟基苯乙酮类化合物。酶促碳糖基化反应简单、绿色、位点选择性强，比化学方法更加优越。研究还表明，（异）夏佛塔苷生物合成途径中的两步碳糖基化过程在高等植物可能是普遍存在的，这解释了（异）夏佛塔苷广泛分布的原因。鉴于 CGTa/b 广泛存在、功能保守，它们也许是研究植物次生代谢分子进化机制的理想目标。最后，粮食作物和中草药含有大量的（异）夏佛塔苷及其生物合成类似物，因此（异）夏佛塔苷对人类健康的影响值得进一步评估。

参 考 文 献

Wang Z L，Gao H M，Wang S，et al. 2020. Dissection of the general two-step di-*C*-glycosylation pathway for the biosynthesis of（iso）schaftosides in higher plants[J]. Proc Natl Acad Sci U S A，117（48）：30816-30823.

黄芪糖基转移酶 AmGT8 及其半理性设计结构改造

三萜皂苷是自然界中广泛存在的一类天然产物,具有重要的生物活性,如具有保肝活性的甘草酸、具有抗肿瘤活性的人参皂苷 Rh_2 及人参皂苷 Rg_3 等。通过化学方法合成三萜皂苷难度较大。由糖基转移酶(GT)催化的糖基化反应可以高效对三萜骨架进行修饰,目前已有多种三萜糖基转移酶被报道,它们可催化多种不同骨架的糖基化反应,如齐墩果烷型、达玛烷型、葫芦烷型、茄次碱烷型等。

1. 观察

黄芪是我国常用的传统中药,具有补气固表、托毒排脓等功效。黄芪皂苷是黄芪的主要成分,其母核为环阿屯烷型四环三萜,代表成分为黄芪甲苷(环黄芪醇-3-O-木糖-6-O-葡萄糖)。催化环阿屯烷型三萜类化合物的糖基转移酶尚未报道。因此挖掘新颖的环阿屯烷型三萜糖基转移酶具有重要意义。

2. 分析

本研究以膜荚黄芪(*Astragalus membranaceus*)为研究对象,通过转录组数据分析、候选基因筛选,从中挖掘出一条新颖的环阿屯烷型三萜糖基转移酶 AmGT8。其可以催化环黄芪醇发生 3-O/2′-O-糖基化反应,催化时间曲线(Time-course)表明其主要催化位点为 2′-OH。此外,AmGT8 还具有潜在的 6-OH 催化功能,但活性极弱(<3%)。为了实现黄芪甲苷的合成,非常有必要对 AmGT8 进行改造。

由于获得的晶体结构有限,三萜类糖基转移酶的催化机制尚不完全清晰。同时,底物三萜的体积较大,酶催化功能的改造也具有较大难度。目前仅有少量研究成功改变了三萜 GT 的功能。例如,研究者通过易错 PCR 的方式筛选了约 5000 个突变体,对来自罗汉果的 UGT74AC1 进行改造,获得了强于野生型蛋白质催化活性 41 700 倍的突变体。再例如,通过筛选约 2800 个突变体,找到了提高酵母 UGT51 催化人参皂苷 3 位糖基化的活性。通过随机突变来进行蛋白质定向改造的方式工作量较大且目标性不强,在一定程度上导致蛋白质功能改造的效率较低。目前还尚未实现三萜类糖基转移酶的位点选择性改造。

3. 验证

(1)AmGT8 的分子克隆及功能鉴定:本研究以膜荚黄芪为研究对象,使用 5 条已报道的具有不同功能的三萜糖基转移酶为参考序列,对转录组 SRR923811 进行 BLAST 分析。通过保守域分析,共得到 14 条完整的基因编码序列。随后,设计引物将候选基因从膜荚黄芪 cDNA 中扩增出来,并构建 pET28a 重组质粒,于 *E. coli* BL21(DE3)中进行异源表达及纯化。其中获得一条对环黄芪醇(CA,**1**)具有催化活性的基因,将其命名为 *AmGT8*。

为进一步对 AmGT8 的催化功能进行表征,以环黄芪醇为底物,UDP-Glc 为糖基供体,通过 LC/ELSD 及 LC/MS 进行检测。结果表明,AmGT8 催化 CA 的反应中包含 3 个产物,其中主产物 **1a** 转化率为 96.6%,并通过 NMR 鉴定为双糖产物:环黄芪醇 3-(2-O-β-D-葡萄糖基)-O-β-D-葡萄糖苷。副产物 **5** 及 **1b** 含量极低,通过标准品比对分别鉴定为 3-OH 及 6-OH 的糖基化产物。Time-course 实验表明 AmGT8 催化环黄芪醇时,通过连续两步的糖基化反应,依次催化 3-OH 及 2′-OH 生成相应的双糖产物,且其主要功能在于 2′-O-糖基化,3-O-糖基化为其限速步骤,6-O-糖基化仅为活性极弱的副反应。其催化 2′-O-糖基化的 K_m 值为 45.5μmol/L(图 4-41)。AmGT8 是目前报道的第一个环阿屯烷型三萜糖基转移酶。

(2)AmGT8 的位点选择性:随后,研究者以一系列不同类型的化合物作为底物,研究 AmGT8 的催化规律。结果表明,AmGT8 对达玛烷型、齐墩果型三萜均表现出连续的 3-O-及 2′-O-糖基化活性,生成相应的双糖产物,且其更加倾向于 2′-O-糖基化;同时,AmGT8 对 3 位含有一个糖基的三萜皂苷表现出很强的 2′-O-糖基化活性;更有意思的是,当环黄芪醇的 3-OH 变为羰基后(**11**),AmGT8 对其表现出很强的 6-OH 糖基化活性。同时 AmGT8 亦可高效催化原人参三醇(**12**)及人参皂苷 F_1(**13**)的 6-OH 分别生成人参皂苷 Rh_1 及人参皂苷 Rg_1(图 4-42)。

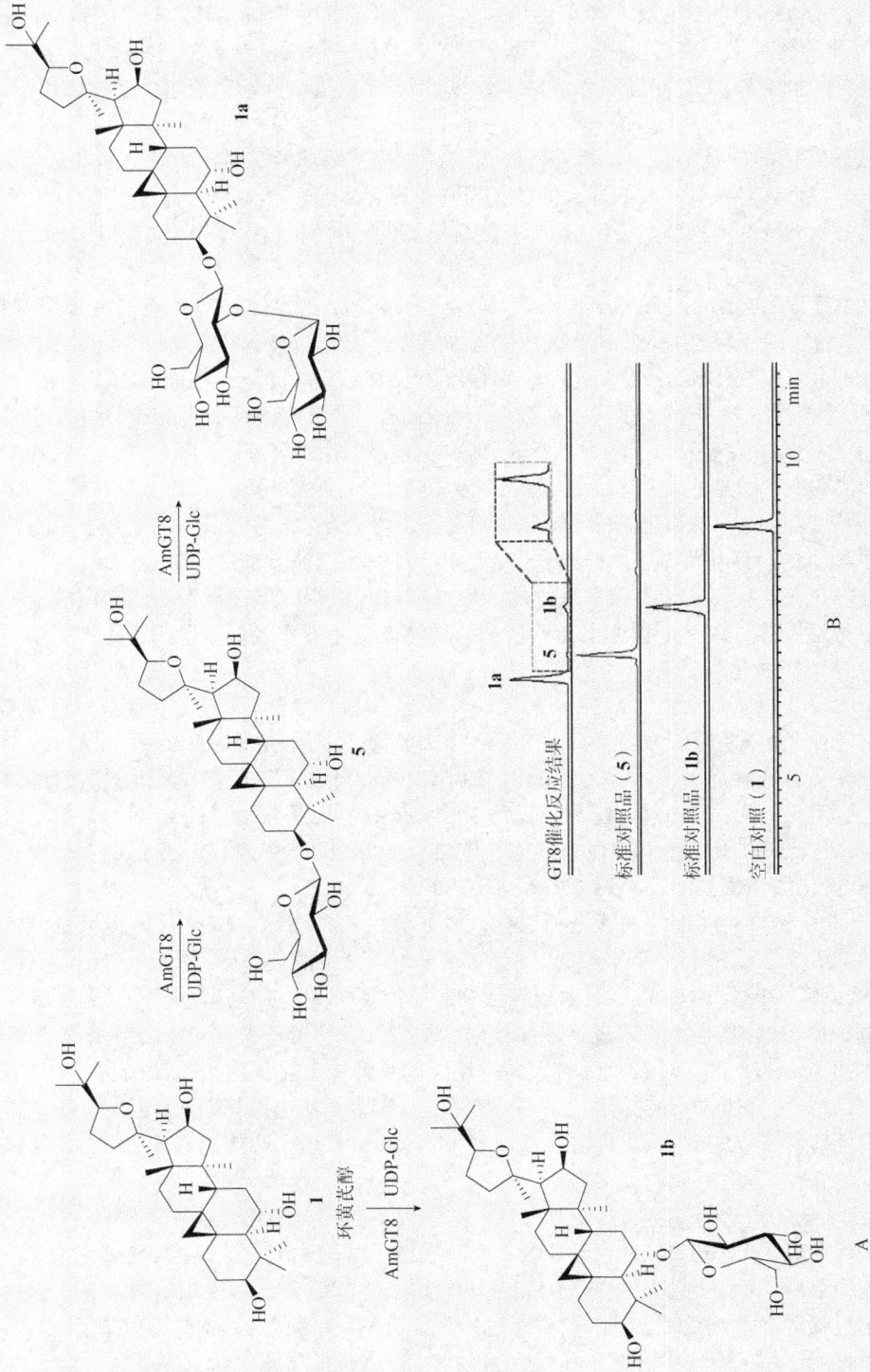

图4-41 AmGT8催化功能表征

A. AmGT8以环黄芪醇为底物的催化功能；B. 酶促反应的LC/MS分析

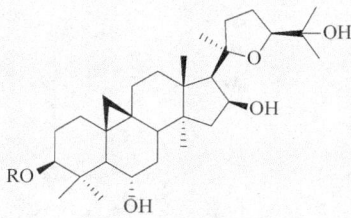

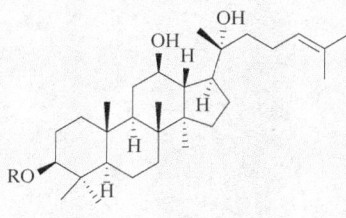

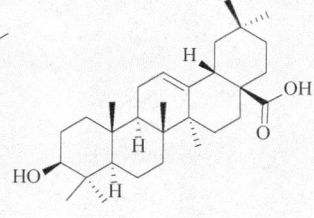

1 R=H
1a R=Glc-(2,1)-Glc*

2 R=H
2a R=Glc-(2,1)-Glc▽

3

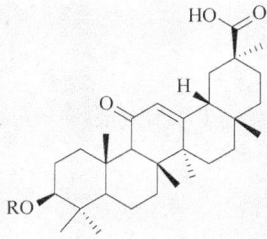

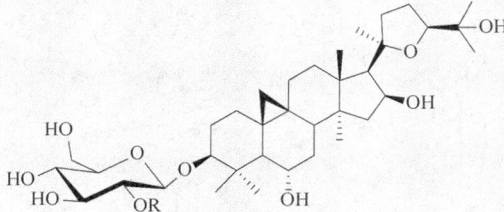

4 R=H
4a R=Glc-(2,1)-Glc*

5 R=H
1a R=Glc*

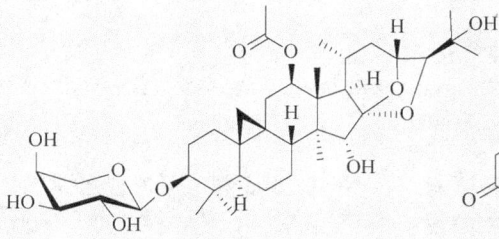

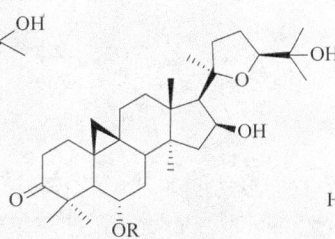

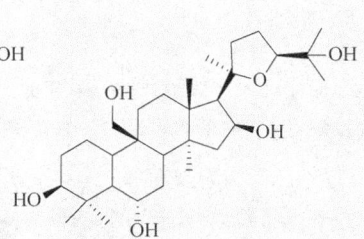

8

11 R=H
11a R=Glc*

14

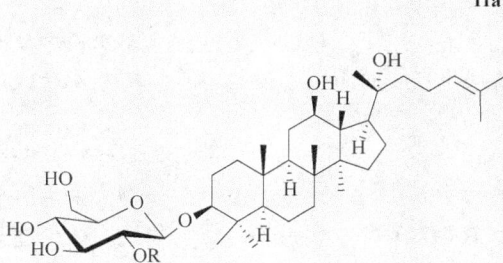

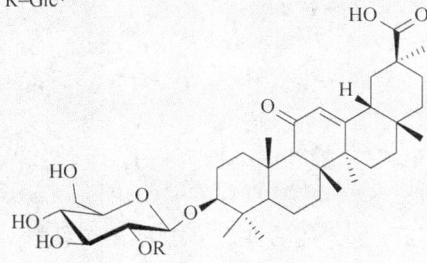

6 R=H
2a R=Glc▽

9 R=H
4a R=Glc*

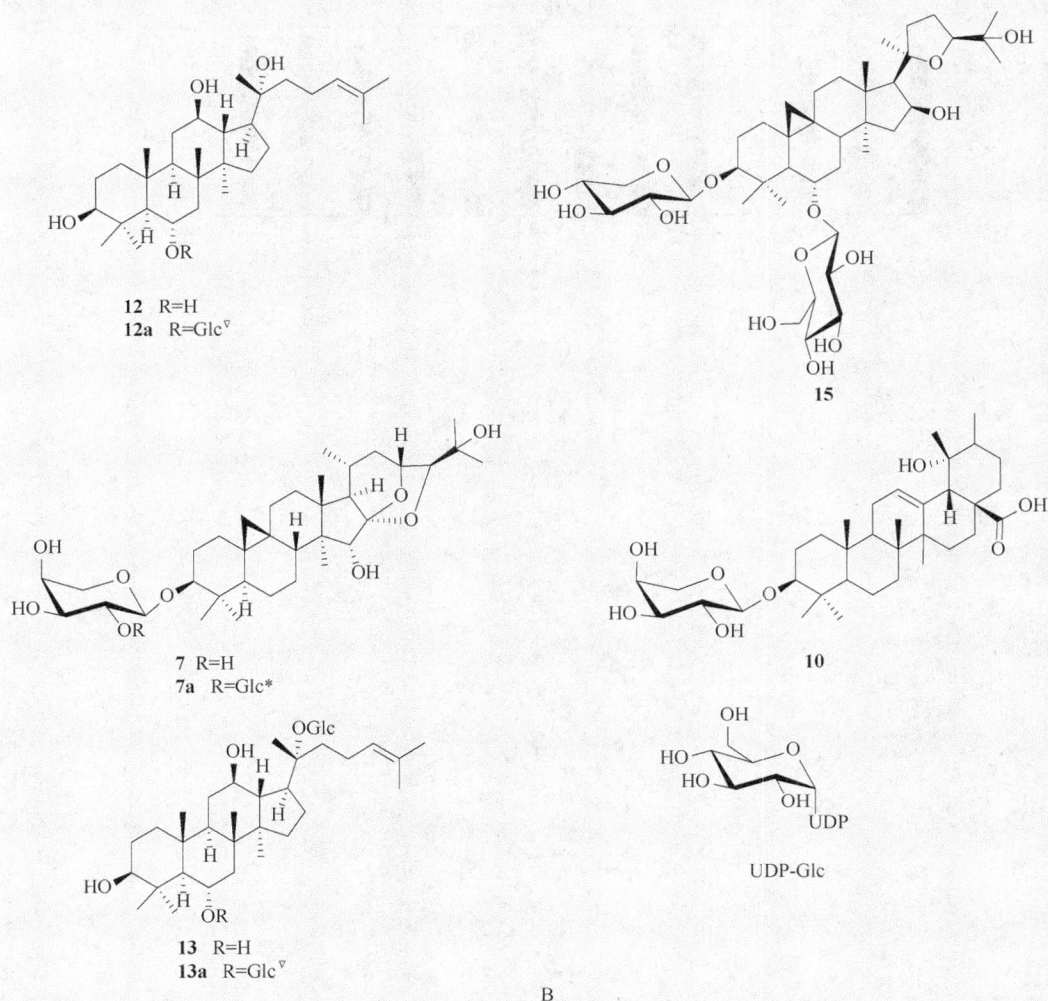

图 4-42　AmGT8 底物杂泛性考察

A. AmGT8 催化产物的转化率；B. 底物 1～15 及部分产物的结构。"*"表示产物经纯化并经 NMR 鉴定，"▽"表示通过与标准品比对鉴定

以上结果表明，AmGT8 是一个多功能的三萜糖基转移酶，对不同三萜底物均可表现出 3-OH，2′-OH 和（或）6-OH 糖基化活性。同时，底物结构的细微变化即可引起酶催化位点的改变。因此，AmGT8 不仅可以用于黄芪皂苷、人参皂苷等天然产物的酶催化修饰，还可能通过酶催化功能的改造，实现黄芪甲苷的合成。

（3）AmGT8 的半理性设计及功能改造：AmGT8 表现出了 3 种催化活性，但 6-*O* 和 3-*O* 的位点选择性较差。为进一步提升 3-/6-/2′-位点特异的糖基化，以便应用于黄芪皂苷的酶催化合成，本研究对其催化功能进行了改造。

首先以 PaGT3 的晶体结构为模板，利用 SWISS-MODEL 对 AmGT8 进行同源模建，获得其蛋白质结构模型。随后选取具有不同催化位点（3-OH，2′-OH，6-OH）的 3 个化合物分别进行分子对接。对接结果显示，在活性口袋中有 4 个区域（A/B/C/D）可能会对蛋白质与底物的结合起到重要作用，进而影响其催化位点（图 4-43）。随后对这 4 个区域（共计 10 个氨基酸）进行了定点突变，选取不同类型的氨基酸作为替换对象，构建了包含 55 个突变体的小型突变体库。活性验证表明，突变体 A394F 获得了与野生型 AmGT8 截然不同的催化活性：以环黄芪醇为底物时，A394F 主要催化其 6-OH，而非 3-OH 及 2'-OH。进一步对 A394 位点进行饱和突变，获得突变体 A394D 仅具有 3-OH 催化活性，基本丧失 2'-OH 催化活性；与此相反，突变体 T131V 则保留 2'-OH 催化活性，而基本丧失 3-OH 催化活性（图 4-43）。酶学参数考察表明，3 种突变体催化效率较野生型 AmGT8 无明显改变。综上，通过获得 AmGT8 的 3 种不同功能的突变体，实现了位点选择性的改造。

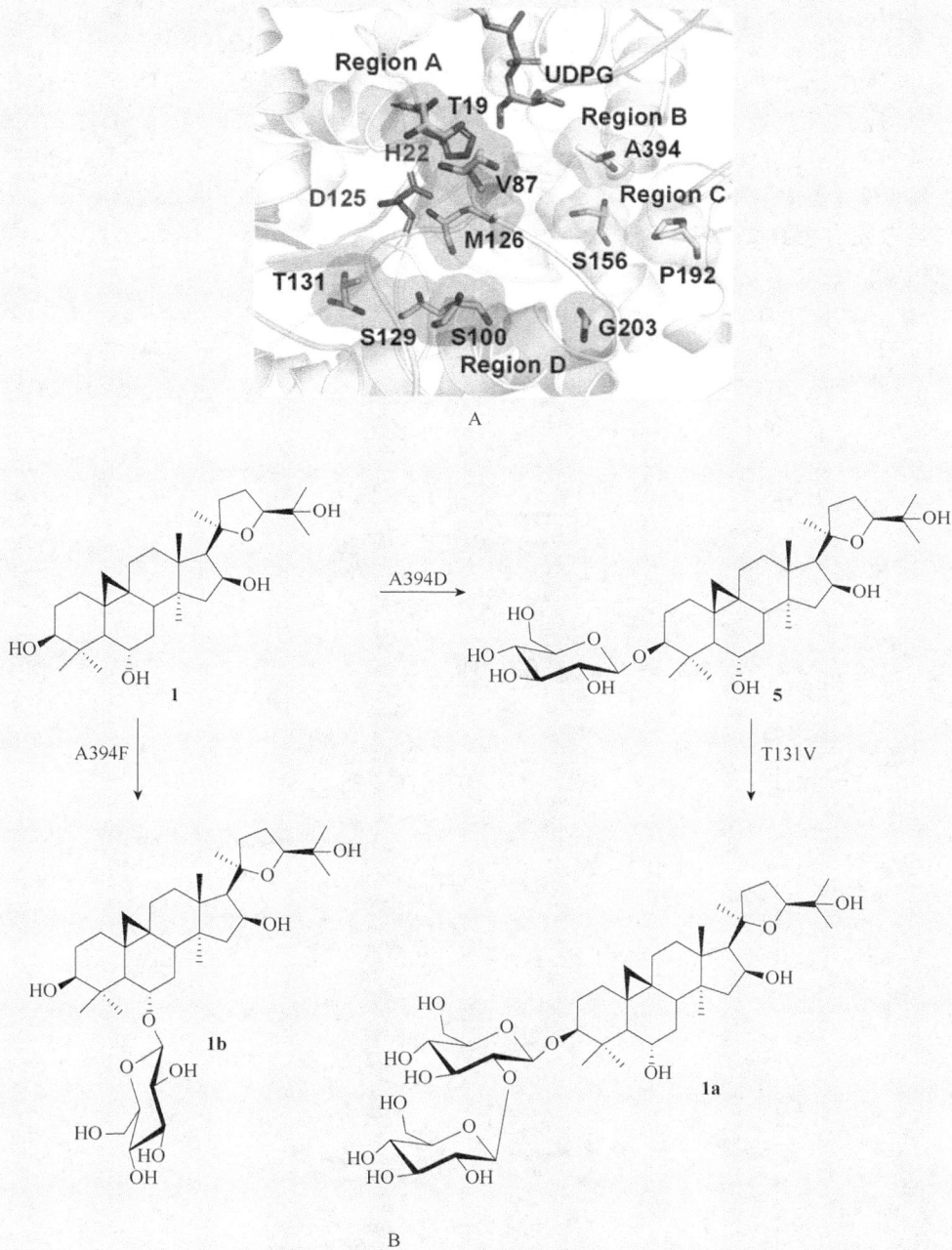

图 4-43　AmGT8 底物结合区（A）和 AmGT8 突变体催化活性（B）

（4）对#394 的区域选择性的机制研究：随后，研究者通过分子动力学模拟、QM/MM 计算及氢氘交换质谱等方式来进一步阐明由于 A394 位点突变引起的位点选择性差异。

将环黄芪醇与突变体 A394F 进行分子对接，分别获得发生 3-O-糖基化及 6-O-糖基化时的两种构象。分子动力学模拟结果表明，突变体 A394F 在发生 6-O-糖基化反应时，反应位点 6-O 原子及 UDP-Glc 糖基的端基碳原子之间的距离始终保持稳定；与此相反，A394F 在发生 3-O-糖基化反应时，3-O 原子与端基碳原子的距离发生偏移，表明 6-O-糖基化反应构象在 A394F 中更加稳定。QM/MM 计算结果显示，野生型 AmGT8 中，发生 3-O-糖基化反应的初始状态能量及最终状态能量均明显低于 6-O-糖基化反应；然而在突变体 A394F 中，发生 6-O-糖基化反应的初始状态能量及最终状态能量则明显低于 3-O-糖基化反应（图 4-44）。由此表明，单位点的突变可改变酶催化反应的相对能量，进而影响催化的位点选择性。此外，氢氘交换质谱表明，相较于野生型 AmGT8，突变体 A394F 的绝大部分肽段都表现出氘交换降低，由此说明 A394F 的蛋白质结构较野生型 AmGT8 的刚性提高。其中 4 个肽段：T19-L32、V78-S92、D169-W194、N418-S449 表现出显著的氘取代变化（图 4-45）。T19-L32 包含催化反应的关键氨基酸 H22，V78-S92 则位于底物结合区。因此研究者推测，A394 位点氨基酸的改变引起了底物结合区的疏水性分布，进而影响了蛋白结构及底物结合构象，表现为催化位点的改变。

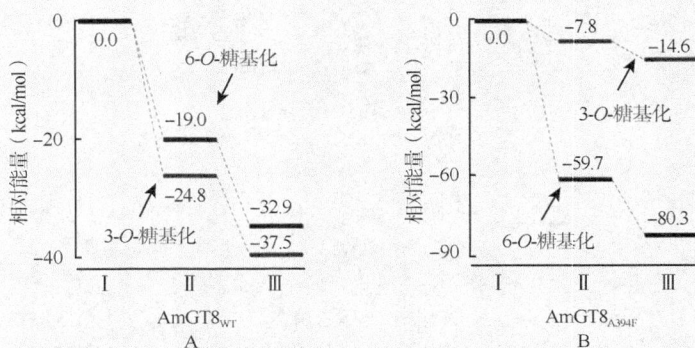

图 4-44　AmGT8$_{WT}$ 和 AmGT8$_{A394F}$ 催化的初始态与最终态的相对能量分布

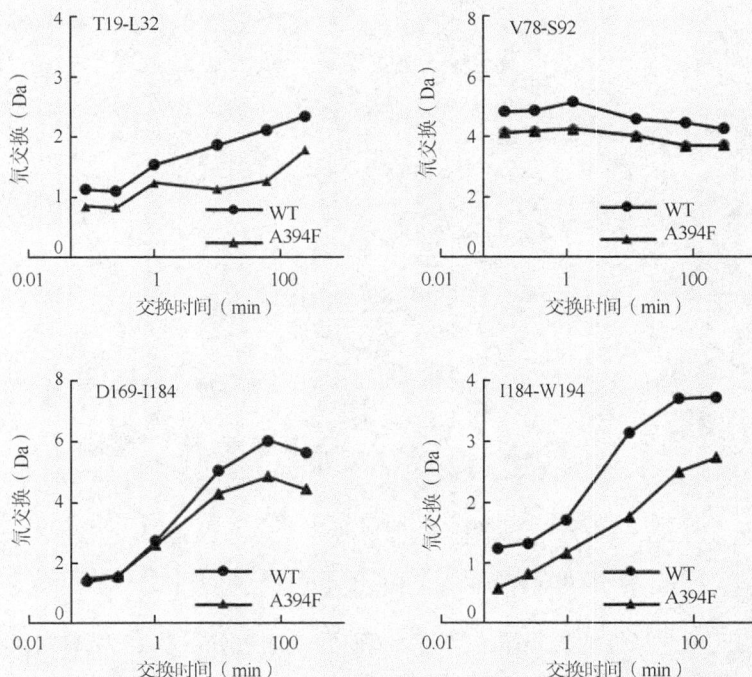

图 4-45　氢氘交换质谱分析 AmGT8 及 A394F 结构

（5）#394 位点应用于其他植物糖基转移酶的区域选择性改造：A394 在 AmGT8 的位点选择性中起到重要作用。研究者发现该位点在植物 GT 的序列及结构上高度保守：位于 PSPG box 的倒数第三个氨基酸，绝大部分均为侧链最短的丙氨酸（A）或甘氨酸（G），是底物结合区与糖供体结合区的分界点。为进一步研究该 A/G 保守位点在其他植物 GT 中是否也具有关键作用，选择黄酮类 O-糖基转移酶 GuGT10、GuGT14，黄酮类 C-糖基转移酶 TcCGT1 为研究对象，对相应位点进行突变。结果表明：野生型 GuGT10 催化山奈酚 3-OH 及 7-OH 生成双糖产物，其突变体 GuGT10-A378F/GuGT10-A378D 催化 7-O-糖基化反应，突变体 GuGT10-A378F 则催化 4′-O-糖基化反应；野生型 TcCGT1 催化芹菜素发生 8-C-糖基化反应，其突变体 A394Y 则催化其发生 4′-O-糖基化反应。以上结果说明，A/G 保守位点对植物 GT 的位点选择性改变具有一定普适性。该发现为植物 GT 的功能改造研究提供了新思路。

（6）酶组合催化合成黄芪甲苷及黄芪皂苷Ⅲ：通过对突变体库进行筛选，获得利用 UDP-Xyl 活性明显提高的突变体 P192E。P192E 可利用 UDP-Xyl 为糖基供体，环黄芪醇为底物，生成黄芪皂苷合成途径的关键中间体环黄芪醇 3-O-木糖苷，其催化效率较野生型 AmGT8 具有明显提高。随后以环黄芪醇 3-O-木糖苷为底物，UDP-Glc 为糖基供体，分别利用突变体 A394F 及 T131V 组合催化其 6-OH 及 2′-OH 合成黄芪甲苷及黄芪皂苷Ⅲ。

4. 拓展

本研究从药用植物膜荚黄芪中发现了第一个环阿屯烷型三萜糖基转移酶 AmGT8，其可催化环黄芪醇的 3-OH 及 2′-OH 发生连续两步糖基化反应，生成相应的双糖产物。结合半理性设计，通过酶功能获得 6-O/3-O/2′-O 催化功能突变，首次实现了三萜 UGT 催化位点的改造，并通过分子动力学模拟、QM/MM 计算、氢氚交换质谱等技术解释了突变前后的位点选择性机制。利用 AmGT8 及其突变体的组合催化，可实现黄芪中主要化学成分黄芪甲苷及黄芪皂苷Ⅲ的催化合成。AmGT8 及其突变体可作为植物三萜糖基化的催化工具。

研究通过理性设计小型突变体库，实现了三萜糖基转移酶的位点选择性改造。这一研究路线对其他糖基转移酶也同样适用。更重要的是，本研究发现植物糖基转移酶中的 A/G 保守位点，并通过实验证明该保守位点可改变多种植物 GT 的位点选择性，这为植物 UGT 的定向改造提供了普适性的新思路。

参 考 文 献

Kurze E，Wüst M，Liao J R，et al. 2022. Structure-function relationship of terpenoid glycosyltransferases from plants[J]. Nat Prod Rep，39（2）：389-409.

Zhang M，Yi Y，Gao B H，et al. 2022. Functional characterization and protein engineering of a triterpene 3-/6-/2′-O-glycosyltransferase reveal a conserved residue critical for the regiospecificity[J]. Angew Chem Int Ed Engl，61（8）：e202113587.

奎尼酸-羟基肉桂酰基转移酶的基因的克隆及酶动力学分析

1. 观察

山东道地药材金银花是忍冬科忍冬属植物忍冬（*Lonicera japonica* Thunb.）的干燥花蕾或带少量初开的花，具有抑菌、抗病毒、抗炎、抗氧化、免疫调节等作用。绿原酸类化合物是金银花主要药效成分之一。绿原酸在清除自由基、抗病、抗虫等方面具有重要功能。因此，提高绿原酸含量对改善金银花品质具有重要意义。金银花中绿原酸的生物合成途径尚不清楚。推测有两种可能，一是由奎尼酸-羟肉桂酰基转移酶（HQT）催化香豆酰辅酶 A 和奎尼酸合成香豆酰奎尼酸，进而在 p-香豆酸-3′-羟化酶（C3′H）的作用下羟化生成绿原酸。二是由奎尼酸/莽草酸-羟肉桂酰基转移酶（HCT）

催化首先生成香豆酰莽草酸，进而在 C3′H 作用下羟化生成咖啡酰莽草酸，再经 HCT 催化生成咖啡酰辅酶 A，最后在 HQT 作用下合成绿原酸。

2. 分析

对马铃薯块茎特异表达经过修改的 MYB 转录因子基因 *StMtf1M*，激活了苯丙醇生物合成途径，使绿原酸的含量大幅提高，并同时检测到 HQT 的表达显著上升。将番茄在温室内培养，并对其 *HQT* 基因进行表达调控，*HQT* 高表达的番茄叶片绿原酸含量最高，而野生型次之，*HQT* 基因沉默的番茄叶片绿原酸含量最低。金银花中高含量绿原酸及其同属植物中 *HQT* 基因的发现，都预示着金银花植株体内极有可能存在 *HQT* 基因的表达，并且它与金银花中绿原酸的积累密切相关。克隆金银花中的 *HQT* 基因，并解析其编码蛋白的催化特性，有助于阐明金银花中绿原酸的生物合成途径，为金银花的良种培育及规范化种植奠定基础。

3. 验证

利用简并引物，以金银花叶片 cDNA 为模板，通过 PCR 扩增，获得了一个 860bp 的中间序列。序列比对表明，该片段属于酰基转移酶。通过 RACE 方法，克隆了该基因的全长 cDNA 序列，命名为 *LjHQT*。*LjHQT* cDNA 全长 1 621bp，其中包括 1 320bp 的编码区、209bp 的 5′非翻译区和一个包含 18 个多聚腺苷酸尾的 92bp 3′非翻译区。*LjHQT* 编码一个 439 个氨基酸的多肽，推测的分子质量为 48.4kDa。LjHQT 的氨基酸序列含有 2 个保守域：HXXXDG 和 DFGWG（图 4-46）。

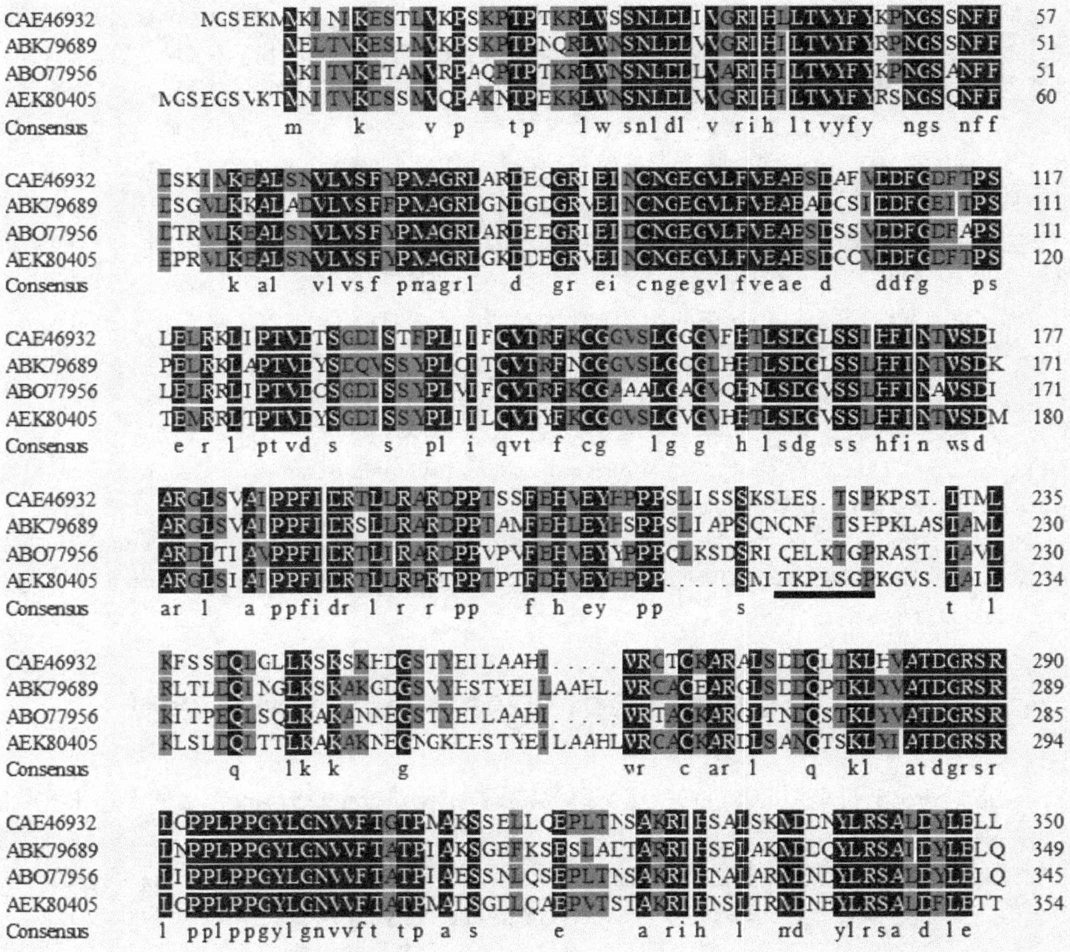

```
CAE46932   PCLSALIRGPTYFASPNLNINSVTRLPVHLSDFGWGRPIHNGPACILYEGTVYILPSPNS   410
ABK79689   PCLTALVRGPTYFASPNLNINSVTRLPIYESDFGWGRPIHNGPASILYEGTIYIIPSP.S   408
ABO77956   PCLSALVRGPRHFASPNLNINSVTRLPFHLADFGWGRPIHIGPAIILYEGTVYLPSPG.   404
AEK80405   PCLKTLVRGPNYFASPNLNINSVTRLPVHLADFGWGRPIFNGPASILYEGTIYIIPSTT.   413
Consensus    pdl  l rgp  faspnl ninswtr l p    dfgwgrpi  gpa  ilyegt y  ps

CAE46932   KCRNLRLAVCLDADHNPLFEKYLYE                                      435
ABK79689   GCRSVSLAVCLDPDHNSLFRKYLYD                                      433
ABO77956   KCRTLSLAVCLDADHNPLFCKFLYD                                      429
AEK80405   NCRSLSLAVCLDACHNARFEKYLYE                                      438
Consensus    dr    lavcld  hm f  k  ly
```

图 4-46　金银花 *LjHQT* 与其他植物 *HQT* 的序列比对

将 *LjHQT* 与原核表达载体 PET30a 融合，转化为 BL21 菌株（图 4-47）。经 1.0mmol/L 异丙基-*β*-D-硫代半乳糖苷（IPTG）28℃诱导 4h 后，菌体经超声波破碎，分别取少量破碎液和经离心后的蛋白上清十二烷基硫酸钠-聚丙烯酰胺凝胶电泳（SDS-PAGE）电泳检测，结果显示，在 C 端添加组氨酸标签的重组 LjHQT 在大肠杆菌中实现了体外表达。通过镍琼脂糖柱纯化的方法获得纯化的蛋白。SDS-PAGE 结果显示，纯化的重组蛋白在 48kDa 的位置上形成一个单一条带（图 4-48）。

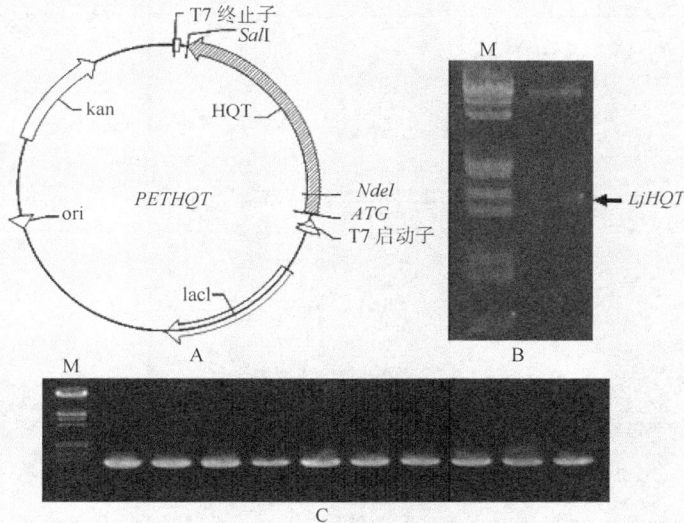

图 4-47　*LjHQT* 原核表达载体的构建及分子检测

M. DNA 分子量标准；A. 载体结构示意图；B. 酶切检测结果；C. PCR 检测结果

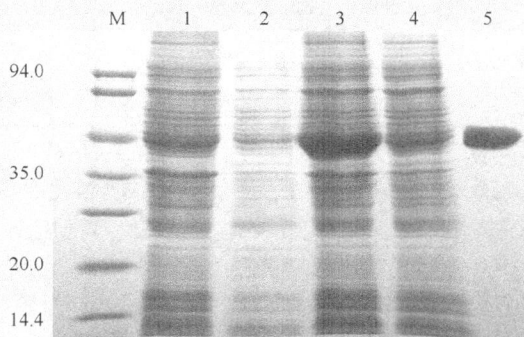

图 4-48　SDS-PAGE 分析金银花 HQT 诱导表达及纯化回收情况

M. 蛋白质分子量标准（kDa）；1. 未诱导的大肠杆菌总蛋白；2. 未诱导的大肠杆菌可溶性提取物；3. IPTG 诱导 4h 后大肠杆菌总蛋白；4. IPTG 诱导 4h 后大肠杆菌可溶性提取物；5. 重组 LjHQT 蛋白

取纯化的重组金银花 HQT 蛋白，加入到体外催化反应体系中。酶促产物的定性及定量分析结果显示，重组的 LjHQT 能有效催化奎尼酸与咖啡酰辅酶 A 和香豆酰辅酶 A 的转酰基反应，分别生成绿原酸和香豆酰奎尼酸（图 4-49），而对照组没有反应产物出现。为研究 LjHQT 的底物特异性，同时以莽草酸为底物进行了测试，HPLC 检测几乎没有产物出现。

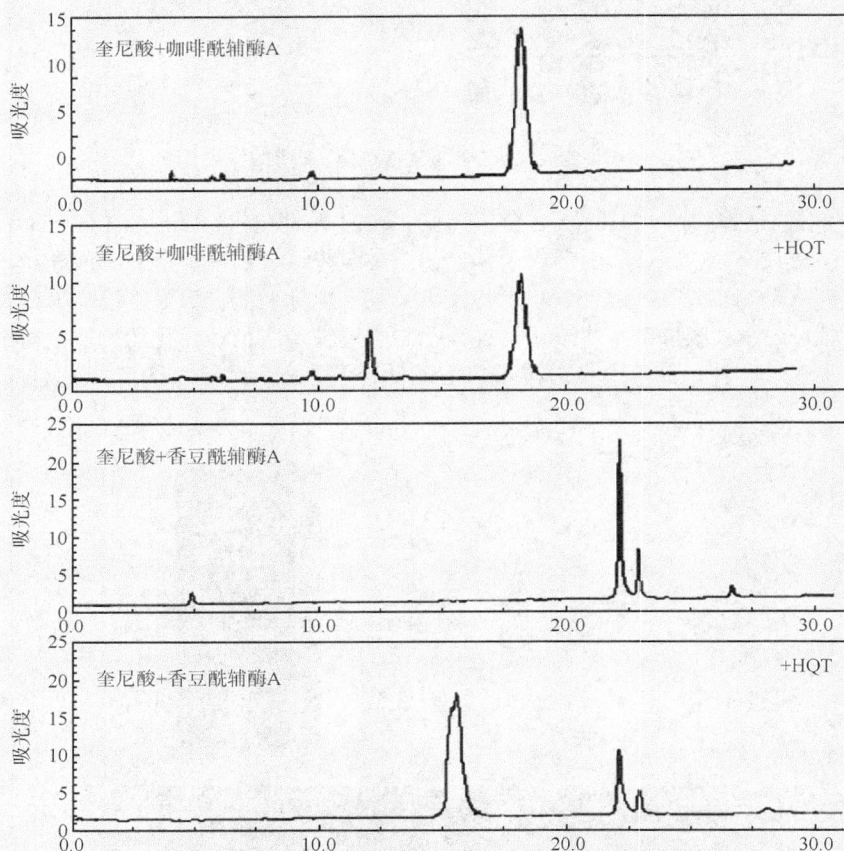

图 4-49　LjHQT 的酶促产物 HPLC 分析

分别以咖啡酰辅酶 A 和香豆酰辅酶 A 为酰基供体，以奎尼酸和莽草酸为酰基受体，开展了 LjHQT 的酶动力学研究。结果表明，LjHQT 对奎尼酸的亲和力更高（表 4-1）。在香豆酰辅酶 A 饱和时，LjHQT 对奎尼酸的亲和力[K_m=（77±45）μmol/L]比莽草酸[K_m=（5579±371）μmol/L]高 70 倍。同时以 CGA 为底物，通过检测咖啡酰辅酶 A 生成量，测定了 LjHQT 催化 CGA 裂解的能力。结果表明，LjHQT 能够催化该反应，K_m 为（146±25）μmol/L。

表 4-1　LjHQT 的酶动力学分析

变化底物	饱和底物	K_m（μmol/L）	K_{cat}（min）	K_{cat}/K_m[L/（μmol·min）]
奎尼酸	香豆酰辅酶 A	77 ± 45	165 ± 23	2.14
香豆酰辅酶 A	奎尼酸	619 ± 62	113 ± 18	0.18
奎尼酸	咖啡酰辅酶 A	103 ± 28	99 ± 12	0.96
咖啡酰辅酶 A	奎尼酸	914 ± 79	78 ± 9	0.09
莽草酸	香豆酰辅酶 A	5579 ± 371	9 ± 2	0.001
莽草酸	咖啡酰辅酶 A	NA	NA	NA
绿原酸	辅酶 A	146 ± 25	54 ± 11	0.37

注：NA 表示该反应不能发生。

4. 拓展

植物酰基转移酶家族（BAHD）利用酰基 CoA 为底物，产生各种挥发性脂类、修饰后的花青素以及与植物抵抗病原微生物侵害的相关化合物。BAHD 家族成员在结构上都有一定的相似性。LjHQT 与其他植物 HQT 的同源性介于 42%～71%。与其家族成员一致，LjHQT 含有两个主要的保守区域，HXXXD 和 DFGWG。这两个区域基本上在所有的成员中都有体现。但是，这些保守区域在一些酶中会发生变化，如 DFGWG 这个保守区域就会在杨树中变成 DFG-FG、DFGWA、DFGWK、NFGWG 和 DYGWG 这样的一些区域。体外酶促反应表明，LjHQT 更倾向于催化奎尼酸为酰基受体的反应。这一催化特点与来源于烟草、番茄等物种的 HQT 蛋白相似，表明 LjHQT 参与了金银花中绿原酸的生物合成。但目前还无法推断 LjHQT 是催化咖啡酰辅酶 A 和奎尼酸直接生成绿原酸，还是催化香豆酰辅酶 A 和奎尼酸生成香豆酰奎尼酸，进而在 C3′H 作用下羟化生成绿原酸。两个不同的合成途径，可能取决于不同组织中咖啡酰辅酶 A 与香豆酰辅酶 A 的相对含量。

参 考 文 献

Cle C，Hill L M，Niggeweg R，et al. 2008. Modulation of chlorogenic acid biosynthesis in Solanum lycopersicum；consequences for phenolic accumulation and UV-tolerance[J]. Phytochemistry，69：2149-2156.

Niggeweg R，Michael A J，Martin C. 2004. Engineering plants with increased levels of the antioxidant chlorogenic acid[J]. Nat Biotechnol，22：746-754.

Rommens C M，Richael C M，Yan H，et al. 2008. Engineered native pathways for high kaempferol and caffeoylquinate production in potato[J]. Plant Biotechnol J，6：870-886.

（乔　雪　曾建国　戴均贵　蒲高斌　谭　勇　王艳芳　张夏楠　陆　续）

第五章　中药资源活性成分的调控

药用植物产生的各种次生代谢产物（secondary metabolite）与人类的健康和营养密切相关，目前有超过 60%的抗癌药和 75%治疗感染性疾病的药物来源于药用植物的次生代谢产物。中药资源活性成分的次生代谢产物，从成因上来说，多数是药用植物为了适应瞬息万变的生存环境、抵御逆境胁迫与病虫害、生物间相互作用及传递信息等而形成并贮存在某一特定器官或组织中的微量成分。虽然人类对植物的驯化历史长达上千甚至上万年，但对次生代谢产物的调控研究才刚刚开始。

绝大多数的药用植物在进化的过程中都经历了一到数次多倍化事件。药用植物基因组在经历多倍化的同时，一般都经历了染色体结构的重排及染色体数目的变异，还伴随一些 DNA 分子的共价修饰作用。因此，多倍化的过程被认为是药用植物间发生分化并产生多种不同类型新性状的内在动力和重要成因。新性状的产生在本质上是基因特异性表达的结果。中药资源活性成分的合成与积累在很大程度上又是通过两种形式的调控得以实现的：一种是以顺式作用因子与转录因子间的相互识别和相互作用为基础的传统意义上的调控方式；另一种是后来发现的在不改变 DNA 或组蛋白的氨基酸序列组成的条件下以共价修饰为基础的新型调控方式。

第一节　中药活性成分的转录水平调控机制

转录水平的调控是药用植物基因表达和活性成分合成调控中的重要环节。以真核细胞生物为主的中药材的 RNA 聚合酶自身对启动子并无特殊亲和力，单独不能进行转录，也就是说基因是无活性的。因此，转录需要众多的转录因子和辅助转录因子形成复杂的转录装置。在基因转录起始阶段，通用转录因子协助 RNA 聚合酶与启动子结合，但其作用很弱，不能高效率地启动转录。只有在反式作用因子（基因特异性转录因子）的协助下，RNA 聚合酶和转录因子才能有效地形成转录起始复合物。反式作用因子在转录调节中具有特殊的重要性，它能直接或间接地识别或结合在顺式作用元件 8~12bp 的核心序列上，参与调控靶基因的转录效率。这类 DNA 结合蛋白有多种，能特异性识别这类蛋白的序列也有多种，正是不同的 DNA 结合蛋白与不同的识别序列之间的空间结构上的相互作用，以及蛋白质与蛋白质之间的相互作用构成了复杂的基因转录调控机制的基础。同时，激素、环境等内外因素均可直接或间接作用于药用植物次生代谢合成基因或其反式作用因子，在转录水平上对中药活性成分的合成进行调控。

一、转录因子的调控

（一）概念原理

转录因子（transcription factor，TF）也称为反式作用因子，是指能够与真核基因启动子区域中的顺式作用元件发生特异性相互作用，并对转录有激活或抑制作用的 DNA 结合蛋白。转录因子对植物的生长、发育、代谢等各个方面具有重要的调控作用。目前报道的参与药用植物次生代谢调控的转录因子主要有 MYB 类、bHLH 类、AP2/ERF 类、WRKY 类、NAC 类和 SPL 类等。

（二）研究现状

许多中药的有效成分是植物的次生代谢产物，但次生代谢产物在植物体中含量往往较低，而使用化学合成的方法生产这些次生代谢产物，存在着工艺流程复杂、成本高等问题。因此，人们开始探索利用生物技术的方法提高植物次生代谢产物的含量。植物的次生代谢途径是由多种酶参与的多步反应，受发育、环境等因素的影响，对单个酶基因进行修饰有时难以起作用。而转录因子可同时调控多个次生代谢途径关键酶基因的表达从而实现更大规模地调控植物次生代谢产物合成。目前已经发现多个转录因子参与调控丹参、黄花蒿、人参等药用植物的活性成分的复杂合成网络。

1. MYB 类转录因子

MYB 类转录因子家族是指含有 MYB 结构域的一类转录因子。MYB 结构域是一段长 51～52 个氨基酸的肽段，包含一系列高度保守的氨基酸残基和间隔序列。这些保守的氨基酸残基使 MYB 结构域折叠成螺旋-螺旋-转角-螺旋（helix-helix-turn-helix）结构，其中第 3 个螺旋在结合 DNA 中发挥重要的作用。MYB 类转录因子可分为 4 个亚族，其中 R2R3 MYB 是最重要的一类转录因子家族，这类成员数目众多，主要参与次生代谢产物的调节、控制细胞分化、应答激素刺激和外界环境胁迫以及抵抗病原菌的侵害。黄酮类代谢途径中已发现的相关转录因子大部分属于这一类。例如，苦荞（*Fagopyrum tataricum*）的 MYB 家族成员 FtMYB13、14、15、16 是芦丁生物合成的抑制因子，研究发现 FtMYB13 与茉莉酸信号途径上关键蛋白 JAZ 相互作用后，加强了它对苯丙烷合成途径上的关键酶基因 *FtPAL* 表达的抑制作用。甘草中两个受茉莉酸诱导的 R2R3-MYB 转录因子 GlMYB4 和 GlMYB88 可通过上调 *C4H* 和 *CHS* 的基因表达正向调控黄酮和甘草素的生物合成。

2. bHLH 类转录因子

bHLH 类转录因子具有碱性的螺旋-环-螺旋（helix-loop-helix，bHLH）结构。bHLH 区域对 DNA 结合非常重要，其中碱性区域通常由约 15 个氨基酸组成。bHLH 类转录因子通常与 MYB 转录因子形成复合体来行使功能。例如，在丹参中 bHLH51-SmMYB111-TTG1 形成一个复合体，协同调节丹酚酸生物合成。

3. AP2/ERF 类转录因子

AP2/ERF（APETALA2/ethylene response factor）类转录因子通常包含一个由大约 60 个氨基酸构成的保守 AP2 结构域。对长春花萜类吲哚生物碱（terpenoid indole alkaloid，TIA）合成的调控研究表明，AP2/ERF 类转录因子 ORCA3 参与 TIA 途径的调控。在烟草中，也发现至少有 7 个 AP2/ERF 转录因子参与尼古丁的生物合成。青蒿中茉莉酸响应的 *AaERF1* 和 *AaERF2* 直接绑定到 *ADS* 和 *CYP71AV1* 的 CRTDREHVCBF2（CBF2）和 RAV1AAT（RAA）序列，正向调控其表达。

4. WRKY 类转录因子

WRKY 类转录因子是根据它的保守 WRKY 结构域来命名的，该结构域由大约 60 个氨基酸组成，在 N 端包含一个几乎不变的 WRKYGQK 七肽序列，紧随其后的是 1 个锌指结构。但也发现了 WRKY 氨基酸序列的其他突变类型，如 WRRY、WSKY、WKRY、WVKY 和 WKKY 等。许多 WRKY 转录因子在植物响应逆境胁迫中起到重要作用。而 WRKY 响应环境刺激诱导的特点暗示它们在调控与防御相关的次生代谢产物合成中的重要作用。大量的 WRKY 转录因子被报道参与了植物的次生代谢过程，如 *AaWRKY1* 是第一个在青蒿中发现的被茉莉酸甲酯（MeJA）诱导的转录因子，AaWRKY1 通过与 *ADS* 启动子的 W-box 结合来调节青蒿素的生物合成，而长春花的 CrWRKY1 参与 TIA 的生物合成。

（三）研究方法

转录因子是一群能与基因 5'端上游特定序列专一结合，从而保证目的基因以特定的强度在特定的时间与空间表达的蛋白质分子。因此，对转录因子研究的核心问题是寻找和确定其调控的靶基因。

目前对转录因子研究常用的方法有酵母单杂交（yeast one-hybrid，Y1H）、电泳迁移率变动分析（electrophoretic mobility shift assay，EMSA）、双荧光素酶报告分析（dual-luciferase reporter assay）及染色质免疫沉淀实验（chromatin immunoprecipitation assay，ChIP）等。

1. 酵母单杂交

酵母单杂交（Y1H）技术是一种研究蛋白质和特定 DNA 序列是否直接结合的技术方法。Y1H 是酵母双杂交的衍生技术，用于分析转录因子与 DNA 之间的相互作用，以研究真核细胞中基因的表达调控。在 Y1H 分析系统中，将特定的顺式作用元件构建到 pBait-AbAi 酵母表达载体上，将转录因子的 cDNA 构建到 pGADT7 酵母表达载体上。将上述 2 个融合表达载体先后转入酵母细胞中。此时，若转录因子能结合到目的基因的顺式作用元件上，则会启动下游报告基因的表达。目前，Y1H 技术主要用于鉴定 DNA 结合位点，筛选潜在的 DNA 结合蛋白（如转录因子），因操作简单，且耗时短，受到研究者的青睐。然而，在利用 Y1H 分析转录因子与 DNA 的结合时可能受到酵母内源表达激活物的影响，即存在假阳性问题。此外，由于融合蛋白对酵母细胞有毒性或者酵母系统中不能稳定表达等原因，也会出现假阴性等问题。在实际操作过程中，可通过设置严格的对照实验来减少假阳性和假阴性结果的干扰。

2. 电泳迁移率变动分析

电泳迁移率变动分析（EMSA）是另外一种研究转录因子与 DNA 结合的实验技术，可用于定性和定量分析。通常将纯化的蛋白质和同位素或生物素标记的 DNA 探针共同孵育，然后在非变性聚丙烯酰胺凝胶上电泳，从而将 DNA-转录因子复合物与不结合的探针分离。由于分子量变大，DNA-转录因子复合物比不结合的探针迁移速度慢，因此转录因子结合标记探针后使自由探针含量减少。研究者通常按照上述两个标准判断转录因子是否结合 DNA。然而，EMSA 很难鉴定低亲和力的结合元件；也无法鉴定蛋白复合体与 DNA 之间的结合。此外，作为体外检测手段，EMSA 不能反映体内蛋白质与 DNA 的结合。

3. 双荧光素酶报告分析

双荧光素酶体系，即有两种荧光素酶，比较常见的组合是萤火虫荧光素酶（firefly luciferase，LUC）和海肾荧光素酶（renilla luciferase，REN）。萤火虫荧光素酶作用于甲虫荧光素，而海肾荧光素酶在氧的存在下作用于海肾荧光素。以其中一个作为内参基因，即表达量恒定，用于减少试验中不同处理间所固有的变化，包括培养细胞的数目及活力差异、细胞转染及裂解效率，而另一个荧光素酶则作为报告基因，用于指示不同处理下基因的表达情况。利用本氏烟草瞬时表达体系分析转录因子对基因的表达调控时，将融合编码转录因子 cDNA 的双元表达载体以及融合特异基因启动子-LUC 报告基因的表达载体共同转化到烟草叶片。若转录因子调控该基因表达，那么下游报告基因 LUC 的表达将发生变化，进而导致其编码的荧光素酶活性改变，可通过体外喷施荧光素酶底物进一步检测这种变化。pGreenII0800-LUC 载体含有编码萤火虫荧光素酶以及海肾荧光素酶的基因序列。REN 基因由 35S 启动子启动，其编码的 REN 与底物反应产生的荧光读数（$LUC_{Renilla}$）作为内参。LUC 基因由外源插入的基因启动子驱动，其催化底物产生的荧光值读数为 $LUC_{Firefly}$。以 $LUC_{Firefly}/LUC_{Renilla}$ 值表示转录因子对基因的转录调控作用。目前，双荧光素酶的瞬时表达系统由于具备操作简单和表达效率高等优点，备受研究者青睐。

4. 染色质免疫沉淀实验

染色质免疫沉淀实验（ChIP）是在活细胞状态下将蛋白质-DNA 复合物固定，并将 DNA 随机切断为一定长度范围内的片段，再利用免疫学方法特异性富集目的蛋白，从而获得与目的蛋白相结合的 DNA。对于获得的 DNA，可以进一步与其他实验技术（如 RT-9 PCR 和 DNA 印迹杂交实验）相结合进行深入分析，以验证预计与目的蛋白在相同复合体内的 DNA 序列是否真实存在。免疫沉淀技术与高通量测序技术相结合，可以对组蛋白修饰和转录因子在全基因组范围内的分布进行客观、无预期的检测。目前，染色质免疫共沉淀技术已广泛应用于各类转录因子以及组蛋白结合位点的体内定位。具体步骤如图 5-1 所示。

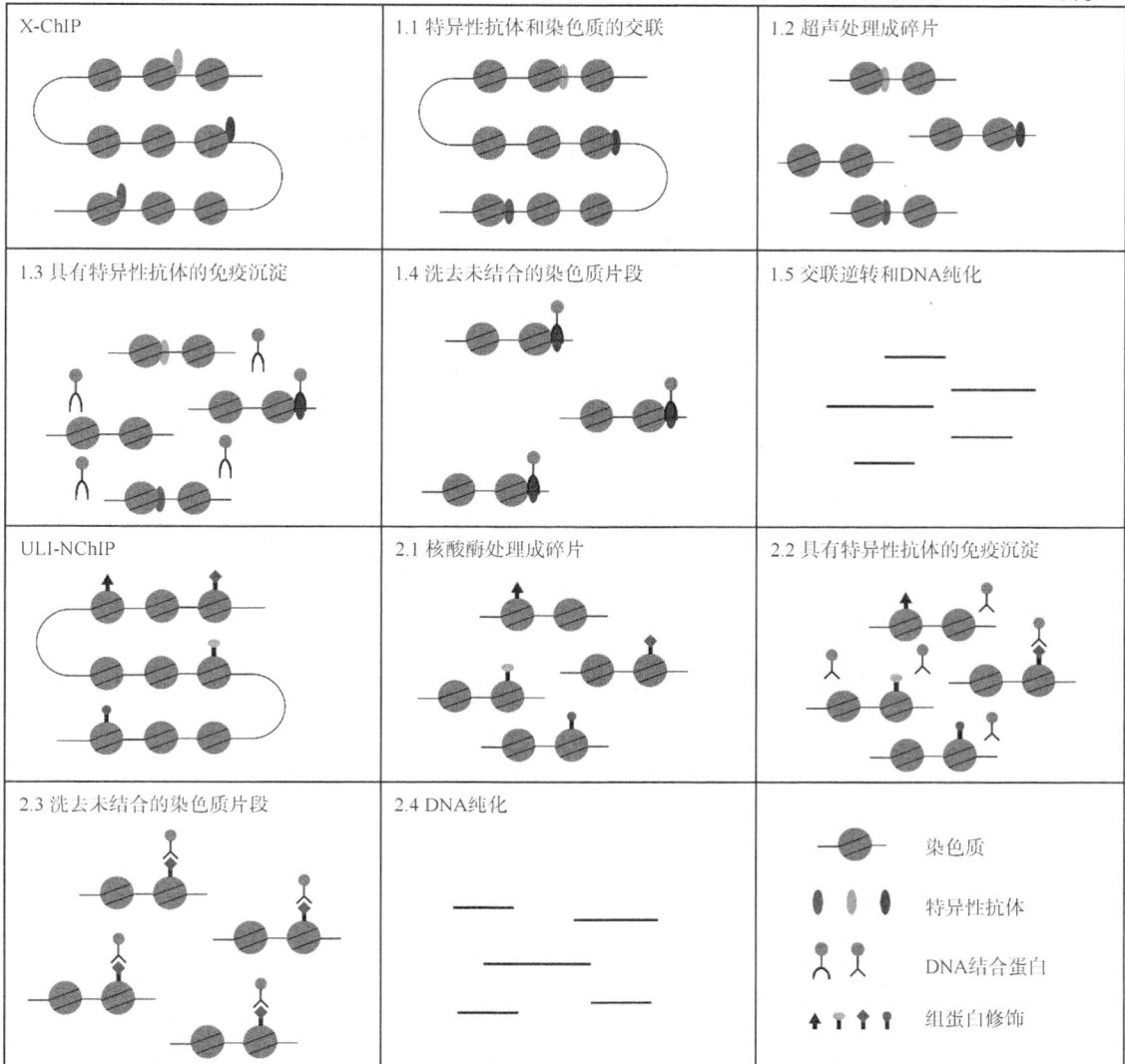

图 5-1　染色质免疫共沉淀实验流程图

X-ChIP：交联染色质免疫共沉淀（Cross-liking Chromatin Immunoprecipitation）；ULI-NChIP：基于微球菌核酸酶非交联免疫共沉淀
（Ultra-Low-Input micrococcal nuclease-based Native ChIP）

研究案例

调控丹参酚酸类成分转录因子的功能研究

　　丹参是我国传统的大宗药材之一，具有祛瘀止痛、活血通经、清心除烦的功效，主要用于冠心病、心绞痛等疾病的治疗。丹酚酸类化合物是丹参发挥药效的物质基础之一，它主要包括丹酚酸 A、丹酚酸 B、迷迭香酸、咖啡酸等，这些物质均具有较强的抗氧化活性。近几十年来，许多科学家对丹酚酸生物合成途径进行探索，普遍认为迷迭香酸是丹酚酸 B 等复杂酚酸类化合物的前体，而迷迭香酸生物合成源自酪氨酸途径和苯丙氨酸途径。陈万生课题组用 ^{13}C 标记的苯丙氨酸饲喂丹参毛状根，通过液质联用技术分析了丹参毛状根酚酸类物质积累的动态变化，对丹参迷迭香酸合成途径进行了解析，认为苯丙氨酸途径上的产物 4-香豆酰辅酶 A（4-coumaroyl-CoA）和酪氨酸途径上的产物 3, 4-二羟基苯甲酸（3, 4-dihydroxyphenyllactic acid，DHPL）经过 SmRAS 催化形成 4-香豆酰-3, 4-二羟基苯甲酸（4-Coumaroyl-3′, 4′-dihydroxyphenyllactic acid，4C-DHPL），随后 4C-DHPL 经过 SmCYP98A14 的催化形成迷迭香酸。迷迭香酸再经过一系列酶的催化或者自发反应形成丹酚酸类化合物（图 5-2）。

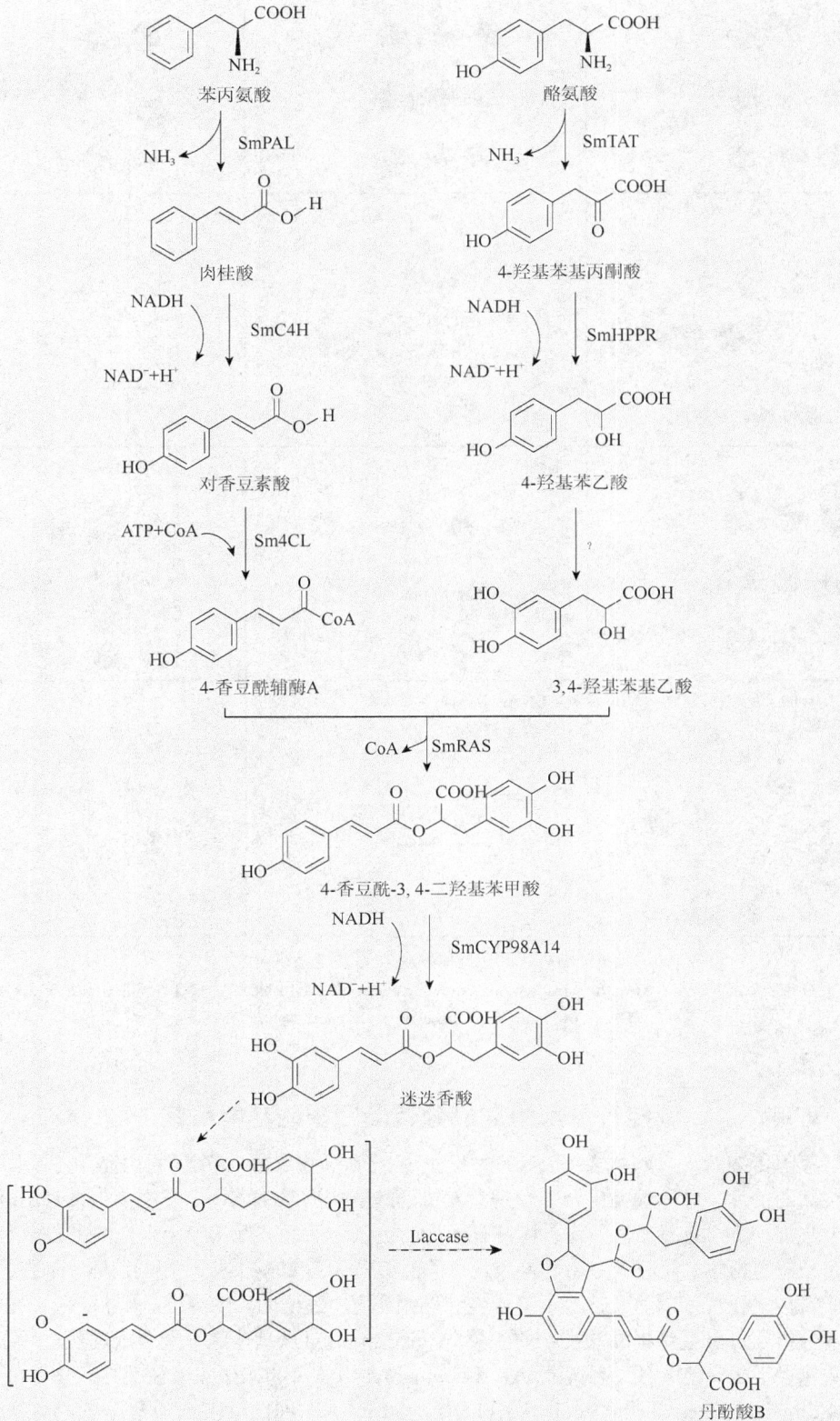

图 5-2　丹酚酸生物合成途径

在过去的几十年里，属于多个家族的转录因子（例如，MYB、bHLH、MYC、ERF、WRKY、NAC、bZIP、GRAS 和 SPL）已被发现可通过响应激素信号，进而调节丹参酚酸类成分的生物合成。

其中，bHLH 转录因子是植物中一大类转录因子家族，目前在丹参中共发现 127 条 bHLH 家族成员，其中有 9 个 bHLH（*bHLH3*、*bHLH37*、*bHLH51*、*bHLH53*、*bHLH148*、*JRB1*、*MYC2*、*MYC2a*、*MYC2b*）已被报道参与丹酚酸生物合成。具体如下：*Sm*bHLH3 在丹参的根和花中高度表达。通过酵母单杂交实验发现，*Sm*bHLH3 可与丹酚酸生物合成关键酶基因 *SmTAT* 和 *SmHPPR* 的启动子结合。过表达 *Sm*bHLH3 则显著抑制了丹酚酸生物合成途径上的关键酶基因 *SmC4H1*、*SmTAT*、*SmHPPR* 的表达，从而抑制丹酚酸的生物合成。MYC2 也属于 bHLH 转录因子家族成员。采用 RNA 干扰技术抑制 *SmMYC2a* 和 *SmMYC2b* 的表达，则抑制丹酚酸类化合物的积累。通过酵母单杂交和 EMSA 实验发现 *Sm*MYB2a 能与 *SmHCT6* 和 *SmCYP98A1* 启动子上的 E-box 元件结合，而 *Sm*MYC2b 则与 *SmCYP98A14* 启动子上的 E-box 基序结合，从而实现对酚酸生物合成途径的调控。此外，研究人员还发现了另一个 MYC2，即 *Sm*MYC2。酵母单杂交实验发现 *Sm*MYC2 与 *SmPAL1*、*SmTAT1*、*SmCYP98A14* 的启动子结合进而调控丹酚酸的生物合成。通过酵母单杂交实验发现 *Sm*bHLH53 可与 *SmTAT1*、*SmPAL1*、以及 *Sm4CL9* 的启动子结合。然而，转基因实验发现 *SmbHLH53* 过表达并没有显著影响转基因植物中迷迭香酸和丹酚酸 B 的积累。通过在烟草叶片中瞬时表达实验发现 *Sm*bHLH53 抑制 *SmTAT1* 的基因表达但激活 *Sm4CL9* 的基因表达，这表明 *Sm*bHLH53 在调节酚酸生物合成方面发挥着双重作用。*Sm*JRB1 也是一个 bHLH 转录因子成员。过表达 *SmJRB1* 显著提高丹酚酸的积累，通过 Dual-LUC 实验和酵母单杂交实验发现，*Sm*JRB1 激发了 *SmRAS1* 的转录。此外，*Sm*JRB1 还可以与茉莉酸信号途径上的 *Sm*JAZ3 和 *Sm*JAZ9 相互作用。这表明 *Sm*JAZ3、*Sm*JAZ9 和 *Sm*JRB1 可能协同调控丹酚酸的生物合成。尽管目前已有多个报道证实丹参转录因子参与酚酸类物质积累，但在靶基因鉴定上均采用了体外验证实验，如酵母单杂交和 EMSA 实验，并不能反映真实的体内相互作用，建议以后的研究 P 引入 ChIP 实验，深入解析转录因子调控丹酚酸生物合成的分子机制。

参 考 文 献

Zhang C L，Xing B C，Yang D F，et al. 2020. SmbHLH3 acts as a transcription repressor for both phenolic acids and tanshinone biosynthesis in *Salvia miltiorrhiza* hairy roots［J］. Phytochemistry，169：112183.

二、激素的调控

植物对环境中生物与非生物胁迫的响应，存在激素依赖与非激素依赖，其中对活性成分积累的调控多数是通过激素信号-转录因子调控网络实现的。而激素信号对活性成分积累的间接调控机制，可为低成本生产高价值活性成分提供策略。

（一）概念原理

1. 植物激素信号转导

植物细胞可以感知到植物体内部和外界环境中多种多样的物理及化学信号，用以调整自身的行为，实现信号的感知、转导和反应。无论在何种情况下，细胞对信号的应答都依赖于信号转导，即把信号从感知部位传递到效应部位的过程，而信号转导机制可分为激素依赖型和非激素依赖型两类。其中激素依赖型需要内源激素的积累或外源激素的供给才能开启信号转导、放大及整合，激活下游的激酶、代谢酶及转录因子等靶蛋白，而非激素依赖型可直接通过受体激活第二信使及 MAPK 级联反应实现信号转导。真核生物在独立演化过程中产生了独特的信号分子，形成了差异的信号转导机制，并且不同类型细胞以不同的方式独立响应信号，这就导致了多种多样的生理功能产生。

在药用植物的研究中，环境因素可以通过激素信号转导调节下游转录因子的合成、活性及稳定性，实现对活性成分生物合成关键酶基因表达的干预，最终调控活性成分的积累。这种激素依赖的间接调控作用，也被简称为激素对活性成分的调控。目前研究最多的是茉莉酸、脱落酸、赤霉素、水杨酸、乙烯、生长素等信号通路对活性成分的介导作用。

2. 茉莉酸信号转导

茉莉酸（jasmonic acid，JA）的信号转导通路主要是由泛素蛋白酶体降解途径所介导。在植物未受到胁迫的情况下，植物细胞内 JA 浓度处于低水平状态，茉莉酸 ZIM 结构域蛋白（jasmonate zim-domain protein）通过 Jas 结构域与一些转录因子（如 bHLH、MYC 等）或信号转导蛋白结合，相互作用抑制下游基因的表达；当植物受到生物或非生物胁迫时，植物体内合成大量的 JA，使细胞内的 JA 浓度短时间内升高到较高水平，进而在抗茉莉酸 1（jasmonic resistant 1）催化下合成 JA-Ile，JA-Ile 与 SCF^{COI1} 蛋白复合体结合，作为媒介泛素化 JAZ 蛋白，使其经过 26S 蛋白酶体被降解，从而使被抑制的转录因子或信号转导蛋白被释放，启动 JA 响应基因的转录。而通过外源施加茉莉酸类物质，也可以实现信号转导的效果。因此，在植物 JA 信号转导途径中，通过控制细胞内 JA 浓度的高低来调节下游应答基因的"开"与"关"状态的可逆转换来实现精确高效调控。

（二）研究现状

激素作为环境胁迫信号的"传递者"之一，在现阶段的药用植物研究中，常常被用作模拟环境胁迫的诱导子诱导药用植物的植株、毛状根、悬浮细胞等体系，作为筛选转录因子及活性成分生物合成途径关键酶基因的主要手段。结合多组学数据和分子生物学技术破译活性成分转录调控的分子机制（图 5-3A），构建激素信号-转录因子调控网络，阐明生物与非生物胁迫与活性成分积累之间的重要关系（图 5-3B）。

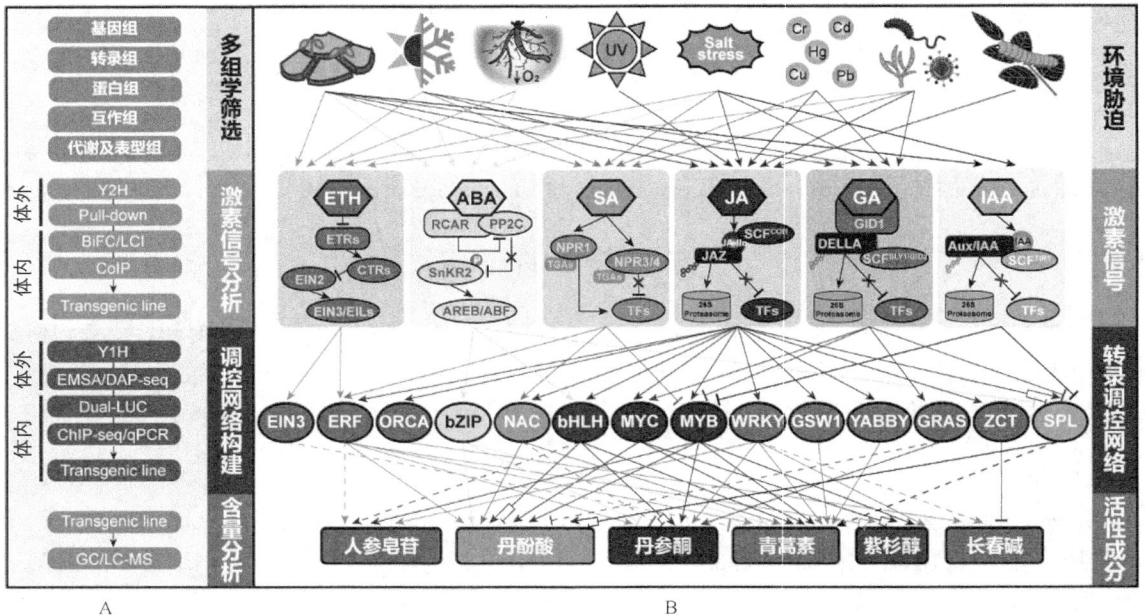

图 5-3 药用植物活性成分的激素信号-转录调控网络及多组学筛选验证

A. 利用多组学数据和分子生物学技术破译活性成分转录调控的分子机制；B. 激素信号-转录因子调控网络是生物与非生物胁迫与活性成分积累之间的重要桥梁

1. 茉莉酸类物质调控

JA 作为在药用植物中被广泛研究的一类激素，被报道在多种胁迫下大量积累，如干旱、冷热、辐射、盐、重金属、病原菌、昆虫取食等。JA 信号转导主要是通过泛素-蛋白酶体对 JAZ 的降解所介导的，通过对转录因子的结合、释放，实现对下游基因的调控。

在黄花蒿中，MeJA 通过诱导转录因子 *AaWRKY1* 的表达，促进其与 *AaADS* 启动子中的 W-box 结合调控青蒿素的生物合成。*Aa*ERF1 和 *Aa*ERF2 同样也能够响应 JA 的诱导，直接结合并激活 *AaADS* 和 *AaCYP71AV1* 启动子，促进青蒿素积累。随着研究的深入，黄花蒿中 JA 潜在的诱导机制逐步被揭示，JAZ 作为 JA 信号途径中的关键阻遏子（图 5-3B），*Aa*JAZ8 抑制 *Aa*TCP14 与 *Aa*ORA 的相互作用，减弱 *Aa*TCP14 和 *Aa*ORA 的转录激活性，而 JA 的存在促进 *Aa*JAZ8 降解，恢复 *Aa*ORA 与 *Aa*TCP14 的功能，激活青蒿素的合成。同样地，受 JA 诱导的 *Aa*MYC2 通过激活 *AaCYP71AV1* 和 *AaDBR2* 的表达，促进青蒿素的积累。受 JA 诱导的腺毛特异 WRKY 转录因子 *Aa*GSW1，正向调控 *AaCYP71AV1* 和 *AaORA* 的转录，从而增加青蒿素的含量。此外，*Aa*bHLH1、*Aa*YABBY5 和 *Aa*WRKY17 也受到 MeJA 的诱导，激活青蒿素合成。

在丹参中，受 JA 诱导的 *Sm*MYB97 通过与 *Sm*JAZ8 相互作用参与 JA 信号通路，正向调控丹参酮和酚酸的生物合成。响应 MeJA 的 *Sm*MYB1 和 *Sm*MYB2 可以与丹酚酸合成基因 *SmCYP98A14* 启动子结合并激活其表达。*Sm*MYC2a 和 *Sm*MYC2b 与 JA 信号通路中 *Sm*JAZ1 和 *Sm*JAZ2 相互作用，正向调控毛状根中丹参酮和酚酸的积累。此外，丹参酮正调控因子 *Sm*ERF73 通过与 *Sm*JAZ3 相互作用受 JA 信号介导。受 MeJA 诱导的 *Sm*ERF1L1 和 *Sm*ERF115 通过分别激活 *Sm*DXR 和 *Sm*RAS1 正向调控丹参酮和酚酸的生物合成。*Sm*WRKY1 结合并激活 *Sm*DXR 启动子。*Sm*WRKY2 可以同时激活 *Sm*DXS2 和 *Sm*CPS1，但仅与 *Sm*CPS1 启动子中的 W-box 结合。当然，在 JA 信号调控网络中也存在一些负调控转录因子，其中一个酚酸合成的负调控转录因子 *Sm*LBD50，可以分别与茉莉酸信号途径中的 *Sm*JAZ1、*Sm*MYB36/97、*Sm*bHLH37 和 *Sm*MYC2a/b 相互作用进而参与到 JA 信号调控中。此外，JA 诱导的 *Sm*NAC2 对丹参酮积累具有负调控作用。

在红豆杉属（*Taxus*）植物中，MYC 家族成员通过 JA 信号调控紫杉醇生物合成。南方红豆杉（*T. chinensis*）茉莉酸信号途径中 TcMYC2a 转录因子通过 ERF 调控因子控制 *TcTS*、*TcTAT*、*TcDBTNBT*、*TcT13OH* 和 *TcT5OH* 的表达。*Tc*ERF12 和 *Tc*ERF15 分别通过与 *TcTS* 启动子中 GCC-box 结合发挥负向和正向作用。在曼地亚红豆杉（*T. media*）中也发现了 *Tm*JAZs 和 *Tm*MYCs 之间的相互作用，这些相互作用抑制了 *Tm*MYC 的转录活性。植物化学分析显示，R2R3-MYB 转录因子 TmMYB3 通过激活 *T. media* 中 *TmTBT* 和 *TmTS* 的转录来增加紫杉醇的生物合成。

由于在人参属植物中建立成熟的遗传转化体系难度较大，对人参皂苷生物合成调控的研究较少。现有的研究主要集中在 JA 介导调控机制。MeJA 响应的人参 *Pg*MYB2 转录因子特异性结合 *PgDS* 的 MBS II 基元，促进人参皂苷的生物合成。JA 合成基因 *PgLOX6* 过表达能够上调 *PgWRKY1*、*PgWRKY22*、*PgAP2*、*PgDELLA*、*PgERF3* 和 *PgMYC2* 的表达，导致人参皂苷大量积累。这表明这些转录因子可能通过内源 JA 信号途径调控人参皂苷的生物合成。在三七中，MeJA 诱导 *Pn*ERF1 可促进 *PnDS* 和 *PnSS* 的表达，提高人参皂苷 Rg_1 和 Re 的水平。

2. 脱落酸调控

脱落酸（ABA）调节许多重要的植物生理过程，如对干旱、寒冷、低氧和病原体等胁迫的响应。其核心反应首先是 ABA 受体接受脱落酸分子信号后，变构抑制蛋白磷酸酶 2C（protein phosphatase 2C，PP2C）的活性，从而减轻或消除 PP2C 对蔗糖非发酵相关蛋白激酶 2（sucrose non-fermented related protein kinase 2，SnRK2）的抑制，增强 SnRK2 激酶对底物蛋白的磷酸化来介导 ABA 的信号转导。在黄花蒿中，SnRK2 家族应答激酶 *Aa*APK1 通过磷酸化 *Aa*bZIP1 激活 *AaADS*、*AaCYP71AV1* 和 *AaGSW1* 的表达，调控青蒿素合成。另一个 ABA 响应因子 *Aa*ABF3，可以通过直接调控 *AaALDH1* 表达，增强青蒿素积累。在丹参中，ABA 通路激酶 *Sm*SnRK2.6 磷酸化 *Sm*AREB1，增加迷迭香酸（RA）和丹酚酸 B（Sal B）的积累。ABA 响应的 *Sm*bZIP1 可激活 *SmC4H1* 的表达增加酚酸含量，但是抑制 *SmGGPPS* 和 *SmERF1L* 的表达，降低丹参酮类物质的积累。特别地，ABA 处理后，*Sm*SPL6

和 *SmSPL7* 转录因子的表达量下降。而 *Sm*SPL6 可以直接激活 *Sm4CL9* 和 *SmCYP98A14* 正调控酚酸生物合成，*Sm*SPL7 通过抑制 *Sm4CL9* 和 *SmTAT1* 负调控酚酸生物合成。*SmbHLH148* 可以被 ABA 诱导上调，过表达 *SmbHLH148* 导致毛状根中丹参酮和酚酸积累增加，但机制尚不明确。

3. 赤霉素调控

赤霉素（gibberellin 或 gibberellic acid，GA）是植物生长发育所必需的植物激素之一，调控植物生长发育的多个过程。近年来发现 GA 参与生物及非生物胁迫的响应，如干旱、冷热、高盐、重金属、病原菌等。GA 信号转导主要是通过泛素蛋白酶体对 DELLA 结构域蛋白[含有天冬氨酸（D）、谷氨酸（E）、亮氨酸（L）和丙氨酸（A）]的降解所介导，通过对转录因子的结合、释放，实现对下游基因的调控。GRAS 蛋白是参与 GA 信号转导的植物特异性转录因子。在黄花蒿中，*Aa*MYC2 通过与 DELLA1 和 DELLA2 相互作用受 GA 信号途径的正向调控，并激活 *AaCYP71AV1* 和 *AaDBR2* 的表达。在丹参中，*SmGRAS1*、*SmGRAS2* 和 *SmGRAS3* 均受到 GA 诱导而高表达，并通过激活 *SmKSL1*，调控丹参酮的生物合成，其中 *Sm*GRAS1 与 *Sm*GRAS2 还存在相互作用。抑制 *SmGRAS1/2/3* 的表达可降低丹参酮的积累，增加 GA 和酚酸的含量。此外，还鉴定出受 GA 诱导后低表达的 *SmSPL6* 和 *SmSPL7* 转录因子，但如何参与 GA 信号转导的机制尚不明确。

4. 水杨酸调控

水杨酸（salicylic acid，SA）最早被报道参与植物免疫，近些年也被发现介导植物对非生物胁迫的抗性，如能改变植物对重金属、热、冷、干旱、高盐、病原菌等胁迫环境的适应性。SA 信号转导主要是通过改变转录激活因子 NPR1 和转录抑制因子 NPR3 和 NPR4 活性而介导。在黄花蒿中，SA 诱导的 *Aa*TGA6 与 *Aa*NPR1 和 *Aa*TGA3 形成复合体，结合 *AaERF1* 转录因子的启动子，增强青蒿素的生物合成。SA 响应转录因子 *Aa*NAC1 上调青蒿素生物合成，增强黄花对干旱和病原菌的耐受性。在丹参中，SA 可以诱导 *SmERF1L* 的表达，激活 *SmDXR* 的表达，促进丹参酮的合成。

5. 乙烯调控

乙烯调节众多生长和发育过程，同样其也是一种应激激素，在植物应对生物和非生物胁迫（包括病原体感染、高盐、干旱、缺氧、寒冷和炎热）方面发挥着重要作用。乙烯的信号转导受到受体-CTR1 复合物的介导。乙烯的结合阻止了乙烯受体激活 CTR1（constitutive triple response1），从而阻止 CTR1 抑制乙烯不敏感蛋白 2（ethylene-insensitive2，EIN2）的活性。而 EIN2 通过阻止 EIN3 结合的 F-box 蛋白（EIN3-binding F-box protein 1，EBF1）和 EBF2 介导的蛋白质降解，促进转录因子 EIN3 和乙烯不敏感蛋白 3 类似蛋白（ethylene-insensitive 3-like，EIL）的活性，进而实现对下游基因的调控。在黄花蒿中，发现乙烯诱导抑制青蒿素合酶基因的表达，究其原因是 *Aa*EIN3 通过抑制 *AaADS*、*AaCYP71AV1*、*AaDBR2* 和 *AaORA* 的表达负向调控青蒿素的生物合成。此外，乙烯响应的 *SmERF1L* 和 *SmERF6* 转录因子通过分别激活 *SmDXR*、*SmKSL1* 和 *SmCPS1* 来正向调控丹参酮生物合成。

6. 生长素调控

在大多数非生物胁迫条件下，包括高盐和干旱，植物根系的发育可塑性受植物激素生长素的调节。生长素信号转导主要是通过泛素蛋白酶体对 Aux/IAA（auxin/indoleacetic acids protein）的降解所介导。生长素与 F-box 蛋白 TIR1 的结合增强了 TIR1 与 Aux/IAA 蛋白之间的相互作用，使得 Aux/IAA 蛋白被泛素化后降解，释放 IAA 响应的转录因子，实现对下游基因的调控。药用植物中 IAA 信号转导的研究较少，仅丹参中报道，其诱导下调了 *SmMYB52* 及 *SmSPL6/7* 的表达，进而调控丹参酮及丹酚酸的生物合成。在长春花中，miRNAs 测序和全基因组表达分析筛选出 JA 应答 miRNAs，通过预测，发现 519 个潜在的靶向生长素应答因子（ARFs），并证明 CrARF16 通过生长素介导下调萜类吲哚类生物碱（TIA）关键通路基因来抑制 TIA 生物合成。

（三）研究方法

植物激素信号通路的研究重点在于对蛋白质间相互作用关系的阐述。其中有四大类经典的相互作用验证实验，包括酵母双杂交实验、蛋白质体外结合实验、双分子荧光互补实验、免疫共沉淀实验。上述四类实验各有优缺点及适应场景，需要实验之间相互佐证，共同阐明蛋白质之间的相互作用。

1. 酵母双杂交实验

酵母双杂交（yeast two hybrid，Y2H）实验是 Fields 于 1989 年提出，是将待研究的两种蛋白 X 及 Y 分别克隆（融合）到酵母表达质粒的转录激活因子（如 GAL4 等）的 DNA 结合结构域（DNA binding domain，DNA-BD）和转录激活域（activation domain，AD）上，构建成融合表达载体，从表达产物分析两种蛋白质相互作用的系统。其中蛋白 X 的基因序列及 BD 结构域序列的重组载体被称为"诱饵"（bait），蛋白 Y 基因序列及 AD 结构域序列构成的载体被称为"猎物"（prey）。DNA-BD 或 AD 由于游离于细胞中不同的位置，均不能单独激活下游基因转录。当两种蛋白 X 和 Y 能够相互作用时，BD 及 AD 在空间上相互接近连接为一个整体，表现出转录因子的活性，进而激活下游报告基因的转录与表达（图 5-4）。基于此原理，开发的酵母三杂交（Y3H）可用于研究两个蛋白和第三个蛋白（核酸）间的相互作用关系。

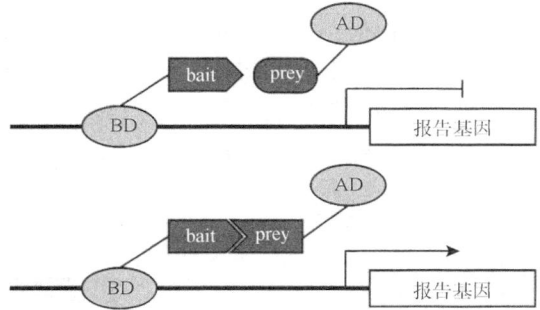

图 5-4　酵母双杂交实验原理图

酵母双杂交技术具有高效、敏感、真实、简便的优点，但仅适用于核定位蛋白，并且存在假阳性现象，因此通常需要进行其他相互作用实验共同验证。

2. 蛋白质体外结合实验

蛋白质体外结合实验又称拉下实验（pull-down），将已知蛋白与标签蛋白[如谷胱甘肽巯基转移酶（GST）、多聚组氨酸（PolyHis）]融合并固定于某种基质[如琼脂糖（sepharose）]上，作为"诱饵蛋白"。当孵育体系中存在与诱饵蛋白相互作用的靶标蛋白时，靶标蛋白可与该固相复合物结合而被捕获，洗脱结合物后通过 SDS-PAGE 可以证实两种蛋白间的相互作用或筛选相应目的蛋白（图 5-5）。

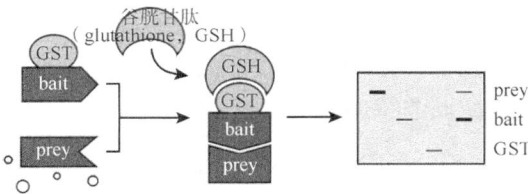

图 5-5　蛋白质体外结合实验原理图

蛋白质体外结合实验操作简便，可直接检测蛋白间是否具有相互作用，但是前提需要体外制备足够量的高纯度融合蛋白，无法模拟细胞内天然的互作环境，并且只能检测稳定或者强烈的相互作用，反应过程中会受到内源性蛋白质的干扰。

3. 双分子荧光互补实验与萤火虫荧光素酶互补技术

双分子荧光互补（bimolecular fluorescence complementation，BiFC）实验是将荧光蛋白在合适的位点切开，形成两个不具荧光活性的肽段 N-fragment 及 C-fragment，且该两个片段在细胞内共表达或体外混合时，不能自发组装成完整的荧光蛋白从而被激发产生荧光。但是，将两个目标蛋白分别与 N-fragment 及 C-fragment 融合，若蛋白间能相互作用，两段不完整的荧光报告蛋白片段就会彼此靠近，并重新形成具有活性的完整荧光蛋白，从而在激发光的激发下产生荧光（图 5-6）。目前常用于 BiFC 系统的荧光蛋白有绿色荧光蛋白（green fluorescent protein，GFP）、黄色荧光蛋白（yellow fluorescent protein，YFP）、青色荧光蛋白（cyan fluorescent protein，CFP）、蓝色荧光蛋白（blue fluorescent protein，BFP）、红色荧光蛋白（red fluorescent protein，RFP）、山羊角膜缘干细胞荧光蛋白（Venus）、柠檬色荧光蛋白（citrine）、蘑菇珊瑚樱桃红色荧光蛋白（mushroom coral cherry red

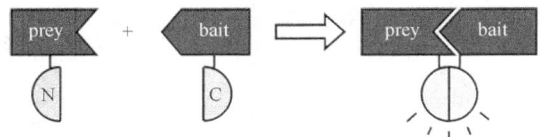

图 5-6　BiFC 与 LCI 实验原理图

fluorescent protein，mCherry）等。双分子荧光互补实验具有灵敏度高、快速、直观的优点，并且适用性广，能够检测弱相互作用及瞬时相互作用，但是反应对温度敏感，并存在信息滞后、无法随时观察的局限性。

萤火虫荧光素酶互补技术（LCI）实验与 BiFC 原理一致，是将两个目标蛋白分别连接于萤火虫荧光素酶的 C 端和 N 端。如果两个蛋白相互作用，N 段和 C 端在空间上足够靠近，形成有活性的荧光素酶，在添加荧光素后产生自发荧光（图 5-6）。将 LCI 技术与烟草瞬时表达相结合，在研究植物蛋白的相互作用中，可以实现活体细胞内实时定量分析，不受植物自发荧光的干扰，不需要裂解细胞提取蛋白质，可以很好地反映植物生理条件下蛋白的相互作用状态。为减少误差，又在 LCI 的基础上引入海肾荧光素酶作为内参，组成双荧光素酶报告基因实验系统。

4. 免疫共沉淀实验

免疫共沉淀（co-immunoprecipitation，CoIP）是以抗体与抗原之间的专一性作用为基础来研究蛋白质相互作用的经典方法。当细胞在非变形条件下被裂解时，完整细胞中存在的许多蛋白质-蛋白质相互作用被保留在细胞裂解液中。假设细胞内存在 XY 蛋白复合物，用 X（X 也称为诱饵蛋白）的抗体免疫沉淀 X，那么与 X 在体内结合的蛋白质 Y 也被沉淀下来。随后利用蛋白质印迹法（western blotting，WB）检测沉淀中是否存在蛋白 Y，若存在，说明细胞内存在 XY 蛋白复合物，即两个蛋白之间存在相互作用（图 5-7）。

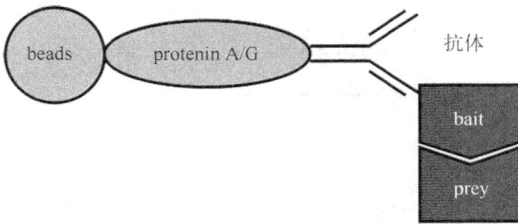

图 5-7　免疫共沉淀实验原理图

免疫共沉淀实验直接模拟细胞内天然的相互作用环境，可以避免人为的影响。其局限性为：①可能检测不到低亲和力和瞬间的蛋白质相互作用；②不能判断两种蛋白质间是直接结合还是通过其他桥梁结合；③须在实验前对目的蛋白进行预测以选择相应抗体，预测的准确与否会直接影响实验结果。

研究案例

茉莉酸信号调控丹参酮类物质生物合成

丹参酮是中药丹参中含有的二萜类天然产物，其在心脑血管疾病的临床治疗中具有显著的疗效。为提高丹参原植物中丹参酮类化合物的含量，国内外学者开展了对丹参酮生物合成通路中基因功能的研究。目前已经阐明了多个关键酶基因的功能，其中包括 MEP 途径的限速酶、二萜合酶及 CYP450 酶等，在此背景下，科研人员逐渐开始探究生物及非生物胁迫与丹参酮积累之间的关系，而茉莉酸类物质作为响应胁迫的重要激素信号分子，介导丹参酮生物合成的调控机制备受关注。

（一）名词术语

1. 茉莉酸类物质

茉莉酸是一种重要的植物内源激素，与 12-氧-植物二烯酸（12-oxo-phytodienoic acid，OPDA）、茉莉酸甲酯（methyl jasmonate，MeJA）和茉莉酸异亮氨酸（jasmonoyl-isoleucine，JA-Ile）等环戊酮衍生物统称为茉莉酸类物质（jasmonates，JAs）。

2. 基因簇

基因簇指基因家族中的各成员紧密成簇排列成大串的重复单位，位于染色体的特殊区域。基因簇少则可以是由重复产生的两个相邻相关基因所组成，多则可以是几百个相同基因串联排列而成。它们属于同一个祖先的基因扩增产物，也有一些基因家族的成员在染色体上排列并不紧密，中间还含有一些无关序列，但总体是分布在染色体上相对集中的区域。

（二）案例原理

本案例系统地研究了响应 MeJA 诱导的丹参 ERF 第Ⅶ亚组转录因子 SmERF73 在丹参酮骨架前体形成及后修饰阶段的调控作用。案例发现，SmERF73 能够与 JA 信号途径中的 SmJAZ3 相互作用，进而参与到 JA 激素信号途径中协同调控丹参酮生物合成基因的表达。此外，在丹参中过表达 *SmERF73* 可以协同上调 7 个丹参酮生物合成基因（*SmDXS2*、*SmDXR1*、*SmCPS1*、*SmKSL1*、*SmCYP76AH1*、*SmCYP76AH3* 和 *SmCYP76AK1*）的转录，从而增加了丹参酮的积累，而干扰 *SmERF73* 表达则减少了相应基因的转录和积累。其中，*SmCPS1*、*SmKSL1*、*SmCYP76AH1* 和 *SmCYP76AH3* 基因位于丹参基因组 6 号染色体"丹参酮基因簇"上，而 SmERF73 能够识别 *SmDXR1*、*SmCPS1*、*SmKSL1* 和 *SmCYP76AH3* 启动子中 GCC-box 元件并激活其表达，从而实现对"丹参酮基因簇"的调控。案例最终揭示了胁迫反应通过 JA 信号途径与丹参酮生物合成之间存在的潜在调控关系。案例中涉及揭示信号转导机制的 Y2H 及 LCI 实验，以及阐明转录因子调控关系的 Y1H、EMSA、ChIP-qPCR 和 Dual-LUC 实验。

（三）案例解析

1. 观察：生物及非生物诱导子促进丹参酮的积累

在已有的研究中，酵母提取物（YE）作为真菌诱导子，Ag⁺ 作为重金属诱导子，合并处理可模拟生物及非生物胁迫诱导。YE&Ag⁺ 处理丹参毛状根，会使丹参酮类物质大量积累，对其进行转录组测序发现参与丹参酮生物合成的关键酶基因在短时间内上调。同样地，JAs 作为激素诱导子，模拟激素转导信号，对丹参毛状根进行处理，也会使丹参酮类物质大量积累。为了阐明这一现象背后的信号转导机制，研究者展开了一系列的研究。

2. 分析：*SmERF73* 转录因子及其潜在靶基因的筛选

对前期 YE&Ag⁺ 诱导丹参毛状根的转录组数据进行重分析，筛选得到一个与丹参酮生物合成途径关键酶基因表达趋势一致的高表达 ERF 转录因子，通过与拟南芥 ERF 进行多序列比对发现其在聚类分析中与 AtERF73 聚为一支，并均包含有 CMVII-1、CMVII-3 和 CMVII-5 结构域。因此筛选得到的 ERF 被认为是 HRE-type，并被命名为 SmERF73。

为了进一步探索 SmERF73 与 JA 信号通路之间的关系，验证 SmERF73 及其潜在靶基因，利用 MeJA 诱导了丹参的毛状根，发现包括 *SmERF73* 在内的 7 个丹参酮合成关键酶基因被上调。

分析了上述 7 个潜在靶基因的启动子序列，发现仅有 4 个基因（*SmDXR1*、*SmCPS1*、*SmKSL1* 和 *SmCYP76AH3*）的启动子中包含 ERF 结合元件 GCC-box（GCCGCC）。因此将这 4 个基因作为后续研究的重点。

3. 验证：*SmERF73* 转录因子调控丹参酮的生物合成

1）SmERF73 体外结合启动子的验证：为了进一步证明 SmERF73 可以直接与 GCC-box 及 *SmDXR1*、*SmCPS1*、*SmKSL1* 和 *SmCYP76AH3* 基因的启动子结合，研究者将其分别构建至 pAbAi 载体上，并线性化载体后转至报告菌株 Y1H Gold 中，然后再将 AD-*SmERF73* 分别转入上述菌株。最终，发现同时含有 AD-*SmERF73* 和 box 及启动子的酵母菌株可以在 SD-Leu/AbA（金担子素）的培养基上生长（图 5-8A），说明 *AbA* 报告基因在 Y1H Gold 酵母菌株中表达，从而证明了 SmERF73 能够结合 *SmDXR1*、*SmCPS1*、*SmKSL1* 和 *SmCYP76AH3* 基因的启动子。

同时开展 EMSA 再次佐证 SmERF73 可以直接与 GCC-box 结合，使用纯化的 MBP-ERF73 融合蛋白进行了 EMSA，结果显示当使用 3×GCC-box 和 2×GCC-like-box 作为标记探针时（图 5-8B），检测到显著的 DNA-ERF73 蛋白复合物（lane 3）。然而，通过 5′GCC 碱基的 G>T 突变，结合活性被消除（lane 5）。此外，冷竞争探针（未标记的 3×GCC-box 和 2×GCC-like-box 探针 100 倍浓度）减弱了 SmERF73 与标记探针（lane 4）的结合（图 5-8C）。为了进一步确认 SmERF73 特异地与 *SmDXR1*、*SmCPS1*、*SmKSL1* 和 *SmCYP76AH3* 基因的启动子结合，研究者合成了这 4 个基因启动子 GCC-motif 区域 30～34bp 的 DNA 片段作为 EMSA 特异性探针（图 5-8B）。实验发现，MBP-SmERF73 融合蛋白能够结合这 4 个丹参酮途径基因的启动子片段探针（lane 3），但是不能结合包含 TCCTCC 突变体的 DNA 探针（lane 5）。并且高浓度的未标记 DNA 探针竞争性地抑制了 SmEFR73 与标记 DNA 探针的结合（lane 4）（图 5-8D）。这些结果为 SmERF73 与 4 个含有 GCC-box 的丹参酮途径基因启动子片段结合提供了有力的证据。

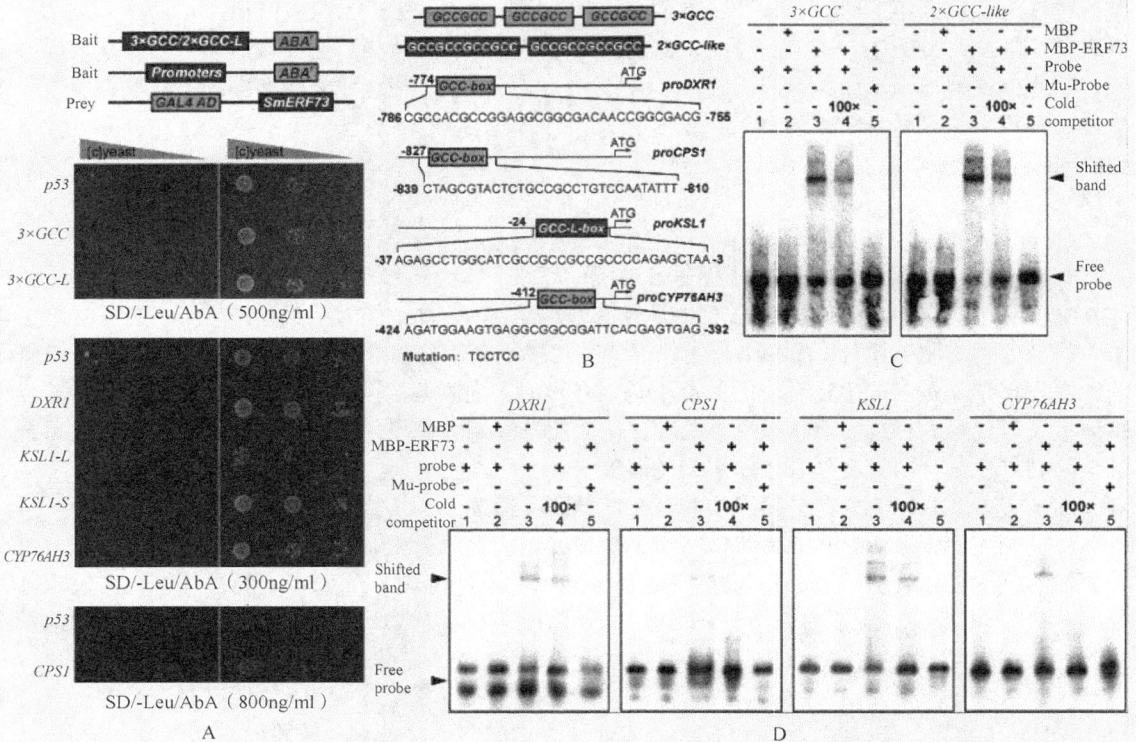

图 5-8　SmERF73 在体外结合 *DXR1*、*CPS1*、*KSL1* 和 *CYP76AH3* 启动子中的 GCC-box
A. Y1H 载体构建及实验结果；B. EMSA 探针设计；C. 与串联 box 结合的 EMSA 结果；D. 与启动子结合的 EMSA 结果

　　2）SmERF73 体内结合并激活启动子的验证：基于 SmERF73 体外结合 GCC-box 及启动子的研究结果，进一步进行体内验证以确认其具有在体内结合丹参酮生物合成相关基因启动子的能力。使用 45d 的丹参植物根组织和 Anti-SmERF73 抗体进行了 ChIP-qPCR 检测。超声打断染色质 DNA 至 250～750bp，实验组为加入 Anti-SmERF73 的打断染色质 DNA，阴性对照组为不加 Anti-SmERF73 的打断染色质 DNA。根据 *SmDXR1*、*SmCPS1*、*SmKSL1* 和 *SmCYP76AH3* 的全基因组序列分析后设计引物，所扩增的片段大小在 100～150bp，区域包括启动子前段 Promoter 1（P1）、中段 Promoter 2（P2）、GCC-box 区（box）、5′未翻译区（5′UTR）和 3′未翻译区（3′UTR），其中只有 box 段含有 GCC-motif 结合位点（图 5-9A）。实验结果，较 P1、P2、5′UTR 和 3′UTR，SmERF73 可以显著募集含有 GCC-box 的片段，说明 SmERF73 在体内可与 *SmDXR1*、*SmCPS1*、*SmKSL1* 和 *SmCYP76AH3* 的启动子 GCC-box 区结合（图 5-9A）。

　　为了进一步验证 SmERF73 在植物体内对丹参酮通路靶基因具有正向调控作用，在本生烟草（*N. benthamiana*）中瞬时表达 *proSmDXR*[1866]、*proSmCPS1*[1042]、*proSmKSL1-L*[857] 和 *proSmCYP76AH3*[630] 启动子片段。对 12 个独立的烟草叶片检测 LUC 荧光强度表明，与缺乏 *35Spro∷SmERF73* 的对照组相比，与 SmERF73 转录因子共表达的 *DXR1pro：LUC*、*CPS1pro：LUC*、*KSL1pro：LUC*、*CYP76 AH3pro：LUC* 组中报告基因的表达增加，荧光强度增强（图 5-9B），分别是对照的 1.24 倍、1.43 倍、1.43 倍和 1.38 倍。这些结果表明 SmERF73 可以转录激活这 4 个丹参酮生物合成基因的表达。

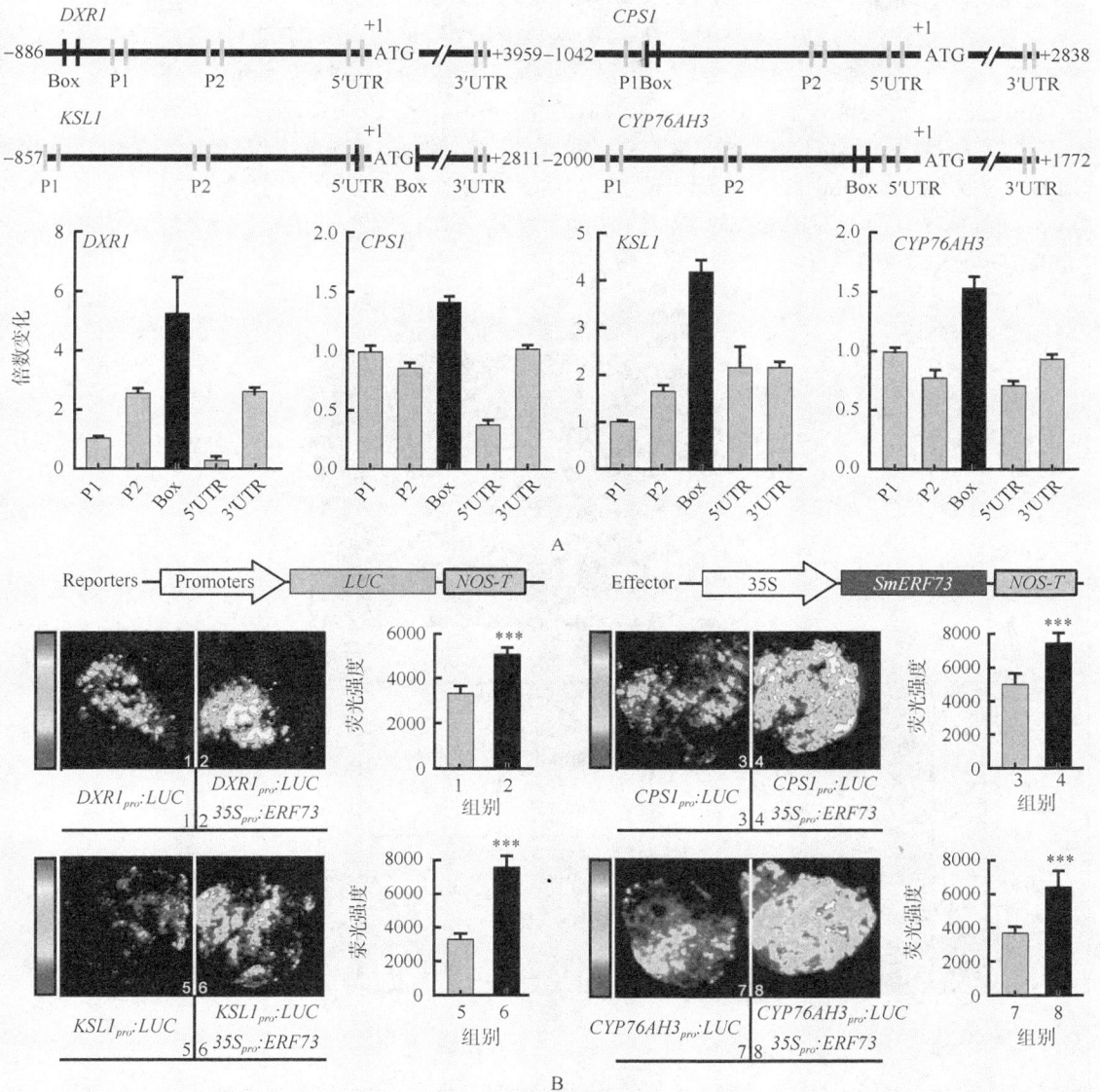

A

B

图 5-9　SmERF73 在体内特异性结合 *DXR1*、*CPS1*、*KSL1* 和 *CYP76AH3* 中的 GCC-box 并激活其转录

A. 丹参酮途径基因启动子区域示意图及 ChIP-qPCR 结果；B. 荧光素酶报告系统构建示意图及 Dual-LUC 结果

3）SmERF73 在丹参中的功能验证

利用 Gateway 技术，实现 SmERF73 干扰和过表达载体的构建，并通过农杆菌 EHA105 介导的方式，获得了丹参 SmERF73 干扰和过表达的株系。在丹参中 SmERF73 转录的抑制导致了丹参酮生物合成关键酶基因 *SmDXS2*、*SmDXR1*、*SmCPS1*、*SmKSL1*、*SmCYP76AH1*、*SmCYP76AH3* 和 *SmCYP76AK1* 表达量的降低，最终减少了丹参酮类化合物的积累；在丹参中 *SmERF73* 的过量表达促进了丹参酮生物合成关键酶基因 *SmDXS2*、*SmDXR1*、*SmCPS1*、*SmKSL1*、*SmCYP76AH1*、*SmCYP76AH3* 和 *SmCYP76AK1* 表达量的升高，最终增加了丹参酮类化合物的积累；由于 SmDXS2、

SmDXR1、SmCPS1、SmKSL1、SmCYP76AH1、SmCYP76AH3 和 SmCYP76AK1 在丹参酮生物合成途径中起着重要的作用，SmERF73 对它们的正向调控作用，反映了 SmERF73 在丹参酮生物合成过程中的重要地位。

4. 拓展：SmERF73 具有参与 JA 信号途径的潜力

之前的实验发现 *SmERF73* 基因可以受到 MeJA 的诱导，推测 SmERF73 可能参与 JA 信号通路。Y2H 实验表明，丹参 11 个 SmJAZ 阻遏蛋白中，只有 SmJAZ3 与 SmERF73 组合，可以在 SD/-Trp-Leu-His 三缺培养基上生长，具有明显的相互作用。利用 LCI 实验进一步确认 SmERF73 和 SmJAZ3 在植物中的相互作用。SmERF73 与 LUC 的 C 端片段（CLuc-SmERF73）融合，SmJAZ3 与 LUC 的 N 端片段（SmJAZ3-NLuc）通过农杆菌介导的在本生烟草叶片中瞬时共表达。结果显示，CLuc-SmERF73 共表达的 SmJAZ3-NLuc 在烟草叶片中产生了显著更强的荧光信号，从而验证了 SmERF73 与 SmJAZ3 的相互作用（图 5-10）。

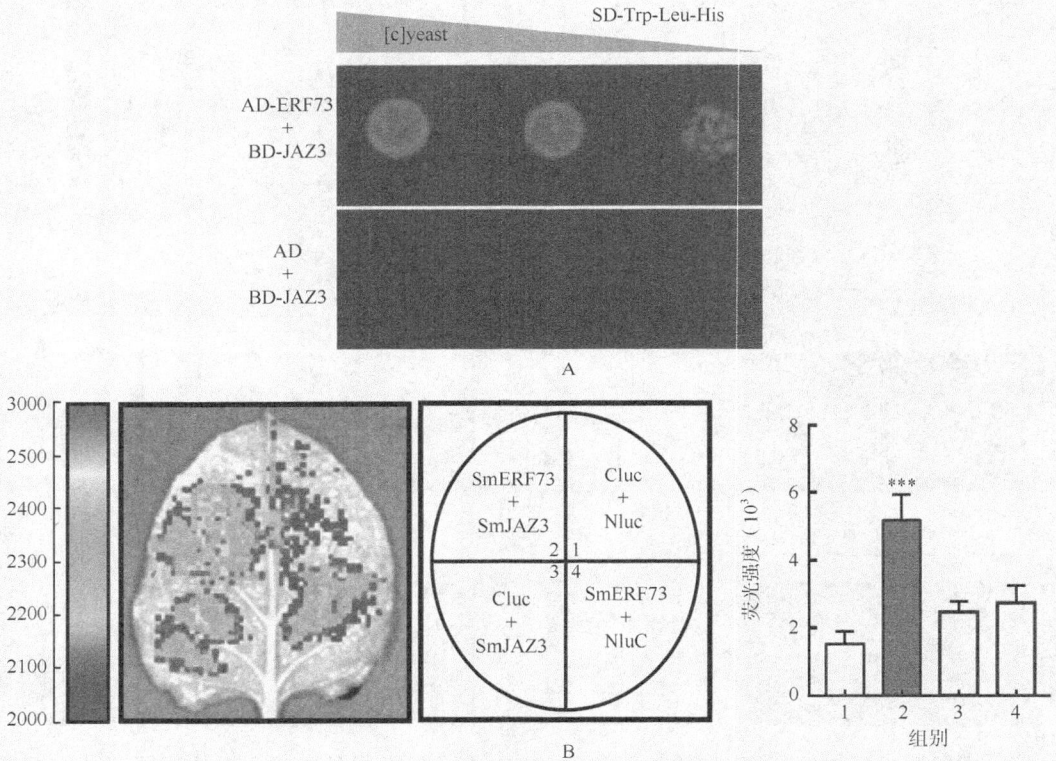

图 5-10　SmERF73 与 SmJAZ3 存在蛋白质间的相互作用

A. Y2H 结果；B. LCI 结果

（四）思考

在本案例中发现了一个 ERF-Ⅶ组转录因子，它能够通过与 SmJAZ3 相互作用受 JA 激素信号通路的调控，进而直接或间接调控 7 个丹参酮生物合成相关基因的表达，并直接激活其中 4 个基因的转录，最终正向调控丹参酮的积累（图 5-11）。

（1）ERF-Ⅶ转录因子多参与植物渗透和缺氧胁迫的响应，鲜有对次生代谢产物生物合成调控的报道。本研究表明了 ERF-Ⅶ转录因子（SmERF73）通过与 GCC-box 启动子元件结合正向调控了 1 个基因簇上多个丹参酮生物合成相关基因的转录，扩大了 ERF-Ⅶ 的功能范围。

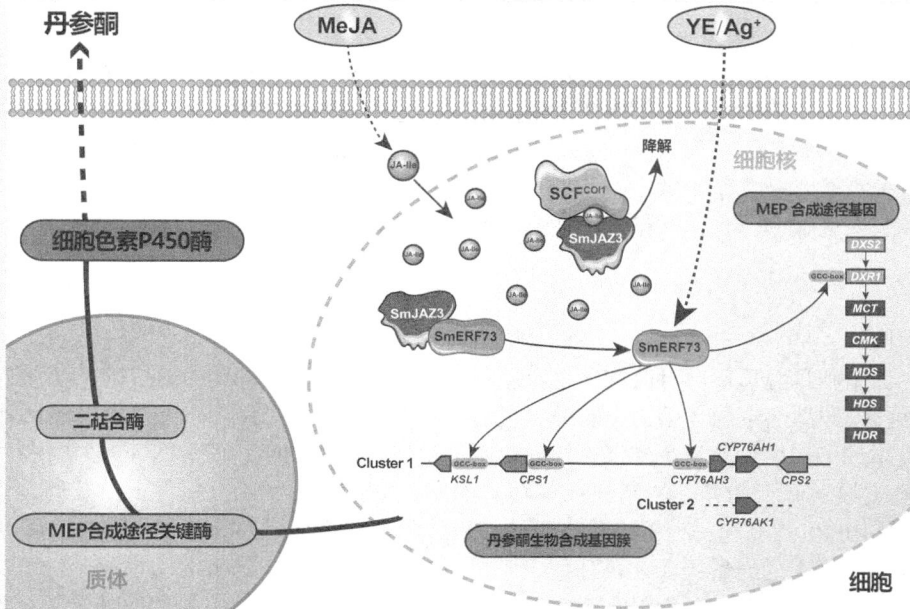

图 5-11　SmERF73 协同调控丹参酮生物合成的模型

（2）JA 信号途径中的阻遏蛋白 JAZ 可以通过与 MYB 和 bHLH 家族转录因子的相互作用，进而介导下游基因的表达，但鲜有与 ERF 相互作用的报道。本研究通过 Y2H 和 LCI 实验证明了 SmJAZ3 与 SmERF73 间存在相互作用，初步表明 SmERF73 具有参与 JA 信号级联的可能，推测 JA 信号途径通过 ERF 实现对次生代谢物生物合成的间接调控。

本案例为研究丹参酮生物合成是如何通过 JA 激素信号介导提供了实验证据，最终为揭示"逆境促品质"的科学内涵提供了思路。

（1）转录调控网络是承接信号分子和功能基因的媒介，对单一转录因子操作能够实现控制多个基因的目的。但正是这种"牵一发而动全身的特性"，使得多条基因通路都有被调控的可能，存在多类副反应，该如何理解？

（2）JA 信号-转录因子调控网络是否是药用植物活性成分生物合成的核心调控网络？

（3）JA 与 ABA、JA 与 GA 等不同激素信号互作调控活性成分生物合成的分子机制是什么？

参 考 文 献

Zheng H，Jing L，Jiang，X H, et al. 2021. The ERF-VII transcription factor SmERF73 coordinately regulates tanshinone biosynthesis in response to stress elicitors in *Salvia miltiorrhiza*[J]. New Phytologist，231（5）：1940-1955.

三、环境因子的调控

（一）概念原理

1. 主要环境调控因子

植物的次生代谢是植物在进化过程中对复杂的外界环境变异适应和选择的结果。因此，药用植物中的次生代谢成分的形成和积累除了由其遗传特性所决定外，还与其生态环境因素密切相关，受到如光照、温度、水分、土壤、生物等因素的影响。某些药用植物须在特定的自然条件和地理环境下才会显示其特有的功效，即中药材的"道地性"。

2. 植物防御反应

植物次生代谢是植物对环境的一种适应，也是植物主要的防御机制之一。许多药用植物在受到外界刺激后，能够显著提高甚至从头合成很多药用次生代谢产物，并且这些药用物质还会有化学防御作用的物质，通常称为植保素（phytoalexin）。与植物防御有关的药用次生代谢产物主要有萜类、生物碱类、苯丙烷类及其衍生物。阐明植物防御反应激发的药用次生代谢途径，并对其进行调控，可以提高药材药效成分，加快药用次生代谢产物的定向植物生产。

（二）研究现状

1. 光调控

光强、光质和日照长短都对植物次生代谢有影响。林中植物上部阳生叶中酚类物质含量要比下部阴生叶中多，非洲热带雨林植物中的酚含量与光照强度正相关。温室中的烟草补加紫外光照射时绿原酸含量增加到对照的 5 倍，受红光照射时则产生较多的生物碱、较少的酚。大棚中生长的欧洲赤松由于光照强度低于棚外，树脂油和单萜类物质含量也较低。遮光条件下欧蟹甲（*Adenostyles alpina*）叶片中的生物碱和一种倍半萜可可醇三聚体的含量增加，而其他倍半萜的浓度降低。遮阴导致高山红景天根中的红景天苷含量降低，但却增加了喜树叶片中的喜树碱含量。红光成分增加提高高山红景天根中的红景天苷含量，而蓝光成分增加则提高喜树叶片中的喜树碱含量。光照通过调节过氧化氢酶的活性显著地影响了长春花（*Catharanthus roseus*）愈伤组织中长春多灵（vindoline）和蛇根碱等生物碱的生物合成，而这种调节作用可能是通过激活长春花中某种在黑暗中不表达的基因而实现的。

2. 水分调控

在干旱胁迫下，植物组织中次生代谢产物的浓度常常上升，包括氰苷及其他硫化物、萜类化合物、生物碱、单宁和有机酸等。在受到中度干旱胁迫的针叶树中，低分子量萜类化合物的浓度升高，同时树脂酸和单萜的组成发生变化，而橡胶受到严重干旱胁迫后橡胶浆汁的流速和产量均下降。干旱胁迫导致喜树叶片中喜树碱的含量增加，高山红景天根中的红景天苷含量也因土壤含水量而变化，轻度的水分胁迫则有利于乌拉尔甘草中甘草酸的积累。渗透胁迫下多种植物在体内积累渗透调节物质甜菜碱，有研究报告甜菜碱醛脱氢酶的基因表达量与甜菜碱含量平行增加。

3. 温度调控

温度是调节植物代谢水平的主要环境因子，对植物的次生代谢也有很大影响。有研究表明在非最佳温度下，玉米向光面的叶片中积累花青素，从而有效防止光抑制造成的伤害。黄豆在低温下培养 24h，根部总酚酸、染料木黄酮、大豆黄素和染料木苷的代谢水平显著增高，而当施加苯丙氨酸解氨酶的竞争性抑制剂 AIP 后酚酸含量则下降，低温促进了由苯丙氨酸转向次生代谢的过程。

4. 土壤因子调控

早期的一些研究表明，土壤氮素的增加导致植物中非结构碳水化合物含量下降，从而使以非结构碳水化合物为直接合成底物的单萜类化合物减少，但以氨基酸为前体的次生代谢产物水平则提高，反之在使体内非结构碳水化合物增加的条件下，缩合单宁、纤维素、酚类化合物和萜烯类化合物等含碳次生代谢产物大量产生，当然结果并不完全一致。高山红景天根中红景天苷的合成与积累需要适宜的氮素营养，过高过低都不利，而且在自然条件下红景天苷含量与土壤的有机质含量、pH 及氮素、磷素、钾素营养均有密切关系。在喜树栽培中需慎重施肥，因为施肥虽对生长有利但却可能不利于喜树碱的生物合成，喜树幼苗的喜树碱含量随氮素水平的增加而明显降低，适当的低氮胁迫对获取喜树碱有利，而且铵态氮与硝态氮的比例也影响喜树碱的合成与积累。同样，氮素形态也影响黄檗（*Phellodendron amurense*）幼苗中小檗碱、药根碱和掌叶防己碱的含量。

（三）研究方法

1. 代谢组学分析方法

代谢组学是继基因组学和蛋白质组学之后新近发展起来的一门学科，是系统生物学的重要组成部分。代谢组学能够系统地检测和定量分析有机体或生物流体样本内的内源性小分子代谢物，是近年来继基因组学和转录组学等组学技术后快速崛起的一门学科。该技术的引入和发展为植物中活性代谢物的鉴定、代谢通路的解析及药用植物学的广泛研究提供了新方法与新思路。代谢组学主要研究的是作为各种代谢路径的底物和产物的小分子代谢物。其样品主要是动植物的细胞和组织的提取液。主要技术手段包括核磁共振（NMR）、质谱（MS）、色谱（HPLC、GC）及色谱质谱联用技术等。通过检测一系列样品的NMR谱图，再结合模式识别方法，可以判断出生物体的病理生理状态，并有可能找出与之相关的生物标志物（biomarker）。为相关预警信号提供一个预知平台。生物合成机制是药用植物次级代谢研究的核心，次生代谢途径的解析是药材"道地性"物质基础挖掘的前提。研究药用植物次生代谢物生物合成途径、信号转导，生态环境及其代谢工程，对阐释药用植物有效成分成因和药材品质形成机制、大规模人工合成药用植物次级代谢产物及建立药材优质生产基地等都具有重要的现实意义。通过监测外源化学药品刺激、物理刺激或者生物刺激引起的植物代谢产物改变，通过无偏分析技术进行全面分析，找出代谢物种类与含量差异，明确关键酶、底物、中间产物的相互作用，可阐明代谢途径调节机制和关键调节位点，揭示代谢网络调控机制，为重要的植物次级代谢产物生物合成提供依据。

2. 转录组学分析方法

转录组学（transcriptomics）是一门在整体水平上研究细胞中基因转录情况及转录调控规律的学科。转录组学是从RNA水平研究基因表达的情况，是特定的细胞、组织或个体在特定状态下所转录出的所有RNA，是研究细胞表型和功能的一种重要手段。转录组学是基因组学范畴的重要组成部分，是一门从整体水平上研究特定对象基因转录及调节特性、解读基因组功能元件、揭示细胞和组织分子组成以及了解发育和疾病的学科。其核心研究内容包括：对全部转录产物进行分类，确定它们的结构、可变剪接方式及转录后修饰；分析特定转录本在不同发育阶段、组织及胁迫条件下的基因表达模式。

随着色谱法和质谱法在中药材方面的普遍应用，对于中药活性成分的研究越来越多。其活性成分通常为次生代谢产物，它的积累与植物不同的发育阶段、不同的器官及不同的产地息息相关。根据不同时期、不同器官、不同产地构建药用植物转录组文库，可以从整体水平上研究合成药效成分的关键酶基因的表达情况，从而揭开次生代谢产物生物合成的途径及其调控机制的神秘面纱。利用转录组测序研究药用植中次生代谢产物的生物合成及其调控机制具有重要的理论和实践意义。

3. 微生物组学分析方法

微生物与其所处环境构成了复杂的生态系统，是地球上生物多样性的重要组成部分。微生物组（microbiome）是指一个特定环境或生态系统中全部微生物及其遗传信息的集合，其内涵包括了微生物与其环境和宿主的相互作用。微生物组蕴藏着极为丰富的微生物资源，是工农业生产、医药卫生和环境保护等领域的核心资源。微生物组学（microbiomics）是以微生物为研究对象，探究其内部群体间的相互关系、结构、功能及其与环境或宿主间相互关系的学科。微生物组学技术不依赖于微生物培养，而是利用高通量测序和质谱鉴定等技术来研究微生物组的手段。目前，微生物组学技术主要包括以下4种手段。

（1）微生物宏基因组学（microbial metagenomics）：通过提取环境微生物的全部DNA，研究其群落组成、遗传信息及其与所处环境的协同进化关系。

（2）微生物宏转录组学（microbial metatranscriptomics）：研究环境中全部微生物的转录组信息，揭示相关基因在时空尺度上的表达水平，从而对微生物群落的相关功能进行研究。

（3）微生物宏蛋白质组学（microbial metaproteomics）：定性和定量地分析环境微生物在特定环

境条件和特定时间下的全部蛋白质组分。

（4）微生物宏代谢组学（microbial metabolomics）：对微生物在特定生理时期内所有低分子量代谢物（包括代谢中间产物、激素、信号分子和次生代谢产物等）进行定性和定量分析，并研究其与环境之间的相互作用。

药用植物的化学成分因发育阶段、季节变化、生长年限、组织部位及地理分布和生态环境的不同而存在差异，同时药用植物相关微生物的群落组成和结构也受这些因素的影响。且由于土壤微生物的地理分布差异，不同产地的药用植物根际和内生菌的群落结构和组成也必然存在差异。众多的实验已经证实微生物可以影响药用植物次生代谢产物的含量和组成，所以微生物的群落变化可能与药用植物化学成分的动态变化存在一定的相互作用关系。因此，开展药用植物微生物组在时间和空间尺度的动态研究，可探究微生物在药用植物次生代谢产物积累中的作用规律。

研究案例

类胡萝卜素生物合成调控

类胡萝卜素（carotenoids）是一类广泛存在于高等植物中的萜类化合物，包括胡萝卜素（carotene）和叶黄素类（xanthophylls）。在人体内，类胡萝卜素具有很强的抗氧化活性，能保护细胞膜和脂蛋白免受氧破坏，延缓细胞衰老，预防肿瘤、癌症、血栓和动脉硬化，但人和动物所需的类胡萝卜素只能从饮食中摄取。类胡萝卜素在植物中的必不可少的作用以及它对人和动物的保健作用，使得研究其代谢调控机制和基因工程非常重要。

本案例系统地研究了类胡萝卜素在生物合成阶段中受环境因子的调控作用。光合器官作为植物光合作用的主要场所，含有大量叶绿体，积累叶绿体类型的类胡萝卜素，如紫黄质、叶黄素及 β-胡萝卜素等。这些类胡萝卜素能够捕获光能并保护植物免受光合作用中所形成的活性氧的破坏，同时其可通过清除极端温度下由光合系统产生的活性氧而在温度胁迫中发挥作用。因而叶绿体中类胡萝卜素的合成常处于动态的变化过程，因而能够适应环境的变化，从而保证光合作用正常进行。目前研究发现光合器官中类胡萝卜素代谢的动态变化主要受到光、温度和发育信号介导的转录水平调控。本案例最终揭示了环境因子与类胡萝卜素生物合成之间存在的潜在联系。

（一）名词术语

1. 类胡萝卜素

类胡萝卜素是一类重要脂溶性色素的总称，是由异戊二烯骨架构成的 C_{40} 或 C_{30} 萜类化合物，也是植物中重要的次生代谢产物。除了具有光保护、抗氧化等众多生理功能，类胡萝卜素能够赋予花卉和果实各种绚丽色彩以利于吸引鸟类和昆虫参与植物授粉和种子传播过程。此外类胡萝卜素还与植物的生长发育密切相关，如其氧化酶解后的产物可作为植物重要激素如脱落酸和独脚金内酯的合成前体、参与花和果实香味和风味物质的形成以及作为信号分子参与类胡萝卜素代谢的反馈调节等。

2. 八氢番茄红素

八氢番茄红素是一种橙色色素，天然存在于西红柿和其他蔬菜中。是类胡萝卜素在形成过程中的一种中间物质，具有很强的活性和抗氧化作用，是第二个类胡萝卜素生物合成的产物。分析表明，番茄红素和八氢番茄红素在大部分的水果和蔬菜中都存在。

（二）案例原理

1. 类胡萝卜素的生物合成

在生物体内类胡萝卜素的前体异戊烯焦磷酸（isopentenyl pyrophosphate，IPP）和二甲基烯丙基二磷酸酯（dimethylallyl diphosphate，DMAPP）经由 MVA 和 MEP 两条途径合成。其中，高等植物中的类胡萝卜素是通过 MEP 途径合成的。MEP 途径中第一步反应的酶是 1-脱氧-*D*-木桐糖-5-磷酸合成酶（1-deoxy-*D*-xylulose 5- phosphate synthase，DXS），它是该途径通量控制系数最高的酶，IPP 和 DMAPP 可以负反馈调节其活性。MEP 途径中的其他酶由酪蛋白水解酶（caseinolytic protease P，ClpP）调节，也可以通过与硫氧还蛋白（thioredoxin）直接相互作用而调节。

　　香叶基焦磷酸酯（geranylgeranyl pyrophosphate，GGPP）是类胡萝卜素及其他几种类异戊二烯的直接代谢前体，在光合作用、生长调节或环境相互作用等多方面都具有重要功能。因此，不同代谢途径会竞争质体中可用的 GGPP（图 5-12）。GGPP 合成酶（GGPP synthase，GGPPS）与下游的酶相互作用后，GGPPS 会过度表达，但这对植物类胡萝卜素合成的影响很小。

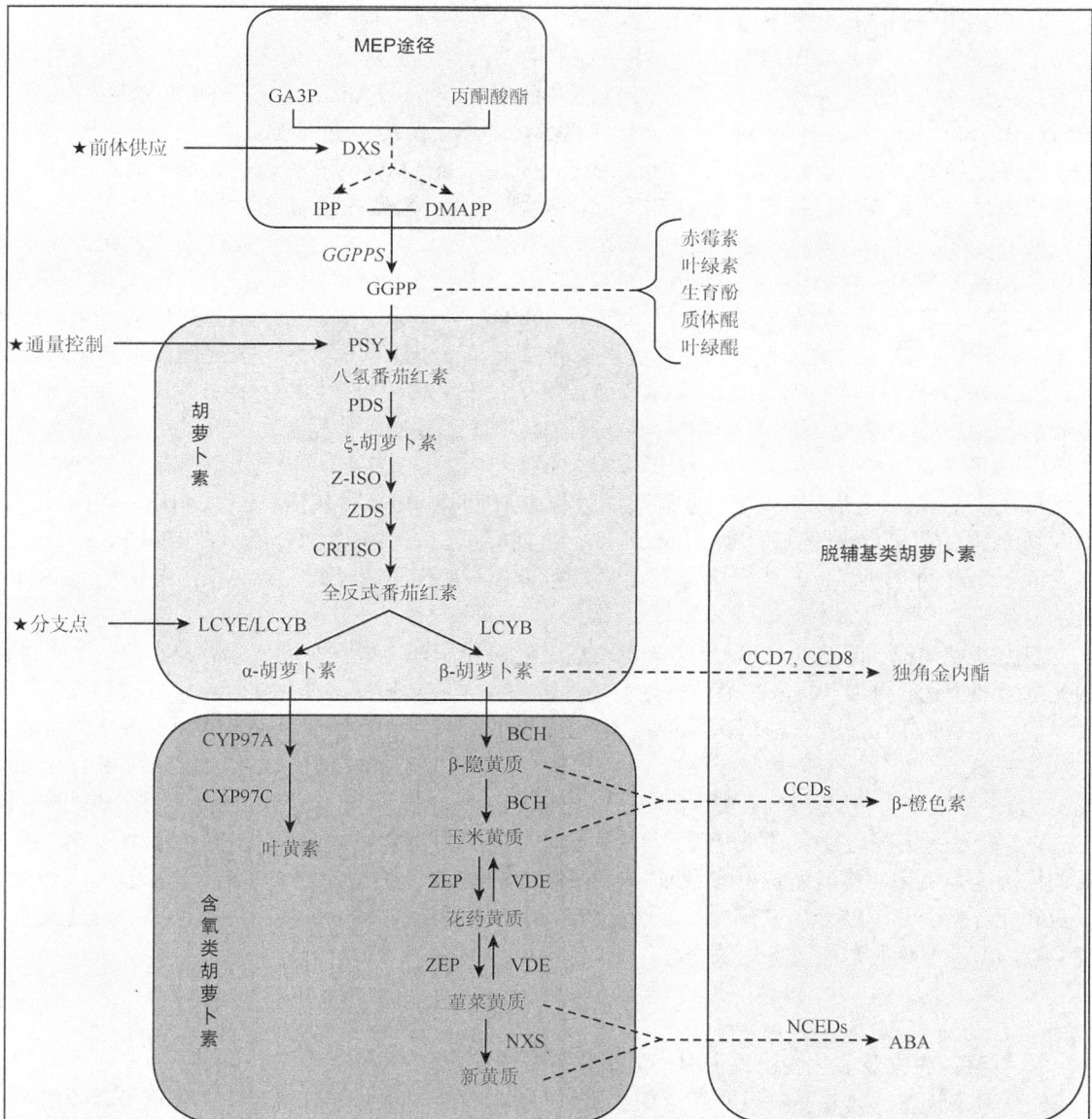

图 5-12　植物类胡萝卜素生物合成途径

虚线：多步反应；实线：一步反应

在植物体内首先合成的类胡萝卜素是由 2 个 GGPP 分子缩合而成的八氢番茄红素（phytoene）（图 5-12）。这一步骤由八氢番茄红素合成酶（phytoene synthase，PSY）催化，是该途径的主要限速步骤，可以控制类胡萝卜素的代谢通量。PSY 通常由效基因家族编码，这些基因对发育和环境信号有不同的反应。与 DXS 和其他 MEP 途径中的酶类似，PSY 的表达水平和活性也可以由 ClpP 调节，以协调类胡萝卜素的生物合成和代谢前体的供应。在植物中，调节 PSY 活性的机制还包括与 ORANGE（OR）伴侣蛋白和保绿（STAY-GREEN）蛋白的直接相互作用，来自下游类胡萝卜素的负反馈调节也可以影响 PSY 的活性。

八氢番茄红素通过一系列去饱和以及异构化反应转化为全反式番茄红素（lycopene）（图 5-12），该过程由八氢番茄红素脱饱和酶（phytoene desaturase，PDS）和 γ-胡萝卜素脱饱和酶（γ-carotene desaturase，ZDS）催化，对类胡萝卜素合成途径的通量控制起重要作用。

2. 环境因子影响类胡萝卜素生物合成

光信号调控：光是调节植物光合作用活性的主要信号，也是参与光合器官中类胡萝卜素转录调节的主要环境因子。在植物中，蓝光受体隐花色素（cryptochrome，CRY）和红光/远红光受体光敏色素（phytochrome，PHY）感知光信号并将其传递给下游的一系列转录因子，其中属于 bHLH 转录因子家族的光敏色素作用因子（phytochrome-interacting factor，PIF）在光信号调控网络中处于核心地位。研究表明，拟南芥中 PIF1 可直接与类胡萝卜素合成通路关键结构基因 AtPSY 启动子上的 G-box 元件结合从而抑制其表达。而在遮阴条件下，同属拟南芥 bHLH 家族的转录因子光敏色素快速调节因子（PAR1）能与 PIF1 相互作用阻止其结合至 AtPSY 启动子上，从而诱导 AtPSY 的表达。除直接参与类胡萝卜素代谢外，PIF 还能够结合叶绿素生物合成基因的启动子从而影响叶绿素的代谢，此为植物在光形态建成过程中叶绿素和类胡萝卜素生物合成之间能够紧密协调的原因。在光信号传递过程中，bZIP 家族的转录因子长下胚轴因子（HY5）同样发挥着重要作用。不同的是，PIF1 在黑暗条件下经 DETI-DDB1-CUL4E3 泛素连接酶复合物介导处于稳定状态，而 HY5 在光照条件下处于稳定状态，在黑暗条件下被 COP1-DDB1-CUL4E3 泛素连接酶复合物介导的泛素化降解。在调控植物类胡萝卜素代谢过程中 HY5 与 PIF1 存在拮抗作用，HY5 能特异性识别并结合到 AtPSY 启动子区域的 G-box 元件，进而促进类胡萝卜素的合成。此外在 PIFs 和 HY5 转录因子的共同介导下，光信号还可直接调控类胡萝卜素代谢途径的上游 MEP 通路相关基因的表达。

温度信号调控：除响应光信号外，PIF1/HY5 转录因子还可根据温度变化调控类胡萝卜素代谢相关基因的表达。例如，拟南芥幼苗在低温条件下 HY5（起转录激活作用）蛋白含量较常温条件下明显增加，而 PIF1（起转录抑制作用）蛋白含量较常温条件下明显减少，两者共同导致 AtPSY 的表达量显著增加。染色质免疫共沉淀分析发现，当植物体处于低温环境时，AtPSY 和 AtVDE 启动子优先与 HYS 相结合。相反在高温条件下无论是强光还是黑暗处理，玉米（Zea mays）中 ZmPSY1 和 ZmPSY2 的表达量都会较常温处理低。PSY 表达水平与外界温度密切相关，这表明类胡萝卜素的转录调控可能是植物应答温度胁迫的一种响应机制。由于温度胁迫会使植物细胞产生活性氧（ROS）以阻碍光合系统 II（PS II）的修复，因此，PIF1/HYS 对 PSY 的转录调控可能是为了加快合成类胡萝卜素以清除温度胁迫所产生的 ROS。

（三）案例解析

1. 观察：生物及非生物诱导子促进类胡萝卜素的积累

（1）环境因子：光是影响植物发育和类胡萝卜素合成代谢的重要环境因子，分别用不同比例的红光/远红光处理分成两半的绿熟期番茄果实后，发现红光/远红光比例高的处理组番茄果实中番茄红素和 β-胡萝卜素的含量极显著高于红光/远红光比例低的番茄果实。光刺激类胡萝卜素的生物合成，并调节质体结构的发展，以适应这些光保护色素。其中，高比例红光/远红光更加刺激类胡萝卜素的生物合成。温度对类胡萝卜素的积累尤为重要，温度在 18～26℃时番茄红素合成活性最高，而温度低于 10℃或高于 30℃时，植物中番茄红素的合成会受到抑制。

（2）MYB 转录因子：在本案例中，通过番红花转录组数据库中鉴定 *MYB* 基因，筛选出了 4 个基因 *CstMYB1*、*CstMYB14*、*CstMYB16* 和 *CstMYB1R2* 的表达与藏红花苷的积累相关。两个核定位 *MYB* 基因（*CstMYB1* 和 *CstMYB1R2*）的瞬时过表达证实了它们在调节类胡萝卜素代谢中的作用。酵母单杂交证实 *CstMYB1* 与 *CCD2* 启动子结合，而 *CstMYB1R2* 与 *PSY* 和 *CCD2* 启动子结合。

2. 分析：MYB 转录因子及其潜在靶基因的筛选

（1）MYB 转录因子：MYB 转录因子家族是最大的转录因子家族，它们被认为可以调节许多细胞过程，包括初级和次级代谢。有很多报道显示 *MYB* 基因在类黄酮、花青素等次生代谢产物的调控中发挥作用。它们还调控植物的生物和非生物胁迫反应，最近的一些研究证实了 MYB 在调节类胡萝卜素代谢中的作用，一个 *R2R3 MYB* 基因调控猕猴桃类胡萝卜素积累；另一个 *MYB* 基因与 bHLH 和 *WD40* 基因相关，调控紫花苜蓿中依赖类胡萝卜素的花色素沉着。这些实例表明 *MYB* 基因可能也参与了番红花类胡萝卜素和类脱胡萝卜素生物合成的调控。

（2）筛选 *MYB* 转录因子及其潜在靶基因：在本案例中，从不同番红花转录组数据库中鉴定了 150 个 *MYB* 基因，番红花 *MYB* 基因的系统发育分析将其分为 27 个簇，域分析根据 R 重复的数量将它们分为四组。在电子组织中，71 个 *MYB* 基因的表达谱可用，有 12 个 *MYB* 在柱头中上调。通过 qPCR 进一步证实，藏红花苷积累与不同 *MYB* 基因表达的相关性分析表明，有 4 个 *MYB* 基因表达模式与番红花柱头中类胡萝卜素的积累模式相关，表明这些基因可能参与了类胡萝卜素的代谢调节。对 2 个基因（*CstMYB1* 和 *CstMYB1R2*）进行了进一步鉴定，发现它们具有转录活性和核定位。在转化 *CstMYB1* 和 *CstMYB1R2* 的西红花，发现类胡萝卜素途径基因表达量增加，增强了通路基因的表达。

3. 验证：*CstMYB1* 和 *CstMYB1R2* 转录因子调控西红花苷的生物合成

（1）调控类胡萝卜素生物合成的转录因子：类胡萝卜素积累除了受结构基因的控制外，还受几个不同家族转录因子的调控，包括 R2R3-MYB、MADS-box、NAC、bHLH、SBP-box、AP2/ERF、HD-ZIP、NF-Y 和 WRKY 家族等。转录因子的研究方法主要是：①进行生物信息学分析，对大量核苷酸和氨基酸序列进行分析和计算，已成为发现新基因和预测蛋白质结构最快捷有效的方法。利用保守结构域进行转录因子的预测和功能鉴定。转录因子只有在细胞核中才能发挥其功能，所以对候选转录因子进行生物信息学的亚细胞定位分析。②瞬时转化分析，转录因子可通过激活或抑制功能实现对下游靶基因的转录调控，利用瞬间转化技术可对转录因子的调控特性进行分析，如原生质体或烟草叶片的农杆菌瞬时转化等。③突变体分析鉴定转录因子生理功能最直接的方法是观察转录因子基因表达发生改变时植物的表型。通常利用基因过量表达和基因功能缺失突变体，观察植物外部形态、生理代谢和对某些特殊外界环境的响应是否发生改变，分析该转录因子的功能。④酵母单杂交是一种高通量鉴定转录因子与靶基因之间关系的方法。

（2）验证转录因子功能：在本案例中，在 pBI121 载体中扩增和克隆 *CstMYB1* 和 *CstMYB1R2* 的全长 ORF，进行瞬时过表达实验，以介导农杆菌对西红花柱头进行转化，通过 HPLC 对番茄红素、β-胡萝卜素、玉米黄质进行了量化，发现转化 *CstMYB1* 和 *CstMYB1R2* 的植物中，所有研究的类胡萝卜素和类脱胡萝卜素分别显著增加，这证实 CstMYB1 和 CstMYB1R2 是类胡萝卜素代谢的积极调节因子。

研究了类胡萝卜素途径基因在 35S：*CstMYB1* 和 35S：*CstMYB1R2* 植物中的表达，显示重要的类胡萝卜素途径基因的上调，*PSY* 在 35S：*CstMYB1* 和 35S：*CstMYB1R2* 植株上分别有 4.5 倍和 5 倍的增长。在过表达 *CstMYB1* 和 *CstMYB1R2* 的植株中，BCH 的诱导量分别为 7 倍和 4 倍，CCD2 分别被诱导 4.4 倍和 3.6 倍。

进行酵母单杂交实验，对 CstMYB1 和 CstMYB1R2 转录因子与 *PSY* 和 *CCD2* 启动子片段的体内相互作用进行了分析。经实验验证，表明 CstMYB1R2 仅与 *PSY* 相互作用具有特异性，CstMYB1 和 CstMYB1R2 与 *CCD2* 启动子的相互作用。

（四）思考

类胡萝卜素是一类具有多种生理学功能的色素，不仅对人类有多种有益的功能，而且对于产生它们的生物而言也具有非常重要的意义。当细胞处于不利的生长条件时，如强光、低温、低氮、高盐等，类胡萝卜素的产生有效地保护了细胞，这是生物对外界环境变化适应的结果。为满足人类对类胡萝卜素不断增加的需求，可以利用这一特点，在细胞生长过程中通过外界环境因子的调控来大量合成所需的类胡萝卜素。光照、温度、诱导子及其他因素对类胡萝卜素合成具有重要影响，通过调控外界因子合成类胡萝卜素的方法简单易行，对于工业高效生产类胡萝卜素具有非常实用的指导意义。

研究诱导型药用次生代谢产物的合成机制对于开发利用很多重要药用化合物具有一定的意义。但由于环境诱导产生药用次生代谢产物的作用靶点、作用机制及次生代谢产物合成的途径的研究尚少，因此需要从基因组学、转录组学、蛋白质组学和次生代谢组学几种角度进一步探讨其诱导机制。

参 考 文 献

Bhat Z Y，Mohiuddin T，Kumar A，et al. 2021. Crocus transcription factors CstMYB1 and CstMYB1R2 modulate apocarotenoid metabolism by regulating carotenogenic genes[J]. Plant Molecular Biology，107（1）：49-62.

第二节　中药活性成分的表观遗传调控机制

药用植物的基因组中包含两类遗传信息：DNA 序列所蕴含的遗传信息和表观遗传信息，前者是药用植物所有生物学特征形成的蓝图，后者为药用植物提供了何时、何地、以何种方式去启动并应用蓝图中遗传信息的正确指令。药用植物的表观遗传修饰主要包括 DNA 修饰（DNA modification）、非编码 RNA（non-coding RNA）调控、组蛋白修饰（histone modification）和染色质重塑（chromatin remodeling）等，它们在基因选择性转录和基因转录后调控等过程中发挥重要作用，其中前两者在药用植物中的研究较多。

环境因子在中药材活性成分形成中的作用毋庸置疑，但环境因子通过何种方式修饰中药材的基因型，进而引发其活性成分的生物合成发生改变，至今仍缺少直接和系统的实验研究的证明。表观遗传修饰作为中等时间或空间尺度内的行为，可以对不同种类的外部或内部刺激做出快速反应，且药用植物也可以在环境变化和应激状态下改变表观遗传状态，从而产生新的表型以适应环境，并可将其传递给下一代。即表观遗传修饰可检测到生物体响应环境因子而形成的、可观察的表型改变，因此，表观遗传学的研究，对揭示中药材活性成分生物合成的调控机制具有重要科学意义和极好的应用前景。

一、DNA 修 饰

DNA 修饰是通过酶促反应将化学基团直接添加在 DNA 的 A、T、G、C 四种碱基上产生的新的碱基类型，是表观遗传学的重要研究对象。DNA 的表观遗传修饰主要分为 3 类：一是胞嘧啶 C5 位的甲基化修饰，称为 5-甲基胞嘧啶（5-methylcytosine，5-mC），即 DNA 甲基化（DNA methylation）；二是 5-mC 去甲基化形成 5-羟甲基胞嘧啶（C5-hydroxymethylcytosine，5hmC）；三是腺嘌呤 N6 位的甲基化修饰，称为 6-甲基腺嘌呤（6-methyladenine，6mA）。目前对药用植物的研究主要集中于 DNA 甲基化方面，后两者的报道较少。

（一）概念原理

1. DNA 甲基化及其在植物中的特点

DNA 甲基化一般是指 DNA 复制后，在 DNA 甲基转移酶的作用下，将 S-腺苷甲硫氨酸分子上的甲基转移到 DNA 分子中胞嘧啶残基的第 5 位碳原子上，形成 5-甲基胞嘧啶的过程，它是真核细胞生物基因组重要的修饰方式之一。植物中的 DNA 甲基化以该种形式为主，可占到基因组 DNA 中胞嘧啶碱基的 1/3，除此之外，也有少量以 N6-甲基腺嘌呤和 7-甲基鸟嘌呤的形式存在，但占比极少。通常核糖体 RNA 编码序列、着丝粒和中心体、转座子序列等异染色质区域的 DNA 甲基化程度通常较高，而大多数功能基因启动子区域的 DNA 甲基化程度较低。

在高等植物中有 CG、CHG 和 CHH（H 代表 A、C 或 T）3 种甲基化位点，其中主要发生于对称序列 CG 和重复序列中，最多可以占到总胞嘧啶数的 50%，而哺乳动物中这一比例则高达 60%～90%。另外，动物体中 CHG 和非对称的 CHH 位点的甲基化比例较小，植物个体中非对称位点 CHH 发生的 DNA 甲基化频率较高，但种间差异显著。不只在动、植物之间，即使在植物内部，DNA 甲基化程度也存在较大差异。

2. DNA 甲基化的模式

DNA 甲基化包括从头甲基化和维持甲基化两种模式。从头甲基化是指在从未发生甲基化的位点上发生甲基化修饰，即建立 DNA 甲基化的过程，而维持甲基化是指维持甲基化的酶可识别新合成的半甲基化双链 DNA，并将甲基添加到新链的非甲基化胞嘧啶上。

植物中 3 种位点 DNA 甲基化的建立均需经过一条通过小 RNA 的 DNA 甲基化途径来实现。该途径中，RNA 依赖的 RNA 聚合酶 2（RNA-dependent RNA polymerase 2，RDR2）首先以长 30～40nt 的 RNA 为模板合成双链 RNA，随后该 RNA 被切割为长 24nt 的小 RNA。双链小 RNA 中的 1 条链与 argonaute 4（AGO4）蛋白结合后再与事先转录产生的长链非编码 RNA 通过碱基配对形成复合体，该复合体进而吸引域重排甲基转移酶 2（domains rearranged methyltransferase，DRM2）转移到靶位点，最终完成将 S-腺苷甲硫氨酸分子上的甲基转移到靶位点胞嘧啶残基第 5 位碳原子上的过程，从而实现 DNA 的甲基化，这一过程被称为 RNA 介导的 DNA 甲基化（RNA-directed DNA methylation，RdDM）。一旦 DNA 甲基化建立后，其维持机制因甲基化位点的不同而不同。CG 位点发生的甲基化依赖 DNA 甲基转移酶 1（DNA methyltransferase 1）在甲基化调节因子（variant in methylation，VIM）的辅助下进行维持，CHG 位点的 DNA 甲基化通过植物特异性的染色质甲基化酶 3（chromomethylase 3）和组蛋白 H3K9me2 修饰的核小体进行特异性相互作用来维持，CHH 位点发生的 DNA 甲基化仅能在新的细胞周期中重新建立，而不能被维持。

（二）研究现状

1. DNA 甲基化对药用植物基因表达的影响

DNA 甲基化可影响药用植物功能基因的表达。药用植物功能基因启动子区域的 DNA 发生甲基化后，可阻止转录因子结合到启动子的甲基化区域，从而抑制基因的表达，成为药用植物转录调控的有效机制之一。功能基因侧翼区域中的 DNA 甲基化可抑制基因的转录，同时也保护沉默的转座子免受邻近基因的活性影响。但基因编码区的甲基化一般不会影响基因表达。中药材金银花的来源植物忍冬（*Lonicera japonica*）和其自然诱变产生的变种红白忍冬（*L. japonica* var. *chinensis*），在合成其主要药用成分绿原酸过程中的各关键酶氨基酸序列完全一致，但基因表达量和绿原酸量在两者之间差异显著。特定基因 DNA 甲基化分析的结果表明，红白忍冬苯丙氨酸裂解酶 2（phenylalanine ammonia-lyase 2）基因侧翼区域的启动子-109bp 至-279bp 处 DNA 甲基化程度要高于忍冬，且两者间 CG 位点的 DNA 甲基化程度显著不同，说明 DNA 甲基化是造成两者间品质和关键酶基因表达差异的重要原因。去甲基化因子 5-氮杂胞苷（5-azacytidine）处理石斛组培苗后，多糖和生物碱量及其生物合成关键酶基因的表达量均显著上升，去甲基化后可能激活了上述基因表达。这说明，DNA 甲基化和去甲基化修饰对药用植物功能基因的表达水平均具有重要的调控作用。

2. DNA 甲基化对药用植物品质的影响

在植物的生长过程中，DNA 甲基化参与调节各种表型特征的形成及生长发育等几乎所有生物学过程，如果甲基化水平过低，就会导致植物生长发育及表型异常。HPLC 法检测曼地亚红豆杉（*Taxus media*）全基因组 DNA 甲基化的结果表明，其 DNA 总体甲基化水平高低与紫杉醇的含量呈显著的负相关关系。以有性繁殖为主的人参基因组 DNA 中 20.81% 的位点呈甲基化状态，不同年龄样本之间的甲基化状态差别显著。相对于野生人参，人工栽培措施使得人参具有相对较低的胞嘧啶甲基化水平，其中 CHG 位点的 DNA 甲基化水平下降最多，说明 CHG 位点的 DNA 甲基化对栽培措施和环境条件较为敏感，可迅速改变。另外 CHG 位点的胞嘧啶甲基化状态及人参的表型与栽植地点的改变是可逆的，这说明环境诱导的表观遗传改变可调节相关基因的表达、影响药材品质，并且这种改变完全依赖于特定环境的作用。换而言之，低水平的 DNA 甲基化是形成栽培人参与野生人参品质差异的直接原因。

不仅人工栽培和野生条件这种巨大的环境改变可导致药用植物 DNA 甲基化水平的改变，单一环境因子也可产生一定的影响。如红光和远红光照射沉香（*Aquilaria agallocha*）后，转座子和基因间隔区的 DNA 甲基化状态变化较小，而启动子区域 CHH 位点的 DNA 甲基化水平显著改变，CHG 位点次之，而 CG 位点的 DNA 甲基化水平相对不变。伴随着 DNA 甲基化的改变，基因的表达及葫芦素的量也随之对应改变，这表明光质可以通过改变 CHH 和 CHG 位点的 DNA 甲基化水平来影响功能基因的表达，进而调控其次生代谢产物葫芦素的合成。高温胁迫可导致菘蓝（*Isatis indigotica* Fort.）基因组 82 个 CCGG 位点中 58 个位点发生了甲基化，24 个位点发生了去甲基化。对蒲公英（*Taraxacum officinale*）进行包括食草动物取食、病原体侵染等胁迫处理后，其 DNA 甲基化程度及位点显著改变，且其甲基化状态可传递给后代。

体外培养获得的刺五加（*Eleutherococcus senticosus*）胚性愈伤组织的甲基化水平很低，非胚性愈伤组织则呈高度甲基化状态，没有再生的能力，轮叶党参（*Codonopsis lanceolata*）组织培养过程中的 DNA 甲基化状态显著改变。说明利用组织培养获取药用植物再生个体或直接生产次生代谢产物的过程中，同样也伴随着 DNA 甲基化状态的改变。

尽管目前对药用植物 DNA 甲基化的研究已有一定进展，但与传统的模式生物相较而言，整体尚处于初级探索阶段。尤其对 DNA 甲基化调控药用植物次生代谢过程的作用靶点、作用机制等还缺乏系统深入的研究。

（三）研究方法

随着 DNA 甲基化研究在模式生物中的深入开展，其配套的研究方法、技术手段已日趋成熟，迄今为止，已有至少 25 种检测 DNA 甲基化的相关技术在动植物中得到应用。其中重亚硫酸盐转化法被称为 DNA 甲基化研究的"金标准"，而转录组学和代谢组学联合分析是鉴定 DNA 甲基化对基因表达、代谢物积累影响的便捷、高效工具。

1. 重亚硫酸盐转换法

重亚硫酸盐转换法的原理是：DNA 在高盐、高温和低 pH 的重亚硫酸盐处理条件下，未甲基化的胞嘧啶（C）转变成尿嘧啶（U），随后以处理的 DNA 为模板的 PCR 扩增中，这些转化的尿嘧啶碱基被更换为胸腺嘧啶（T），而重亚硫酸盐处理并不影响甲基化的胞嘧啶残基，因此这些甲基化的胞嘧啶得以维持。将扩增产物连接载体、转化大肠杆菌感受态细胞后，通过测序并与未处理样本的序列进行比对来鉴定哪些位点发生了 DNA 甲基化，即将 DNA 甲基化修饰的差异，转化为序列的差异，最后通过识别 C 或 T 来鉴定胞嘧啶是否被进行了 DNA 甲基化修饰。经重亚硫酸盐转化处理的 DNA 序列可看作是 C-T 型的单核苷酸多态性改变，基于该方法可检测特定基因组或全基因组的 DNA 甲基化位点。

2. 转录组学与代谢组学联合分析

转录组学和代谢组学联合分析是实现基因和代谢产物全谱分析的实验方法，转录组学可以揭示不同条件下差异表达基因，代谢物是基因-转录-翻译的终产物，是基因与表型的桥梁，两组学联合分析可以从"原因"和"结果"两方面探讨药用植物中的各种生物学问题。转录组与代谢组关联分析方法主要包括基因本体（gene ontology，GO）与京都基因和基因组数据库（Kyoto Encyclopedia of Genes and Genomes，KEGG）的注释和富集分析、基于皮尔逊/斯皮尔曼（Pearson/Spearman）的相关性分析和基于降维的模型构建确定关联关系。通过转录组测序数据得到差异表达基因，通过代谢组测序数据得到差异代谢物，将差异基因和差异代谢物进行 KEGG 通路注释，两组学数据相互验证，确定关键变化的代谢通路。而基于降维的模型，即基于 O2PLS 模型，用于两个数据组间的整合分析，一方面可反映不同数据组间的整体影响，另一方面可直接体现不同变量在模型中的权重。对转录组学和代谢组学进行 O2PLS 模型分析，通过挑选两组学数据中关联部分分别绘制载荷图，初步判断不同数据组中相关性和权重都比较高的变量，进而筛选出影响另一组学的重要变量。

研究案例

DNA 甲基化对多穗柯药材品质的影响

互为同分异构体的根皮苷（phloridzin）和三叶苷（trilobatin）是自然界中稀有的二氢查耳酮类黄酮类化合物。根皮苷和三叶苷可显著降低空腹和餐后血糖水平，且具有不发生低血糖的优点，使其逐渐成为糖尿病治疗研究的热点，但其在来源物种中的含量甚微，临床应用受阻。进入 21 世纪后发现多穗柯（*Lithocarpus polystachyus* Rehd）中的黄酮类化合物积累远高于其他物种，且根皮苷和三叶苷占总黄酮类的 95% 以上，因此受到广泛关注。经过多年的研究，催化多穗柯中黄酮类生物合成的代谢途径已经基本清晰，但 DNA 甲基化对其合成的影响尚不清楚。

本案例分析了多穗柯查耳酮异构酶（chalcone isomerase，CHI）启动子中存在的 DNA 甲基化位点，以及 DNA 甲基化引发多穗柯黄酮类代谢及相关合成基因及其调控因子的变化。结果表明，多穗柯 *LpCHI* 基因启动子中含有 33 种、138 个顺式作用元件，存在 3 个 CpG 岛。重亚硫酸盐测序结果显示 *LpCHI* 基因的启动区域存在 16 个 DNA 甲基化位点，3 种类型多穗柯 *LpCHI* 启动子 DNA 甲基化比率类型，分别为 37.5%（Type A）、68.75%（Type B）、18.75%（Type C）。转录组学测序的结果表明，*LpCHI* 基因表达量在 *LpCHI* 启动子 DNA 甲基化类型 Type A 中显著上调，Type B 和 Type C 中下调，并且 Type B 和 Type C 间无显著差异。9 种差异转录因子能与 *LpCHI* 启动子区域 7 个 CpG 位点结合并调控 *LpCHI* 基因表达。代谢组结果表明 *LpCHI* 启动子 DNA 甲基化类型 Type A 中差异表达的黄酮类量也显著高于 Type B 和 Type C，并且 *LpCHI* 基因表达量与黄酮类代谢物的积累具有正相关性。这些结果说明启动子区域特异性位点发生 DNA 甲基化对基因转录调控强度大于启动子区域整体 DNA 甲基化水平，并且进一步阐明了黄酮类合成基因对代谢物积累的调控机制。

（一）名词术语

1. CpG 岛（CpG islands）

在生物基因组的某些区段 CpG 二核苷酸序列的密度很高，可达到均值 5 倍以上，即所谓的 CpG 岛。CpG 岛主要位于基因的启动子和第一外显子区域，约有 60% 以上基因的启动子中含有 CpG 岛。CpG 岛的 GC 含量通常大于 50%，经常出现在真核生物的编码基因的调控区。

2. 顺式作用元件（cis-acting element）

真核生物基因外显子与内含子以外的部分，包括启动子、上游启动子元件、增强子、加尾信号等，它们被统称为顺式作用元件或顺式调控元件，即那些与结构基因表达调控相关、能够被基因调控蛋白特异性识别和结合的 DNA 序列。

3. 热不对称交错 PCR（thermal asymmetric interlaced PCR，TAIL-PCR）

热不对称交错 PCR 是一种用来分离与已知序列邻近的未知 DNA 序列的分子生物学技术，TAIL-PCR 的基本原理是利用一系列序列特异性的嵌套引物与一个短的简并引物指导扩增已知序列的侧翼序列的反应，由于两类引物的退火温度不同，可通过控制反应过程中的退火温度而有效地控制特异性和非特异性产物的扩增。

（二）案例原理

1. DNA 甲基化的建立和维持

在药用植物中，胞嘧啶的 C-5 位甲基化是 DNA 甲基化的主要形式，主要是由胞嘧啶 C-5 DNA 甲基转移酶（cytosine-5 DNA methyltransferase，C5-MTase）和去甲基化酶（DNA demethylase，dMTase）介导。DNA 甲基化主要受 C5-MTase 调控，包括甲基转移酶（methyltransferase，MET）、染色质甲基化酶（chromomethylase，CMT）、结构域重排甲基化酶（domain-rearranged methyltransferase，DRM）和从头 DNA 甲基转移酶 2（de novo methyltransferase，DNMT2）。维持甲基化可以通过 MET1、CMT3、DRM2 和 CMT2 分别在 CG、CHG 和 CHH（其中 H 代表除 G 之外的任何核苷酸）位点维持。此外，DRM 主要负责通过由 24nt 小干扰 RNA（siRNA）指导的 DNA 甲基化途径在所有序列环境（CG、CHG 和 CHH）中进行从头 DNA 甲基化。

植物中 DNA 甲基化的水平是动态变化的，不仅取决于 DNA 甲基化的建立和维持，还取决于 DNA 去甲基化。DNA 去甲基化可分为被动去甲基化和主动去甲基化。被动去甲基化与 DNA 甲基转移酶相关，是由于 DNA 甲基转移酶功能障碍而导致新合成的链无法进行甲基化，进而发生被动的去甲基化。而主动去甲基化则是由一系列的 DNA 去甲基化酶引起的 DNA 链主动去甲基化。与由单个 DNA 甲基转移酶催化的 DNA 甲基化相比，DNA 去甲基化则需要一系列酶参与 CG、CHG 和 CHH 环境中 5-甲基胞嘧啶的切除。在植物中，该过程最初是由双功能 DNA 糖基化酶催化，包括 Repressor of silencing 1（ROS1）、Demeter（DME）、Demeter-like 2（DML2）或 Demeter-like 3（DML3），这些双功能 DNA 糖基化酶可以从所有序列中切除 5-甲基胞嘧啶，通过碱基切除修复途径进行去甲基化。

C5-MTase 和 dMTase 通过自身的表达变化，各个成员控制特定的 DNA 区域形成不同的甲基化状态，共同调节着植物体和特定功能基因位点的 DNA 甲基化状态，进而改变功能基因的表达丰度，因此 DNA 甲基转移酶和 DNA 去甲基化酶在生物转录水平的表达调控方面发挥着不可或缺的作用。一般而言，整体基因组 DNA 甲基化对生物的影响远小于关键基因特定位点 DNA 甲基化的影响。

2. DNA 甲基化的调控机制

DNA 甲基化是一种保守的表观遗传修饰，对基因表达调控和基因组稳定具有重要的作用。异常的 DNA 甲基化模式可导致药用植物发育异常。药用植物中与基因相关的 DNA 甲基化可以发生在基因启动子或基因编码区内。除极个别情况外，启动子 DNA 甲基化通常会抑制基因的转录，但其精确的机制还不完全清楚。到目前为止，有 3 种可能的机制被用来解释甲基化的转录抑制过程（图 5-13）。

第一种机制是 DNA 甲基化直接干扰特异转录因子与对应启动子的识别序列结合。DNA 双螺旋的大沟是许多转录因子与其结合的部位，当胞嘧啶被甲基化后，5-mC 突出至大沟中，影响转录因子与 DNA 的结合。目前已知许多转录因子都对其同源结合位点的甲基化敏感。相反，也有一些转录因子对结合位点上的甲基化不敏感，被称为甲基化非依赖性结合转录因子。还有许多转录因子在

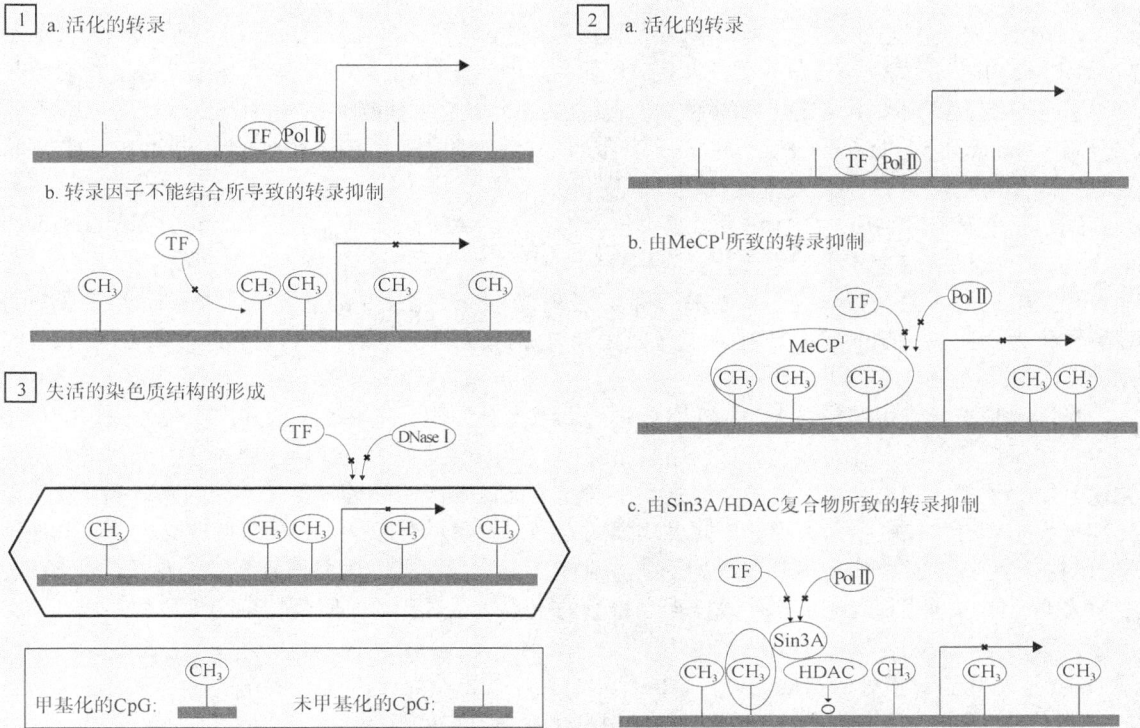

图 5-13　DNA 甲基化所致基因转录抑制的可能机制

DNA 的结合位点上不含 CpG 二核苷酸，DNA 甲基化对这些转录因子基本不起抑制作用。这两类不被抑制的转录因子占比约为 1/4。

　　第二种机制是通过在甲基化 DNA 上结合特异的甲基-CpG 结合蛋白而起作用的。这种蛋白质能与转录因子竞争甲基化 DNA 结合位点。迄今为止发现的甲基 CpG 结合蛋白家族成员包括 MeCP2、MBD1、MBD2、MBD3、MBD4 和 Kaiso。根据这些蛋白质与甲基化 CpG 结合模序，还可以进一步分为甲基 CpG 结合域（methyl-CpG binding domains，MBD）和 C2H2 锌指结构（C2H2 zinc fingers）蛋白两类。MBD 结构蛋白包括 MeCP2、MBD1～MBD4。MBD 结构域中的部分氨基酸残基在整个 MBD 家族中高度保守，整个蛋白家族均通过这些高度保守的模序与 B 型 DNA 的甲基化 CpG 位点结合，进而影响转录因子与之结合。Kaiso 具有完全不同的甲基化 CpG 结合域，其 C 端为锌指结构，通过这个锌指结构与至少 2 个以上的甲基化 CpG 结合，识别连续的甲基化 CpG 序列。

　　第三种机制是通过影响染色质结构来实现的。处于动态变化中的染色质构象在转录调节上起着重要的作用。染色质构型的变化伴随着组蛋白的乙酰化和去乙酰化。而许多组蛋白乙酰化和去乙酰化的酶已被证明是转录增强子蛋白和转录阻遏物蛋白。而 DNA 甲基化与组蛋白去乙酰化正相关。

（三）案例解析

1. 观察：多穗柯的分子生药学研究现状及黄酮类的合成途径

　　探明优质药材形成的遗传基础是保证药材质量的根本。微卫星多态性分析的结果表明，多穗柯具有中等程度的遗传多样性，每个基因座存在 3～39 个等位基因，大部分变异为种群内变异，种群间分化不明显。叶绿体基因组测序的结果表明，多穗柯的叶绿体大小为 161 217bp，包含 8 个 rRNA 基因、37 个 tRNA 基因和 77 个蛋白编码基因，但微卫星序列为非编码序列，叶绿体基因组也不能直接反映出黄酮类合成、积累的分子机制。基于多穗柯黄酮类主要合成和积累器官的转录组测序结果表明，41 043 条 Unigene，可归类于 51 个 GO 分类中，涉及 237 个 KEGG 标准代谢通路。筛选到 18 161 个 SSR 多态性位点，其中单碱基重复最丰富，有 7346 个。通过 KEGG 通路分析和本地 Blast 比对，共找出黄酮类合成相关酶基因 28 条，其中结构基因 21 条，调节基因 7 条。综合分析可以基本判定多穗柯黄酮类化合物的生物合成途径：3 个丙二酰辅酶 A 和一个香豆酰辅酶 A 在查耳酮合酶（chalcone synthase，CHS）的作用下生成柚皮苷查耳酮（6'-羟基查耳酮），进而由 CHI 催化发生立体异构生成 5,7,4'-三羟基黄烷酮（柚皮苷）。然后，由不同酶进一步催化合成黄酮醇、二氢查耳酮、花色素苷等物质。CHI 作为黄酮类化合物合成的关键酶，除了植物中存在，真菌和细菌中也含有。CHI 超家族有 4 个亚家族，具有活性的 CHI 根据其作用的底物不同在植物中分成将 6'-羟基查耳酮转化为 5-羟基黄酮的 I 型 CHI；将 6'-羟基查耳酮转化为 5-羟基黄酮，并且还将 6'-脱氧查耳酮转化为 5-脱氧黄酮的 II 型 CHI；III 型 CHI 参与了脂肪酸的代谢，命名为脂肪酸结合蛋白 FAP；IV 型 CHI 被称为 CHI-like（CHIL）。

光不仅是光合作用的能量来源，还可以通过调节光合作用，光形态发生和次生代谢来影响植物的生长和质量。给予多穗柯绿光刺激，适当地降低光照强度或者适当延长光照时间，可促进其黄酮类化合物的积累。且相同基因型的多穗柯在不同光照条件下可诱导形成显著不同的药材品质，其差异甚至大于具有 DNA 序列差异的不同种质间的差别，这预示着除了 DNA 序列变异以外，其他遗传机制应该发挥着重要作用。其他物种的研究表明，光照可引起药用植物基因组 DNA 甲基化状态发生改变，进而调节基因的表达并调控药用植物的次生代谢过程，促使药材不同品质的形成。那么多穗柯黄酮类化合物合成的关键酶基因 *LpCHI* 的启动子是否存在 DNA 甲基化现象？*LpCHI* 启动子的 DNA 甲基化会对多穗柯黄酮类化合物的代谢产生什么影响呢？

2. 分析：*LpCHI* 启动子的克隆与 DNA 甲基化分析方法的选择

（1）*LpCHI* 启动子的克隆：在转录组测序成本大幅降低的背景下，多数药用植物可以较为轻松地获得转录组测序数据，并根据获取的 cDNA 序列，克隆功能基因的 DNA 序列。对于已经完成基因组测序的物种而言，克隆调控基因表达的启动子等未知侧翼序列相对比较容易。可以通过已知序列去搜索数据库进行电子克隆，然后设计引物进行 PCR 扩增获得目标 DNA 片段。而对于基因组序列仍不清楚的大多数药用植物而言，克隆已知基因序列相邻的未知序列相对比较困难。传统上克隆植物基因启动子序列主要是通过筛选基因组文库进行，而筛选文库需要构建大小合适及丰度适宜的基因组文库，并且还需要使用标记探针，工作相当烦琐。而近期形成的许多基于 PCR 的染色体步移法可用于克隆未知序列。如随机引物 PCR（randomly primed PCR，RP-PCR）、连接介导 PCR（ligation-mediated PCR，LM-PCR）以及反向 PCR（inverse PCR，IPCR）等，但这些方法大多存在操作烦琐、试验周期较长的缺陷，而且有的依赖于酶切和连接，受酶切位点、连接效率等的影响较明显，有的则因基因组 DNA 结构限制了反应效率。TAIL-PCR 具有简便、快速、高效、特异性强等特点，已广泛应用于多个学科研究领域。TAIL-PCR 的原理是根据已知序列设计 3 个高 DNA 熔解温度（melting temperature，T_m）的嵌套式特异性引物（Specific primer，SP1/2/3）和多个低 T_m 值的随机简并引物（arbitrary primer，AD），然后以基因组 DNA 为模板，设计 3 轮半巢式 PCR 扩增反应。针对多穗柯基因组信息未知和 TAIL-PCR 的优点，本案例中利用 TAIL-PCR 技术，成功克隆到 *LpCHI* 的启动子序列。

（2）DNA 甲基化分析方法的选择：根据研究目的的不同，可将 DNA 甲基化检测分为针对基因组整体 DNA 甲基化水平的检测和针对特定 CpG 位点的甲基化检测两大类。整体甲基化水平检测主要采用传统的化学分析方法，检测基因组中 5-mC 的整体含量，如高效毛细管电泳（high-performance capillary electrophoresis，HPCE）和高效液相色谱（high-performance liquid chromatography，HPLC）等。并在此基础上不断升级产生新方法，如逆向高效液相色谱（reversed phase HPLC）和 HPLC 与薄层色谱（thin-layer chromatography，TLC）相结合的方法。这些方法可对目标基因组中所有 CpG 位点的平均 DNA 甲基化水平进行定量，但不能精确定位具体的甲基化位点。针对特定位点的 DNA 甲基化检测方法，可准确锁定药用植物基因组中具体的甲基化位点、模式和甲基化水平，因此在药用植物 DNA 甲基化的定性和半定量分析中具有重要的应用价值。DNA 甲基化并没有产生碱基序列的差异，5-mC 的甲基基团位于 DNA 双螺旋的沟槽中，所以直接采用传统 PCR 或杂交的方法检测会造成甲基化标记的丢失，无法判定胞嘧啶是否发生了甲基化修饰。因此几乎所有的位点特异性甲基化分析方法都需要先对 DNA 序列进行预处理，然后再通过 PCR 扩增、测序或杂交等方法进行后续的分析。

目前 DNA 甲基化预处理的方法主要有 3 类，基于甲基化敏感的限制性内切酶消化（methylation sensitive restriction endonuclease，MSRE）、重亚硫酸盐转换法和基于亲和富集的方法等。

MSRE 是最早一类针对特异性位点的 DNA 甲基化分析方法。该类方法基于甲基化敏感的限制性内切酶（如 *Msp* I 、*Hpa* II 等）无法剪切甲基化序列，只能特异性切割非甲基化序列的特点，通过比较 DNA 样本酶切产物的大小来鉴定甲基化位点。例如，内切酶是 *Hpa* II，可特异性识别和消化 CCGG 序列，而该序列中的胞嘧啶甲基化后导致切割失败。酶切后再整合电泳、DNA 杂交印记或 PCR 等技术，分析目标位点的甲基化水平。此方法在研究 DNA 甲基化早期发挥了重要作用。但因甲基化敏感的内切酶种类较少，且容易出现 DNA 消化不完全造成检测结果假阳性的现象，因此这类方法在具有复杂基因组的药用植物中的应用受到了极大的限制。

基于亲和富集的方法采用 5-mC 抗体或甲基化 CpG 结合（methyl-CpG binding domain，MBD）蛋白特异识别甲基化位点，通过免疫沉淀的策略从样本中分离和富集甲基化 DNA。其中通过 5-mC 抗体富集甲基化序列的方法称为甲基化 DNA 免疫沉淀（methylated DNA immunoprecipitation，MeDIP），通过 MBD 蛋白富集甲基化片段的方法称为 MBD 亲和纯化法（MBD affinity purification，MAP）。这两种方法有两点显著的区别：第一，MeDIP 通过 5-mC 抗体结合单链 DNA，因此 DNA 样本在抗体结合前需要先进行变性，而 MAP 的 MBD 蛋白直接结合于双链的基因组 DNA；第二，MAP 只能结合 CpG 发生甲基化的 DNA 序列，无法识别 CpHpG 等其他类型的甲基化位点，而 MeDIP 可结合所有含有甲基化胞嘧啶的 DNA 片段。

亲和富集甲基化 DNA 的方法于 1994 年首次报道，他们通过大鼠的 MECP2 蛋白（含 CpG 甲基结合结构域）从人的基因组 DNA 中富集得到甲基化 DNA 片段。对富集的甲基化片段进行甲基化芯片杂交或测序，可同时在全基因组范围内分析大量位点的甲基化水平。随着测序技术的发展，MeDIP-seq 和 MBD-seq 越来越多应用于拟南芥等多种生物的全基因组甲基化检测，但尚未见在药用植物中的应用。随着药用植物基因组测序技术的不断进步，可以预见，这些方法将在药用植物 DNA 甲基化的研究中展现出广阔的应用前景。

目前绝大多数药用植物特异性位点 DNA 甲基化检测的方法都是基于重亚硫酸氢盐转换的方法。本案例中选择了其中有"金标准"之称的重亚硫酸盐测序法，快速、准确地找到 *LpCHI* 启动子中存在的甲基化位点。同时选择来自同一无性系的多穗柯试材排除遗传和表观遗传背景混杂的不利影响。基于药用植物次生代谢途径和代谢产物的复杂性和网络性特点，利用高通量的转录组学和代谢组学联合分析方法，系统地从基因表达、次生代谢产物、调控因素等多个层面解析 *LpCHI* 启动子 DNA 甲基化状态改变后调控多穗柯黄酮类含量的作用机制。

3. 验证：*LpCHI* 启动子 DNA 甲基化对多穗柯黄酮合成的影响

（1）*LpCHI* 启动子的克隆：通过 3 轮 TAIL-PCR，经测序后分别得到 417bp、522bp、1202bp 的序列，拼接后获得 *LpCHI* 启动子共计长 2141bp。PlantCARE 分析的结果表明，*LpCHI* 启动子区域含有 39 种、158 个调控元件，包含了大量核心调控元件 CAAT-box 和 TATA-box，还有 MYBHv1 结合位点、低温响应中的顺式作用元件、茉莉酸甲酯响应元件及多种类型的光调控元件等真核生物启动子中的顺式作用元件。

（2）*LpCHI* 基因启动子的 DNA 甲基化分析：Li Lab 预测的结果表明，*LpCHI* 基因启动子具有 3 个 CpG 岛，其长度分别为：259bp（-1968～-1709bp）、124bp（-1547～-1424bp）、130bp（-1411～-1282bp）（图 5-14A）。利用 BiQ Analyzer 2.0 对重亚硫酸盐处理后的 *LpCHI* 启动子序

列测序结果与未重亚硫酸盐处理的 *LpCHI* 启动子序列进行比对，发现在 *LpCHI* 基因启动子中共有 16 个 DNA 甲基化位点，分别出现在起始密码子上游 1814bp、1796bp、1782bp、1760bp、1734bp、1722bp、1693bp、1495bp、1482bp、1479bp、1454bp、1387bp、1379bp、1356bp、1352bp、1340bp 位置（图 5-13B）。共有 3 种类型 *LpCHI* 启动子 DNA 甲基化比率类型，分别为 37.5%（Type A）、68.75%（Type B）、18.75%（Type C）。16 个位点中−1815bp、−1694bp、−1483bp 位点在 3 个样本中均发生了 DNA 甲基化，−1469bp、−1480bp、−1380bp 位点在 Type A 和 Type B 中发生 DNA 甲基化（图 5-14B）。

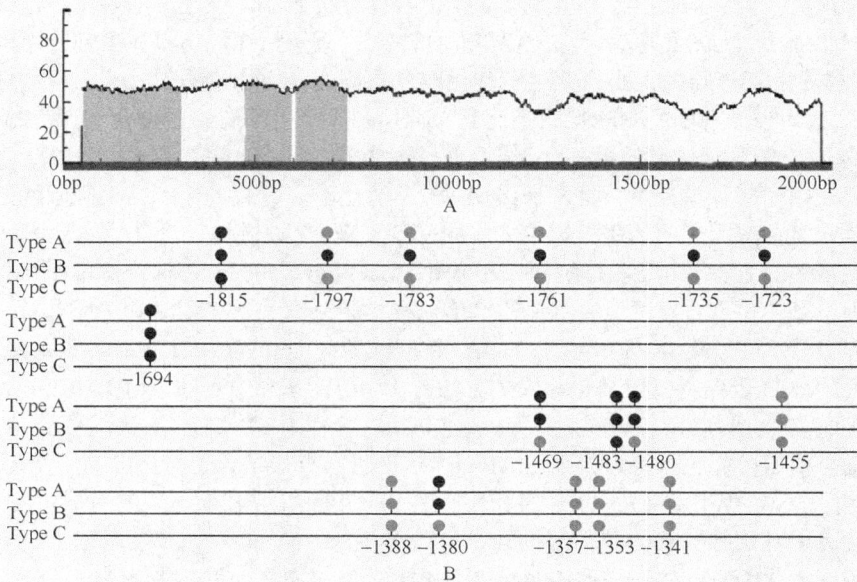

图 5-14　*LpCHI* 基因启动子 CpG 岛的预测与 DNA 甲基化位点分析

A 为 *LpCHI* 基因启动子 CpG 岛的预测。灰色区域代表 CpG 岛。B 为 *LpCHI* 基因启动子的 DNA 甲基化类型。●代表发生 DNA 甲基化的位点；●代表未发生 DNA 甲基化的位点。数字代表与起始密码子的距离（bp）

（3）基于转录组测序的 *LpCHI* 启动子 DNA 甲基化对黄酮类代谢基因表达的影响：植物体中，苯丙氨酸在苯丙氨酸解氨酶（phenylalanine ammonia-lyase，PAL）、肉桂酸-4-羟基化酶（cinnamate 4-hydroxylase，C4H）和 4-香豆酸辅酶 A 连接酶基因（4-coumarate CoA ligase，4CL）的连续催化下转成 4-香豆酰辅酶 A，进入黄酮类合成途径。根据 3 个基因的 KO 号和黄酮类代谢通路 KO 号（ko00941）在 Type A vs Type B、Type A vs Type C 和 Type B vs Type C 的 DEGs 中总共筛选出 53 个相关转录本。在 3 个 *LpCHI* 启动子 DNA 甲基化类型中，2 个编码 *LpPAL* 基因转录本的表达量在类型 Type A 中高表达，类型 Type B 和类型 Type C 之间不存在差异；*LpC4H1* 基因转录本在类型 Type A 和类型 Type B 中不存在表达差异，而 *LpC4H2* 转录本在类型 Type A 中表达量高，在类型 Type B 和类型 Type C 之间不存在差异；4 个编码 *4CL* 基因的转录本中，除了 *Lp4CL4* 在类型 Type B 中高表达，类型 Type A 中低表达，其余 3 条序列与 *LpPA*L 具有相同的表达趋势。CHS 催化 4-香豆酰辅酶 A 和丙二酰辅酶 A 生成柚皮素，在转录组数据中发现 2 个编码该基因的转录本，且两者间的表达量具有显著性差异，并且与 *LpCHI* 的表达趋势一致，在 *LpCHI* 启动子 DNA 甲基化类型 Type A 中的表达量显著高于 Type B 和 Type C。此外，处于多穗柯黄酮类合成途径中 *LpCHI* 下游的催化酶基因 *LpF3H1*、*LpDFR1*（二氢黄酮醇 4-还原酶，Dihydroflavonol 4-reductase）、*LpF3'H*（类黄酮 3'-单氧酶，Flavonoid 3'-monooxygenase）、*LpANS1*（花青素合成酶，anthocyanidin synthase）、*LpANS2*、*LpANR2*（花青素还原酶，anthocyanidin reductase）和 3 个 *LpLAR*（leucoanthocyanidin reductase，无色花色素还原酶）同样是在 Type B 和 Type C 中下调，而 *LpFLSs*（黄酮醇合成酶，flavonol synthase）基因主要在 Type B 中表达。

（4）与 *LpCHI* 表达相关的差异转录因子：以板栗（*Castanea mollissima*）为参照物种，预测多穗柯 *LpCHI* 启动子区域转录因子结合位点的结果显示，*LpCHI* 启动子区域能够与板栗的 33 种、148 个转录因子结合，存在 284 个结合位。*LpCHI* 启动子 16 个 DNA 甲基化位点存在 9 种能与之结合的转录因子，每种转录因子可以结合 1～3 个 DNA 甲基化位点。−1455、−1480、−1483 和−1761 位点不存在可结合的转录因子，其余 12 个 DNA 甲基化位点均存在转录因子结合位点（图 5-15）。在 *LpCHI* 启动子 DNA 甲基化类型 Type A 和 Type B 同时发生 DNA 甲基化的−1469bp 位点存在 C2H2、ERF、NAC 和 MYB 转录因子结合位点；−1380bp 位点存在 *ERF* 结合位点。仅在 Type C 中发生 DNA 甲基化的位点存在 LBD、TCP、HSF、GATA、bZIP、C2H2 和 ERF 的结合位点。

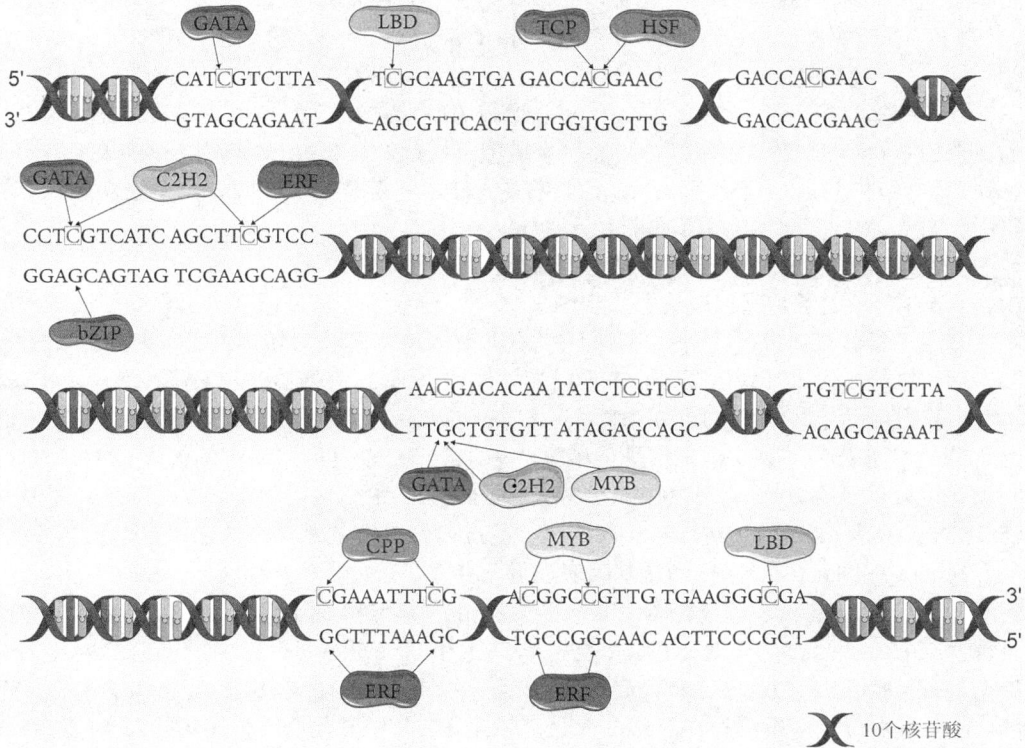

图 5-15　转录因子与多穗柯 *LpCHI* 启动子（−1848～−1339bp）DNA 甲基化位点的结合预测
加框的 C（胞嘧啶）为 DNA 甲基化位点

使用板栗 148 个转录因子核苷酸序列与多穗柯 unigenes 氨基酸序列 Blast 比对后，找到 427 个差异表达的转录因子。对这 427 个表达量差异的转录因子与 *LpCHI* 基因进行相关性分析，选到 bHLH、bZIP、ERF、MYB、NAC 等 148 个与 *LpCHI* 基因表达具有较强相关性的转录因子，其中 85 个正相关，63 个负相关。STRING 11.0 预测这 148 个差异转录因子与 LpCHI 之间的蛋白互作关系，结果显示有 72 个转录因子存在蛋白互作关系，只有 LpMYB2、LpMYB12、LpMYB13 和 LpbHLH3 与 LpCHI 存在直接的互作关系，*LpMYB2* 在 Type A 中是低表达，而 *LpbHLH3*、*LpMYB12*、*LpMYB13* 在 Type A 中高表达。在蛋白互作的关系网络图中有 4 个 LpERFs 转录因子与其他转录因子之间存在互作关系，LpERF8 和 LpERF13 都与 LpAP2-1 存在互作关系，LpERF14 和 3 个转录因子存在互作关系，其中一个是同为 AP2/ERF 家族的 LpRAV。

（5）*LpCHI* 启动子 DNA 甲基化对黄酮类合成的影响：代谢组学分析的结果显示，26 种黄酮类化合物在 Type A 中的含量与 Type B、Type C 具有显著差异，8 种（DSK0207～DSK1158）黄酮类代谢物在 Type A 中含量低于 Type B 和 Type C，18 种（DSK11166～DSK1417）黄酮类代谢物在 Type A 中含量高于 Type B 和 Type C。对 26 种差异黄酮类代谢物的相关性分析结果表明，除了 DSK0207（丙二酰根皮苷）和 DSK1156［槲皮素-3-*O*-（6″-反式对香豆酰基）-*β-D*-半乳糖苷］之外的 24 种黄酮类代谢物之间存在相关性。

（6）*LpCHI* 基因表达与黄酮类化合物的相关性分析：Type A vs Type B 分组中 19 种差异黄酮类与 *LpCHI* 基因之间存在相关性，4 个负相关，15 个正相关；Type A vs Type C 分组中 21 种差异黄酮类与 *LpCHI* 基因之间存在相关性，6 个负相关，15 个正相关；Type B vs Type C 分组中 *LpCHI* 基因不存在显著差异，不存在与其具有相关性的差异代谢物。

黄酮类的芹菜素（DSK1138）、黄酮醇类的山柰酚（DSK0410）、二氢查耳酮类的乙酰基根皮苷（DSK0194）等 15 种代谢物在 Type A vs Type B 和 Type A vs Type C 两个比较组中与 *LpCHI* 基因存在正相关性，槲皮素-3-*O*-（6″-反式对香豆酰基）-*β-D*-半乳糖苷与之存在负相关性。而二氢查耳酮类的三叶苷（DSK1159）仅在 Type A vs Type B 比较组中，并且与 *LpCHI* 基因表达呈负相关；黄酮醇类的山柰酚-3-*O*-（2″-反式对香豆酰）-*β-D*-半乳糖苷（DSK1146）、山柰酚-7-*O-β-d*-（6″-*O*-（*E*）-对香豆酰）葡萄糖苷（DSK1143）和 6-羟基山柰酚-7,6-*O*-二葡萄糖苷（DSK1392）只在 Type A vs Type C 比较组中，与 *LpCHI* 基因表达也呈负相关。

4. 拓展：特定位点的 DNA 甲基化起主导作用

DNA 结合转录因子是基因表达的决定因素之一，转录因子通过识别基因启动子区域的碱基序列来调控基因进行转录或抑制。近些年的研究表明，DNA 甲基化对转录因子结合存在 3 种模式：抑制转录因子结合、促进转录因子结合、不影响转录因子结合。研究表明，芍药（*Paeonia lactiflora* Pall.）*CHI* 基因启动子的 DNA 甲基化水平与 *CHI* mRNA 转录水平的表达量呈负相关性，而 *CHI* mRNA 的表达量与黄酮类物质积累量呈正相关，说明芍药 *CHI* 基因启动子的整体 DNA 甲基化水平对黄酮类积累具有显著影响。本案例中 *LpCHI* 启动子 DNA 甲基化类型 Type A 的 DNA 甲基化水平为 37.5%，Type B 为 68.75%，Type C 为 18.75%，而 *LpCHI* 基因的相对表达量却是 Type A 高于 Type B，并且 Type B 和 Type C 中 *LpCHI* 基因表达量不存在显著差异（$P<0.05$）。*LpCHI* 启动子 DNA 甲基化水平与 *LpCHI* 基因表达量在本研究中不具有相关性。进一步对发生 DNA 甲基化的位点进行分析发现，*LpCHI* 基因启动子 DNA 甲基化类型 Type A 和 Type C 之间仅有 3 个位点的差异（-1469bp、-1480bp、-1380bp）。C2H2、MYB、NAC 转录因子在-1469bp 存在识别位点，ERF 在-1469bp 和 -1380bp 存在识别位点，推测存在与这 2 个位点发生 DNA 甲基化后结合的转录因子能够转录激活 *LpCHI* 基因表达；而 Type A 和 Type B 之间有 5 个位点发生了 DNA 甲基化差异，-1797bp、-1783bp、-1735bp、-1723bp 位点预测到了 LBD、TCP、HSF、C2H2、GATA、ERF、bZIP 等转录因子结合位点，这 4 个位点上或许存在结合发生 DNA 甲基抑制基因表达和促进基因表达的转录因子，并且转录抑制大于转录激活，才能合理地解释 Type A 中的 *LpCHI* 基因表达量高于 Type B，而 Type B 和 Type C 中无显著差异。这也预示着特定位点的 DNA 甲基化对基因表达的调控远大于整体 DNA 甲基化的影响。

（四）思考

药用植物的药用成分是经过一系列次生代谢过程来合成的，这一过程中往往涉及多个相关的酶，其中起瓶颈作用的称为关键酶。传统的药用植物研究多从经典遗传学的 DNA 序列变异和环境两个方面探讨产生药用成分含量差别的原因，但多数均不能全面揭示其机制。近年来对药用植物基因组整体 DNA 甲基化方面进行了少量的探索，但这与 RAPD 和 RFLP 等分析等相似，均不能反映特定功能基因的表观遗传学特征，缺乏针对性。本案例从催化多穗柯黄酮类生物合成的关键酶 *LpCHI* 的启动子入手，将"特定功能基因 DNA 甲基化"的概念引入药用植物的研究中来，提出基于特点位点的 DNA 甲基化的影响大于整体基因组 DNA 甲基化水平的研究理念。

大量研究表明，特定功能基因的 DNA 甲基化可影响基因本体的表达。但尚未有关于药用植物特定功能基因 DNA 甲基化对其上下游基因及其级联代谢产物合成的影响的相关报道。本案例从 *LpCHI* 启动子的 DNA 甲基化比率、位点、表达量，到 DNA 甲基化对转录因子结合的影响及全基因组的转录水平变化，从终产物黄酮类化合物到黄酮类代谢途径、代谢网络，进行全面的分析，从而解析 *LpCHI* 启动子 DNA 甲基化调控多穗柯黄酮类含量改变的分子机制。这在阐明药用植物品质差异形成机制领域是一种全新的探索。

DNA 甲基化可以通过影响转录因子与其结合的能力，进而间接实现对基因表达的调控。但并非所有转录因子均对 DNA 甲基化敏感，只有那些敏感的转录因子才是介导 DNA 甲基化调控基因表达的关键所在。DNA 甲基化作为研究最多的表观遗传学调控方式，其在药用植物品质形成方面发挥着不可或缺的作用。但其形成原因、诱导形成的因素等，目前都是未知数。

参 考 文 献

Lin L M，Wang S Q，Zhang J，et al. 2020. Integrative analysis of transcriptome and metabolome reveals the effect of DNA methylation of chalcone isomerase gene in promoter region on *Lithocarpus polystachyus* Rehd flavonoids[J]. Synthetic and Systems Biotechnology，7（3）：928-940.

二、非编码 RNA 的调控

（一）概念原理

非编码 RNA（non-coding RNA，ncRNA），是一类不编码蛋白质的基因转录本。不具有编码蛋白质功能，也称为非蛋白质编码 RNA（npcRNA）。根据它们的功能，ncRNA 可分为管家型 ncRNA 和调节性 ncRNA。管家型 ncRNA 包括转移 RNA（tRNA）、核糖体 RNA（rRNA）、核小 RNA（snRNA）、核仁小 RNA（snoRNA）等。调节性 ncRNA 可分为小 ncRNA（<200nt）、长链非编码 RNA（longnon-coding RNA，lncRNA）和环状 RNA（circular RNA，circRNA）。调节性 ncRNA 在药用植物活性成分生物合成中的调控作用越来越受到重视。

调节性 ncRNA 中的微 RNA（micro RNA，miRNA）在药用植物中已经进行了初步的研究。植物 miRNA 是一类长 18～22nt 的单链内源性非编码小 RNA，主要通过转录后水平调控基因的表达，或通过与靶基因几乎完全互补的方式切割靶基因 mRNA，或与靶基因 mRNA 不完全配对，抑制靶基因翻译。植物 miRNA 的生物合成主要是在细胞核和细胞质中进行，首先 mir 基因（miRNA 编码基因）在 RNA pol-Ⅱ 的作用下，转录后生成 pri-mi RNAs 的发夹茎环结构。然后 pri-miRNA 被核糖核酸内切酶 1（DCL1），锌指蛋白（SE）和双链 RNA 结合蛋白 1（HYL1）共同作用下经剪切生成 pre-miRNA；随后 pre-miRNA 经过 HYL1 和 DCL1 加工成 miRNA/miRNA*的双链，该双链依赖 HEN1 酶进行甲基化修饰。甲基化的 miRNA/miRNA 在 HASTY 蛋白作用下被运送到细胞质，其中一条成熟的 miRNA 与 AGO 蛋白组成沉默复合体（RISC），miRNA*大部分被降解。或者 miRNA/miRNA* 双链在细胞核中与 AGO 蛋白组成沉默复合体，并在输出蛋白 CRM1 的帮助下输出到细胞质中。在细胞质中通过碱基互补配对与靶基因结合，介导靶基因的剪切或翻译抑制（图 5-16）。最近的研究表明，miRNA 可以与通路相关的结构基因、转录因子和非编码 RNA 相互作用，在次级代谢物生物合成通路中形成调控网络。

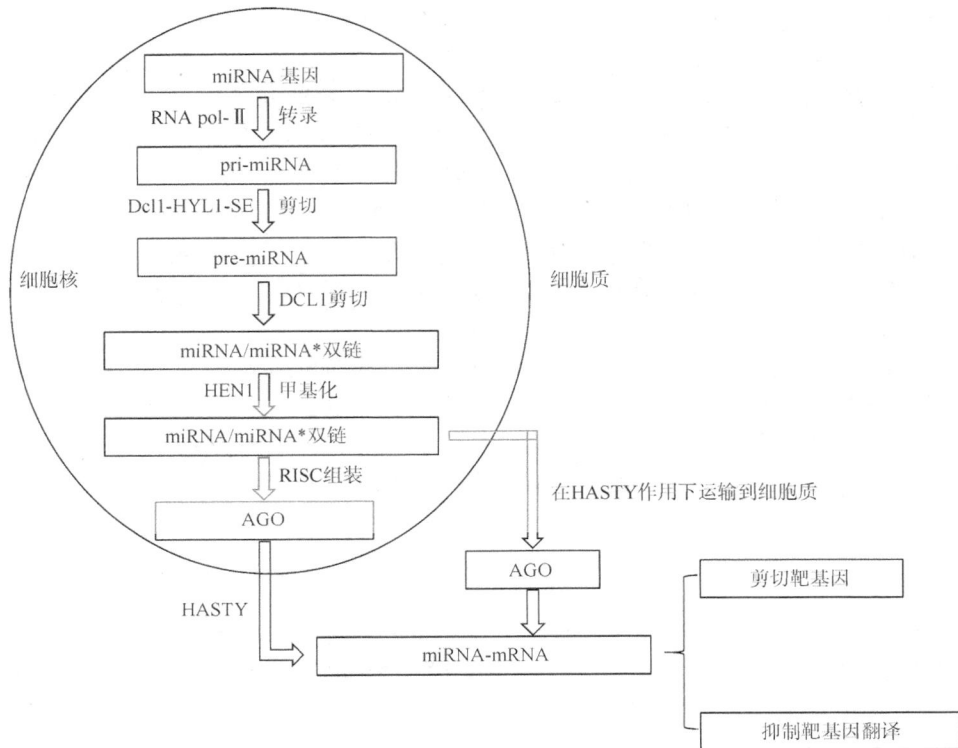

图 5-16　miRNA 生源合成机制

lncRNA 是另一类重要的调控 ncRNA，长度一般大于 200nt，包括天然反义转录本、长内含子非编码 RNA 和长基因间非编码 RNA。lncRNA 虽然不具有编码蛋白质的能力，但本质上仍是由核苷酸组成的 RNA 长链。lncRNA 可以从转录前、转录中和转录后等多个方面对基因的表达进行调控，它可与蛋白质、DNA 和 RNA 相互作用，通过多种机制（如基因印记、染色质重塑、细胞周期调控、剪接调控、mRNA 降解和翻译调控等）在多种层面上（如表观遗传学、转录调控及转录后调控等）调控基因的表达水平。lncRNA 也正在成为调节植物次级代谢物的重要分子参与者。

circRNA 主要是真核细胞通过反向剪接作用使 3′端和 5′端共价结合而形成的一条单链非编码 RNA 分子，它是一种特殊的 ncRNA，在多种生物体中广泛存在。circRNA 是具备多种生物学功能的生物大分子，circRNA 最典型的一种作用机制是作为 miRNA 海绵体（sponge）。circRNA 通过竞争性结合的模式抑制 miRNA 靶标结合的能力。

（二）研究现状

调节性 ncRNA，包括 miRNA 和 lncRNA 等，在植物生长发育、次生代谢及植物对生物和非生物胁迫的反应中发挥重要作用。迄今为止，已从 50 多种药用植物物种中鉴定出数千个候选 miRNA，从丹参、人参和紫花苜蓿中鉴定出约 11 794 个 lncRNA。

1. miRNA 在药用植物中的研究现状

通过高通量 sRNA 测序，miRNA 微阵列和 EST、转录组、全基因组分析，数以千计的 miRNA 候选者已从 50 多种药用植物中鉴定出来。包括来自甜橙（*Citrus sinensis*）的 246 个，洋地黄（*Digitalis purpurea*）的 13 个，芍药（*Paeonia lactiflora*）的 15 个、人参（*Panax ginseng*）的 32 个、熟地黄（*Rehmannia glutinosa*）的 37 个、蓖麻（*Ricinus communis*）的 63 个等，正式命名并存入公认的 miRNA 数据库 miRBase 的当前版本（版本 22.1）。2019 年构建的药用植物 miRNA 数据库 MepmiRDB （medicinal plant microRNA database），包含 29 种药用植物的数千条候选 miRNA。

目前研究表明 miRNA 在药用植物次生代谢物萜类、黄酮类及生物碱类等药用活性成分的生物合成中发挥着重要的调控作用。miRNA 可以与药用活性成分通路相关的结构基因、转录因子和 ncRNA 相互作用，即以 miRNA-结构基因、miRNA-TF 和 miRNA-ncRNA 等作用模块在药用活性成分的生物合成通路中形成调控网络。即 miRNA 可以通过调控活性成分合成途径上限速酶基因的表达而影响其积累，也可以通过靶向这些结构基因的调控因子而间接调控其合成。例如，miR164 和 miR171 分别靶向紫杉烷 13α-羟化酶（taxane 13α-hydroxylase）和紫杉烷 2α-O-苯甲酰转移酶（taxane 2α-O-benzoyltransferase），调控紫杉醇的生物合成。

2. lncRNA 在药用植物活性物质合成中的调控作用

lncRNA 是一个新兴的热点研究领域，尽管已在多种植物中鉴定出来，如拟南芥、蒺藜苜蓿、小麦、黄瓜、棉花、大米等。然而，lncRNA 在药用植物中的鉴定仅限于丹参、人参和洋地黄。利用自动计算识别流程在丹参中鉴定了 5446 个 lncRNA。其中 2 个是 miR156 的初级转录本，使用 qRT-PCR 方法，分析了 18 个大小超过 900nt 的 lncRNA 的表达模式。结果表明，有 17 个可以至少一个在组织中检测到并表现出组织特异性表达，15 个对丹参茉莉酸甲酯信号有响应。全转录组分析表明，3044 个 lncRNA 在丹参毛状根中表达，其中，1904 个响应酵母提取物和 Ag$^+$ 的处理，这表明大多数丹参 lncRNA 与植物对胁迫的反应有关。通过对丹参毛状根进行诱导，利用高通量测序构建其 lncRNA 文库，共获得 8942 个差异 lncRNA。将其与丹参酮生物合成途径 CYP76AH1、CYP76AH3、CYP76AK1 基因进行靶向相关性分析，得到 216 个靶基因，这些候选基因为丹参酮生物合成途径下游调控机制研究奠定了基础。人参中鉴定出 3688 个可能的 lncRNA，大多数已鉴定的人参 lncRNA 的进化限制程度较低，可能是物种特异性的。

（三）研究方法

ncRNA 研究一般包括 ncRNA 的发现与生物学功能解析两个方面。ncRNA 的发现有遗传筛选、直接克隆、生物信息学预测和高通量测序等方法。计算机辅助的高通量测序技术是当前植物 ncRNA 发现的最主要方法，被广泛应用于药用植物 ncRNA（特别是 miRNA）的发现与挖掘。

1. miRNA 的常用研究技术和方法

miRNA 靶基因预测和验证是解析 miRNA 生物学功能的前提，靶基因预测有多种软件可以使用，如 psRNATarget、C-mii、Target-Finder 及 psROBOT 等；靶基因验证常用方法有基于 cDNA 末端快速扩增技术的 5'RLM-RACE 和 3'PPM-RACE、基于高通量测序技术的降解组测序（degradome sequencing）、基于靶基因表达水平检测的烟草瞬间表达系统、荧光定量 PCR 及蛋白质免疫印迹等。miRNA 调控药用活性成分机制的研究方法主要有 miRNA 的过表达技术、miRNA 靶基因的同义突变或缺失突变、miRNA 的抑制表达等。可用于探索 miRNA 表达水平改变而引起的植物基因型与表型变化，进而研究 miRNA 调控的生理活动过程及相关的分子机制。这些靶基因验证方法各有优缺点，为获得准确的实验结果，通常会选择 2 种或 3 种方法对 miRNA 靶基因进行实验验证。实际应用中主要根据实验的性质选择对应的方法，有时候应同时选取多个方法共同研究 miRNA 的生物学功能。

2. lncRNA 的常用研究技术和方法

lncRNA 的研究包括 lncRNA 的识别鉴定和功能及作用机制研究。lncRNA 的发现主要依赖于转录组学高通量测序技术，如 RNASeq、单细胞测序技术及单分子测序技术（single molecule sequencing，SMS）。lncRNA 的鉴定主要有蛋白质编码潜能鉴定，常用的方法包括软件预测和实验鉴定，常用软件包括 BLASTX、CPAT、PhyloCSF、CPC、CNCI 等；实验鉴定方法有核糖体图谱等。与研究蛋白质编码基因的方法相似，lncRNA 功能研究也主要采用 lncRNA 敲减、过表达、CRISPR/Cas 技术等。lncRNA 的敲减是利用 RNA 干扰（RNA interference，RNAi）方法，即由小干扰 RNA（small interfering

RNA，siRNA）和短发夹 RNA（short hairpin RNA，shRNA）介导的特异性降解同源 RNA，该方法是 lncRNA 功能研究中最主要、最常见的技术之一。RNA 荧光原位杂交（RNA-FISH）技术是检测 lncRNA 亚细胞定位的主流技术，ChIRP 技术、RNA 免疫沉淀和 RNA 免疫沉淀等也可以用在 lncRNA 的作用机制上面。

研究案例

ncRNA 调控银杏萜三内酯及丹参丹酚酸 B 合成的研究

随着近年来高通量测序技术的发展和生物信息学水平的提高，ncRNA 在药用植物中的研究日益受到重视，并在一些植物中被鉴定。但它们在药用植物活性物质生物合成中的作用机制报道较少。Ye（2020）通过高通量测序和降解组分析鉴定了银杏叶的 miRNA 及其在萜内酯类（terpene trilactones，TTLs）代谢调控网络中的调控作用。该研究首先构建了来自银杏根、茎、叶、微球菌和排卵球菌的 10 个小 RNA 文库，总共鉴定了 3314 个 miRNA，包括 1197 个保守 miRNA 和 2117 个新的 miRNA。并在银杏根、茎、叶、微球菌和排卵球菌的 5 个组织中鉴定了 427 个差异表达的 miRNA。使用 TargetFinder 软件预测 miRNA 的靶基因，获得了来自 3142 个 miRNA 的 29 080 个靶基因，每个 miRNA 平均有 9.26 个靶标。进一步通过降解组数据分析，最终获得 164 个保守 miRNA 和 48 个新 miRNA 的 157 个靶基因。随机选取其中的 6 个 miRNA 和其靶基因通过 5′-RACE 和 RT-PCR 实验进行验证。结果显示获得的 29 080 个靶基因是可靠的。最终筛选获得靶向 27 个基因的 31 个 miRNA 与 TTL 生物合成相关，这 27 个靶基因包括 11 个结构基因、5 个 bHLH、1 个 WRKY 和 10 个 AP2。该研究为进一步探索候选 miRNA 和基因及其调控 TTLs 形成的相关通路奠定了基础。

即便药用植物中 miRNA 的研究相对较深，但大部分仅限于药用植物中 miRNA 鉴定及靶基因预测，或者深入些即 miRNA-靶基因调控网络预测分析，miRNA 功能研究及 "miRNA-靶基因模块-活性成分积累" 机制系统研究较少。丹参作为药用植物中的模式生物，丹参 miR408-*SmLAC3*（miRNA-结构基因）和 miR164a-*NAC2*（miRNA-转录因子）模块调控丹参酮和丹酚酸积累机制的研究是少数通过实验验证 miRNA 功能的报道之一。丹酚酸 B（SalB）是丹参的主要活性成分之一，被认为是迷迭香酸的二聚体，丹酚酸 B 的合成途径并未被完全解析。从丹参中克隆得到了 miR408 前体序列，并通过网站 psRNATarget（http：//plantgrn.noble.org/psRNATarget/）初步预测 miR408 的靶基因为 *SmLAC3*、*SmCYP72A327* 和 *SmBRI-like3*，经 5′RLM-RACE 实验确定 *SmLAC3* 是 miR408 的真正靶基因。为了验证 miR408 在丹参中的生物学功能及作用机制，分别构建了 miR408 抑制载体和 *SmLAC3* 过表达载体并获得了转基因株系。高效液相色谱检测结果显示，在 miR408 抑制和 *SmLAC3* 过表达转基因株系中，迷迭香酸和 SalB 的积累显著增加，表明 miR408-*SmLAC3* 模块参与了丹参中 SalB 的合成。

参 考 文 献

Ye J B，Zhang X，Tan J P，et al. 2020. Global identification of Ginkgo biloba microRNAs and insight into their role in metabolism regulatory network of terpene trilactones by high-throughput sequencing and degradome analysis[J]. Industrial Crops and Products，148：112289.

Zou H L，Guo X R，Yang R，et al. 2021. MiR408-SmLAC3 module participates in salvianolic acid B synthesis in *Salvia miltiorrhiza*[J]. Int J Mol Sci，22（14）：7541.

（邢朝斌　梁宗锁　邵清松　郑　汉）

第六章

药用植物生长发育过程及其分子机制

中药材生产是中药资源可持续利用的重要保障，中药材生产过程主要指中药材的种植（养殖）过程，而中药材中 85%以上为植物药。因此，学习药用植物生长发育过程中各阶段的分子调控机制，对于整个植物发育不同时期和部位发育机制将会有更加深刻的理解，也可为药用植物栽培过程中各栽培措施的合理实施提供科学理论。本章介绍了青蒿腺毛、夏枯草花穗等器官发育及药效成分合成的分子机制，商陆耐低钾特性的分子机制，泡囊草响应干旱胁迫、多花黄精响应根腐病的分子机制，以及脱落酸（ABA）调控酸枣品质形成机制。

第一节　药用植物组织器官发育的分子机制

根、茎、叶是植物营养器官，负责植物营养物质吸收、制造、运输、贮存和供给，维持植物生长发育的基本生命活动。了解植物器官发育机制，可对以营养器官为入药部位的药用植物进行生长调控，提高药用器官产量和质量。

一、药用植物营养器官发育的分子机制

（一）概念原理

1. 根的发育

初生根由胚根发育而来，其生长依赖根顶端分生组织（root apical meristem，RAM）细胞分化和伸长区细胞伸长。侧根起源于根的中柱鞘细胞。不定根起源于茎、叶等器官维管组织附近细胞，也起源于韧皮薄壁细胞、木薄壁细胞及形成层等部位。

2. 茎和叶的发育

茎和叶来自种子胚轴和胚芽，并在叶腋产生腋芽，形成侧枝，在非茎节部位可形成不定芽。茎顶端分生组织（shoot apical meristem，SAM）呈现周期性活动和静止，可反复产生侧生组织（叶、腋芽及其分枝）和茎组织，也不断再生其本身细胞，是植物非根器官生长的基础。

（二）研究现状

1. 根发育的分子机制

根系发育是由外部环境因子和内源激素信号共同作用的结果，其中生长素水平和梯度分布在根发育和根系形态中起着关键作用。生长素主要由叶原基和嫩叶合成，通过韧皮部运输到根部。在根尖合成的生长素通过极性运输到达 RAM 静止中心，经侧面根冠和表皮运输至分生组织基部。

生长素与其转运抑制剂受体 1/生长素信号受体 F-box（transport inhibitor resistant 1/auxin signaling F-BOX，TIR1/ AFB）结合后，活化 SCF 型 E3 泛素连接酶复合体，将生长素/吲哚乙酸（auxin/indole acetic acid，AUX/IAA）蛋白降解，释放生长素响应因子（auxin response factor，*ARF*）转录因子，启

动相关基因的表达。根分生组织中静止中心的关键功能主要依赖转录因子 WUSCHEL 相关同源异型盒 5（WUSCHEL-like homeobox 5，WOX5）的活性。WOX5 在静止中心特异性表达，通过抑制 CYCD3 的表达来抑制细胞增殖，是维持 RAM 干细胞活性的重要因子。转录因子 PLETHORA（PLT）家族基因是根器官发生的主调节因子，通过激活增殖和抑制分化。GRAS 转录因子家族成员 SCARECROW（SCR）和 SHORT ROOT（SHR）参与皮层和内胚层的形成。值得注意的是，活性氧（ROS）独立于生长素影响根的生长。具体而言，ROS 信号调节细胞增殖和伸长之间的平衡，控制根分生组织中 PLT 表达，甚至通过控制 GRAS 家族转录因子（SCR 和 SHR）的表达参与静止中心的识别。

侧根起始阶段转录因子 ARF7 和 ARE19 对于激活 LBD16 转录调控因子不可或缺。有趣的是，在不定根形成过程中，ARF7 和 ARE19 的功能被另一个转录因子 WUSCHEL 相关同源异型盒 11（WUSCHEL related homeobox 11，WOX11）所取代；如广藿香、何首乌等药用植物在插穗制备时，损伤反应诱导伤口部位细胞中生长素的合成，生长素诱导细胞中 WOX11 和 WOX12 的表达，形成不定根创始细胞，随后 WOX11 和 WOX12 激活 WOX5 和 WOX7 表达，促进细胞增殖形成不定根原基，进而发育成不定根。除生长素外，细胞分裂素、乙烯、赤霉素、油菜素甾醇类化合物、脱落酸、茉莉酸、水杨酸、独脚金内酯等内源激素也参与根发育的分子调控。

2. 茎和叶发育的分子机制

SAM 内稳态的维持依赖于多个转录调控机制同时参与其中。WUSCHEL（WUS）作为核心转录因子直接决定 SAM 中干细胞的细胞命运，是茎分生组织形成和维持的必要条件。

WUS 的一个重要特征是可以在细胞间移动，WUS 在 SAM 的中心区域（OC）表达，可以移动到上层细胞中，并促进 CLAVATA3（CLV3）多肽基因的表达；CLV3 则通过与其受体 CLV1、CLV2 和 CRN 结合并激活下游因子来抑制 WUS 的表达；从而形成一个 CLV3-CLV1-WUS 的负反馈回路。当干细胞因分化而减少时，激活 WUS 的表达，并诱导细胞分裂生成更多的干细胞。反之，当 WUS 活性过高时，WUS 通过细胞间移动促进上层细胞 CLV3 的表达，进而 CLV3 抑制 WUS，有助于维持 SAM 干细胞群的动态稳定。除 CLV3-CLV1 外，相关转录因子、小 RNA、染色质调控因子及细胞分裂素（cytokinin）也能调控 WUS 的活性。

叶原基起始于 SAM 周边区，目前已揭示叶原基起始的两个机制，第一个机制是：SAM 维持 KNOTTED1 同源异型盒基因（KNOTTED1-like homeobox，KNOXI）和 ARP 基因[asymmetric leaves1（AS1）/rough sheath2（RS2/PHANTASTICA）]之间相互抑制。在单叶物种中受 ARP 基因抑制，在叶原基中 KNOXI 基因的表达始终处于沉默状态；而在部分复叶物种中 KNOXI 基因在叶片中的表达被重新激活，参与小叶片形成；第二个机制是生长素转运蛋白 PIN-FORMED1（PIN1）的极性定位确保将生长素运输至叶原基起始的位置。同时生长素积累也会抑制 KNOXI 基因表达。大部分植物的叶原基在起始后，参与叶片极性建成的基因包括 AS1、AS2、HD-ZIP III、miR165/166、KANADI（KAN）、YABBY（YAB）、ARF3、ARF4、WOX1 和 WOX3 等。叶原基极性建成后，继续生长直到其获得最终形状和大小。该过程主要受内源植物激素（生长素、赤霉素、细胞分裂素和油菜素内酯）、小分子 RNA（miR319-TCP 和 miR396-GRF 调控单元）和 DA1/PEAPOD 途径的调控。

二、药用植物生殖器官发育的分子机制

药用植物花器官的发育决定以花、果实、种子等生殖器官为经济器官的药材产量，而抑制花器官的发育，则可提高营养器官的产量。

（一）概念原理

1. 成花决定（或成花诱导）

植物在营养生长阶段感受到外界环境信号（如光周期、春化等）及自身产生的开花信号，向生殖生长转变。

2. "ABCDE" 模型

"ABCDE" 模型用来解释同源异型基因如何控制花器官的特征。该模型认为，每一轮花器官的形成都是五种类型花器官特性基因形成独特的组合决定的。①萼片由 A 类和 E 类基因控制；②花瓣由 A 类、B 类、E 类基因共同控制；③雄蕊由 B 类、C 类、E 类基因共同控制；④心皮由 C 类和 E 类基因共同控制；⑤胚珠由 C 类、D 类、E 类基因共同控制。

（二）研究现状

花器官是由 SAM 分化而来。花的早期发育可分为 3 个阶段：①成花决定（或成花诱导）；②花原基形成；③花器官原基的形成和发育。

1. 成花决定

成花决定受植物内部发育因素和外界环境条件的严格调控，开花素（FLOWERING LOCUS T，FT）蛋白是诱导开花的关键产物。以模式植物为材料，总结出花发育 8 条信号转导途径：光周期途径（photoperiodic pathway）、自主/春化途径（autonomous/vernalization pathway）、年龄途径（age pathway）、赤霉素途径（gibberellin pathway）、碳水化合物（或蔗糖）途径（carbohydrate or sucrose pathway）、环境温度途径（ambient temperature pathway）、脱落酸途径（abscisic acid pathway）和油菜素甾醇途径（brassinosteroids pathway）。

2. 花原基的形成

在光周期、春化作用、赤霉素等内外因素的作用下，FLC 被抑制，FT 基因被激活，FT 促进花序分生组织中的 SOC1 基因和花分生组织中的 LFY、AP1 等基因的表达，形成花原基。在模式植物中，FLC 受到多种染色质修饰的表观遗传调控，相关调控因子通过对 FLC 染色质的甲基化、磷酸化、乙酰化和泛素化等调控 FLC 转录水平，从而调节开花。同时，LFY 作为一个真正的"先锋转录因子"，能强亲和力地与 AP1 基因所在染色质结合，为了进入染色质，LFY 蛋白在 AP1 基因位点替代替换接头组蛋白 H1，并招募 SWI/SNF 染色质重塑复合体，启动 AP1 基因的转录表达。

3. 花器官原基的形成

被子植物的两性花从外向内由 5 轮结构组成：萼片、花瓣、雄蕊、雌蕊（心皮）、胚珠。花器官原基的形成是由一组同源异型基因控制，使花的结构具有同源异型现象。不同轮层花器官的形成由 4 种 MADS-box 蛋白组合决定，蛋白四聚体可能与花器官特征基因的启动子区域结合，激活或抑制目标基因表达，从而控制花器官的形成与发育。

研究案例

夏枯草成花机制与品质形成研究

夏枯草（*Prunella vulgaris* L.）是唇形科夏枯草属多年生草本植物，以干燥果穗入药，为我国常用中药材，历版《中国药典》收载。夏枯草常用于治疗甲状腺炎、乳腺炎及肺结核等疾病，临床疗效显著；其在医药工业、凉茶饮料及观赏园艺领域应用广泛。夏枯草花穗既是入药部位，又是繁殖器官，且因"夏至后即枯"而得名，其开花具有一定季节特点。截至目前，夏枯草成花与药材品质形成机制尚不清晰。

本案例利用转录组学和分子生物学，研究夏枯草成花与品质形成的分子机制。主要包括：①夏枯草开花与不开花材料中大量差异表达基因（DEGs）被注释到植物激素信号转导和糖代谢途径；②从夏枯草转录组数据中筛选出 50 个开花相关调控基因；③春化和光周期协同诱导夏枯草开花进程；④夏枯草通过调节细胞代谢和生物学过程响应外源 H_2O_2 胁迫，且 H_2O_2 在植物激素信号转导、碳代谢、氨基酸生物合成以及次生代谢中起着重要作用；⑤H_2O_2 通过激活夏枯草内源激素和活性成分相关合成酶基因表达，诱导茉莉酸（JA）和水杨酸（SA）合成，促进酚酸类、黄酮类及三萜类成分积累；⑥H_2O_2可能参与调控 *bHLHs*、*WRKYs* 和 *MYBs* 转录因子表达，影响夏枯草多酚类和三萜类成分生物合成。

（一）名词术语

1. 春化作用（vernalization）

春化作用是指由低温诱导促进植物开花的现象。

2. 光周期现象（photoperiod）

光周期现象是指植物通过感受昼夜长短变化而控制开花的现象。

（二）案例原理

高等植物成花过程包括成花决定（或成花诱导）、花原基形成、花器官原基的形成和发育 3 个阶段，成花过程受到外界环境和植物自身遗传共同调控决定。其中，成花诱导指植物从营养生长向生殖生长转变的过程，对成花过程起关键作用。目前，针对模式植物研究发现，高等植物开花由光周期途径、春化途径等 8 条内外信号途径诱导，同时还受植物生长素、细胞分裂素、生物或非生物胁迫、植物外界营养和次生代谢物等因子诱导，上述信号途径既相互独立又彼此交互，形成一个复杂激活与抑制、正负反馈共存的调控网络，最终将开花信号汇聚到关键整合因子（floral integrator，如 *FT*、*TSF* 和 *SOC1* 等），激活花分生组织特性基因（floral meristem identity genes，如 *LFY*、*AP1* 和 *FUL* 等）表达，启动植物成花（图 6-1）。

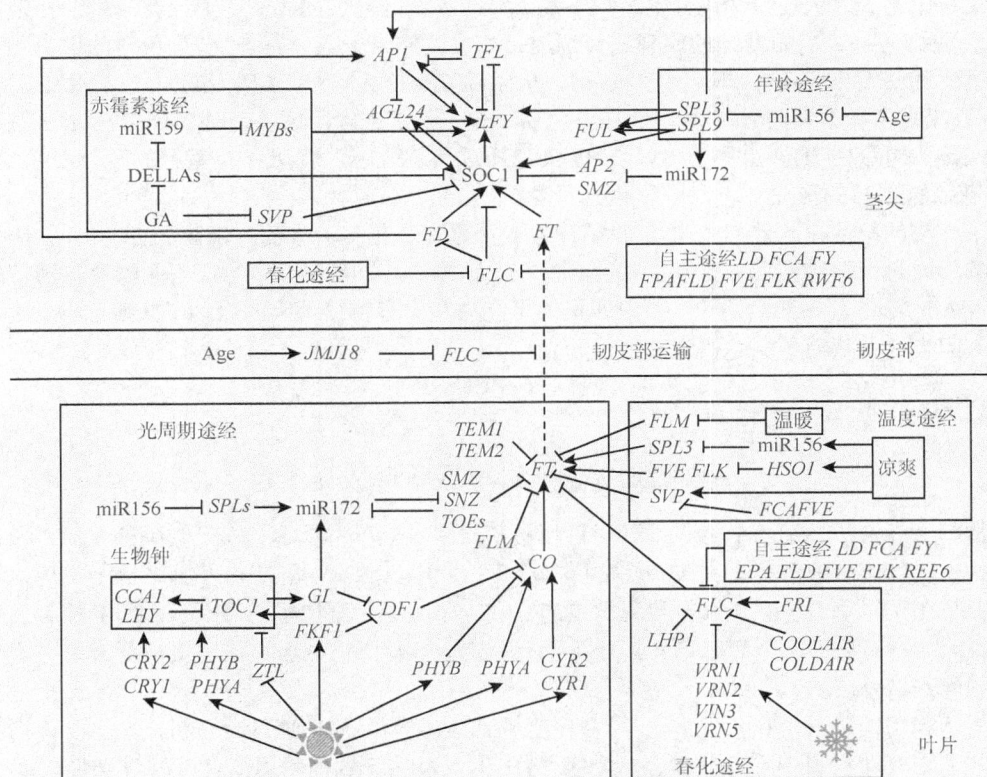

图 6-1　模式植物开花调控途径示意图

（三）案例解析

1. 观察：夏枯草成花特点与逆境促进药材品质提升

（1）经田间播种试验发现，春天播种（3月）夏枯草当年不开花，秋天播种（9~10月），翌年4~5月开花，花期约1个月。播期变化导致植物生育期内环境因子不同，其中，温度和光周期是影响植物生长发育的关键生态因子。春播和秋播夏枯草可能由于感应不同温度及光周期影响，呈现不同开花表征。

（2）经前期研究证实，在逆境条件[紫外光B（UV-B）辐射、UV-B/A去除、干旱胁迫、弱光胁迫、土壤营养元素缺失]下，均能明显促进夏枯草多酚类及萜类成分含量的积累。逆境诱导夏枯草释放大量活性氧簇（H_2O_2），且与活性成分含量间呈显著正相关，H_2O_2可能参与夏枯草活性成分代谢调控，但其具体分子机制尚不清晰。

2. 分析：明确夏枯草成花及其药材品质形成关键调控基因

（1）本研究共筛选出50个与拟南芥同源的开花调控基因，共涉及5个植物开花调控途径（包括春化途径、光周期途径、赤霉素途径、年龄途径和自主途径）；同时发现内源激素信号转导、糖代谢途径调控夏枯草开花进程。

（2）转录组分析表明，外源H_2O_2激活苯丙氨酸和酪氨酸分支 *PvPAL*、*Pv4CL*、*PvHPPR* 和 *CYP98A14* 基因上调表达，促进酚酸类和黄酮类成分积累；同时上调MVA途径 *PvHMGR*、*PvPMK* 基因和MEP途径中 *PvDXS*、*PvHDS*、*PvHDR* 基因转录水平，促使熊果酸和齐墩果酸生物合成。

（3）转录组分析表明，外源H_2O_2上调JA生物合成酶基因（*PvACAA1*、*PvMFP2* 和 *PvACOX*）、SA生物合成酶基因（*PvNPR1*），促进JA和SA显著积累。

3. 验证：关键基因调控夏枯草成花及其活性成分生物合成

（1）筛选7个开花基因[包括 *GA20OX*（Cluster-7524.32729）、*SOC1*（Cluster-7524.33732、Cluster-7524.33052、Cluster-7524.29380）、*ELF3*（Cluster-7524.11783）、*CRY1*（Cluster-7524.15863）、*SVP*（Cluster-9289.0）]，利用qRT-PCR进行验证，结果表明：基因表达趋势与测序结果大致相同，证实转录组测序数据可靠。

（2）利用室内光温协同诱导夏枯草淀粉、可溶性糖、游离氨基酸和可溶性蛋白质合成；影响吲哚-3-乙酸（IAA）、赤霉素（GA₃）、玉米素核苷（ZR）及脱落酸（ABA）含量及合成基因表达量变化，且光温协同调控成花基因 *SOC1*、*ELF3*、*SVP*、*GA20OX* 和 *CRY1* 表达，促进夏枯草开花进程。验证内源激素信号转导和糖代谢途径参与调控夏枯草开花进程的推测。

（3）经LC-MS/MS和HPLC定量测定，外源H_2O_2诱导夏枯草JA、SA、酚酸类、黄酮类及三萜类成分含量显著积累；同时验证16个内源激素、酚酸类、黄酮类及三萜类代谢合成酶基因表达与转录组测序结果一致；证实H_2O_2通过激活夏枯草内源激素和活性成分相关合成酶基因表达，诱导JA和SA合成，促进活性成分积累的推测。

4. 拓展：开花基因与转录因子调控夏枯草成花及其品质形成的功能

（1）本研究中 *SOC1*、*ELF3*、*SVP*、*GA20OX* 和 *CRY1* 基因属于不同开花调控途径，开花调控基因往往不是单独起作用而是彼此相互关联，共同调节开花进程，但开花基因间互作机制尚需深入研究。

（2）本研究发现外源H_2O_2显著诱导夏枯草中bHLH转录因子家族的差异性表达；其中有8个bHLH转录因子上调表达，如bHLH3等多个核心转录因子与酚酸类及萜类生物合成具有高度相关性，但夏枯草PvbHLH生物学功能及其转录调控网络有待进一步研究。

（四）思考

春化和光周期协同诱导夏枯草糖代谢、内源激素含量及相关基因表达变化，从而促进夏枯草开花进程，外源H_2O_2诱导夏枯草酚酸类、黄酮类及三萜类成分积累，本案例发现夏枯草PvbHLH转录因子特异响应H_2O_2，参与调控夏枯草酚酸类、黄酮类及三萜类成分积累，但PvbHLH转录因子结合位点、酚酸类、黄酮类及三萜类代谢关键酶基因表达及调控机制尚需深入研究。

三、药用植物其他重要部位发育的分子机制

药用植物次生代谢产物的产生和分布除具有种属特异性外，通常也具有器官、组织等特异性，相应部位的发育直接影响活性成分的产生和积累，进而影响药材的品质及产量。例如，青蒿素主要存在于黄花蒿（*Artemisia annua* L.）分泌型腺毛中，受腺毛发育影响；芦荟属植物中芦荟素的含量与其维管束发育密切相关；鸢尾科植物番红花（*Crocus sativus* L.）的干燥柱头为名贵中药西红花，其发育直接影响西红花的品质和产量。

分泌组织通常是植物次生代谢产物生物合成和积累的重要场所，包括蜜腺、树脂道、油细胞和腺毛等。植物腺毛中可合成、分泌和贮藏次生代谢产物，如萜类、苯丙素类和黄酮类等，这些天然产物赋予植物防御功能的同时，也为人类开发天然药物提供了重要来源。研究人员期望通过调控药用植物重要部位的发育来提升中药品质，就需要深入了解其发育的分子机制，明确其生长发育机制与有效成分积累变化规律。例如，研究人员希望通过调控黄花蒿腺毛的发育和密度来调控青蒿素的含量，这就需要深入了解腺毛发育的分子机制。

（一）概念原理

1. 腺毛

腺毛起源于植物表皮细胞，可以由单个或多个细胞组成，其大小可以从几微米到几厘米不等，形状和密度也因植物种类不同而异。腺毛是植物抵御危害的屏障，如抵御食草动物、病原体攻击，抵挡紫外线照射，防止水分流失等。依据形态和功能差异，腺毛常分为分泌型腺毛和非分泌型腺毛。

2. 分泌型腺毛

分泌型腺毛由多个细胞组成。不同植物的腺毛中能够合成、贮存和分泌不同的次生代谢产物，以抵抗极端温度或昆虫入侵等。分泌型腺毛广泛存在于唇形科、菊科和大麻科等植物中。部分唇形科植物的分泌型腺毛，能够产生和储存大量的小分子异戊二烯类化合物，特别是单萜和倍半萜，即精油成分；菊科植物黄花蒿的分泌型腺毛，能够产生和储存大量萜类化合物，如青蒿素。

3. 非分泌型腺毛

非分泌型腺毛主要发挥防御作用，包括阻碍真菌、细菌和病原菌等对植物的侵害，抵御干旱、高温、冻害和紫外线辐射等恶劣环境。

（二）研究现状

1. 腺毛形态与发育

腺毛在不同物种中显示出丰富的形态多样性。腺毛通常由多细胞组成，分为三个部分：腺头、腺柄和腺基，腺头分泌代谢物，腺柄承载腺体，腺基将腺柄与周围的表皮细胞相连。三个部分均由单细胞或多细胞组成，细胞数量和形状的可变性是腺毛形态多样的重要成因。例如，番茄 I 型腺毛长 2～3mm，腺柄占据大部分比例。黄花蒿的分泌型腺毛为双列结构，长 40～50μm，由 10 个细胞组成，包括 2 个基细胞、2 个柄细胞和 6 个分泌细胞（由 4 个下顶细胞和 2 个顶细胞组成），且在顶部形成 1 个皮下腔空间。由此可见，腺毛发育受到了严格的调控，但对其遗传调控机制的研究仍较为缺乏。

2. 影响腺毛发育的环境因素

植物生长发育中，影响腺毛发育的环境因素较多，可分为生物胁迫和非生物胁迫两大类。微生物、昆虫、光照、温度、湿度及盐分等，都可能影响腺毛发育及相应次生代谢产物的合成。例如，黄花蒿接种丛枝菌根真菌后，激活体内茉莉酸信号途径，使腺毛密度和青蒿素含量增加；增加单位面积光照强度后，田野薄荷（*Mentha arvensis* L.）的腺毛密度、精油含量产生不同程度的提高。

3. 腺毛起始和发育机制研究

植物腺毛发育受到多种因素的调控，如复杂的分子网络、植物激素和环境因素的调控等。关于腺毛起始和发育的研究在番茄、黄花蒿等植物中取得了一系列的进展，已有多个参与腺毛起始及发育的转录因子被报道。R2R3-MYB 亚家族的 *MIXTA*（like）基因可以调节表皮细胞的密度，如黄花蒿中 *AaMIXTA1* 的下调和番茄中 *SlMX1* 的下调均会降低腺毛密度，而上调则会增加腺毛密度。HD-ZIP Ⅳ 亚家族参与了植物表皮细胞的分化，包括腺毛和气孔的形成，如黄花蒿中的 *AaHD1* 和 *AaHD8* 正向调节腺毛的启动，过表达可增加腺毛密度，而二者之一下调均将产生相反的效果。AP2/ERF 亚家族可影响分泌型和非分泌型腺毛的发育，如黄花蒿中的 *AaTAR1*，且其对腺毛发育的影响可能与调控蜡质合成有关。

研究案例

AaTAR1 对黄花蒿腺毛发育和青蒿素合成调控的影响

青蒿素是一种具有内过氧桥的倍半萜内酯，主要来源于菊科植物黄花蒿（*Artemisia annua* L.）。以青蒿素为基础的联合用药（artemisinin-based combination therapies，ACTs）仍是世界范围抗击疟疾的首选疗法。屠呦呦因其在青蒿素抗疟方面的巨大贡献而获得了 2015 年诺贝尔生理学或医学奖。近年来随着研究的深入，青蒿素其他作用也越来越多被发现和应用研究，如抗肿瘤、治疗肺动脉高压、抗糖尿病、胚胎毒性、抗真菌、免疫调节、抗病毒、抗炎、抗肺纤维化、抗菌、心血管作用等多种药理作用。青蒿素生物合成属于类异戊二烯途径，起始于异戊烯基焦磷酸（IPP）和二甲基丙烯基焦磷酸（DMAPP），它们分别来源于甲羟戊酸（MVA）途径或异戊二烯（MEP）途径。青蒿素生物合成的第一个特异步骤是紫穗槐二烯合酶（ADS）将法尼基焦磷酸（FPP）环化为紫穗槐二烯。之后，紫穗槐二烯经过 3 步被 CYP71AV1 氧化的反应，分别形成青蒿醇、青蒿醛和青蒿酸。青蒿醛双键还原酶（DBR2）催化青蒿醛生成二氢青蒿醛，醛脱氢酶 Ⅰ（ALDH1）将二氢青蒿醛转化为二氢青蒿酸。二氢青蒿酸是青蒿素的直接前体。从二氢青蒿酸到青蒿素的转化是非酶促的光氧化反应。由于青蒿素主要在黄花蒿分泌型腺毛中产生和积累，因此腺毛发育直接关系到青蒿素的产量，但目前对调控黄花蒿分泌型腺毛发育的遗传机制研究相对较少。

本案例揭示了 AP2/ERF 转录因子 *AaTAR1* 在黄花蒿腺毛发育和青蒿素的生物合成中发挥的调控作用。*AaTAR1* 主要在嫩叶、花芽和一些腺毛中表达。在 *AaTAR1*-RNAi 株系中，腺毛的形态和角质层蜡质的组成发生了改变，青蒿素的含量显著降低，而 *AaTAR1* 的过表达可显著增加青蒿素的含量。当 *AaTAR1* 沉默或过表达时，参与青蒿素生物合成的几个关键基因的表达水平发生改变。通过电泳迁移率、酵母单杂交和瞬时转化 β-葡糖苷酶分析，青蒿素生物合成途径中的两个关键基因 *AaADS* 和 *AaCYP71AV1* 可能是 *AaTAR1* 的直接靶点。本案例表明 *AaTAR1* 是黄花蒿腺毛发育和青蒿素合成调控分子网络的关键组成部分。

（一）案例原理

1. 青蒿素合成于黄花蒿分泌型腺毛

分泌型腺毛是青蒿素在黄花蒿体内合成、分泌、积累及储存的场所。通过激光显微切割和 qRT-PCR 研究发现，顶细胞和下顶细胞都可以合成青蒿素。腺毛转录组数据分析表明所有青蒿素生物合成途径基因均在下顶细胞中表达。

2. 调控腺毛发育可影响青蒿素合成

影响青蒿素合成的因素主要包括腺毛发育情况、青蒿素相关合成途径关键酶基因的表达情况、转录因子的影响、microRNA 的影响及植物激素的影响等。黄花蒿分泌型腺毛是合成青蒿素的生物工厂，调控腺毛发育是培育高产青蒿素的黄花蒿的重要途径之一。影响腺毛发育的因素如下：

（1）基因的影响，如 *AaTAR1*、*AaTAR2*、*AaTTG1*、*AaGL3*、*AaTFAR1* 等。

（2）microRNA 的影响，如 microRNA156、microRNA160 等。

（3）激素的影响，如水杨酸、茉莉酸、细胞分裂素和赤霉素等。

（二）案例解析

黄花蒿中有两种腺毛，分别为分泌型腺毛（glandular secreting trichomes，GSTs）和 T 形非分泌型腺毛（T-shaped non-glandular trichomes，TNGs）。GSTs 是青蒿素等次生代谢产物分泌和储存的场所，因此 GSTs 的发育对青蒿素的产量至关重要。分泌型腺毛由 10 个双列的半透明细胞组成，包括两个基细胞、两个柄细胞、四个下顶细胞和两个顶细胞。研究表明，青蒿素的生物合成发生在顶细胞和下顶细胞中。然而，分泌型腺毛发育的调节机制在很大程度上仍然未知。

1. 观察：*AaTAR1* 对黄花蒿表型的影响

（1）*AaTAR1* 主要在幼叶和花蕾中表达：从黄花蒿的不同器官中分离总 RNA。时空表达 qRT-PCR 结果显示：*AaTAR1* 主要在幼嫩叶片和花蕾中表达，且随叶片的发育成熟表达量逐渐降低。GUS 染色显示，*AaTAR1* 在幼嫩叶片分生组织、幼嫩花蕾及分泌型和非分泌型腺毛中表达；转基因黄花蒿植株中 *AaTAR1*-GFP 融合蛋白荧光结果显示，*AaTAR1* 定位在幼嫩叶片的细胞核，证明 *AaTAR1* 在黄花蒿幼嫩组织中表达并发挥作用。

（2）*AaTAR1* 沉默导致腺毛发育异常：对 *AaTAR1*-RNAi 植株叶表腺毛进行观察，发现与野生型相比，*AaTAR1* 沉默株系叶片分泌型和非分泌型腺毛的发育都出现了异常。分泌型腺毛头部异常膨大，非分泌型腺毛出现了明显的畸变，延伸并形成网状结构。由于 *AaTAR1* 的同源基因多参与蜡质合成，扫描电镜显示 *AaTAR1*-RNAi 植株叶片表面出现了异常的蜡质堆积并影响了表皮的渗透性，说明 *AaTAR1* 基因调控了蜡质合成，并可能通过调控蜡质合成影响腺毛发育（图 6-2）。

（3）*AaTAR1* 正调控青蒿素的生物合成：利用 HPLC-MS/MS 检测了 *AaTAR1*-RNAi 植株中青蒿素、青蒿酸和二氢青蒿酸的含量。在 *AaTAR1*-RNAi 的不同株系中青蒿素、青蒿酸和二氢青蒿酸的含量都出现了明显降低。双 CaMV35S 启动子驱动的 *AaTAR1* 过表达株系叶中青蒿素、青蒿酸和二氢青蒿酸的含量则分别增加了 22%～38%、69%～130% 和 28%～164%，花芽中分别增加了 34%～57%、22%～79% 和 12%～61%。结果表明，*AaTAR1* 是青蒿素生物合成途径中重要的正调节因子。

2. 分析：青蒿素的合成依赖于分泌型腺毛的正常起始和发育，*AaTAR1* 对黄花蒿分泌型腺毛发育至关重要

AaTAR1 主要在黄花蒿幼嫩组织尤其是顶端分生组织中表达，随着叶片成熟表达量减少。p*AaTAR1*-GUS 转基因植物的 GUS 染色显示，*AaTAR1* 在 TNGs 和一些 GSTs 细胞中表达。这些现象表明 *AaTAR1* 可能参与 GSTs 和 TNGs 的起始和发育。

青蒿素的合成发生在顶细胞和下顶细胞中。在 *AaTAR1*-RNAi 黄花蒿中，许多 GSTs 的顶部异常膨胀，细胞数为 6（两个柄细胞通常嵌入叶中），而野生型 GSTs 的细胞数为 8。此外，与野生型 GSTs 相比，*AaTAR1*-RNAi 系中 GSTs 的自发荧光非常弱。这些结果证明 *AaTAR1* 基因是 GSTs 正常发育所必需的。

在 *AaTAR1*-RNAi 株系中，青蒿素含量显著降低；而 *AaTAR1* 过表达株系中，青蒿素含量显著增加。因此，青蒿素的合成依赖于腺毛的正常起始和发育，并且青蒿素生物合成途径中的某些关键基因可能是 *AaTAR1* 的直接作用靶点。

3. 验证：*AaTAR1* 基因对青蒿素生物合成基因的影响

（1）*AaTAR1* 正调控青蒿素生物合成途径关键催化酶的表达：分析 *AaTAR1*-RNAi 植株中 9 个青蒿素生物合成相关基因表达情况，结果显示青蒿素合成下游途径中的关键催化酶基因 *AaDBR2*、*AaADS* 和 *AaCYP71AV1* 均显著降低，而在 *AaTAR1* 过表达植株中，*AaADS* 和 *AaCYP71AV1* 的表达水平则显著提高。

（2）*AaTAR1* 与青蒿素合成的两个关键酶基因 *AaADS* 和 *AaCYP71AV1* 相互作用：*AaADS* 和 *AaCYP71AV1* 启动子区域具有 AP2 转录因子的结合位点 CRTDREHVCBF2（CBF2）和 RAV1AAT（RAA），推测 *AaTAR1* 基因可能直接对二者进行调控。EMSA 和酵母单杂实验证实了 *AaTAR1* 可直接结合并激活这两个基因表达（图 6-2）。因此，*AaTAR1* 通过调控青蒿生物合成的关键基因 *AaADS* 和 *AaCYP71AV1* 促进青蒿素的合成。

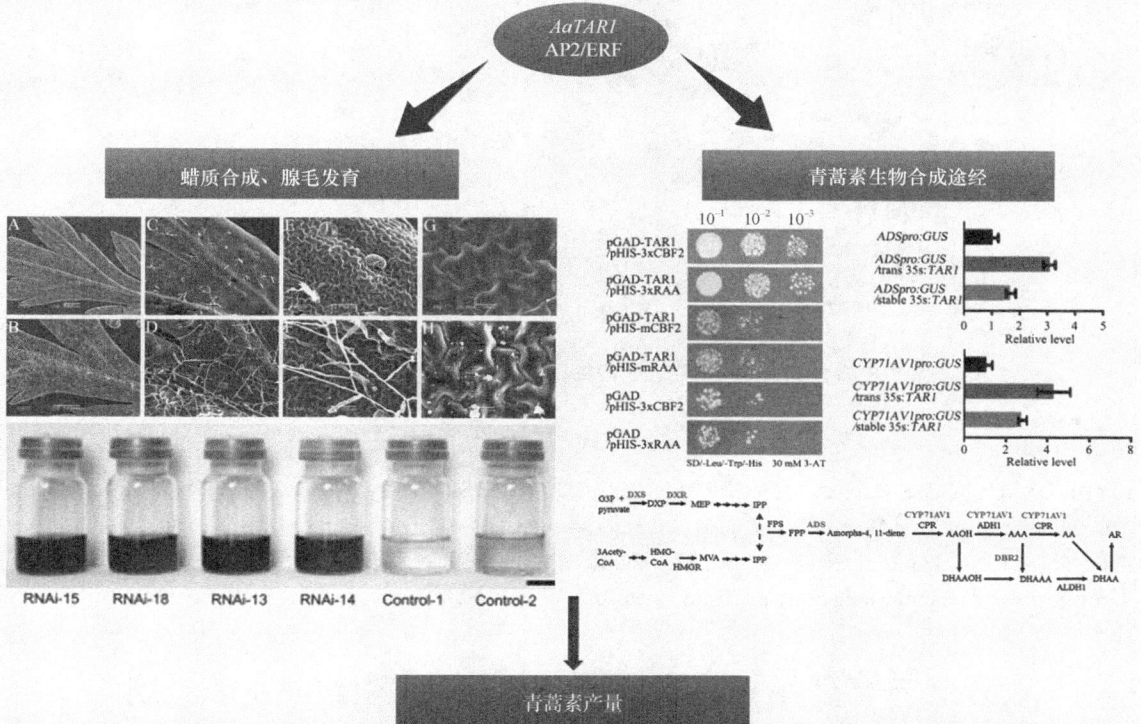

图 6-2　AP2/ERF 转录因子 *AaTAR1* 通过调控分泌型腺毛发育和激活生物合成途径提高黄花蒿中青蒿素产量

4. 拓展：研究转录因子对关键途径基因的影响的方法

本案例通过 EMSA、酵母单杂以及过表达和抑制表达等体内转基因实验验证了 *AaTAR1* 能够与 *AaADS*、*AaCYP71AV1* 基因启动子上的 CBF2、RAA 结构域结合，从而激活这 2 个基因的表达，来促进青蒿素的合成。

（三）思考

AaTAR1 基因能调控青蒿腺毛发育并影响蜡质合成，还能直接调控青蒿素生物合成途径关键基因 *AaADS* 和 *AaCYP71AV1* 的表达，最终影响青蒿中青蒿素、青蒿酸和二氢青蒿酸的含量。由于腺毛在植物防御方面具有重要作用，作为一个既能影响青蒿腺毛发育、蜡质合成，又能调控青蒿素生物合成的转录因子，*AaTAR1* 将是一个兼具改良青蒿抗性和青蒿素含量的十分有潜力的靶标基因。基于过表达青蒿腺毛发育相关基因提高青蒿素含量的代谢工程是一种前景巨大的新型代谢工程策略，对于培育优质、高产的优异黄花蒿品系意义重大（图 6-3）。

分泌型腺毛是黄花蒿中青蒿素合成、分泌、积累及储存的场所。激光显微切割和 qRT-PCR 研究证实黄花蒿分泌型腺毛顶细胞和下顶细胞都能合成青蒿素。腺毛转录组数据分析显示下顶细胞中存在所有青蒿素生物合成途径基因的表达。此外，黄花蒿腺毛转录组数据分析还发现非分泌型腺毛中也存在倍半萜和三萜类生物合成特异性基因的表达，这暗示非分泌型腺毛——T 形腺毛，也可能具有与分泌型腺毛相似的功能。

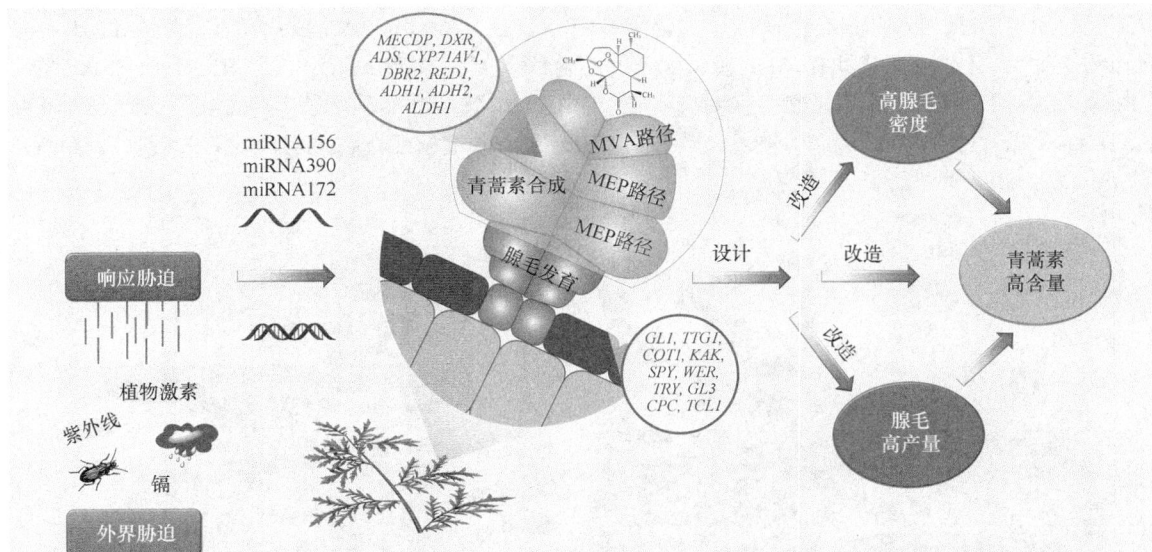

图 6-3 基于生物合成途径和药用器官发育调控的代谢工程策略创制高产青蒿素黄花蒿

参 考 文 献

Tan H X, Xiao L, Gao S H, et al. 2015. TRICHOME AND ARTEMISININ REGULATOR 1 is Required for Trichome Development and Artemisinin Biosynthesis in Artemisia annua[J]. Molecular Plant, 8（9）: 1396-1411.

Zhou Z, Tan H X, Li Q, et al. 2020. TRICHOME AND ARTEMISININ REGULATOR 2 positively regulates trichome development and artemisinin biosynthesis in Artemisia annua[J]. New Phytologist, 228（3）: 932-945.

第二节　药用植物营养元素吸收与运输的分子机制

一、营养元素概述

药用植物作为防病、治病的植物，与植物营养特性具有共性。通常新鲜植株含有 70%～95%的水分与 5%～30%的干物质。但不同品种、不同苗龄、不同药用部位及不同生长环境的药用植物，其体内的营养元素种类与含量存在差异，从而具有不同的药理作用。

（一）概念和分类

1. 必需营养元素

必需营养元素是植物生长发育不可或缺、不能代替，直接参与植物新陈代谢，起直接营养作用的化学元素，通常指碳（C）、氢（H）、氧（O）、氮（N）、磷（P）、钾（K）、钙（Ca）、镁（Mg）、硫（S）、铁（Fe）、锰（Mn）、钼（Mo）、硼（B）、铜（Cu）、锌（Zn）、氯（Cl）、镍（Ni）这 17种元素。缺少这类元素，植物无法正常完成生命周期；缺乏这类元素，植物会表现出特定的症状，只有在补充该类元素后症状才能减轻或消失。根据植物对营养元素需求量的多少，可分为大量营养元素（C、H、O、N、P、K）、中量营养元素（Ca、Mg、S）和微量营养元素（Fe、B、Mn、Cu、Zn、Mo、Cl、Ni）。

2. 有益元素

有益元素不是植物生长发育普遍必需的化学元素，但其对特定植物的生长发育必需或有益，如藜科植物需要钠（Na），豆科作物需要钴（Co），硅藻和水稻需要硅（Si），人参和西洋参需要锗（Ge）等。

（二）营养元素吸收与运输形式

植物中的 C、H、O 主要来自空气和水，豆科植物能够从空气中固定 N，植物叶片能够吸收部分气态养分（如 SO_2 等），其余矿物质营养主要依赖根从土壤中吸收，以分子或离子的形式运输到植物地上器官中。植物细胞壁是由多糖组成的开放空间，不但可供小分子物质（如矿物质营养和 H_2O 等）在其中轻松穿行，而且可使植物细胞原生质体之间分隔，使得各类溶质无须进入原生质体，仅通过细胞壁间隙就能完成运输。这个由细胞壁间隙所组成的连续的空间体系称为质外体（apoplast），又可称为细胞外空间（extracellular space）。相邻细胞原生质体之间存在着一类直径在 $20\sim60nm$ 的柱形孔道，这些孔道中由光滑内质网衍生出来的连丝微管，被称为胞间连丝（plasmodesmata）。胞间连丝的存在使得相邻细胞原生质体间可以进行频繁的物质交换，形成了一个连续的整体，被称为共质体（symplast）。此外，植物通过磷脂双分子层将细胞内部、细胞壁及外部环境隔离开来，形成了相对稳定的内环境和不断变化的外环境，使得植物细胞在吸收营养、输出溶质及调节胞内膨压时，可以选择性地促进分子或离子向内或向外运输，从而形成动态调控。分子或离子由一个区域向另一个区域的转移称为运输（transport）。

1. 质外体运输和共质体运输

根据运输路径的不同，可分为质外体运输和共质体运输。分子或离子利用质外体空间进行的运输称为质外体运输，而其利用共质体进行的运输称为共质体运输。

2. 跨膜运输

（1）根据分子或离子跨膜的过程是否需要提供能量，可分为被动运输和主动运输。被动运输是指分子或离子跨过生物膜不需要代谢供给能量，顺电化学势梯度从高至低进行运输的方式，包括简单扩散和协助扩散。主动运输是指分子或离子跨过生物膜需要代谢供给能量，逆电化学势梯度从低至高进行运输的方式。

（2）根据参与分子或离子跨膜运输的膜蛋白的不同，跨膜运输又可分为简单扩散、通道运输、载体运输、泵运输和胞饮作用等方式。

二、膜转运蛋白及其转运机制

（一）膜转运蛋白的概念及分类

转运蛋白（transporter）是一类具有跨膜转运功能的蛋白质，在营养摄取、代谢物释放及信号转导等细胞活动中起着重要作用。这类蛋白通常以寡聚的形式镶嵌在生物膜上，形成特殊的通道结构来介导分子或离子的跨膜运输，是控制细胞物质交换的通道。根据膜转运蛋白的蛋白结构及转运方式可主要分成通道（channel）、载体（carrier）和泵（pump）3 种类型，分别进行通道运输、载体运输和泵运输。通道运输主要通过 K^+、Cl^-、Ca^{2+}、NO_3^- 等离子通道，顺着跨膜的电化学势梯度进行；载体运输主要通过单向运输载体、同向运输载体和反向运输载体，顺着或逆着跨膜的电化学势梯度进行；泵运输主要通过 H^+-ATP 酶、Ca^{2+}-ATP 酶和 H^+-焦磷酸酶 3 类酶，依赖于 ATP 或焦磷酸中的自由能进行。

1. 通道蛋白

通道蛋白是一类分布于膜上的具有选择性的孔道，分子和离子可穿过通道蛋白进行穿膜扩散。通道蛋白自身的孔径大小和孔道内部表面电荷的密度与性质，决定了其不能选择性结合运输的溶质，故而主要采取被动运输的方式进行各类离子和水的运输。

2. 载体蛋白

载体蛋白内部不存在完全延伸跨膜的孔道结构，运输物质需要与载体蛋白上的结合位点特异性结合，通过结合-转运-脱离等流程完成运输。这种特异性结合决定了运输物质与载体蛋白的高度选择特异性，通过载体蛋白介导进行被动运输或主动运输。

3. 泵

细胞内另一种具有主动运输功能的膜蛋白称为泵。大部分泵具有离子运输功能,除运输离子外,泵还能够转运有机大分子。泵的运输存在方向性,如在药用植物细胞中,H^+泵、Ca^{2+}泵及Na^+泵均为自胞质向胞外空间转运的外向通道。

(二)膜转运蛋白及其转运机制

1. 含氮化合物的转运机制

氮是植物所需的最重要的大量营养元素之一,土壤中的硝酸盐(NO_3^-)和铵盐(NO_4^+)是植物吸收利用氮源的主要形式。通常由NO_3^-转运蛋白家族(nitrate transporter,NRT)介导NO_3^-的主动吸收。NRT家族可分为NRT1、NRT2和NRT3三个亚家族,分别具有低亲和性转运活性、高亲和性转运活性及调控NRT2介导NO_3^-转运的活性。在氮饥饿状态下植物以NO_4^+为氮的主要吸收形式,由铵转运蛋白(ammonium transporter,AMT)介导NO_4^+的跨膜运输。当NO_4^+作为单一氮源或浓度过高时,将引起植物的氨中毒,因此其吸收和转运需受到严格的调控。

2. 阳离子的转运机制

植物中存在多种阳离子通道(cation channel)和阳离子载体(cation carrier),分布于植物细胞质膜或内膜系统上,参与K^+、Ca^{2+}、Na^+、H^+等阳离子的运输,它们是植物进行阳离子转运的主要运输体。根据通道结构和其对于阳离子的选择性,可以把阳离子通道分为Shaker通道、双孔K^+通道(TPK/VK)、Kir-类K^+通道、环核苷酸门控通道、Ca^{2+}可通透性通道、双孔通道。K^+是植物体内含量最高的无机阳离子,植物根系对K^+的吸收主要由HAK/KUP/KT转运蛋白完成,外界环境中K^+浓度小于1mmol/L时,可诱导*HAK*基因的表达,进行主动运输;外界环境中K^+浓度大于1mmol/L时,植物根系主要通过低亲和性的K^+通道来完成对K^+的吸收,进行被动运输。

3. 阴离子的转运机制

植物细胞中的阴离子分为无机阴离子如NO_3^-、Cl^-、SO_4^{2-}和$H_2PO_4^-$,以及有机阴离子如苹果酸根,它们可以借助细胞膜上的阴离子通道蛋白由胞质被动运输进入质外体中。例如,海枣保卫细胞能被ABA和硝酸盐共同诱导发生去极化作用,使质膜上的阴离子通道蛋白开放,将胞内Cl^-释放至胞外降低细胞渗透势,最终诱导气孔关闭。与低选择特异性的阴离子通道相比,逆能势运输的阴离子载体具有明显的阴离子选择性,如苹果酸等有机阴离子载体可以将苹果酸根逆自由能梯度转运至胞质内,起到提升保卫细胞的渗透势,引起保卫细胞吸水,促进气孔开放的作用。磷在植物生长发育和能量代谢中起着核心作用。植物对磷的吸收与运输以$H_2PO_4^-$为主,依赖于$H_2PO_4^-$-H^+同向运输载体,进行$H_2PO_4^-$与H^+同向吸收运输。

4. 微量元素的转运机制

(1)铁的吸收与转运:铁是植物需求量最大的必需微量元素,主要以Fe^{3+}的形式或Fe^{3+}-高铁载体(phytosiderophore,PS)复合物的形式被植物根系吸收。禾本科和非禾本科植物对铁的吸收具有不同策略。禾本科植物以金属螯合为基本策略,即根系分泌麦根酸(mugineic acid,MA)类物质,与土壤溶液中的Fe^{3+}形成螯合物,并经铁转运蛋白YS1或YSL吸收至细胞内,再释放出Fe^{3+}供代谢利用。非禾本科植物铁吸收的策略由三部分组成。①H^+-ATP酶泵作用:分泌H^+降低土壤pH,增加根际土壤颗粒中铁的可溶性,形成Fe^{3+}。②Fe^{3+}的还原:Fe^{3+}在螯合还原酶(ferric-chelate reductase oxidase,FRO)的作用下被还原为Fe^{2+}。③Fe^{2+}的转运:Fe^{2+}经铁转运蛋白(iron-regulated transporter,IRT)转运到细胞内。

(2)锰的吸收与转运:植物根细胞主动吸收还原态的Mn^{2+},经共质体运输转运到木质部,再经木质部运输至植物地上部分各个器官。ZIP转运蛋白家族、NRAMP转运蛋白家族、YSL等是植物主要的Mn^{2+}跨膜运输蛋白。

(3)硼的吸收与转运:植物主要吸收BO_3^{3-},也可以吸收少量的$B(OH)_4^-$。目前认为硼的跨膜运输主要有 3 种途径：①以不带电荷的硼酸形式，借助细胞膜对其通透性增加，通过被动扩散被植物吸收；②通过主要内在蛋白的易化运输，如质膜内在水通道蛋白（PIPs）、液泡膜内在蛋白（TIPs）、小分子碱性膜内在蛋白（SIPs）等；③通过硼转运蛋白的主动运输，如输出型硼转运蛋白 AtBOR1 和 OsBOR1。

（4）锌的吸收与转运：锌在植物中常以自由态离子、低分子量有机物配合态复合物、贮存金属蛋白及与细胞壁结合的非溶形式存在，自由态 Zn^{2+} 的浓度一般较低。ZIP 转运蛋白家族、NRAMP 转运蛋白家族、阳离子扩散协助蛋白（CDF）及 Mg^{2+}-H^+ 反向转运蛋白等参与了细胞内 Zn^{2+} 的跨膜运输，从而实现植物体内 Zn^{2+} 的动态平衡和再分配。

（5）铜的吸收与转运：植物中的铜主要以 Cu^{2+} 或 Cu^+ 的形态或配位复合物的形式被植物吸收。铜转运蛋白可分为吸收型铜转运蛋白（如 COPT、ZIP 和 YSL 蛋白家族）和排出型铜转运蛋白（如 HMA 蛋白家族），主要负责铜离子的跨膜转运及调节铜离子的吸收和排出。COPT 主要负责细胞质膜对高亲和 Cu^+ 的吸收；Cu 运输 P 型 ATP 酶能将无机阳离子双向运输通过细胞膜；铜伴侣蛋白能在细胞质中与高活性状态的 Cu^+ 结合，再将其传递给所需的亚细胞体。

（6）钼的吸收与转运：植物主要通过吸收钼酸盐（MoO_4^{2-}、$HMoO_4^-$）的形式来获得钼。植物对钼的吸收通过两种蛋白转运系统：①通过专一性的钼酸盐转运蛋白来运输 MoO_4^{2-}，如 MOT1 和 MOT2；②通过共转运蛋白，如磷酸盐转运蛋白（PHT）和硫酸盐转运蛋白（SULTR）。

（7）镍的吸收与转运：镍在植物体内主要以 Ni^{2+} 的形式存在，通过主动吸收和被动吸收两种方式进行吸收。根膜外表面载体与土壤溶液中的水化 Ni^{2+} 复合，然后载体-Ni 复合物（Ni-S）穿过根膜进入内表面，与转运体结合成三键复合物。进入木质部后，三键复合物释放 Ni^{2+} 后断开，载体又返回根表面重复这一过程。

5. 质子泵与离子转运

质子向外跨膜主动运输，形成了 pH 和电势梯度，而离子的跨膜运输与跨膜电化学梯度密切相关。植物细胞中的 H^+ 运输由质子泵完成，质膜 H^+-ATP 酶能将 H^+ 运输至胞外，而液泡 H^+-ATP 酶和 H^+-焦磷酸化酶则能够将 H^+ 运输至液泡或高尔基体囊泡的内腔之中。在矿物质营养运输旺盛的细胞中 H^+-ATP 酶高度表达，并受到底物 ATP 浓度、pH、温度等多种因素调控。例如，H^+-ATP 酶的活性受蛋白激酶与蛋白磷酸酶共同调控，蛋白激酶通过在 H^+-ATP 酶的 Ser/Thr 残基上添加磷酸化基团从而激活 H^+-ATP 酶的活性；而蛋白磷酸酶则是移去 Ser/Thr 残基上的磷酸化基团来抑制 H^+-ATP 酶的活性。

三、研 究 方 法

（一）直接测定法

目前确定离子通道的类型及状态可通过膜片钳（patch clamp，PC）技术，该技术使用微电极从一小片细胞膜上获取电子学信息的技术，即将跨膜电压保持恒定（电压钳位），测量通过膜的离子电流大小的技术。膜片钳技术的应用已测到原生质膜中有 K^+、Cl^-、Ca^{2+} 等离子通道，也可能存在着供有机离子通过的通道。在液泡膜上也有相应的离子通道。该方法对操作和数据解释的技能要求很高，对细胞有损伤，且只能在细胞水平上做研究。此外，可以通过直接测定研究模型中各个室的某种离子浓度和膜电位，然后根据能斯特方程判断该离子在某一膜上运输的方向和驱动力的大小。还有一些其他可以直接测定离子含量的技术，如 X 射线电子探针微分析技术（X-ray electronic microscope probe，XEMP）、自动扫描电极技术（automated scanning electrode technique，ASET）、蚜虫吻针法等。

（二）间接分析法

1. 生物田间试验法

生物田间试验法即在田间自然的土壤、气候条件下进行生物试验，是植物营养学最基本的研究方法。生物田间试验法最接近实际生产条件，能够较客观地反映农业实际，因而得到的结果对生产更有实际的和直接的指导意义。一切其他试验结果应用于生产前，都应经过田间试验的检验。由于农业生产受自然条件的影响大，在田间有许多因素难以控制，只有与其他方法结合应用，才能得到更好的效果。

2. 生物模拟试验法

生物模拟试验法指运用特殊装置，在人工严格控制下，给予特定的营养环境进行植物营养问题的研究。它的优点是便于调控水、肥、气、热和光照等因素，有利于开展单因子的研究，多用于田间条件下难以进行的探索性实验。需要注意的是，生物模拟试验法在特定条件下进行，因而试验结果多用于阐明理论性的问题，只有通过田间试验进一步的验证，才能应用于生产。

3. 化学分析法

化学分析法是以物质的化学反应为基础的一种经典分析方法，是研究植物、土壤和肥料体系内营养物质含量、形态、分布与动态变化的必要手段，是进行植物营养诊断所不可缺少的方法。化学分析法通常需要和其他方法进行结合研究，如通过对生物模拟试验或田间试验所获样品的分析，帮助研究人员了解研究对象内部变化规律和各阶段状况。

4. 数理统计法

数理统计法以概率论为基础，研究试验误差出现的规律性，确定误差的估算方法以帮助研究人员客观地评定试验结果的可靠性，从而得出正确的科学结论。计算机技术的应用为研究植物营养带来了便利，不仅可进行大量数据处理，而且可进行数学模拟，建立数学模型等。例如，基因组数据分析、转录组数据分析。

5. 核素技术法

利用放射性和稳定性同位素的示踪特性，追踪它们的变化以揭示物质运动的规律。在植物营养学研究中，应用核素技术可深入了解植物营养及其体内代谢的分子机制，以及探索土壤、植物、肥料三者之间的复杂关系。在田间试验、盆栽试验及化学分析研究中应用核素技术，可简化试验流程，提高工作效率，以及解决一些其他方法难以深入的问题。

6. 酶学诊断法

酶学诊断法是利用植物体内酶活性或含量变化来判断植物营养状况的方法。一些植物营养元素是酶的组分，或是酶的活化剂，或是对酶结构起作用，当缺乏某元素时，相关的酶活性或含量就会发生变化，这是酶学诊断法的理论基础。酶学诊断法反应灵敏，往往在植物未出现明显营养素缺乏症状时就可测出酶活性的变化。但酶活性除受营养状况影响外，还受到许多其他因素的影响，专一性差；且酶活性变化很难精确地反映出植物体内某一营养元素的实际水平。

研究案例

商陆耐低钾特性的分子机制

钾是植物生长发育的重要必需元素。K^+是植物细胞中含量最高的阳离子之一，参与多个植物生长发育和生理代谢过程，在促进植物体内酶活化，调节细胞膨压渗透势，增强植物体内物质的合成与转运，以及增强植物的抗逆性等过程中均发挥了巨大作用。早期研究将植物根系的 K^+吸收机制分为两种：高钾浓度下通过离子通道来调节 K^+浓度的低亲和性钾吸收，以及低钾浓度下通过载体协助 K^+逆电化学势梯度进入细胞体内的高亲和性钾吸收。分子生物学技术的发展以及对钾吸收转运机制的深入研究，揭示出植物对钾的吸收并非简单的高/低亲和性吸收机制，而是由多种钾转运体和钾通道共同参与的复杂吸收机制。近年来，从植物中克隆出大量的钾转运体及钾通道基因，并运用分子生物学、结构生物学等技术鉴定了相关蛋白的结构与功能，但钾转运蛋白及钾通道蛋白在高等植物中的作用机制及体内的表达调控还有待进一步研究。

在我国土壤中钾含量严重不足的情况下，药用植物商陆（*Phytolacca acinosa* Roxb.）却能保持高含钾状态，即便在严重缺钾的土壤中也能生长良好并完成其生命周期。在本案例中，首先确认商陆的茎和叶是高钾积累的主要组织，根中 K⁺ 吸收能力强，嫩枝中 K⁺ 积累能力强。通过转录组测序，筛选商陆中 K⁺ 摄取/转运相关基因，比较 K⁺ 饥饿处理植株与正常培养植株的表达谱，鉴定出 18 个 KUP/HAK/KT 蛋白、10 个 AKT 蛋白和 1 个 HKT 蛋白，其中 6 个 *HAKs*、2 个 *AKT* 和 *PaHKT1* 表达具有显著性差异。这些转运蛋白可能协同参与了商陆中 K⁺ 的吸收/转运，以及植物组织中 K⁺ 的大量积累。此外，部分 ATP 结合盒（ATP-binding cassette，ABC）转运蛋白表达量的显著变化表明，ABC 转运蛋白可能对商陆中 K⁺ 的吸收和转运也起重要作用。因此，以商陆为材料挖掘优质耐低钾基因资源，将为其他植物进行遗传改良提供物质基础。

（一）案例原理

1. 植物对钾的吸收和转运机制

植物细胞中的 K⁺ 一般分布在细胞质和细胞器中，维持植物细胞正常代谢的 K⁺ 浓度需要 100mmol/L，而土壤中的 K⁺ 浓度常在 0.1～1.0mmol/L，土壤中的速效钾无法满足植物正常生长发育，因此，植物诞生了"高亲和性"和"低亲和性"两套 K⁺ 运输系统。根际 K⁺ 浓度＞1mmol/L 时，K⁺ 进行低亲和性运输，即直接通过 K⁺ 通道，或在低亲和性钾转运体协助下流入根细胞。根际 K⁺ 浓度 ＜1mmol/L 时，编码高亲和性钾转运体基因表达量增加，利用 ATP 产生的能量进行主动运输，从低 K⁺ 浓度环境中吸收 K⁺ 进入细胞。部分高亲和性转运体还具备双亲和性，具备 K⁺/Na⁺ 或 K⁺/H⁺ 的协同转运，或是 K⁺/H⁺ 的反向转运的功能，以维持细胞内 K⁺ 的动态平衡及维持植物体内的 pH 和渗透势。

2. Shaker 通道对钾的作用机制

Shaker 家族是最早通过生物分子技术鉴定出来的钾离子通道家族，是介导 K⁺ 吸收转运、维持细胞 K⁺ 动态平衡最重要的钾离子通道蛋白。其中，*AKT1* 和 *KAT1* 是最早从拟南芥中克隆出来的钾离子通道基因。植物中的 Shaker 钾离子通道蛋白含有 6 个跨膜结构；第 4 个跨膜结构域能够感受膜电势差，控制钾离子通道的开启和关闭；在第 5、6 个跨膜结构之间存在一个高度保守的孔环结构域（P-loop），调控钾离子通道活性，使 Shaker 钾离子通道蛋白具有较高的 K⁺ 选择性。此外，根据电压的依赖性及 K⁺ 运输方向的不同，Shaker 钾离子通道可以分为：介导 K⁺ 从细胞外流向细胞内的内向整流型（IR），介导 K⁺ 从细胞内流向细胞外的外向整流型（OR），以及介导 K⁺ 双向流动的弱整流型（WR）。因此，Shaker 钾通道蛋白家族对植物 K⁺ 吸收、促进植物生长发育有着重要意义。

（二）案例解析

1. 观察：低钾环境中商陆生长良好

在中国，不同土壤类型、不同地区的土壤全钾含量差异很大，速效钾的分布也极不平衡。通常在中国西北、东北和华北地区，土壤中钾含量丰富；但在中国中部、华南和华东地区，农田速效钾含量普遍低于植物生长需求。在湖南湘西地区，农民常收集钾超富集植物商陆堆肥，用于作物施肥，但 K⁺ 在商陆中的转运和积累机制尚不清楚。对湖南不同地区的商陆开展钾积累特征的研究发现，茎、叶是商陆中高钾积累的主要组织。使用不同 K⁺ 浓度溶液培养商陆并检测钾含量，发现根的 K⁺ 吸收能力强，而嫩枝的 K⁺ 积累能力强，缺钾条件下培养的商陆也能够正常完成生命周期，与正常条件下培养的商陆相比无显著差异。

2. 分析：明确 K⁺ 缺乏时商陆中吸收与转运相关基因

对正常 K⁺ 水平和 K⁺ 缺乏培养的商陆样品进行比较转录组学分析，以评估商陆对 K⁺ 缺乏环境的反应。转录组比较分析共鉴定出 18 个 KUP/HAK/KT 蛋白、10 个 AKT 蛋白、1 个 HKT 蛋白。

3. 验证：证实 K⁺ 缺乏时商陆中钾转运基因的表达模式

（1）K⁺ 饥饿处理下，6 个 HAKs 和 2 个 AKT 在商陆中表达差异显著，*HKT* 基因表达明显上调。通过系统发育分析，将这 9 个转运蛋白分别命名为 PaHAK1、PaHAK5、PaKT2、PaKT4、PaKUP6、

PaKUP7、PaAKT1、PaAKT2 和 PaHKT1。

（2）根中高表达的基因有 *PaKT4*、*PaHAK5*、*PaKUP6*、*PaKUP7* 和 *PaAKT2*，可能与钾的高亲和性吸收有关。叶片和茎中高表达量的基因分别为 *PaKT2* 和 *PaHKT1*，可能主要参与 K⁺ 的转运。*PaAKT1* 在不同组织中的表达无显著差异，可能参与了钾的摄取和转运。这些转运蛋白可能协同调节 K⁺ 在磷中的吸收和转运，从而在商陆组织中积累大量的钾。

（3）此外，K⁺ 饥饿处理强烈诱导了近 27 个 ABC 转运蛋白上调，这些上调的 ABC 转运蛋白可归为 ABCB、ABCC、ABCF 和 ABCG 亚家族，可能在商陆非特异性 K⁺ 吸收/转运过程中发挥重要作用。

4. 拓展：高亲和钾转运蛋白介导的 K⁺ 吸收/转运模型

通过分析正常 K⁺ 水平和 K⁺ 缺乏时不同类型转运蛋白的表达情况，建立商陆中高亲和 K⁺ 转运蛋白协同介导的 K⁺ 吸收/转运模型。在正常 K⁺ 水平下，PaHAK5、PaKT4、PaKUP6/7、PaAKT2 和 PaHAK1 可能介导 K⁺ 沿根毛、表皮细胞和皮层细胞的吸收/运输，然后通过根中的共质体和跨膜途径将 K⁺ 运输到中柱。在 K⁺ 缺乏时，由于 PaHAK5、PaKT2、PaAKT1 和 PaHKT1 的表达显著上调，更多的高亲和力转运蛋白参与了 K⁺ 的吸收，增强了根对 K⁺ 的吸收能力，再通过木质部的蒸腾作用进行 K⁺ 的向上运输。在正常 K⁺ 水平下，PaHAK5、PaKT4、PaKUP6、PaAKT1、PaHKT1 和 PaHAK1 共同负责茎中 K⁺ 的横向转入和转出，以维持 K⁺ 的稳态。在 K⁺ 缺乏时，PaHAK5、PaKT4 和 PaAKT1 负责了 K⁺ 向木质部的转入，PaAKT2、PaHKT1 和 PaKUP7 负责了木质部 K⁺ 的转出，以保证茎中较高的 K⁺ 含量。此外，高表达的 PaKT2 和 PaKUP6 与中表达的 PaAKT2 和 PaHKT1 在正常 K⁺ 水平下介导了叶片 K⁺ 的转运。在缺钾条件下，PaHAK5 和 PaKUP7 的显著上调促进了 K⁺ 在叶片中的转运（图 6-4）。

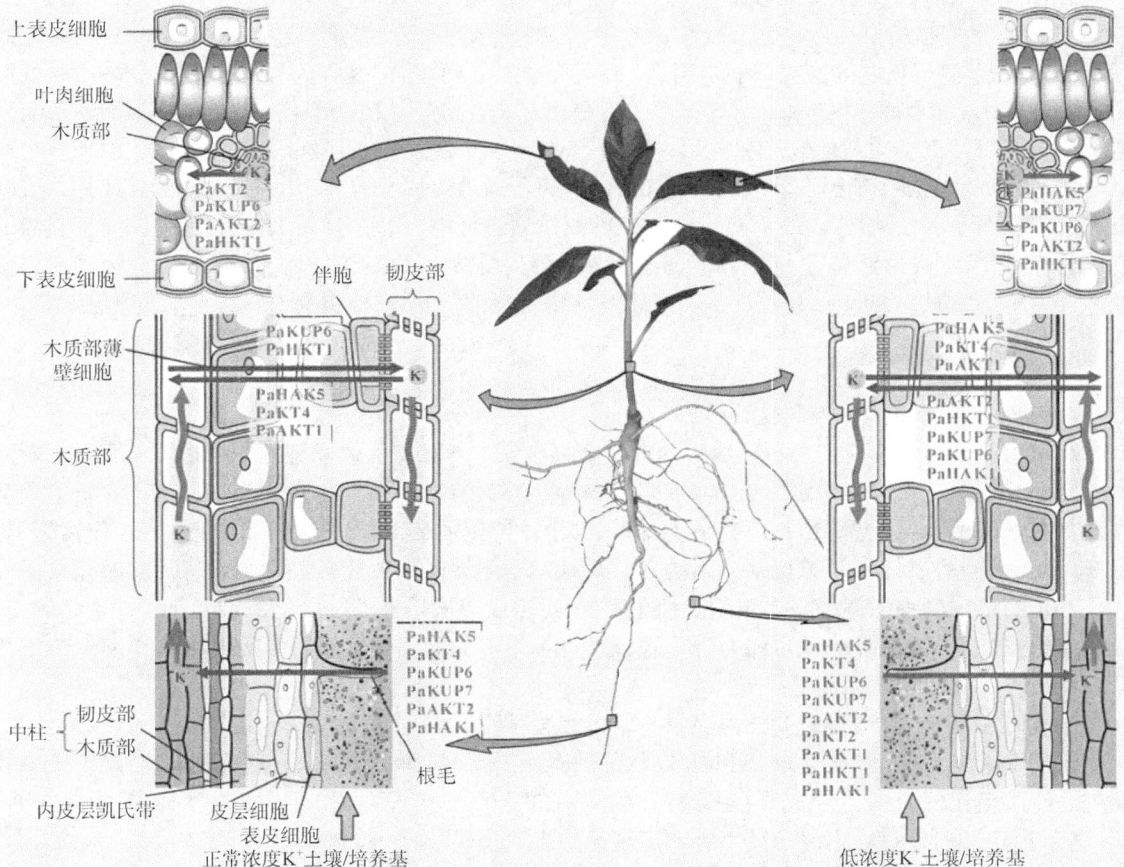

图 6-4　高亲和性钾转运蛋白介导的 K⁺ 吸收/转运模型

（三）思考

商陆通过多个高亲和性 K⁺ 吸收/转运基因的协同表达，实现了在极低 K⁺ 浓度（微摩尔水平）的土壤中正常生长发育。利用转录组测序方法鉴定商陆 K⁺ 吸收/转运相关基因，筛选 K⁺ 饥饿处理下高水平表达的钾转运蛋白，揭示商陆耐低钾的分子机制，为药用植物钾营养特性遗传改良提供有价值的基因资源，为应对低钾环境胁迫提供研究思路。本案例未对推测出高亲和性钾转运蛋白介导的 K⁺ 吸收/转运模型进行进一步验证。且研究中发现的钾离子通道及 ABC 转运体表达差异，有待深入研究。

参 考 文 献

Xie Q，Ma L Y，Tan P，et al. 2020. Multiple High-Affinity K⁺ Transporters and ABC Transporters Involved in K+ Uptake/Transport in the Potassium-Hyperaccumulator Plant Phytolacca acinosa Roxb[J]. Plants，9（4）：470.

第三节 药用植物对胁迫响应的分子机制

一、药用植物对水分胁迫的响应

水分胁迫是制约植物生长的主要因素之一，能够影响药用植物的生长发育和次生代谢产物的含量。水分胁迫包括干旱胁迫和水涝胁迫，干旱缺水引起的水分胁迫是最常见的，也是对植物产量影响最大的。

（一）概念和分类

1. 干旱胁迫

干旱胁迫是指植物水分散失超过水分吸收，细胞过度脱水，植物组织含水量下降，膨压降低，光合作用下降，呼吸解偶联，正常代谢失调，导致植物的生长变缓或者停止。

2. 水涝胁迫

水涝胁迫是指土壤中的水分过多，造成植物缺氧，影响植物地下部分的气体交换，植物代谢失调，导致植物根系主动吸收矿物质的能力被削弱。

（二）对干旱胁迫响应的分子机制

植物应对干旱胁迫涉及复杂的信号传递过程。感受细胞对原初信号的感知、转导和反应，结果产生胞间信使。胞间信使在细胞或组织间传递至最终受体细胞的作用位点，此过程受多种信号途径的调控，包括转录因子和内源激素等，其中脱落酸（abscisic acid，ABA）是一种与植物抗旱响应密切相关的植物内源激素，在植物对逆境的适应性反应中起着重要作用，植物通过 ABA 信号转导途径及分泌渗透物质来应答干旱胁迫。DREB 或 CBF、bZIP、MYB、MYC 和 NAC 家族成员通过依赖和（或）独立于 ABA 的方式调控植物的干旱反应，干旱胁迫的基因表达存在着依赖 ABA 和非依赖 ABA 的传导途径。

1. 依赖 ABA 的基因表达

干旱胁迫条件下依赖 ABA 的基因表达有 3 条途径：一是 ABA 通过逆境诱导合成的蛋白转录因子 MYC2/MYB2（MYB/MYC）和其相应的顺式作用元件 MYBR、MYCR 特异结合，从而引起相应的抗旱功能基因 *RD22* 的表达。二是 ABA 通过逆境诱导合成的转录因子 NAC 引起抗旱功能基因 *Gly* 的表达。三是 ABA 通过一种具有 bZIP 结构域的转录因子 AREB/ABFs 与具有 ACGT 或 G-box 的 ABA 保守顺式作用元件 ABRE（abscisic acid responsive elements，PyACGTGGC）特异结合，促进 ABA 激活的目标基因表达，引起抗旱功能基因（如 *RD29B*、*RD20A*）的表达。

2. 非依赖 ABA 的基因表达

植物细胞膜上的感受器感受干旱胁迫刺激后，无需 ABA 传导，直接影响第二信号系统传递信号，顺式作用元件 DRE/CRT（dehydration responsive element/C-Repeat）与 DREB、AP2、ERF、NAC 等转录因子结合，诱导特定基因表达。

（三）对水涝胁迫响应的分子机制

水涝胁迫会影响植物的生长发育，尤其是旱生植物在水涝情况下其形态、生理都会受到严重影响，大部分维管植物在淹水环境中均表现出明显的伤害，甚至死亡。但涝害对植物的危害主要原因不在于水自身，而是水分过多所诱导的次生胁迫。当植物处于水涝状态时细胞内自由基的产生与清除之间的平衡遭到破坏，造成自由基的积累从而破坏膜的选择透性。另外，植物体内淹水缺氧导致根部厌氧代谢产生的乙醇、乙醛等物质对细胞具有毒性，对蛋白质结构造成破坏；产生的乳酸及液泡 H^+ 外渗等原因会导致细胞质酸中毒；发酵还会使线粒体结构破坏，细胞能荷下降，细胞中氧自由基增加，保护酶如 SOD、POD 等活性下降，质膜透性剧增，导致细胞严重的厌氧伤害。

🔲 研究案例 ——————————

泡囊草对干旱胁迫的响应

泡囊草为茄科植物泡囊草[*Physochlaina physaloides*（L.）G. Don]的干燥根和全草，属于旱中生杂类草，被列入《内蒙古珍稀濒危保护植物名录》三级保护植物名单。生于草原带的山地、沟谷。产于呼伦贝尔市、锡林郭勒盟（锡林浩特市、阿巴嘎旗、苏尼特左旗）、乌兰察布市（四子王旗中部）、阴山（大青山地区）。目前，泡囊草在蒙医临床治疗中的使用逐渐增多，以泡囊草为主药，酸模和光明盐为辅助药，配制成甘露-3 应用在临床上，可治疗粘痧；以炮制后的泡囊草为主药，加上石菖蒲、制草乌、信筒子、紫朩，制成糊丸，可用于治疗炭疽、肿毒、虫痧。此外，泡囊草在蒙医中还是治疗肿瘤的特效药，对淋巴癌等极为难治的癌症有不可替代的疗效。通过前期的野外资源调查发现，泡囊草野生药用植物资源逐渐减少。据报道，过去在锡林郭勒盟地区到处可见的泡囊草，现在已经非常稀少。迄今为止，对于泡囊草引种栽培、组织培养、化学成分、药理机制等研究报道很少，胁迫生理机制方面更是属于研究空白，需要对泡囊草进行深入研究。

在本案例中，首先通过种子发芽率实验确定最佳培养条件，在最佳条件下进行幼苗培养，选取长至六叶期，生长基本一致的幼苗，分别用 0、10%、20%、30%浓度的聚乙二醇 6000（PEG6000）溶液进行干旱胁迫处理 7 天，观察表型，测定细胞间 CO_2 浓度，取下叶片观察气孔形态，并测定生理指标。此外，利用 UPLC-Q-Exactive 四极杆-静电场轨道阱高分辨质谱仪联用技术对代谢组数据进行多元变量统计分析，计算差异代谢物相对含量，通过对泡囊草幼苗进行差异成分分析、差异代谢物间的含量相关性分析，进而探讨干旱胁迫对泡囊草莨菪烷类生物碱和黄酮的影响。同时，进行了泡囊草幼苗干旱胁迫后转录组学的分析，对差异基因进行筛选挖掘，探讨基因在干旱胁迫下的响应。最后，进行了代谢组学和转录组学的联合分析以及 qRT-PCR 验证，从分子水平揭示干旱胁迫后莨菪烷类生物碱和黄酮含量变化的原因，研究莨菪烷类生物碱和黄酮的生物合成和调控机制，为今后探讨泡囊草等药用植物抗旱分子机制提供思路和方法，为药材资源的可持续利用提供理论依据。

（一）名词术语

莨菪烷类生物碱（tropane alkaloid，TA）是指在其分子中存在着一特殊系统环——莨菪烷（tropane）骨架的一类化合物。天然出现的莨菪烷类生物碱绝大多数是以莨菪烷衍生的醇类和不同的有机酸结合成为酯的形式存在于自然界中。

（二）案例原理

1. 干旱胁迫下生物碱和黄酮的产生

植物本身含有多种生物碱，整体含量占植物化合物总含量的 0.01%～2%，分布在植物的某些特殊部位。当植物遭受干旱胁迫时，体内生物碱大量合成并积累，浓度增加。控制生物碱合成的主要因素是基因，但其含量同时也会受到环境的影响而有所变化。影响这种组织生长的环境因素包括光、氮、磷和其他无机物的供给、温度、土壤湿度和海拔高度等，并且生物碱的合成也具有组织特异性。

植物次生代谢物在种属间的差异与其环境选择高度相关，外界环境可诱导植物体内次生代谢产物的合成、积累及转运。其中，水分对植物体内次生代谢的影响尤为重要，与各类有效成分含量密切相关。大量研究证实植物体内类黄酮含量与其抗逆性直接相关，增加植物类黄酮的含量能增强植物抵御干旱、寒冷、高盐等逆境胁迫的能力。

2. 莨菪烷类生物碱生物合成

莨菪烷类生物碱（TAs）生物合成以鸟氨酸和精氨酸为前体化合物，通过不同的酶催化反应生成腐胺（putrescine），主要有 2 个途径。①ODC 途径：鸟氨酸经鸟氨酸脱羧酶（ornithine decarboxylase，OrnDC）催化直接脱羧形成腐胺。②ADC 途径：精氨酸经精氨酸脱羧酶（arginine decarboxylase，ArgDC）、精胺亚氨基水解酶（agmatine iminohydrolase，AIH）、N-甲氨酰基腐胺氨基水解酶（N-carbamoylputrescine amidohydrolase，CPA）三步连续反应生成腐胺。N-甲基-腐胺-转移酶（putrescine N-methyltransferase，PMT）是 TAs 合成途径中的第一个限速酶，也是由初生代谢转向次生代谢的第一个关键酶。PMT 催化腐胺发生 N-甲基化反应生成 N-甲基-腐胺，经 N-甲基腐胺氧化酶（N-methylputrescine oxidase，MPO）转化为 4-氨基正丁醛。4-氨基正丁醛可以自发地发生环化，生成 N-甲基-吡咯啉正离子，Ⅲ型聚酮合酶（type Ⅲ polyketide synthase，PYKS）催化生成 4-（1-甲基-2-吡咯烷基）-3-氧代丁酸，托品酮合成酶（tropinone synthase，CYP82M3）催化生成具有托品环结构的托品酮。托品酮还原酶（tropinone reductase）有 TR Ⅰ 和 TR Ⅱ 两种类型，分别还原托品酮 C3 位的羰基生成托品和假托品，是莨菪碱和打碗花精类化合物的合成前体。

芳香族氨基酸氨基转移酶（aromatic amino acid aminotransferase，AT4）催化苯丙氨酸的转氨基作用生成苯丙酮酸，苯丙酮酸还原酶（phenylpyruvic acid reductase，PPAR）将其还原为苯乳酸，为TAs 生物合成提供苯乳酰基团。苯乳酸-UDP-糖基转移酶（phenyllactate UDP-glycosyltransferase，UGT1）催化苯乳酸和 UDP-葡萄糖生成苯乳酰葡萄糖，海螺碱合成酶（littorine synthase，LS）催化苯乳酰葡萄糖和托品通过酯化反应生成海螺碱，海螺碱变位酶（littorine mutase，CYP80F1）催化海螺碱的氧化生成莨菪醛，莨菪醛脱氢酶（hyoscyamine dehydrogenase，HDH）催化莨菪醛还原为莨菪碱，莨菪碱 6β-羟化酶（hyoscyamine 6β-hydroxylase，H6H）是 TAs 生物合成途径中最后一个限速酶，催化莨菪碱 6β-羟基化反应生成山莨菪碱，以及山莨菪碱到东莨菪碱的环氧化反应（图 6-5）。

3. 黄酮类化合物生物合成

黄酮类化合物的合成主要是通过苯丙烷代谢途径来实现的。起始底物 4-香豆酰辅酶 A 和丙二酰辅酶 A 在查耳酮合成酶（CHS）的作用下形成查耳酮，再由查耳酮异构酶催化查耳酮生成 4, 5, 7-三羟基黄烷酮，作为代谢的主要产物再进入其他不同的代谢途径，进而形成不同的黄酮类物质。查耳酮异构酶（CHI）是植物黄酮类代谢途径上游的关键酶，决定黄酮醇的合成。黄酮醇合成酶（FH3）是黄烷酮分支途径的核心酶，通过催化黄烷酮类底物生成二氢山柰素（DHK），进而影响黄酮醇和花色素的合成，是类黄酮代谢途径的中枢。黄酮醇合成酶（FLS）催化二氢黄酮醇分别生成山柰素、杨梅素和槲皮素等黄酮醇。而二氢黄酮醇还原酶（DFR）主要是将二氢黄酮醇催化生成无色天竺葵素、无色矢车菊素和无色翠雀素等无色花色素。花色素合成酶（ANS）是植物类黄酮生物合成中后期表达的关键酶，主要催化无色的原花色素氧化产生有色的花色素。

（三）案例解析

1. 观察：干旱胁迫诱导莨菪烷类生物碱及黄酮代谢产物积累

（1）现阶段的研究表明，植物次生代谢物，包括黄酮类和生物碱等，可在生物（包括病害）和非生物胁迫（包括干旱、极端温度、重金属、盐胁迫等）下诱导，并在协调植物及其和环境之间的生态联系方面发挥重要作用。

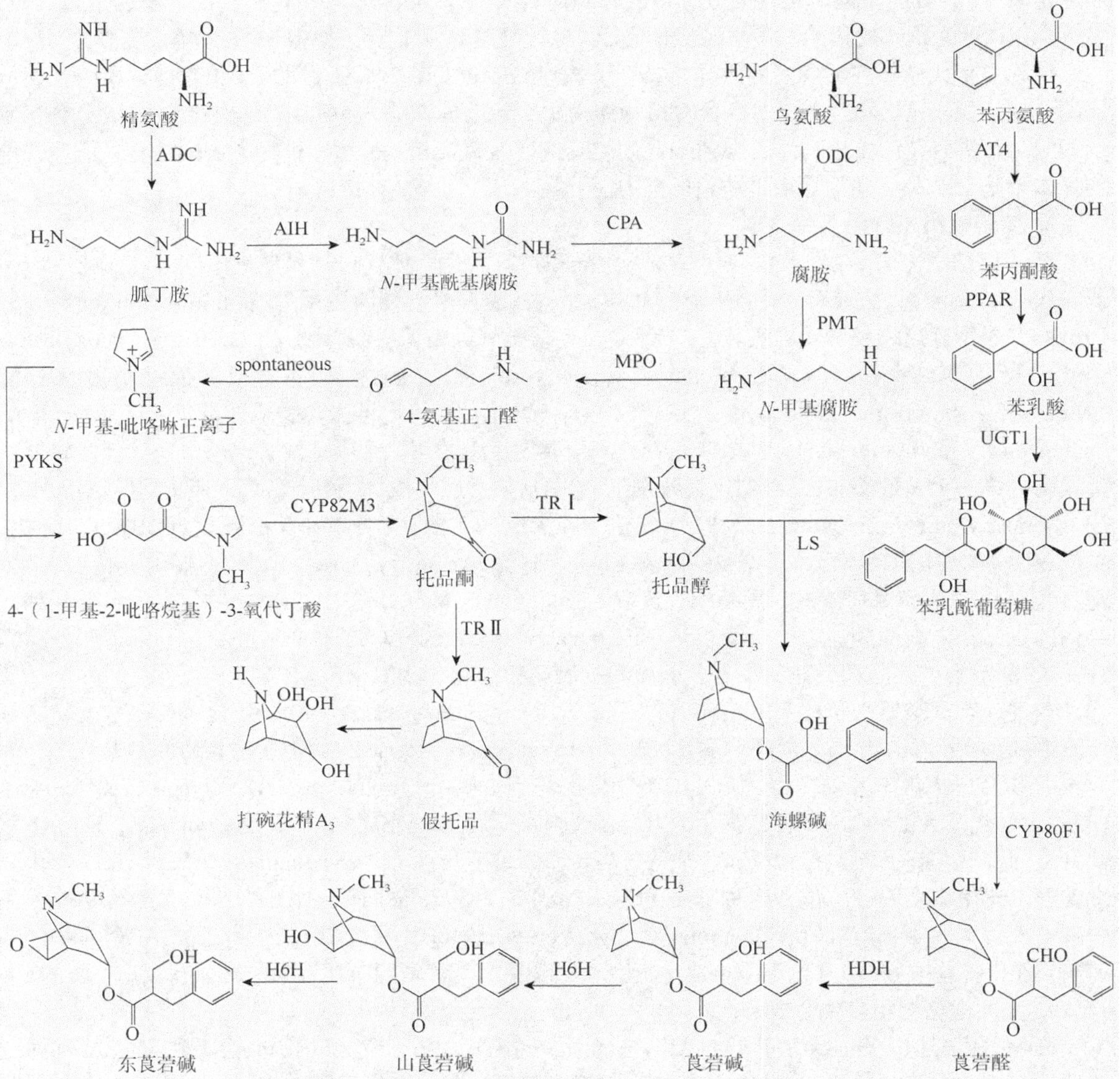

图 6-5　莨菪烷类生物碱的生物合成途径

ADC：精氨酸脱羧酶；ODC：鸟氨酸脱羧酶；AIH：精胺亚氨基水解酶；CPA：N-甲氨酰基腐胺氨基水解酶；PMT：N-甲基-腐胺-转移酶；MPO：N-甲基腐胺氧化酶；PYKS：Ⅲ型聚酮合酶；CYP82M3：托品酮合成酶；TRⅠ：托品酮还原酶Ⅰ；TRⅡ：托品酮还原酶Ⅱ；AT4：芳香族氨基酸氨基转移酶；PPAR：苯丙酮酸还原酶；UGT1：苯乳酸-UDP-糖基转移酶；LS：海螺碱合成酶；CYP80F1：海螺碱变位酶；HDH：莨菪醛脱氢酶；H6H：莨菪碱 6β-羟化酶

（2）在该研究中，不同程度的干旱胁迫下，泡囊草中植物中的代谢产物水平发生了变化。莨菪烷是在 3 个干旱处理组中鉴定的关键差异代谢物，此外，还包括东莨菪碱、莨菪碱和山莨菪碱也在干旱处理后呈现不同水平的积累；在对照组和不同干旱处理组中共鉴定出 5 种黄酮差异代谢物，包括 2 种黄酮、1 种黄酮醇、二氢黄酮和异黄酮。这些结果表明，干旱胁迫影响了莨菪烷生物碱以及黄酮代谢物的积累，这些化合物可能在泡囊草抵抗干旱胁迫中发挥重要作用。

2. 分析：确定莨菪烷类生物碱及黄酮类生物合成关键基因

（1）基于代谢组学及转录组学的关联分析表明，许多调控莨菪烷类生物碱及黄酮类生物合成途径的结构基因[如 *H6H*、芳香族氨基酸氨基转移酶（*AT*）、*CHS*、*DFR* 等]及转录因子（如 WRKY 家族、ERF 家族、NAC 家族等）参与了药用植物在生物及非生物胁迫中的应答。

（2）关于莨菪烷类生物碱的分析表明，较多的差异基因和莨菪烷差异代谢物直接相关，3 个比较组共有的与莨菪烷强相关的差异基因有 5 个，分别是结构基因 *H6H*、*AT*，转录因子 WRKY26、ERF5，以及蛋白 ASC1。表明 *WRKY26* 和 *ERF5* 等基因的表达在泡囊草抵御干旱胁迫中发挥作用，调节莨菪烷类生物碱的合成。

（3）关于黄酮类化合物的分析表明，共有 6 个差异表达基因和黄酮差异代谢物的积累相关，这些基因主要包括：查耳酮合酶（*CHS*）、二氢黄酮醇 4-还原酶（*DFR*）、无色花青素双加氧酶（*LDOX*）、咖啡酰 CoA *O*-甲基转移酶（*CCoAOMT*）、查耳酮异构酶（*CHI*）、柚皮素 2-氧代戊二酸 3-双加氧酶（*NAD*）。表明黄酮生物合成途径是泡囊草应对干旱胁迫的关键过程。

3. 验证：多基因调控干旱胁迫下莨菪烷类生物碱及黄酮代谢物的积累

（1）11 个基因（包括 *AT*、*H6H*、*CHS*、*DFR*、*LDOX*、*CCoAOMT*、*CHI*、*NAD*、*WRKY26*、*ERF5*、*ASC1*）的 qRT-PCR 验证结果与 RNA-seq 测序方法得到的表达模式基本一致，表明两种方法的结果相关性强，证实了 RNA-seq 结果的可靠性。

（2）经 UPLC-QQQ-MS/MS 绝对定量测定，干旱处理组托品碱、莨菪碱、山莨菪碱和东莨菪碱的含量均高于对照组，验证了干旱胁迫提高了泡囊草中莨菪碱类化合物的含量的推测。

4. 拓展：WRKY26 和 ERF5 转录因子具有更多调控泡囊草抵御非生物胁迫的功能

结合文献推测 WRKY26 和 ERF5 转录因子可能在干旱胁迫下调控泡囊草的莨菪烷生物碱合成与积累；乙烯应答转录因子（ERFs）参与植物的生长发育，在积极应对干旱、寒冷、热、盐碱和疾病等环境胁迫方面发挥重要作用；而 WRKY 转录因子家族成员在番茄、马铃薯、烟草、茄子和辣椒等茄科作物的非生物胁迫反应中发挥调节作用，此外，还报道了 WRKY 转录因子对生物碱和类黄酮生物合成的影响。因此有待进一步研究二者的调节作用与机制。

同时，在 PPI 网络分析中发现，马铃薯 *H6H* 基因与 WRKY 家族基因相互作用，并且在泡囊草中同样很可能是由 WRKY26 转录因子介导的，通过影响 *H6H* 基因进而影响生物碱的生物合成。

（四）思考

在干旱胁迫下，泡囊草中存在着莨菪烷类生物碱和黄酮化合物的积累，本案例有助于阐明其分子机制，为泡囊草的抗旱性研究提供有价值的信息。PpWRKY26 和 PpERF5 可能是调控莨菪烷类生物碱生物合成的关键转录因子，但转录因子结合位点、莨菪烷类生物碱合成基因以及具体调控机制有待进一步验证。

二、药用植物对温度胁迫的响应

（一）概念和分类

1. 低温胁迫

低于最低温度，植物便会受到低温伤害，这种伤害包括冷害和冻害两种，其中冻害胁迫对植物造成的伤害更为严重。

2. 高温胁迫

高温胁迫是指温度升高至植物适宜范围最高点产生的对植物的能量代谢、生长发育的胁迫现象。

（二）对低温胁迫响应的分子机制

当植物遭受低温胁迫时，低温信号会被其细胞膜感知，后经众多的中间元件传递到细胞核内，在转录因子的调节下诱导基因表达，进而引发一系列生理生化反应以抵御低温胁迫。低温会导致细胞膜的结构发生变化，流动性降低，启动低温信号传递，最终激发植物对低温的响应。

CBF 基因信号途径在植物应对低温胁迫过程中起主要作用。*CBFs/DREBs* 基因是存在于植物中的调控冷响应基因（cold responsive，*COR*）的转录因子。一些研究发现在植物体内 *CBFs* 的过表达会显著增强植物的耐冷能力。低温胁迫下，CBF 蛋白能够结合到其下游 *COR* 基因的启动子区，并迅速被诱导表达，从而调控植物的低温应答。因此若运用基因编辑技术敲除 *CBF* 类基因 *CBF1* 基因和 *CBF3* 基因，将会导致植株对冷胁迫敏感。

ICE1（inducer of CBF expression 1）和 ICE2（inducer of CBF expression 2）作为 *CBF* 基因的正调控因子，它们可以与 CBF3 启动子中的 MYC 顺式作用元件发生特异性结合，进而诱导低温驯化下的 CBF3 表达。

除此之外，不依赖 CBF 信号途径而表达的 *HOS9*、*LOS2* 和 *ESKIMO* 等基因，在植物对低温适应过程中具有重要的调节功能。这些发现表明植物耐低温的信号转导是一个极为复杂的过程。

（三）对高温胁迫响应的分子机制

高温胁迫会破坏植物细胞稳态，导致植物结构发生严重变化，代谢功能和生理过程紊乱，影响植物的生长及产量的形成，甚至造成植株死亡。为了抵抗高温胁迫的危害，植物在长期进化过程中形成了一系列应激反应机制，如热激蛋白等分子伴侣的含量增加，能够帮助维持细胞内蛋白的构象，减少细胞的伤害；或产生 HSF、DREB 等转录因子进行转录调控。此外，还有一些研究表明，为了适应温度的变化，植物进化出了复杂的表观遗传机制以响应环境温度的胁迫，进而减少高温胁迫对其机体的伤害。

参与高温胁迫响应的基因可大致分为三类，第一类为转录调控基因及参与信号级联转导系统，如转录因子（WRKY、HSF、ZAT、DREB 等），以及蛋白激酶、泛素化酶和磷酸化酶等；第二类为直接对蛋白及生物膜起作用的功能蛋白，如在植物体内分布最广的是热激蛋白 HSP 和 LEA 等。第三类为水和离子吸收和转运相关的蛋白。这些转录因子再调控编码具有抗氧化功能的抗氧化酶类（如抗坏血酸过氧化物酶、过氧化氢酶等）和非酶类（包括还原型抗坏血酸、谷胱甘肽、类黄酮等）基因的表达，从而提高植物的抗性。此外，已有的研究表明高温胁迫除了诱导植物编码基因表达发生改变之外，一些非编码 RNA 的表达也发生了显著改变，其中 miRNA 作为重要的非编码 RNA，会通过抑制靶基因的表达参与植物的各种代谢和信号途径进而参与植物对高温胁迫的响应。目前发现的植物在高温胁迫下受到 miRNA 调控较多的有 ARF、MYB、WRKY 和 SPL 等家族的转录因子。以 miR160 为例，它的靶向基因为 ARF 类转录因子，在拟南芥中 miR160 会抑制其靶基因 *ARF17*、*ARF16* 和 *ARF10* 的表达，并通过调控 *HSP* 基因的表达来提高其抗高温胁迫能力。在栽培过程中遇到一定限度内的高温胁迫下，人们通常施用某些植物外源激素来削弱或消除高温胁迫所导致的植物激素间的失衡，进而改善植物生长发育紊乱和新陈代谢失调等问题。总体来说，植物响应高温胁迫的机制也是错综复杂的，一些潜在的机制还有待进一步研究。

三、药用植物对盐和重金属胁迫的响应

（一）概念和分类

1. 盐胁迫

植物生长在高盐（如 NaCl、Na$_2$SO$_4$ 等）环境下，受到高渗透势的影响称为盐胁迫。盐胁迫不仅影响植物的外部形态，也影响内部的生理生化特性。盐胁迫会引起渗透胁迫、离子毒害和次级胁迫，极大危害植物的生存。

2. 重金属胁迫

重金属在植物体内的积累超过一定的阈值后，就会对植物产生相应的毒害作用，该过程称为重金属胁迫。重金属胁迫会抑制种子萌发和幼苗生长，使抗氧化酶系统和膜系统受损，诱发染色体畸变，严重时还可导致植物死亡。

（二）对盐胁迫响应的分子机制

人们对植物体内盐胁迫信号转导途径的研究主要包括盐过敏感（salt overly sensitive，SOS）调控途径、Ca^{2+}信号途径、MAPK级联反应途径和脱落酸参与的细胞信号途径等。其中，朱健康等提出的SOS机制，即高盐环境下离子平衡与信号转导体系，是目前研究较为深入的耐盐机制。

SOS信号转导包括3个关键的基因：*SOS1*、*SOS2*、*SOS3*，它们参与了植物细胞内离子平衡的信号转导途径，揭示了盐胁迫下细胞内Na^+的外排和Na^+向液泡内的区域化分布及细胞对K^+吸收的改善。SOS信号途径是植物在盐胁迫条件下维持离子平衡的主要信号调节途径。其作用机制：SOS3蛋白是该信号途径中最上游的成员，当植物处于高Na^+胁迫时，Ca^{2+}的浓度升高，SOS3感知钙信号并与之结合，豆蔻酰化和与Ca^{2+}结合的SOS3是Ca^{2+}感受器的类似物，同时其特异性地与SOS2的C端调控区域中的FISL结构域结合，发挥SOS2蛋白激酶活性。在V-ATP酶的催化调节作用下，SOS3-SOS2蛋白激酶复合体调控质膜上SOS1的表达，SOS1将Na^+排出，维持着细胞内Na^+/K^+的浓度，因此，植物能够忍耐较高浓度的盐胁迫。

近年来，分子遗传学和各种组学方法为破译植物盐胁迫适应性机制做出了巨大贡献，但充分阐明植物在胁迫条件下与不同发育过程的相关调控网络仍是具有挑战性的，特别是生长调控方面。通常植物抗盐性的增加会导致生长受到抑制，如何寻找生长和抗逆之间的最佳平衡，在不牺牲生长的情况下提高抗盐能力是未来研究的一个趋势。

（三）对重金属胁迫响应的分子机制

重金属对植物的危害及植物对重金属的解毒机制是当前研究的热点。过多的重金属被植物吸收，会威胁植物正常代谢，重金属对植物的危害主要是通过3种途径：一是置换蛋白质离子，破坏植物组织功能；二是促使活性氧自由基在细胞中产生，破坏植物抗氧化系统；三是与植物蛋白质反应，降低蛋白质活性。

然而，很多植物在长期的进化过程中形成了独特的驱避、吸收、富集重金属元素的控制和反应机制。其中包括一系列的抗性机制，即避性和耐性。避性机制是指一些植物可通过某种外部机制保护自己，使其不吸收环境中高含量的重金属，从而免受毒害。耐性机制则指植物能通过特殊的生理机制，在高含量的重金属环境中能正常生长。植物耐性机制相对研究比较广泛，其机制主要包括：一是外排和阻止重金属的吸收来减少其在植物体内的含量；二是通过络合作用和整合作用，减少细胞中游离的金属离子；三是通过提高抗氧化酶活性来清除活性氧和自由基。

近年来已推测和鉴定出很多参与重金属胁迫响应的基因，这些基因的表达对重金属离子在细胞中的运输、富集及提高植物的抗性等方面都有重要作用。其中以重金属运输相关的蛋白基因的研究最为广泛，主要包括ATP结合盒（ATP-binging cassette，ABC）转运家族、锌/铁调节转运蛋白（zinc/iron-regulated transporter protein，ZIP）家族、重金属ATP酶（heavy-metal ATPase，HMA）家族、阳离子扩散促进子（cation diffusion facilitator，CDF）家族、NRAMP（natural resistance-associated macrophage protein）家族、铜离子转运蛋白（copper transporter，CTR）家族和YST（yellow-stripe 1-like）家族等。然而，目前针对植物对重金属调控基因的研究报道虽然较多，但缺乏基因调控下的相关机制研究。因此，需要进一步深入研究植物重金属调控基因，并尝试上调该种基因，扩大植物对重金属的富集能力，从而提高植物的抗重金属胁迫的能力。

四、药用植物对病虫害胁迫的响应

植物先天免疫系统（innate immunity）可在未受特定病原微生物诱导的情况下，对病原侵染发生快速的防卫反应。植物先天免疫系统由两个主要的免疫反应组成，即病原相关分子模式触发的免疫反应（PTI）和效应因子触发的免疫反应（ETI）。

（一）植物天然免疫的四个阶段

目前，植物对病原微生物的先天免疫主要被分为以下四个发展阶段。第一阶段，植物模式识别受体（pattern recognition receptor，PRR）识别微生物中保守的小分子基序（PAMP），通过引发 PTI 抑制病原微生物的进一步增殖；第二阶段，得以继续稳定存活并发展的部分病原微生物通过产生病原微生物毒性的效应器而直接地对 PTI 进行干扰，或使病原微生物能够得到足够的营养并分散开，形成了由感受器的激发作用而产生的感病性（effector-triggered susceptibility，ETS）；第三阶段，植物中大多数 R 蛋白都含有核苷酸结合位点（nucleotide binding site，NBS）结构域和富含亮氨酸重复序列（leucine rich repeat，LRR），被称为 NBS-LRR 蛋白，其直接或间接地特异性识别了特定的效应器，引起了由该效应器所触发产生的 ETI，往往在病原微生物的侵染位点引起超敏反应进而能够再次抑制某些病原微生物正常的生长繁殖；第四阶段，病原物在自然选择的驱使下避开 ETI，去除被识别的效应器基因，或使被识别的效应器基因多样化，又或获得一种另外的能够抵制 ETI 的效应器。新的抗性在自然选择下得以产生，ETI 再次被触发。

（二）病原相关分子模式触发的免疫反应

大多数致病病原微生物的进入都通过 PTI 免疫途径进行有效阻止。PRR 会通过识别 PAMP 分子来激发植物细胞内的 Ca^{2+} 外流，MAPK 激酶级联反应亦会随即被激活，宿主细胞在受侵染后会产生并积累大量的 NO 和活性氧，同时新合成的胼胝质会使细胞壁增厚，气孔屏障的关闭使得外来有害病原微生物分子的继续侵入得以阻止，植物的这种初级防御机制称为病原相关分子模式触发的免疫反应（PTI）。

（三）效应因子触发的免疫反应

多种效应因子经由病原微生物的 Ⅲ 型分泌系统（TTSS）向宿主植物细胞中释放，植物中抗病基因（disease resistance gene，R gene）编码的抗病蛋白（R 蛋白）直接或间接地识别并结合效应子，引起细胞过敏性坏死（hypersensitive response，HR），对病原物的入侵进行限制，这个防御过程称为效应因子触发的免疫反应（ETI）。

（四）植物系统获得抗性

病原微生物入侵导致植物侵染部位局部组织死亡，但也阻止病害进一步扩散，随后一段时间内植株对病原物产生抗性，这种防御机制被称为系统获得抗性（systematic acquired resistance，SAR），即能够诱导植物对病原微生物的侵害进行持续的抵御。这种抗性大多具有广谱性，而且可以使得植物在再次被感染时具有抵抗的能力。

研究案例

多花黄精对根腐病的响应

多花黄精是一种著名的中草药，其入药部位为根茎，根腐病是制约根茎产量的一大因素，然而，导致根茎腐烂的潜在病原菌及多花黄精抵御病原菌的直接和间接策略在很大程度上是未知的。在此，该研究基于多组学揭示根腐病对黄精根茎的影响。

（一）名词术语

1. 根腐病

根腐病是一种真菌引起的病，该病会造成根部腐烂，吸收水分和养分的功能逐渐减弱，最后全株死亡，主要表现为整株叶片发黄、枯萎。

2. 微生物组学

微生物组学是对某一特定环境中全部微生物的总和进行系统性研究并分析其之间相互作用的学科。

（二）案例原理

1. 多花黄精抵御根腐病的原理

对多花黄精根相关微生物群与病原菌的相互作用进行了系统研究。转录组学和代谢组学结果表明，与糖酵解/糖异生和类黄酮生物合成、环阿屯醇合成酶活性（与皂素合成有关）、丝裂原活化蛋白激酶（MAPK）信号转导和植物激素信号转导等特殊代谢和系统抗性途径相关的差异表达基因（DEGs）在病根中表达明显增加；同时，根腐病植株中存在的乳糖、D-果糖、薯蓣皂苷元、菝葜皂苷元、车叶草酸等功能性药用化合物的含量也有明显增加。微生物组学结果表明，根腐病破坏了植株的细菌和真菌群落，降低了植株和根际土壤微生物多样性。

2. 植物-病原微生物互作

植物与病原微生物之间有两类相互作用。一类是亲和性互作，此时病原微生物具有有效的致病因子，植物感病。另一类是不亲和互作，此时病原微生物的致病因子失效，植物表现抗病。换言之，具有抗病基因的植物，若没有匹配的病原微生物或其小种，抗病性就不能得到表达，也不能为人们所认识。植物与病原微生物的相互作用，使植物的遗传潜能成为现实。

（三）案例解析

1. 观察：根腐病威胁黄精生长

根腐病导致多花黄精叶、茎枯黄，根茎腐烂，生长迟缓，植株死亡、减产，黄精的根腐病威胁着黄精产业的产量和可持续利用，已引起人们的广泛关注，然而，引起根茎腐烂的潜在病原微生物，以及黄精抵御病原微生物的直接和间接策略，在很大程度上仍是未知的。通过研究根腐病对黄精根茎的影响，为农业生产过程中药用植物无性繁殖的根腐病问题提供了干预策略。

2. 分析：代谢组学评估目标代谢物（13 种糖和 44 种皂苷）含量

研究发现多花黄精根茎的一些药用成分对根腐病有积极的响应。

1）根茎腐烂后，病根中的乳糖和 D-果糖含量高于健康植物。

2）与健康植株相比，生病植株薯蓣皂苷元、菝葜皂苷元、车叶草酸等含量增加。

这些发现表明多花黄精中多糖和皂苷，特别是甾体和三萜皂苷、三萜和单萜可能参与植物对根茎腐烂的防御，多糖信号转导也可能有助于对病原微生物的免疫反应。

3. 验证：转录组学证实多花黄精根茎中的代谢过程和防御系统的变化

（1）对 6 个患病和 6 个健康根茎样品进行了比较转录组学分析，以评估多花黄精根茎对根腐病的反应。根据转录组学和代谢组学关联分析，发现其转录与代谢变化一致。其中大量代谢途径与多糖、皂苷和其他药用成分代谢有关。转录组比较分析共鉴定出 28 221 个差异表达基因（DEG：23 423 个上调基因和 4798 个下调基因），与健康根茎相比，这些基因在患病根茎中表现出不同的表达模式。

（2）GO 富集结果发现几个常见抗病和防御合成相关的 GO 条目显著富集，包括"对几丁质的反应""类黄酮生物合成/代谢过程""含氨基葡萄糖的复合分解代谢过程""倍半萜生物合成/代谢过程""果糖基转移酶/6G-果糖基转移酶/β-呋喃果糖苷酶活性""水杨酸介导的信号通路""对过氧化氢的反应""水杨酸分解代谢过程"等。

（3）KEGG 富集分析表明，在根茎腐烂条件下富集的途径包括"次生代谢物的生物合成""糖酵解/糖异生""类黄酮生物合成""MAPK 信号通路-植物"，与 GO 分析结果一致。因此确定了一些重要的抗病和防御代谢途径，如"植物-病原菌相互作用""植物激素信号转导""苯并噁嗪类生物合成"。另外，MPK1/2/3/6（EC：2.7.11.24）和 MKS1 及 PR1 在患病的根茎中显示出上调的表达模式。最后鉴定出 1196 个与之相关的转录因子，与健康根茎相比，MYB、ERF、WRKY、C2H2 和 NAC 家族在患病根茎中的差异表达转录因子数量最多。

4. 拓展：微生物组学研究根腐病对根际微生物群落和功能的影响

在微生物组学分析中，发现腐烂对根际微生物群有负面影响，而且这种影响在植物中往往是持久且不可恢复的。根腐病降低了根茎真菌多样性并改变了群落结构，根际细菌群落受根腐病的影响比真菌要小。患病植物中的类群富集和消耗比健康植物更明显。病菌根际念珠菌属的相对丰度也显著高于健康根际。病株根际微生物群的功能因根茎腐烂而改变，成为致病植物，而健康植物的根际微生物群则不会致病。

（四）思考

开展植物病害的多组学研究具有重要意义，可以进一步确定病原菌和有益菌，并为农业生产过程中药用植物无性繁殖的根腐病问题提供根际微生态干预策略。本研究采用植物靶向代谢组学、转录组学、微生物组学和培养学等多组学方法，系统分析了多花黄精根相关微生物群与病原菌的相互作用，推测多糖、皂苷和其他代谢产物可能在多花黄精植株的反应中发挥重要作用，还需进行进一步的研究。

第四节　植物生长物质对药用植物的调控作用

植物中存在着许多化学物质，这些物质衔接着细胞、组织和器官，通过这些化学物质，细胞与细胞之间、组织与组织之间、器官与器官之间通过信息交流，完成植物生长、代谢和形态建成的调控与协调。这些化学物质被称为植物生长物质。

植物生长物质根据其来源不同可以分成两类，一是由植物自身合成的植物生长物质，称为植物激素，二是人工合成的具有植物激素活性的植物生长物质，称为植物生长调节剂。

植物生长物质对于药用植物的生长发育和其对于环境胁迫的应答具有重要的意义，同时各类植物生长物质对于药用植物营养器官的发生和发育也具有举足轻重的作用。本节主要讨论植物生长物质的种类及其对于药用植物的调控作用。

一、植物生长物质的种类

（一）植物生长促进剂

药用植物中的生长促进剂可以诱导分生组织细胞的生成、分裂和生长，现在已知的植物生长促进剂主要包括生长素、细胞分裂素、赤霉素、乙烯和油菜素甾醇等。

1. 生长素

生长素是人们最早发现的一类植物生长物质，它对于植物的生长调节是多种多样的，如茎的伸长、顶端优势、根发生、果实发育、分生组织发育和向性生长。自然条件下生长素大多合成于快速分裂和生长的组织中，茎尖分生组织和幼叶是其主要合成的场所。

人们发现的第一种生长素是吲哚-3-乙酸（indole-3-acetic acid，IAA），它也是迄今为止人类发现的含量最为丰富、生理作用最为重要的天然生长素。一般意义上，凡是具有 IAA 类似活性的化学物质都可以将其称为生长素，如 4-氯-吲哚-3-乙酸（4-Cl-IAA）、吲哚-3-丁酸（IBA）等天然生长素及人工合成的 2,4-二氯苯氧基乙酸（2,4-D）等。

2. 细胞分裂素

细胞分裂素是另一类植物生长物质，与生长素诱导植物细胞拉伸的生理功能不同，它主要促进植物细胞的分裂，因此呈现出与生长素相反的生理活性，如促进芽的分化、促进侧芽发育、消除顶端优势、抑制器官衰老、增加坐果率和改善果实品质等。

人类分离出的第一种细胞分裂素是激动素（kinetin，KT），与第一个发现的生长素不同，它并不是天然的植物激素，而是 DNA 分子高温诱导降解时的副产物。人类发现的第一种天然植物细胞分裂素是玉米素（zeatin，ZT），它是从未成熟的玉米胚乳提取物中所发现的能够促进成熟植物细胞分裂的天然化合物。通常意义上，具有与反式玉米素相似生物活性的物质都可被称为细胞分裂素。

3. 赤霉素

赤霉素是人类发现的第二类植物激素，人们从过滤后的赤霉菌培养液中分离出具有促进植物生长能力的晶体，被命名为赤霉素 A（gibberellin A，GA）。通过进一步的分离纯化，科学家进一步分离和鉴定出了 GA_1、GA_2、GA_3 等三种不同的赤霉素，其中以 GA_3 的含量最高，到目前为止其仍然是使用最为广泛的赤霉素。

赤霉素是一类二萜类化合物，与生长素具有类似的化学结构，但是二者的生理活性却又有很多的差别。在药用植物领域，赤霉素最重要的生理活性是打破休眠、促进种子的萌发。除此之外，赤霉素还广泛参与促进根和茎的生长、促进植物从幼年期到成熟期的转变、诱导花的形成和性别决定、促进花粉发育和花粉管的生长、促进果实形成和单性结实等生理进程之中。

4. 乙烯

乙烯是所有植物生长调节剂中最为特殊的植物激素，乙烯是一种气体植物激素。几乎所有高等植物的全部器官都能够产生乙烯，但是不同发育阶段和不同组织中，乙烯的生成速率有所差别，其中成熟组织释放乙烯较少，而分生组织、刚萌发的种子、花刚凋谢和果实成熟时产生乙烯最多。

乙烯最为人所熟知的生理功能是促进果实的成熟。除催熟作用外，乙烯还具有打破部分植物种子和芽的休眠、促进水生植物的伸长、促进叶片衰老等生理作用。对于双子叶植物来说，乙烯还有一个十分重要的生理学效应，即可以诱导植物产生三重反应：抑制茎的伸长生长，促进上胚轴的横向加粗，茎失去负向地性而产生横向生长。

5. 油菜素甾醇

油菜素甾醇（brassinosteroid，BR）是一类甾醇类激素，也是一种新型植物内源激素。油菜素甾醇的主要生理活性表现为可以促进茎叶中细胞的伸长和分裂，在低浓度下促进根的生长和侧根的形成，在高浓度下抑制根的生长，在导管发育中促进木质部的分化，促进花粉管的生长，促进种子萌发，维持顶端优势，增强植物的防御反应，促进叶片衰老等，油菜素甾醇还广泛参与到植物的光形态建成之中。

（二）植物生长抑制剂

相对于植物生长促进剂，植物生长抑制剂的主要生理作用表现为抑制顶端分生组织生长、丧失顶端优势、诱导植物衰老的作用。对于植物来说并不是所有的生长抑制都是不利的，如当外界环境不利于植物生长时，植物需要通过休眠以停止生长，从而摆脱不利环境对于植物的胁迫作用，等待条件适宜时再打破休眠，继续生长。

在这里介绍以下 3 个代表性的植物生长抑制剂：脱落酸、茉莉酸和水杨酸。

1. 脱落酸

脱落酸（abscisic acid，ABA）是维管植物中普遍存在的一种植物激素，ABA 具有顺式和反式两种异构体，但几乎所有 ABA 的天然构象都是顺式构象。需要注意的是，ABA 的生物活性极度依赖其分子结构，任何改变都会使其丧失生物活性。

ABA 对于药用植物生长发育的调控主要体现在种子和芽休眠的起始和维持，以及提升植物对外界不利环境胁迫的影响，尤其是水分和渗透胁迫对于植物的影响。具体来说，ABA 的主要生理活性涵盖诱导种子成熟、抑制早萌和胚萌、促进种子中贮藏物质的积累、诱导种子获得脱水抗性、调控种子休眠、促进根的生长并抑制茎叶生长、诱导气孔关闭、促进叶片衰老、调节保卫细胞离子通道活性和质子泵活性等。由于 ABA 对于植物抗逆性的提升具有重要的作用，因此 ABA 又被称为逆境激素。

2. 茉莉酸

茉莉酸类物质（JAs）是一类广泛存在于植物体内的植物激素，包括茉莉酸（jasmonic acid，JA）、茉莉酸甲酯（methyl-jasmonate，Me-JA）、（Z）-茉莉酮、二氢茉莉酸和二氢茉莉酸丙酯（PDJ）等含有环戊烷酮结构的化合物。茉莉酸类物质在植物的幼嫩组织、花和发育的生殖器官中广泛分布，但不同发育时期和组织中的茉莉酸含量有所差别。

茉莉酸的生理功能主要集中在提升植物对于生物及非生物胁迫的抗性上。茉莉酸类物质的主要生物学活性包括可以提升药用植物的抗病和抗虫能力、抵御机械损伤的能力和提升药用植物的抗逆性，如提升植物的抗寒性、抗旱性、抗高温性、抗重金属、耐盐性等。除可以提升植物的防御反应外，茉莉酸也具有调控植物生理进程的功能，如参与调控花器官的发育和开放、抑制幼苗叶片与主根的生长、促进表皮毛的形成、促进花色素苷的积累、诱导叶片衰老等。

3. 水杨酸

水杨酸（salicylic acid，SA）作为植物激素的历史是短暂的，直到 20 世纪 60 年代，人们才发现水杨酸可以作为植物激素参与激活植物的过敏反应和系统获得性抗性。当植物遭受外界病原菌侵染时，水杨酸可以作为信号分子激发植物的各种防卫反应以增强植物对于病原菌的抗性。除此之外，水杨酸还广泛参与到提升植物的抗盐性、抗热性、抗寒性、抗旱性、抗紫外线等抗逆性，延缓果实的成熟与衰老，参与调节植物的呼吸代谢、诱导成花、诱导气孔关闭、影响植物光合色素积累、保护光系统等一系列生理进程之中。

（三）植物生长延缓剂

植物生长延缓剂是能够降低顶端分生组织细胞的分裂和伸长，减少节间长生长的速度，对生长有暂时性的抑制作用，使植株变得更加紧凑、矮小，但又对植物生殖器官没有太多影响或者对生殖器官不产生影响的一类化学成分。现阶段所使用的植物生长延缓剂均为人工合成的化合物。植物生长延缓剂可以抑制赤霉素的生理效应，但其产生的生理效应也可以被外源赤霉素所逆转。除可以延缓植物生长外，植物生长延缓剂还具有增强植物抗倒伏性、抗水分胁迫性、抗寒性、抗盐性等植物抗性，提升植物的光合作用，促进植物生根等生理效应。

1. 季铵类化合物

季铵类化合物一般是指皮克斯（1, 1-dimethyl-piperidinium chloride，DPC，Pix）、氯化氯代胆碱（chlorocholine chloride，CCC）、阿莫-1618、福斯方等化合物，它们一般在结构上具有带正电荷的氮、磷或硫元素。此类化合物主要作用在赤霉素合成通路的上游，从而抑制内根-贝壳杉烯的合成。

2. 含氮杂环化合物

主要的含氮杂环化合物有多效唑（paclobutrazol，PP333）、烯效唑（uniconazole，S-3307）、嘧啶醇（ancymidol）等。这类化合物的主要特征是在杂环上含有 sp^2 杂化氮原子。含氮杂环化合物主要作用于赤霉素合成通路的中段，通过影响内根-贝壳杉烯氧化酶（KO）的活性来抑制内根-贝壳杉烯的酸化，进而影响赤霉素的合成。

二、生长调节物质在中药材生产中的应用

（一）破除种子休眠

在药用植物中，赤霉素是最为常见的用于打破植物休眠的植物生长促进剂。酸枣、红蓼、黄精、滇重楼等药用植物的种子在经赤霉素浸种处理后，其萌发率、发芽势和活力指数均明显提升。浸种液中的 GA 可以与细胞质中的赤霉素受体 GID1 相结合，随后 GA-GID1 复合体进入到细胞核中。与 GA 结合后的 GID1，其构象发生变化，在核内可以进一步与 DELLA 蛋白结合，形成 GA-GID1-DELLA 复合物。GA-GID1-DELLA 复合物中 DELLA 蛋白的 DELLA 结构域和 GRAS 结构域会发生变化，促进 GA-GID1-DELLA 复合物对于 SCF$^{SLY1/GID2}$ 复合物的招募能力。GA-GID1-DELLA 复合物的 GRAS 结构域与 SCF$^{SLY1/GID2}$ 的 F-box 蛋白相结合，使 DELLA 蛋白被泛素化，再经由 26S 蛋白酶复合体降解。在 DELLA 蛋白被降解后，之前与其结合的转录因子如 PIFs、WRKYs 等得以被激活，进一步启动下游 GA 调节基因的表达。

GAMYB 蛋白是种子萌发中一个重要的转录因子，其表达受 DELLA 蛋白的抑制。在 DELLA 蛋白降解后，*GAMYB* 的表达上调，并激活 α-淀粉酶基因的表达。糊粉层细胞表达的 α-淀粉酶通过 Ca^{2+} 积累依赖的途径分泌出来，并进一步分解胚乳或子叶中的淀粉，将其转化为葡萄糖，从而为植物萌发提供能量。

在植物萌发过程中，各类植物生长物质扮演着不同的角色，如 ABA 可以促进种子休眠，如果植物种子需要萌发的话，就需要其他生长物质以拮抗 ABA 的作用。例如，赤霉素和乙烯在打破种子休眠时都被用作拮抗 ABA 的成分，从而促进植物种子休眠的解除。

（二）对次生代谢产物积累的影响

次生代谢产物包括生物碱类、有机酸类、苯丙素类、香豆素类、木质素类、醌类、黄酮类、萜类、三萜皂苷、甾体皂苷、强心苷和鞣质等化合物。药用植物中次生代谢产物的合成与积累通常与逆境胁迫相关，在这其中植物生长调节剂扮演了十分重要的角色。

通常意义上，认为生长素/细胞分裂素的组合直接决定着植物根和芽的发育，在药用植物离体细胞培养、毛状根培养、完整植物培养等过程中发挥着重要的作用。这些植物生长促进剂使得植物能够更好地发育或取得更多的组织与器官以便于后期的次生代谢产物生产。ABA、水杨酸、茉莉酸等植物生长调节剂则更多体现在直接促进次生代谢产物积累上。

茉莉酸可以有效提升甘草幼苗中总黄酮、总多糖和总皂苷的含量及积累量，甘草酸、甘草素和甘草查耳酮 A 的积累量也得以提升。适宜浓度的 ABA 可以有效提高青蒿素含量。水杨酸可以促进唐古特大黄悬浮培养细胞中总蒽醌的积累量，对丹参、活血丹、姜黄、颠茄、红花、月季中的次生代谢产物的积累也具有明显的效果。

但需要清楚的是，植物生长物质对于次生代谢产物的积累并不一定是正向的作用。在不同浓度下，植物生长物质对于药用植物中次生代谢产物的积累效果并不相同，在某些情况下甚至抑制次生代谢产物的生产。在实际生产中，还需要对植物生长调节剂进行具体研究，摸索出在不影响药用植物产量的前提下，适合药用植物次生代谢产物合成与积累的用量与组合。

▨ **研究案例** ────────────

ABA 调控酸枣品质形成机制

酸枣（*Ziziphus jujuba* Mill var. *spinosa*（Bunge）Hu ex H.F. Chou）是鼠李科枣属植物，为华北地区的常见灌木，其干燥成熟的种子入药，味甘、酸，性平，可养心补肝，宁心安神，敛汗，生津。酸枣既是河北省重要的药用植物和蜜源植物，同时还具有较高的食用价值。

酸枣多分布于向阳、干燥山坡、丘陵、岗地或平原，是典型的阳生植物，具有较强的抗干旱、抗盐碱的抗逆特性。河北山区的盐碱土壤环境、较为干燥的气候条件与酸枣的基因型共同塑造了酸枣仁药材的优良品质。但外界胁迫影响酸枣仁药材品质形成的内在机制尚未见报道。

本案例利用生物信息学、分子生物学、生物化学和细胞生物学等手段，研究了酸枣生态适应性与酸枣仁品质形成的分子机制。主要包括：①酸枣干旱处理与非干旱处理材料中大量差异表达基因（DEGs）被注释到植物激素信号转导和 MAPK 信号通路途径；②从转录组数据中筛选出 ABA 信号相关的调控基因；③克隆假定 ABA 受体 *ZjPYR1* 和 *ZjPYL8*；④利用拟南芥异源转化系统验证 ZjPYR1 和 ZjPYL8 的功能；⑤ABA 和 NaCl 处理可以有效提升 ABA 受体 *ZjPYR1*、*ZjPYL8* 及酸枣仁活性成分合成通路关键基因的表达量，并有效促进斯皮诺素（spinosin）和酸枣仁皂苷 A（jujuboside A）的合成和积累；⑥ABA 和 NaCl 可能通过 ABA 信号通路，促进植物黄酮类和萜类物质的合成，以促进酸枣品质形成。

（一）案例原理

1. 酸枣仁中的活性成分

酸枣仁作为河北地区的道地药材之一，具有极高的药用价值。酸枣仁中具有多种药用活性成分，目前中外科学家已从酸枣仁中分离鉴定出皂苷类、黄酮类、生物碱类等 130 余种化合物成分。在以上多种化学成分中，含量最多的化合物是斯皮诺素和酸枣仁皂苷 A，同时二者也是酸枣仁中发挥镇静催眠作用的主要活性成分，亦是《中国药典》中化学鉴定法鉴定酸枣仁药材质量的化学标志物。

2. 斯皮诺素生物合成

斯皮诺素属黄酮类化合物，是酸枣仁中含量最多的黄酮类化合物。高等植物中的黄酮类化合物大多与糖类结合并以苷的形式存在。酸枣仁中的斯皮诺素同样以苷的形式存在，其化学结构由 7-甲氧基黄酮和两分子葡萄糖结合构成。酸枣中斯皮诺素的生物合成属于莽草酸途径。蔗糖通过糖代谢与糖酵解作用生成磷酸烯醇式丙酮酸，再经莽草酸途径生成苯丙氨酸，苯丙氨酸经苯丙氨酸解氨酶催化为反式肉桂酸。反式肉桂酸可在 4-香豆酸辅酶 A 连接酶的催化下生成对-香豆酰乙酰辅酶 A，对-香豆酰乙酰辅酶 A 经查耳酮合酶将其进一步催化为柚皮素查耳酮。柚皮素查耳酮异构酶催化柚皮素查耳酮生成柚皮素，柚皮素再经黄酮合成酶催化合成芹菜素。芹菜素在异牡荆素-*β*-糖基转移酶和类黄酮 7-*O*-甲基转移酶的连续催化下最终生成斯皮诺素（图 6-6）。

3. 酸枣仁皂苷 A 生物合成

酸枣仁皂苷 A 属于皂苷类化合物，其在酸枣中的存在形式与其他皂苷类化合物类似，是以皂苷元与糖类结合成苷的形式存在于酸枣仁中。酸枣仁皂苷 A 是由酸枣仁皂苷 A 苷元与 2 分子的葡萄糖、1 分子阿拉伯糖、1 分子木糖及 1 分子鼠李糖所组成的。

酸枣仁皂苷 A 的生物合成途径属于达玛烷型四环三萜合成途径。首先，以乙酰辅酶 A 为底物经甲羟戊酸途径合成异戊烯基焦磷酸，丙酮酸和甘油醛-3-磷酸经异戊二烯途径合成二甲基丙烯基焦磷酸。至此酸枣仁皂苷 A 前体物质合成完毕，随后开始构建皂苷骨架。异戊烯基焦磷酸和二甲基丙烯基焦磷酸在牻牛儿基焦磷酸合酶和法尼基焦磷酸合酶的连续催化下合成法尼基焦磷酸酯，然后在法尼基二磷酸法尼转移酶、角鲨烯单加氧酶等酶的催化下生成 2,3-氧化鲨烯。最后一个反应步

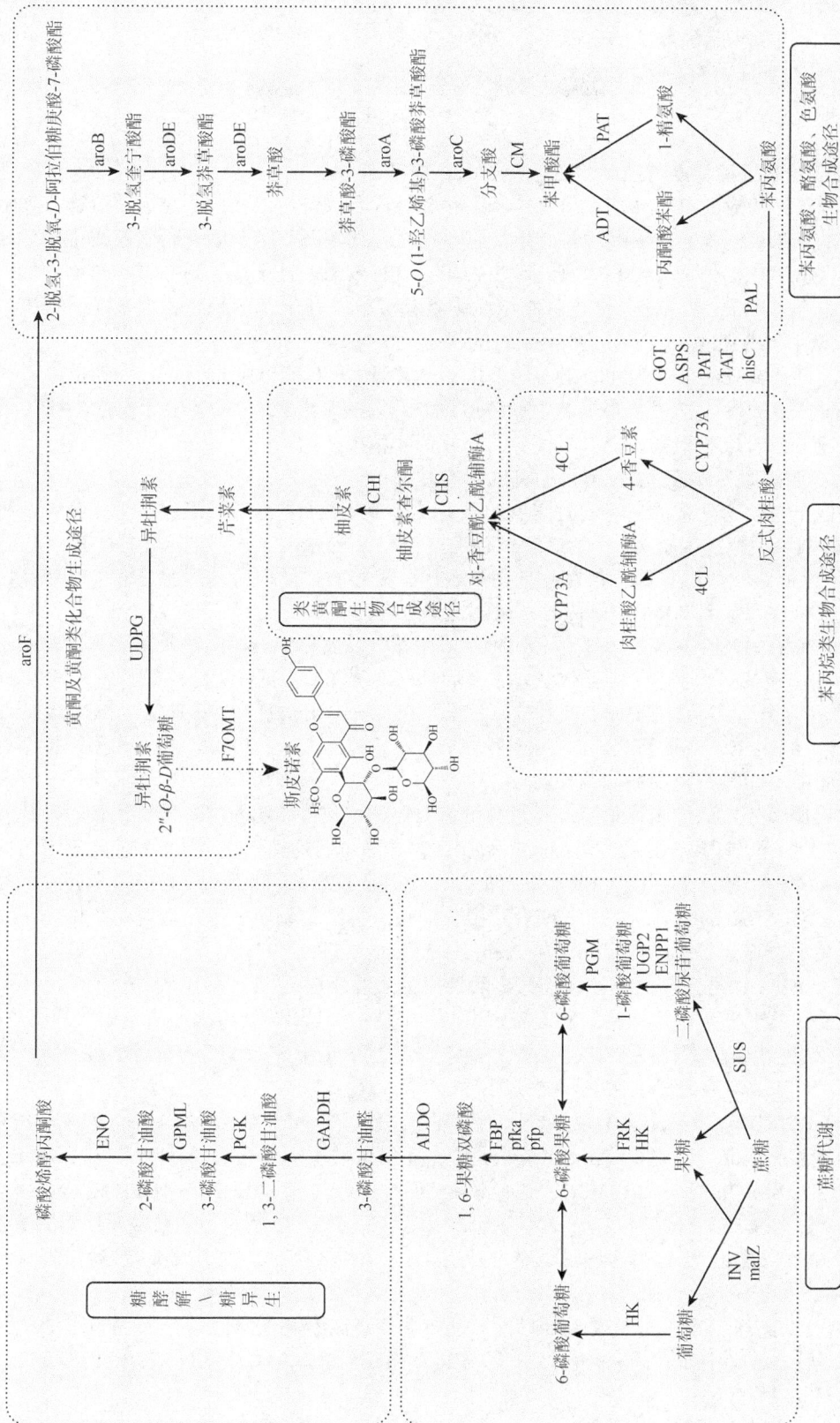

图6-6 斯皮诺素生物合成途径示意图

骤是修饰阶段，2, 3-氧化鲨烯在达玛烷合酶的作用下合成达玛烷二醇，再经维生素 D-1, 25-二羟化酶、Δ24-固醇还原酶等酶的连续催化最终合成酸枣仁皂苷元 H。酸枣仁皂苷元 H 可进一步生成酸枣仁皂苷元 A，再经羟醛缩合反应合成酸枣仁皂苷 A（图 6-7）。

（二）案例解析

1. 观察：酸枣生境特点与逆境促进酸枣仁品质提升

（1）道地药材的形成离不开基原植物的基因型和外界环境饰变的共同影响，是植物与其生长环境相互作用的结果。同样，酸枣品质与其生境因素存在密切关系。结合酸枣所生长的土壤、气候数据和不同产区酸枣仁活性成分分析发现，酸枣喜阳，具有较强的抗干旱、耐盐碱的植物特性，当产地年均降雨量在 500mm 左右时，酸枣仁中斯皮诺素和酸枣仁皂苷 A 的积累程度最高，酸枣仁品质最好，降水量过低或者过高均会影响酸枣仁中活性成分的积累。

（2）经前期研究证实，非生物胁迫（如干旱、盐碱等）可以有效促进酸枣仁中斯皮诺素和酸枣仁皂苷 A 等成分的积累。同时干旱等非生物胁迫可以诱导酸枣中 ABA 的产生和积累，ABA 可能参与酸枣活性成分的合成和积累，但其具体分子机制尚不清晰。

2. 分析：明确酸枣响应 ABA 信号的关键调控基因

（1）提取干旱胁迫处理前后不同时间点的酸枣幼苗 RNA 并进行转录组测序，经转录组测序分析，酸枣中参与胁迫响应的是 ABA 激素信号通路和 MAPK 转录因子通路。通过进行 KEGG 分析发现，ABA 信号通路在酸枣各部位存在并且高量表达，根部的差异表达基因明显多于叶片。这表明酸枣抗旱主要是根系参与 ABA 信号传导，从而抵御外界胁迫。

（2）以酸枣的 cDNA 文库为基础，利用枣、拟南芥、番茄和大豆的同源基因序列设计引物，从酸枣 cDNA 中分离出一个类 ABA 受体 *PYR1* 基因和一个类 ABA 受体 *PYL8* 基因，命名为 *ZjPYR1* 和 *ZjPYL8*。序列分析表明，*ZjPYR1* 的开放阅读框（654bp）编码 217 个氨基酸，*ZjPYL8* 的开放阅读框（585bp）编码 195 个氨基酸。DNA 序列分析显示，*ZjPYR1* 与 *ZjPYL8* 基因和枣、拟南芥、番茄和大豆的同源基因具有较高的同源性。

（3）利用拟南芥异源过表达系统，通过测量蛋白亚细胞定位、萌发率、根长生长、气孔开度等表型验证 *ZjPYR1* 和 *ZjPYL8* 的功能。与野生型相比，异源过表达株系在 ABA 和盐处理下的气孔开度变小、根长缩短，萌发率降低。根据这些结果可以推测 ZjPYR1 和 ZjPYL8 在拟南芥中的过表达可以调节植物对 ABA 的响应，如气孔闭合、根长缩短、抑制植物萌发等，通过防止植物水分流失和诱导种子休眠，增强了植物在干旱、渗透和盐胁迫下的抗性。

3. 验证：ABA 诱导多基因表达调控酸枣活性成分生物合成

（1）通过分析干旱胁迫处理后的酸枣转录组数据，从中筛选出了与 ABA 信号相关的斯皮诺素、酸枣仁皂苷 A 生物合成途径差异表达基因：*PAT*、*ENO*、*PGK*、*FDPS1*、*HMGR1-like*、*HMGR1*。数据显示，6 个基因均为差异表达上调的基因。

（2）qRT-PCR 实验表明，经 ABA 和 NaCl 处理后，酸枣中假定 ABA 受体 *ZjPYR1* 和 *ZjPYL8* 相对表达量均有显著提高。经 ABA 和 NaCl 处理后，斯皮诺素生物合成途径基因 *PAT* 相对表达量较对照组升高 3.8 倍和 7.7 倍，*ENO* 相对表达量较对照组升高 2.4 倍和 13.0 倍，*PGK* 相对表达量较对照组升高 1.9 倍和 8.7 倍，酸枣仁皂苷 A 生物合成途径基因 *FDPS1* 相对表达量较对照组升高 3.5 倍和 13.1 倍，*HMGR1-like* 相对表达量较对照组升高 4.4 倍和 7.8 倍，*HMGR1* 相对表达量较对照组升高 10.3 倍和 15.9 倍。

（3）利用 HPLC-ELSD 法分析胁迫处理前后酸枣中斯皮诺素和酸枣仁皂苷 A 含量可知，经 ABA 和 NaCl 处理后，酸枣中斯皮诺素的含量分别增加了 16.6% 和 63.8%，酸枣仁皂苷 A 的含量分别增加了 21.2% 和 62.1%。

（4）以上结果说明，经 ABA 和 NaCl 胁迫处理后，假定 ABA 受体 *ZjPYR1*、*ZjPYL8* 相对表达

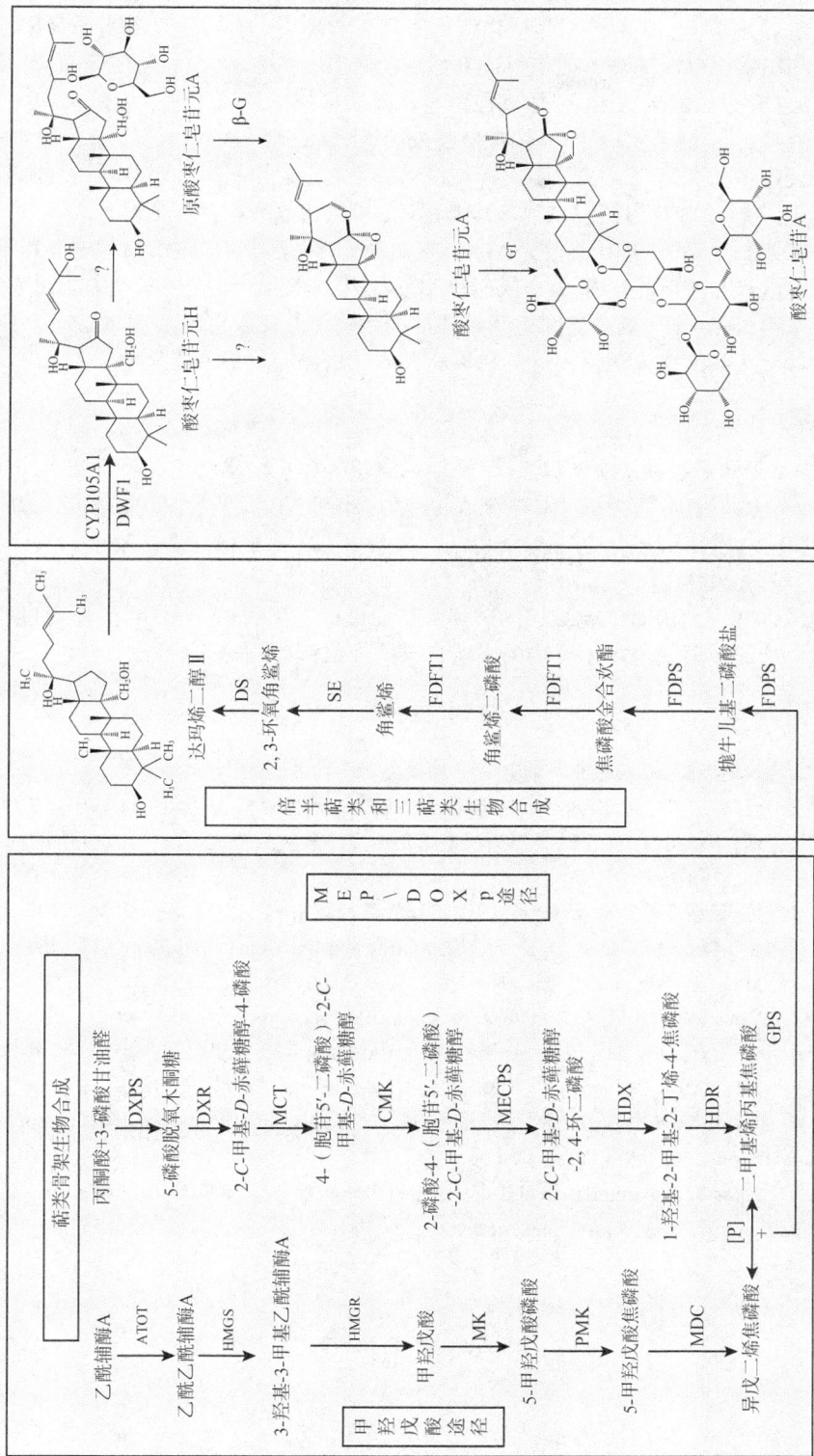

图6-7　酸枣仁皂苷A生物合成途径示意图

量显著提升，并进一步提升酸枣斯皮诺素、酸枣仁皂苷 A 等成分的生物合成途径关键基因的相对表达量，诱导黄酮和萜类等次生代谢产物生成以应对外界不利环境，有效提升斯皮诺素和酸枣仁皂苷 A 在酸枣中产生和积累，以促进酸枣仁药材道地性的形成。

4. 拓展：ABA 介导的假定 ABA 受体调控酸枣仁品质形成

（1）本研究中假定 ABA 受体 ZjPYL8 在 ABA 处理后 30min 表达量达到高峰，而 ZjPYR1 则在 ABA 处理后 1h 表达量达到高峰，这说明二者在植物感受 ABA 的不同时期共同参与调节植物响应 ABA 的进程，但二者错峰表达以延长植物响应 ABA 信号的机制尚需深入研究。

（2）本研究发现 ABA 可以通过诱导 ZjPYR1 和 ZjPYL8 的表达，强化植物对于外界不利环境的应答，并诱导斯皮诺素和酸枣仁皂苷 A 合成通路关键基因的表达，以提升酸枣中活性成分的积累。同时，本研究还发现 NaCl 介导的渗透胁迫具有同样的生物学效应。但酸枣中 ABA 信号和 NaCl 信号是如何通过信号交叉共同调控活性成分的积累，其内在机制有待进一步研究。

（三）思考

酸枣中的 ABA 受体通过响应 ABA 信号，从而抑制植物体内的水分流失和促进种子休眠，进而调控酸枣在干旱、盐碱环境下的适应性。外源 ABA 通过激活 ABA 受体，诱导斯皮诺素、酸枣仁皂苷 A 等成分的积累，本案例初步解析其分子机制，为酸枣品质形成研究奠定基础。酸枣 ABA 受体作为结合 ABA 并响应 ABA 信号通路的重要蛋白，可以通过 ABA 信号通路减少水分蒸发，使细胞保持正常的渗透压，减小胁迫对细胞结构的破坏，从而抵御逆境胁迫。ABA 受体通过何种方式与盐胁迫相互作用，从而缓解胁迫对于植物的影响，其调控机制尚需深入研究。

参 考 文 献

李雁群，吴鸿雁. 2018. 药用植物生长发育与有效成分积累关系研究进展[J]. 植物学报，53（3）：293-304.

陆潭，陈华涛，沈振国，等. 2019. 植物钾通道与钾转运体研究进展[J]. 华北农学报. 34（S1）：372-379.

温子帅，孙会改，李新蕊，等. 2021. 基于转录组分析酸枣仁斯皮诺素生物合成途径的相关基因[J]. 基因组学与应用生物学，40（3）：1268-1277.

周明琦. 2013. CBF 信号途径在低温下对植物生长的调控及其育种应用[D].上海：复旦大学.

Chalvin C，Drevensek S，Dron M，et al. 2022. Transcriptomic and functional analysis provides molecular insights into multicellular trichome development[J]. Trends in Plant Science，189（1）：301-314.

Qi L T，Zheng Y G，Wang P Y，et al. 2020. Overexpression of a sour jujube gene *ZjPYR1*，encoding a putative abscisic acid receptor，increases sensitivity of the stomata and roots to ABA in Arabidopsis thaliana[J]. Gene Expression Patterns，36：119117.

Wang H F，Kong F J，Zhou C E. 2021. From genes to networks：The genetic control of leaf development[J]. Journal of Integrative Plant Biology，63（7）：1181-1196.

Williams L E. 2021. Genetics of shoot meristem and shoot regeneration[J]. Annual Review of Genetics. 55：661-681.

Zhu J K. 2002. Salt and drought stress signal transduction in plants[J]. Annual Review of Plant Biology，53：247-273.

（张　磊　李旻辉　陈宇航　刘　钊）

第七章　道地药材及其品质形成机制

道地药材是以产地为特征的优质药材代名词，因其品质优良、疗效显著，被认为是中药界的"品质标杆"。讲究"道地药材"是历代医药学家保证药材质量和疗效的成功经验，千百年来，道地药材一直是人们防病治病最有力的武器之一，因此，对道地药材及其品质形成机制进行研究对于保证中药质量及临床疗效具有重要的现实意义。

道地药材是基因型和环境相互作用的产物，是物种受特定生境的影响，在长期生态适应过程中所形成的具有稳定遗传特征的个体群。特定的遗传背景是道地药材形成的遗传学基础，而独特的生境条件和特定的生产过程是药材道地性形成的关键。遗传变异和生态环境的交互作用，大大丰富了中药材原物种种质的多样性和种质资源，为道地药材品质形成提供了生态生物学基础。因此，对遗传、环境及长期生产实践积累起来的栽培、管理、采收、加工等特定生产过程交互作用的研究是揭示道地药材及其品质形成的关键。

第一节　道地药材的属性及其形成的生物学机制

道地药材是公认的优质中药材，是评价药材质量的一个综合指标，包括外观性状好、高产、抗病性强、药效成分含量高以及临床疗效好等多个特征。药用植物经过长期对环境的适应已经选择了较为适宜的自然环境，当环境突然改变，特别是环境胁迫，能够刺激植物次生代谢产物的积累和释放。众所周知，次生代谢产物既是道地药材的物质基础，也是其最重要的表型特征之一。由此可见，逆境能够促进道地药材的品质形成，全面地理解道地药材的形成机制，首先需要了解道地药材的基本属性及其形成的生物学本质。

一、概　念　原　理

（一）道地药材的概念

道地药材是指经过中医临床长期应用优选出来的，产在特定地域，与其他地区所产同种中药材相比，品质和疗效更好，且质量稳定，具有较高知名度的中药材。结合道地药材特征和现有研究成果而言，道地药材是集地理、质量、经济、文化概念于一身，在自然或人文的作用下，以独特生境、优良的种质或特定的生产技术和加工方法为前提，产自一定地理区域、能够长期、稳定地影响市场需求，并经临床或现代科学技术验证的优质中药材。因此，道地药材是优质中药材的代称。尽管道地药材经过千余年的发展，概念也不断得到完善，但"择优而用"，优质的特性是永恒不变的。

（二）道地药材的属性

道地药材在长期适应产地独特生境的过程中，通常会在药材外观、质地、化学成分等方面表现出一定的特异性，即道地药材具有独特的质量特征，进而造就了道地药材独特的、优良的临床疗效。

换言之，道地药材除"优质""优效"外，往往还具有"优形"等质量特征。从狭义上讲，"优形"指道地药材具有公认的性状特征，"优质"指其具有独特的化学成分组成，"优效"指其在临床功效上优于非道地药材。

"优形"即道地药材的形、色、气、味、质地等外观性状特征，实际上是药材内在质量在外部性状上的反映；而道地药材具有的有别于种内其他居群中药材的独特的化学组成，是其发挥优良的临床疗效即"优效"的物质基础，体现着道地药材的"优质"特征。就色泽而言，一方面，基原植物中的色素是道地药材色泽形成的根本原因，包括药材表面的色泽特征、内部颜色以及炮制前后的色泽变化，是道地药材"优形"的一种典型表现；另一方面，大部分色素具有抗氧化、抗肿瘤、抗动脉粥样硬化、预防冠心病、保护心血管、增强免疫力等广泛的药理活性，即道地药材的"外在色泽优形"与"内在色素优质"是互为统一的。

与"优色"类似，道地药材"气""味"与药材含有的化学成分直接相关，能直接反映药材的内在本质，是道地药材外观特征与内在化学物质联系的关联点。一旦"气味"发生变化，也预示着中药质量发生了变化，即从"气味"上能够反映中药材的内在本质和整体质量。

道地药材"优形、优质"质量特征的提出，拓宽了道地药材辨状的范畴，其核心思想是通过获取高质量、可重复的性状数据，量化分析基因型和环境互作效应及其对中药质量的影响，为优质中药材的现代化质量评价及形成机制研究奠定基础。

二、道地药材形成的生物学机制

道地药材是中药质量评价的原创综合性指标，道地药材形成机制研究是分子生药学研究的重要内容之一。1997 年，黄璐琦在《"道地药材"的生物学探讨》中，首次提出了"道"是生物学上的"居群"，道地药材的形成是基因型和环境饰变（自然环境＋人文因素）相互作用的产物，道地产区独特的生境是道地药材特定表型形成的推动力。2004 年，黄璐琦等提出了道地药材形成的三种模式假说：①道地药材的化学组成有其独特的自适应特征，作为一个开放的复杂系统，道地药材化学型（表型之一）的形成是长期适应环境的结果；②道地药材的道地性越明显，基因特化越明显，包括栽培道地药材在长期的育种驯化过程中形成的独特基因型、野生道地药材在产区生态或地理条件的长期选择作用下塑造而形成的特化基因型；③逆境效应理论，中药材的药效成分通常属植物次生代谢物质，不少研究证实了逆境会促进这类物质的增加。此外，肖小河等学者提出了道地药材形成的品质生态论，指出"生态型是道地药材形成的生物学实质，从生态思维角度保障与提高中药材品质"；陈士林等提出了本草基因组学理论，利用组学技术研究道地药材基原物种的生物遗传信息及其调控网络，从基因组水平研究道地药材形成。

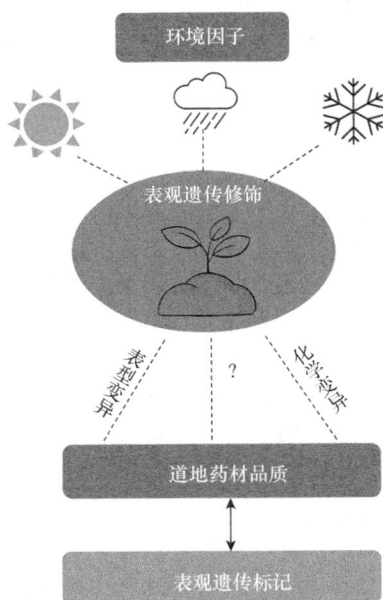

图 7-1 道地性形成的模式图

随着道地药材研究的深入，越来越多的实验证据表明，道地药材独特的化学型、特有的性状特征等表型是由其内在基因及其基因调控网络决定的，并受到生长环境、采收阶段、产地加工方式等环境因素和人文因素的影响。道地药材的形成与其表型、遗传物质及环境饰变三者有关，道地药材表型是遗传和环境在长期协同进化过程中，在某个特定时空上的反映。采用多种技术手段，从多个角度、多个层面剖析道地药材的生物学内涵及其形成的生物学过程，将有助于全面阐释道地药材形成机制（图 7-1）。

（一）道地药材的生物学内涵

道地药材的生物学本质是同种异地，即同一物种因具有一定的空间结构，可以在不同的生长环境中形成大小不同的群体单元（居群），其中某一群体产生了"质优效佳"的特性，即为"道地药材"，这一特定的生长环境称为"道地产地"。因此，道地药材在生物学上是指某一物种在特定空间和时间里稳定的"地方居群"。适应于道地产区独特生境的道地药材外观性状、质地特征及独特化学型的解析，即为道地药材生物学内涵研究的重要内容，也将有利于道地药材形成研究，如道地药材的"气味"特征，与其固有的低沸点挥发性成分有关。在植物界，挥发性有机化合物起着植物-植物、植物-昆虫、植物内部不同部位交流的"语言"的作用，是介导植物化学防御的重要信号分子。解析道地药材的挥发物组成和含量特征，不仅可以表征其气味特征，还可以挖掘其在道地药材形成中的可能的信号作用，最终阐释道地药材"气味"特征与其内在质量形成的可能机制。另外，中药的色素物质主要包括黄酮类物质如花青素、吲哚类生物碱、萜类化合物、类胡萝卜素等，其合成和调控受光照、紫外线辐射、采收时期等外界环境因子的影响。提示，道地药材"优色"与其内在的"优质"特征不仅是相互统一的，而且性状特征明确、成分及代谢途径清晰、调控机制工作基础良好，可作为优先开展道地药材生物学内涵研究的切入点，也将有助于道地药材形成研究。

（二）道地药材形成的生物学过程

道地药材表型指可以被观察或测量的结构与功能特性的总和，包括药材性状、组织结构、活性成分组成和药效等。对于药用植物来说，虽然特定基因的存在使其具有产生某些特定表型的潜力，但哪种表型能够获得必然实现，仍受到所在生境的影响，这种由生境引起的表型变化称为生境饰变，主要包括气候、土壤等自然因素，也包括人为因素，如道地牡丹皮生产过程中人为亮根篼、摘花蕾等独特的栽培管理方式。因此，从生物学角度来看，道地药材的形成是基因型与生境饰变相互作用的产物。

药用植物器官的生长和药材表型特征的形成与栖息地环境密切相关，在道地产区独特生境中，道地药材会形成特定的表型特征，如皮薄、肉厚、油多、粉性足等。因此，"道地产区"通常被认为是最适宜生产道地药材的地方。中药发挥疗效的重要物质基础是其活性成分，在植物体内合成的特异性次生代谢物质多数在受到外界刺激即胁迫条件下才会产生，即环境饰变通过影响药用植物基因的表达，从而影响其次生代谢产物的形成和积累。

（三）道地药材的质量标志物

目前，《中国药典》只规定了中药的合格标准，缺乏道地药材质量标准。在量化道地药材"优形"特征的基础上，结合现代性状-化学/生物-药效/疗效研究成果，揭示道地药材质量与可检测指标之间的复杂关系和可信范围，通过现代方法表征道地药材的内在质量，找出道地药材的内在质量特征和源于明确的质量评价指标，将有助于阐释道地药材的生物学内涵及形成机制研究。

中药材成分特别复杂，各种物质含量不同，活性也不同，致使采用一种或几种含量较高的成分、或采用一类成分的总量为指标均不能反映药材的真正质量。如果将众多化学成分进行归类，把复杂的成分简单化，用能够较好反映药材质量的不同类别标志成分评价道地药材质量，将更全面更完善。也就是说，在目前普遍采用的含量较高的质量标志物（Q-Marker）研究道地药材形成研究中，还有必要从药用植物众多活性较高的成分中选择新的高活性 Q-Marker 作为补充。

三、道地药材形成研究的新方法

目前，道地药材形成机制研究方法大体可分为两个层次：一是以基因组、转录组、代谢组等为核心技术,二是以 DNA 分子标记、基因克隆、基因表达、基因体内或体外功能验证为核心技术,用于解析"优形、优质"相关基因及其基因调控网络。随着生命科学的发展,一些用于生物表型特征研究的新技术和方法,也适用于道地药材研究。

（一）表型组分析

植物表型组是由基因型和环境相互作用产生的植物全部表型,包括植物物理、生理和生化特征和性状,可以系统反映植物的结构和生长发育过程,也是系统解析道地药材复杂系统的突破口。目前植物表型组研究方法主要包括:

1. 高通量、高分辨率的表型组研究平台

通过自动、半自动或手动成像系统和传感器,对植物进行连续监测,获取高通量的实时动态数据。按照观测尺度大体可分为两类:①受控实验研究,利用多参数、高通量植物表型测量设备和图形一体化采集分析软件,对植物或组织进行自动、无损的特征数据采集,用于表征植物生长发育、响应环境胁迫等特征及其变化规律;②田间实验研究,利用装置与固定监测塔、移动监测与高光谱检测设备,收集植物地上部分光谱信号,用于表征植物性状、水分、叶绿素、营养成分、病害等特征,可实现表型特征的识别、分类、量化和预测。

2. 高分辨率质谱成像研究平台

通过直接扫描生物样本,同时获得多种化合物的分子结构信息和空间分布特征,弥补了传统光学显微镜的不足,已成为生物学、化学等研究领域的关键技术之一。利用高分辨率质谱成像系统可对植物的种子、根、茎、叶片以及穗轴等进行可视化检测,研究植物生长发育过程中的空间分布特征。

（二）单细胞测序技术

生命体基本上为多细胞生物,均由单个细胞发育而来,细胞与细胞之间是存在差异的,其基因组与转录组等信息也是存在差异的。传统的测序方法是在多细胞水平上进行的,难以获得细胞间异质性信息,而单细胞测序技术是一种单细胞水平上的测序,其可以从混杂的样品中筛选出异质性信息。利用单细胞测序可以以精准的方式跟踪和构建生命体所需的各种组织、器官、系统发育轨迹,揭示每个细胞分裂和分化、与相邻细胞协调功能等变化,并获得全新的细胞类型。目前植物单细胞 RNA 测序技术已比较成熟,在单细胞水平上,揭示道地药材基原物种的组织、器官发育过程,将为阐明道地药材"优形"特征的形成奠定基础。

（三）基因编辑技术

基因编辑技术主要是利用序列特异性核酸酶在特定基因位点产生 DNA 双链断裂,借助编辑受体自身的 DNA 修复系统在非同源末端连接过程中产生的随机插入缺失或在同源重组修复过程中插入或替换相应的基因片段,最终实现基因组序列的突变。基因功能鉴定和新品种选育离不开突变体的获得,但目前对道地药材基原物种突变体重视不足;传统上突变体的获得主要依靠自然突变、物理或化学诱变以及 T-DNA 随机插入等手段,但对于中药材基原物种来说,上述方法存在突变效率低、突变位点随机、实验周期长等缺陷。将纳米材料生物大分子传递系统应用于道地药材基原物种的基因编辑研究中,在功能基因组研究的基础上,在特定位点上引入核苷酸变异,实现基因的定点编辑能高效地获得目标突变体,从而加快道地药材"优形、优质"特征形成机制研究及其定向育种进程。

四、道地药材形成生物学机制研究的核心任务

（一）量化"优形、优质"特征

在传统鉴别经验的基础上，利用图像识别、人工智能等技术对道地药材"优形"特征进行量化，利用质谱分析、化学计量学等技术对道地药材"优质"特征进行量化，结合表型组、质谱成像等技术对道地药材"优形、优质"特征进行关联和统一，为道地药材特征辨识量化、道地药材基因型与环境互作机制研究奠定基础。

（二）阐释"外在优形"与"内在优质"的相关性

以道地药材"形、色、质、味"特征为核心，在基因组、转录组、代谢组、表型组、表观组研究的基础上，结合颜色数字化、高分辨质谱成像技术、激光切割技术、电镜技术、共聚焦显微镜联合组织化学技术等，进行"优形、优质"基因挖掘及功能鉴定，探究药材"外在优形"与"内在优质、优效"的相关性，为阐明道地药材形成机制奠定基础，为指导药材种植生产、品种选育提供依据。

此外，基于感官识别-特征成分-机器学习的道地药材外观性状定量表征，目前已有报道。但不可否认的是，道地药材涉及的"优形"术语，有的描述药材外部形态特征，有的涉及药材内部构造、化学成分，还有的说明其产地、商品规格、加工炮制等，这些术语分门别类地解释和规范，以及所涉及的中药品种也是量化道地药材"优形、优质"、阐释"外在优形"与"内在优质"关联性的有益补充。

伴随着中医药的起源和发展，道地药材的产生和形成同样经历了漫长的经验认知过程。所谓万变不离其宗，利用分子生药学理论和技术开展道地药材研究仍需尊重传统法则、守正创新，从"辨状论质"到"优形、优质"的特征化、标准化，实现从经验判断到规律研究的转化和提升。在互联网+后基因组时代，需要对涉及道地药材的海量试验数据进行生物信息学解析和挖掘。

2021年10月，国家药品监督管理局等8部门联合印发的《"十四五"国家药品安全及促进高质量发展规划》对中医药传承创新提出了新的要求。作为中医药高质量发展的物质保障，道地药材的现代研究将需要集合表型组、代谢物定性定量分析、细胞生物学、分子生物学、植物生理学等多种技术手段，对药材"优形、优质"特征进行定量表征，利用和吸收生命科学发展最新成果，揭示道地药材形成机制。积极探索应用转化途径，进行"优形、优质"特征定向诱导和新品种选育，将有助于道地药材良种繁育及其生产技术标准体系和等级评价制度的建立，推动中药质量提升和产业的高质量发展。

第二节　道地药材形成的遗传机制

特定的遗传背景是道地药材形成的遗传学基础。此外，道地药材的形成也与其生长环境、栽培方式、采收时间及加工方法等密切相关。遗传变异和生态的交互作用，丰富了药用植物物种的多样性和种质资源的多样性。药材道地性的遗传本质在群居水平通常为量变的过程，主要表现为居群内基因型频率的改变。在个体水平则表现为微效多基因控制的数量遗传，或是微效多基因和主基因联合控制的数量性状。道地药材形成的遗传机制研究，就是要在分子水平揭示道地药材居群水平的遗传变异，明确道地药材基因型特征，以及环境对道地药材基因表达的影响，从而揭示遗传因素对道地药材形成的贡献率。目前，该领域研究主要集中在道地药材遗传多样性研究及分子鉴别、道地药材遗传分化研究、道地药材种质资源研究、道地药材地理变异及环境适应性研究、道地药材功能基

因表达及调控研究等方面。采用的方法主要包括基于单核苷酸多态性、拷贝数多态性、基因表达差异、DNA 甲基化、分子谱系地理学以及系统生物学的道地药材研究。

一、概念原理

（一）基因频率的改变

现代群体遗传学将进化定义为基因频率的改变，并用以下公式表示：进化=遗传变异+变异的不均等传递+物种形成。其中遗传变异主要指个体水平的基因突变、重组及基因流；变异的不均等传递主要指居群水平的自然选择和遗传漂变，即生物适应环境过程中产生的居群水平的遗传分化；物种形成指物种水平的生殖隔离。中性理论进一步阐明进化的实质是中性突变，适者生存，即遗传上的突变是随机的、中性的，但只有适应环境的突变才被保存下来。由此可见进化是针对居群及其以上水平来说的，其中遗传变异是进化的源泉，环境是进化的动力。

在生物学上，道地药材通常指的是种内不同居群，还未达到生殖隔离，即未达到新物种的形成。换句话说，道地药材可被看作物种进化中的一个阶段或状态，其与同种内其他居群个体还未达到生殖隔离，基因交流仍在进行。由此可知，道地药材的遗传变异在居群水平通常是个量变的过程，它与种内其他非道地药材的区别主要表现为居群内基因型频率的改变。可见，道地药材的基因特化，主要表现为道地居群内某种基因型频率的增高或降低。这就是道地药材遗传多样性或高或低，其与同种其他居群的遗传分化或大或小，但不论在性状上还是遗传上，都很难找到道地药材独有的表型特征或分子标记的根本原因，但可以在群体水平寻找多数道地药材所共有的某种特征或分子标记。

（二）微效多基因控制的数量遗传

遗传学上将遗传变异根据其表现形式分为决定质量性状的变异和决定数量性状的变异两种。质量性状表现为不连续性变异，由少数主基因决定，符合孟德尔定律；数量性状表现为连续性变异。经典数量遗传学理论认为，数量性状由微效多基因（multiple-gene）控制，数量性状基因型值是控制该性状的所有基因加性效应的总和。研究表明，在许多数量性状的遗传变异中，既有众多微效基因的作用，也有主基因的作用，即这些性状应属于微效多基因和主基因联合控制的混合性状，且这些基因通常具有多效性，即不只对一个特征产生影响，对其他特征也有不同程度的影响。

决定数量性状的遗传变异容易受环境影响，并与环境发生交互作用，即数量性状由遗传变异、环境变异及基因与环境的交互作用三部分组成。多基因虽然按孟德尔方式遗传，但其控制的表型变异相对于非遗传变异，或至少是相对于总变异其效应较小，因此在表型分布中不能分辨出非连续性。于是，非连续的、定量的基因型变异就可能产生光滑的、连续的表型变异。即环境的修饰作用可能掩饰基因型的非连续变异，从而使表型上呈现连续变异，进而使性状变异变得平滑、不可检测。

道地药材在生物学上具有特异性、地域性、连续性、迁延性等特点，这些特点在生物学上都是适应环境变异的结果，特异性是适应环境异质性的结果，地域性是适应特定产地环境因子的结果，连续性是适应环境因子连续变异的结果，迁延性是适应历史上环境因子变迁的结果。连续变异的理念是揭示道地药材科学属性的钥匙，由此可见，道地性在生物学表现为易受环境影响的呈现连续变异的数量性状。道地性在个体水平表现为微效多基因控制的数量遗传，或是微效多基因和主基因联合控制的数量性状。众多研究已证实了这一点，如次生代谢产物是中药道地性最直接最重要的指标之一，其代谢的步骤繁多而复杂，代谢的每个步骤至少都有 1 个基因起作用，故次生代谢产物是典型的多基因性状。目前已了解的各类次生代谢产物，如萜类、烯类、生物碱、黄酮、蒽醌、香豆素等一系列物质的生物合成，无论通过的是哪种次生代谢途径，都要经过很多的代谢步骤，并涉及大量的关键酶基因。

控制数量性状的数量性状基因座（QTL）是数量性状研究的重要武器。QTL 作为一特定染色体片段，控制同一性状的 1 组微效多基因的集合或基因簇。研究表明，1 个数量性状的 QTL 并不很多，一般为 4～8 个。每个 QTL 为 1 个孟德尔因子，它可能是 1 个基因，也可能是由 2 个或 2 个以上的基因组成的基因群。可见，若有 1 类基因与药材的道地性有明显关联，且可被称为"道地基因"，则该道地基因更像是由控制数量性状的 QTL 构成，因此，借鉴 QTL 检测方法，如候选基因分析或标记-QTL 连锁分析可能为道地基因的存在提供线索。

（三）表观遗传修饰

表观遗传是指基因组 DNA 序列没有改变的情况下，基因表达调控和性状发生了遗传的变化，主要包括 DNA 甲基化、组蛋白修饰、非编码 RNA 等。

与药材道地性特异性表型相关的功能基因在内外环境下的选择性表达，难以用传统遗传学的理论和方法来诠释。诸多研究表明，表观遗传修饰与物种间和物种内的表型变异有关，甚至从宏观上会影响物种的进化。作为表观遗传修饰的重要调控方式，DNA 甲基化或组蛋白修饰可以直接干扰转录因子与其识别位点的结合，进而影响基因转录的正常进行。因此，分析药材功能基因在内外环境下选择性表达遗传信息的分子机制，并结合表型分析结果开展药材道地性特征形成的表观遗传学机制研究，将为道地药材特征辨识提供理论支撑。

环境因子在道地药材形成中具有重要作用，温度、水分、高盐、重金属等非生物胁迫能够通过诱导 DNA 甲基化的动态变化调控逆境应答基因的表达，从而提高植物对环境的适应能力。植物对环境胁迫诱导的应答或抗性可以是短暂的，也可以是长期的，这种获得抗性也可以是跨代遗传的。不同生态胁迫对同一品种的长期影响可能会形成独特的药材表观遗传模式，从而产生药材道地性表型特征。而不同产地间药材表观遗传的变异可以来自随机的表观突变，但更主要还是来源于环境变化产生的压力。从表观遗传的角度来看，变异的诱因一方面是药材环境适应性变化的选择者，另一方面在环境压力的选择下，表观突变速率通常远高于基因突变，体现了环境因素是道地药材形成的根本动力，而时间和空间的连续性造就药材遗传与表型的连续性。新的表观遗传修饰可以是一个种群内多个个体同时发生，尽管这样突变可以通过表观遗传复位的方式被损耗，但只要环境压力保持足够长的时间，在种群中总的表观突变频率可以在十几代内迅速达到一个稳定的频率。针对个体来说，对比发生率极低的基因突变率，多个表观突变可以在同一个体中同时发生，因此针对环境波动有更好的适应性。故与 DNA 序列信息相比，表观突变作为道地药材地域性形成的主要驱动力更具有说服力。

二、研 究 现 状

目前，道地药材形成的遗传机制研究主要集中于道地药材遗传多样性及分子鉴别、道地药材遗传分化、道地药材地理变异及环境适应性、道地药材种质资源评价及品种选育、道地药材功能基因表达及调控等方面。

（一）道地药材遗传多样性及分子鉴别

道地药材遗传机制研究，即在分子水平揭示道地药材居群水平的遗传多样性（遗传变异），明确道地药材基因型特征，以及环境对道地药材基因表达的影响。道地药材遗传多样性研究一直是道地药材研究的基础和热点。目前，简单重复序列（SSR）、单核苷酸多态性（SNP）、拷贝数多态性（CNPs）、随机扩增多态性 DNA（RAPD）、扩增片段长度多态性（AFLP）等分子标记技术已被广泛应用于贝母、枳壳、甘草、党参、苍术、人参、半夏、厚朴、石斛、乌头等道地药材的遗传多样性的评价，研究发现不同药材的遗传多样性水平差异较大。在研究遗传多样性的同时，还可以通过道地药材特异的分子标记实现道地药材的鉴别。例如，通过 RAPD 技术筛选出道地茅苍术中特异的

DNA 分子片段，然后通过测序将该 RAPD 标记转化为稳定的 SCAR 标记，可用于区分道地和非道地茅苍术。利用 SSR 分子标记对江西不同种质的粉葛进行遗传多样性分析，从野葛 *Pueraria lobata* 和甘葛藤 *P. thomsonii* 基因组 SSR 序列分别获得 66 191 个和 71 968 个 SSR 位点，据此设计并筛选了 5 对多态性较强、扩增带型稳定的 SSR 引物，共得到 16 个多态性位点，聚类分析结果显示 9 个粉葛栽培种平均遗传相似系数为 0.7359，可归为 6 个种质。

（二）道地药材遗传分化

居群水平的遗传分化是道地药材形成的遗传学基础。遗传分化越明显，道地药材与同种其他居群药材的差异越明显。简单重复序列间扩增（ISSR）、RAPD、SNP、SSR 等分子标记技术被用于秦艽、玄参、丹参、浙贝母等道地药材遗传分化的测定。作为物种进化的重要环节，通过遗传分化分析，可以推测道地药材在进化树中的位置，以及其与其他居群及近缘种的关系。例如，采用叶绿体 DNA 序列和 ISSR 分子标记分析菘蓝种质的遗传分化，发现菘蓝在物种水平上遗传多样性较高，具有丰富的单倍型类型，不同种质居群间遗传分化较明显，且基因交流不频繁，遗传变异主要存在于居群间，种群近期积累了较多的低频基因突变。采用叶绿体 DNA 序列和 ISSR 分子标记分析发现甘肃祁连山地区麻花秦艽在物种水平上遗传多样性较高，具有丰富的单倍型类型，居群的遗传变异主要来自遗传漂变。

（三）道地药材地理变异及环境适应性

药用植物在长期适应各类生境的过程中，形成了自身独特的生活型。道地药材是同一遗传背景来源的物种在特定地理环境中的产物，研究地理变异及其环境适应性是道地药材研究的关键和特色，如运用 PCR 法对半夏 ITS1-5.8S-ITS2 序列扩增后直接测序研究发现，我国半夏 rDNA 变异与其地理分布相关。对不同产地的广藿香 *ITS1* 和 *ITS2* 基因进行测序分析，发现广藿香的地理分布与其 *ITS1*、*ITS2* 基因型相关，并且广藿香基因序列分化与其所含挥发油变异类型呈良好的相关性。另一方面，道地药材的地理变异反映了道地药材的环境适应性，道地药材的形成具有"逆境效应"。例如，对于生长在林缘/林下的道地药材而言，弱光一方面是其长期面对的环境胁迫因子，同时也是其生长发育和品质形成的必要条件。三七、人参、重楼、淫羊藿、黄精、黄连、天麻等多年生草本植物，以及灵芝、猪苓、茯苓等各种真菌，其长期面临着弱光胁迫，对遮光度的要求极高，这类药用植物如果离开林下且不搭遮阳棚则无法成活。人参中叶绿素 II a/b 结合蛋白基因的表达，使得其能够适应低光条件。另有研究发现，缺钾、干旱胁迫条件下苍术挥发油积累及保护酶系统发生系列改变，反映了环境胁迫下道地药材苍术在分子水平的适应性反应。

（四）道地药材种质资源评价及品种选育

特定的遗传背景是道地药材形成的遗传学基础，道地性越明显，其基因特化越显著。功能基因的微小变异可对调控化学成分在数量或质量上产生影响。道地药材特殊的抗逆性与其优良农艺性状相关功能基因多态性具有相关性，同时多数药用植物均表现出抗虫、抗病等特殊的生理现象。利用道地药材与非道地药材、不同品种之间遗传变异多样性，挖掘道地药材优良性状或特殊生理现象相关基因及药材产地鉴别的标识基因，可以为优良种质的筛选及道地药材形成机制的解析奠定基础。当前，丹参、金银花、黄芪、桔梗、人参、银杏等道地药材的种质资源的遗传多样性得到研究，为道地药材的分子育种提供了依据。

（五）道地药材功能基因表达和调控

道地性是道地药材所拥有的基因型受到特定生境（道地产区）中环境因子诱导后表达的产物，基因表达与调控是道地药材研究的重要环节。一般首先关注的是道地药材和非道地药材在基因表达方面的差异,道地产区特殊环境因子会影响道地药材活性成分合成的关键酶基因表达。但由于环境因子众多,且各因子的作用具有综合性,致使确定影响道地药材形成的主导因子存在困难。值得注意的是,基因表达分析对所用 RNA 材料的要求较高,且常需要通过对比实验来完成。此外,细胞培养和组织培养周期短,材料均匀性较好,相关研究多是在细胞、组织水平或是转基因毛状根中开展。随着功能基因组学的发展,基因组、转录组学分析被广泛应用于功能基因及其调控基因的挖掘。对安徽产道地药材"凤丹"根皮进行转录组学分析,发现传统道地产区铜陵及其相邻地区南陵因生态环境、气候相近,两地来源"凤丹"根皮样本间在次生代谢物合成中差异表达基因的数量远远少于环境、气候距离较远的亳州栽培"凤丹"根皮样本。对不同产区的花椒进行转录组测序分析,发现川产道地药材花椒果实与其他产区的花椒果实中共有 4574 个差异基因,3740 个基因上调表达,834 个基因下调表达,其中 27 个上调基因与萜类化合物合成相关,8 个上调基因与异喹啉类生物碱生物合成相关。以上研究为阐明道地药材功能基因表达和调控机制奠定了基础。

三、研　究　方　法

（一）基于单核苷酸多态性的道地药材研究

功能基因的微小变异甚至单个核苷酸的变化都会对表型特征在数量或质量上产生影响。道地药材的"边缘效应"表明道地药材特殊的抗逆性与其优良农艺性状相关的功能基因多态性具有相关性。利用道地药材与非道地药材、不同品种之间单核苷酸位点的不同,挖掘道地药材优良性状或特殊生理现象相关基因及鉴别药材居群的标识基因,可解决药材道地性问题。例如,通过对道地与非道地甘草居群的 β-香树脂醇合成酶（β-amyrin synthase, β-AS）基因进行单链构象多态性（single-strand conformation polymorphism, SSCP）分析,发现在甘草 β-AS 编码区序列的 94bp 处发生了 G/A 转换。不同 SSCP 类型的突变分别为 94A 型、94A/G 杂交型和 94G 型,其中道地居群 94A 型占 37.1%,非道地居群 94A 型仅占 5.9%,二者具极显著差异。对等位基因频率进行分析,发现道地居群的 94bp 位点碱基 A 和 G 出现频率分别为 67.1% 和 32.9%,非道地居群该位点碱基 A 和 G 出现频率分别为45.6% 和 54.4%,显著性差异分析发现 A、G 在道地和非道地居群出现的频率具极显著差异。

（二）基于拷贝数多态性的道地药材研究

拷贝数多态性（copy number polymor phism, CNP）是指与基因组参考序列相比,基因组中大于 1kb 的 DNA 片段缺失、插入、重复或扩增及其互相组合衍生出的复杂变异。研究功能基因拷贝数多态性与道地药材形态和有效成分含量的相关性及居群特征可解析道地药材形成的遗传机制。例如,对甘草中的 3-羟基-3-甲基戊二酰 CoA 还原酶（3-hydroxy-3-methylglutaryl-CoA reductase, HMGR）基因,鲨烯合成酶 1（squalene synthase 1, SQS1）基因和 β-AS 基因进行拷贝数测定,结果显示,按照 3 个功能基因的拷贝数,可将甘草分为 6 种类型,即 A 型（β-AS+HMGR+SQS1$=1+1+1$）、B 型（$1+2+1$）、C 型（$2+1+1$）、D 型（$2+1+2$）、E 型（$2+2+1$）和 F 型（$2+2+2$）,研究发现 3 个基因的拷贝数组合类型以 A 型和 B 型为主,存在拷贝数组合多态性。观察各甘草样品形态特征并测定甘草酸含量,统计分析基因拷贝数与形态特征及甘草酸含量的相关性,结果显示甘草 3 个功能基因的拷贝数多态性及组合多态性与居群、叶片形态和甘草酸含量存在明确的相关性,其中宁夏盐池的拷贝数组合类型变异最大,其次是甘肃民勤;B 型甘草植株的叶片面积最大,甘草酸含量最高。

（三）基于基因表达差异的道地药材研究

1. 道地药材基因表达的规律

中药在不同的生长、发育阶段以及同一生长发育阶段不同组织、器官的发育、分化及药效成分的合成均是由特定基因控制的，当某种基因缺陷或表达异常时，则会使相应的组织、器官发育异常或药效成分的种类和含量发生变化。另外，生物生存的内、外环境在不断变化，其体内的活细胞必须对内、外环境的变化做出适当反应，这种适应调节的能力与功能基因的表达密切相关。故道地药材具有道地性的根本原因是药材基因型在特定时空环境中表达产生的次生代谢产物不同，相关功能基因的表达在时间和空间上均表现出严格的规律。例如，道地桑叶多经霜采收，研究发现桑叶总黄酮积累量在 8 月最低，经霜后积累量在 11 月达到最高，参与黄酮类物质合成的关键酶基因 *PAL* 和 *F3H* 的表达均在经霜后明显增加；丹参中的有效成分丹参酮主要分布在地下根中，参与丹参酮合成的基因 *CPS1* 主要在根中高表达，具有明显的组织特异性。

2. 道地药材基因表达的方式

因特殊的环境因子和优良的种质，道地药材具有独特的药效成分，其功能基因的表达与调控是道地药材形成的内在因素。这些基因的表达方式主要有组成型表达、诱导型表达和阻遏型表达。

（1）组成型表达：在生物个体的所有细胞中持续表达的基因，其表达产物对生命全过程都是必需的，这类基因被称为管家基因。例如，呼吸作用中的三羧酸循环是维持细胞能量代谢的基本途径，催化此途径各阶段反应的酶编码基因就属管家基因，其中甘油醛-3-磷酸脱氢酶（glyceraldehyde-3-phosphate dehydrogenase，*GAPDH*）和肌动蛋白（*β-actin*）基因等常被用作基因表达分析中的内参基因，用以校正基因表达研究中存在的实验误差。管家基因的表达只受启动序列或启动子与 RNA 聚合酶相互作用的影响，而不受环境因素等其他机制的调节，属于组成型基因表达。

（2）诱导型和阻遏型表达：与管家基因不同，有一些基因的表达极易受到内、外环境变化的影响，其表达水平随内、外环境的变化升高或降低，这类基因被称为可诱导基因。可诱导基因在特定环境中表达会增强，如刺五加被茉莉酸甲酯喷施后，催化刺五加皂苷合成的鲨烯合成酶基因表达上调，提高了皂苷的合成量。相反，如果环境抑制基因的表达，这种基因就是可阻遏基因。可阻遏基因表达产物的水平在特定环境中会降低，如茉莉酸甲酯可降低积雪草催化合成甾醇类的环阿屯醇合成酶基因的转录水平，使其催化的底物更多流向三萜皂苷类合成途径。可诱导和可阻遏基因除受启动序列或启动子与 RNA 聚合酶相互作用的影响外，还受其他机制调节。诱导和阻遏是同一事物的两种表现形式，普遍存在于包括道地药材在内的整个生物界，也是道地药材适应环境和形成特有品质的基本途径。

3. 非生物因子在基因表达水平上对道地药材形成的影响

环境因子对道地药材优良品质的形成具有重要作用，环境通过改变药用植物的基因表达进而影响道地药材的品质。产地不同，光照、湿度、温度、大气、土质等非生物因子也随之而异，就有可能导致药用植物的形态、生理功能及次生代谢产物产生差异。例如，盐胁迫和红光会上调黄花蒿中青蒿素生物合成关键基因 *ADS* 和 *CYP71AV1* 的表达，提高青蒿素的含量；光照上调丹参中合成迷迭香酸和丹酚酸 B 的关键基因 *PAL1*、*C4H*、*HPPR* 的表达，提高迷迭香酸和丹酚酸 B 含量；中度干旱可上调银杏黄酮代谢途径 *PAL*、*C4H*、*CHS* 的基因表达，提高银杏叶中总黄酮醇苷和黄酮的含量。

4. 生物因子在基因表达水平上对道地药材形成的影响

环境中的生物因子主要包括昆虫、食草型动物、病原微生物及其他种植物等，从基因表达水平探索生物因子对道地药材形成的影响将有利于深入解析道地药材的成因。例如，丹参内生真菌 D16 中蛋白-多糖部位可刺激丹参酮生物合成途径中的 *HMGR*、*DXR*、*GGPPS*、*CPS* 和 *KSL* 5 个关键酶基因的表达；食草动物取食可引起植物体内信号物质茉莉酸类化合物积累，诱导长春花中 *ORCA* 基因的表达并激活先前存在的 ORCA，ORCA 与调控元件 JERE 结合启动异胡豆苷合成酶基因，异胡豆苷合成酶是类萜吲哚生物碱合成的关键酶，进而提高长春花碱的含量。植物不但受动物、病原菌等"异类"的影响，植物彼此之间的竞争也十分激烈，具异株相克现象，即植物可利用次生代谢产物来抑制其他植物的发芽或生长。例如，南加利福尼亚州的白叶鼠尾草 *Salvia leucoulla* 和加利福尼亚州蒿（*Artemesia californica*）在夏季单萜化合物合成的基因表达显著上调，合成并释放大量的单萜化合物（主要是樟脑和 1,8-桉树脑），这些物质在空气中或降落在地面吸附在土壤中，从而抑制其他植物的正常生长。

（四）基于 DNA 甲基化的道地药材研究

植物 DNA 甲基化修饰作用在基因表达、细胞分化以及生长发育过程中起着重要的调节作用，DNA 甲基化模式的改变可以影响植物的形态、花期、育性等，并在植物印记、逆境胁迫、杂种优势方面起着一定的作用。植物 DNA 甲基化的生物学作用主要通过参与植物基因表达的调控，进而调节植物的生长发育。在植物中，甲基化水平不足使植株产生明显的表型异常，如用 DNA 甲基化抑制剂 5-氮杂胞嘧啶核苷（5-azaC）处理能够影响菊花丛生芽的分化、株高和根长等表型性状，且低浓度 5-azaC 处理可以使菊花提前开花。基因的转录与否决定了基因表达的开启和关闭，而 DNA 甲基化在转录过程中起着至关重要的作用。当基因处于表达状态时甲基化水平通常很低，随着生长发育的进行需要将该基因关闭，就会在该基因的启动子区发生甲基化，使基因转录受到抑制，基因失活，终止其表达；而一些处于关闭状态的基因应生长发育的需求进行活化，开启表达，此时该基因的启动子区发生去甲基化，转录表达。很多研究表明，基因表达活性与 DNA 胞嘧啶甲基化程度之间存在负相关性，DNA 甲基化程度越低，基因表达活性越高；反之，DNA 甲基化程度越高，基因表达活性越低。例如，利用 5-azaC 处理石斛组培苗，分析石斛苗生长变化、生物活性物质含量及其相关基因表达变化，结果发现多糖含量和生物碱含量明显上升，编码生物碱合成酶的基因相对表达量均显著上调，说明 5-azaC 去甲基化修饰处理可能激活了这些生物碱合成相关基因的表达。

（五）基于分子谱系地理学的道地药材研究

1. 药材产地鉴别标记的筛选

道地药材的产地鉴别实质上是生物种下居群水平的遗传分化问题，依据的理论是分子谱系地理学和群体遗传学，选用的 DNA 片段相对于物种水平鉴别标记应具有更快的进化速率。首先，通过对道地药材基原植物的谱系地理分析，可以准确推断其居群的遗传分化模式，并对道地性的形成是否与遗传分化相关作出有效判断。对于与遗传因素明显不相关的道地药材，可排除进行产地鉴别的可能；对于与遗传因素明显相关的道地药材，可进一步判断道地与非道地居群之间是否存在 DNA 差异：先将道地居群所具有的单倍型称为道地单倍型，如果道地单倍型在道地居群中的频率显著大于非道地居群中的频率，表明道地与非道地之间存在明显的 DNA 差异，这类具有道地居群特有的单倍型可直接用于药材产地鉴别的标记。

2. 栽培起源研究

由于药用植物的栽培历史没有农作物的栽培历史长，且处于驯化早期，故对药用植物的栽培起源研究能够很好地揭示其在驯化早期遗传背景的变化，更好地了解植物如何成药的过程。目前，有关药用植物栽培最经典的研究实例是利用谱系地理学的方法，阐明了栽培过程对药用植物黄芩遗传多样性的重要影响，并探讨了栽培黄芩的起源问题。研究发现黄芩的道地产区是祖先单倍型 HapG 的分布区，是黄芩的起源中心和多样化中心，进一步证明道地药材存在显著的遗传分化，验证了道地性越明显，其基因特化越明显。

（六）基于系统生物学的道地药材研究

系统生物学是在细胞、组织、器官和生物体水平上研究结构和功能各异的生物分子及其相互作用，并在系统性试验和分析的基础上建立有效数学模型来定量描述和预测生物功能、表型和行为的科学，是研究一个生物系统中所有组成成分（基因、mRNA、蛋白质等）的构成，以及在特定条件下这些组分间的相互关系的学科。研究系统生物学是充分利用各种组学技术来研究生物系统间分子影响差异，从而外推环境化学在生物系统中的作用过程，建立数学模式评估 mRNA、蛋白质和代谢水平的变化或差异，阐明整体生物学效应，描述和预测生物功能、表型和行为。系统生物学主要的技术与平台由基因组学、转录组学、蛋白质组学、代谢组学、相互作用组学和表型组学构成。目前系统生物学研究主要集中在基因表达、基因转换开关、信号转导途径及系统出现疾病的机制分析四个方面。用系统生物学的思维和方法来研究药用植物次生代谢物的形成，包括次生代谢物的生源途径、信号分子的信号传递，代谢物的形成和积累与外界环境相互作用的关系，其最大的特点是在还原论基础上的整体性研究，可以充分发掘药用植物次生代谢物生物合成的相关基因、转录因子、信号分子以及环境因子；构建次生代谢物生物合成基因表达调控系统模型，为次生代谢物代谢工程和全面阐释次生代谢物形成的分子机制提供理论基础，并对于系统阐释中药有效成分成因和道地药材形成机制、药用植物资源合理开发利用等具有重要意义。

研究案例

驯鹿适应北极环境的分子机制

驯鹿（*Rangifer tarandus*）为反刍亚目（Ruminantia）鹿科（Cervidae）驯鹿属（*Rangifer*）的唯一物种，主要分布于亚欧和北美的北极、亚北极及北生物区系的苔原、山地和林区，是北极和亚北极地区中大型反刍动物区系的典型代表。我国驯鹿主要分布在大兴安岭西北部，由鄂温克族人放养。北极冬季气温极低且食物匮乏，更为严峻的是，北极没有一天24h的昼夜更替，没有"日出而作，日落而息"的生活节律，驯鹿究竟有何能耐，可以适应北极如此恶劣的生存环境？利用深入的比较基因组学和进化基因组学分析手段，本案例探究了驯鹿适应北极极端环境的分子遗传机制。

本案例研究发现驯鹿的节律通路中的核心调控基因 *PER2* 发生了特异性突变，导致 *PER2* 基因与另一个节律核心基因 *CRY1* 无法结合，使驯鹿丧失了昼夜节律分子钟，从而能适应北极极昼和极夜的环境；通过人工选择信号分析，发现驯鹿维生素 D 代谢通路中的两个关键基因 *CYP27B1* 和 *POR* 受到了强烈的自然选择，且驯鹿这两个基因所编码酶（CYP27B1 和 POR）的活性比山羊和狍子的高很多，这可能使得驯鹿对钙的吸收能力大大增强；脂蛋白转运和脂质合成的两个重要基因 *APOB* 和 *FASN* 在驯鹿中也发生了突变，这两个基因在北极熊和企鹅脂肪代谢进化研究中也有报道，表明不同极地动物能量代谢经历趋同进化；另外，研究还发现，驯鹿角的一个生长关键基因 *CCND1* 上游增加了一个雄性激素受体结合区域，这可能使得驯鹿在更低的雄激素水平下能促成雌性驯鹿长角。这些研究结果为维生素 D 对钙沉积影响、生物钟调控治疗人类睡眠障碍等一些人类健康问题的解决提供了重要线索，也为后续开展驯鹿保护提供了重要数据基础。

（一）名词术语

1. 进化基因组学

进化基因组学是以基因组数据为基础，应用进化生物学手段在基因组水平上研究基因功能，寻找基因起源、发展和进化规律的一门学科。

2. 比较基因组学

比较基因组学指在基因组图谱和序列分析的基础上，对已知基因和基因的结构进行比较，了解基因的功能，表达调控机制和物种进化过程的学科。

（二）案例原理

1. 昼夜节律的分子机制

生物钟基因调控昼夜节律的基本模式为：转录-翻译-抑制转录的负反馈模式，生物钟基因节律性转录表达的生物钟蛋白作为调节元件促进其他相关基因表达，再通过负反馈作用抑制自身的转录。目前研究发现,哺乳动物昼夜节律调控机制主要有两个反馈环路,第1个环路中由 *clock* 和 *Bmal1* 基因翻译的蛋白 mCLK 和 BMAL1 先在细胞质中形成异二聚体，然后进入细胞核与 *cry* 和 *per* 基因的启动子结合，激活它们的转录。cry 和 per 基因启动后翻译出 CRY 和 PER 蛋白，两种蛋白在细胞质中逐渐增多形成异二聚体，进入细胞核结合到 CLK/BMAL1 二聚体上，降低 CLK/BMAL1 二聚体的转录激活作用，进而抑制自身的转录。第 2 个环路，CLK/BMAL1 二聚体激活 Rev-ErBα 的转录，其翻译产物 REV-ERBα 蛋白与 Bmal1 基因的启动子上结合进而抑制 Bmal1 基因的转录。因此，在节律调控时，当 mPER1 和 mPER2 转运到细胞核内与 Mcry1 和 Mcry2 形成稳定的负调控聚合物后，可以直接抑制 CLK/BMAL1 二聚体促进的转录活性，在抑制 mPER1 和 mPER2 表达的同时，也会抑制 Rev-ErBα 基因的转录，进而解除对 Bmal1 基因的转录抑制，使 BMAL1 蛋白表达量增加，进入下一个节律振荡循环。

2. 驯鹿角发育的分子机制

鹿角的发育是受雄性激素调控的，只有雄鹿中大量的雄性激素积累，才能促使鹿角生长。但在驯鹿中，即使在生活史的早期对其雄性器官进行抑制，限制雄性激素的分泌，驯鹿依然能够长出鹿角，并进行季节性更替。因此，驯鹿体内的鹿角发育的分子通路对于雄性激素应该更敏感，即只有少量的雄性激素，也能够促使鹿角生长。对于哺乳动物而言，其雄性激素受体结合位点 5′-TGTTCT-3′ 对于雄性激素的激活十分重要。本案例在驯鹿的 CCND1 基因的上游，识别到了 3 个 5′-TGTTCT-3′ 区域，其中第 3 个是驯鹿所特有的。CCND1 基因调控细胞周期，对于软骨细胞的增殖乃至鹿角的形成有重要作用。研究也证明了 CCND1 基因上游的第 3 个 5′-TGTTCT-3′区域对 CCND1 基因的表达起到了重要作用。因此，不论是雌驯鹿还是雄驯鹿，少量的雄性激素就能够使得驯鹿长角。雌鹿以产生雌性激素为主，但也会产生少量雄性激素，因此，雌性驯鹿也能够产生鹿角。

和其他鹿科动物一样，驯鹿角每年会脱落再生，说明驯鹿体内有较强的钙代谢和钙重吸收能力。动物对钙的吸收依赖维生素 D 的代谢途径，而维生素 D 的代谢又依赖于阳光。驯鹿在较低的太阳能量下，维持着较快的鹿角生长，则需要演化出高效代谢维生素 D 的能力。CYP27B 和 POR 是维生素 D 代谢通路中重要的酶。本案例在驯鹿的 CYP27B1 和 POR 基因上均识别出了特异性的基因突变，其中 CYP27B1 的突变位点接近 CYP27B1 酶的功能域 P450，进而影响酶的活性。体外实验表明，驯鹿的 CYP27B1 酶活性比山羊、狍子的高出 1.5～2 倍；驯鹿 POR 酶活性也比其他鹿科动物的高出 6～20 倍。这些结果说明驯鹿具有更强的维生素 D 代谢能力，从而适应极地和亚极地的环境。

（三）案例解析

1. 观察：驯鹿适应北极环境的遗传机制

（1）驯鹿维生素 D 代谢通路中的基因发生了特异性突变：本案例从驯鹿的基因组中获得了维生素 D 代谢途径中的 28 个基因，将这些基因序列与其他反刍动物的同源序列进行比较分析，发现 APOB 在驯鹿中发生了快速进化，CYP27B1 和 POR 受到了强烈的自然选择。CYP27B1 和 POR 是合成活性维生素 D 的两个关键酶。将驯鹿基因组与其他反刍动物的基因组进行比较，发现驯鹿 CYP27B1 和 POR 基因均有 3 个位点发生了特异性突变，其中，CYP27B1 基因的 K282N 突变位点位于 P450 功能域（图 7-2）。

（2）驯鹿中与脂类代谢相关的基因发生了特异性突变：APOB 和 FASN 基因在脂类代谢中起着重要作用，其中 APOB 参与低密度脂蛋白的运输，FASN 编码脂肪酸合成酶。将驯鹿的 APOB 和 FASN 基因与其他反刍动物的进行比较，发现这两个基因在驯鹿中受到了正向选择，是驯鹿特有的突变，且其突变位点在驯鹿中是稳定的。有研究报道 APOB 和 FASN 分别在北极熊（Ursus maritimus）和企鹅（Pygoscelis adeliae）中也受到了正向选择，表明恒温极地动物能量代谢经历了趋同进化。

（3）驯鹿中与昼夜节律通路相关的基因发生了特异性突变：与温带、亚热带、热带地区的其他鹿类动物相比，驯鹿经历了更长的日光波动和明显不同的季节性。环境对驯鹿昼夜节律的影响导致其在冬季和夏季失去日常节律活动，并表现出一种不同寻常的体内褪黑激素分泌节律。在其他哺乳动物中，光通过光信号转导途径调节下丘脑视交叉上核（suprachiasmatic nucleus, SCN）的生物钟。

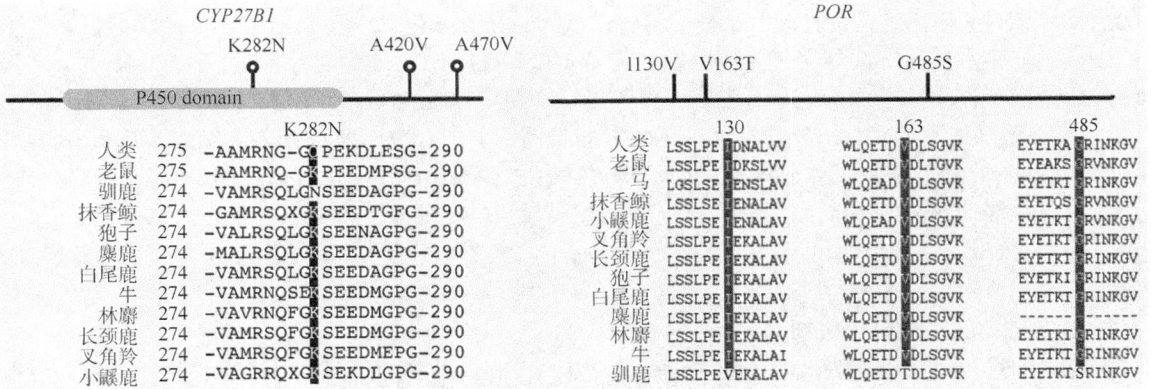

图 7-2 驯鹿 *CYP27B1* 和 *POR* 基因的特异性突变

K282N、A420V 和 A470V 均为 *CYP27B1* 突变位点，I130V、V163T 和 G485S 均为 *POR* 突变位点

通过光信号转导途径，光诱导的神经递质垂体腺苷酸环化酶激活多肽（pituitary adenylate cyclase activating polypeptide，PACAP）改变 Ca^{2+} 浓度，并触发 cAMP 反应元件结合蛋白（cAMP response element–binding proteins，CREBs）的磷酸化。本案例从 KEGG 和 Reactome 数据库中检索到了驯鹿 165 个与昼夜节律通路相关的基因，发现其中有 8 个基因（*PER2*、*NOCT*、*GRIA1*、*GRIN2B*、*GRIN2C*、*ITPR3*、*ADCY5* 和 *NOS1AP*）的功能域存在驯鹿特异性突变。另外，在 4 个快速进化的基因（*ADCY2*、*ADCY8*、*CALML4* 和 *CAMK2*）中，*ADCY8* 和 *CALML4* 也存在驯鹿特异性突变（图 7-3）。

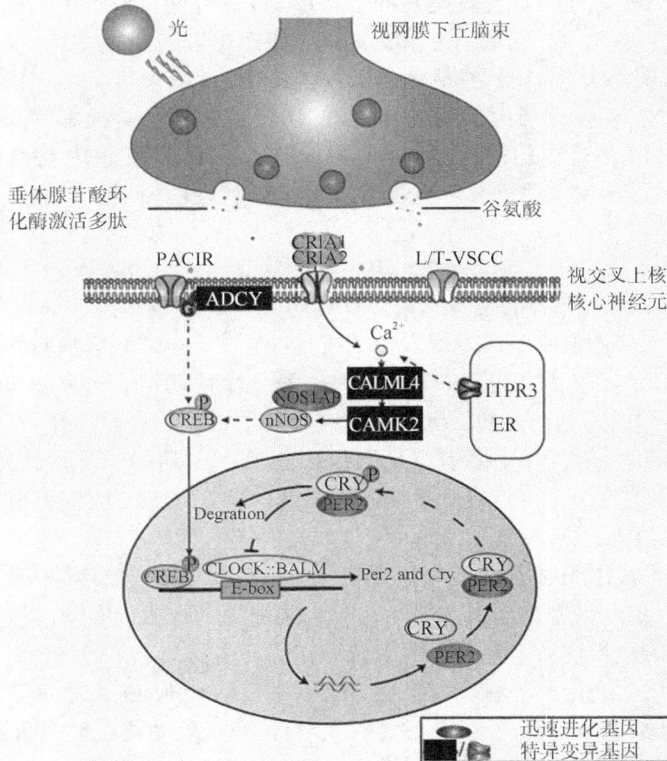

图 7-3 光对驯鹿下丘脑视交叉上核神经元分子钟的调控

（4）驯鹿基因组存在与雌性鹿角生长相关的基因突变：人们认为鹿角的生长是由雄激素驱动或调节的。驯鹿是唯一一种雌性和雄性都长角的鹿科动物，与其他种类的鹿不同，驯鹿在出生后不久切除雌雄性的性腺均不会妨碍鹿角的生长和季节性替换。由此可知，这种现象可能与调节鹿角生长的一些基因对低水平雄激素的敏感性增加有关。序列 5′-TGTTCT-3′为哺乳动物雄激素受体结合位点，本案例检测了 30 个与鹿角相关的高表达基因的启动子区域，在驯鹿的 CCND1 基因的上游识别到了 3 个 5′-TGTTCT-3′区域，其中第三个是驯鹿所特有的（图 7-4）。

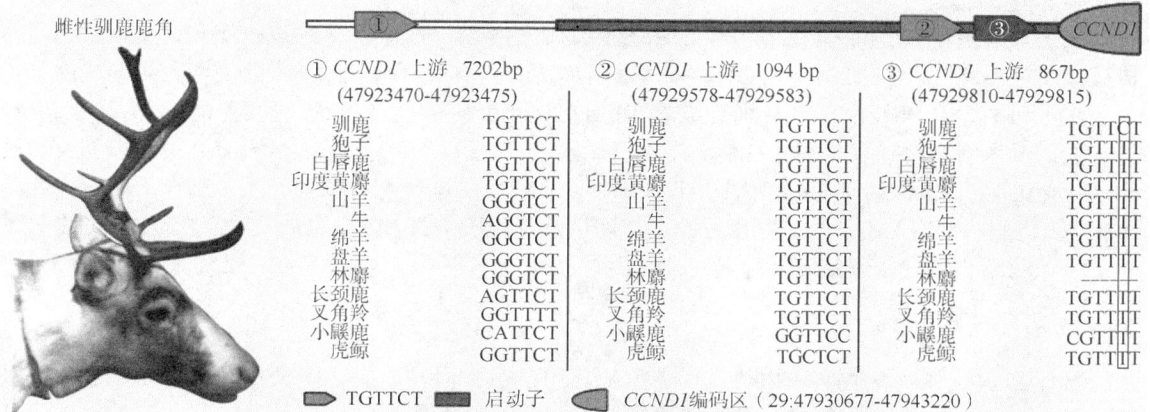

雌性驯鹿鹿角

	① CCND1 上游 7202bp (47923470-47923475)	② CCND1 上游 1094 bp (47929578-47929583)	③ CCND1 上游 867bp (47929810-47929815)
驯鹿	TGTTCT	TGTTCT	TGTTCT
狍子	TGTTCT	TGTTCT	TGTTTT
白唇鹿	TGTTCT	TGTTCT	TGTTTT
印度黄麂	TGTTCT	TGTTCT	TGTTTT
山羊	GGGTCT	TGTTCT	
牛	AGGTCT	TGTTCT	
绵羊	GGGTCT	TGTTCT	TGTTTT
盘羊	GGGTCT	TGTTCT	TGTTTT
林麝	TGTTCT	TGTTCT	
长颈鹿	AGTTCT	TGTTCT	—
叉角羚	GGTTTT	TGTTCT	—
小鳁鲸	CATTCT	GGTTCC	CGTTTT
虎鲸	TGTTCT	TGCTCT	TGTTTT

▭ TGTTCT　■ 启动子　◁ CCND1编码区（29:47930677-47943220）

图 7-4　位于 CCND1 上游的雄激素受体亲和序列 5′-TGTTCT-3′

2. 分析：驯鹿特异性突变基因的功能

（1）驯鹿维生素 D 特异性突变基因的功能：驯鹿 CYP27B1 和 POR 两种酶的催化效率显著高于山羊和狍的，表明驯鹿进化出了一种比其他哺乳动物更有效的维生素 D 代谢途径。这一变化可能使驯鹿能够获得高水平的活性维生素 D，以维持新陈代谢和钙吸收，并促进身体脂肪氧化，满足其在北极和亚北极地区生存的需要。本案例还发现钙受体编码基因 TRPV5 的锚蛋白重复（Ankyrin repeat）区域具有驯鹿特异性突变，该区域由活性维生素 D 激活，进而影响钙的再吸收。这些结果表明，与维生素 D 代谢相关的上下游通路在驯鹿体内发生了进化，以确保钙和能量的供应。

（2）驯鹿在北极光照条件下的昼夜节律调节：维持昼夜节律的核心要素是磷酸化的 cAMP 反应元件结合蛋白（CREB）激活周期基因（PER1、PER2 和 PER3）和隐色基因（CRY1 和 CRY2）的转录。研究表明，PER2 和 CRY1 的结合对外周组织和细胞持续的光诱导的昼夜节律是必需的，而 CRY2 只会轻微地削弱节律。在 PER2 基因中发现了驯鹿特有的 3 个突变，其中的一个突变 P1172T 使 PER2 与 CRY1 的结合能力丧失，导致驯鹿的昼夜节律失常。另外，昼夜节律基因 NOCT 也发生了驯鹿特有的突变，该基因在包括脂质代谢在内的许多代谢过程中发挥着关键的转录后调控因子的作用。此外，驯鹿特异性突变基因中，3 个基因（GRIA1、GRIN2 和 ITPR3）影响神经元的 Ca²⁺浓度，另外 4 个基因（ADCY5、ADCY8、CAMK2 和 NOS1AP）影响 CREB 的磷酸化。GRIA1和 GRIN2 基因编码谷氨酸受体，谷氨酸受体的激活是光信息传递到 SCN 的关键步骤。ITPR3 基因编码细胞内钙通道受体。CREB 可通过 ADCY 介导的途径或 CAMK2、CALML4 和 NOS1AP 介导的途径磷酸化。这些结果表明，驯鹿不仅生物钟的几个核心蛋白和基因发生了改变，而且与它们相关的上下游通路也发生了变化。因此，本案例推测这些变化可能是促进驯鹿适应北极不规则光照条件的重要因素。

（3）驯鹿基因组中 CCND1 基因突变的功能：CCND1 基因调控细胞周期，是软骨细胞增殖所必需的，因此与鹿角生长密切相关。功能验证实验表明，驯鹿的雄激素受体与 CCND1 基因上游的第 2 和第 3 个 5′-TGTTCT-3′区域结合，而在狍中仅与第 2 个 5′-TGTTCT-3′序列结合。这些发现表明，CCND1 基因上游的第三个 5′-TGTTCT-3′区域可能会增强 CCND1 基因的表达，所以，不论是雌驯鹿还是雄驯鹿，少量的雄性激素就能够使得驯鹿长角。

3. 验证：驯鹿特异性突变基因的功能验证

（1）通过比较基因组学和进化基因组学分析，发现驯鹿节律通路中的核心调控基因 *PER2*，脂蛋白转运和脂质合成的两个重要基因 *APOB* 和 *FASN* 及维生素 D 代谢通路中的两个关键基因 *CYP27B1* 和 *POR* 均发生了特异性突变，使驯鹿丧失了昼夜节律分子钟，提高了其脂类代谢、维生素 D 代谢及钙吸收的能力，从而适应北极的极端环境。验证突变基因功能可使用转基因与体外催化表达等方法。

（2）本案例将驯鹿的 *CYP27B1* 和 *POR* 基因的表达产物与狍、山羊的进行比较，验证了驯鹿的特异性突变提高了 CYP27B1 和 POR 两种酶的催化活性：驯鹿的 CYP27B1 酶活性分别约是山羊和狍的 2 倍和 1.5 倍，POR 酶活性分别是山羊和狍的 20 倍和 6 倍。为了验证驯鹿特异性突变基因 *PER2* 的功能，本案例将该基因其中的一个突变位点 T1172（Thr）突变为相应的野生型氨基酸（Pro），然后进行免疫共沉淀实验，结果发现野生型 PER2（P1172，P-type）可以与 CRY1 结合，驯鹿突变的 PER2（1172T，T 型）不能与 CRY1 结合，表明驯鹿 $Pro^{1172} \rightarrow Thr$（P1172T）突变导致 PER2 丧失了与 CRY1 的结合能力，致使驯鹿的昼夜节律失常。

（四）思考

驯鹿为鹿科驯鹿属的唯一物种，具有重要药用价值，但其适应北极极端环境（酷寒、食物匮乏、极昼极夜）和雌性长角的分子遗传机制鲜有研究。本案例通过比较基因组研究和基因功能分析确定了一些与驯鹿昼夜节律失常、维生素代谢、脂肪代谢和鹿角生长相关的功能基因及其独特的基因突变。

反刍动物的有角下目是现存唯一一类头颅上有角的哺乳动物，但不同种类的有角动物具有各自独特形态的角，如长颈鹿科的角由仅被皮肤和毛发覆盖的骨突组成；牛科的角由被角质鞘覆盖的骨突组成，其终生生长，不分叉也不再生；而鹿科动物的角会周期性脱落，每年再生一次，在生长阶段时被称为鹿茸，其生发组织在上方，故分叉生长，生长停止后，鹿茸则钙化为鹿角，也无角鞘。部分有角下目的动物不长角，如麝和獐子。角生长发育的分子机制是什么？不同动物类群，角的生长发育是否由相同的基因通路控制？

参 考 文 献

Lin Z S，Chen L，Chen X Q，et al. 2019. Biological adaptions in the Arctic cervid, the reindeer（*Rangifer tarandus*）[J]. Science，364（6446）：eaav6312.

第三节　道地药材形成的环境机制

道地药材的形成，离不开药用植物生长发育的自然环境，也离不经过长期生产实践积累起来的栽培、管理、采收、加工过程中的人为因素。而环境包括土壤、气候、地形等宏观环境因素，也包括土壤微生物等微环境因素，这些环境因素与植物互相影响，互相塑造，有的环境因素能够促进植物生长，而有的环境因素则可以刺激次生代谢产物的积累，它们对于道地药材产量和品质的形成都有不可或缺的贡献。人为因素方面，道地药材产区往往具有较久远的生产历史，在长期实践过程中，人们积累了特定的栽培管理经验、采收加工规范，这些田间管理经验和采收加工规范同样对于道地药材的形成发挥了重要作用。

一、概 念 原 理

（一）环境因子

古人对环境影响药材质量的记述很多，所谓"诸药所生，皆有其界"阐明的即是特定的产区环境对药材药性的重要性。环境因子主要包括气候（温度、光照、水分）、土壤（土质）和地形（海拔高度、坡度、坡向）等。环境因子是道地药材形成的基础，也是道地药材生长发育及其药效成分形成和积累的直接影响因素，特定的自然环境使道地药材拥有特殊的禀性。一种次生代谢产物的合成、积累可受几种环境因子诱导，一种环境因子又可诱导几种次生代谢产物的合成、积累，同一环境因子对不同植物的诱导作用可能不同。可见，环境因子对药材品质的影响是多角度、多层次的。深入研究光照、温度、水分、空气、海拔、土壤等环境因子对道地药材的产量和品质的影响，是探索道地药材形成规律和实质的重要途径之一。

（二）环境胁迫

植物的生存环境并不总是适宜的，植物生长发育的过程中经常受各种环境的胁迫（也称逆境）。植物的环境胁迫因素分为物理、化学和生物三大类。其中物理类包括干旱、水涝、热害、冻害、辐射、电损伤、风害等；化学类包括营养缺乏、元素过剩、毒素、重金属毒害、pH 过高或过低、盐碱、农药污染、空气污染等；生物类有竞争、抑制、化感作用、病虫害、有害微生物等。"逆境效应"是环境对道地药材形成影响的一种表现。环境胁迫下，植物选择性通过调整基因的表达促进某些次生代谢产物的积累和释放，以适应环境的胁迫。次生代谢产物既是道地药材的物质基础，也是其最重要的表型特征之一。从这个意义上讲，逆境能促进道地药材的形成，即道地药材是长期适应逆境的产物。

（三）人为因素

人为因素在道地药材形成中起着重要作用。道地药材的优良品质受栽培管理、采收加工、炮制方法和市场流通等人为因素影响。对于很多道地药材人们在长期的实践中已经积累了丰富的经验，在栽培管理上形成了一套成熟的管理流程，如云南的三七、杭州的杭白菊、浙江的浙贝母等。每一种道地药材的栽培、采收及炮制工艺都独具特色，优良考究的培植技术是道地药材形成的重要因素之一。孙思邈的《千金翼方》中所述"不依时采取，与朽木不殊"强调的是合适的采收时间对药材药性的重要性。严格执行道地药材的种植程序，炮制讲究的加工方法等环节，是"道地"药材"道地性"形成的必要条件。

（四）假说模式

植物在长期生长中，已经适应了自然环境。当自然环境发生剧烈改变时，植物将发生一系列变化来适应环境，提高自身生存竞争力。有关植物通过次生代谢产物的产生应对环境变化的过程，形成了不同的假说。

1. 生长/分化平衡（growth/ differentiation balance，GDB）**假说**

植物的生长发育在细胞水平可分为生长和分化两个过程，前者主要指细胞的分裂和增大，后者主要包括细胞的特化和成熟。在营养充足时，植物以生长为主；而在营养匮乏时，植物以分化为主。当环境因子对植物生长的影响超过了对光合作用的影响，植物体内次生代谢产物明显增多。次生代谢产物是细胞特化和成熟过程中生理活动的产物，其含量随植物生长年龄的增大和老化而增多，如人参、三七、黄连等种植过程需要达到一定的年限，活性成分含量才能达到用药要求。

2. 碳素/营养平衡（carbon/ nutrient balance，CNB）**假说**

植物体内以 C 为基础的次生代谢产物如酚类、萜烯类等成分的积累，与植物体内的 C/N 值呈正相关；而以 N 为基础的次生代谢产物如生物碱等成分的积累，则与植物体内的 C/N 值呈负相关。这一假说在一定程度上解释了植物营养及光照对其次生代谢产物的影响，即在营养胁迫时，植物生长的速度大为减慢，而光合作用的变化不大，植物会积累较多的 C、H 元素，体内 C/N 值增大，以 C 为基础的酚类、萜烯类物质增多；在遮阴条件下，光合作用降低，体内 C/N 值降低，酚类、萜烯类物质减少。如益母草的生物碱成分含量由北向南逐渐减少，而青蒿、苍术等萜类成分含量则由北向南逐渐增多，这与我国光温由北向南的变化趋势具有一定相关性。

3. 最佳防御（optimum defense，OD）假说

由于植物次生代谢产物的产生是以减少植物生长的机会成本为代价的，因此植物产生次生代谢产物的前提是其获得的防御收益大于其生长所获得的收益。环境胁迫条件下，植物生长减慢，产生次生代谢产物的成本较低；植物受损的补偿能力较差，次生代谢产物的防御收益增加。因此，环境胁迫条件下，植物会产生较多的次生代谢产物。

4. 资源获得（resource availability，RA）假说

由于自然选择的结果，在环境恶劣的自然条件下生长的植物，具有生长慢而次生代谢产物多的特点，而在良好的自然条件下生长的植物，具有生长较快且次生代谢产物少的特点。即植物潜在的生长速度降低时，植物产生的用于防御的次生代谢产物的数量就会增加。这一假说的理论依据是，环境胁迫条件下，植物生长的潜在速度较慢，受到损害时，其损失的相对成本较高。

以上 4 个假说从不同的角度提出了一个共同的结论，即环境胁迫条件下，植物次生代谢产物的数量会增加。前两者将植物次生代谢产物的形成和积累视为由于外界环境变化引起植物体内物质积累的一个被动过程，而后两者认为植物次生代谢产物的产生是根据其产生成本的变化而变化的主动过程。

二、研究现状

植物抗逆性可体现在群体、个体、组织器官、细胞、生理代谢、基因等不同水平。植物本身是否能有效地运用自身的防御机制抵抗环境胁迫，是决定其生存繁育的关键。植物的基因型和发育程度、胁迫的严重程度和持续时间、植株适应胁迫的时间长短等均会影响植物适应环境胁迫的过程。通常，植物通过多种反应机制抵抗胁迫，无法补偿均衡的严重胁迫将导致植株死亡。

植物可以与受到和识别的环境信号组成应激性反应。在环境胁迫条件下，信号被识别并传递到植物细胞内，引起基因表达水平发生变化，影响植物的代谢和发育。植物通常以细胞和整个生物有机体抵抗环境胁迫，逆境下的植物会在形态结构、组织细胞及分子水平等不同层次做出反应，如植物形态结构、生理生化渗透调节、植物激素水平、膜保护物质及活性氧平衡、逆境蛋白形成等诸多环节发生变化，涉及植物水分、光合、呼吸、物质代谢等过程。

逆境效应是环境对道地药材形成影响的一种表现，环境饰变不仅通过长期的作用对道地药材的基因型进行筛选，还通过影响道地药材基因的表达，影响着道地药材体内次生代谢产物的形成和积累。由于经过长期对环境的适应，药用植物已经选择了较为适宜的自然环境，当环境发生改变时，植物会选择性通过调整基因的表达促进某些次生代谢产物的变化，以适应环境的胁迫；或者向外界环境释放某种信号物质以抑制其他生物的生长，提高自身的竞争能力。

总体上讲，植物可以通过避逆和耐逆两种方式来抵抗逆境。前者是指植物通过对生育周期的调整来避开逆境干扰，在相对适应的环境中完成生活史；后者是指植物处于不利环境时，通过代谢反应来阻止、降低或修复由逆境造成的损伤，使植物仍保持正常的生理活动。

2021 年的《生物多样性公约》第十五次缔约方大会（COP15）和《全球植物保护战略》指出全球仅有 3% 的药用植物备案评估，1997～2008 年间就有 45% 的药用植物生存受到严重威胁。与此同时，气候变化已成为全世界公认的不争的事实。人类活动引起地球表面平均温度已经在 20 世纪升高 0.6℃，预计到 2050 年将继续增加 0.5～2.8℃，在高纬度、高海拔地区增温幅度更加明显。国内外学者围绕农田、森林、草原等生态系统对气候变化的响应与适应性研究已取得卓有成效的成果，已证明气候变化可以通过改变生长特性、生境条件、物种组成、种间竞争等减少生物多样性，甚至加速物种灭绝速度。

毋庸置疑，中药资源作为陆地生物多样性的重要组成必将面临同样的威胁，尤其是道地药材的品质和产量必将深受影响。尽管已有中药领域学者开始关注气候变化问题，从历史气象资料分析了过去 2000 年的气候变化对道地药材产区变迁的影响。众所周知，一些名贵道地药材存在生长周期长和连作困难，如人参种植周期需要 30 年以上，西洋参需要 20 年以上。试想 30 年后的 2050 年，地表温度增加 2～3℃后，这些药材的生境状况及"道地性"也必然随之发生改变，届时是否还可以使用今天的"道地性"评价标准？同时，气候变化如何改变道地药材的生长和代谢产物分配？目前为止，尚缺少从生态、遗传、基因表达、化学指纹图谱等角度揭示气候变化影响"道地性"形成的实验证据，这也加大了人们对道地药材品质控制和科学评价过程中的不确定性。因此，必须立足当下着眼未来，重新审视并从全新的视角和不同层面探索道地药材品质形成的关键过程及应对气候变化的基础研究，丰富和补充"中药道地性"研究的知识评价体系，为中药材生态种植及其资源保护与可持续发展提供新思路和新方向，进一步为国家气候智能型中药材生态建设提供科学依据和支撑。

（一）土质与土壤营养对道地药材形成的影响

1. 土质与道地药材形成

土质主要包括土壤的构造和性质。良好的土壤结构可以增加土壤的保水和保肥能力，使土壤保持良好的通气状态，有利于道地药材的形成。例如，薄荷生长在砂质土中时，其挥发油含量高；广西道地药材莪术最适宜的土质类型为偏酸性的壤质土或砂质土；人参适宜的土质类型为砂质土，如黄砂腐殖土、黑砂腐殖土等。不同地区土壤的成土因素不同，导致不同的土壤在理化性质上存在差异，直接或间接地影响药材道地性的形成。例如，遂宁川白芷生长地的土壤为弱碱性，pH 为 8.49～8.88；川红花主要产地的土壤 pH 为 7.8～8.2；三七在中偏酸性土壤的总皂苷含量高，而碱性土壤的总皂苷含量低。土质与道地药材的形成还体现在其对根组织的机械刺激作用，已有研究表明，土壤中沙砾造成的物理伤害与肉苁蓉中苯乙醇苷类成分的积累呈显著正相关。

2. 土壤营养与道地药材形成

土壤营养是土壤能够供给植物生长所需的各种养分的能力，是土壤生产力的基础。土壤大量元素和微量元素等构成植物的"营养库"，不仅影响植物根系营养及生理代谢活动，还影响植物体内有效成分的积累。在大量元素研究方面，发现磷肥与金银花绿原酸含量表现为正相关，磷肥和钾肥的协同作用与金银花中木犀草苷含量呈正相关；氮肥能显著提高三七单位面积总皂苷产量。碳素/营养平衡（carbon/nutrient balance，CNB）假说指出，植物体内以 C 为基础的次生代谢产物，如萜类物质，与植物体内 C/N 值呈正相关。道地药材与其他植物一样，生长也需要氮、磷、钾等十几种无机元素，土壤中大量元素的缺少或不足都会影响着道地药材的生长发育和品质，进而影响道地药材的药性。微量元素对植物各生理代谢过程具有调控作用，促进药用植物的生长发育，影响药用植物有效成分的形成和积累。例如，三七总皂苷含量与药材中的镁、铬、铁、铜、砷元素含量呈显著正相关。土壤微量元素与药材道地性息息相关，被列为道地药材的特征指标之一。例如，不同产地当归按元素特征被分为道地产区"岷归"与非道地产区"云归"两大类；金银花道地产区土壤中钾、钠、镁和钙的含量被作为金银花道地产区土壤的标识特征。

（二）光照、温度与水分对道地药材形成的影响

1. 光照与道地药材形成

光照是植物光合作用的主要因子，直接影响着中药材体内初生代谢产物和次生代谢产物的积累。光照主要包括光照强度、光周期和光质等。适宜的光照强度能促进植物同化产物的积累，进而

有利于次生代谢产物的合成。例如，适度遮阴条件下，红豆杉中的紫杉醇、雷公藤愈伤组织中的二萜内酯、银杏叶中的黄酮、人参根中人参皂苷、绞股蓝中的总皂苷等次生代谢产物的含量都有不同程度的提高。光周期是调节植物生长发育的另一重要因素。适宜的光照强度下，光照时间越长，越有利于药用植物次生代谢产物的合成与积累。例如，在黄芩的研究中，发现光照时间首先促进了叶绿素的合成，进而提高关键酶活性，刺激酶基因表达，促进次生代谢产物的合成。光质对次生代谢的影响较为复杂，不同波段对不同种类的次生代谢物质积累的影响不同，相同波段的光对同一类次生代谢物质的影响在不同植物的表现不同。例如，绿光对冬凌草再生植株体内的冬凌草甲素和迷迭香酸的合成有明显的促进作用，而红光培养下植株体内次生代谢产物的形成受到了明显的抑制。

2. 温度与道地药材形成

温度是植物次生代谢活动重要的影响因素之一，能引起植物体内各有效成分的变化。例如，适当的高温条件可促进喜树碱含量及喜树碱单株产量的积累；适当的低温处理可诱导药用植物次生代谢产物生物合成过程中关键基因的表达，促使药用植物次生代谢产物得到更多的积累，并且这些次生代谢产物还能作用于药用植物本身，在低温胁迫下发挥重要的防御作用。例如，温度变化对黄芩愈伤组织中黄芩苷含量产生显著影响，当培养温度低于 20℃时，黄芩苷的合成就会受到抑制，抑制效果随温度降低更加明显，进一步研究发现温度变化主要是对黄芩苷生物合成途径中 *PAL*、*C4H*、*4CL*、*CHS* 和 *CHI* 等关键酶基因产生了显著影响。合理地控制药用植物生长的温度，是道地药材形成的关键因素。

3. 水分与道地药材形成

水是植物生存的重要资源，也是植物重要的组成部分。植物水分的供应状况直接影响到药用植物的次生代谢，如东莨菪在干旱情况下阿托品含量高达 1.0%，而在湿润环境中则仅有 0.4%；金鸡纳树在雨季不能形成奎宁，但在高温干旱条件下却具有较高含量的奎宁。随着土壤水分含量的升高，三七皂苷 R_1 和人参皂苷 Rg_1 含量没有明显的变化趋势，人参皂苷 Rb_1 和人参皂苷 Rd 含量呈现出递减的趋势。适度的干旱胁迫能够刺激植物中次生代谢产物的合成和积累，提升中药材品质。例如，干旱胁迫下淫羊藿总黄酮含量与早期的抗旱性之间有明显相关性，随着干旱胁迫的增加，总黄酮含量升高。从基因层面上，水分胁迫刺激药材次生代谢生物合成途径中关键酶基因的表达量，从而促进药材次生代谢产物的积累，影响道地药材的形成。例如，适当的干旱胁迫可提高甘草酸合成过程中关键酶基因 *β-AS* 和 *SE* 的表达量，从而提高甘草酸的相对量，最终提高甘草药材的质量。在深入挖掘水分对道地药材形成的影响研究中，可借助转录组学、代谢组学和蛋白质组学等多组学联合技术手段，进一步挖掘有效成分合成相关的基因、调控蛋白、酶、转录因子以及次生代谢途径等，揭示道地药材形成机制。

（三）田间管理技术和产地加工技术与道地药材形成

1. 田间管理技术与道地药材形成

田间管理技术是道地药材形成的重要因素之一。田间管理包括搭棚遮阴、施肥、剪枝、打顶、摘蕾和病虫害防治等技术。不同田间管理技术影响植物的生长发育及次生代谢产物的积累。例如，搭棚遮阴管理，为西洋参的生长发育创造了适宜的生长环境，而摘蕾技术又提高了人参总皂苷的含量，促进根系生物量的积累；北柴胡摘除花序后提高了植株的叶面积指数、干物质积累及根部产量。施肥也是重要的田间生产管理措施，是中药材优质高产的需要。有研究表明，不同氮、磷、钾及有机肥施肥量对川芎产量有显著影响；施用锌、硼、钼微肥可影响川白芷药材根部农艺性状，并显著影响其产量，且因素间存在显著的协同效应和抑制效应。一些生物和非生物肥料也逐渐被应用于中药材生产，取得了不错的效果。道地药材的形成正是产生于田间管理的各个环节之中。

2. 产地加工技术与道地药材形成

产地加工作为中药材生产的一个环节，对药材质量的影响至关重要，也是形成道地药材的重要成因。不同产地加工工艺（浸漂、干燥、蒸煮、发汗、熏烤等）对药材品质影响显著，如先水煮后去皮生晒、先去皮后水煮生晒、去皮后蒸制生晒、直接生晒对杭白芍中芍药苷含量影响差异显著，浸泡与淋润时间对甘肃道地药材甘草中甘草苷和甘草酸含量的影响不同，不同的蒸煮工艺对道地药材连翘的品质、成分亦有很大影响。在道地药材产区形成过程中，这些产地加工技术和经验保证了道地药材与非道地药材的品质差异，形成自己的道地性优势。但在传统加工技术的基础上，随着系统生物学的发展，亟需中药材产地加工方式和工艺的创新，如采用植物代谢组学技术对植物提取物中的小分子代谢物进行无差别代谢成分分析，从而直观地分析产地加工与炮制对中药材代谢产物种类和含量的影响。深入开展中药材栽培技术、采收、加工和炮制等产地加工技术研究将对道地药材的形成具有重要意义。

（四）土壤微生物对道地药材形成的影响

微生物是地球的首批居民，在自然环境中几乎无处不在，从远古到现代，从海洋到沙漠，从极地到赤道，从水源到空气，从喜马拉雅之巅到马里亚纳海沟，都存在特性各异的微生物。正因为其时空分布如此广泛，微生物在环境塑造过程中发挥了巨大作用，且已经成为各种其他高等生物生存环境中不可或缺的存在，同样，微生物的酶促反应也具有高度的多样性。事实上，陆地植物赖以生存的土壤也大多来自远古时期的化能自养微生物对于岩石的风化过程。另外，作为自然界最广泛分布的降解者，土壤中的绝大多数有机质也是微生物与其他植物残骸相互作用的结果。

对于药用植物来说，微生物与其同在一个生态系统中，微生物不仅在植物生长环境和土壤营养结构形成中发挥重要作用，而且在药用植物生长、产生某些次生代谢产物的过程中具有重要调控作用。相反，药用植物所产生的次生代谢产物又可重塑其生长环境的微生物群落结构，这种作用主要体现在对有益微生物的招募和对有害微生物的抑制或杀灭作用；此外，在多年生药用植物如人参、三七、地黄、丹参等中，连作障碍也往往是由微生物直接或间接引起的。以往的研究需要将微生物进行分离后才能考察其对植物的生理作用，但由于受微生物分离技术方法的限制以及微生物本身的特殊生长条件限制，很多微生物并不能得到有效分离和纯培养研究，高通量测序技术的出现以及多学科交叉技术的综合运用，使得可在不分离纯化该微生物的条件下研究其丰度与植物生理参数变化的相关性，从而促进了植物与微生物之间的复杂关系的揭示。

2020 年版《中国药典》中收录 616 种药材，其中 416 种为植物来源，其中药用部位是根及根茎的种类为 169 种，是占比最高的部位，此类入药部位与土壤的接触最为紧密，在两者接触界面上，有一个根表面数毫米范围内的区域极为特殊，该区域受植物根系活动的影响，在物理、化学和生物学性质上不同于周围土体的根表面的微环境，称为根际（rhizosphere），此区域中植物根系分泌物与土壤微生物进行了双向选择，重塑了该区域的微生物群落结构。在根及根茎与土壤微生物的作用中，根际微生物因其与药用植物的接触界面最大，作用最为显著，研究也最为集中，而根际微生物之所以独特，是因为这一类群的微生物与植物根系分泌物的相互影响密切，因此本部分内容将重点从根际微生物和微生态的角度阐述土壤微生物与药用植物及药材品质形成的影响。

1. 微生物促进药用植物次生代谢产物的积累

自然界中的植物不是凭空独立存在的，而是生长于某一生长环境的，且并不是独享该环境，而是不可避免地和微生物产生相关性。实际上，在亿万年的进化过程中，微生物和植物之间形成了复杂的招募、诱导、钝化、共生和抑制等共进化机制，药用植物能够识别微生物的存在并对微生物的入侵产生防卫反应，微生物也会在此情况下发展自己的对抗策略增强侵染性和致病性，如此往复。因此，中药治病救人的物质基础中的重要部分，其实是植物与微生物及其他胁迫因素进行竞赛的结果，通过微生物的侵染可以人为诱导植物产生其活性成分。例如，从小花龙血树中分离得到了众多内生真菌，将这些内生真菌接种在成年小花龙血树木质部，经过 3～5 个月的共培养时间，得到了十株能促进小花龙血树木质部分泌红色物质（血竭主要成分）的内生真菌，分别隶属于镰刀菌属、拟小卵孢属、头孢霉属、笋顶孢霉属和未知菌株，这些菌株的接种效果也得到了科赫法则的证据支持，此种情况在木香的结香过程中也得到了验证。此外，不少药材被报道成分的积累具有组织特异性，尤其是根及根茎类药材中，如丹参根中的丹参酮类成分主要集中于根皮，雷公藤中的雷公藤甲素多位于茎皮部位，苦参根中的异戊烯基黄酮类成分主要集中于根皮部位，肉苁蓉中的苯乙醇苷类成分在鳞叶中的含量远高于内部组织。含量最高的代表性成分往往集中在其根皮部位，而根皮部位正是药用植物与土壤中数量巨大微生物接触的第一道防线，在此积累大量的生防物质似乎是一种合理的策略。

2. 多年生药用植物的连作障碍

多年生药用植物的种类很多，存在连作障碍的种类不在少数，从引起连作障碍的原因来看，一般分为化学物理障碍和生物障碍两大类。其中化学物理障碍，是指经连作后，药用植物对某种营养元素的吸收偏好使得土壤中营养元素的浓度发生剧烈变化，如太子参连作后，微量元素钼含量很少甚至缺失，而钼是亚硝酸还原酶的必要组分，其缺失可使亚硝酸还原酶失活，进而影响植物氮代谢，最终导致太子参减产；百合经过多年连作后，土壤中的速效钾含量明显下降，严重影响百合的鳞茎生长；此外，连作后土壤结构的板结、土壤酸化及透气透水性差等变化也显著影响多年生药用植物的生长。生物障碍是指连作引起的土壤微生物群落结构发生显著变化、土传病原微生物丰度显著升高、植物根系分泌和植物残骸分解引起的自毒物质积累等现象影响了药用植物的健康生长。例如，镰刀属真菌可引起白术、地黄、三七、桔梗根腐病；毁灭柱孢菌可引起人参锈腐病；尖孢镰刀菌可引起人参、三七、西洋参枯萎病。这些土传病害一旦发生，范围往往难以控制，严重的可引起片区绝产，造成严重经济损失。自毒物质的积累也是连作障碍的重要原因，地黄连作后，土壤中的阿魏酸可以显著抑制地黄叶片和块根的生长；这些自毒物质在土壤中浓度的升高影响种子萌发和幼苗定植，即使对正在生长的多年生药用植物也有不可忽视的负面影响；太子参连作过程中，土壤中的有机酸类成分含量大幅度提高，且这些有机酸可促进多种太子参病原微生物的生长和毒力基因表达，此外这些自毒物质也会抑制益生微生物，促进病原微生物的生长，加剧土传病害的发生。

以上的研究结果表明，多年生药用植物亦不免会出现随着种植年限增长，微生物群落结构发生变化的现象，最明显的变化是种植前细菌丰度高，多年种植后真菌丰度高，在常见的发病严重的土传病原菌中，真菌的比例远高于细菌，即使在道地产区，该问题也不容忽视，这反映出植物对其根际微生物的重塑作用，以及植物与根际微生物的双向选择特点，而这种重塑和双向选择的结果并不一定有利于药用植物的生长和品质形成。

3. 根际促生菌对药用植物的益生作用和对土传疾病的防治作用

土壤中的微生物数量巨大，多样性极高，根据是否有利于药用植物这一标准，将这些微生物分为有益微生物（2%～5%）、有害微生物（8%～15%）和中性微生物（80%～90%）三大类，其中有益微生物是指直接或间接促进药用植物生长和健康的微生物，由于这些微生物往往分离自健康药用植物的根际土中，因此也被称为根际促生菌（plant growth promoting rhizobacteria，PGPR）。PGPR对药用植物的益生作用主要体现在以下几方面：溶磷、解钾、固氮、分泌生长物质、产生 ACC 酶、产生铁载体和抑制病原微生物等。目前的研究发现，分离自人参根际的解淀粉芽孢杆菌（RS-3）可以显著抑制人参种植过程中的多种病原菌，如人参锈病菌、人参根腐病菌、人参疫病菌和人参灰霉病菌等。在滇黄精的栽培实验中也发现，接种外源不同 PGPR 可以不同程度地促进滇重楼的生长发育，延缓叶片的衰老，提高新根茎和老根茎的药用价值，其主要通过增加根系活力及叶片内光合色素含量，增强叶片内的抗氧化酶 [超氧化物歧化酶（SOD）、过氧化氢酶（CAT）和过氧化物酶（POD）] 活性，减少叶片中丙二醛（MDA）的产生来发挥益生作用。在款冬种植过程中人为外源接种分离得到的深色有隔内生真菌和 PGPR 菌后，能够显著提升幼苗成活率，增大叶片数量和面积，提高土壤内的微生物物种多样性。木霉菌剂对黄芪根腐病、北沙参菌核病、西洋参立枯病具有很好的防治效果。

4. 合成微生物群落在高品质道地药材中的应用与展望

从 PGPR 的例子可以看出，个别微生物具有直接抗病原真菌、提高土壤中磷和钾的可吸收水平，固氮以供植物利用等突出作用。但由于药用植物的亲缘关系不同，次生代谢产物种类差别较大，与这些有利于植物生长的微生物的亲和性不同，不同地区土壤微生物的种类特性不同，病原菌也不尽相同，若能针对某一种药用植物深入研究有利于其生长、营养吸收、次生代谢等生命活动的多种微生物，并将其比例进行优化，将大大改善目前多年生药用植物的连作问题。在此背景下，合成微生物群落（synthetic microbial communities，SynComs）的概念应运而生，是人为地将多个种类、功能等明确的不同微生物，在特定条件下以确定的比例进行混合，获得稳定且功能明确的微生物群落。该技术目前已经在肠道微生物改善和环境修复方面开展了深入的研究，在多种模式植物和农作物中也已经进行了较广泛的研究，合成微生物群落表现出比单一微生物菌株更稳定、更优异的性能，但在药用植物中的研究不多。在黄芪的研究中，研究人员从经过胁迫条件处理的生境和组织中分离得到了近千株微生物，并对微生物进行了 PGPR 性能评价，在此基础上，优先对多功能菌进行了组合，根据微生物之间的拮抗特性，搭配出既能保证多功能又能保证互相不发生拮抗的微生物群落组合，筛选到一种含有 15 株菌的组合 6，该处理组的黄芩，其根长、株高、根生物量、地上生物量均显著高于对照组，黄芪表现为根系粗壮、植株高大；组合 6 平均每株黄芪干燥根的黄芪皂苷Ⅳ、毛蕊异黄酮葡萄糖苷总含量均高于其他处理组，分别比对照组高出 150.17%、457.20%；且在轻、中、重度干旱条件下，组合 6 对于黄芪植株生长指标均有显著提升。此外，另外一种合成菌群则可以显著降低黄芪栽培过程中的根腐病发病率。

三、研 究 方 法

（一）多样品环境因素调查与品质评价相关性分析

在道地药材与环境因素相关性方面的研究大多采用药材多点取样（一般包括各道地产区多个产地和非道地产区的多个产地），多指标检测（水分、灰分、单/多成分含量、药理活性、微量元素含量、定量性状参数等），多因素数据收集（降雨量、年积温、郁闭度、年积日照时间强度、土壤元素分析、土壤微生物丰度分析等），然后将药材分析结果与多因素数据进行相关性分析，常用的分析方法主要有主成分分析（principal component analysis，PCA）、正交偏最小二乘判别分析（orthogonal partial least squares discriminant analysis，OPLS-DA）、Spearman 分析。其中，PCA 往往用于将不同产区药材根据某些区分指标进行类的划分，以揭示类与类之间是可以区分的，确定某一地区药材的独特性与可分辨性。不同于 PCA，OPLS-DA 是一种有监督的判别分析统计方法，该方法基于 OPLS，使分类信息主要集中在主成分上，建立样品类别之间的关系模型，并且使模型易于解释，其判别效果及主成分得分图的可视化效果更加明显。而 Spearman 分析方法则主要用于揭示两个维度上的多因素和多因素之间，有哪些因素与另一维度上的哪一因素的相关程度。

（二）单因素处理对药材品质的影响

单因素处理对药材品质的影响方面，无论在温室还是栽培地，因环境的开放性，单因素考查都有一定的局限性，要确保仅单个因素的变化是非常难以控制的，如何平衡药材生长条件贴近实际生产与变量处理的精确定量和减少干扰之间的矛盾，是本分析方法要考虑的首要问题。在确定了实验处理因素后，一般会设置对照组和不同强度的处理组，采用相同的种质和管理手段，收获药材后，根据不同组间测定指标的显著性差异分析结果判断该处理是否有利于某一道地性指标的改善。此种显著性分析方法在科研工作中极为常见，与其他学科分析中的分析策略并无差别。

（三）多组学联合分析不同处理的影响机制

随着组学技术的出现，组学技术因得到数据量多、分析速度快、能同时具有定性和定量分析属性等优点迅速得到了研究人员的青睐，因道地性属性与药用植物的次生代谢产物积累不可分割，因此，在研究中，不同层次的代谢组学技术应用普遍，如 GC-MS 定性定量分析挥发性成分和衍生化的非挥发性成分，高效液相色谱法进行的含量测定，基于液质联用技术的非靶向标记技术和靶向标记技术等，在此基础上，次生代谢产物的积累过程和相关性因素的寻找至关重要，此种分析一般要借助蛋白质组学、基于高通量测序技术的表观遗传学、转录组学、微生物群落结构分析等分析手段，这些手段的综合运用为深度揭示道地药材品质形成的关键因素提供了丰富手段。在得到候选的关键影响因素、关键基因、关键微生物后，往往要进行实验验证，验证手段与单因素处理实验类似。

研究案例

经霜对桑叶黄酮类成分积累影响的分子机制研究

"霜桑叶"品质上乘、药性俱佳，为中医临床疏散风热、清肺润燥的常用中药，但经霜过程对桑叶品质的影响及其药性表征的科学内涵尚未阐明。经霜主要是温度变化的过程，本案例系统研究了桑叶经霜前后功效物质组的变化规律及对疏散风热、清肺润燥功效的影响。案例发现，经霜后低温有利于桑叶黄酮酚酸类成分的积累，经霜桑叶清肺润燥的功效优于未经霜桑叶，并经验证实验证实低温可诱导桑叶黄酮、绿原酸成分合成途径中关键酶基因 *PAL*、*4CL*、*CHS*、*UFGT*、*HCT* 和 *C3'H* 的表达，有利于黄酮、酚酸类物质的积累。案例最终揭示了环境温度变化影响桑叶功效物质合成途径中关键酶基因的表达，从而影响功效物质成分的积累，本结果为桑叶经霜采收的科学内涵和合理性提供了科学依据。

（一）名词术语

1. 黄酮类物质

黄酮类化合物（flavonoid）主要是指基本母核为 2-苯基色原酮（2-phenyl-chromone）类化合物，现在则是泛指两个具有酚羟基的苯环（A 环和 B 环）通过中央三碳原子相互连接而形成的一系列化合物。黄酮类化合物是多种药用植物的功效成分，具有抗炎、抗氧化、抗心血管疾病等作用。

2. 关键酶

关键酶（key enzyme）通常指的是代谢途径中决定反应的速度和方向的酶，也是代谢途径的限速酶。

（二）案例原理

1. 适时采收是中药优良品质的重要保证

中药是中医防病治病的物质基础，其质量好坏直接影响临床疗效，而中药品质与采收年限、季节密切相关。历来认为适时采收是中药优良品质的重要保证，古有"凡诸草木……失其时，则气味不全""药物采收不知时节……虽有药名，终无药实，不以时采收，与朽木无殊"之说，说明古人十分重视适时采收对药材质量的影响。现代研究也证实，适时采收是中药品质的重要保证，如麻黄在 8、9 月份采收平喘效果最好；青蒿在花前盛叶期采收时青蒿素含量最高；薄荷在晴天上午 8~10 时，下午 2~4 时采收含油量最高；覆盆子以 5 月份色黄绿者采收为佳，其鞣花酸、山柰酚-3-*O*-芸香糖苷含量最高等。

桑叶为桑科植物桑（*Morus alba* L.）的干燥叶，药用历史悠久，味甘、苦，性寒，归肝、肺经，具有疏散风热、清肺润燥、清肝明目的功效，主要用于风热感冒、肺热燥咳、头晕头痛、目赤昏花等。桑叶传统药用以采收于初霜后为佳；中医历来认为冬桑叶、霜桑叶具有上乘品质，古代众多医药典籍中记载的桑叶也多为经霜后采收，如《本草图经》中指出"桑叶以夏秋再生者为上，霜后采之"；《重订本草徵要》载"桑叶……经霜为上，气质尤纯"；《本草便读》也有"桑叶经霜者佳"的记载；历版《中国药典》中收录的桑叶药材也为"霜桑叶"。综上，桑叶有经霜采收的特殊要求。

2. 黄酮类成分生物合成途径

黄酮类成分是药用植物中一类重要的次生代谢产物,其生物合成途径是目前研究较为透彻的植物次生代谢途径之一,首先通过苯丙烷途径将苯丙氨酸转化为 4-香豆酸辅酶 A,4-香豆酸辅酶 A 再进入黄酮合成途径与三分子丙二酰辅酶 A 结合生成查耳酮,然后经过分子内的环化反应生成二氢黄酮类化合物。二氢黄酮是其他黄酮类化合物的主要前体物质,通过不同的分支合成途径,可以分别生成黄酮、异黄酮、黄酮醇、黄烷醇和花色素等。黄酮类化合物生物合成途径及相关酶见图 7-5。

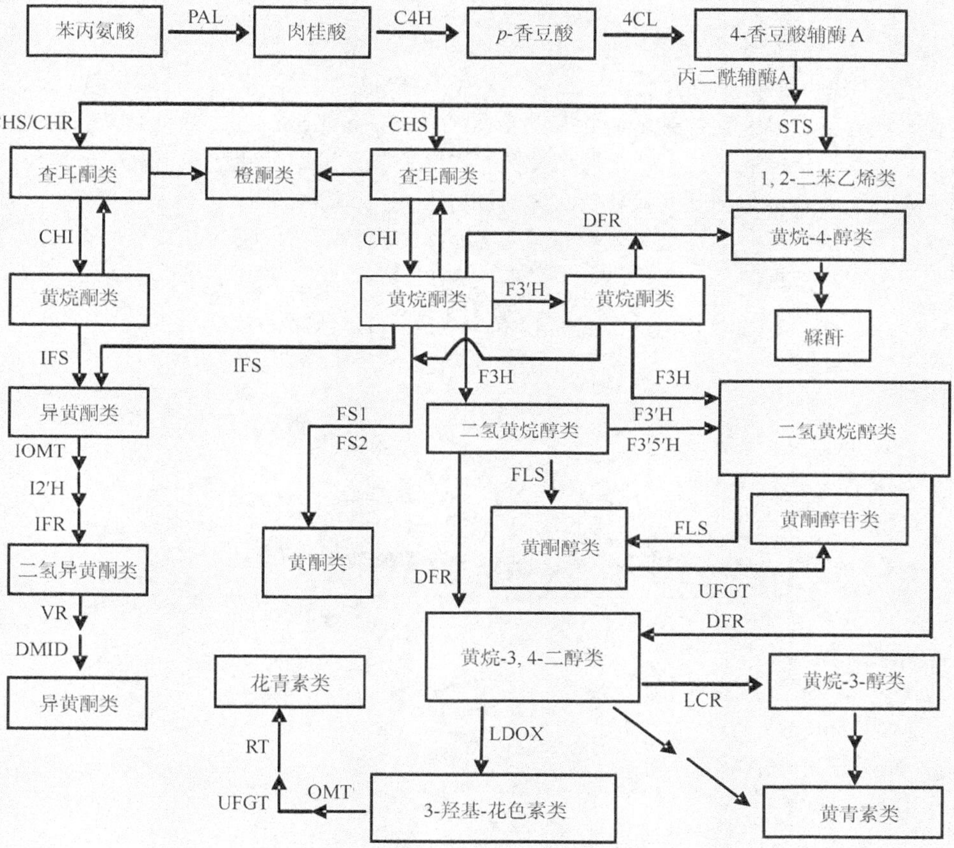

图 7-5　黄酮类化合物生物合成途径

PAL: phenylalanine ammonia lyase, 苯丙氨酸解氨酶;C4H: cinnamate 4-hydroxylase, 肉桂酸-4-羟化酶;4CL: 4-coumarate-CoA ligase, 4-香豆酸辅酶 A 连接酶;CHS: chalcone synthase, 查耳酮合成酶;CHR: chalcone reductase, 查耳酮还原酶;CHI: chalcone isomerase, 查耳酮异构酶;IFS: isoflavone synthase, 异黄酮合成酶;IFR: isoflavone reductase, 异黄酮还原酶;I2′H: isoflavone 2′-hydroxylase, 异黄酮-2′羟化酶;OMT: O – methyltransferase, O-甲基转移酶;VR: vestitone reductase, Vestitone 还原酶;FS1 和 FS2: flavone synthase, 黄酮合成酶;DFR: dihydroflavonol 4-reductase, 黄烷酮醇 4-还原酶;F3H: flavanone 3- hydroxylase, 黄烷酮 3-羟化酶;FLS: flavonol synthase, 黄酮醇合成酶;LCR: leucoanthocyanidin reductase, 无色花青素还原酶;F3′H: flavonoid 3′-hydroxylase, 类黄酮 3′-羟化酶;UFGT: UDPG-flavonoid glicosyl transferase, 类黄酮糖基转移酶;RT: rhamnosyl transferase, 鼠李糖基转移酶;F3′5′H: flavonoid-3′, 5′-hydroxylase, 类黄酮-3′, 5′-羟化酶;LDOX: leucoanthocyanidin dioxygenase, 无色花青素双加氧酶;STS: stilbene synthase, 芪合酶;DMID: 7, 2′-dihydroxy-4′-methoxyisoflavanol dehydratase, 7, 2′-二羟基-4′-甲氧基异黄烷醇脱氢酶;IOMT: isoflavone O-methyltransferase, 异黄酮 O-甲基转移酶

桑叶中黄酮类成分主要是以槲皮素或山奈酚为母体结构的黄酮醇苷类化合物,其生物合成途径见图 7-5,苯丙氨酸在苯丙氨酸解氨酶(PAL)作用下脱去氨基生成肉桂酸;肉桂酸在肉桂酸-4-羟化酶(C4H)催化下生成 4-香豆酸;4-香豆酸经 4-香豆酸辅酶 A 连接酶(4CL)催化得到 4-香豆酸辅酶 A。随后 4-香豆酸辅酶 A 与丙二酸单酰辅酶 A 在查耳酮合成酶(CHS)的催化下产生具有 C13

骨架的查耳酮。查耳酮是黄酮合成途径中的重要中间体，它可在查耳酮异构酶（CHI）作用下生成黄烷酮（或二氢黄酮）。黄烷酮在黄烷酮 3-羟化酶（F3H）作用下生成二氢山奈酚；黄烷酮在 F3H和黄酮 3′-羟化酶（F3′H）作用下生成二氢槲皮素。黄酮醇合成酶（FLS）继续将二氢山奈酚和二氢槲皮素还原生成山奈酚和槲皮素黄酮醇类化合物。最后山奈酚和槲皮素在类黄酮糖基转移酶（UFGT）作用下合成对应的黄酮醇苷类化合物。

（三）案例解析

1. 观察：桑叶采收具有经霜的特殊要求

（1）经霜对桑叶中功效成分积累的影响：案例分析了经霜前后桑叶中黄酮总量、绿原酸、芦丁、异槲皮苷、紫云英苷以及生物碱 1-脱氧野尻霉素（1-deoxynojirimycin，DNJ）含量变化，并分析了黄酮类、生物碱成分含量与温度变化的相关性。结果表明气候温度变化影响桑叶中次生代谢产物的积累，黄酮类成分含量与温度呈显著负相关，DNJ 含量与温度呈显著正相关（图 7-6、表 7-1）。因此推测桑叶经霜药用可能与黄酮类成分有关，这为阐明桑叶经霜采收的合理性及不同用途合理采收提供了一定的实验依据。

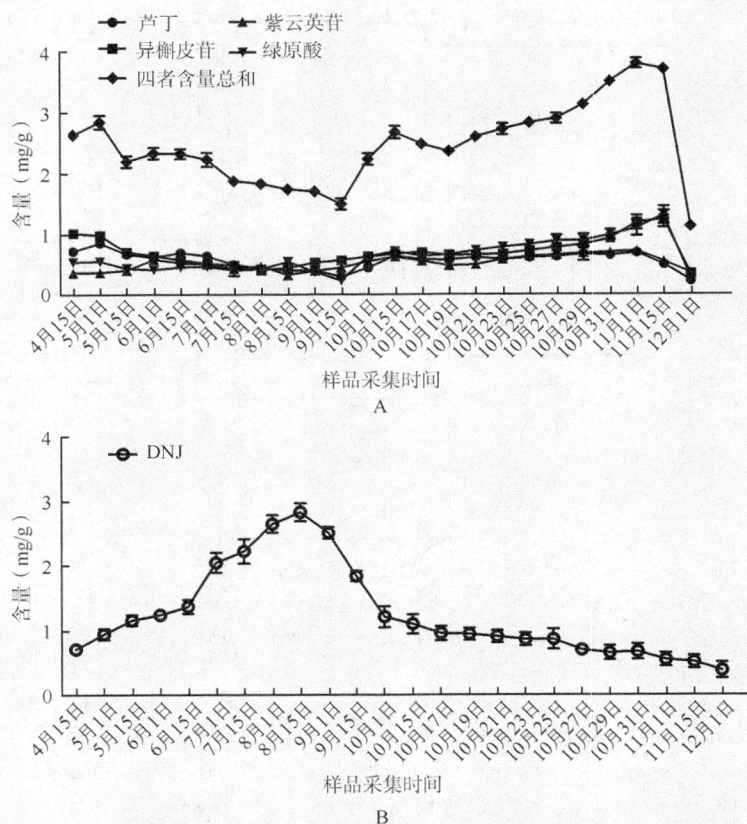

图 7-6 不同生长季节桑叶中黄酮及生物碱类成分含量动态变化

表 7-1 平均气温与桑叶中黄酮及生物碱类成分含量的相关性

相关性		芦丁	异槲皮苷	紫云英苷	绿原酸	4 种成分之和	总黄酮	DNJ
平均气温	相关性系数	0.146	−0.709**	0.026	−0.714**	−0.463*	−0.655**	0.882**
	P	0.528	0.000	0.914	0.000	0.040	0.002	0.001

注：*在 0.05 水平（双侧）上显著相关；**在 0.01 水平（双侧）上极显著相关。

（2）经霜对桑叶传统功效的影响：采用小鼠氨水引咳、豚鼠电刺激引咳、大鼠毛细管排痰和小鼠气道酚红排泄等模型和方法研究桑叶经霜对润肺止咳作用影响，采用糖尿病小鼠模型研究桑叶降血糖作用。综合评价功效结果显示霜桑叶的润肺止咳作用优于未经霜桑叶，而未经霜桑叶的降血糖作用优于霜桑叶，进一步明确了桑叶经霜功效物质的变化对传统功效的影响，同时也为开发不同用途桑叶功能性食品和临床合理应用提供依据。

（3）桑叶功效物质组与其生物效应之间的相关性：采用分子对接技术研究桑叶功效物质组与其生物效应之间的相关性，显示桑叶抗炎和止咳平喘的物质基础主要为芦丁、槲皮素、紫云英苷、异槲皮苷等黄酮类化合物，以及奎宁酸、隐绿原酸等酚酸类化合物。本结果进一步验证了桑叶经霜药用与黄酮类成分有关。

2. 分析：经霜对桑叶黄酮类成分积累影响的分子机制

（1）经霜对桑叶黄酮类成分合成途径中关键酶基因表达水平的影响：研究了黄酮类生物合成相关的苯丙氨酸解氨酶（phenylalnine ammonia-lyase，PAL）、4-香豆酸辅酶 A 连接酶（4-coumarate：CoA ligase，4CL）、查耳酮合酶（chalcone synthase，CHS）和类黄酮-3-*O*-葡萄糖基转移酶（flavonoid-3-*O*-glycosyltranferase，UFGT）基因在不同生长季节桑叶中的表达水平，并与黄酮醇苷成分积累量作相关性分析。结果显示在 8 月左右 4 个基因表达量较低，经霜之后黄酮类成分积累量和 *PAL*、*4CL*、*CHS* 和 *UFGT* 的表达量都显著增加；且 4 个基因表达水平与异槲皮苷、乙酰异槲皮苷、紫云英苷、乙酰紫云英苷含量之间存在一定程度的正相关性，其中 *4CL*、*CHS* 和 *UFGT* 基因表达水平与异槲皮苷和紫云英苷含量呈极显著正相关（$P < 0.01$）。

（2）不同生长季节及经霜前后气温与桑叶黄酮类成分合成途径中关键酶基因表达水平的相关性分析：对不同生长季节及经霜前后平均气温与桑叶中 *PAL*、*4CL*、*CHS*、*UFGT* 基因表达水平之间的相关性进行分析，结果表明 *PAL* 和 *4CL* 基因表达量与平均气温呈显著负相关（$P < 0.05$），*CHS* 和 *UFGT* 基因表达量与平均气温呈极显著负相关（$P < 0.01$）。以上结果提示低温可能诱导这些酶基因的表达水平，促进桑叶黄酮类成分的积累。

3. 验证：温度影响桑叶中黄酮类成分的积累及其代谢途径中关键酶基因的表达

采用人工气候箱模拟气候环境设置 8 月份（35℃/30℃）和霜降节气后（15℃/10℃）两个温度条件培育桑幼苗，对两个温度条件下的桑叶样品进行转录组测序，分析得到差异表达基因共 1490 个，其中上调 755 个，下调 735 个。与黄酮类化合物生物合成相关的差异基因有 15 个，其中 *PAL* 基因 2 个、*C4H* 基因 2 个、*4CL* 基因 1 个、*CHS* 基因 8 个，且均显著上调，莽草酸酯羟基肉桂酰转移酶基因（*HCT*）2 个，表达下调。HPLC 分析发现低温条件下桑叶中绿原酸、芦丁、异槲皮苷和紫云英苷的含量比高温条件下均增加。实验结果证实低温可以诱导桑叶黄酮合成途径中关键酶基因的表达，有利于黄酮类成分的积累。并对桑叶 *UFGT* 基因进行克隆、表达和功能分析，结果表明 MaUFGT 蛋白可以将 UDP-葡萄糖的葡萄糖转移到槲皮素和山柰酚 3 位羟基上形成异槲皮苷和紫云英苷，验证了其具有糖基转移酶功能。以上研究结果揭示了经霜后形成优质桑叶物质基础的分子机制，为桑叶经霜采收的合理性提供科学依据。

4. 拓展：温度对药用植物次生代谢产物积累的影响

植物药材在形成过程中受不同气候、土壤和生物等环境因子影响，环境因子通过改变药用植物的基因表达进而影响药材品质。其中，温度是调节药用植物次生代谢及有效成分积累的重要环境因子，温度的变化可能影响植物生物合成途径，从而使其次生代谢产物发生质变或量变。目前研究发现低温、高温或者较大的温差处理可诱导药用植物次生代谢产物合成过程中一些关键酶基因的表达，进而促进药用植物次生代谢产物的积累，并且这些次生代谢产物还能作用于药用植物本身，在温度胁迫下发挥重要的防御作用。已有研究显示，低温环境下，药用植物中淀粉酶活性升高，可促进体内淀粉分解及多糖积累，此外，低温还可诱导秋海棠植株中花色素苷、人参细胞中人参皂苷、鬼臼类植物中鬼臼毒素、银杏叶中黄酮类化合物、黄花蒿中青蒿素的积累等；而高温胁迫能提高薄

荷中 *p*-2-薄荷烯、柠檬烯以及薄荷呋喃等，红豆杉中黄酮及多糖，五味子中木质素，防风中色酮，以及黄芩中黄芩苷、黄芩素和汉黄芩苷等成分的积累。但药用植物有效成分积累响应温度胁迫的机制还有待更深入的探究。

（四）思考

适时采收是道地药材品质的重要保证，桑叶是我国常用传统中药之一，中医历来认为冬桑叶、霜桑叶具有上乘品质，古代众多医药典籍及历版《中国药典》均要求桑叶经霜后采收。本案例运用分子生物学方法和技术结合植物生源途径阐明了桑叶经霜前后黄酮类功效成分转化的分子机制，证实低温可诱导桑叶黄酮、酚酸类成分合成途径中关键酶基因 *PAL*、*UFGT*、*4CL*、*CHS* 及 *C3'H* 的表达，有利于黄酮、酚酸类成分的积累，研究为揭示桑叶经霜采收的合理性提供了重要依据，同时也为中药材适时采收的科学性提供了研究范例。

环境因子对药材的影响是多因子共同作用的复杂过程，关键环境因子对药用植物中次生代谢产物生物合成途径中不同关键酶基因具有不同的调控作用，本案例仅考察了温度对桑叶品质形成的影响，但其他环境因子对桑叶次生代谢产物合成与积累的交互作用和综合影响还有待探究。

参 考 文 献

国家药典委员会. 2020. 中华人民共和国药典：一部[M]. 北京：中国医药科技出版社.

林春草，陈大伟，戴均贵. 2022. 黄酮类化合物合成生物学研究进展[J]. 药学学报，57（5）：1322-1335.

苏颂. 1994. 本草图经[M]. 尚志钧，校辑. 合肥：安徽科学技术出版社：380.

王笃军，康立欣，赵力，等. 2017. 桑叶经霜对其传统功效清肺润燥作用的影响[J]. 天然产物研究与开发，29（9）：1546-1550.

于小凤. 2018. 经霜对桑叶黄酮类成分积累影响的分子机制研究[D]. 镇江：江苏大学.

于小凤，李韵竹，张魏琬麒，等. 2016. 桑叶经霜前后总黄酮积累量与苯丙氨酸解氨酶活力及气温相关性分析[J]. 食品科学，37（21）：21-25.

张魏琬麒，欧阳臻，赵明，等. 2015. 桑叶经霜前后次生代谢产物表达差异分析[J]. 食品科学，36（8）：109-114.

Yu X F, Liu J, Wan J Q, et al. 2020. Cloning, prokaryotic expression, and enzyme activity of a UDP-glucose flavonoid 3-O-glycosyltransferase from mulberry（*Morus alba* L.）leaves[J]. Pharmacogn Mag, 16（69）：441-447.

Yu X F, Zhao S, Zhao L, et al. 2019. Effect of frost on flavonol glycosides accumulation and antioxidant activities of mulberry（*Morus alba* L.）leaves[J]. Pharmacogn Mag, 15（63）：466.

Yu X F, Zhu Y L, Fan J Y, et al. 2017. Accumulation of flavonoid glycosides and UFGT gene expression in Mulberry Leaves（*Morus alba* L.）before and after frost[J]. Chem Biodivers, 14（8）.

内生菌协同绿叶挥发物参与黄芪药材质量形成

黄芪药材的质量形成体现在两个方面：①药理活性成分具体包括三萜皂苷、异黄酮和多糖等在药用部位的积累，即化学组成和含量；②药材产量，即药用部位的生物量。针对前者，国内外学者以环黄芪醇苷元的三萜皂苷和以毛蕊异黄酮葡萄糖苷为代表的异黄酮为质控指标，不仅绘制出黄芪皂苷和毛蕊异黄酮葡萄糖苷合成途径，也初步研究了多种环境因素对黄芪药材质量形成的影响。目前，现有研究已揭示，低温、冻害、紫外辐射、夜间温度、干旱和光照强度等非生物胁迫是影响黄芪三萜皂苷和异黄酮合成积累的重要因素。此外，内生菌等生物因子参与非生物胁迫条件下黄芪三萜皂苷和异黄酮合成积累作用也有涉及。这些生物、非生物胁迫因子是如何整合为外源信号，通过何种方式影响黄芪三萜皂苷和异黄酮合成积累的？

本案例探索性研究了与恒山黄芪道地性感官评价"豆腥气"密切相关的绿叶挥发物、绿叶挥发物触发的内生菌源挥发物参与黄芪三萜皂苷和异黄酮合成积累作用及其分子机制。案例发现，恒山黄芪"豆腥气"主要成分正己醛、正己醇和反-2-己烯醛中，正己醇具有蒙古黄芪不定根毛蕊异黄酮葡萄糖苷合成积累和根生长促进作用。通过比较正常对照、溶剂对照和正己醇、反-2-己烯醛处理 7 天、14 天根培养物基因表达谱，发现正己醇处理组基因表达分布与其他组明显不同，且正己醇诱导特异性表达基因数量随着处理时间延长明显增加。通过比较对照组和正己醇处理不同时间根培养物中毛蕊异黄酮葡萄糖苷合成前体毛蕊异黄酮和芒柄花黄素含量和合成途径酶基因表达，发现正己醇通过抑制毛蕊异黄酮葡萄糖苷合成骨架化合物合成、上调糖基转移酶和酰基转移酶基因表达的方式发挥作用。

此外，在发现绿叶挥发物反-2-己烯醛具有触发黄芪内生菌 KSC03 促进 2,3-丁二醇合成的基础上，案例还发现反-2-己烯醛与 2,3-丁二醇叠加诱导黄芪皂苷合成积累效应最佳，而单独处理导致三萜皂苷和异黄酮合成积累模式改变。反-2-己烯醛处理组代表性三萜皂苷和异黄酮含量与其合成途径酶基因表达关联性分析结果揭示，环阿屯醇合成酶 CAS 是诱导黄芪皂苷合成的关键调控靶基因，而诱导毛蕊异黄酮葡萄糖苷合成调控机制较为复杂，涉及不同靶基因的双向调控及糖基化产物的反馈抑制。在此基础上，关联分析还揭示，反-2-己烯醛介导黄芪皂苷合成的另一关键靶基因：酰基转移酶 SCPL，该基因不仅与 CAS 显著关联，亦显著关联于参与毛蕊异黄酮糖基化修饰的 UCGT2。案例初步揭示与黄芪豆腥气密切相关的绿叶挥发物及内生菌源挥发物，通过促进黄芪皂苷和毛蕊异黄酮葡萄糖苷合成积累或者改变这两类成分积累模式的方式，参与其质量形成。作用机制涉及骨架化合物合成促进或抑制及糖基化和酰基化修饰。

（一）名词术语

1. 绿叶挥发物

绿叶挥发物（green leaf volatile，GLV）是绿色植物产生的一类含 6 个碳原子的醛、醇及其乙酸酯，又称 C6 挥发物。最早源于植物叶片组织受挤压、昆虫啃食后散发出来的气味，早期英文文献中也称为 green note components、green odour。

2. 反馈抑制

反馈抑制（feedback inhibition）是指合成代谢途径的第一个酶或关键酶活性受其合成的终产物抑制的现象。

（二）案例原理

1. 绿叶挥发物的生物合成

早在 1912 年，Curtius & Franzen 从鹅耳枥叶槭（*Acer carpinifolium*）叶片中分离得第一个绿叶挥发物反-2-己烯醛。但直到 20 世纪 70 年代，日本京都大学和山口大学以 Hatanaka 为代表的化学家们才对典型的绿叶挥发物组成、存在的植物类型等进行了广泛研究。发现经典的绿叶挥发物包括正己醛、正己醇、乙酸己酯、顺-3-己烯醛、顺-3-己烯醛、顺-3-己烯乙酸酯、反-2-己烯醛。此外，有些植物中还会合成 C_5、C_9 挥发物，也属于绿叶挥发物。他们的研究还揭示，绿叶挥发物存在于多数植物叶片、食品和饮料中，如绿茶。此外，绿叶挥发物也存在于部分植物的根、茎、果实、种子等组织中，如蒙古黄芪和膜荚黄芪及北柴胡根、牧豆树的枝条、大豆和绿豆种子、番茄和西瓜等果实。一般而言，绿叶挥发物在健康植物或植物的完整组织中含量较低。但是，当植物组织损伤后快速释放，如机械损伤、昆虫啃食后数秒，顺-3-己烯醛即从受损部位释放，数分钟后转化为顺-3-己烯醇和顺-3-己烯醛乙酸酯，该现象称为"GLV Burst"，这也是绿叶挥发物不同于其他挥发性有机化合物的重要特征。此外，致病性真菌感染、干旱、高温、光辐射、昼夜节律也是影响绿叶挥发物合成与释放的重要因素。

采用合成途径关键酶基因沉默和超表达、酶活性抑制等方式，以拟南芥和野生烟草（*Nicotiana attenuata*）为模式植物，目前绿叶挥发物合成途径已基本阐明（图 7-7）。该类挥发物由十八碳烷酸途径（the octadecanoid pathway）氢过氧化物裂解酶（hydroperoxide lyase，HPL）分支途径合成，合成前体为亚油酸或亚麻酸，在脂肪氧合酶（lipoxygenase，LOX）作用下，首先在其 13 位发生加氧反应，生成脂肪酸氢过氧化物（13-hydroperoxide，13-HPOT），随后被 HPL 裂解为 C_{12} 化合物和 C_6 醛。当合成前体为亚油酸（linoleic acid）时，裂解产物为正己醛；当前体物质为亚麻酸（linolenic acid）时，裂解产物为顺-3-己烯醛，经异构酶（isomerase，ISO）作用或自发作用异构化为反-2-己烯醛。在乙醇还原酶（alcohol dehydrogenase，ADH）的催化作用下，上述醛还原为对应的醇；在酰基转移酶（acyltransferase，AT）的作用下，这些绿叶挥发醇进一步乙酰化，生成对应的乙酸酯。近年来的研究还揭示，除上述游离的多不饱和脂肪酸外，结合态的半乳糖脂、花生四烯酸也可用于合成绿叶挥发物。有限的研究还揭示，参与上述醛还原、乙酰化及异构化的酶具有物种特异性，因此造成了不同植物中绿叶挥发物组成差异。

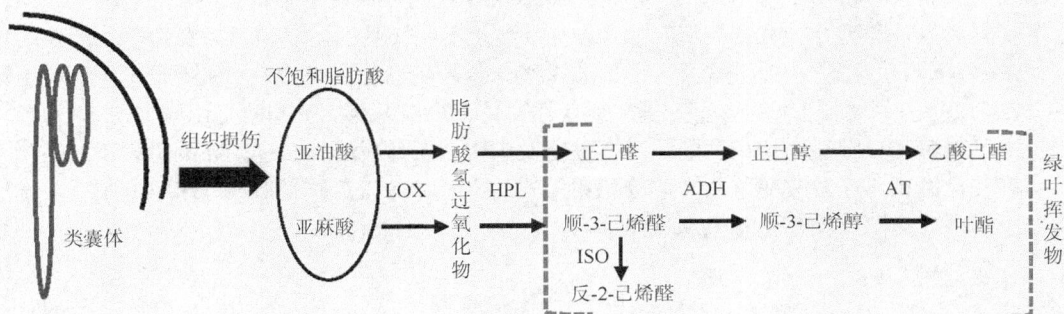

图 7-7 植物绿叶挥发物合成途径

2. 绿叶挥发物在植物中的生态生理作用

正如前文提及，最早对绿叶挥发物的认识源于其散发的青草味。除青草味外，绿叶挥发物还参与了番茄和柠檬等果实香气、豆科植物特有的豆腥气等气味形成。因此，绿叶挥发物属风味化合物。此外，绿叶挥发物还在植物防御、交流及胁迫应答等过程中发挥着重要作用。例如，绿叶挥发物具有抑制致病性细菌、真菌生长的作用；作为化学信息素，绿叶挥发物起着警示植物损伤部位邻近完整组织或邻近健康植株、引诱昆虫捕食的作用；作为化学信号，绿叶挥发物具有诱导防御化合物如挥发性萜类释放的作用，也可以通过信号预置，增加植物后续胁迫耐受或在后续胁迫条件下促进植物生长的作用。此外，绿叶挥发物还在植物生长和繁殖（增加花量）中发挥着积极作用，增加植物适应度。发表在 Science 的一篇论文则揭示，作为防御化合物合成原料，顺-3-己烯醛直接参与防御化合物 CPH（caffeoylputrescine-green leaf volatile compound，*m/z* 347.19）组装，用于毒杀农业重大害虫小叶蝉。现有研究还揭示，绿叶挥发物在植物中的作用不仅与其醛、醇、酯的存在形式有关，还受绿叶挥发物构型及其比例影响。

（三）案例解析

1. 正己醇兼具黄芪不定根生长和毛蕊异黄酮葡萄糖苷合成积累作用

前面提及，非生物胁迫如低温、紫外辐射、干旱、光照强度和生物因子如内生菌是影响黄芪三萜皂苷和异黄酮合成积累的重要因素。这些胁迫因子是否触发了黄芪绿叶挥发物的合成与释放，参与了黄芪三萜皂苷和异黄酮合成积累呢？

黄芪"豆腥气"主要与药材中含有的正己醛、正己醇、己烯醛等绿叶挥发物有关。以蒙古黄芪不定根液体培养物为材料，以黄芪皂苷Ⅳ和毛蕊异黄酮葡萄糖苷为代表性三萜皂苷和异黄酮，通过培养液中添加挥发物、摇床培养 14 天的方式，首先对正己醛、正己醇和反-2-己烯醛诱导作用进行了研究。结果表明，①正己醇和反-2-己烯醛处理 7 天的根培养物中黄芪皂苷Ⅳ含量显著增加，反-2-

己烯醛处理 1 天的根培养物中黄芪皂苷Ⅳ含量也较高；②正己醛、正己醇处理 7 天的根培养物毛蕊异黄酮葡萄糖苷含量明显增加，二者分别处理 3、14 天的根培养物中毛蕊异黄酮葡萄糖苷亦明显高于其他时间点；③正己醇处理 14 天的根培养物中芒柄花苷含量、根生物量亦明显增加。相对而言，正己醇介导黄芪异黄酮合成积累作用较强，且较为持久，同时还促进了根的生长。

为了探明绿叶挥发物诱导黄芪皂苷和异黄酮合成积累机制，利用正己醇、反-2-己烯醛处理 7、14 天根培养物构建转录组文库，同时构建正常对照和溶剂对照组转录组文库作为对照，进行基因表达谱分析。结果表明，正己醇处理组基因表达分布模式明显不同于正常对照、溶剂对照和反-2-己烯醛处理组，处理 14 天每 4 个碱基的转录每百万映射读取的片段（fragments per kilobase of exon model per million mapped fragments，FPKM）值介于 1～10 的基因数量最高，具体体现在 14 天处理时间点特异性的基因数量最高。此外，与溶剂对照相比，正己醇处理组差异表达基因中，注释至萜类和聚酮代谢的数量最高；该结果从转录水平进一步验证了正己醇延迟但更为有效的诱导作用。根据基因注释及其 FPKM 值，找出黄芪皂苷和毛蕊异黄酮葡萄糖苷骨架化合物合成及糖基化、酰基化修饰酶基因，表征其变化特征。

鉴于上述实验中，正己醇配制用溶剂为 50%乙醇，溶剂本身可能具信号作用。利用正己醇与水互溶的特征，直接用无菌水配制正己醇处理黄芪不定根培养物 6 周，以正常培养物为对照，分别在处理 1、2、3、4、5、6 周时收集样本。根据上面的毛蕊异黄酮葡萄糖苷合成途径酶基因序列，设计引物，测定基因表达水平。结果发现，正己醇处理导致 4-香豆酰辅酶 A 连接酶 *4CL*、异黄酮合成酶 *IFS1.2* 表达水平显著降低，参与毛蕊异黄酮糖基化、毛蕊异黄酮葡萄糖苷酰基化修饰的 *UCGT2*、*CGMT* 基因表达显著上调。该结果提示，正己醇可能通过抑制毛蕊异黄酮葡萄糖苷合成前体合成的方式发挥促进作用。正己醇处理 1 周的根培养物中毛蕊异黄酮、芒柄花黄素含量显著低于对照，处理 2 周根样本中芒柄花黄素含量亦显著低于对照。结果还发现，正己醇处理 6 周根培养物中芒柄花黄素含量远高于对照。简言之，正己醇通过抑制合成前体合成、上调糖基化和酰基化修饰酶基因表达的方式促进蒙古黄芪不定根培养物中毛蕊异黄酮葡萄糖苷的合成积累。

2. 黄芪中反-2-己烯醛促生内生菌筛选及促生特征

道地药材的品质形成与道地产区的生境适应密切相关，是药用植物与独特生境相互作用的产物，微生物组在相互作用中亦发挥着重要作用。黄芪根际微域绿叶挥发物氛围的长期作用，势必会影响根微生物。在从恒山黄芪鲜药材分离得到多株内生细菌的基础上，试图找出绿叶挥发物促生菌。结果发现，摇床培养后马上使用的菌液接种剂，绿叶挥发物均表现出抑制作用；但低温放置一段时间的接种剂，绿叶挥发物对部分菌株表现出促生作用。选取成团泛菌 KSC03，系统研究了其促生特性，发现低温储存 12h 后再接种，反-2-己烯醛表现为促生效应。

为了从分子水平探明预冷胁迫的 KSC03 对反-2-己烯醛的响应，选取溶剂对照和反-2-己烯醛处理组对数生长期菌体细胞，构建链特异性转录组文库，并进行差异基因表达分析。结果发现，处理组注释为 *N*-乙基马来酰亚胺还原酶和二乙酰还原酶的编号为 gene3176 和 gene4782 的两个基因 FPKM 值增加。基因表达和 GC-MS 分别分析处理不同时间菌体细胞和上清液，肯定上述基因表达上调的同时，也发现稳定生长期菌体细胞 2,3-丁二醇合成量显著增加。

以黄芪不定根培养物为材料，以黄芪皂苷Ⅳ和毛蕊异黄酮葡萄糖苷为评价指标，通过培养液中单独、组合添加 2,3-丁二醇和反-2-己烯醛的方式，对二者短期介导黄芪三萜和异黄酮合成作用进行了研究。结果发现，二者叠加诱导效应最佳，处理 4h，根中黄芪皂苷Ⅳ含量最高，且合成积累高峰时间点提前，而单独处理组合成积累高峰时间点后延。结果还发现，2,3-丁二醇和反-2-己烯醛虽对毛蕊异黄酮葡萄糖苷合成积累无促进作用，但处理组的合成积累高峰时间点后延。简言之，来源于黄芪自身和内生菌源的挥发物作为植物与环境互作的线索，通过促进合成积累或改变合成积累模式的方式参与黄芪三萜和异黄酮类活性成分的代谢。结合不同时间点黄芪皂苷、毛蕊异黄酮葡萄糖苷合成途径酶基因表达与含量数据，找出了反-2-己烯醛诱导的靶基因，调控黄芪皂苷的关键靶基因为环阿屯醇合成酶

（*CAS*），调控毛蕊异黄酮葡萄糖苷的酶较为复杂，正调控靶基因为毛蕊异黄酮糖基转移酶 UCGT2，负调控靶基因为 4-香豆酰辅酶 A 连接酶 4-CL 和毛蕊异黄酮糖基转移酶 UCGT1，二者分别与毛蕊异黄酮葡萄糖苷和芒柄花苷显著负相关，提示糖基化修饰终产物通过反馈抑制方式调控这两个靶基因的转录。

3. 拓展：内生菌协同绿叶挥发物参与黄芪的质量形成

目前，微生物组在药用植物次生代谢中的作用引起了越来越多研究者的关注。深色有隔真菌与绿色木霉接种剂缓解干旱条件下蒙古黄芪生长、合成微生物组挽救根腐病蒙古黄芪、草假单胞菌 S61 促进干旱胁迫条件下蒙古黄芪生长与根毛蕊异黄酮葡萄糖苷积累均有报道。尽管黄芪药材中栖居着大量的微生物，其质量形成过程中始终处于挥发物氛围中，现有研究涉及二者互作影响黄芪质量形成的较少。除本案例作用方式外，内生菌与绿叶挥发物是否存在其他作用方式，值得探索。本研究通过转录组测序、液质联用、气质联用等技术阐述作用机制，存在一定的缺陷。如果能利用潜在调控靶基因或者绿叶挥发物合成酶基因沉默黄芪，进行作用机制阐释，结果将更有说服力。

（四）思考

以模式植物拟南芥、野生烟草及经济作物玉米、小麦等为实验材料，研究者逐渐了解了绿叶挥发物在植物防御、生长及繁殖中的多样化作用。本案例揭示的促生菌协同绿叶挥发物参与黄芪三萜和异黄酮合成积累，是绿叶挥发物介导药用植物非挥发物代谢物及其机制的首次较为全面的报道。

在绿叶挥发物合成途径中，亚麻酸为底物时首先形成的是顺-3-己烯醛，经异构化形成的反-2-己烯醛因其结构更为稳定，是最早认识的绿叶挥发物。反-2-己烯醛在蒙古黄芪不定根中的介导作用已基本阐明，顺-3-己烯醛是否具有介导黄芪活性成分合成积累作用还有待于进一步研究。除绿叶挥发物外，黄芪中含有的其他类型的挥发物也可能参与药材的质量形成；除黄芪外，中药党参、桔梗、柴胡、白芷等挥发油中也含有一定比例的绿叶挥发物。这些挥发性成分含量的差异是否是药材道地性形成的关键因素也需要进一步研究。

参 考 文 献

Sun H F, Gao H, Zhang C F, et al. 2021. Enhanced production of calycosin-7-*O*-*β*-*D*-glucoside and astragaloside Ⅳ from adventitious root cultures of *Astragalus membranaceus* var. *mongholicus* by green leaf volatiles[J]. Industrial Crops and Products，16：113598.

Sun H F，Gao H，Zuo X Y，et al. 2022. Transcriptome response of cold-pretreated *Pantoea agglomerans* KSC03 to exogenous green leaf volatile *E*-2-hexenal[J]. Chemoecology，32：69-79.

Sun H F，Zuo X Y，Zhang Q Q，et al. 2022. Elicitation of（*E*）-2-hexenal and 2，3-butanediol on the bioactive compounds in adventitious roots of *Astragalus membranaceus* var. *mongholicus*[J]. Journal of Agricultural and Food Chemistry，70（2）：470-479.

促进肉苁蓉组织特异性积累苯乙醇苷的关键土壤因子

（一）名词术语

1. 土壤因子

土壤因子是影响植物生长发育的土壤质地、结构、理化性状及生物特征等因子的统称。

2. 组织特异性积累

植物的某些组织中含有某些次生代谢产物，其含量远高于其他组织，呈现出该组织特有的高含量现象。

（二）案例原理

植物的表面组织多存在特异性积累某些次生代谢产物的现象。这些组织是植物接触环境的第一道屏障，而特异性积累的成分多具有抑菌、拒食甚至毒性活性，因此，可以认为植物表面组织如根皮、叶片表面和茎表面这些组织所处的微环境，是这些组织中次生代谢产物的特异性积累重要的潜在因素。例如，植物叶片黄酮类成分的生物合成主要受日光中 UV-B 的刺激。而植物的挥发油类成分往往具有抑菌活性，在分布浓密的植物腺毛中积累挥发油类成分，可显著减少空气中飘散着众多的真菌孢子和尘土上附着的细菌等微生物的侵染。植物根的萌发与伸长过程中，根冠组织几乎时刻都在交替进行磨损与分化，不可避免会有更多机械损伤，有更多机会暴露于数以亿计的土壤微生物面前，因此植物在根的表面会形成栓皮层等保护组织，这些组织除具有机械屏蔽作用外，研究发现，往往含有较高含量的次生代谢产物，可防止微生物继续侵染其内部组织。

（三）案例解析

1. 观察

将多株新鲜采挖的肉苁蓉植株进行分割，分成鳞叶部分、中间层和髓，并将这些组织进行冷冻干燥，对干燥后的样品进行松果菊苷、总酚和抗氧化活性的测定，结果表明，鳞叶中的两种成分含量远高于其他两种组织，在所有肉苁蓉植株和上中下段中均表现出该规律，且同株肉苁蓉的鳞叶中含量呈底部鳞叶高于中部鳞叶高于顶部鳞叶的规律（图 7-8）。

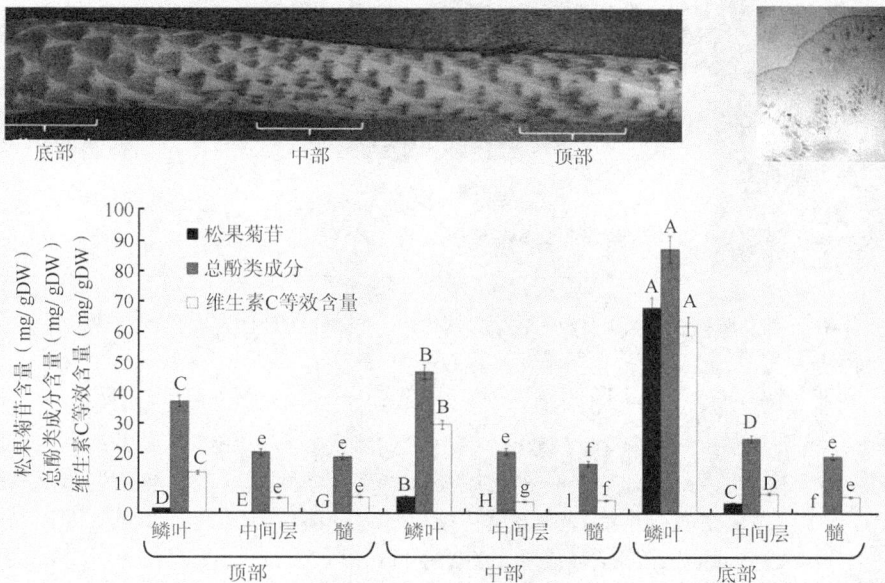

图 7-8 肉苁蓉不同部位（A）不同组织（B）取样示意图及松果菊苷含量测定结果（C）

ABC 等字母分别表示显著性差异，不同字母则表示两组数据之间存在显著性差异（$P<0.01$），同一组数据的两个相同字母表示此两组数据无显著性差异；若为不同小写字母，则表示存在显著性差异，但显著性差异 $P<0.05$，若为相同小写字母，则亦表示无显著性差异

此外，通过肉眼观察，发现肉苁蓉鳞叶外表面有大量棕色至棕黑色斑点。为揭示其可能的形成过程，对鳞叶表面进行了体视显微镜观察，结果表明，这些斑点中嵌有大量沙砾颗粒，这说明肉苁蓉鳞叶表面的斑点是沙砾的摩擦造成的（图 7-9）。在肉苁蓉生长过程中，从直径约 1mm 的种子萌发，到生长为直径 5～20cm 的生物体，肉苁蓉的肉质茎在沙漠地区的地下生长过程中，必然受到沙漠中微小沙砾的挤压和摩擦作用，这些作用直接促成了这些物理伤害斑点的形成。

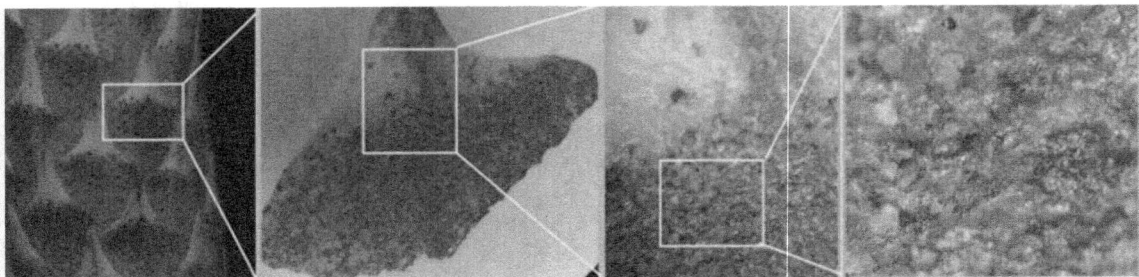

图 7-9　体视显微镜下的肉苁蓉鳞片物理伤害

　　至此，观察到了肉苁蓉中的苯乙醇苷类成分存在组织特异性积累，且鳞叶表面密布沙砾造成的物理伤害（图 7-10）。为此，提出了这样的假设：在其他因素相同的情况下，沙砾造成的物理伤害越多，苯乙醇苷的含量越高。如何进行沙砾的物理伤害程度评价呢？对同一段肉苁蓉相近区域的鳞叶进行了图像处理，通过凝胶成像系统中菌落统计功能进行了个数和面积的识别，进而得到了其定量结果，同时，将每个鳞叶分别进行了两种苯乙醇苷成分的含量测定，并检测了其中的总酚类成分和苯丙氨酸解氨酶活性。

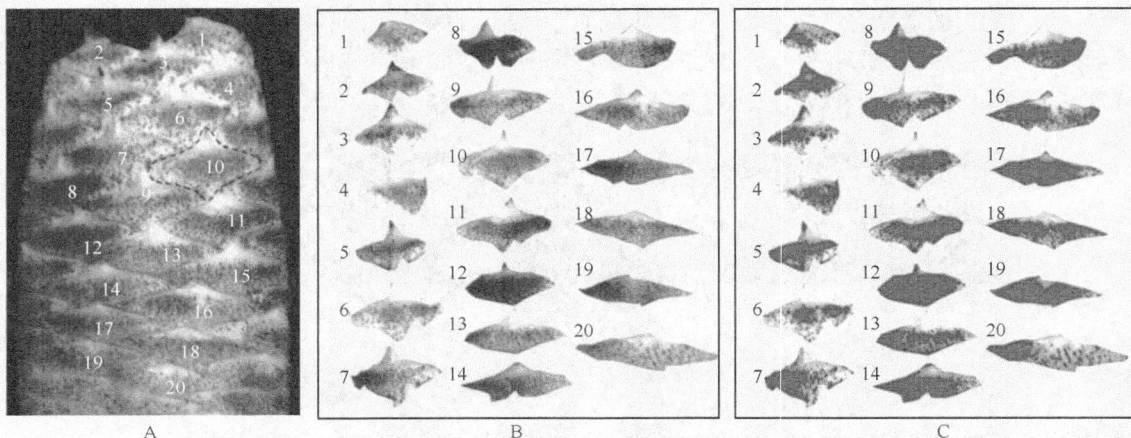

图 7-10　肉苁蓉植株（A）、鳞叶图片切割（B）和鳞叶物理伤害面积识别结果（C）

数字表示肉苁蓉鳞叶编号

2. 分析

　　在前期研究结果基础上，观察到越靠下的鳞叶表面颜色越深，在体视显微镜下可观察到的物理伤害就越密集（图 7-8），因此，建立了一种运用图片处理技术对鳞叶表面物理伤害面积进行定量的分析方法（图 7-10），现在就有可能找到该量化指标和对应鳞叶苯乙醇苷、总多酚以及关键酶活性等指标测定值的相关性，此处运用了较简单的线性回归分析，结果如图 7-11 所示，线性回归分析结果表明，肉苁蓉鳞叶的物理伤害面积和鳞叶中松果菊苷、总酚含量，以及 PAL 活性的相关系数分别为：$R^2=0.3915$（$r=0.6252$，$df=18$，$P<0.01$），$R^2=0.6308$（$r=0.7937$，$df=18$，$P<0.01$）和 $R^2=0.526$（$r=0.7253$，$df=18$，$P<0.01$），这一结果表明，物理伤害程度的确显著影响了鳞叶中的 PAL 活性和松果菊苷及总酚的积累（图 7-11）。

3. 拓展

由于土壤中存在数量和种类巨大的微生物，这些微生物与肉苁蓉细胞的接触或侵染将伴随物理伤害同时发生，而单纯物理伤害可以引起植物次生代谢水平的提高，单纯微生物接触和侵染也可以引起防卫反应，因此，两者在促进肉苁蓉中苯乙醇苷类成分在鳞叶组织中的特异性积累应该存在协同作用，如何剥离和单独评价两者的影响尚需要深入研究。

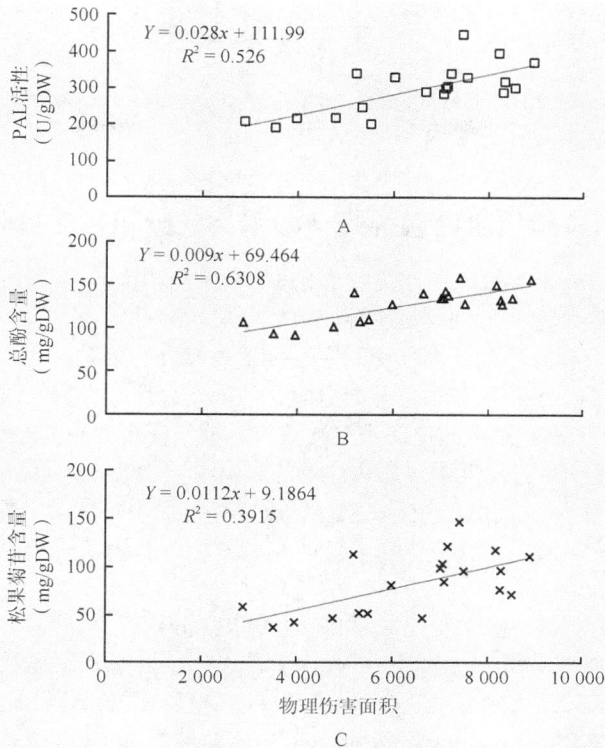

图 7-11　鳞叶物理伤害面积与 PAL 活性（A）、总酚含量（B）和松果菊苷含量（C）之间的线性回归分析

　　另外，苯乙醇苷类成分的积累存在组织特异性，这为研究肉苁蓉中该类成分的生物合成途径提供了理想的切入点。

（四）思考

　　目前的药用植物中次生代谢产物的生物合成途径研究中，利用组织特异性、时空特异性和诱导子处理离体组织和细胞进行功能基因组学研究是主流策略，也在揭示明星分子的生物合成途径中发挥了重要作用。但在关注其组织特异性的背后，是何种环境因素导致了某些活性天然产物的组织特异性积累也同样值得关注，本案例中提到的沙砾对肉苁蓉鳞叶表面造成的物理伤害促进苯乙醇苷类成分积累这一结果，是此研究方向的有益探索。

　　毋庸置疑，植物次生代谢物的产生与微环境密切相关。如在白木香生产沉香的过程中，物理伤害这一决定性因素的发现，极大地提高了白木香的结香率；由植物病原菌制成的生物诱导子可显著提高药用植物细胞与组织培养物中次生代谢产物的积累。可见，这些微环境因素的发现，使得对次生代谢产物进行特异性代谢调控成为现实。植物响应环境胁迫后可能产生较高水平的次生代谢产物积累。关于肉苁蓉细胞培养的研究，多集中于诱导条件、接种量、激素、生长和 PeGs 积累动态、前体饲喂、渗透压、生物诱导子和非生物诱导子、酶特异性抑制剂的使用对细胞生长动态和次生代谢产物积累动态的影响等方面，这些研究为肉苁蓉细胞的大规模培养奠定了基础，为肉苁蓉中 PeGs 类成分的合成途径研究提供了较理想的实验材料。随着高通量测序和生物信息学技术的快速发展，有国内科研团队已经开展了肉苁蓉叶绿体的基因组测序，揭示了肉苁蓉叶绿体基因组中的基因丢失和与寄主梭梭之间的水平基因转移现象；进行了肉苁蓉各部位综合转录组二代测序研究，为肉苁蓉中的苯丙素类成分的合成途径相关基因的发现奠定了基础；也有开展苯丙素类成分公共限速酶 *PAL* 基因克隆和功能鉴定的研究，但这些研究尚未系统地将特定基因的转录水平、特定酶的活性水平与 PeGs 类成分的积累进行关联，也尚未进行功能基因组学或蛋白质组学研究。

参 考 文 献

Hu G S, Wu T R, Chang Y, et al. 2018. Wound Stress, an unheeded factor for echinacoside accumulation in *Cistanche deserticola* Y. C. Ma[J]. Molecules，23（4）：893.

丛枝菌根真菌调控丹参酚酸类成分积累的机制

丹参（*Salvia miltiorrhiza* Bunge），作为唇形科多年生草本植物，以根茎入药，是世界公认的治疗心脑血管疾病的主要药物之一。丹参的主要药效成分是脂溶性的丹参酮类和水溶性的酚酸类，其含量的高低是决定丹参药材品质的重要指标。在丹参活性成分的相关研究中，酚酸类成分的作用逐渐被人们发掘并引起重视。随着丹参功能基因组研究的展开，丹参次生代谢过程的生物合成途径已基本明朗，基于此背景，采取有效措施提高丹参酚酸类成分具有重要意义。丛枝菌根真菌（arbuscular mycorrhizal fungi，AMF）是自然界中分布最广泛的一类与植物共生的真菌，能与80%以上的高等植物的根系形成共生关系，可促进植物生长发育，改变植物的生长状况，促进植物产生防御物质，减少胁迫造成的伤害等。AMF因其对生态环境的有益作用，利用菌根化技术提高药材有效成分积累的研究成为目前研究的热点。

丹参根围AMF种类丰富，研究发现7属27种AMF，分别有无梗囊霉属（*Acaulospora*）、球囊霉属（*Glomus*）、管孢囊霉属（*Funneliformis*）、两性囊霉属（*Ambispora*）、根生囊霉属（*Rhizophagus*）、和平囊霉属（*Pacispora*）、近明囊霉属（*Claroideoglomus*）。无梗囊霉属、球囊霉属两属是优势属。鉴定到的AMF种有地球囊霉（*Glomus geosporum*）、近明球囊霉（*Glomus claroideum*）、摩西球囊霉（*Glomus mosseae*）、光壁无梗囊霉（*Acaulospora laevis*）、木薯根生囊霉（*Rhizophagus manihotis*）、双网无梗囊霉（*Acaulospora brieticulata*）、疣状无梗囊霉（*Acaulospora tuberculata*）、地表球囊霉（*Glomus versiforme*）、地管孢囊霉（*Funneliformis geosporum*）、缩管孢囊霉（*Funneliformis constrictum*）等。其中摩西球囊霉（*Glomus mosseae*）、缩管孢囊霉（*Funneliformis constrictum*）、地表球囊霉（*Glomus versiforme*）、根内球囊霉菌（*Glomus intraradice*）被研究报道对促进丹参生长、养分的吸收、生物量及有效成分的积累具有明显的效果。

AMF与丹参酚酸类化合物生物合成关系的研究为提高丹参品质提供了参考。基于丹参转录组文库信息，挖掘到与菌根信号转导相关的关键基因*RAM2*和*DMI3*，进而利用AMF处理丹参，发现丹参与AMF能够形成菌根共生体，显微镜检可见明显的丛枝菌根结构。菌根侵染后对丹参植物的生长发育有明显的促进作用，其生物量显著升高。丹参中次生代谢产物的含量，如咖啡酸、丹参素、迷迭香酸，均有显著增加。丹参酚酸合成途径关键酶基因的实时PCR结果显示，AMF侵染组*PAL1*、*C4H*、*4CL2*、*TAT*的相对表达量有明显提高。菌根信号转导途径的重要基因*RAM2*和*DMI3*的表达量也有所上调。另外AMF显著提高了丹参根系内源激素JA及其合成产物OPDA、JA-ile、MeJA的含量，上调JA合成途径相关基因*AOC*、*OPR*和*JAR1*的表达量，降低其他内源激素ABA、GA$_3$、SA的含量。MeJA处理能促进AMF组和对照组丹参根系内源激素JA的合成，上调JA合成途径相关基因*AOC*、*OPR*和*JAR1*的表达量，提高JA及其合成产物OPDA、JA-ile、MeJA的含量，显著提高丹参根系有效成分的含量。SHAM处理能抑制AMF组和对照组丹参根系内源激素JA的合成，下调JA合成途径相关基因*AOC*、*OPR*和*JAR1*的表达量，降低JA及其合成产物OPDA、JA-ile、MeJA的含量，显著降低显著提高丹参根系有效成分的含量。表明AMF可能一方面促进丹参次生代谢产物的增加进而起到防御外界环境的作用，另一方面促进丹参植物内源激素JA含量的增加，使JA作为联系环境诱导和次生物质合成的胞内信号物质，与JA协同诱导丹参次生代谢产物的增加，进而增强抵御外界胁迫的能力。

（一）名词术语

1. 丛枝菌根

丛枝菌根是由丛枝菌根真菌与植物根系形成的一种互惠互利共生结构。

2. 丛枝菌根真菌

丛枝菌根真菌起源于（4～4.5）亿年前，是一类根内共生真菌。

（二）案例原理

1. AMF 对药用植物次生代谢产物积累的影响

大量的研究证明，接种 AMF 能够改变药用植物次生代谢产物的含量。AMF 对药用植物次生代谢产物的影响主要归结在酚类物质、生物碱和萜类物质等的变化上。首先从酚类物质变化来看，AMFB 影响不同宿主的酚类物质含量，但总体呈上升趋势。据报道，接种 AMF 显著促进了丹参中丹酚酸 B 的积累，此外，与非 AMF 对照组相比，菌根定植显著促进了三叶草中酚类物质的生物合成。接种 AMF 可提高苯酚含量，确保在胁迫条件下更好地生长。另外，随着菌根化，苜蓿中所含的阿魏酸、没食子酸含量显著增加，咖啡酸和绿原酸含量降低。菌根植物中酚酸含量较高，说明菌根诱导启动了植物的防御系统，从而进一步保护植物免受病原菌侵害。除酚酸外，黄酮类化合物也是植物中重要的酚类活性成分。一些研究表明，黄酮类化合物的生物合成在菌根植物中呈现上调。AMF 侵染可提高油橄榄根中黄酮类化合物和可溶性碳水化合物的含量。图像分析表明，与未侵染植物相比，AMF 定植后植物中黄酮类化合物对应的荧光信号更强。黄酮类化合物的变化还受 AMF 侵染阶段的影响。在真菌定植后期，苜蓿菌根中大豆黄酮、芒柄花苷和丙烯龙胆苷等异黄酮含量显著上调。AMF 对植物生物碱的影响研究，大部分主要集中在具有药用价值的植物上。通过 AMF 共生，曼陀罗中莨菪碱和东莨菪碱的总含量增加，菌根接种对长春花根中生物碱积累的影响高于其茎中生物碱积累的影响。据报道，一些常用的"清热"草药在与 AMF 相关时含有较高水平的生物碱。例如，AMF 诱导的黄柏、黄柏小檗碱和黄柏中的小檗碱、药根碱和巴马汀水平高于对照组。萜类化合物具有多种结构，在植物代谢中发挥着多种作用。研究发现，接种 AMF 可增加宿主体内萜类化合物的积累。目前大多数研究都集中在 AMF 对挥发油产量和挥发油中单一组分或特定萜烯的影响上。接种 AMF 显著刺激了芫荽和茴香植物中挥发油的合成。到目前为止，这些研究主要局限于 AMF 对具有药用价值的萜类化合物或一组萜类化合物（挥发油成分）的影响。大多数关于 AMF 对芳香植物影响的研究都是在温室控制条件下进行的。事实上，这些研究消除了其他因素的干扰，有助于阐述 AMF 在萜类化合物生产中的作用。

2. AMF 影响次生代谢产物积累的机制研究

（1）次生代谢产物作为植物信号分子参与 AMF 的诱导：AMF 诱导次生代谢产物合成的前提是菌根共生的建立。据报道，植物根系的次生代谢产物被认为是参与 AMF 共生建立的信号分子。随着共生信号交换的识别，AMF 诱导植物产生防御反应，促进次生代谢产物的产生。黄酮类化合物增加了 AMF 的入侵位点和侵染率，导致植物中次生代谢产物的产生。Antunes 等在体外实验中评价了黄酮类化合物对 AMF 菌丝长度、菌丝分枝和次生孢子形成的影响。此外，葫芦巴碱在促进寄主植物与 AMF 相互识别方面发挥了重要作用，是菌根形成过程中必需的因子之一。独角金内酯（SLs）是一种倍半萜物质，也被认为是促进菌根共生形成的信号分子。独脚金内酯的类似物 GR24 能够提高含有类胡萝卜素途径抑制剂的玫瑰 Giaspora 感染小麦的 AMF 感染率。

（2）植物激素变化的响应：植物可以通过诱导子降解、刺激参与调节共生关联和激素调节的基因，如 SA、JA、NO 和 H_2O_2 来调节其防御反应。AMF 最初被视为植物中的一种假定病原体，导致在定植初期植物防御反应的临时激活。在定殖初期，AMF 会触发植物产生水杨酸。H_2O_2 和 SA 这两种多功能信号分子可能参与 AMF 对酚类合成的局部诱导。AMF 可以通过促进 SA、H_2O_2 和 NO

在根中的积累来激活苯丙烷途径，从而增加定殖根中酚类物质的积累。此外，根据分子证据报道，AMF 接种系统性促进了苯丙氨酸解氨酶（*PAL*）和查耳酮合酶（*CHS*）基因的表达，同时系统性促进了 PAL 活性、酚含量、H_2O_2 含量和 SA 含量。据推测，AMF 诱导酚类物质的可能机制和途径如下：AMF 侵染可诱导 SA 和 H_2O_2 的原位产生，并进一步刺激与生物合成相关的关键酶基因的表达，从而提高受侵染根中酚类物质的含量。这一假设需要进一步研究和验证。此外，AMF 激活了由 JA 调节的植物防御系统，JA 信号通路的上调增加了植物 AMF 相互作用期间防御化合物的产生。当菌根植物建立时，SA 在菌根化初期上调，而 JA 在菌根化后期上调。JA 水平的增加促进了次生代谢物的生物合成，如类黄酮和萜类化合物，表明 JA 参与了 AMF 调节的次生代谢物的合成。

（3）营养元素响应机制：AMF 接种增加了植物组织的矿质营养素含量，尤其是磷含量。磷不仅是乙酰辅酶 A 和甘油醛-3-磷酸的重要元素，也是异戊烯基焦磷酸（IPP）/二甲基烯丙基二磷酸（DMAPP）的重要元素，DMAPP 是甲基赤藓糖醇磷酸（MEP）和甲羟戊酸（MVA）途径的共同底物。因此，接种 AMF 可以通过改善磷含量的营养状况来调节次生代谢产物的合成。此外，氮在植物生长和品质形成中起着重要作用。研究表明，接种 AMF 可以促进氮素的吸收和利用，改善植物的氮素营养，最终促进植物的生长发育，提高产量和品质。

（4）基因表达的响应机制：研究发现，AMF 侵染植物后，对寄主植物的酶活性产生影响，进而影响植物体内次生代谢产物相关基因的表达。如与不接种 AMF 黄瓜植株相比，接菌植物中次生代谢相关基因（*WRKY30*、*PR-1*、*C4H*、*CCOMT*、*CAD*、*G6PDH*、*PAL*、*LPO*、*CHS* 和 *POD*）的表达量均有不同程度的增加。目前普遍认为，酚酸类次生代谢产物的代谢途径有两条平行支路，一条叫作以苯丙氨酸为前体的苯丙烷代谢途径，参与这个代谢途径的酶依次有苯丙氨酸解氨酶（PAL）、肉桂酸-4-羟化酶（C4H）和 4-香豆酸辅酶 A 连接酶（4CL）三种，最终形成 4-香豆酰辅酶 A；另一条是以酪氨酸为前体的迷迭香酸次生代谢途径，涉及的酶依次有：酪氨酸氨基转移酶（TAT）、羟苯基丙酮酸还原酶（HPPR），最终形成 4-羟基苯乳酸，然后在迷迭香酸合成酶（RAS）的作用下生成 2-氧-（4-香豆酰）-3-（4-羟基苯）-乳酸，接下来生成迷迭香酸。萜类化合物亦存在两条生物合成途径：细胞质中的 MVA 和质体中的 MEP 途径。MEP 途径依赖 1-脱氧-*D*-木酮糖-5-磷酸合酶（DXS）和 1-脱氧-*D*-木酮糖-5-磷酸还原异构酶（DXR）合成 IPP 和 DMAPP 异戊二烯亚基，*DXS* 和 *DXR* 转录的增加与植物萜类积累有关。编码类异戊二烯生物合成相关酶的基因转录被 AMF 共生上调，并与定量萜类化合物浓度相关。接种 AMF 可以特异性地诱导 *MtDXS2* 的高表达，并伴随类胡萝卜素的积累。AMF 接种可同时上调黄花蒿和甜菊叶中 *DXS* 和 *DXR* 基因的表达，并分别促进青蒿素和甜菊二萜的积累。因此，推测 AMF 改变了 MEP 途径关键酶基因在植物中的表达，实现对植物体内萜类次生代谢产物的积累。此外，甲戊酸二磷酸脱羧酶（MVD）是甲戊酸合成途径中的关键酶，在调节胆固醇等异戊二烯化合物的生物合成中起着重要作用，其编码基因也受 AMF 的调控。总之，尽管这些基因编码不同途径的催化酶，但是都有利于次生代谢产物的合成。

（三）案例解析

1. 观察：丹参根际 AMF 多样性及影响丹参有效成分积累的 AMF

现阶段，AMF 物种多样性的鉴定方法主要包括形态学鉴定及分子生物学鉴定。对于 AMF 物种多样性的形态鉴定方法，主要依靠从土壤中分离的 AMF 孢子进行鉴定，如孢子的特征（包括细胞壁的层数、厚度、颜色、折射率等）、菌根的丛枝、泡囊的特征等。该方法依靠大量的知识储备以及过多的资料，如《VA 菌根真菌鉴定手册》和一些在线资源：AMF 保藏中心（INVAM：http://invam.caf.wvu.edu/）、波兰农业大学 AMF 网站（http://www.zor.zut.edu.pl/glomeromycota/）等提供的较为权威且齐全的分类标准和信息。但该方法的效率和辨识度比较低，并且有部分不能鉴定到种，仅能鉴定到属，无法通过根系样品鉴定与之共生的 AMF 种类。对于 AMF 物种多样性的分子生物学方法，包括 Sanger 测序和高通量测序技术等。该方法可以鉴定出更多的 AMF，以弥补或更好地解决形态学鉴定中存在的问题。本案例首先通过 AMF 形态学方法和分子生物学技术相结合的方法观察了丹参根际 AMF 多样性情况。

2. 分析：AMF 对丹参酚酸类成分合成影响的作用机制

现阶段，有关 AMF 对丹参酚酸类成分生物合成影响的作用机制研究，主要体现在酚酸类成分生物合成途径关键酶基因表达的变化及信号传导通路变化的作用机制。

（1）酚酸生物合成途径关键酶基因的表达变化：本案例采用盆栽受控实验，对丹参幼苗进行 AMF 接种实验，通过实时 PCR 的方法对丹酚酸生物合成途径中关键酶基因的表达进行分析，初步阐释 AMF 对丹参酚酸类成分合成影响的作用机制。结果表明：在菌根形成的条件下，苯丙烷代谢支路涉及的 *PAL1*、*C4H* 和 *4CL2* 三个关键酶基因均在根中表达水平提高，*PAL1* 和 *C4H* 在叶中的表达水平减低，*4CL1* 在根和叶中的表达量均下降。在酪氨酸支路中基因 *TAT* 在菌根植物根中的表达增强，而在叶中的表达有微弱的降低，而 *HPPR* 的表达水平刚好相反，根中的表达量下降。形成迷迭香酸的关键酶基因 *RAS* 的表达水平在根中没有明显变化，但在形成菌根的植株叶中表达水平有明显的提升。本案例从分子生物学水平初步表明了菌根对酚酸合成途径的促进作用。

（2）丹参植物内源激素的变化：本案例同样基于盆栽受控实验，对丹参幼苗进行 AMF 接种处理，检测丹参植株内源激素的变化，以及 AMF 对丹参酚酸类成分合成影响的信号转导作用机制。结果发现，丹参植株接种 AMF 菌剂后根部和叶片 JA、OPDA、JA-ile、MeJA 的含量均显著高于未接种 AMF 菌剂的对照组，上调 JA 合成相关基因 *AOC*、*OPR* 和 *JAR1* 的表达量，显著增加丹参根部丹酚酸类成分的含量。进一步对丹参植株喷施 JA 供体 MeJA 及 JA 抑制剂 SHAM 处理，发现 MeJA 处理能促进丹参地下部分内源激素 JA 的合成，上调 JA 合成相关基因 *AOC*、*OPR* 和 *JAR1* 的表达量，提高 JA 及其合成产物 OPDA、JA-ile、MeJA 的含量，增加丹参地下部分有效成分的含量；SHAM 处理可下调 JA 合成相关基因 *AOC*、*OPR* 和 *JAR1* 的表达量，降低 JA 及其合成产物 OPDA、JA-ile、MeJA 的含量，降低丹参地下部分有效成分的含量。本案例提示 AMF 可能一方面促进丹参次生代谢产物的增加进而起到防御外界环境的作用，另一方面促进丹参植物内源激素 JA 含量的增加，使 JA 作为联系环境诱导和次生物质合成的胞内信号物质，与 JA 协同诱导丹参次生代谢产物的增加，进而增强防御外界胁迫的能力。

3. 拓展：JA 具有参与 AMF 菌根共生体建立的潜力

现阶段，已报道出来的参与菌根形成的植物激素种类主要有 GAs、生长素（auxins）、细胞分裂素（cytokines）、乙烯（ethylene）、脱落酸（abscisic acid，ABA）、油菜素内酯（brassinolide，BL）、茉莉酸（jasmonic acid，JA）、独脚金内酯（strigolactone，SL）等。这些激素相互作用组成一个复杂的网络系统，共同调控植物的生长发育。

以往的研究集中在以反向遗传学手段研究内源茉莉酸对丛枝菌根形成的影响。如采用 RNAi 干涉技术敲除蒺藜苜蓿 *AOC* 基因导致根中 JA 水平显著降低，结果 AMF 的定殖由对照的 21 天延迟至 28 天，尤其是丛枝数量减少了 1/2 左右。而对番茄 JA 合成缺失突变体 SPR2 的研究也表明 JA 合成缺失使得丛枝数量、菌根强度、丛枝频度分别降低 88%、83%、60%。有趣的是，该实验对 SPR2 突变体外施 MeJA 后又使得其恢复至野生型水平。而以 JA 过表达的突变体进行的研究则表明 AMF 定植增强，主要体现在丛枝数量增加 2.5 倍。这些证据从正反两方面有力地表明 JA 对 AMF 形成的调节具有正效应。

本案例中，通过建立丹参 JA 合成缺失突变体，观察丹参根系 AMF 丛枝数量、菌根强度等菌根定值情况，验证 JA 与 AMF 形成的关系。

AMF 可能通过促进丹参植物内源激素 JA 含量的增加，使 JA 作为联系环境诱导和次生物质合成的胞内信号物质，协同诱导丹参次生代谢产物的增加，进而增强防御外界胁迫的能力。菌根真菌侵染宿主植物根系并建立共生关系的过程中涉及多种信号分子，AMF 诱导丹参酚酸类成分的生物合成是否还有其他的信号物质参与，还需要进一步研究。

参 考 文 献

郝晓红，索培芬，王俊，等. 2012. 丛枝菌根真菌与宿主植物识别共生的分子机制[J]. 草地学报，20（5）：800-804.

刘灵. 2015. 丛枝菌根真菌对丹参酚酸生物合成的影响[D]. 哈尔滨：东北林业大学.

刘敏，峥嵘，白淑兰，等. 2016. 丛枝菌根真菌物种多样性研究进展[J]. 微生物学通报，43（8）：1836-1843.

刘炜，冯虎元. 2006. 丛枝菌根共生关系的信号机制研究进展[J]. 西北植物学报，26（10）：2173-2178.

柳敏，黄文丽，王潇，等. 2017. 丹参主产区 AMF 的多样性研究[J]. 中国中药杂志，42（1）：70-75.

尚赏，王平，陈彩艳. 2011. 丛枝菌根形成过程及其信号转导途径[J]. 植物生理学报，47（4）：331-338.

王永明，范洁群，石兆勇. 2018. 中国丛枝菌根真菌分子多样性[J]. 微生物学通报，45（11）：2399-2408.

谢伟，郝志鹏，张莘，等. 2022. 丛枝菌根网络介导的植物间信号交流研究进展及展望[J]. 植物生态学报，46（5）：493-515.

阎波，陈娟，郭顺星. 2017. 植物菌根共生中的激素调控作用研究进展[J]. 植物生理学报，53（6）：916-924.

杨如意，陈欣，唐建军，等. 2005. 丛枝菌根真菌 AMF 群落物种多样性研究技术进展[J]. 科技通报，21（6）：34-39.

赵诗阳，朱颖，刘金洋，等. 2015. 茉莉酸介导丛枝菌根形成及其诱导抗病性研究进展[J]. 生物技术，25（5）：505-510.

周修腾，王雪，陈敏，等. 2017. 丛枝菌根真菌对丹参木质部结构及防御相关基因的影响[J]. 中国农学通报，33（4）：98-104.

周修腾，王雪，杨光，等. 2016. 丛枝菌根真菌对丹参内源激素的影响[J]. 中国中药杂志，41（20）：3761-3766.

周修腾. 2017. AM 真菌对植物内源激素茉莉酸作用机制研究[D]. 广州：广州中医药大学.

朱先灿，宋凤斌. 2008. 丛枝菌根共生的信号转导及其相关基因[J]. 生命科学研究，12（2）：95-99.

Antunes P M，Rajcan I，Goss M J. 2006. Specific flavonoids as interconnecting signals in the tripartite symbiosis formed by arbuscular mycorrhizal fungi，Bradyrhizobium japonicum（Kirchner）jordan and soybean（*Glycine max*（L.）Merr.）[J]. Soil Biol Biochem，38：533-543.

Davies F T，Calderón C M，Huaman Z，et al. 2005. Influence of a flavonoid（formononetin）on mycorrhizal activity and potato crop productivity in the highlands of Peru[J]. Sci Hortic，106：320-329.

Geyter N D，Gholami A，Goormachtig S，et al. 2012. Transcriptional machineries in jasmonate-elicited plant secondary metabolism[J]. Trends Plant Sci，17：349-359.

Hashem A，Abd-Allah E F，Alqarawi A A，et al. 2016. Bioremediation of adverse impact of cadmium toxicity on *Cassia italica* Mill by arbuscular mycorrhizal fungi[J]. Saudi J Biol Sci，23：39-47.

Kapoor R，Anand G，Gupta P，et al. 2017. Insight into the mechanisms of enhanced production of valuable terpenoids by arbuscular mycorrhiza[J]. Phytochemistry Reviews，16：677-692.

Li J F，He X H，Li H，et al. 2015. Arbuscular mycorrhizal fungi increase growth and phenolics synthesis in *Poncirus trifoliata* under iron deficiency[J]. Sci Hortic-Amsterdam，183：87-92.

Lu F C，Lee C Y，Wang C L. 2015. The influence of arbuscular mycorrhizal fungi inoculation on yam（Dioscorea spp.）tuber weights and secondary metabolite content[J]. Peer J，3：e1266.

Mechri B，Tekaya M，Cheheb H，et al. 2015. Accumulation of flavonoids and phenolic compounds in olive tree roots in response to mycorrhizal colonization：a possible mechanism for regulation of defense molecules[J]. J Plant Physiol，185：40-43.

Miransari M, Abrishamchi A, Khoshbakht K, et al. 2014. Plant hormones as signals in arbuscular mycorrhizal symbiosis[J]. Crit Rev Biotechnol, 34: 123-133.

Mitra D, Rad K V, Chaudhary P, et al. 2021. Involvement of strigolactone hormone in root development, influence and interaction with mycorrhizal fungi in plant: mini-review[J]. Curr Res Microb Sci, 2: 100026.

Ormeno E, Fernandez C. 2012. Effect of soil nutrient on production and diversity of volatile terpenoids from plants[J]. Curr Bioact Compd, 8: 71.

Rydlová J, Jelínková M, Dusek K, et al. 2016. Arbuscular mycorrhiza diferentially affects synthesis of essential oils in coriander and dill[J]. Mycorrhiza, 26: 123-131.

Sarmiento-López L G, López-Meyer M, Jiménez G S, et al. 2020. Arbuscular mycorrhizal symbiosis in stevia rebaudiana increases trichome development flavonoid and phenolic compound accumulation[J]. Biocatal Agric Biotechnol, 31: 101889.

Scervino J M, Ponce M A, Erra-Bassells R, et al. 2007. The effect of flavones and flavonols on colonization of tomato plants by arbuscular mycorrhizal fungi of the genera *Gigaspora* and *Glomus*[J]. Can J Microbiol, 53: 702-709.

Schliemann W, Ammer C, Strack D. 2008. Metabolite profiling of mycorrhizal roots of *Medicago truncatula*[J]. Phytochemistry, 69: 112-146.

Vierheiling H. 2004. Regulatory mechanisms during the plant-arbuscular mycorrhizal fungus interaction[J]. Can J Bot, 82: 1166-1176.

Walter M H, Floss D S, Hans J, et al. 2007. Apocarotenoid biosynthesis in arbuscular mycorrhizal roots: contributions from methylerythritol phosphate pathway isogenes and tools for its manipulation[J]. Phytochemistry, 68: 130-138.

Wei G T, Wang H G. 1989. Effects of VA mycorrhizal fungi on growth, nutrient uptake and effective compounds in Chinese medicinal herb *Datura stramonium* L[J]. Scientia Agricultura Sinica, 22: 56-61.

Welling M T, Liu L, Rose T J, et al. 2016. Arbuscular mycorrhizal fungi: effects on plant terpenoid accumulation[J]. Plant Biol (Stuttg), 18: 552-562.

Wu Y H, Wang H, Liu M, et al. 2021. Effects of native arbuscular mycorrhizae isolated on root biomass and secondary metabolites of *Salvia miltiorrhiza* Bge[J]. Front Plant Sci, 12: 617892.

Xie M M, Chen S M, Zou Y N, et al. 2021. Effects of *Rhizophagus intraradices* and *Rhizobium trifolii* on growth and N assimilation of white clover[J]. Plant Growth Regul, 93: 311-318.

Zeng Y, Guo L P, Chen B D, et al. 2013. Arbuscular mycorrhizal symbiosis and active ingredients of medicinal plants: current research status and prospectives[J]. Mycorrhiza, 23: 253-265.

Zhang R Q, Zhu H H, Zhao H Q, et al. 2013. Arbuscular mycorrhizal fungal inoculation increases phenolic synthesis in clover roots via hydrogen peroxide, salicylic acid and nitric oxide signaling pathways[J]. J Plant Physiol, 170: 74-79.

Zhou J H, Fan J H. 2007. Effects of AM fungi on the berberine content in Phellodendron chinense seedings[J]. Northern Horticulture, 12: 25-27.

（欧阳臻 阿里穆斯 侯飞侠 孙海峰 胡高升 周 洁 贺 森）

第八章　中药生物技术新资源

目前，野生和栽培中药材是中药资源的主要供给形式，但有些中药材存在野生资源枯竭、栽培药材生长周期长、活性成分含量极低等问题。因此，有必要开发更加可持续、更加绿色的资源供给方式——中药生物技术新资源。本章介绍了通过生物技术获得的几种中药新资源，包括组织细胞和植物工厂、微生物发酵产物、生物转化产物等。

第一节　组织细胞和植物工厂

从植物组织和器官分离细胞进行培养的研究，距今已有 100 多年的历史。迄今，植物细胞培养技术日益成熟，不但从单细胞培养获得了再生植株，而且推动了利用细胞培养生产天然次生代谢物技术的发展。通过细胞培养工厂化大规模生产有用的次生代谢产物，不但有助于满足人类健康和生活的需求，而且有利于保护自然生态环境和促进人类社会的持续性发展。同时，植物工厂的建立也为植物资源短缺问题提供了有效手段。

一、概 念 原 理

（一）外植体

外植体（explant）是指植物细胞组织培养中用来进行离体培养的材料，可以是植物的器官、组织、细胞和原生质体等。常选用一些有较强分生能力及生命力的组织器官作为外植体，如茎段、根尖、叶片等营养器官；也可选取一些特殊的器官用以完成特定目的培养，如花药作为外植体用于单倍体的培养、茎尖分生点作为外植体用于脱毒苗的培养等。

（二）愈伤组织

愈伤组织（callus）是指植物体在受到创伤后形成的用以保护机体和修复创口的薄壁细胞团，愈伤组织细胞分裂迅速，多具有分化能力。依据植物细胞全能性理论，具有分化能力的愈伤组织可以在适宜的培养条件下，经诱导再分化成芽、根或完整再生植株。愈伤组织既可作为液体悬浮培养的细胞种子，也可以作为次生代谢产物生物合成途径研究的重要材料和新药源的研究开发材料。

（三）不定根

植物不定根（adventitious root）是指不按正常时序发生，出现在非正常位置的根。大多数情况下，不定根的发生是由于植物器官受伤或植物激素等外界刺激，通过植物的根、茎、叶、愈伤组织等诱导而产生。通过体外方法诱导的不定根具有很强的增殖能力，并且代谢产物的含量也很高。不定根培养具有生长周期短、条件可控误差小、材料来源单一、遗传背景一致、经济方便、重复性强、效率高和可长年继代培养等优点。

（四）毛状根

含 Ri 质粒的发根农杆菌侵染植物后，可将 T-DNA 片段直接转入植物基因组中，进而产生许多生长迅速、分枝呈毛状的不定根，称为毛状根（hairy root）。毛状根具大量白色根毛，分枝多，贴壁向上或沿培养基水平生长，失去向地性。毛状根的生长具有不需要外源激素，生长速度快，可大量积累次级代谢产物等优点。

（五）诱导子

从植物病理学方面来讲，诱导子（elicitor）是一种可以引起植物自身产生抗病反应以产生抗毒素（植保素）和过敏反应来保护自己的化学物质或生物因子；从植物组织培养方面来讲，诱导子是一种能促进植物细胞产生目标代谢物以及能引起某一组织内生理变化的化学物质或生物因子，因此诱导子常被用于提高药用植物中次级代谢产物的含量以及代谢调控机制研究中。根据来源，诱导子可分为生物诱导子和非生物诱导子。

（六）植物工厂

植物工厂（plant factory）是一种通过设施内高精度环境控制，实现作物的连续高效生产的方式。是由计算机对作物生育过程的温度、湿度、光照、CO_2 浓度以及营养液等环境要素进行智能控制，不受或很少受自然条件制约的省力型生产方式。

二、研 究 现 状

（一）植物组织和细胞研究现状

传统的植物组织和细胞培养研究主要集中在诱导和培养条件的优化、诱导子的应用和放大培养等方面。近年来，随着工程学、材料学、仪器及分析学等技术的发展，这些技术也逐渐应用到植物细胞与组织培养中。

数据驱动建模技术如人工智能（AI）模型、优化算法（OA）和基因表达编程（GEP）等已经应用于植物组织培养研究中，如对植物基因型、培养基、灭菌条件、不同类型和浓度的植物生长调节剂等的建模、预测和优化，大大提高了诱导和培养效率。为激发植物代谢过程中的防御系统，刺激次生代谢产物的积累，诱导子常常被用在植物组织培养过程中。以往使用较多的是普通的生物或非生物型诱导子。近年来，各种类型的纳米材料被用作新型诱导子，并且显现出较好的效果。除了作诱导子外，纳米材料还有很多用途，层状双氢氧化物、壳聚糖等可以作为各种物质的运输载体，如运输植物生长调节剂、营养物质等，以促进植物组织生物量及次生代谢物含量。

目前植物组织培养技术在工业上已实现人参皂苷、紫杉醇、雪莲培养物等的大量生产。韩国 CBN 生物技术公司开发了自动化商业规模的生物反应器，用于人参皂苷的高密度生产并开发出多款产品；德国 Phyton Biotech 公司实现了红豆杉悬浮细胞培养并生产抗癌药原料紫杉醇，成为全球最大的紫杉醇供应商；瑞士化妆品公司 Mibelle 实现了苹果干细胞培养，并作为原料应用于多种奢侈化妆品中。我国大连普瑞康公司利用雪莲悬浮细胞已开发出多种健康产品，具有很好的销量。随着生物反应器的开发以及生产成本的降低，相信越来越多的植物组织培养研究会走向产业化。

（二）植物工厂研究现状

植物工厂的发展始于 20 世纪 50 年代欧美等发达国家。1957 年丹麦建立了世界上第一个植物工厂"克里斯滕森农场"，该农场面积 1000m²，属于太阳光和人工光源并用型植物工厂，从播种到收割采用全自动化流水作业。随后，奥地利、美国、荷兰、日本等国家均建成了植物工厂，并对植物工厂技术进行研发，加速了植物工厂的发展。我国的植物工厂起步较晚，于 2002 年前后开始了人工光植物工厂的研究。2009 年，国内建成了 200m² 第一例智能人工光植物工厂，以节能植物生长灯和 LED 为光源，采用了制冷-加热双向调温控湿系统、空气循环系统、营养液在线监测系统、环境数据采集和自动控制系统，以及图像信息传输系统等，对植物工厂的温度、湿度、光照、CO₂ 浓度和营养液 pH 等环境要素进行实时自动监控，实现植物工厂的智能化管理。近年来，我国对植物工厂技术研究的支持不断加大，相继在北京通州、山东寿光、广东珠海、内蒙古鄂尔多斯和江苏南京等地建成了 10 多座人工光和太阳光利用型的植物工厂。在政府的引导下，LED 制造企业和房地产商也纷纷加入植物工厂的行业中。2018 年，世界首座垂直农场开始进行设计和建设，该农场包括人工光植物生产区、太阳光植物生产区、水产工厂化养殖区、食用菌工厂化生产区以及药用植物生产区等，对水、O₂、CO₂、温度和废弃物等进行循环利用，实现大厦型可持续生产的植物工厂。

研究表明，光不仅影响药用植物的生长发育和生理生化特性，还会影响药用成分的合成和积累。目前生态环境退化、资源滥采滥挖，以及环境污染，导致野生药用植物资源日渐匮乏，物种质量变化，严重影响药用植物的生产和药效的稳定。采用植物工厂技术进行药用植物生产，通过高精度的环境调控，可降低药用植物的农药和重金属残留，调控活性成分含量，控制药材质量的稳定性，是高品质和高附加值的药用植物规范化栽培的发展方向。

三、研 究 方 法

（一）植物组织和细胞研究

1. 细胞悬浮培养

细胞悬浮培养（cell suspension culture）是指将游离的单细胞或小细胞团，按一定的细胞密度，悬浮在液体培养基中，不断受到搅动或摇动而进行的一种无菌培养技术。植物细胞的悬浮培养是在愈伤组织的液体培养基础上发展起来的一种培养技术。自 20 世纪 50 年代以来，细胞悬浮培养从试管的悬浮培养发展到大容量的发酵罐培养，从不连续培养发展到半连续和连续培养。20 世纪 80 年代以来，植物细胞培养作为生物技术的一个组成部分，正在发展成为一门新兴的科技产业。

细胞悬浮培养首先要构建细胞株，从中挑选出生长快、活性成分高，且适合悬浮培养的高产细胞株，然后进行逐步扩大培养，最后应用于工业化生产。悬浮细胞培养基本程序：细胞株的建立→高产细胞株筛选→扩大培养→大型生物反应器培养→产物提取与测定。通过植物细胞培养可以进行细胞特性、细胞生长和次生代谢产物调控机制等方面的研究；可以获得大量所需的次级代谢产物；可以应用于酶功能验证，从而揭示代谢产物生物合成途径；可以进行生物转化，将外源底物转化为所需的产物；也可以应用于植物种植保存、人工种子的制备等。

2. 不定根培养

在植物器官受伤或植物激素等外界刺激下，植物的根、茎、叶、愈伤组织等可被诱导产生不定根。例如，不定芽和不定芽根的发生是愈伤组织培养中常见的器官发生方式，可分为 3 个不同生长阶段。第一阶段是离体外植体脱分化形成愈伤组织，这是外植体发生细胞分裂的结果。第二阶段为愈伤组织中出现一些分生细胞，形成瘤状结构，这是细胞分化、分化组织出现和有限细胞分裂的共同结果。第三阶段为器官原基的形成，由于在某些条件下，分生细胞团发生分化而形成不同的器官原基。器官原基是由一个或一小团细胞经细胞分裂而形成，进而产生小块分生组织。这些分生组织在一定条件下，逐渐转变到构成器官的纵轴上并表现出单向极性，从而分化出芽和根。很多实验表明，在植物组织培养中，当外植体形成愈伤组织后，可以通过利用植物生长物质比例来控制器官发生的模式，通过调整某些植物生长物质的比例促使芽和根的分化。一般来说，生长素有利于愈伤组织形成根，而细胞分裂素可促进愈伤组织形成芽。

药用植物不定根生产速度快、次级代谢产物含量高，是目前生物技术生产的重要方式之一。通过植物不定根培养可以获得大量所需的次级代谢产物；可以进行次生代谢产物调控机制等方面的研究；可以应用于酶功能验证，从而揭示代谢产物生物合成途径；可以进行生物转化，将外源底物转化为所需的产物。

3. 毛状根培养

毛状根培养技术是 20 世纪 80 年代后期发展起来的一项植物组织培养新技术，它是将发根农杆菌含有的 Ri 质粒中的 T-DNA 片段整合进细胞核基因组中，诱导产生大量的副产物即毛状根，从而建立的毛状根培养系统。农杆菌是一类革兰氏阴性土壤杆菌，1907 年人们发现它是植物致瘤的起因，植物细胞被侵染后形成肿瘤，能够诱发冠瘿瘤的称为根癌农杆菌（*Agrobacterium tumefaciens*），诱导毛发状根的称为发根农杆菌（*Agrobacterium rhizogenes*）。根癌农杆菌与发根农杆菌是农杆菌介导转基因技术中应用最广泛的两种菌类。农杆菌介导的转化是外源 DNA 进入植物细胞的最成功和应用最广泛的方法，因为农杆菌可侵染大多数双子叶植物和少数单子叶植物，甚至是裸子植物，并能以多种外植体作为侵染对象，转化频率较高，易于重复，方法简便。

毛状根培养方面的应用主要包括：作为生物反应器生产次级代谢产物；应用于道地药材形成的分子机制研究；可以作为转基因研究的植物底盘，获得优良性状；可以进行生物转化，将外源底物转化为所需的产物。

4. 诱导子代谢调控

诱导子（elicitor）一词产生于 19 世纪 70 年代，科学家将植物病原菌产生的小分子多糖和蛋白称为"诱导子"。1975 年，Keen 首次将诱导子应用于植物细胞培养中。诱导子是一种能引起植物过敏反应的物质，由于它在与植物细胞的相互作用中，能快速、高度专一和选择性地诱导植物特定基因的表达，进而活化特定次生代谢途径，积累特定的目的产物，所以常用于提高植物次生代谢产物含量研究。当诱导子作用于植物时，会被植物细胞膜上的受体如蛋白激酶所识别，或者定位于细胞内，引起植物细胞启动激活防御反应的信号途径，如钙离子（Ca^{2+}）、活性氧（ROS）、SA、JA、NO、H_2O_2 等，引起下游抗性基因的表达，进而引起次级代谢产物合成途径中关键基因的表达，并最终导致次级代谢产物的积累。

为了提高培养物代谢产物的含量，诱导子被广泛应用于植物组织培养研究中，进而可以通过诱导子研究获得植物差异基因，挖掘植物功能基因和调控基因，进行生物合成途径解析和代谢调控机制研究。

（二）植物工厂研究

1. 植物高效快繁技术

快速繁殖是植物组织培养在生产上广泛应用的技术。通过植物根、叶等器官诱导产生不定芽，或通过茎尖、茎段、鳞茎盘等产生大量的腋芽，或通过诱导愈伤组织产生不定芽，经组织培养可获得大量植株。该技术具有周期短、增殖率高和不受季节限制等特点，对繁殖系数低、不能用种子繁殖的植物品种、脱毒苗、新引进苗、优良单株、濒危植物、转基因植株和生长周期长的药用植物等都可以通过离体快速繁殖。

2. 环境控制系统

环境控制系统主要包括温度、湿度、CO_2 浓度以及气流等环境因素的控制，是通过对植物工厂内外空气进行过滤处理，调节温度和湿度后送入植物工厂内部，实现对温度、湿度、CO_2 浓度以及气流等环境因素的调控。主要设备包括空气净化空调、除湿加湿装置、制冷机组以及循环风机等。

3. 人工光源系统

人工光源系统是植物工厂系统至关重要的部分。目前植物工厂多采用 LED 作为人工光源，由 660nm 的红光和 460nm 的蓝光组成，新型 LED 光源也会增加少量紫外和远红外光。LED 光源发热小、寿命长、可精确调控，还可以根据植物品种灵活定制。研究表明，丹参、紫苏、铁皮石斛、绞股蓝和蒲公英等药用植物生长和有效成分积累都受光质或光强的影响显著，植物工厂的人工光源可进行光强、光质和光周期等光环境精准调控，有利于高品质的药用植物种植。

4. 营养液栽培系统

植物工厂主要采用营养液栽培系统进行植物培养，植物种植方式包括水培、喷雾培和基质栽培。营养液的组成、浓度、调节和控制直接影响植物的生长发育。营养液是由各种矿质元素的化合物溶于水配制而成。营养液微生物去除技术是植物工厂栽培系统营养液循环和控制中的核心，微生物去除方法主要有高温加热、紫外线杀菌和臭氧杀菌等。此外，营养液长时间循环使用会导致植物根系分泌和分解的有毒物质大量积累，抑制植物的生长，造成减产和品质降低。去除营养液有毒物质的常见方法有更换营养液、活性炭吸附和光催化等。

研究案例

黄曲霉在长春花干细胞萜类吲哚生物碱生物合成中的调控作用

长春花含有超过 130 多种生物碱，其中大多数为萜类吲哚生物碱（terpenoid indole alkaloid，TIA）。根据化学结构不同，长春花的 TIA 可以分为单萜类吲哚生物碱如文多灵（vindoline）、阿吗碱（ajmaline）、长春质碱（catharanthine），以及二萜类吲哚生物碱如长春碱（vinblastine）和长春新碱（vincristine）。长春花的 TIA 多具有明显的生物活性，并广泛应用于各种疾病的治疗。例如，长春碱应用于霍奇金病和绒毛膜上皮癌疾病的治疗，对急性白血病、网状细胞肉瘤、淋巴肉瘤、卵巢癌、乳腺癌、睾丸癌、恶性黑色素瘤和神经母细胞瘤等也有一定的治疗作用；长春新碱则在治疗急性淋巴细胞白血病上有更好的效果，对其他急性白血病、霍奇金病、乳腺癌、网状细胞肉瘤和淋巴肉瘤也有一定的治疗效果。文多灵具有一定的降血糖作用，而阿吗碱则作为降压药在临床上应用于高血压的治疗。此外，长春质碱具有利尿、抗菌和止血作用。

由于长春碱和长春新碱在长春花中含量极低，所以人们通常使用自然丰度相对较高的长春质碱和文多灵进行化学半合成，用于生产长春碱和长春新碱，以满足市场的需求。然而，这些次生代谢物在长春花中含量依然很低，而且化学合成步骤复杂、副产物多、成本高。因此，如何提高长春花中 TIA 的产量成为国内外学者研究的重点。研究表明，诱导子，如茉莉酸、乙烯、水杨酸、真菌诱导子以及一氧化氮等，通过协同或拮抗的方式参与了 TIA 生物合成的调控。

本案例研究了真菌诱导子（黄曲霉）对长春花干细胞中 TIA 生物合成的影响。研究表明，黄曲霉可通过调控长春花干细胞的核心转录因子 ORCA3 来调控 TIA 生物合成关键基因的表达，进而影响 TIA 的生物合成。

（一）名词术语

1. 真菌诱导子（fungal elicitor）

真菌诱导子是来源于真菌的一类活性物质，能快速、专一地诱导植物特定基因的表达，从而活化特定次生代谢途径，使目的次生代谢产物的积累量增加。

2. 植物干细胞

植物干细胞（plant stem cell）是天然的未分化细胞，包含有关于植物发育和生长的所有程式，是植物生命力的根源。

（二）案例原理

1. 真菌诱导子在长春花 TIA 生物合成中的作用机制

越来越多的研究表明，真菌诱导子在调控生物次生代谢途径及细胞内信息传导等方面有重要作用。现有研究结果表明，真菌诱导子首先与细胞膜表面受体结合并被植物细胞识别，然后通过各种信号转导途径使植物基因的表达发生变化，从而使植物次生代谢产物生物合成途径中相关酶的活性受到调节，最终引起植物细胞产生防御反应并促进特定次生代谢产物的生成和积累。

2. 转录因子 ORCA3 对长春花 TIA 生物合成的调控机制

硬脂酸应答型长春花 AP2/ERF 转录因子基因簇（octadecanoid-derivative responsive catharanthus AP2-domain protein，ORCAs），包括 ORCA2、ORCA3、ORCA4、ORCA5、ORCA6。在同一个基因 scaffold 158 上，形成了转录因子基因簇共同调节 TIA 的模式，有高度保守的 AP2-DNA 结合域，在长春花中都是转录激活子，进化比较保守。其中，ORCA3 被认为是长春花 TIA 生物合成途径中的核心转录因子，能够上调异胡豆苷合成酶（strictosidine synthase，STR）、色氨酸脱羧酶（tryptophan decarboxylase，TDC）等 TIA 下游关键酶的转录水平。研究表明，ORCA3 可受诱导子的诱导。Peebles 等发现 ORCA3 可受茉莉酸类物质的诱导，即 ORCA3 仍然受上游启动子的调控，而且，该研究表明上游启动子不仅能决定 ORCA3 表达水平的高低，即起到定量作用，还决定着对茉莉酸类物质的应答与否，即起到定性作用，其诱导调控机制如图 8-1 所示。然而，目前人们对长春花次生代谢转录调控的整个调控网络了解不深入，因此，转录因子的应用是次生代谢基因工程中的一个新方向。

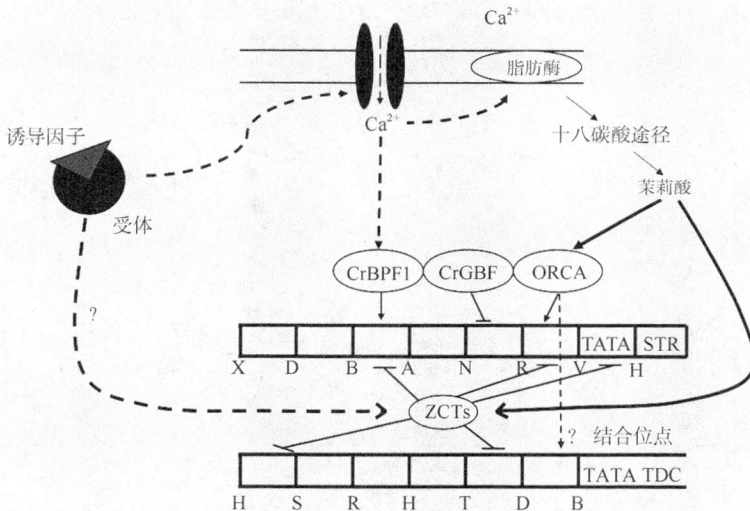

图 8-1　长春花中 TDC 和 STR 基因启动子的调控方式
引自 Peebles C A，et al. Metabolic Engineering，2009，11（2）：76-86.

（三）案例解析

1. 观察：黄曲霉诱导子促进长春花干细胞 TIA 的生物合成

长春花形成层来源干细胞 CMCs（cambial meristematic cells）预培养 6 天后投入诱导子黄曲霉菌丝体 25mg/L，诱导处理 48h 后，文多灵、长春质碱和阿吗碱含量分别是对照组的 1.45、3.29 和 2.14 倍，而总生物碱含量基本不变（图 8-2）。

2. 分析：黄曲霉诱导子通过调控转录因子 ORCA3 起到诱导作用

在最佳黄曲霉诱导子处理条件下，实验组（EG）中 D4H、G10H、GES、IRS、LAMT、SGD、STR、TDC 和 ORCA3 的转录水平远高于对照组（CK），它们的表达分别是 CK 组的 4.49、1.75、1.71、1.42、3.12、2.33、2.87、2.51 和 5.97 倍（图 8-3）。推测 ORCA3 在长春花干细胞受到黄曲霉诱导子处理后，调控 *D4H*、*SGD*、*STR*、*TDC* 等基因的表达。

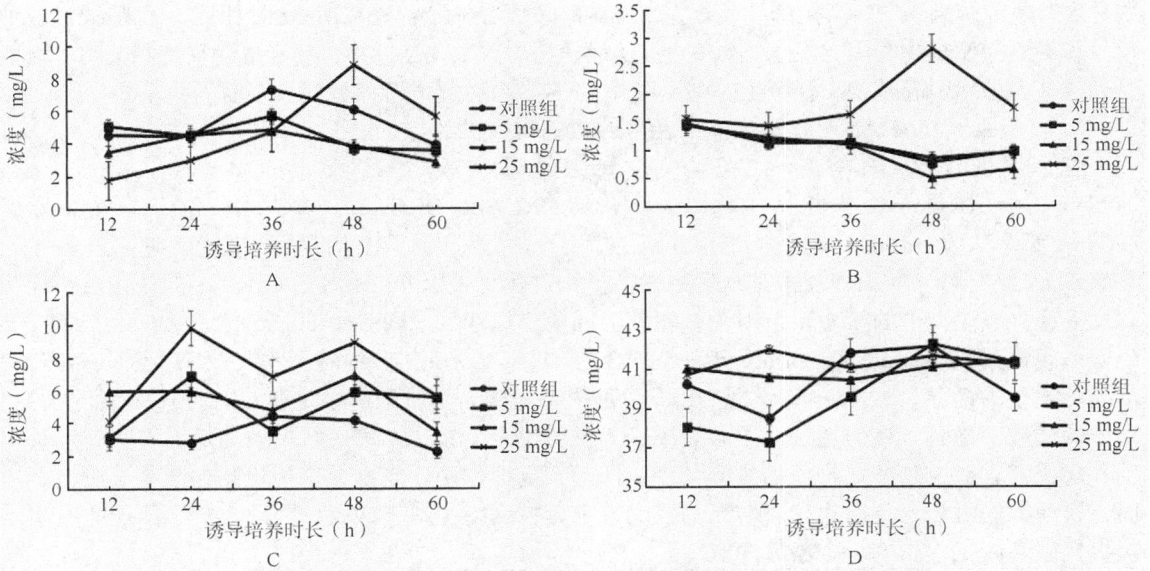

图 8-2　黄曲霉菌丝体对预培养 6 天的长春花干细胞生物碱含量的影响

A. 文多灵；B. 长春质碱；C. 阿吗碱；D. 总生物碱

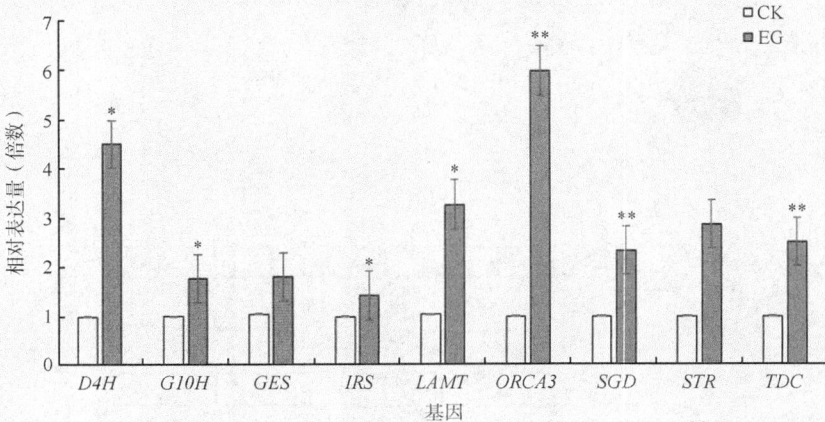

图 8-3　黄曲霉诱处理对长春花干细胞中 TIA 生物合成关键基因表达的影响

EG：在最佳黄曲霉诱导子处理条件下培养的长春花干细胞。CK：用无菌水处理的长春花干细胞。数据以平均值±SD（$n=3$）的形式给出。与空对照组相比，$* P < 0.05$，$** P < 0.01$

3. 验证：转录因子 *ORCA3* 调控长春花 TIA 的生物合成

（1）*ORCA3* 基因沉默对长春花培养体系中 TIA 合成的影响：在沉默 *ORCA3* 的长春花中 *ORCA3*、*ORCA2*、*ORCA4*、*ORCA6*、*NPF2.5*、*SGD*、*STR*、*TDC*、*D4H*、*LAMT*、*DPAS*、*GO*、*GSO*、*TS*、*CS* 的表达量分别是对照组的 0.03、1.00、1.50、1.01、1.08、0.41、0.53、0.50、0.46、0.69、0.59、0.86、0.99、0.69、0.90 倍（图 8-4）。沉默转录因子 *ORCA3* 后，长春花中长春质碱和文多灵的含量显著降低，分别为对照组的 59.10%、48.37%（图 8-5）。

（2）*ORCA3* 基因过表达对长春花培养体系中 TIA 合成的影响：过表达 *ORCA3* 时，TIA 生物合成途径关键酶基因 *ORCA2*、*ORCA4*、*ORCA6*、*NPF2.5*、*SGD*、*STR*、*TDC*、*D4H*、*LAMT*、*DPAS*、*GO*、*GSO*、*TS* 的表达量分别是对照组的 2.57、4.94、0.99、4.56、1.41、4.57、3.57、1.39、1.11、2.36、1.98、1.89、2.51 倍（图 8-6）。过表达 *ORCA3* 后，长春花中长春质碱、文多灵的积累量显著提升，分别是对照组的 1.23、1.28 倍（图 8-7）。

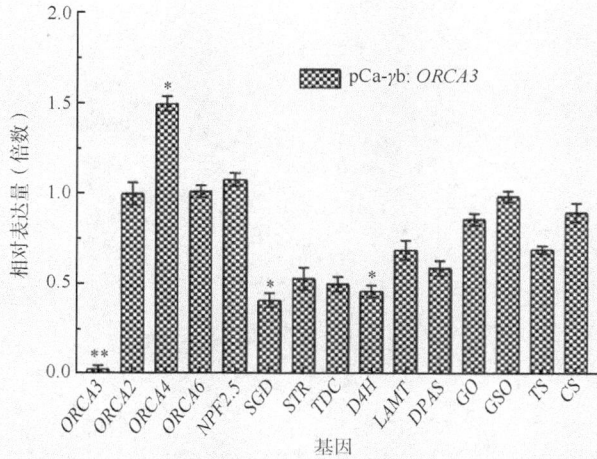

图 8-4 大麦条纹花叶病毒诱导 *ORCA3* 基因沉默后长春花 TIA 生物合成关键酶基因表达量的变化

与对照组相比，*$P<0.05$, $0.01<**P<0.05$

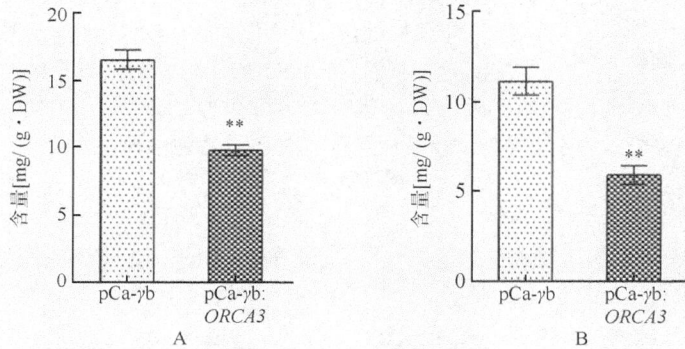

图 8-5 大麦条纹花叶病毒诱导 *ORCA3* 沉默后长春质碱、文多灵的含量变化

A. 长春质碱；B. 文多灵。**表示与对照组相比 $P<0.01$

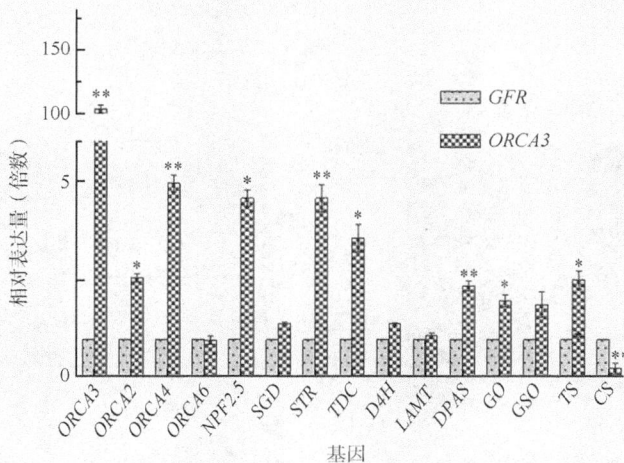

图 8-6 过表达转录因子 *ORCA3* 对长春花 TIA 生物合成途径中相关基因的影响

与对照组相比，*$P<0.05$，**$P<0.01$

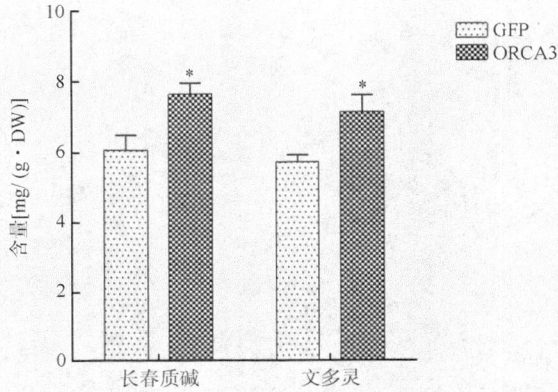

图 8-7 过表达 ORCA3 后长春质碱、文多灵的含量变化

*表示与对照组相比 $P<0.01$

4. 拓展：ORCAs 家族中其他转录因子是否具有调控 TIA 合成的能力

ORCAs 转录因子基因簇，包括 ORCA2、ORCA3、ORCA4、ORCA5、ORCA6。由以上研究可知，ORCA3 对长春花 TIA 的生物合成具有关键调节作用，那么 ORCAs 家族中的其他转录因子，是否具有类似的调控 TIA 生物合成的能力？研究表明，ORCAs 家族转录因子具有相同的表达模式，推测它们具有相似的功能，在 TIA 生物合成中也可能具有重要的作用（图 8-8）。ORCAs 家族转录因子及它们与 TIA 生物合成关键酶基因之间的调控网络还有待深入研究。

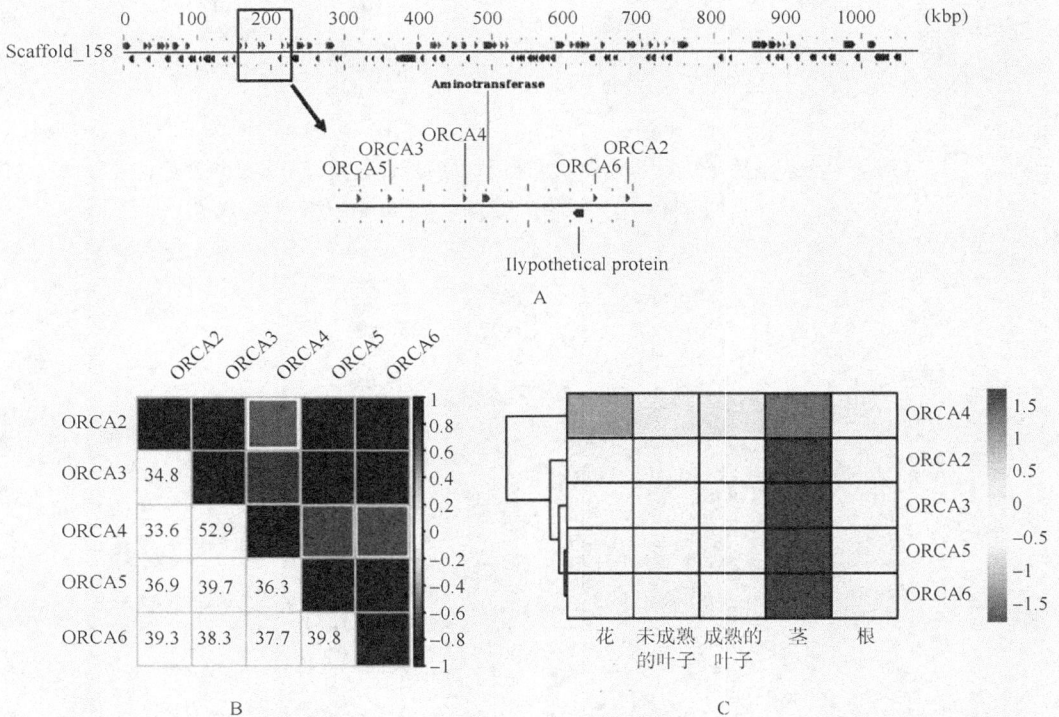

图 8-8 ORCA 基因簇的特征

A. 长春花基因组中 ORCA 基因簇的组织；B. ORCAs 间的共表达模式和氨基酸序列同一性；C. ORCAs 在不同组织间的表达

引自 Singh S K, et al. Plant Science，2020，293：article 110408.

（四）思考

长春花中的 TIA 多具有重要的生物活性，但是这些活性成分的含量往往比较低，且化学合成和半合成成本昂贵。为了提高长春花中 TIA 的含量，人们开展了多方面的研究，植物组织培养法是获得这类活性成分的可行方法。通过诱导子的处理，可大幅度提高植物培养体系中活性成分的含量，而真菌诱导子以其独有的优势，成为提高长春花 TIA 含量的一种重要手段。当植物培养体系在受到诱导子处理后，诱导子会调控转录因子的表达，进而通过 TIA 生物合成关键酶基因的上调来提高 TIA 的积累。因此，可筛选合适的诱导子，实现植物培养体系中微量活性成分的大量合成。

长春花 TIA 生物合成途径复杂且受到高度严格的调控。由于转录因子可以调控整条生物合成途径，因此可通过对核心转录因子的操控来调节植物次级代谢物的合成。可上调对活性成分生物合成关键酶基因具有正向调控作用的转录因子，同时沉默对活性成分生物合成关键酶基因具有负调控作用的转录因子来实现微量活性成分的大量、定向合成。

参 考 文 献

Peebles C A，Hughes E H，Shanks J V，et al. 2009. Transcriptional response of the terpenoid indole alkaloid pathway to the overexpression of ORCA3 along with jasmonic acid elicitation of Catharanthus roseus hairy roots over time. Metabolic Engineering，11（2）：76-86.

Singh S K，Patra B，Paul P，et al. 2020. Revisiting the ORCA gene cluster that regulates terpenoid indole alkaloid biosynthesis in Catharanthus roseus. Plant Science，293：110408.

固定化黑曲霉促进人参不定根中人参皂苷含量及机制研究

人参皂苷主要来源于人参属植物，具有抗肿瘤、提高免疫、抗疲劳、抗氧化等多种药理活性，应用十分广泛。由于人参等栽培具有生长周期长、连作障碍等问题，因此植物组织培养技术是生产人参皂苷的有效途径。在培养过程中，通常采用添加诱导剂的方法来提高培养物中活性成分含量，近年来研究表明生物诱导子具有较好的提升效果。

本案例将人参不定根分别与黑曲霉灭活菌丝体（SMPAN）、固定化黑曲霉菌丝体（IMAN）、固定化黑曲霉孢子悬浮液（ISAN）共培养，以增强人参皂苷的积累。在该共培养体系中，以 ISAN 为最佳诱导物。案例最终揭示了：黑曲霉分泌的乳酸是诱导人参皂苷积累的主要成分。乳酸可以触发信号分子的瞬时积累，增强人参不定根中转录因子和抗性基因的表达，从而导致参与人参皂苷生物合成途径的功能基因表达上调。黑曲霉中 ISAN 与人参不定根共培养是一种有效地提高人参皂苷产量的方法，这为促进植物次生代谢产物的积累提供了新的途径。

（一）名词术语

1. 固定化技术

固定化（immobilization）技术包括固定化酶技术与固定化微生物技术。20 世纪 70 年代后，固定化微生物技术才直接从固定化酶技术发展而来。固定化微生物技术是用化学或物理手段将游离微生物定位于限定的空间区域，以提高微生物细胞的浓度，使其保持较高的生物活性并反复利用的方法。

2. 植物信号分子

植物信号是环境对植物的刺激，分为外环境和内环境。植物信号分子是指植物体内的某些化学分子，在细胞间和细胞内传递信息的物质，如激素、糖、代谢物等。植物信号分子的功能是与细胞受体等结合并传递信息。其中植物激素是对植物生长发育最重要的信号分子。

（二）案例原理

1. 人参皂苷生物合成途径

人参皂苷是人参属植物人参、三七等的主要活性成分。人参皂苷生物合成主要是通过 2,3-氧化鲨烯的三个反应步骤实现的，即环化作用、羟基化作用和苷化作用。目前推测的人参皂苷生物合成途径如图 8-9 所示。3-羟基-3-甲基戊二酰辅酶 A 还原酶（HMGR）的主要功能是催化 3-羟基-3-甲基戊二酰辅酶 A（HMG-CoA）生成甲羟戊酸（MVA），这是一个不可逆的反应，因此 HMGR 被认为是 MVA 代谢途径中的第一个限速酶。在异戊烯转移酶的作用下，异戊烯二磷酸（IPP）和其异构体二甲基丙烯基焦磷酸（DMAPP）缩合生成牻牛基二磷酸（GPP），牻牛基二磷酸在法尼基二磷酸酶（FPS）作用下形成法尼基二磷酸（FPP），两个法尼基二磷酸经鲨烯合成酶（SS）作用以"头对头形式连接"，形成鲨烯，鲨烯经鲨烯环氧酶（SE）作用合成 2,3-氧化鲨烯。环化反应步骤包括：2,3-氧化鲨烯在不同的氧化鲨烯环化酶（OSCs）作用下形成植物甾醇和三萜类骨架。大多数植物三萜类皂苷是从齐墩果烷和达玛烷衍化而来的，因此 β-香树酯醇合成酶（β-AS）和达玛烷酶（DS）

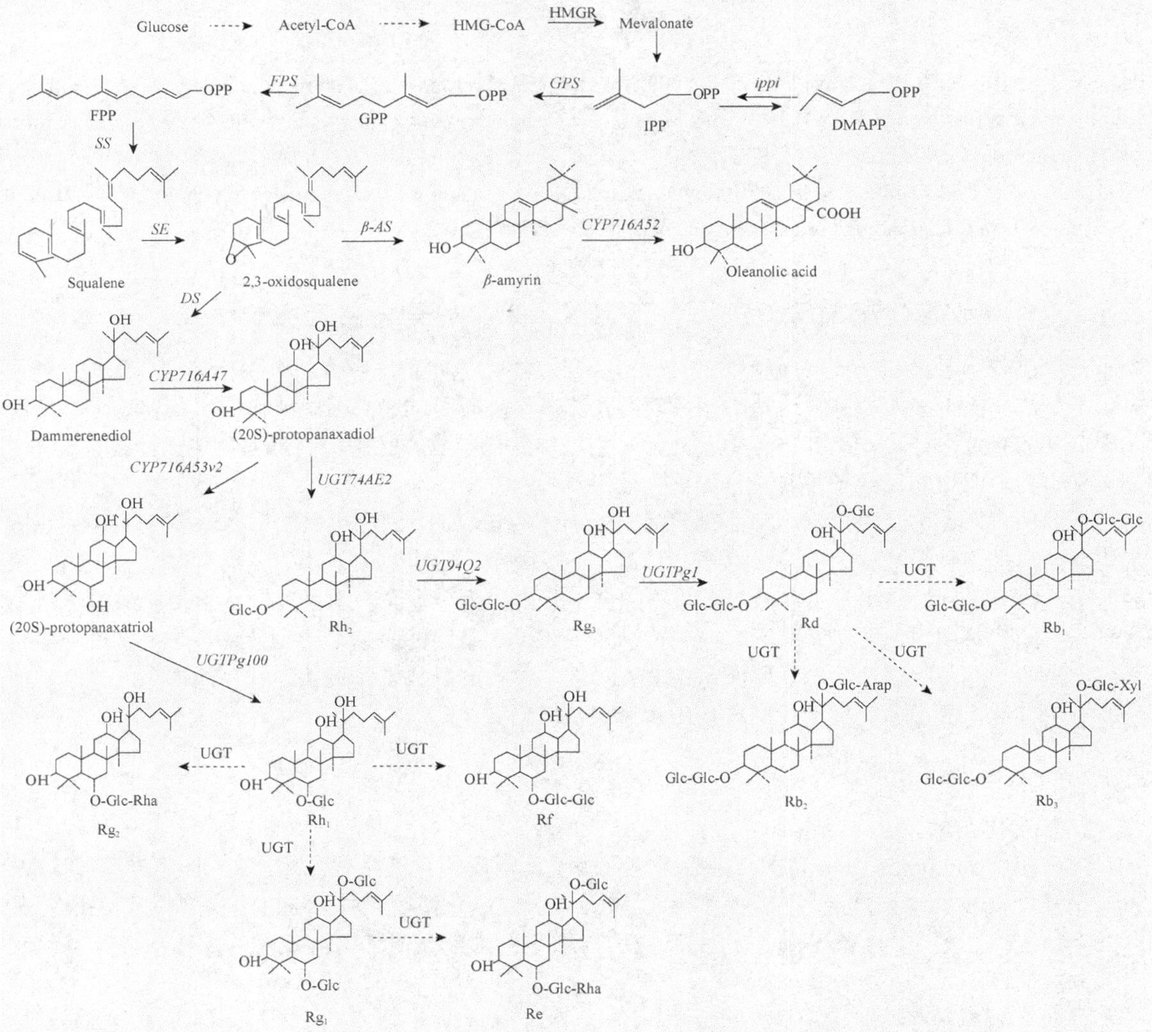

图 8-9　人参皂苷生物合成途径

实线箭头表示已知途径，虚线箭头表示未知途径

对三萜类皂苷的合成非常重要。原人参二醇型皂苷在细胞色素 P450 的羟基化作用下形成原人参三醇型皂苷；最后经过糖基转移酶（UGT）修饰，在相应的三萜皂苷元 C-3、C-6 和 C-20 位置上增加 1 个或多个单糖形成达玛烷型人参皂苷单体。

目前，已从人参和西洋参等人参属植物中克隆到 40 多个编码人参皂苷生物合成相关酶的基因并进行了功能验证，为通过生物合成生产人参皂苷提供了基本的生物元件，为该研究奠定了较好的基础。2012 年，Han 等鉴定了来源于人参的 CYP716A47 可以催化达玛烷的 C-12 位羟基化合成原人参二醇（PPD）；CYP716A53v2 可以催化 PPD 的 C-6 位羟基化进一步合成原人参三醇（PPT）。此后不久，该课题组又鉴定了一个来自 CYP716A 家族的基因 *CYP716A52v2* 可以编码 β-amyrin 的 C-28 位氧化形成齐墩果酸，并通过体外和体内实验验证了该基因的功能。2014 年，Jung 等通过人参转录组测序鉴定了两个 UGT 基因 *PgUGT74AE2* 和 *PgUGT94Q2*。PgUGT74AE2 催化 PPD 的 C-3 位糖基化形成 Rh$_2$，而 PgUGT94Q2 则进一步催化 Rh$_2$ 合成 Rg$_3$。2015 年，Wei 等报道了 UGTPg1 可以催化 Rg$_3$ 的 C-20 位糖基化合成 Rd。此外，他们还验证了一个三醇型人参皂苷 Rh$_1$ 的生物合成途径，即 UGTPg100 可以特异性地催化 PPT 的 C-6 位糖基化生成 Rh$_1$。

2. 黑曲霉的对药用活性成分的代谢调控

黑曲霉是美国食品药品监督管理局认定为公认为安全（generally recognized as safe，GRAS）的真菌，广泛应用于发酵行业生产葡萄酒、酱油、醋等。近年来，也常常有将黑曲霉用于植物组织培养中以提高次级代谢产物含量的报道。黑曲霉对提高人参培养物中人参皂苷的含量，提高匙羹藤细胞悬浮液中匙羹藤酸的含量，提高花生籽苗中白藜芦醇的含量，提高水飞蓟毛状根中青蒿素的含量，提高鼠尾草细胞悬浮液中迷迭香酸的含量等都有很好的效果。

目前应用到植物组织培养中的黑曲霉主要是真菌菌丝体的粗提物或者是其发酵液，也有直接添加真菌孢子的报道。采用固定化微生物技术，将游离微生物（真菌孢子悬浮液）定位于限定的空间区域，以提高微生物细胞的浓度，使其具有较高的生物活性并可反复利用。目前生产上较常用的是包埋法。固定化培养体系可以重复利用，环境友好，且效果显著，具有良好的发展前景。例如，在菘蓝毛状根培养中，建立了固定化黑曲霉共培养体系，显著增加了黄酮类成分的积累。

（三）案例解析

1. 观察：固定化生物诱导子促进人参皂苷的积累

（1）相关研究表明，使用诱导子可以提高人参培养物中次生代谢物的积累，其中常用的诱导子有茉莉酸甲酯（MJ）、酵母提取物（YE）、亚油酸（LA）等，但以 MJ 及其衍生物的效果最好，主要机制是通过氧自由基诱发提高代谢产物含量。但目前生物诱导子研究报道较少，机制研究还不够深入。

（2）本案例将人参不定根与 SMPAN、IMAN 和 ISAN 共培养以增加人参皂苷含量。结果表明人参总皂苷的含量分别在 SMPAN 浓度为 400mg/L，IMAN 菌丝体克数为 15mg，ISAN 孢子浓度为 102spores/mL 时达到最大值，与对照组相比含量分别提高了 1.99、1.93 和 2.64 倍，因此选择固定化黑曲霉孢子悬浮液进行后续实验。同时也对固定化条件进行了优化。

2. 分析：黑曲霉起效物质基础研究

（1）关于生物诱导子的研究中，极少有对微生物成分进行分析的报道，这也是本案例的创新点之一。

（2）本案例对固定化前后钙-海藻酸钠小胶珠的状态进行了观察（图 8-10），发现在与人参不定根共同培养后，胶珠颜色变黄，并且表面变粗糙，推测胶珠体系和人参不定根的共培养体系发生了物质的相互作用。通过 GC-MS 对共培养体系发酵液中的成分进行了分析，共检测出 8 种物质，分别是乳酸、果糖、葡萄糖、半乳糖、丁酸、戊酸、十六烷酸和十八烷酸。而乳酸仅在实验组中被检测到，实验结果也证实黑曲霉代谢物乳酸促进了人参皂苷含量的积累（表 8-1）。

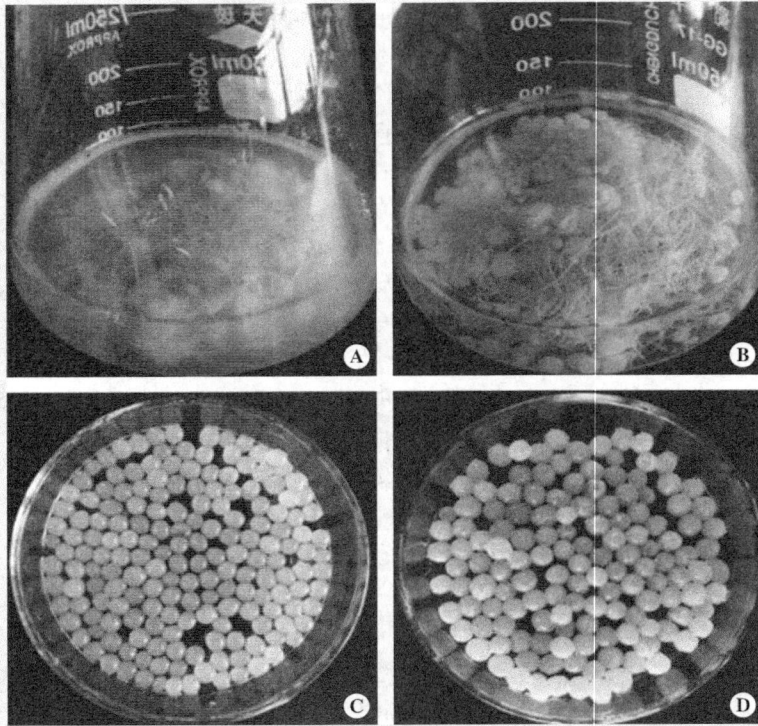

图 8-10　A. 对照组；B. 固定化黑曲霉与人参不定根共培养组；C. 培养一个循环之前固定化黑曲霉孢子；D. 培养一个循环之后固定化黑曲霉孢子

表 8-1　人参不定根共培养体系代谢物分析

编号	保留时间（min）	分类	代谢物	对照组	共培养组
1	13.862	羧酸	乳酸		0.15±0.01
2	33.632	单糖	D-果糖	6.29±0.94	7.21±0.67
3	34.536		D-葡萄糖	2.09±0.04	3.11±0.24**
4	28.469	脂肪酸	戊二酸	0.59±0.08	0.71±0.01
5	35.49		十六烷酸	1.79±0.20	1.62±0.01
6	39.288		十八烷酸	0.76±0.10	0.76±0.01
7	31.823	氨基酸	甘氨酸	41.36±0.10	45.90±1.65**
8	31.675		D-葡糖醛酸	16.02±0.98	18.79±1.34

3. 验证：黑曲霉代谢物对人参皂苷基因表达的影响

（1）诱导子可以通过调节基因的表达提高人参皂苷的含量，目前研究的主要是非生物诱导子，如 SA、MJ、Tween 80、钒酸盐、金属离子等。这些诱导子主要通过调节 *GPS*、*FPS*、*SS*、*SE*、*DS*、*β-AS*、*CYP716A47* 和 *CYP716A53v2* 等人参皂苷生物合成关键基因，提高人参皂苷含量。

（2）本案例收集了不同诱导时间（0h，12h，24h，60h，72h，84h）的人参不定根样品，通过 qRT-PCR 测定参与人参皂苷生物合成途径的 9 个基因表达水平。研究发现，在乳酸处理的人参不定根中基因表达水平均显著上调，尤其是 *FPS*、*SS*、*CYP716A53v2* 和 *UGTPg1*，与对照组相比，其表达水平分别提高了 5.21、6.66、6.65 和 5.14 倍。

4. 拓展：黑曲霉通过代谢调控提升培养物中人参皂苷含量

（1）目前对人参皂苷的调控机制研究主要集中在转录因子水平。通过转录组测序，从人参中筛选到一些与人参皂苷合成相关的转录因子，其中包括 WRKY 和 MYB 家族的转录因子。通过对 MJ 处理过的不定根进行转录组测序，得到 48 个与人参皂苷合成相关的转录因子，对其中的转录因子 WRKY1-9 进行了鉴定。此外还发现，WRKY1-9 在根、茎、叶、不定根和种子中有不同的表达水平。SA、ABA、NaCl 刺激可以使 WRKY1-9 的表达显著上调，MJ 刺激可以使 WRKY8-9 的表达显著上调，但是，WRKY1-7 的表达下调。此外，人参中的 MYB1 在根、叶、侧根中的表达高于在种子以及茎中的表达；ABA、SA、NaCl 以及冷刺激可以使 MYB1 的表达显著上调，MJ 则使其表达下调。

（2）本研究为了揭示乳酸诱导后人参不定根中信号分子的产生模式，分别在诱导处理 0h、12h、24h、48h、72h、96h 收获新鲜根，测定样品中 H_2O_2、NO、ET 和 ABA 的含量。在乳酸诱导期间，H_2O_2 立即产生，并在 12h 达到其峰值[（23.37 ± 1.25）mmol/gprot]；NO 在 12h 时含量最高[（40.10 ± 0.73）μmol/gprot]，ET 也在 12h 达到最大水平[（30.09 ± 0.55）ng/L]，而 ABA 在 24h 时达到最高水平[（6.25 ± 0.32）ng/mL]。

为了准确验证乳酸诱导后人参不定根中转录因子的功能，考察了诱导处理 0h、12h、24h、48h、72h、84h 新鲜根样品中的 *PgWRKY1-9* 表达水平。在诱导期间，所有测试的 *PgWRKY* 在乳酸处理的人参不定根中显著上调。其中，*PgWRKY1* 的表达上调更明显，表达水平比对照组提高了 5.58 倍。此外，防御基因 *PR1* 和 *PAL* 的表达水平与对照组相比，分别增强了 3.33 和 3.85 倍，表明乳酸诱导激活了人参不定根的抗性反应（图 8-11）。

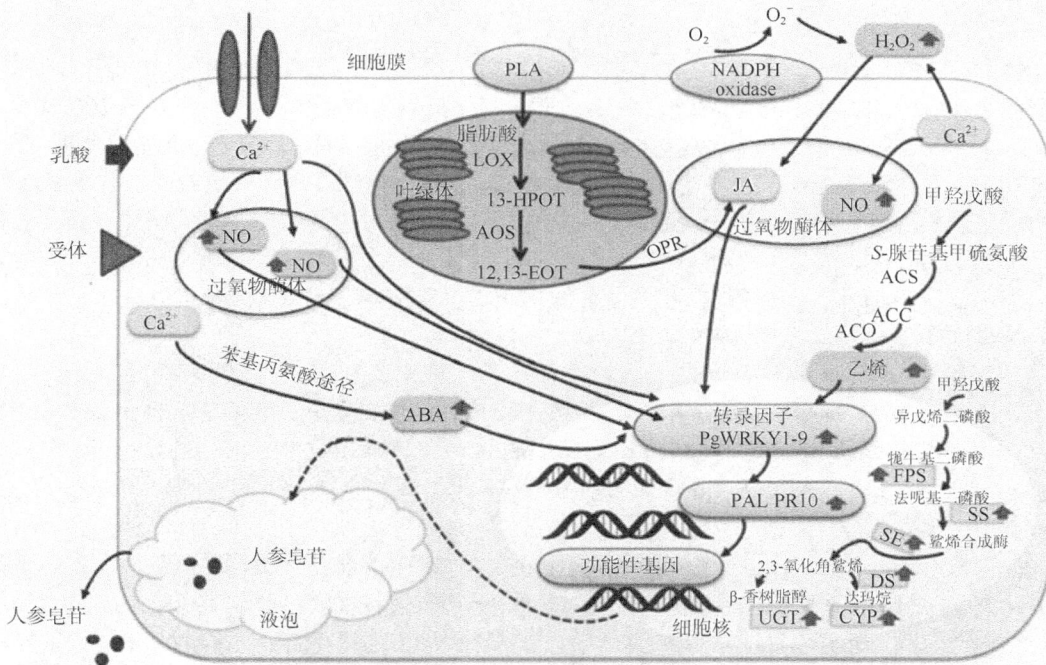

图 8-11 乳酸诱导人参皂苷积累的分子机制

（四）思考

微生物等生物诱导子能够显著提高培养物中活性成分含量，但起效物质基础鲜有报道。本研究通过黑曲霉诱导前后成分对比发现，乳酸仅在实验组中被检测到，实验结果也证实黑曲霉代谢物乳酸促进了人参皂苷含量的积累，揭示了黑曲霉的作用本质。

目前对人参皂苷的调控机制主要集中于转录因子的研究，对信号分子和抗性基因报道较少。本研究发现乳酸可以增加 H_2O_2、NO、ET、ABA 等信号分子的产生，激活 *PgWRKY1-9* 和 *PR1*、*PAL* 等植物防御基因的表达。对进一步揭示人参代谢调控网络具有重要意义。

参 考 文 献

Han J Y，Hwang H S，Choi S W et al. 2012. Cytochrome P450 CYP716A53v2 Catalyzes the Formation of Protopanaxatriol from Protopanaxadiol During Ginsenoside Biosynthesis in Panax Ginseng[J]. Plant Cell Physiol，53（9）：1535-1545.

Han J Y，Kim M J，Ban Y W et al. 2013. The Involvement of β-Amyrin 28-Oxidase（CYP716A52v2） in Oleanane-Type Ginsenoside Biosynthesis in Panax ginseng[J]. Plant Cell Physiol，54（12）：2034-2046.

Jung S C，Kim W，Park S C，et al. 2014. Two Ginseng UDP-Glycosyltransferases Synthesize Ginsenoside Rg3 and Rd[J]. Plant Cell Physiol，55（12）：2177-2188.

Wang S H，Liang W X，Lu J，et al. 2020. Penicillium sp. YJM-2013 induces ginsenosides biosynthesis in Panax ginseng adventitious roots by inducing plant resistance responses[J]. Chinese Herbal Medicines，12（3）：257.

Wang S H，Wang J，Liang W X，et al. 2019. Promotion of ginsenosides production in a co-cultivation system of Panax ginseng adventitious roots and immobilized Aspergillus niger[J]. Industrial Crops and Products，140：111564.

Wei W，Wang P P，Wei Y J，et al. 2015. Characterization of Panax ginseng UDP Glycosyltransferases Catalyzing Protopanaxatriol and Biosyntheses of Bioactive Ginsenosides F1 and Rh1 in Metabolically Engineered Yeasts[J]. Molecular Plant，8（9）：1412-1424.

Yao L，Wang J，Sun J C，et al. 2020. A WRKY transcription factor，PgWRKY4X，positively regulates ginsenoside biosynthesis by activating squalene epoxidase transcription in Panax ginseng[J]. Industrial Crops and Products，154：112671.

丹参基因编辑平台构建及应用

丹参是传统常用大宗中药材，在治疗心脑血管疾病、抗氧化方面具有显著疗效，市场需求量大。丹参的有效成分是丹参酮类和水溶性酚酸类化合物，至今丹参酮的合成途径未被阐明。利用 CRISPR/Cas9 技术敲除丹参酮合成途径的候选基因 *SmCPS1*，阻断了丹参酮的合成，获得了基因编辑的丹参毛状根，分析突变体的次生代谢产物变化，证明了 SmCPS1 在丹参酮合成中的重要作用。

（一）名词术语

1. 基因编辑

基因编辑（gene editing），又称基因组编辑，是一种主要利用人工锌指核酸酶（zinc finger nucleases，ZFN）、转录激活因子效应物核酸酶（transcription activator-like effector nucleases，TALEN）、CRISPR/Cas9（clustered regularly interspaced short palindromic repeats/CRISPR-associated proteins）技术对 DNA 进行敲除、插入、替换等修饰的基因工程技术。

2. 同源重组

同源重组（homologous recombination）指发生在非姐妹染色单体之间或同一染色体上含有同源序列的 DNA 分子之间或分子之内的重新组合。它是生物体内普遍存在的一种生理现象，用于纠正 DNA 复制过程中产生或因外界因素诱导所致 DNA 突变的一种内在机制，是基因敲除的分子生物学基础。

（二）案例原理

1. CRISPR/Cas 结构

CRISPR/Cas 系统来源于细菌和古细菌，是原核生物中的一种获得性免疫系统，用来抵御噬菌体及外源 DNA 的入侵。CRISPR/Cas 系统由 CRISPR 簇和 Cas 蛋白组成。CRISPR 是簇状规则间隔短回文重复序列，由一个前导序列、数个高度保守的正向重复序列和间隔序列组成，Cas 蛋白是 CRISPR 相关蛋白，是一种大型的多结构多功能的 DNA 内切酶。根据 Cas 蛋白的结构和序列，CRISPR/Cas 系统分成两类六种类型，其中 II 型 CRISPR/Cas9 和 V 型 CRISPR/Cas12a（Cpf1）被广泛应用于基因工程中。

2. CRISPR/Cas9 基因编辑原理

CRISPR/Cas9 介导的基因编辑主要分为三个阶段：外源 DNA 获取、CRISPR 位点的转录与加工和切割外源 DNA。要实现特异性位点的 DNA 识别和切割，Cas 蛋白需要与向导 RNA（crRNA-tracrRNA 或者 sgRNA）形成有活性的 Cas9-RNA 复合体。Cas9-RNA 复合体寻找互补的 DNA 靶位点附近保守的 PAM（protospacer adjacent motif）序列，与其发生作用，引起 DNA 双链断裂（double-strand break，DSB）；DSB 修复主要通过三种途径：非同源末端连接（non-homologous end joining，NHEJ）、微同源介导的末端连接（microhomology-mediated end joining，MMEJ）和同源重组修复（homology-directed repair，HDR），NHEJ 和 MMEJ 介导的 DSB 修复容易出错，导致或多或少的核苷酸插入或删除（insertions and deletions，InDels），而 HDR 以供体 DNA（Donor DNA）为模板，对 DSB 进行高精度修复（图 8-12）。

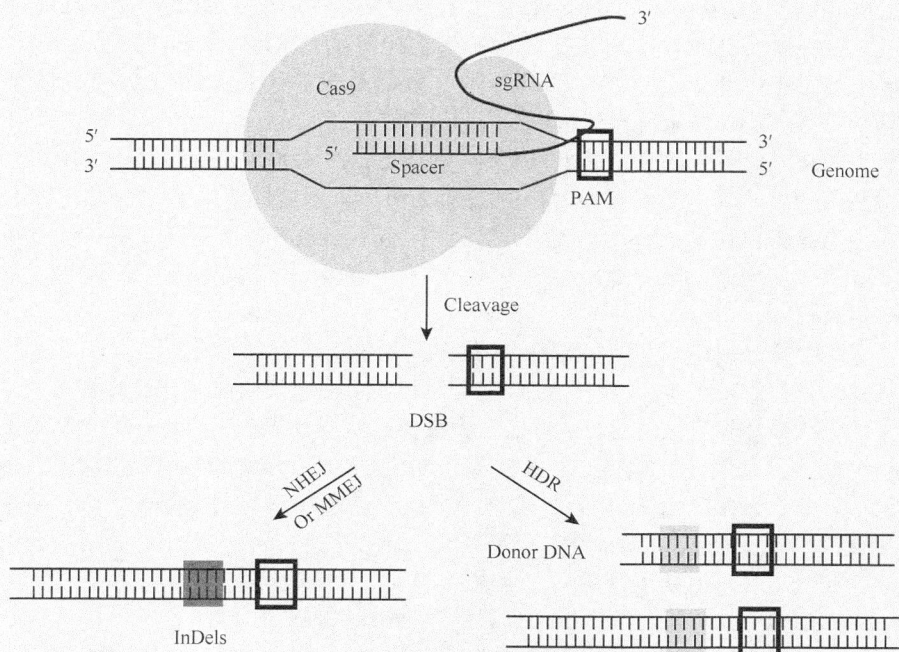

图 8-12　CRISPR/Cas9 基因编辑原理

Cas9：CRISPR associated protein 9，CRISPR 相关蛋白 9，一种核酸内切酶；sgRNA：small guide RNA，向导 RNA；PAM：间隔序列前体邻近基序；Spacer：间隔序列；Cleavage：切割；DSB：DNA 双链断裂；NHEJ：非同源末端连接；MMEJ：微同源介导的末端连接；HDR：同源重组修复；Donor DNA：供体 DNA；InDels：插入或删除

（三）案例解析

1. 观察：CRISPR/Cas9 基因编辑技术的广泛应用

传统育种技术周期长、费时耗力，并且性状不可控。转基因技术通过将外源 DNA 序列整合到基因组中，虽然转基因技术实现了精准育种，但是引入外源 DNA，受到法律和伦理等限制。CRISPR/Cas9 基因编辑技术比传统转基因技术更加精确，对基因组进行定点切割和插入，还不涉及外源 DNA 的插入。CRISPR/Cas9 基因编辑技术广泛应用于动物模型的建立，该技术降低了建模成本，加快了建模周期。通过 CRISPR/Cas9 技术构建了小鼠肝癌和肺癌模型，证明 *KRAS*、*p53* 和 *LKB1* 基因在肺腺癌发生发展过程中的重要作用。CRISPR/Cas9 基因编辑技术在肿瘤、血液疾病和遗传病等的研究及治疗方面展现了极大的潜力。2021 年 Integrated DNA Technologies 与斯坦福大学、贝勒医学院等机构的研究人员通过 CRISPR/Cas9 基因编辑技术，利用 AAV6 作为载体，将小鼠模型内源性 *HBA1* 基因敲除并替换成 *HBB* 基因，成功实现了用 β-珠蛋白替代 α-珠蛋白来治疗 β-地中海贫

血。CRISPR/Cas9 基因编辑技术也广泛运用于植物的种质创制上。利用 CRISPR/Cas9 技术敲除水稻中 *OsPAO5* 基因后，pao5 突变株的水稻籽粒数量显著增多，更均匀，产量显著提高。利用 CRISPR/Cas9 基因编辑技术编辑 *SWEET* 基因启动子区域，培育出对白叶枯病具有广谱抗性的水稻品种。

2. 分析：利用 CRISPR/Cas9 基因编辑技术敲除丹参酮合成酶基因 *SmCPS1*

（1）丹参 CRISPR/Cas9 载体的构建：sgRNA 的设计是构建 CRISPR/Cas9 载体的第一步，sgRNA 的选择直接影响基因敲除的效率。为了增加基因编辑效率，一般在基因的基因组序列上设计多个 sgRNA，sgRNA 长度为 20bp，末尾带有 PAM 序列 5′-NGG-3′。目前报道的 CRISPR/Cas9 sgRNA 设计的网站有很多，这些网站是基于完成全基因组测序的物种开发的。根据 sgRNA 设计原则，在 *SmCPS1* 基因组序列设计了 3 个靶点（sgRNA1、sgRNA2 和 sgRNA3），分别在第 1 个外显子、第 4 个外显子和第 11 个外显子。将 3 个 sgRNA 分别构建到 CRISPR/Cas9 载体上，该载体包含 Cas9 表达盒（2X35S 启动子，核定位信号肽，Cas9 基因和 NOS 终止子），sgRNA 由拟南芥 AtU6 启动子驱动。

（2）丹参 CRISPR/Cas9 载体的遗传转化：将构建好的 CRISPR/Cas9 载体转化发根农杆菌 Accc10060 感受态细胞。用农杆菌侵染丹参外植体，获得丹参毛状根。*SmCPS1* 基因的 3 个 sgRNA 载体分别获得 20、24 和 26 株阳性毛状根。

（3）丹参 *SmCPS1* 基因毛状根突变体的检测：利用 CTAB 法提取丹参毛状根 DNA，在 *SmCPS1* 基因上设计检测引物，扩增包含 3 个 sgRNA 的序列。可以采用变性银染 PAGE 胶或 PCR 产物测序的方式检测靶位点是否被编辑，确认 *SmCPS1* 基因是否突变。测序结果显示 sgRNA1 和 sgRNA2 载体的毛状根 *SmCPS1* 基因序列与野生型序列一致，未发生基因编辑，sgRNA3 载体的 26 株阳性毛状根中有 11 株被编辑。

3. 验证：丹参 *SmCPS1* 基因毛状根突变体代谢产物检测

SmCPS1 基因 11 个突变体包括 3 个纯合突变体和 8 个嵌合突变体。通过观察突变体毛状根发现，纯合突变体毛状根外表皮呈白色，虽然嵌合突变体毛状根外表皮呈红色，但是颜色比野生型毛状根浅，而红色是由于大量丹参酮类化合物积累。利用 UPLC-ESI-qTOF-MS 检测毛状根丹参酮类化合物结果显示，纯合突变体毛状根不含有隐丹参醌、丹参酮ⅡA 和丹参酮Ⅰ，嵌合突变体毛状根中 3 种化合物含量显著降低。SmCPS1 是丹参酮合成途径关键酶，催化 GGPP 合成融合的双环碳氢化合物，敲除 *SmCPS1* 基因阻断了丹参酮的合成。

4. 拓展：CRISPR/Cas9 基因编辑技术介导的精准碱基编辑

除基因敲除外，CRISPR/Cas9 基因编辑技术还可以实现在基因组靶位点精准的碱基、片段的插入和替换。用 dCas9 或 nCas9 将进化后的脱氨酶带到靶位点，对靶点特定碱基进行脱氨，随后细胞自发进行修复，从而实现单碱基替换；用 nCas9 将逆转录酶携带至靶位点，利用逆转录酶功能，将引导编辑向导 RNA（prime editing guide RNA）3′端的遗传信息转移至靶点处，实现了多碱基的定向替换、插入和缺失。

（四）思考

1. 案例对本领域研究的推进作用

本案例利用 CRISPR/Cas9 基因编辑技术敲除丹参毛状根中 *SmCPS1* 基因，阻断了丹参酮的合成，证明了 *SmCPS1* 在丹参酮合成中的重要作用。基因编辑技术的精确、高效快速产生定向突变的特性，让其在基因功能验证和育种领域得到了广泛应用。此外，基因编辑技术不引入外源 DNA，元件也可以通过后代筛选去除，可以快速精准地创制新的种质资源。这项工作表明 CRISPR/Cas9 基因编辑技术丰富了分子生药学领域里的新方法和新技术。

2. 启发

（1）CRISPR/Cas9 基因编辑技术在药用植物基因功能研究上的应用：药用植物活性成分合成途径解析一直是药用植物研究关注的重点，CRISPR/Cas9 基因编辑技术是一种强大且多样化的基因编辑工具,对药用植物基因功能验证具有重要意义。例如,多组学关联分析,获得参与丹参酮生物合成的候选酶基因,利用 CRISPR/Cas9 技术敲除候选基因,通过代谢产物检测,验证候选基因的基因功能。但是绝大多数药用植物没有完成全基因组测序,这给 sgRNA 的设计增加了难度。

(2)CRISPR/Cas9 基因编辑技术在药用植物育种上的应用:中药植物传统育种周期长,品质逐年退化,基因工程技术也会引入外源 DNA。而基因编辑技术可以通过基因定点敲除、精准碱基编辑创造具有特定性状但不含有外源基因的中草药种质资源,也可以通过增强子或抑制子定点敲入以及大片段敲入和置换,在中草药植物或者毛状根中创造单一有效成分大量积累的种质或底盘。例如,利用 CRISPR/Cas9 技术敲除丹参酮生物合成途径竞争支路的合成酶基因,使得 GGPP 代谢流流向丹参酮合成途径。

参 考 文 献

Jiang F,Taylor D W,Chen J S,et al. 2016. Structures of a CRISPR-Cas9 R-loop complex primed for DNA cleavage[J]. Science,351(6275):867-871.

Lv Y,Shao G,Jiao G,et al. 2021. Targeted mutagenesis of POLYAMINE OXIDASE 5 that negatively regulates mesocotyl elongation enables the generation of direct-seeding rice with improved grain yield[J]. Molecular Plant,14(2):344-351.

Miller J C,Tan S,Qiao G,et al. 2011. A TALE nuclease architecture for efficient genome editing[J]. Nature Biotechnology,29:143-148.

Tan J,Forner J,Karcher D,et al. 2022. DNA base editing in nuclear and organellar genomes[J]. Trends in Genetics,38(11):1147.

Urnov F D,Rebar E J,Holmes M C,et al. 2010. Genome editing with engineered zinc finger nucleases[J]. Nature Reviews Genetics,11(9):636-646.

Yang L,Yang B,Chen J. 2019. One Prime for All Editing[J]. Cell,179:1448-1450.

第二节 微生物发酵生产

微生物发酵技术在现代中药研究和制药过程中起着举足轻重的作用,它不仅可以从中草药中提炼出物质的有效成分,达到巩固和提高药效的目的,同时在发酵过程中,微生物产生的各种酶还可以将中药中的大分子物质转变成其他的小分子物质,使得人体肠道容易吸收,且达到保效减毒的作用。此外,利用微生物发酵技术还可以实现名贵中草药中活性成分的异源微生物合成,为解决中药资源的可持续发展和利用提供了一条新的途径。因此,随着多学科交叉研究的不断发展,微生物发酵技术在中药研究的现代化、科学化、国际化以及中药制剂的研发和应用中将展现出更强劲的生命力。

一、概 念 原 理

(一)微生物发酵

微生物发酵是借助微生物细胞在有氧或无氧条件下产生的酶将有机原料底物转化为人类所需要的产物的过程。微生物发酵生产水平主要取决于菌种本身的遗传特性和培养条件。微生物发酵工程被广泛应用于医药、食品、能源、农业和环境保护等方面。

（二）微生物初级代谢

微生素初级代谢指微生物从外界吸收各种营养物质，通过分解代谢和合成代谢，生成维持其自身生长和繁殖等生命活动所必需的物质和能量的过程。这一过程的产物，即初级代谢产物，如糖、氨基酸、脂肪酸、核苷酸以及由这些化合物聚合而成的高分子化合物，如多糖、蛋白质、酯类和核酸等。

（三）微生物次级代谢

微生物次级代谢指微生物在一定的生长周期中，以初级代谢产物为前体，合成一些对微生物自身没有明显的生理功能且非其生长和繁殖所必需的物质的过程。这一过程的产物，即为次级代谢产物，如抗生素、激素、生物碱、毒素及维生素等。

二、研 究 现 状

微生物发酵在中药研究中的应用始于传统的中药发酵炮制，已经有千余年历史，然而传统的中药发酵是利用环境中的自然菌（细菌、霉菌和酵母等）对中药材进行发酵，菌种的纯度不高，操作方法粗糙，设施简单，发酵温度、湿度和氧气通量等条件无法得到精准的控制，因此难以保证中药的品质和稳定性。随着现代生物技术和发酵设备的不断发展和完善，中药发酵技术开始与微生物学及现代生物工程相结合，得到了突破性的提升和改进，形成了现代中药微生物发酵技术，即将具有药食同源性的中药材进行萃取提纯，而后与作为菌种的优选益生菌菌群进行厌氧发酵，在一定的环境条件下（如温度、湿度、空气、水分等），对提取的中药有效成分进行微生物转化，最大程度上减轻中草药中所含有的有毒物质，使患者可以更放心地用药，同时将中药的大分子物质转变成能够被人体肠道直接吸收的小分子成分，加快中药吸收、定量治疗疾病。

发酵菌种的选择是中药材微生物发酵的基础和关键。目前发酵中药常用的菌种是细菌和真菌，主要是通过这些菌自身产生的果胶酶和纤维素酶来分解植物细胞壁，从而使植物中的有效成分可以释放出来。但是不同发酵菌和中药材的组合发酵是如何选择的，还需通过对各类发酵菌、发酵产物及特性，以及对中药有效成分的探寻。建立可行的发酵技术，对单味中药、复方中药的发酵提供可行的试验方法，为发酵后有效成分的分离、鉴定和相关的药理实验提供指导。在研究选择发酵菌种的同时，为了保证中药发酵过程中各个环节的量化和质控，还要充分考虑发酵设备的选择、不断改进发酵技术和工艺化流程，加速推进我国中医药现代化和科学化研究的进程，使中药制剂的研究和应用走向国际化。

此外，由于中草药中所含的天然活性成分含量极低，有些结构复杂，通过化学合成十分困难，再加上人们长期以来对野生药用植物资源的过度采伐，导致很多药用植物濒临灭绝，使中药资源的可持续发展和利用遇到了极大的挑战和压力。值得庆幸的是，近20多年来，随着分子生物学、多组学（基因组学、转录组学、蛋白质组学、代谢组学等）、生物化学等技术的不断发展，越来越多的中药活性成分生物合成途径被解析清楚，科学家们可以将这些途径成功导入微生物中实现药用植物活性成分或其重要前体的异源合成，也就是中药的合成生物学，并最终通过在微生物中进行代谢调控优化以及对微生物发酵技术和工艺的改进，提高目标产物的产量，为实现中药资源的可持续利用带来了新的曙光。

三、研 究 方 法

（一）优良菌种选育

1. 传统诱变育种

传统诱变育种方法主要通过物理诱变和化学诱变两种方式来引起微生物基因突变，从而筛选到目标强效菌种。物理诱变有紫外线照射、电离照射、激光照射以及微波等；化学诱变包括甲基磺酸乙酯、亚硝基胍、金属盐等。但诱变育种具有一定的盲目性和随机性，筛选工作量较大，如果对一个菌种反复使用诱变育种，极易出现"疲劳效应"。

2. 基因组重排技术育种

基因组重排技术是一种基于诱变技术和原生质体融合杂交技术相结合的菌株选育技术。以诱变技术处理产生的多个突变子为出发菌株，使它们之间通过多轮原生质体融合导致基因组随机重排，从而筛选出性状最优的后代菌株。该技术具有操作简单、突变效率高和适用性强等特点，是一种新型的微生物育种选育方式。

3. 基因工程育种

基因工程育种是目前最先进的微生物育种技术，是在微生物基因组测序和对微生物遗传操作系统优化的基础上，采用基因敲除或插入等基因编辑手段，按照人类意愿事前预设控制某些基因的改造，从而得到理想突变菌种的一种理性设计的育种技术。

（二）发酵方法

1. 液体发酵

液体发酵是一种现代发酵技术，依托抗生素生产工艺，将生长情况良好的菌丝接种到含有一定比例中药材的液体培养基中，然后将该混合物置于适宜温度环境下进行发酵。

2. 固体发酵

固体发酵是指在没有自由水或自由水含量极低的条件下，以一定湿度的农副产品为营养基质，以一种或多种真菌为菌种进行发酵，且保证整个发酵过程都能处于一定的温度、湿度环境下。该发酵方法是从制曲工艺发展而来，后经改进优化形成。

3. 双向发酵

双向性固体发酵于 20 世纪 80 年代由南京中医药大学庄毅教授首次使用，此技术依托固体发酵，与其不同的是将菌种生长的营养基质变为中药材或药渣，使得中药材在为真菌提供营养物质的同时，自身的结构成分也被真菌的代谢产物或细胞因子影响，从而使药材出现与原来不一样的功能性味，由此具有双向性。

（三）合成生物学技术

1. 微生物底盘细胞的选择与改造

微生物因其易培养、繁殖快、遗传背景清楚、操作技术简单成熟、发酵产物成分较单一、易分离提取等优点，是中药功效成分异源生物合成的首选底盘细胞。常用于中药活性成分生产的微生物底盘细胞主要包括大肠杆菌和酵母等。

2. 代谢途径的异源装配与构建

中药活性成分代谢途径的异源装配主要有三种方式：①直接将参与中药活性成分代谢和调控途径的基因转移至在异源宿主中进行表达、重构和工程化。该方式以明确了的活性成分代谢途径为前提，也是中药合成生物学的主要研究方式。②全新药用成分合成途径的设计、筛选、组装和程序化。该方式主要根据药用活性成分的化学结构来设计可能的酶催化途径，从数据库中调用筛选基因，并将这些基因导入底盘细胞进行组装、表达和工程化，最终实现新活性分子的异源生物合成。在异源构建代谢途径的过程中，主要涉及基因克隆技术，目前通用的方法包括传统的酶切连接技术和无缝连接（同源重组）技术等。

3. 异源合成体系的优化与改造

在成功实现目标产物在异源宿主中的合成以后，由于底盘细胞无法自主地对外源基因的表达进行调控，有些时候外源代谢途径积累的中间产物可能会对底盘细胞产生毒性，影响细胞自身基因的表达，进而使细胞无法正常生长和繁殖，并最终影响目标产物的高效合成，因此，为减轻异源途径对底盘细胞产生的不良反应并提高目标产物的产量，通常需要在底盘细胞中对目标产物代谢流进行系统调控优化与重构。方法包括启动子策略、建立动态平衡、代谢途径区块化调控和微生物群体水平调控等。

研究案例

人工多菌体系在白藜芦醇生物合成中的应用

白藜芦醇（resveratrol）是某些药用植物次生代谢产生的一种植物抗毒素，属于二苯乙烯类化合物。1940 年首次在植物毛叶藜醇的根部发现，目前在葡萄、花生以及药用虎杖等植物中多有发现。随着对白藜芦醇研究的不断深入，其药理活性也被不断发现，包括抗癌、抗炎、抗氧化、降血糖等活性，现已广泛应用于食品、药品、化妆品等领域。目前白藜芦醇的获取方式主要有植物提取法、化学合成法以及生物合成法等。由于植物中白藜芦醇的含量有限，经过较为复杂的提取纯化工艺直接提取的得率并不理想。而化学合成法会造成一定的环境污染，且成本较高。生物合成法具有高效、清洁、低成本等优势，因此生物合成法合成白藜芦醇具有良好的应用前景。

关于白藜芦醇的生物合成研究目前已取得一定进展。2020 年一篇名为 "*De novo* resveratrol production through modular engineering of an *Escherichia coli–Saccharomyces cerevisiae* co-culture" 的文章在 *Microbial Cell Factories* 上发表。该团队设计了基于人工多菌体系的白藜芦醇从头合成途径，即分别采用大肠杆菌和酿酒酵母两种不同的菌种进行体系构建。采用大肠杆菌构建了上游途径模块，通过过表达来自皮状丝孢酵母的酪氨酸解氨酶等基因生产得到对香豆酸；采用酿酒酵母构建了下游途径模块，过表达了来自拟南芥的 4-香豆酸辅酶 A 连接酶以及来自葡萄的白藜芦醇合酶，从而将上游大肠杆菌模块产生的对香豆酸成功转化得到了白藜芦醇。通过进一步对菌种接种比、发酵温度、培养时间等发酵工艺条件优化，最终白藜芦醇产量达到 36mg/L。

（一）名词术语

1. 异源生物合成

异源生物合成指将目标产物代谢途径中关键的酶基因整合到微生物等宿主中，对组成的生物反应器进行发酵处理，从而合成得到一定浓度的目标产物。

2. 人工多菌体系

人工多菌体系指在单一菌生物合成的基础上，将复杂的生物合成途径分割并合理分配到多个宿主中，使其行使不同的功能。相较于单菌体系来说，减轻了菌种的代谢负担，同时提高了底物利用率。

3. 生物鲁棒性

生物鲁棒性指生态系统在面对不确定因素的干扰下，仍能维持其系统稳定性的一种性质。

4. 分解代谢抑制作用

分解代谢抑制作用指微生物为了能够较高效地利用碳源而产生的一种机制，是实现全局调控系统的重要组成部分。该作用可通过抑制特定碳源分解代谢酶的合成，来实现对优选（可快速代谢的）碳源的优先利用。即优先利用利于自身生长的碳源，而次生代谢所需的碳源则会被抑制。

（二）案例原理

1. 白藜芦醇的生物合成

在药用植物中，白藜芦醇主要是通过苯丙氨酸途径产生的（图 8-13）。一般是从苯丙氨酸（phenylalanine）或 *L*-酪氨酸（tyrosine）开始，分别被苯丙氨酸解氨酶（phenylalanine ammonia lyase，PAL）以及酪氨酸解氨酶（tyrosine ammonia lyase，TAL）脱氨生成反式肉桂酸（cinnamic acid）和4-香豆酸（4-coumaric acid）；反式肉桂酸又在肉桂酸 4-羟基化酶（cinnamate-4-hydroxylase，C4H）的作用下生成 4-香豆酸；4-香豆酸在 4-香豆酸辅酶 A 连接酶（4-coumaroyl CoA ligase，4CL）的作用下合成 4-香豆酰辅酶 A（4-coumaroyl CoA）；4-香豆酰辅酶 A 与丙二酰辅酶 A（malonyl CoA）在二苯乙烯合酶（stilbene synthase，STS）的作用下催化生成白藜芦醇。

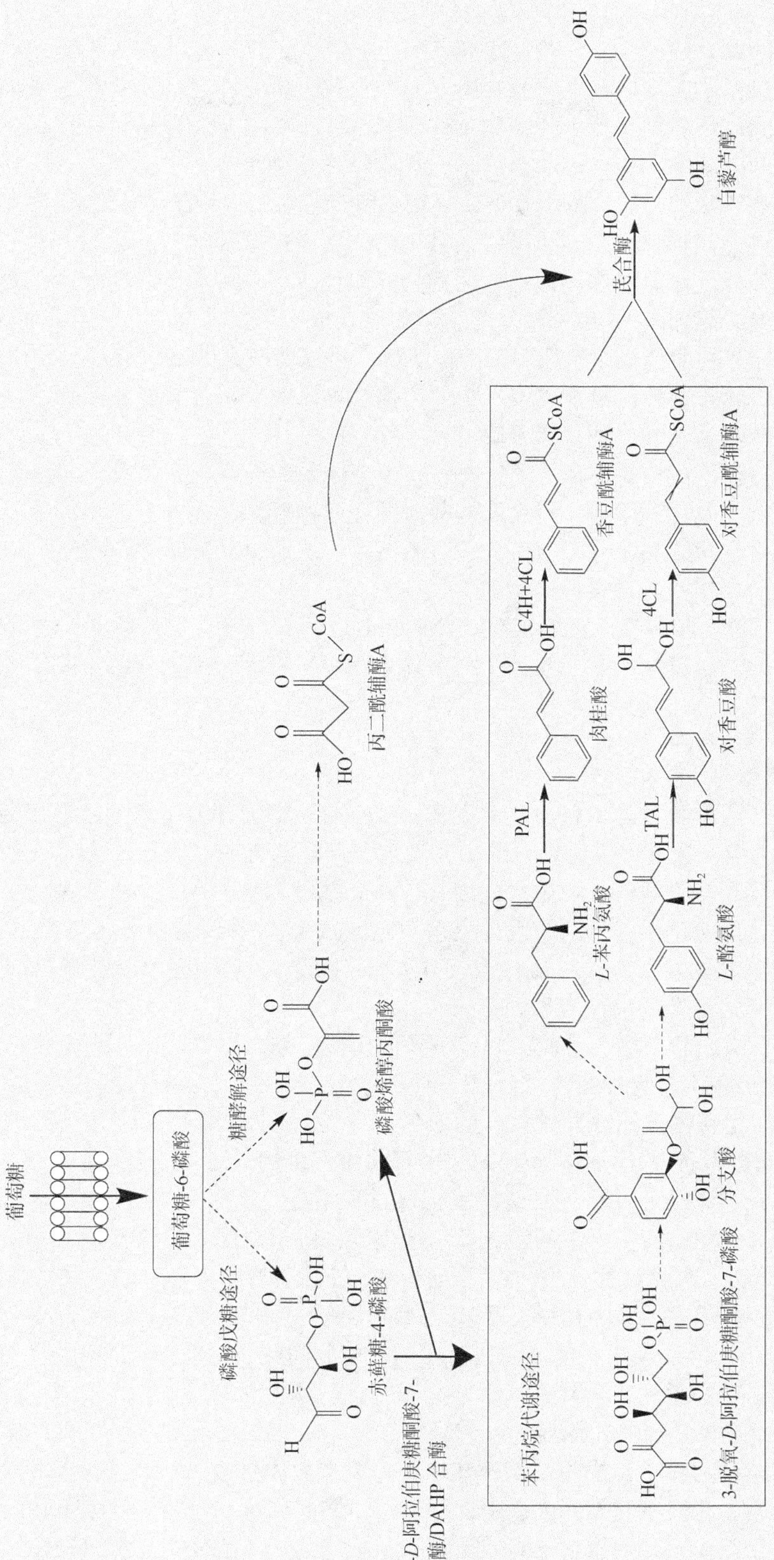

图 8-13 白藜芦醇的生物合成途径

2. 人工多菌体系的应用

随着单菌体系的深入发展，其弊端也逐渐显现。越来越复杂的代谢途径在单一菌株中表达会导致自身代谢负担过重，单菌体系在底物的利用方面存在种类单一、利用效率不高等问题。此外，单菌体系中生成的中间产物或副产物不断积累，不利于目标产物的高效合成。人工多菌体系能够解决单菌体系中出现的部分问题。相较于单菌体系，具有以下几种优势。

（1）多样的细胞环境。人工多菌体系可以采用多种菌株组合，由于不同菌株可以提供多种细胞环境，使得生物合成途径中各种关键酶可以在其最适环境中进行表达。

（2）代谢负担降低。一般而言，天然产物的合成途径较长，在单个菌株中进行表达负担较重。细胞将用于本身生长所需能量中的一部分提供给复杂合成途径的构建，因此影响了自身的生长代谢，最终影响到目标产物的合成。而采用人工多菌体系可以将复杂的合成途径分别构建在多个菌株中。同时，中间产物的合成量也与合成该产物的菌株接种比例有很大关联。因此，既可以降低整体代谢负担，又可以控制某个模块的代谢强度。

（3）增强底物转化。在多底物合成的情况下，单菌体系的细胞压力过大，各种底物合成途径彼此相互干扰导致影响各底物利用率。而人工多菌体系在底物转化方面具有以下优势：在多种底物存在的情况下，可以将不同的底物分配给各自适应的菌种，从而提高整体的利用率；人工多菌体系还可以利用更加复杂的底物，实现目标产物的生物合成。

（4）消除反馈抑制。单一宿主在生成副产物时消耗了大量能量，但某些副产物同时还反过来影响宿主的正常生长，形成反馈抑制。而人工多菌体系中可以利用交叉喂养的策略来消除反馈抑制。

（三）案例解析

1. 观察：白藜芦醇的生物合成

（1）单菌体系合成白藜芦醇：目前有关生物合成白藜芦醇大部分研究是选择直接将 *4cl* 基因以及 *sts* 基因引入宿主中，通过提供对香豆酸来实现白藜芦醇的合成，但该方法的一大缺点是以对香豆酸作为底物成本较高，不适合工业生产。因此，在此基础上再引入了 *pal* 基因以及 *c4h* 基因，以苯丙氨酸为底物进行单菌合成的方法被设计出来。但该方法中的 C4H 是合成步骤中的限速酶，故选择以价格较低的酪氨酸为底物引入 *tal* 基因、*4cl* 基因以及 *sts* 基因则可以避开 C4H，从而可以实现在缩短合成途径的同时降低生产成本。

（2）多菌体系合成白藜芦醇：目前除本案例外使用微生物共培养策略合成白藜芦醇的研究仅有两例，均使用了大肠杆菌-大肠杆菌体系合成。第一例是在第一个大肠杆菌模块中敲除 *pheA* 基因，过表达 TAL 以甘油为底物合成对香豆酸；然后在另一个大肠杆菌模块中通过引入来自链霉菌的外源基因 *4cl* 以及来自葡萄的基因 *sts* 从而将第一个模块中产生的对香豆酸进一步合成白藜芦醇。最终白藜芦醇的产量达到了 22.6mg/L，但是该体系构建过程中需要使用 IPTG 进行诱导，该诱导剂价格昂贵，仍然具有可优化的空间。第二例是在第一个大肠杆菌模块中，敲除 *tyrR* 以及 *pgi* 基因，引入 *tal* 基因以葡萄糖为底物合成对香豆酸；在第二个大肠杆菌模块中异源过表达来自谷氨酸棒杆菌的 *acc* 基因、欧芹中的 *4cl* 以及来自葡萄的 *sts* 基因进而将前一步产生的对香豆酸合成白藜芦醇。最终产量达到了 55.7mg/L，但是该体系也存在与第一例类似的问题，体系构建时使用了 $P_{Lteto-1}$ 启动子，该启动子需要价格昂贵的脱水四环素进行诱导。

2. 分析：人工多菌体系合成白藜芦醇

（1）人工多菌体系的模块化构建策略：在构建人工多菌体系时，一般需要遵循以下四个原则。①菌群间的相互作用。在构建的多菌体系中，菌群间始终存在着一定的相互竞争及协同作用，若能够较好地协调这些相互作用，则能够更高效地得到目标产物。②菌群的空间协调作用。尽管构建的多菌体系彼此间具有相互作用，但是同类菌株更倾向于聚集在一起，采用菌种固定化策略，在保证菌群间相互作用的同时也可保证空间上的协调性。③菌群的稳定性。一方面是菌群间的稳定性，也是体系适配鲁棒，在多菌存在的情况下，如果某一种菌株生长失控，远超体系中其余菌株，则会破坏该体系的稳定性，影响产物的生产转化与合成。另一方面是基因稳定性，如果生产代谢途径中经过基因改造的某些基因发生突变，则会导致整条设计线路不能达到预期的功能作用，因此需要采取一定的措施来保证菌群的基因稳定性。④整个代谢途径的途径分割。一般在进行途径分割的过程中会产生传质障碍的现象，可以选择合成过程是限速步骤的中间产物，尽可能将由于途径分割而产生的影响降到最低。需要注意的是，尽管采用人工多菌体系来进行生物合成可以减轻细胞的代谢负担，但是过度的途径分割或是选择过多的菌种既会增加构建难度，同时也会降低传质效率，因此设计合理的多菌体系合成途径十分重要。

（2）本案例中合成白藜芦醇的模块化构建策略：案例选择大肠杆菌以及酿酒酵母两种菌株的原因在于 4-香豆酰辅酶 A 会影响 TAL 酶的活性，因此需要将该途径大致分为两部分。大肠杆菌对于芳香族氨基酸具有更强的代谢能力，故设计时将上游途径酪氨酸转化对香豆酸的步骤构建在大肠杆菌中，同时下游途径中的一些酶在酿酒酵母的真核环境中也能够获得更好的表达。

有关大肠杆菌菌株的改造主要包括 *tyrR* 基因的敲除以及 *aroG*^fbr、*tyrA*^fbr 的过表达。通过对 *tal* 基因的密码子进行优化，有助于增强该酶的宿主适应性，从而更高效地将细胞内代谢流由酪氨酸定向到对香豆酸。下游模块中对酿酒酵母的改造主要包括将 *4cl* 和 *sts* 基因进行了密码子优化以及基因组整合。为了提高丙二酰辅酶 A 的供应，还整合了一种抗反馈突变体 ACC。将构建好的大肠杆菌以及酿酒酵母进行共培养，该人工多菌体系具有能够将对香豆酸生物转化成为白藜芦醇的能力。

3. 验证：白藜芦醇合成途径优化

（1）在合成白藜芦醇的过程中如何实现产量的提升：生物合成任何一种化合物若要提高其产量需要考虑多方面的因素。在大肠杆菌中从头合成白藜芦醇时，中间体香豆酸的大量积累会导致白藜芦醇的产量较低，研究发现 4CL 以及 STS 的活性在整个合成途径发挥着非常关键的作用，故对 *4cl* 以及 *sts* 基因进行了包括启动子改造、高拷贝表达等操作，白藜芦醇的产量得到了较明显的提升。除了对引入的异源基因进行改造来提高产率外，还可以通过改造菌株本身体系中基因以实现产量的提升。在用酿酒酵母进行白藜芦醇的生物合成过程中，通过将部分柠檬酸合酶的相关基因敲除可有效减弱酿酒酵母的三羧酸循环，导致其前体物质丙二酸辅酶 A 可更多地用于白藜芦醇的合成途径。此外，优化菌株的发酵工艺条件是提升目标产物产量的关键所在，探索出在发酵罐中进行发酵的最优工艺，可有效提高目标产物的产量，并使其适合于工业化生产。

（2）人工多菌体系生物合成的条件优化：共培养体系的稳定性是高效进行生物合成的重点。此外，同时使用大肠杆菌以及酿酒酵母两种菌株就需要控制最佳生长温度。该实验探究了不同发酵温度（25℃、30℃、33.5℃和 40℃）、发酵时间（20h、48h 和 72h）以及工程菌株的初始接种比例（100∶1、10∶1、1∶1、1∶10 和 1∶100）的影响。实验结果表明在较高温度 33.5℃以及接种比 1∶1 的情况下，无论是对香豆酸的积累还是白藜芦醇的产量都具有更好的效果。在确定最佳反应条件后进行工艺放大的操作，是工业化生产目标产物的重要步骤。本案例将该体系拓展至摇瓶中进行发酵，在 48h 以及之前确定好的温度和接种比条件下发酵获得了更高的白藜芦醇产量。鉴于有研究表明高密度的微生物代谢可以提高整体的生产力，同时减轻生长抑制剂的毒副作用。因此，在接种比例不变的情况下实验提高了接种量，从而进一步提高了该多菌体系的白藜芦醇产量。

4. 拓展：案例中可进一步研究的方面

该实验在上游模块中进行了代谢调控的操作，得到了能够使酪氨酸更高效流向生成对香豆酸途径的大肠杆菌，但是下游模块还仍未进行代谢调控方面的操作。同时还可以考虑通过分批补料的方式饲喂少量葡萄糖来提高产量。此外，如果能调节大肠杆菌和酿酒酵母之间的相互作用，进一步减少代谢副产物对菌群的生长抑制，也可以有效提高白藜芦醇的最终产量。

（四）思考

人工多菌体系进行生物合成本身是一个较为新颖的领域。本案例建立了一个由两种不同菌株组成的共培养平台来生物合成白藜芦醇，并且通过对发酵条件的优化得到了较为理想的产量。值得注意的是，相较于大肠杆菌-大肠杆菌体系得到的 55.7mg/L 白藜芦醇产量，该多菌体系还有待进一步优化提升，但是该体系经过改造后已并不需要价格昂贵的诱导剂进行诱导。该案例为中药活性成分的获取提供了更多的选择途径，有效弥补了单菌发酵的不足，为本领域的研究提供了有利借鉴。

为减少宿主代谢负担和兼顾某些基因对宿主的特殊要求，今后可以考虑选择采用人工多菌体系发酵的策略来实现目标产物的生物合成。通过该案例可以了解到人工多菌体系进行生物合成相较于传统的单菌发酵所具有的优势，同时也需要进一步开拓思维，在使用多菌体系进行生物合成时，可以根据合成途径选择不同的更加适宜的菌种组合而不是使用单一的某一种菌。

参 考 文 献

刘裕，韦惠玲，刘骥翔，等.2021. 人工多菌体系的设计与构建：合成生物学研究新前沿[J]. 合成生物学，2（4）：635.
徐昭勇，胡海洋，许平，等.2021. 人工合成微生物组的构建与应用[J]. 合成生物学，2（2）：181.
张鑫，梁建东，田维毅，等.2019. 合成微生物群落共培养研究概况[J]. 天然产物研究与开发，31（11）：2007.
张旭，李宜奎，祁庆生.2014. 大肠杆菌碳分解代谢抑制及混合C源共利用的研究进展[J]. 生物加工过程，12（1）：109-116.
Sáez J，Wang G，Marella E R，et al. 2020. Engineering the oleaginous yeast Yarrowia lipolytica for high-level resveratrol production[J]. Metabolic engineering，62：51-61.
Villa-Ruano N，Rivera A，Rubio-Rosas E，et al. 2020. Comparative activity of six recombinant stilbene synthases in yeast for resveratrol production[J]. Applied Sciences，10（14）：4847.
Yuan S F，Yi X，Johnston T G，et al. 2020. De novo resveratrol production through modular engineering of an Escherichia coli–Saccharomyces cerevisiae co-culture[J]. Microbial cell factories，19（1）：1-12.

甘草苷的合成生物学研究

甘草中的主要黄酮类成分有异甘草素、甘草素、异甘草苷和甘草苷，属于具有明显活性的重要物质。甘草主要黄酮类成分代谢通路中的功能基因都属于基因家族，尤其有些下游关键酶基因是超家族酶系，成员众多，功能复杂，从而限制了对其生物合成途径的完整解析。由于甘草资源及质量问题，再加上化学合成、组织细胞培养等方法的局限性，异源生物合成甘草主要黄酮类活性成分成为有效策略。

本案例通过深度转录组测序结合多重分析筛选方法，高效挖掘出甘草中负责主要黄酮类成分生物合成的全部 7 个酶基因（*PAL*、*C4H*、*4CL*、*CHS*、*CHR*、*CHI*、*UGT*）的 18 条候选基因，并对这些基因进行克隆、生信分析和功能表征，最终获得 13 条具有相应催化功能的候选基因，首次打通了乌拉尔甘草中主要黄酮类活性成分的完整代谢通路。再将获得的 7 条（*GuPAL1*、*GuC4H1*、*Gu4CL1*、*GuCHS1*、*GuCHR1*、*GuCHI1* 和 *GuUGT1*）具有催化活性的主要候选基因在酿酒酵母中模块化重建其代谢途径，首次在酿酒酵母中实现了异甘草素和甘草素及其糖苷化产物异甘草苷和甘草苷的从头生物合成，为甘草主要黄酮活性成分生产和甘草资源可持续利用问题提供保障新模式。

（一）名词术语

甘草苷是甘草黄酮类化合物中重要的单体活性成分，一种二氢黄酮甘草素的 4′ 位葡萄糖苷，化学名称为甘草素-4′-β-葡萄糖苷，分子式 $C_{21}H_{22}O_9$，结构式如图 8-14 所示。

（二）案例原理

甘草苷的生物合成：首先通过苯丙烷途径，在苯丙氨酸解氨酶（phenylalanine ammonia-lyase，PAL）催化下直接脱掉苯丙氨酸（phenylalanine）上的氨基而生成肉桂酸（cinnamic acid）；然后，CYP450 单加氧酶肉桂酸-4-羟化酶（cinnamate 4-hydroxylase，C4H）将肉桂酸催化生成对香豆酸（p-coumaric

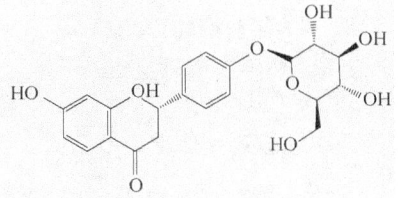

图 8-14 甘草苷的化学结构式

acid），对香豆酸在 4-香豆酸辅酶 A 连接酶（4-coumarate：CoA ligase，4CL）催化下与 1 分子辅酶 A 连接脂化形成香豆酰辅酶 A（coumaroyl-CoA），然后 3 分子丙二酰辅酶 A（malonyl-CoA）和 1 分子香豆酰辅酶 A 在查耳酮合酶（chalcone synthase，CHS）和查耳酮还原酶（chalcone reductase，CHR）共同作用下生成异甘草素（isoliquiritigenin），异甘草素在查耳酮异构酶（chalcone isomerase，CHI）的作用下形成甘草素（liquiritigenin），最后甘草素和异甘草素在甘草黄酮糖基转移酶（UDP-Glycosyltransferases，UGT）作用下分别糖苷化生成甘草苷（liquiritin）和异甘草苷（isoliquiritin），如图 8-15 所示。

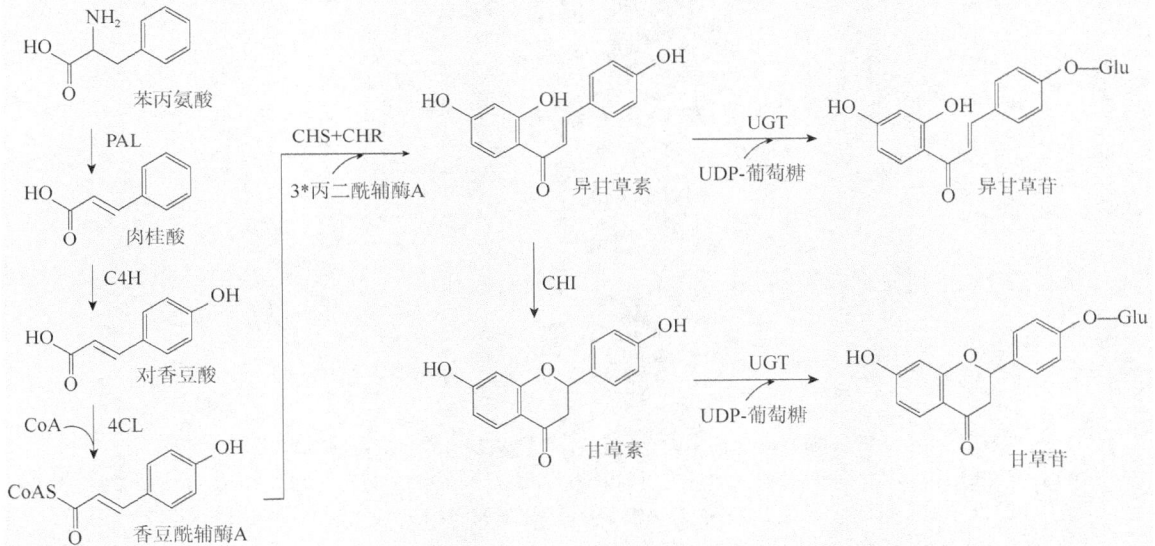

图 8-15 甘草中主要黄酮成分生物合成途径示意图

（三）案例解析

1. 观察：甘草黄酮途径候选功能基因筛选

（1）盐胁迫能促进甘草苷在甘草根部的积累，而茉莉酸甲酯也被认为具有增加黄酮类成分生产的作用，因此在这些胁迫条件下更有利于揭示参与甘草黄酮生物合成的特定基因。

（2）本案例通过模拟外界胁迫诱导合成通路中的相关基因表达发生变化，进行深度转录组测序。参考已知的乌拉尔甘草基因组，结合 Nr、Nt、Pfam、KOG/COG、Swiss-Prot、KO 和 GO 进行转录组生物信息分析，全面注释基因功能，找到了可能编码甘草主要黄酮生物合成所需要的 7 个酶基因（*PAL*、*C4H*、*4CL*、*CHS*、*CHR*、*CHI*、*UGT*）共 61 条。热图聚类分析发现 *PAL1*、*C4H1*、*CHS1*、*CHR1*、*CHR4*、*CHI1*、*CHI5* 和 *UGT1* 基因无论在 NaCl 或者 MeJA 处理的甘草中还是对照组中均表现出相对高表达水平，且处理组尤其是 NaCl 胁迫使这些基因表达水平相比对照组有一定程度提高。而 NaCl 胁迫下 *4CL1* 基因的表达水平明显高于 MeJA 处理组和对照组（图 8-16）。*CHR* 基因、*CHI* 基因和 *UGT* 基因是该通路中的重点和难点，因此对其中被注释为查耳酮还原酶、查耳酮异构酶和黄酮 7-O-葡萄糖转移酶的序列分别进行同源基因比对,并根据文献报道的已证明功能的同工酶构建 NJ 树进行聚类分析,进一步缩小候选基因范围。最终筛选出主要候选基因:*GuPAL1*、*GuC4H1*、*Gu4CL1*、*GuCHS1*、*GuCHR1*、*GuCHI1* 和 *GuUGT1* 用于下一步基因克隆、生信分析和功能表征研究,以期能够高效准确地获得具有催化活性的合成途径全部 7 个酶基因。

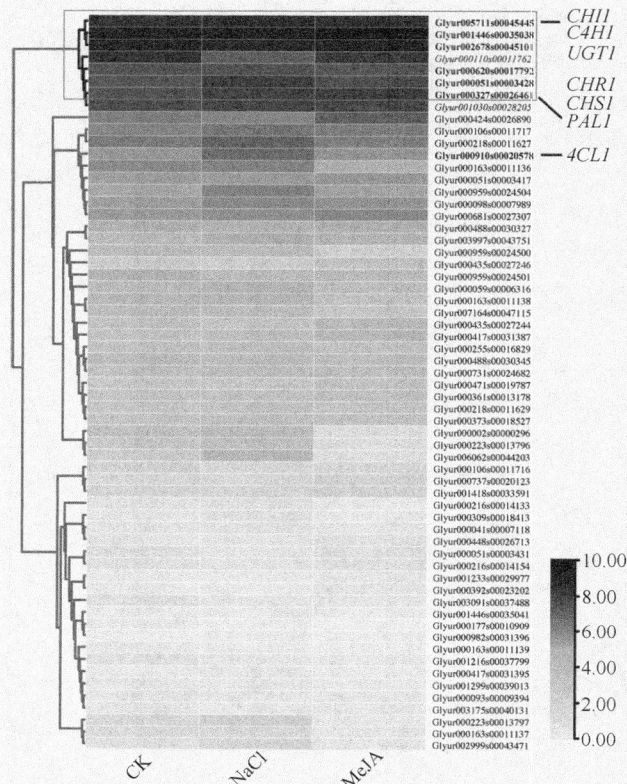

图 8-16 甘草黄酮类化合物生物合成途径中差异表达的 unigenes 聚类及相应热图

矩形中颜色的深浅表示 RNA 表达水平的高低,粗体指示的基因分别为 *CHI1*、*C4H1*、*UGT1*、*CHR1*、*CHS1*、*PAL1*、*4CL1*,是后续研究中的主要候选基因以及酵母中用于途径重建的基因

2. 分析:甘草黄酮途径候选功能基因克隆及活性验证

基于转录组序列,对上述筛选出来的 7 条候选基因进行全长扩增并测序,对所获得的全长基因序列进行生物信息学分析,综合生物信息预测分析结果,甘草主要黄酮合成通路中 7 个酶基因的候选基因已经全部获得,再通过原核表达系统或真核表达系统进行了功能验证。

获得了具有催化活性的途径中所有 7 个酶基因,解析了甘草主要黄酮(异甘草素、甘草素、异甘草苷和甘草苷)的生物合成途径。PAL、CHS、CHR、CHI、UGT 通过大肠杆菌表达系统进行催化活性验证。将候选基因 *PAL*、*CHS*、*CHR*、*CHI*、*UGT* 分别与 pET32a(+)重组构建表达载体,转化 BL21(DE3)培养并进行低温和低浓度 IPTG 诱导,收集菌体进行超声破碎,取上清液中的重组蛋白进行体外催化反应,利用高分辨 LC-MS 检测产物。实验结果显示(图 8-17),候选 PAL1 能够催化产生目标产物肉桂酸;候选 CHS1 能够催化产生目标产物柚皮素查耳酮;候选 CHR1 能够催化产生目标产物异甘草素;候选 CHI1 能够催化产生目标产物甘草素;候选 UGT1 能够催化产生目标产物甘草苷和异甘草苷。C4H 属于细胞色素 P450 家族膜蛋白,利用酵母表达系统进行催化活性分析,结果显示 C4H1 具有合成对香豆酸的功能;4CL 产物香豆酰辅酶 A 不稳定且难检测,也采用酵母表达系统进行功能验证,结果显示 4CL1 具有相应的催化活性。

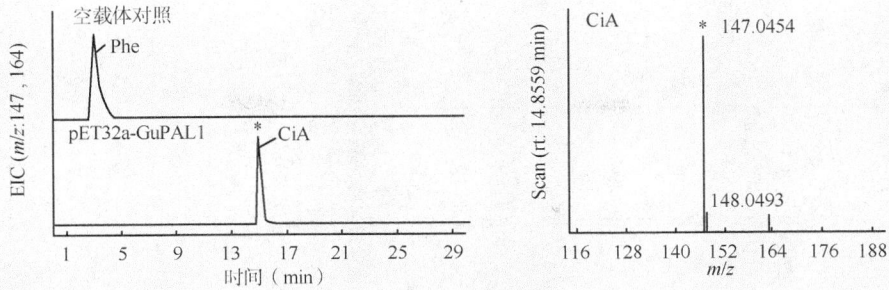

A

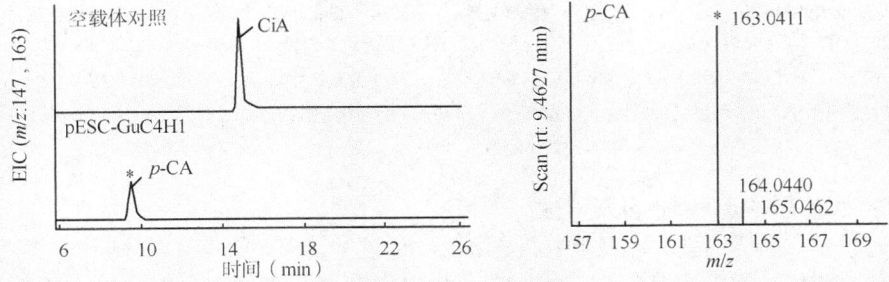

B

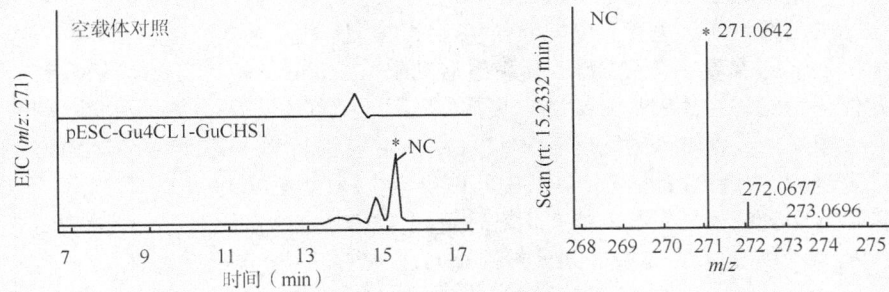

C

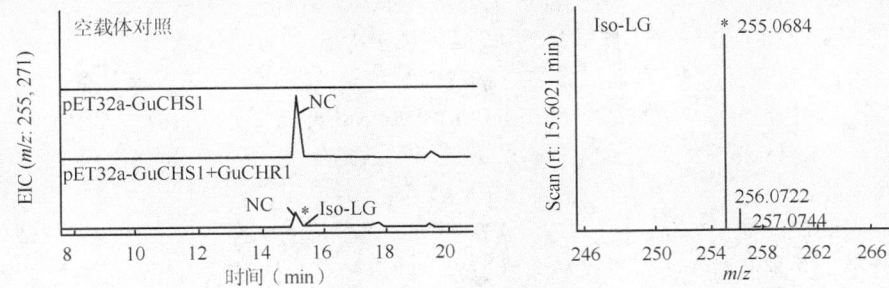

D

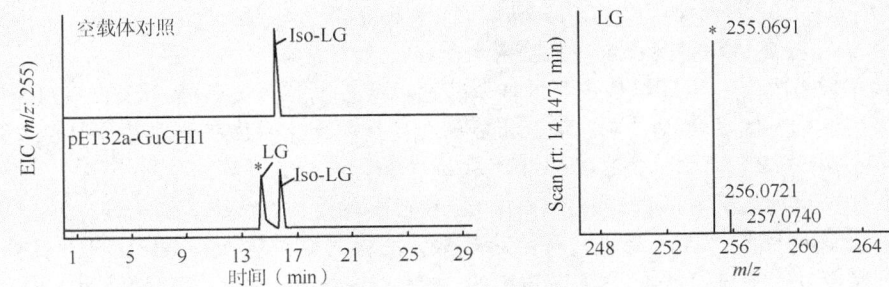

E

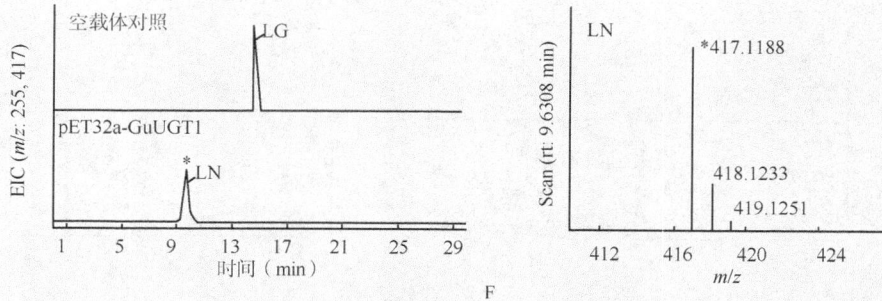

图 8-17 候选基因编码蛋白催化产物分析

A、D~F 为 HPLC-QTOF-MS 结果图：GuPAL1[以苯丙氨酸（Phe）为底物]，GuCHS1 和 GuCHR1（以香豆酰辅酶 A 和丙二酰辅酶 A 为底物），GuCHI1[以异甘草素（Iso-LG）为底物]，GuUGT1[以甘草素（LG）为底物]的体外酶促产物，异甘草苷（NC），甘草苷（LN）；B、C 为 HPLC-QTOF-MS 结果图：GuC4H1[以 cinnamic acid（CiA）为底物]，Gu4CL1-GuCHS1[以对香豆酸（p-CA）为底物]的酵母发酵产物；目标产物的色谱峰及质谱母离子峰由*表示（负离子模式，[M-H]−），m/z 147，164（A），m/z 147，163（B），m/z 271（C），m/z 255，271（D），m/z 255（E），m/z 255，417（F），空载体作为对照

3. 验证：甘草苷在酵母中的从头合成

（1）中药中含有的活性成分不仅是中药资源的物质基础，也是新药开发的源泉。随着中药活性成分的需求量逐年增高，导致大宗常用中药资源的短缺等问题。近年来，合成生物学技术用于解决中药资源可持续利用问题逐渐受到了广泛关注和研究，工程酵母菌株已被用于生产各种植物来源的天然产物，包括青蒿酸、人参皂苷、依托泊苷和阿片类药物等。

（2）本案例在 pESC 系列双元酵母表达载体启动子 GAL1p 或者 GAL10p 的下游，分别插入一个或多个已知催化功能的途径酶基因，共获得了 7 个不同的重组质粒，然后将以上获得的重组质粒组成不同的合成模块，分别转入酿酒酵母 WAT11 中，共获得 9 个不同的重组酵母菌株。

基于酿酒酵母 WAT11 的上游底物以及中间体供应机制，获得的重组酵母 WM1 包含 *PAL1* 和 *C4H1* 两个基因，在半乳糖诱导发酵下能产生对香豆酸，培养 36h 左右的对香豆酸产量在 7.59μmol/L。WM2-1 是在 WM1 的基础上转入携带 *4CL1* 和 *CHS1*、*CHR1* 三条基因的载体并让 CHS1 和 CHR1 融合表达（CHS1∷CHR1），发酵检测到了少量的异甘草素（图 8-18C）。WM3-1 和 WM4-1 是依次将 *CHI1* 和 *UGT1* 转入 WM2-1，分别能产生甘草素和甘草苷。WM4-1 中大多异甘草素在异构化之前被糖苷化，生成的异甘草苷比甘草苷高 4.7 倍（图 8-18E）。WM3-2 和 WM4-2 是在 WM3-1 和 WM4-1 的基础上，过表达 *CHI* 来促进了异甘草素向甘草素的转化，结果发现甘草素或甘草苷产量分别上涨 1.3 倍（图 8-18D）。WM2-2、WM3-3 和 WM4-3 中是过表达 CHS1∷CHR1，结果显示异甘草素产量比 WM2-1 上升 18.2 倍，甘草素产量是 WM3-1 的 5.3 倍（图 8-18D），甘草苷积累量是 WM4-2 的 3.1 倍和 WM4-1 的 6.4 倍（图 8-18E）。

随着诱导时间的增加，WM2-2 及 WM4-3 这两个重组酵母的代谢产物有所变化。诱导培养 12h 时，菌体量较小，上游代谢产物对香豆酸大量积累。随后随着菌体量的增加，代谢物迅速向下游产物流动，48h 时 WM2-2 的异甘草素积累量达到 1.1μmol/L（图 8-18F），WM4-3 酵母体系的异甘草苷和甘草苷分别积累 0.57μmol/L 和 0.29μmol/L（图 8-18G）。

4. 拓展：如何提高甘草苷酵母合成的产量

本案例利用质粒携带乌拉尔甘草来源的甘草苷途径酶基因共转化酿酒酵母 WAT11，利用酵母内源代谢物作为前体和辅因子实现了异甘草素和甘草素及其糖苷化产物在酿酒酵母中的从头合成，但即使在发酵罐中持续补料发酵 144h 的条件下，目标产物甘草苷的最高积累量依然只有 1.1μmol/L。因为携带多个质粒会增加酵母的代谢负担，而且质粒在酵母传代过程中容易丢失，另一方面，质粒占用多个氨基酸筛选标签，导致该研究获得的菌株无法作为稳定生产甘草苷的平台供后续研究使用。对此，可以通过同源重组技术、CRISPR/Cas9 基因编辑技术等基因工程和代谢工程方法进行优

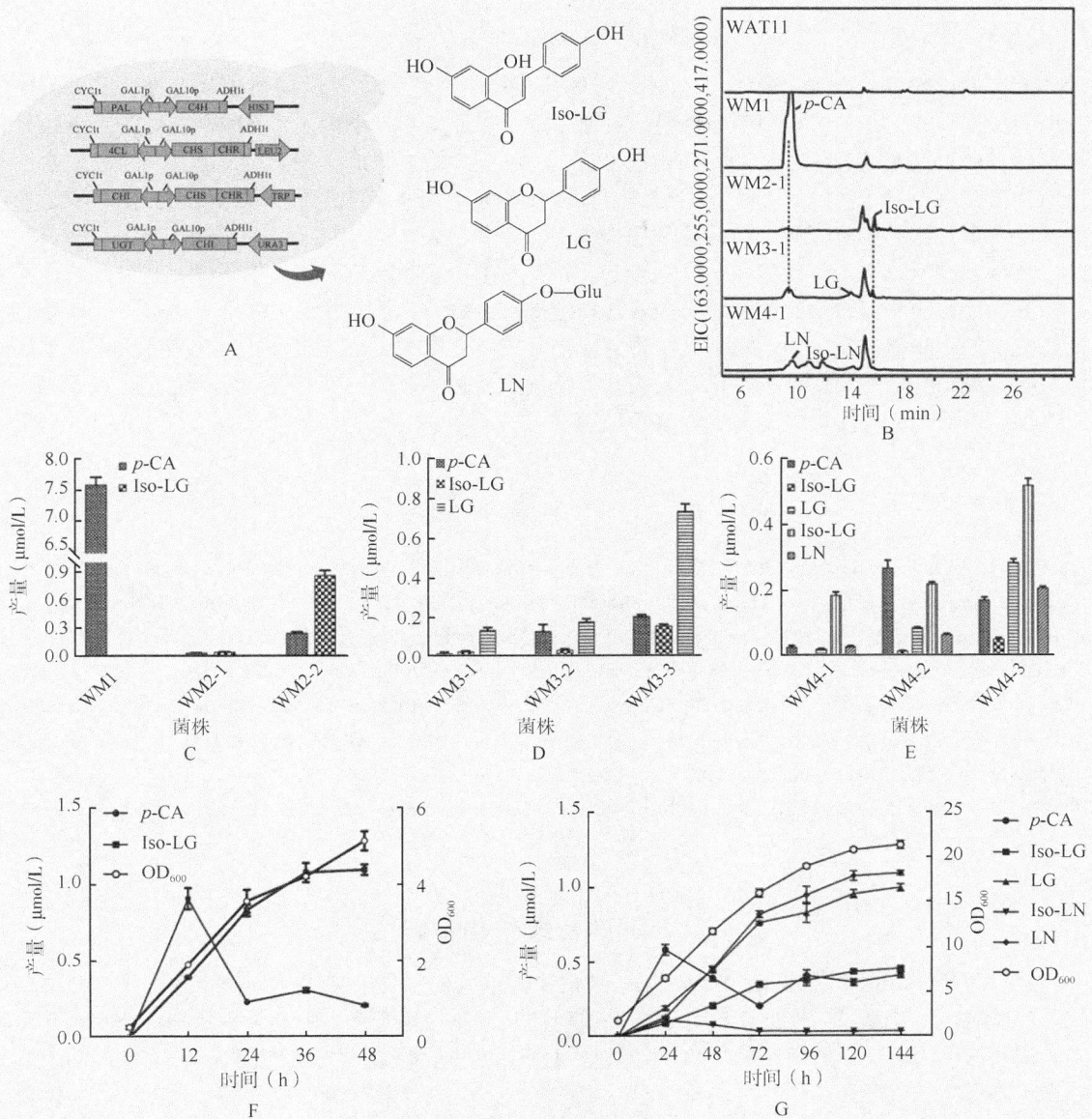

图 8-18 甘草苷在酵母中生物合成途径的重建

A. 重组酵母菌株 WM4-3 的示意图；B. 对重组酵母的发酵产物的所选离子 m/z 163，255，271 和 417 进行色谱分析）；C. 酵母菌株 WM1（PAL1、C4H1），WM2-1（PAL1、C4H1、4CL1、CHS1∷CHR1）和 WM2-2（CHS1∷CHR1 在 WM2-1 中过表达）的对香豆酸（p-CA）和异甘草素（Iso-LG）产量；D. 酵母菌株 WM3-1（PAL1、C4H1、4CL1、CHS1∷CHR1 和 CHI1），WM3-2（CHI1 在 WM3-1 中过表达）和 WM3-3（CHS1∷CHR1 在 WM3-2 中过表达）在半乳糖诱导 36h 后的对香豆酸（p-CA）、异甘草素（Iso-LG）和甘草素（LG）的产量；E. 酵母菌株 WM4-1（PAL1、C4H1、4CL1、CHS1∷CHR1、CHI1 和 UGT），WM4-2（CHI1 在 WM4-1 中过表达）和 WM4-3（CHS1∷CHR1 在 WM4-2 中过表达）在半乳糖诱导 36h 后的发酵产物，异甘草苷（Iso-LN），甘草苷（LN）；F. 酵母菌株 WM2-2 细胞生长和发酵产物；G. 酵母菌株 WM4-3 的细胞生长和发酵产物

化改造，构建稳定产甘草苷的酿酒酵母底盘菌，并从合成途径酶基因表达、蛋白互作、原料和辅因子供应、发酵条件等多方面统筹调控，解析影响甘草苷酵母合成的关键因素，为甘草苷微生物生产工业化提供参考，同时提高底盘菌甘草苷产量，为甘草苷下游化合物生物合成途径解析和生产提供应用平台。

（四）思考

本案例首次针对来源于中国应用最广泛的药用植物甘草的主要黄酮类成分生物合成做了途径基因的完整表征，并且首次利用酵母内源代谢系统提供原料和辅助因子，在酿酒酵母中实现了异甘草素和甘草素及其糖苷化产物的从头生物合成。这不仅为通过合成生物学低成本、可持续地生产与应用甘草黄酮提供了可能，同时为其他以甘草素为中间产物的5-脱氧黄酮类化合物生物合成途径解析提供了平台，为中药资源的可持续利用提供了保障新模式。

黄酮是广泛存在于自然界的一类化合物，除了对植物斑斓的色彩所做的贡献，其巨大的药用潜力使其成为目前研究最活跃的领域。随着各种组学、生物信息学、分子生物学等相关领域的基础理论及技术的不断更新发展，黄酮类化合物的生物合成研究取得了巨大进展，但其细胞工厂产量仍较低。如何提高产量是实现黄酮类化合物高效可持续工业化生产的主要瓶颈问题，通过代谢工程、基因工程、发酵工程等多学科交叉合作有可能解决这一难题。

参 考 文 献

Jeong Y，An C，Park S，et al. 2018. Methyl jasmonate increases isoflavone production in soybean cell cultures by activating structural genes involved in isoflavonoid biosynthesis[J]. J Agric Food Chem，66：4099-4105.

Wang C，Chen L，Cai Z，et al. 2021. Metabolite Profiling and Transcriptome Analysis Explains Difference in Accumulation of Bioactive Constituents in Licorice（Glycyrrhiza uralensis）Under Salt Stress[J]. Front Plant Sci，12：727882.

Wang C，Chen L，Cai ZC，et al. 2020. Comparative Proteomic Analysis Reveals the Molecular Mechanisms Underlying the Accumulation Difference of Bioactive Constituents in Glycyrrhiza uralensis Fisch under Salt Stress[J]. J Agric Food Chem，5，68（5）：1480-1493.

Yin Y，Li Y，Jiang D，et al. 2020. De novo biosynthesis of liquiritin in Saccharomyces cerevisiae[J]. Acta Pharm Sin B，10（4）：711-721.

紫杉醇的合成生物学研究

紫杉醇是从红豆杉（*Taxus brevifolia*）树皮中提取到的一种二萜类化合物，因其具有低毒、高效和广谱的抗肿瘤活性，所以，作为临床一线药物被广泛应用于多种癌症（头颈癌、卵巢癌、乳腺癌、肺癌等）的治疗。然而，紫杉醇在红豆杉树皮中的含量很少，仅为干重的万分之一左右，远不能满足临床需求。此外，紫杉醇的化学全合成路线极其复杂，收率低、成本高，因此，目前主要依赖于消耗红豆杉资源的半合成方法获得。该方法合成紫杉醇虽纯度高、成本低、技术纯熟，但仍旧受限于其来源植物。因此，利用合成生物技术，在微生物中构建紫杉醇合成的高产系统，是目前解决紫杉醇价格昂贵、供不应求以及保护濒危珍稀植物最有前景的方法。

随着对紫杉醇代谢途径的逐步阐明，参与紫杉醇生物合成的一些重要基因被相继转化到微生物底盘大肠杆菌以及酿酒酵母中，科学家们成功实现了紫杉醇前体和关键中间体的异源合成。本案例介绍了自2010年以来利用合成生物学技术合成紫杉醇前体的重要研究成果，揭示了利用合成生物学的设计理念并结合代谢工程与发酵工程等技术，将植物体内的药物活性成分合成途径重建在异源微生物或植物底盘中，以此提高植物来源药物制造的规模和效率，有望解决植物源药物短缺的难题。

（一）名词术语

1. 多模块代谢工程

多模块代谢工程（multivariate modular metabolic engineering，MMME）是对非线性的代谢网络机制，用一系列模块重新划分代谢网络，调控不同模块强度的平衡表达，以解调或消除途径瓶颈。

将复杂的代谢系统简单化，通过转录、后转录、翻译水平的机制调控模块表达，采用多元统计方法对模块间强度配置进行筛选，巧妙地通过一系列的模块重新划分传统代谢网络，更利于调整通量平衡和消除途径中的瓶颈。

2. 底盘细胞

底盘细胞（chassis cell）是利用细胞平台，置入功能化的生物系统，使该细胞能够具备人类需要的功能。所以，底盘细胞需要本身的功能精简，但是要具备最基本的自我复制和代谢能力，这样就能成为一个可以不断添加功能的空白平台。

（二）案例原理

在异源体系中实现紫杉醇的全生物生产归根结底要建立在紫杉醇生物合成途径完全阐明的基础上，即对参与其生物合成的所有基因了如指掌。基于目前对其生物合成途径的推测，全过程大约涉及 20 多步酶促反应，参与紫杉醇合成相关酶基因大部分已被克隆和鉴定，但依旧有很多功能基因尚未被发现和验证。目前，紫杉醇合成途径基本框架已经确定。主要可以分为 3 个阶段（图 8-19）。

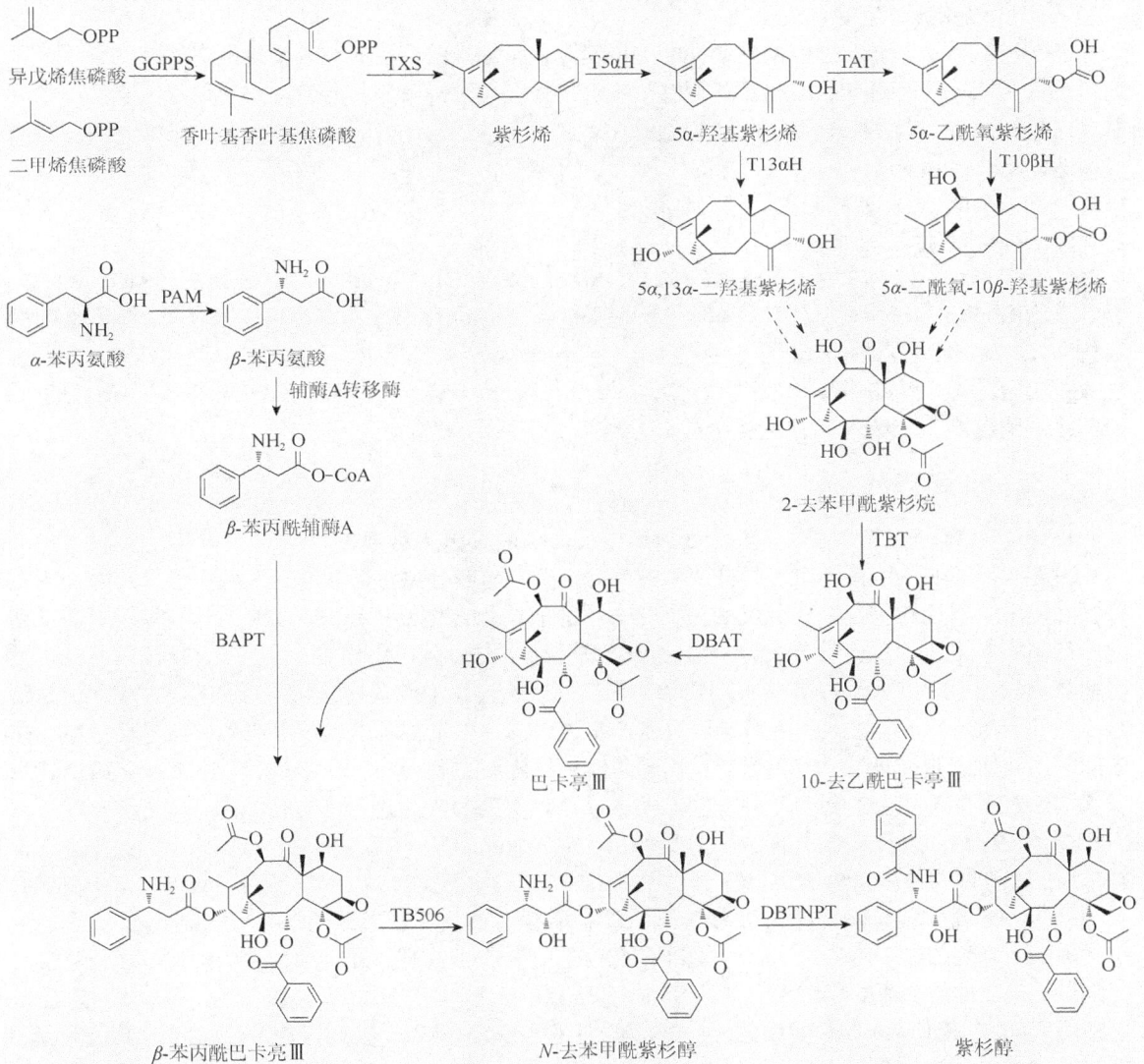

图 8-19　紫杉醇生物合成途径

1. 紫杉烷环骨架系统的生物合成

首先由 GGPPS（geranylgeranyl pyrophosphate synthase）缩合 3 分子的异戊烯焦磷酸（IPP）和 1 分子的二甲基烯丙基二磷酸（DMAPP）合成的 GGPP 作为二萜化合物合成的共同起始点，然后在 TXS 催化下环化为紫杉烷三环二萜骨架。紫杉烷环骨架形成后，在 C1、C2、C4、C5、C7、C9、C10 和 C13 位发生进一步的羟基化、酰基化、酮基化等修饰，最终形成了紫杉醇的前体巴卡亭 Ⅲ。目前的研究证实紫杉烷环上的所有羟基化反应均由依赖细胞色素 P450 的单加氧酶类催化完成。在前体巴卡亭 Ⅲ 合成过程中，有关依赖乙酰辅酶 A 的酰化反应，目前已经完成克隆、鉴定并阐明了 3 个基因的功能，分别为紫杉烯醇 5α-氧乙酰基转移酶（taxadienol 5-O-acetyl transferase，TAT）、紫杉烷 2α-O-苯甲酰基转移酶（taxane-2α-O-benzoyltransferase，TBT）和 10β-去乙酰巴卡亭 Ⅲ 氧乙酰基转移酶（10-deacetylbaccatin Ⅲ-10-O-acetyltransferase，DBAT）。目前紫杉烷环上涉及的羟基化反应，除 C5 位最先羟化外，其他位点的羟化顺序及参与酶的底物特异性依旧不明确。紫杉烯由紫杉烯 5α-羟基化酶（taxadiene 5α-hydroxylase，T5αH）在 C5 位上引入羟基，生成 5α-羟基紫杉烯（taxadiene-5α-ol）。接着从 5α-羟基紫杉烯到 2-去苯甲酰紫杉烷，进一步在 TBT 和 DBAT 的相继催化下形成巴卡亭 Ⅲ。

2. C13 位侧链的生物合成

C13 位侧链是保证紫杉醇抗癌活性的关键因素，而且代谢调控研究表明侧链对终产物合成的限速影响大于三环二萜骨架，因此了解侧链生物合成途径，对提高紫杉醇的生物合成量具有实际指导意义。C-13 苯基异丝氨酸侧链的合成由两步反应完成：首先，α-苯丙氨酸在苯丙氨酸氨基变位酶（phenylalanine aminomutase，PAM）的作用下异构化为 β-苯丙氨酸，再由辅酶 A 连接酶（TB768）催化与乙酰辅酶 A 结合生成 β-苯丙酰辅酶 A。

3. 紫杉醇的合成

巴卡亭 Ⅲ 3-氨基 3-苯丙醇基转移酶（baccatin Ⅲ：3-amino-3-phenylpropanoyltransferase，BAPT）以 β-苯丙酰辅酶 A 作为酰基供体，催化巴卡亭 Ⅲ 的 C-13 位酰化形成 β-苯丙酰巴卡亭 Ⅲ，然后在 P450 羟化酶 TB506 作用下催化侧链 C-2′位发生羟化反应形成 N-去苯甲酰紫杉醇，最后在 3′-N-脱苯甲酰基-2′-脱氧紫杉醇-N-苯甲酰基转移酶（3′-N-debenzoyl-2′-deoxyiaxol-N-benzoul transferase，DBTNPT）的催化下侧链 N 原子发生苯甲酰化生成紫杉醇。

（三）案例解析

1. 观察：紫杉醇前体紫杉烯在大肠杆菌或酵母中的异源生物合成

（1）紫杉醇前体紫杉烯在大肠杆菌中的异源合成：前期有关青蒿酸的异源生物合成研究表明在大肠杆菌中可以成功构建合成异戊二烯类化合物的前体化合物 IPP 和 DMAPP 的途径模块，通过在大肠杆菌中共表达下游萜类合成途径酶便可合成目标萜类产物。因此可以通过在大肠杆菌内依次过表达从 IPP 或 DMAPP 到 GGDP 再到紫杉二烯这一线性过程上的代谢流，便可以成功合成并提高紫杉二烯的产量。然而，过表达上游基因可以产生流量的适度增加，但也可以产生非特异性效应，如中间代谢物对细胞的毒性，或者用于表达的载体对细胞有不利影响，以及在对细胞改造之后出现隐藏代谢通路可能与主要途径竞争并抑制某些合成途径中酶的表达进而抑制萜类的合成。

（2）紫杉烯在酵母底盘中的异源合成：2010 年 Ajikumar 等研究人员在大肠杆菌中表达作用于紫杉二烯的修饰酶（紫杉二烯-5α-羟化酶，一种膜结合的细胞色素 P450）时，观察到紫杉烷总产量降低了 10 倍。而与膜结合的细胞色素 P450，据估计约占紫杉醇生物合成途径 19 个酶促步骤的一半。由于这种膜结合酶的过表达在 *E. coli* 中受到了极大的阻碍，因此，在大肠杆菌宿主中构建该途径其余部分是极具挑战性的。而酵母作为宿主具有独特的优点：①酵母中有类异戊二烯途径——MVA 途径，可提供 GGDP 用于合成紫杉醇中间体；②能提供充足的 NADPH，参与代谢反应；③可以产生有功能的 Ⅱ 型 P450 单加氧酶；④具有完整的细胞内膜系统，能确保与紫杉醇生物合成相关的羟基化酶基因的共表达；⑤有多个营养缺陷型供选择，并有多个选择标记可供使用。因此，酵母被用作天然产物异源合成的宿主具有较强的应用前景。

2. 分析：如何提高紫杉烯在不同微生物中的产量

（1）为克服在大肠杆菌异源宿主中，中间产物或表达载体对细胞的不利影响并绕过这些复杂的非线性相互作用，研究人员在大肠杆菌中采用 MMME 的策略，将整个紫杉二烯的合成路径划分为更小的模块，且这些模块的表达受到不同强度启动子的调控，可以被实时监测。该方法可以在搜索小的组合空间内识别出最优的平衡路径。

（2）为克服在酵母底盘中早期通路的关键瓶颈进而提升紫杉二烯的产量，研究人员通过增加紫杉二烯合成酶在染色体中的拷贝数来保证紫杉二烯前体的高效供应。

3. 验证：多模块代谢工程调控基因表达和强启动子置换均可以提高紫杉烯的合成

（1）多模块代谢工程调控基因表达可以提高紫杉二烯在大肠杆菌的产量：研究人员以萜类生物合成的关键中间体 IPP 为节点，将紫杉二烯生物合成途径分为 2 个模块，即产 IPP 的内源性 MEP 途径的上游模块和合成异源萜类化合物途径的下游模块。上游模块包括 MEP 途径的 4 个关键酶基因，即 *dxs*、*idi*、*ispD*、*ispF*，下游模块包括紫杉醇代谢途径中的 2 个基因，即 GGPP 合成酶基因和紫杉二烯合成酶 *TXS* 基因（图 8-20）。首先，将下游模块导入底盘细胞中，上游代谢模块的 4 个基因由操纵子（dxs-idi-ispDF）控制过表达，然后，利用改变质粒拷贝数和启动子强度的方法调节下游模块 2 个基因的表达强度。这种模块化方法可以有效地采集影响途径通量的主要参数，而不需要高通量筛选，通过上下游模块的平衡使整个代谢途径达到最优化。使大肠杆菌中紫杉烯达到几乎 1g/L 的产量，这在目前是紫杉烯最高的产量。

（2）增加 TXS（TASY）在酵母染色体中的拷贝数及其溶解性可以提高紫杉二烯的产量：本研究中作者在 TXS 的上下游融合了可溶性标签 MEP 和 ERG20，分别插入染色体中，进而在 TXS 的上游插入了不同启动子（图 8-21），验证了不同染色体基因拷贝数对通路表达的影响，获得了最佳表达菌株 LRS5，并在不同培养温度下检测该菌株中紫杉二烯的产量，最终发现该菌株在 20℃ 低温发酵下，紫杉二烯的产量可以达到 129mg/L，也是目前为止报道的在酿酒酵母中的最高产量。

4. 拓展：微生物共培养体系可以获得更多紫杉醇前体

本研究通过共培养两个模式菌株大肠杆菌与酿酒酵母来生产紫杉醇的前体。首先在酿酒酵母中成功整合了具有功能的 5αCYP 和 CPR，然后将该酵母菌株与产紫杉二烯的大肠杆菌在发酵反应器中进行共培养，检测到氧化紫杉烷的产生约为 4mg/L（图 8-22）。随后，通过改变培养发酵条件以及启动子置换、基因突变等手段提高了酵母中 *5αCYP* 和 *CPR* 的表达量以及 *E.coli* 中乙酸的产量，最终将改造过的菌株进行共培养检测到氧化紫杉烷含量在 120h 后提高到了 33mg/L。

该研究使用的共培养的概念并不局限于大肠杆菌与酿酒酵母。一个通用的指导原则应该是将一个目标通路划分为多个模块，每个模块应分配给一个特定的宿主菌，最终微生物群落是组合了所有菌种的遗传性状且有利于通路的合成。这些微生物之间应该相互依赖，以提供必要的营养物质或解毒抑制物质，确保稳定和可控的微生物组成。该研究首次在微生物共培养体系中重建复杂代谢途径，为目前无法在单个微生物中有效合成复杂结构的天然化合物的情况提供了很好的思路和基础。

（四）思考

利用合成生物学的设计理念并结合代谢工程与发酵工程等技术，将植物体内的药物活性成分合成途径重建在异源微生物或植物底盘中，以此提高植物来源药物制造的规模和效率，有望解决植物源药物短缺的难题。要充分认识合成生物学中工程化的理念，多元模块工程已经成为代谢工程的一种重要研究方法，可以更加高效、系统、简约地调控代谢通路中的通量平衡并优化代谢网络，高效地构建出期望的生物表型。在微生物共培养体系中重建复杂代谢途径，为目前无法在单个微生物中有效合成复杂结构的天然化合物的情况提供了很好的思路和基础。

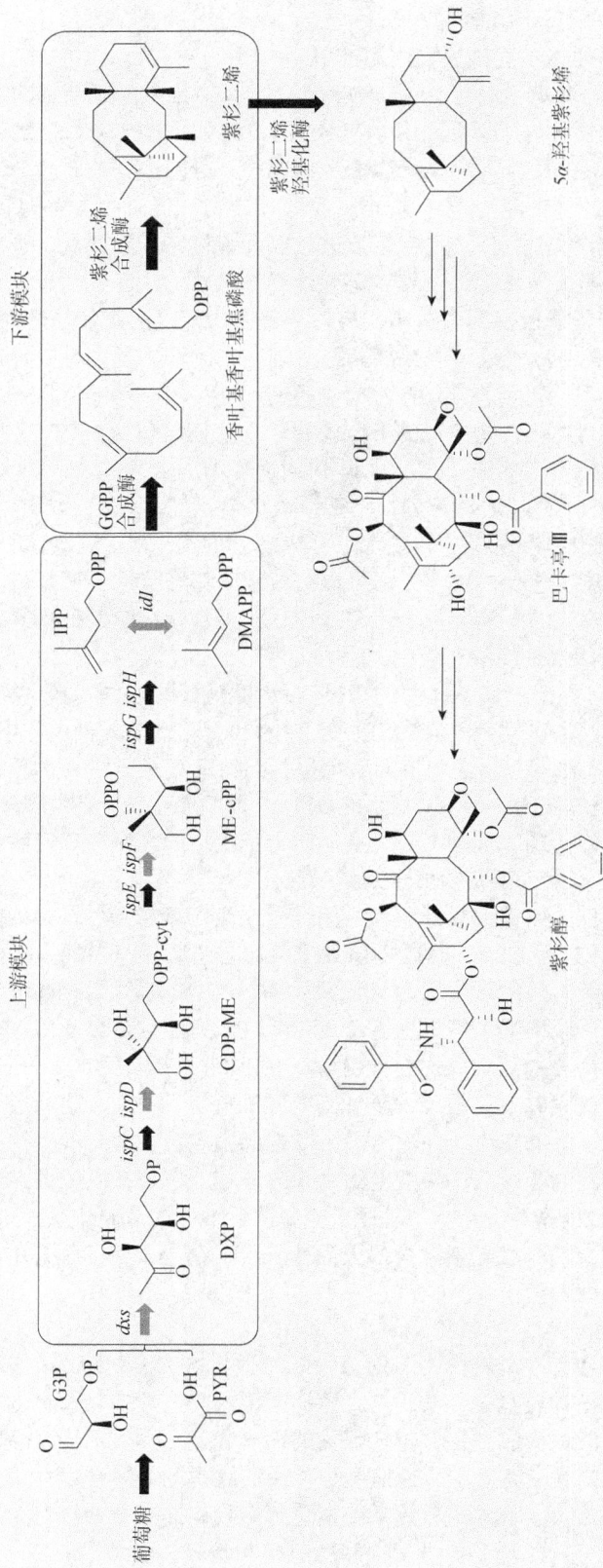

图8-20 萜类代谢途径优化的多模块方法示意图

上游模块的4个关键酶分别为Dxs（5-磷酸脱氧木酮糖合成酶），IspD（4-磷酸胞苷-2-甲基赤藓糖醇转移酶），IspF（2-C-甲基-D-赤藓糖醇-2，4-环二磷酸合成酶）和idi（异戊烯基焦磷酸异构酶）；下游模块的两个关键酶分别为GGPP合成酶和紫杉二烯合成酶TXS

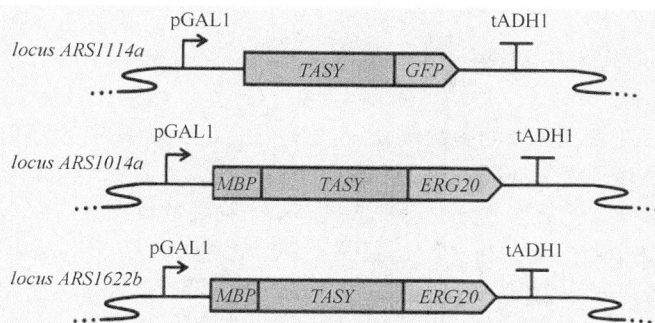

图 8-21　酵母染色体上整合 TXS（TASY）示意图

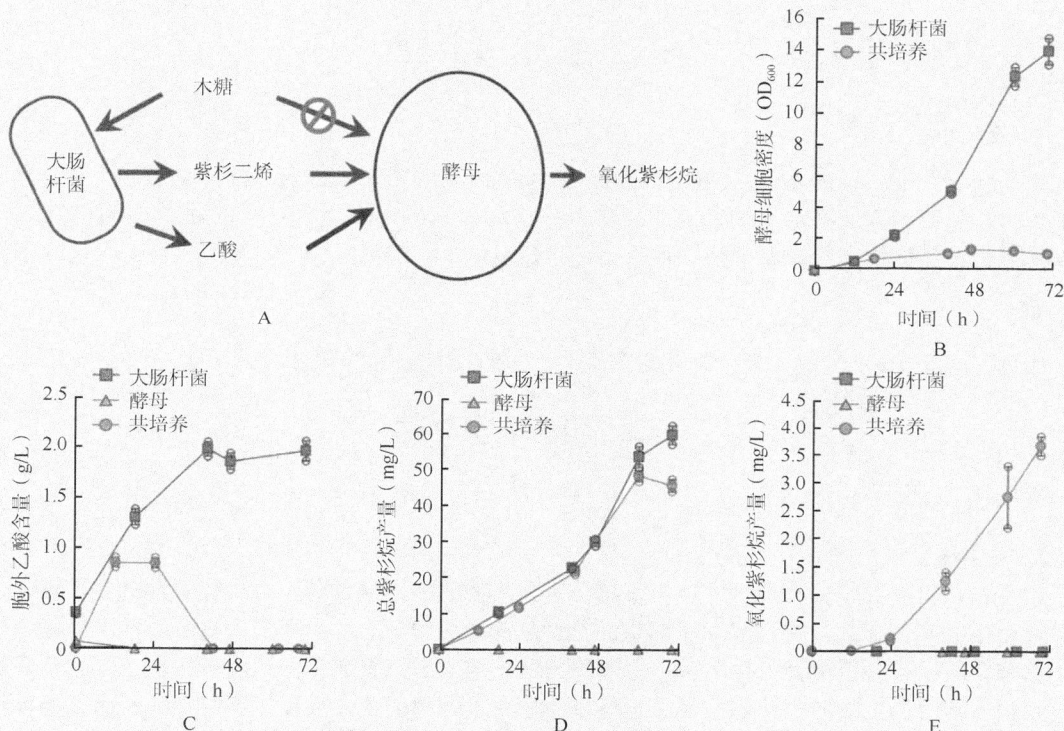

图 8-22　大肠杆菌与酿酒酵母的互利共生体系合成含氧紫杉烷（木糖作为唯一碳源）

在异源体系中重构天然产物途径的过程中，要综合考虑平衡代谢途径中每个中间产物的重要性。基因组学的快速发展为合成生物学提供了可供选择和改造的生物学元件，综合运用各种组学技术会加大药用植物天然产物合成途径的解析研究，进而促进天然产物合成生物学技术的发展。

参 考 文 献

Ajikumar P K，Xiao W H，Tyo K E，et al. 2010. Isoprenoid pathway optimization for Taxol precursor overproduction in *Escherichia coli*[J]. Science，330（6000）：70-74.

Nowrouzi B，Li R A，Walls L E，et al. 2020. Enhanced production of taxadiene in *Saccharomyces cerevisiae*[J]. Microb Cell Fact，19（1）：200.

Tong Y，Luo Y F，Gao W. 2022. Biosynthesis of paclitaxel using synthetic biology[J]. Phytochem Rev，21：863-877.

Zhou K，Qiao K，Edgar S，et al. 2015. Distributing a metabolic pathway among a microbial consortium enhances production of natural products[J]. Nat Biotechnol，33（4）：377-383.

第三节 生 物 转 化

中药活性成分是中药发挥药效的关键成分。但中药活性成分含量往往比较低，且存在稳定性差、生物利用度低、毒副作用较强等问题。研究发现，中药活性成分可以通过生物转化进行结构修饰，获得新的衍生物，以降低这些活性成分的毒性或提高其生物活性及发现新的生物活性物；或以易于得到化学中间体/前体为底物，通过生物转化获得某些微量活性成分。生物转化具有反应类型丰富、专一性强、反应条件温和、反应步骤少等优点，在中药新药开发等方面显示出越来越广的应用价值。本节就生物转化的概念和特点、生物转化系统、常见的生物转化反应类型、一般实验方法、转化方式及影响因素进行了概述，并对利用生物转化制备中药活性成分进行了案例剖析。

一、概 念 原 理

（一）生物转化

生物转化（biotransformation, bioconversion）亦称生物催化（biocatalysis），是利用生物体系（包括微生物、植物细胞/组织、海洋微藻、动物幼体）以及它们所产生的酶对底物（包括外源化合物、前体）进行结构修饰而获得有价值产物的生理生化反应。

（二）底物

底物（substrate）为投入到生物转化体系中，进行结构修饰的化合物。

二、研 究 现 状

（一）生物转化系统

1. 微生物

微生物是自然界中分布最广的一群生物体。微生物的多样性及其生理生化特性的多样性，使找到某种微生物来催化某种特定的和所期望的化学反应成为可能。丝状真菌最早用于甾体类化合物的结构修饰。随后，利用植物内生菌、肠内菌作为催化剂的研究兴起，将其用于活性成分的合成与转化。利用人肠内菌生物转化药物，可用于模拟药物在人体内的代谢途径，这对弄清药物以哪种代谢物被吸收或发挥作用具有重要的意义。最近，随着合成生物学的快速发展，利用转基因工程菌作为生物转化系统正逐渐演变成一个新的研究领域。

2. 植物培养体系

用于生物转化的植物培养体系较为常见的有悬浮培养的细胞、再生根或毛状根培养物。

与微生物转化系统相比，植物培养体系拥有更丰富的酶系，可催化多种类型的反应，其中最为常见的有糖基化反应与羟基化反应。建立植物培养体系需要特殊的生物反应器，这一方面的技术有待进一步突破。

3. 固定化细胞/酶

将细胞/酶限定于特定空间的技术即为细胞/酶的固定化。固定化细胞/酶具有可重复使用、产物易于分离、有利于连续化操作等特点。利用固定化细胞/酶作为生物转化系统的研究始于 20 世纪 80 年代，现该技术已取得了飞速发展，多种固定化细胞/酶用于药物的生物转化。

4. 海洋微藻

海洋微藻是一类能光合自养型的单细胞生物，可有效地利用光能将水、二氧化碳和无机盐转化为有机源，由于其形态简单，可以快速生长并在不利条件下生存。在人工培养中，不需要添加任何有机成分作为能源，与微生物和植物细胞相比，更为经济、简单。从 20 世纪 90 年代开始，人们利用该系统展开天然活性成分的生物转化研究，显示出较大的发展潜力。

5. 动物的幼体

动物的幼体，如斑马鱼的鱼苗、夜蛾幼虫等可作为生物转化系统。这是一个新兴的转化系统，该转化系统不仅可获得活性产物，还可作为一个研究药物在动物或人体内的代谢模型，推测药物在动物或人体内的代谢途径。

（二）常见的生物转化反应类型

1. 氧化反应

在有机反应中，有机物引入氧或脱去氢的作用称为氧化反应。氧化反应是最常见的生物转化反应类型之一，包括羟基化、环氧化、脱氢、氮杂基团的氧化等（图 8-23～图 8-26）。

（1）羟基化

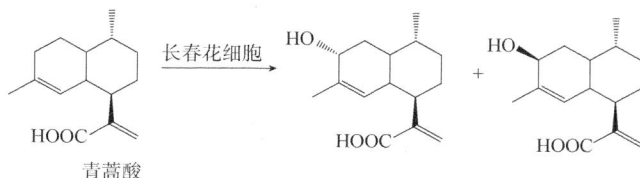

图 8-23　长春花细胞催化青蒿酸生成羟基化产物

（2）环氧化

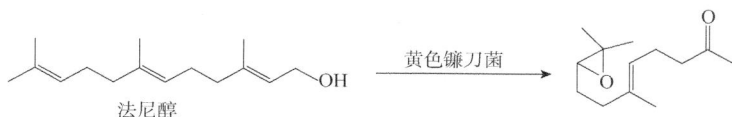

图 8-24　黄色镰刀菌（*Fusarium culmorum*）催化法尼醇生成环氧化产物

（3）脱氢

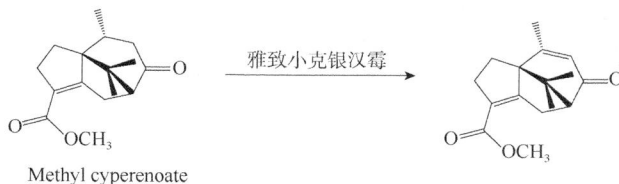

Methyl cyperenoate

图 8-25　雅致小克银汉霉（*Cunninghamella elegans*）催化的脱氢反应

（4）氮杂基团的氧化

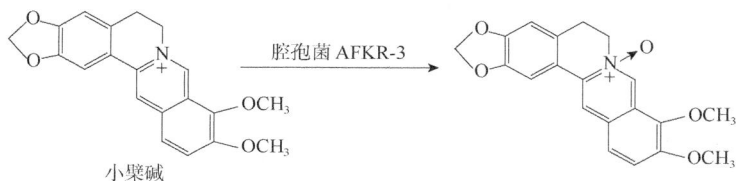

小檗碱

图 8-26　腔孢菌（*Coelomycetes*）AFKR-3 催化小檗碱在氮原子处发生氧化反应

2. 还原反应

在有机反应中，有机物引入氢或失去氧的作用称为还原反应。生物转化反应中常见的还原反应有羰基的还原、碳碳双键的还原和氮杂基团的还原（图 8-27～图 8-29）。

（1）羰基的还原

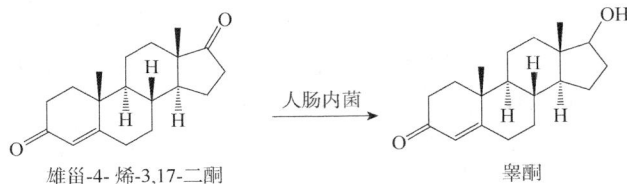

图 8-27　雄甾-4-烯-3, 17-二酮在人肠内菌作用下发生羰基的还原反应

（2）碳碳双键的还原

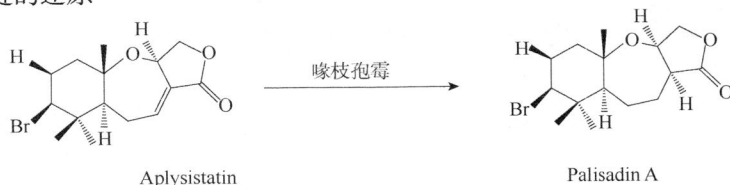

图 8-28　喙枝孢霉（*Rhinocladiella sp.* K-ool）催化 Aplysistatin 发生碳碳双键的还原

（3）氮杂基团的还原

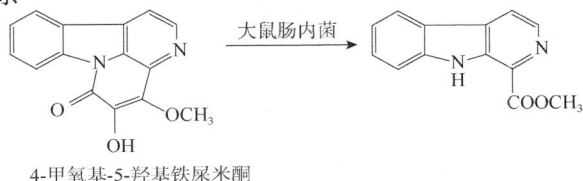

图 8-29　4-甲氧基-5-羟基铁屎米酮在大鼠肠内菌发生氮杂基团的还原反应

3. 水解反应

生物转化常用于酯、酰胺、苷和醚的水解（图 8-30～图 8-33）。由于生物体系具有对映异构体选择性，因而被广泛用于光活性化合物的合成与拆分。

（1）酯与内酯的水解

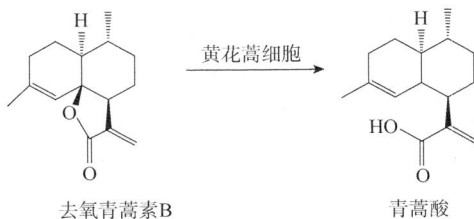

图 8-30　去氧青蒿素 B 在黄花蒿细胞中发生内酯的水解反应

（2）酰胺与内酰胺的水解

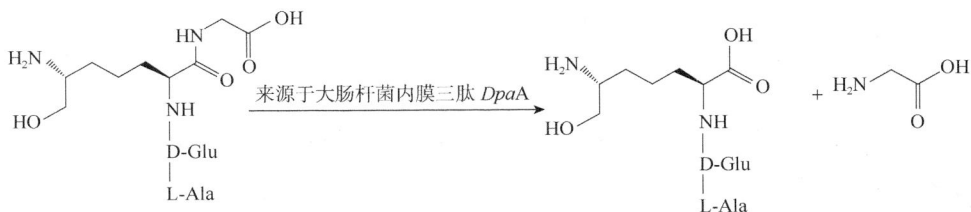

图 8-31　来源于大肠杆菌内膜三肽 *Dpa*A 催化的酰胺水解反应

（3）苷的水解

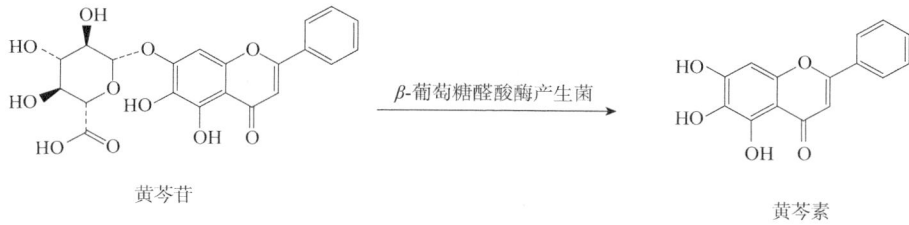

图 8-32　*β*-葡萄糖醛酸酶产生菌催化黄芩苷水解生成黄芩素

（4）醚的水解

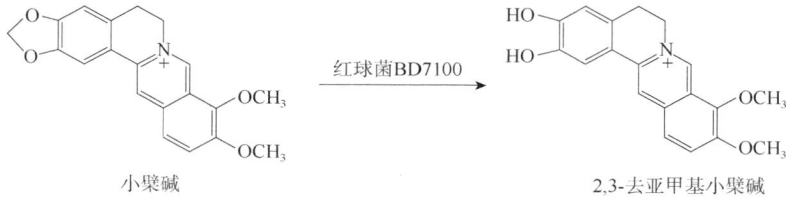

图 8-33　红球菌 BD7100 催化小檗碱发生醚键的水解反应

4. 缩合反应

通过缩合反应，可形成新的 C—C 键。生物转化中常见的缩合反应有 Diels-Alder 反应和羟醛缩合反应（图 8-34～图 8-39）。

（1）Diels-Alder 反应

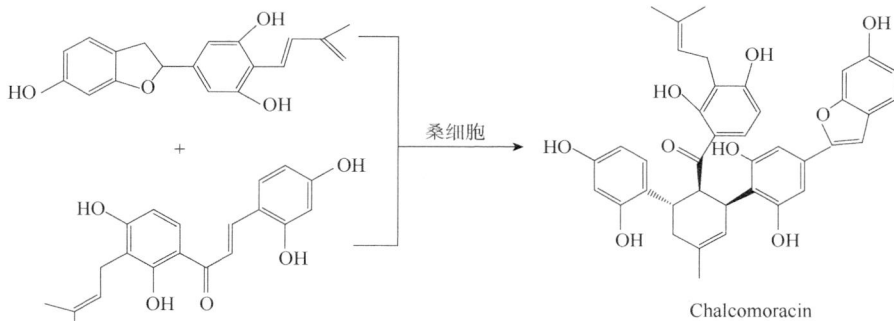

图 8-34　桑细胞催化的 Diels-Alder 反应

（2）羟醛缩合

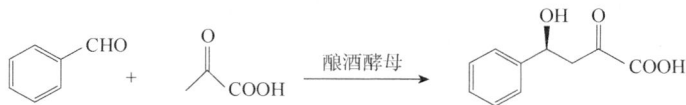

图 8-35　酿酒酵母催化的羟醛缩合反应

（3）胺化反应：通过胺化反应，可在活性分子结构中引入含氮基团。

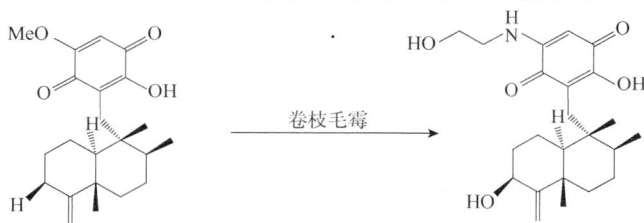

图 8-36　卷枝毛霉（*Mucor circinelloides*）催化的胺化反应

（4）酰基化反应：通过酰基化反应，可在活性分子结构中引入酰基。

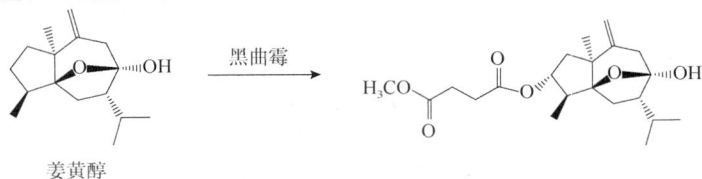

图 8-37　黑曲霉（*Aspergillus niger*）催化的酰基化反应

（5）脱羧反应：在生物体系的作用下，脱掉活性分子结构中的羧基。

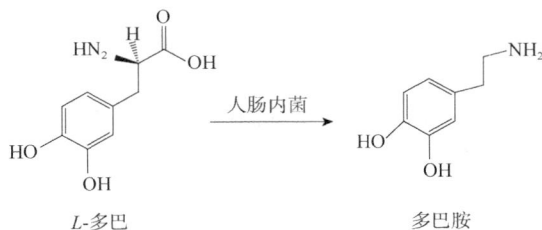

图 8-38　*L*-多巴在人肠内菌催化下脱羧生成多巴胺

（6）糖基化反应：在生物体系的作用下，在活性分子结构中引入糖基。

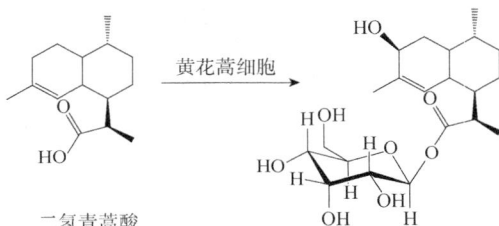

图 8-39　黄花蒿细胞催化二氢青蒿酸发生糖基化反应

三、研 究 方 法

（一）一般实验方法

1. 转化系统的建立

根据实验目的和实验条件，选择合适的转化系统。不同的转化系统，其建立方法亦不同。对于微生物系统而言，首先需根据期望发生的转化反应类型，选定含有能催化该反应酶的出发菌株或利用基因工程技术构建基因工程菌，然后配制适当的培养基，以使得微生物快速生长繁殖，并富含所需要的酶。对于植物培养体系，首先需要选择合适的外植体，诱导愈伤组织或毛状根的形成，然后建立悬浮培养的细胞或毛状根体系。还可以根据需要，利用基因工程技术建立过表达或沉默相关基因的重组植物培养体系。

2. 底物的添加

转化系统建立好后，即可投入底物进行转化。此过程需要考虑到底物投入的时间、底物投入的物质形态（液体投料还是固体投料）与投入方式（一次性投料、分批投料还是连续投料）。

3. 各项影响因素的调控

底物投入到转化系统后，转化系统中的酶会对该底物进行转化反应。这时，需要控制好各项影响因素，包括转化时间、转化温度、pH、细胞浓度、酶诱导剂与酶抑制剂等，以使得转化的效率达到最佳。

4. 转化产物的分离纯化

转化结束后，需对转化产物进行分离纯化。根据转化产物的特性，选择合适的方法进行提取、分离和纯化。

（二）转化方式

1. 微生物转化的转化方式

微生物的转化方式比较多样，包括生长细胞转化法、渗透细胞转化法、孢子转化法、静息细胞转化法、固定化细胞转化法、干燥细胞转化法等。

2. 植物细胞/组织转化的转化方式

植物培养体系转化方式主要包括悬浮细胞转化法、固定化细胞转化法和两相培养转化法。

（三）影响因素

1. 培养基的成分及培养条件

培养基成分是否恰当，是影响细胞生长及代谢物合成的重要原因。培养基成分不同，细胞生长状态亦不同，因而转化产物也会有区别。培养条件，如培养基 pH、光照、温度等也是影响细胞生长、代谢物合成及对底物转化的因素。

2. 底物

每类细胞都只能承受一定量的底物，底物浓度过高，细胞生长将会被抑制，甚至会导致其死亡。因此，底物的添加，需要注意方法和方式。对于具有细胞毒性的底物，可采取少量多次的添加方法，降低底物对细胞生长和正常代谢造成过多的影响。对于特殊的底物，如酸性或碱性的底物，可将其转变为盐的形式加入，以免引起转化体系 pH 的大波动。

3. 酶诱导剂与酶抑制剂

生物转化的本质是利用生物体本身所产生的酶对底物进行的酶催化反应。因此，诱导细胞内酶的产生、增加转化体系中的酶活力，对反应的进行起着至关重要的作用。可采用酶诱导剂诱导催化酶的表达，同时添加酶抑制剂以抑制酶的副反应或其他催化副反应酶的合成，从而使得转化反应朝着希望的方向进行。

4. 转化时间

酶催化的反应存在一个最佳的反应时间，时间太短则转化不完全；时间太长，会造成细胞衰亡及酶失活。可在投入底物后的不同时间采样分析，当分析结果显示转化产物的量达最大值时，可终止反应。

▥ 研究案例 ───────────

生物组合催化在定向转化人参皂苷提取物制备 Rg_3 中的应用

人参为五加科植物人参 *Panax ginseng* C.A.Mey.的干燥根和根茎，是我国最重要的传统中药之一。人参中含有多种化学成分，包括皂苷、多糖、挥发油、蛋白质、多肽和氨基酸等，是人参临床应用的物质基础。普遍认为，次级代谢产物"人参皂苷"是人参的主要代表性活性成分，日益受到关注。人参属植物中存在丰富的人参皂苷化合物，其中原人参二醇型（PPD 型）人参皂苷 Rg_3 相较于其他人参皂苷而言，表现出更为优越的抗肿瘤、调节血糖和神经保护等作用，在医药和食品添加剂等领域具有潜在的应用价值。然而，人参皂苷 Rg_3 在人参中的含量极低，大规模提取分离十分困难。由于其结构复杂和不稳定等特性，使用酸水解和加热等化学转化方法时，水解选择性较差，容易伴随副产物的大量产生。若能利用更为温和、特异性高的生物转化方式选择性地制备人参皂苷 Rg_3，将会比传统化学方法具有更大的应用潜力。

本案例主要是以 PPD 型人参皂苷提取物 PPD-GE 作为生物转化的底物。该提取物中主要含有人参皂苷 Rb$_1$、Rb$_2$、Rc 和 Rd 等,其均具有相同的达玛烷型骨架,无论是分离出单一的皂苷进行转化,还是从反应物中提取纯化都会造成较大的浪费。因此,本案例选择将提取物中的人参皂苷通过生物组合催化方式直接实现 Rg$_3$ 制备,以便避免分离纯化等弊端。本案例通过巧妙的实验设计和筛选,组合利用 Tpebgl1(耐热 β-葡萄糖苷酶)、Tt-Afas(耐热阿拉伯呋喃糖苷酶)和 Tpebgl3(耐热 β-葡萄糖苷酶)3 种生物催化剂,成功建立了 PPD 型人参皂苷提取物向单一化学成分 Rg$_3$ 转化的协同转化体系。

(一)名词术语

1. 人参皂苷

人参皂苷主要存在于人参属药材当中,如人参、西洋参、三七等。人参皂苷是不同种人参皂苷类化学成分的统称,具有调节血糖、抗肿瘤、保护神经等多种药理活性。从化学结构式而言,人参皂苷由皂苷元和糖基取代基组成,不同个数或种类的葡萄糖、木糖、阿拉伯糖和鼠李糖等连接在皂苷元的 C-3、C-6 或 C-20 位。根据皂苷元的不同人参皂苷可主要分为 3 种:原人参二醇型(PPD 型),如人参皂苷 Rb$_1$、Rc、Rd;原人参三醇型(PPT 型),如人参皂苷 Re、Rf、Rg$_1$;齐墩果烷型(OA 型),如人参皂苷 Ro。其中,PPD 型和 PPT 型又可统归为达玛烷型人参皂苷。

2. 糖苷水解酶

糖苷水解酶(glycoside hydrolases,GH,EC3.2.1)又可简称为“糖苷酶”,几乎存在于所有的生物体中,以内切或外切方式水解各种含糖化合物中的糖苷键。糖苷水解酶可以依据底物、结构相似性或催化作用机制等方式进行分类,具体可参考 CAZy 数据库所提供的定义。常见的糖苷酶有 α-甘露糖苷酶、阿拉伯糖苷酶、β-木糖苷酶、硫代糖苷酶等。

(二)案例原理

1. 糖苷水解酶的分类及作用机制

糖苷水解酶根据水解的底物不同可将其分为许多种,如 β-葡聚糖酶、α-淀粉酶和 α-葡萄糖苷酶等。能水解同一底物中糖苷键的水解酶可能具有很大的结构差异,CAZy 中根据糖苷水解酶的结构差异定义了 170 多个家族。随着研究的深入,糖苷水解酶家族的分支仍在扩展。每个 GH 家族内部的成员之间具有很高的结构相似度。该分类法可有效地反映酶的进化特征和功能相似性。在大多数情况下,糖苷键的水解由酶的两个功能性氨基酸残基催化实施,一般可视作酸(质子供体)或碱(亲核试剂)。根据这些催化残基的空间位置,水解可通过异头构型的整体保留或整体反转发生。例如,本案例中的 β-葡萄糖苷酶,靠近蛋白质 N 端和 C 端的谷氨酸残基是活性位点,主要催化步骤是先糖基化,催化性酸提供质子给糖苷配基,亲核试剂在另一侧攻击共价酶-糖苷中间体,再去糖基化,同时在酸/碱帮助下,水分子攻击葡萄糖置换出亲核试剂,生成 β-D-葡萄糖。

2. 糖苷水解酶的应用

酶解法具有反应条件温和、选择性高、产物单一等优点,是转化天然活性产物的主要途径。糖苷水解酶因其具有水解糖苷键的作用,被广泛用于多种天然皂苷的生物转化和特定稀有皂苷的制备中。在自然情况下,植物往往将皂苷以多糖基取代的形式储存,故天然药材资源中以含多糖基的人参皂苷为主。近年来,糖苷水解酶在人参皂苷转化中的应用越来越广泛,现已成功实现多种类型人参皂苷的生物转化制备,如 Rg$_3$、Rh$_2$、Mx、Mc、C-K 等。目前,寻找具有高效专一性水解活性、热稳定性高、耐酸碱的糖苷水解酶已成为该领域研究的趋势。本案例利用 3 种耐热糖苷酶 Tpebgl1、Tt-Afas、Tpebgl3 组合转化人参皂苷 Rb$_1$、Rb$_2$、Rc 为 Rg$_3$,转化率最高达到 98.19%。主要是首先协同利用 Tpebgl1 和 Tt-Afas 将 Rb$_1$、Rb$_2$、Rc 转化为 Rd,再借助 Tpebgl3 将 Rd 转化为目标产物 Rg$_3$。

3. 生物组合催化的应用

有关人参皂苷生物转化的研究，主要集中于某种单一皂苷的水解转化，其主要目的是实现特定人参皂苷的制备；且许多情况下，产物是几种皂苷的混合物。目前，很少有研究报道将人参皂苷提取物中的几种主要人参皂苷都转化为单一的特定皂苷。这涉及多个不同的糖苷键在同一反应系统中的水解，找到具有如此广泛底物特异性的糖苷水解酶较为困难，因此需要多种酶进行生物组合催化反应，筛选出适用于协同反应且催化效率最高的酶组合方案。工业化生产中还需要考虑物质溶解、生物污染等问题。在本案例中，通过筛选出耐热糖苷酶进行高温生产，有效地规避了细菌污染和底物溶解度低等人参皂苷制备问题。

（三）案例解析

1. 观察：人参皂苷的生物转化

人参皂苷的生物转化主要分为微生物转化法和酶解法。与化学转化法相比，生物转化的反应条件更加温和，特异性强，污染小，成为了制备稀有人参皂苷的主要方法。微生物转化法能通过不同的代谢途径产生糖苷酶，对 C-3、C-6、C-20 位的糖基进行水解实现定向转化。酶解法转化人参皂苷特异性强、效率高，能够通过重组酶、酶结构修饰及代谢工程等手段提高底物浓度及酶的催化效率，从而缩短处理时间及生产成本；还可以通过不同糖苷酶的组合来提高多种皂苷的整体转化效率。本案例中 PPD 型稀有人参皂苷 Rg₃ 具有显著的抗癌活性和神经保护作用。目前，通过糖苷水解酶水解单一化合物已实现 Rg₃ 的生物转化制备，但获得单一底物的成本高、难度大，难以广泛用于工业生产。人参皂苷提取物是较为合适的候选底物，如何将 PPD 型人参皂苷提取物转化为单一的稀有人参皂苷 Rg₃ 是本案例的主要核心问题。

2. 分析：如何实现总提物向单一化合物的生物转化

（1）生物转化路径的选择：人参皂苷提取物中主要含有人参皂苷 Rb₁、Rb₂、Rc 和 Rd，其与稀有人参皂苷 Rg₃ 都属于原人参二醇型，特别是 Rd 与 Rg₃ 区别仅在 C-20 上连接有一个糖，可通过 β-葡萄糖苷酶水解生成 Rg₃。Rb₁、Rb₂、Rc 与 Rd 的区别在于 C-20 位连接的糖外部还存在其他糖苷键，可分别利用 β-葡萄糖苷酶、α-1, 6-L-阿拉伯吡咯糖苷酶和 α-1, 6-L-阿拉伯呋喃糖苷酶水解其外部的糖苷键即可将其全部转化为 Rd。故协同转化路径可最终确定为首先将 Rb₁、Rb₂、Rc 全部转化为 Rd，再将 Rd 统一转化为 Rg₃，具体途径如图 8-40 所示。

（2）糖苷水解酶的筛选：以人参皂苷 Rc 转化生成 Rd 为例，两者的结构差别仅在于 Rc 的 C-20 处存在一个 α-L-1, 6-阿拉伯呋喃糖苷键。根据报道，热袍菌 DSM5069 中存在 α-L-阿拉伯呋喃糖苷酶 Tt-Afas。通过对其基因克隆、蛋白质表达和酶学性质表征，结果表明该耐热阿拉伯糖糖苷水解酶在高底物浓度下具有较好的底物选择性，可将人参皂苷 Rc 转化为 Rd。酶学性质数据表明该酶的热稳定性良好，可作为协同转化系统的酶选择。同时文献调研筛选出可将 Rb₁ 和 Rb₂ 转化为 Rd 的 β-葡萄糖苷酶 Tpebgl1，将 Rd 转化为 Rg₃ 的 β-葡萄糖苷酶 Tpebgl3。

3. 验证：酶的功能验证与组合催化制备

采用大肠杆菌 BL21 作为重组酶的生产宿主，携带重组质粒后使用 IPTG 诱导蛋白质表达，裂解细胞提取粗酶，利用 SDS-PAGE 评估蛋白质表达情况。采用 HPLC 分析方法验证反应体系中重组 Tpebgl1 酶转化 Rb₁ 生成 Rd 的具体情况。同理对重组 Tt-Afas、Tpebgl3 进行验证。实验将 3 种酶分为 4 种水解模式（1A3、1A-3、1-A-3、A-1-3），分别逐一对 PPD 型人参皂苷提取物进行组合催化，分析测定寻找出最佳组合催化方式，并通过控制变量法分别确定了每种酶的最适含量和组合催化体系的最适温度和 pH。最后得出结论：按分步水解模式 Tt-Afs-Tpebgl1-Tpebgl3 顺序添加酶产量最高，在 pH 为 5.0，温度为 90℃ 的条件下，Tpebgl1 酶浓度为 10U/mL，Tt-Afs 酶浓度为 10U/mL，Tpebgl3 酶浓度为 400U/mL 时产率最高，最终将 PPD 型人参皂苷提取物转化为 Rg₃ 的转化率高达 98.19%。

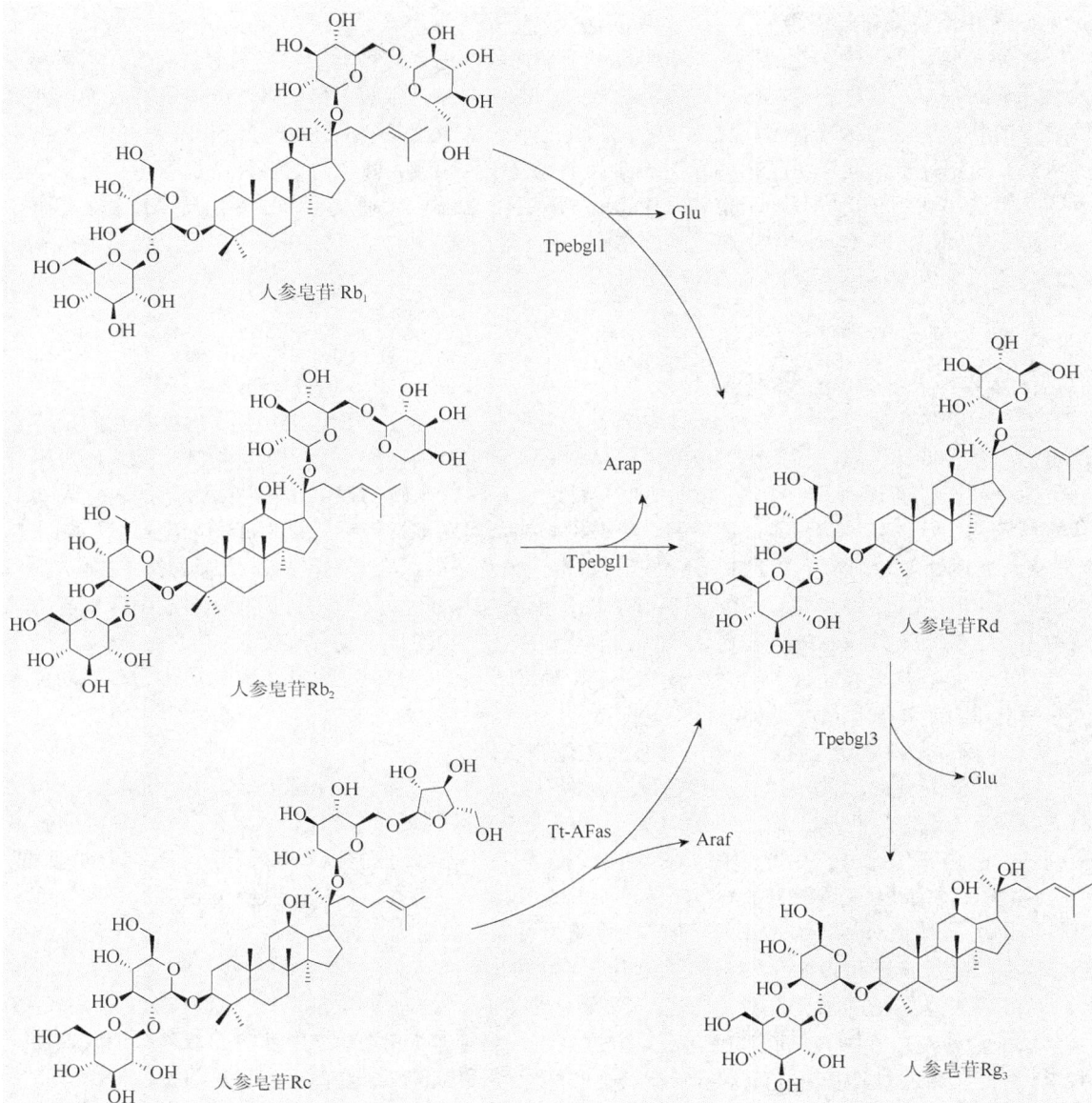

图 8-40　PPD 型人参皂苷提取物制备人参皂苷 Rg₃ 的 Tt-Afas、Tpebgl1 和 Tpebgl3 协同转化示意图

4. 拓展：生物转化产率分析

在第一阶段加入 Tt-Afas 时，Rc 可以完全转化为 Rd，第二阶段加入 Tpebgl1 时 Rb₁ 可以转化完全，但 Rb₂ 在 90min 时只能转化 77%，随着第三阶段加入 Tpebgl3 后才继续完成了转化，分析原因可能是 Tpebgl3 水解了 Rd 从而减少了 Rd 对 Rb₂ 转化的抑制作用。底物抑制作用对酶催化剂正常发挥转化效率至关重要。此外，案例中最后没有完全转化为 Rg₃，分析原因可能是反应体系转化产生了大量葡萄糖，葡萄糖一定程度上抑制了 Tpebgl3 的活性。糖的反馈抑制在糖苷键水解反应中十分常见，因此寻找具有更高糖耐受性的水解酶是后期提高人参皂苷工业生产效率的又一有效途径。

（四）思考

迄今为止，只有小部分肠道菌群中的厌氧细菌和益生菌中的糖苷酶被证明可以把 Rb₂ 转化为

Rd，且均为中温酶，这极大地限制了 Rb$_2$ 的转化利用和工业生产，本案例创新性地发现了热袍菌中的耐热糖苷酶，实现了高温转化的目标，为应用于工业生产奠定了基础。通过 3 种耐热糖苷酶协同转化将复杂多样的 PPD 型人参皂苷提取物转化为单一的稀有人参皂苷 Rg$_3$，避免了分离纯化带来的损耗和浪费，证明了大规模工业化生产稀有人参皂苷 Rg$_3$ 的可行性。同时因为糖苷酶的耐热性可以满足高温反应的要求，有效提高了底物溶解度和降低了细菌污染的可能性。

　　生物转化时需要考虑底物与目标产物之间的关系，特别是结构的相似性与差异性，这可以作为如何进行转化的突破点和路径设计的出发点。在研究复合物向单一产物转化时，不要拘泥于单个化合物单步进行转化，可以设计中间过渡产物的转化，把复杂的成分逐步变简单再转化为单一产物。酶的寻找与筛选可以结合微生物的特性，从表现出相应特性的微生物中筛选，更有可能找到具有目的功能的酶。

参 考 文 献

陈思键，吴冬雪，刘淑莹，等. 2022. 人参皂苷化学转化与生物转化研究进展[J]. 中成药，44（5）：1539-1545.

李娜，夏欢，江燕斌. 2021. 融合糖苷水解酶在生物质转化中的研究进展[J]. 中国科学：化学，51（7）：831-843.

赵婧，王盼，刘彦楠，等. 2021. 人参皂苷的定向生物转化研究进展[J]. 化工进展，40（3）：1238-1247.

钟姝凝. 2021. β-葡萄糖苷酶对人参皂苷生物转化及其相互作用机制研究[D]. 长春：吉林大学.

Shin K C，Kim T H，Choi J H，et al. 2018. Complete biotransformation of protopanaxadiol-type ginsenosides to 20-*O*-β-glucopyranosyl-20（S）-protopanaxadiol using a novel and thermostable β-glucosidase[J]. Journal of Agricultural and Food Chemistry，66（11）：2822-2829.

Zhang S，Luo J，Xie J，et al. 2020. Cooperated biotransformation of ginsenoside extracts into ginsenoside 20（S）-Rg$_3$ by three thermostable glycosidases[J]. Journal of Applied Microbiology，128（3）：721-734.

工程化糖基转移酶介导的罗汉果皂苷生物转化研究

　　罗汉果 *Siraitia grosvenorii*（Swingle）C. Jeffrey ex Lu et Z. Y. 是一种葫芦科多年生草本植物，其成熟果实是治疗咽炎、咽痛和咳嗽等疾病的传统中药。在我国南方，罗汉果还被广泛用作凉茶的甜味剂，可药食两用。罗汉果的甜味来源于罗汉果苷，是一类具有甜味的葫芦烷型三萜皂苷。目前人工甜味剂的安全性是备受争议的问题，研究人员逐渐将关注点从人工合成甜味剂转向天然甜味剂。罗汉果苷已被 FDA 批准为一种安全的天然添加剂。就甜度和口感而言，赛门苷Ⅰ（SⅠ）是从罗汉果中分离的最甜成分（比 5%蔗糖溶液甜 563 倍），SⅠ 是一种具有 4 个葡萄糖基单元的三萜皂苷，作为天然甜味剂展现出了最佳前景。同时，其具有较好的抗癌、抗氧化等药理作用。然而，由于天然存在的 SⅠ 含量极少且罗汉果资源有限，一定程度上限制了其大规模研发与应用。

　　本案例开发了一种利用全细胞制备 SⅠ 的方法。利用罗汉果中的尿苷二磷酸糖基转移酶 UGT-S1 选择性地将罗汉果苷ⅢE（MGⅢE）生物转化为 SⅠ。然而，UGT-S1 对 MGⅢE 的催化效率较差，研究人员通过改造 UGT-S1 获得了一种新的糖基转移酶：首先确定了 UGT-S1 中可能对 MGⅢE 糖基化起作用的关键残基，在此基础上获得了一系列突变体，经过活性筛选，最终选择了 UGT-S1 的 T181D/I194G 突变体 UGT-M2，其对 MGⅢE 的催化活性更高。此外，为了减少昂贵的外源 UDP-葡萄糖的使用，通过在工程大肠杆菌 CPM-2 中共表达 UGT-M2 和来自拟南芥的蔗糖合酶 AtSUS，构建了 UDP-葡萄糖再生系统，该菌株通过催化蔗糖高效分解生成内源性 UDP-葡萄糖。所得到的全细胞催化菌株命名为 *E. coli*-MA。本案例以 MGⅢE 为底物，通过全细胞催化实现 SⅠ 的生产，具有较高的经济效益与科研价值。

（一）名词术语

1. 糖基转移酶

糖基转移酶（glycosyltransferase，GT）是指在生物体内催化活化糖供体分子转移到特定受体分子上的一类酶。糖基化的产物具有很多生物学功能。GT 可以依据底物特异性或者氨基酸序列同源性进行分类，具体可参考国际酶学委员会的分类法（EC 分类）和 CAZy 数据库所提供的定义。在本案例中，UDP-糖基转移酶即尿苷二磷酸依赖的糖基转移酶（UGTs）是以尿苷二磷酸活化的糖作为糖基供体，催化糖分子转移到受体分子（皂苷）上，从而调节受体分子的性质，如生物活性、水溶性、稳定性等。

2. 同源建模

同源建模（homology modeling）也称为"比较建模"，是基于"如果两个蛋白质具有足够高的序列相似性，很可能具有非常相似的三维结构"的原理，从蛋白质的氨基酸序列出发，以实验解析的同源蛋白质三维结构为模板，模拟构建出目标蛋白质三维结构的方法。同源建模是目前可信度较高的一种蛋白质结构建模方法。

3. 饱和突变

饱和突变（saturation mutagenesis）也称为"点饱和突变"，是指通过对目的蛋白的编码基因进行突变，一般采用 PCR 的方法实现靶位点氨基酸被其他 19 种天然氨基酸所替代，快速获得相应突变子的一种蛋白质改造方法。它不是定点突变技术的简单延伸，而是蛋白质设计理念的全面升华，已广泛地应用于蛋白质改造及"结构-功能"关系的研究中。例如，利用点饱和突变技术鉴定蛋白质功能位点，提高酶比活力，改善酶的热稳定性、底物结合特异性及立体异构特异性等。

（二）案例原理

1. 赛门苷 I 的生物转化

由于 S I 结构中存在 4 个葡萄糖，迄今为止，只有少数利用葡萄糖苷酶的生物催化方法，这些方法选择性地水解罗汉果苷 V（MG V）的 β-1, 6-葡萄糖苷键以生成 S I。来自酿酒酵母的 β-葡萄糖苷酶 Exg1 对 MG V 中的 2 个 β-1, 6-葡萄糖苷键都表现出水解活性，但是没有较好的区域选择性，因此生成了含有 S I 和 MGⅢE、罗汉果苷Ⅳ（MGⅣ）的混合物。随后，从 *Dekkera bruxellensis* 酵母中发现了一种新的葡萄糖苷酶 DbExg1，它对 MG V 中的 β-1, 6-糖苷键具有更好的位点选择性，可以只生成 S I 单一产物。在 2020 年，利用一种交联在聚乙烯醇（PVA）上的固定化 DbExg1 初步建立了一个连续制备 S I 的方法，但由于该方法的 S I 生产率低且 PVA 的性能缺陷，难以实现工业应用。

与水解方法不同，本案例通过改造罗汉果中尿苷二磷酸糖基转移酶 UGT-S1，半理性设计获得了改良的 UGT-M2，提高了 MGⅢE 单糖基化为 S I 的效率，并构建了大肠杆菌工程细胞（*E. coli*-MA）。该细胞包含 UGT-M2 与 UDP-葡萄糖再生系统，优化全细胞反应体系后，无需添加外源 UDP-葡萄糖，即可以 MGⅢE 为底物高效生产高纯度的 S I，图 8-41 为 S I 的全细胞生产模式。

2. 全细胞催化制备赛门苷 I

全细胞生物催化是指利用完整的生物有机体（即全细胞、组织甚至个体）作为催化剂进行化学转化的过程，该反应过程又称生物转化。生物催化中常用的有机体主要是微生物，在微生物细胞的作用下，将某种底物转化为特定产物，其本质是生物体系中的酶进行催化。相较于获得酶后进行体外催化反应，全细胞催化可以利用细胞内的辅因子和其他酶与主反应偶合，降低催化剂的成本并且提高生物催化的效率。本案例将 UGT-M2 和蔗糖合酶（AtSUS）依次插入到 pETDuet-1 载体中，将所得的共表达质粒 pGT-AT 转化到大肠杆菌 CPM-2 中，得到大肠杆菌-MA，在最佳条件下表达后，将获得的大肠杆菌-MA 细胞重悬在培养基中以制备 S I。本案例中通过构建 UDP-葡萄糖再生系统，解决了昂贵的糖基供体供应问题。

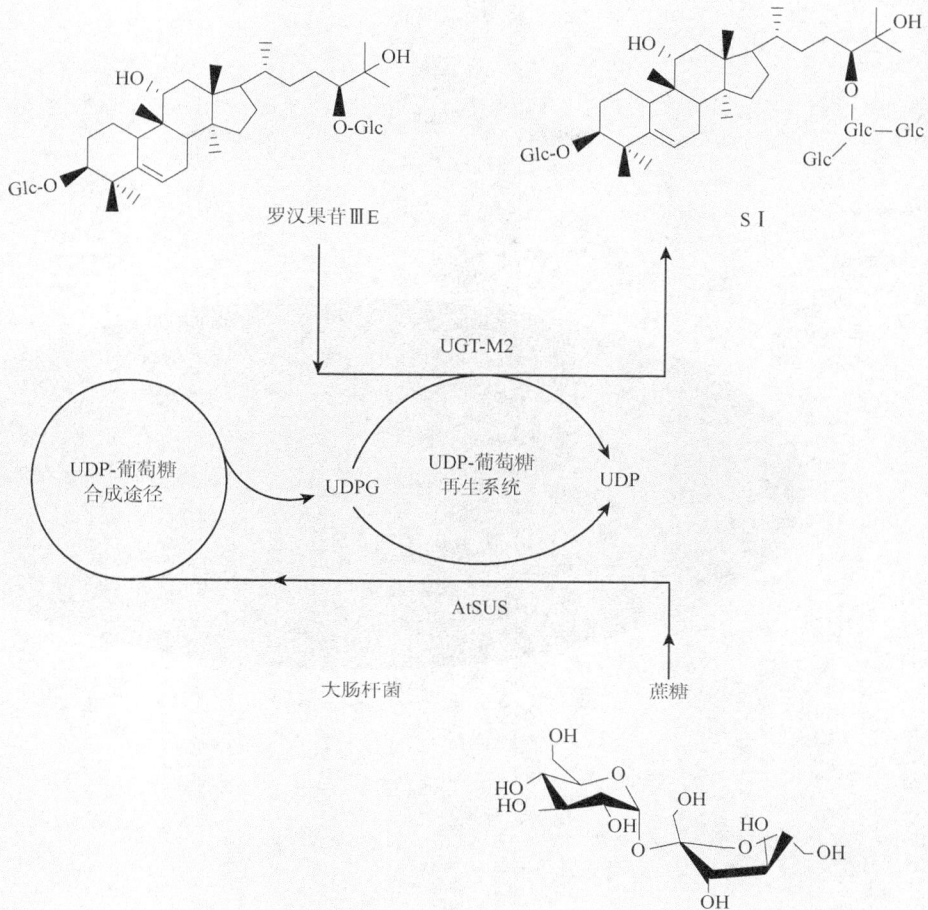

图 8-41　赛门苷Ⅰ的全细胞生产模式

（三）案例解析

1. 观察：罗汉果皂苷及其生物转化

罗汉果具有镇咳祛痰、润肠通便、保肝润肺、降血糖的功效，罗汉果苷是传统中药材罗汉果的重要活性成分。通过对罗汉果进行 RNA 测序和全基因组表达谱分析，鉴定出 UGT74AC1 具有糖基化罗汉果醇（mogrol）生成罗汉果苷ⅠE（MGⅠE）的功能。随后利用 X 射线衍射技术解析了 UGT74AC1 晶体结构，并通过定向进化得到一系列突变体，其中突变体 M7 对罗汉果醇的催化效率提高了 4.17×10^4 倍。对罗汉果表达的基因进行体外功能验证，鉴定出催化罗汉果醇发生糖基化反应生成罗汉果苷Ⅴ（MGⅤ）的一系列 UGTs。本案例根据报道的 MGⅤ生物合成途径，尝试利用 UGT94-289-2（在本案例中称为 UGT-S1）单糖基化 MGⅢE 来生产 SⅠ，但发现 UGT-S1 对 MGⅢE 的催化效率较差，故需要进一步进行催化活性提高。图 8-42 为罗汉果苷生物转化途径。

2. 分析：蛋白质结构改造、酶学性质及催化机制解析

（1）酶促反应具有专一性、高效性、绿色环保、反应温和等优点，但有时存在稳定性差、活性低、专一性不佳等问题，对酶进行设计改造，可以有效解决相关问题。酶的催化活性与其三维结构密切相关。以序列与结构信息为基础的理性设计（定点突变、从头设计）及半理性设计（人工选定位置或区域内的随机突变）是较为常用的蛋白质工程化改造方法。酶的理性及半理性设计改造将序列、结构、功能等信息作为先验知识，大大缩小了要考虑的氨基酸范围，增加了有益突变的概率，并有助于了解突变后酶活性改善的催化机制。

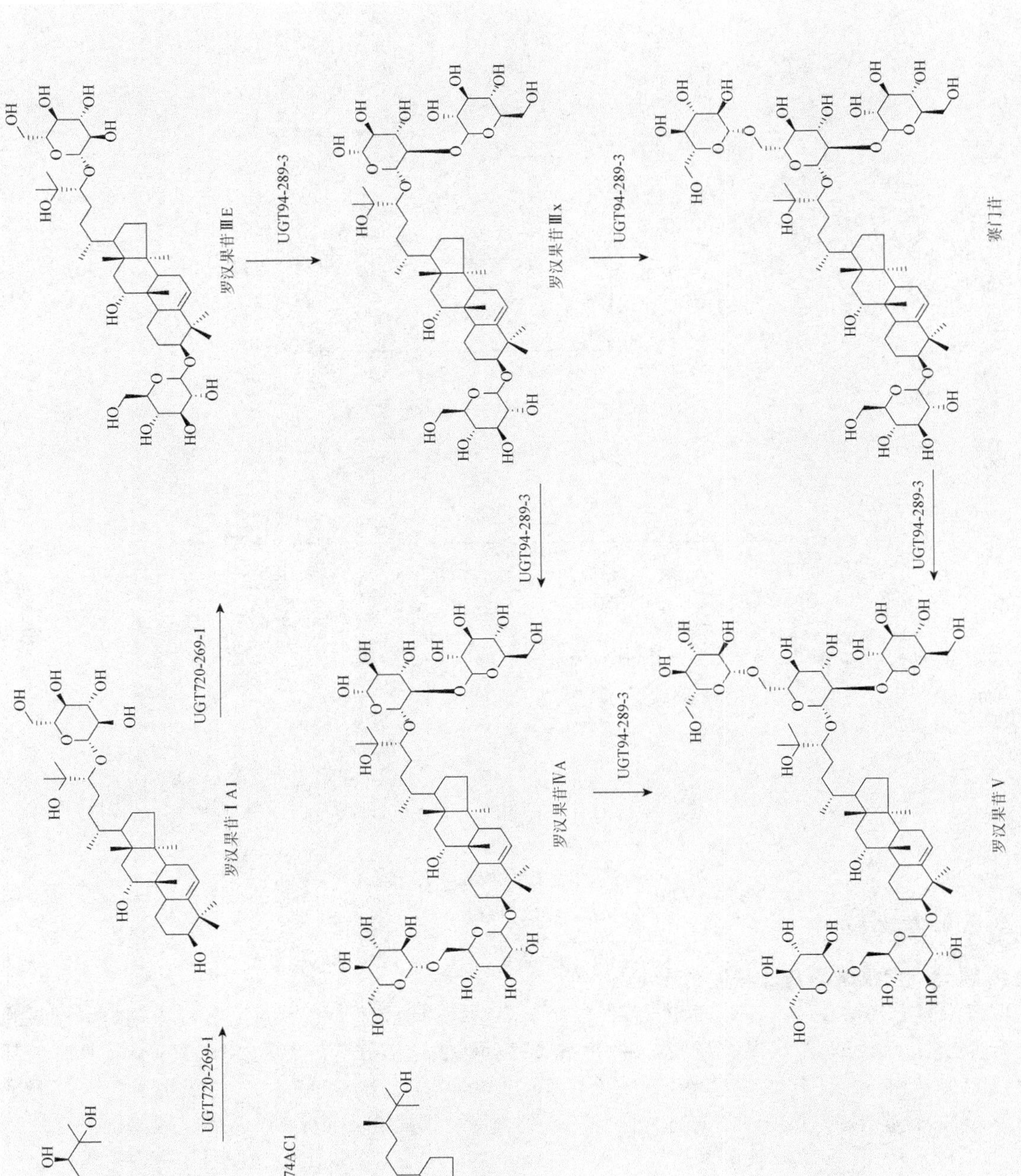

图8-42 罗汉果苷生物转化途径

（2）不同的生物催化剂对反应条件的要求有所不同，最适的反应条件更有利于催化反应的进行。因此，对目标酶进行酶学性质表征是相关研究的基础。一般而言，主要是包括热稳定性、pH 耐受性和金属离子等条件对酶的影响考察。

（3）研究蛋白质和配体的结合模式，最重要的两个计算生物学方法是分子对接和分子动力学模拟。"构象"和"时间"是在分子对接和分子动力学模拟中最重要的两个考察点，这两个因素共同体现在结构柔性这一特点上，柔性也是蛋白-配体复合物发挥功能的基础条件。分子对接和分子动力学模拟相互配合，可以互相提供不同的初始条件，分子对接前，可能需要动力学模拟产生更多或更优的起始蛋白质构象，并辅以其活性位点预测工具，对接之后，还需要模拟观察微观的细节，并评估结合模式。动力学模拟之前，可能需要分子对接提供不同的初始结合模式，多种构象可以聚类分析，增加模拟的多样性。另外，通过测定酶的动力学常数 K_m、K_{cat}、K_{cat}/K_m 值，能够反映酶对底物的亲和力和催化能力，因此可以用于比较不同酶对于特定底物的催化效率或同一种酶对不同底物的催化效率，可有效辅助酶催化机制的解析。

3. 验证：UGT-S1 的结构改造、酶学性质及突变体活性提高机制

（1）本案例利用半理性设计改造 UGT-S1 最终制备了高效生物催化剂 UGT-M2。研究基于多序列比对，得出 His 和 Asp 是两个保守的催化残基，负责将葡萄糖转移到底物上，对应于 UGT-S1 中的 H21 和 D123，根据氨基酸序列同源性，选择 UGT72B1 晶体结构作为 UGT-S1 同源建模的模板，将 UGT-S1 与 UDP-葡萄糖和 MGⅢE 进行分子对接。对 MGⅢE 结合区域进行分析后，寻找出重新设计 UGT-S1 的关键残基，除了起催化作用的 H21 和形成氢键的氨基酸外，同时还选择了 MGⅢE 周围 4Å 内的 13 个位点进行了丙氨酸扫描，识别出了影响 UGT-S1 活性的关键残基，并将关键残基进行饱和突变，发现有 3 个变体（I194G、T181D 和 T182P）活性显著提高。进一步将突变体 I194G 作为模板，并将其命名为 UGT-M1，与 T181D 和 T182P 进行组合突变，结果表明变体 UGT-M2（T181D/I194G）是唯一几乎将 MGⅢE 完全单糖基化为 SⅠ 的突变体，与野生型相比，UGT-M2 催化的 MGⅢE 浓度增加了 70 倍。

（2）本案例研究了 UGT-S1 及其突变体的生化特性，结果显示 UGT-M2 耐热性最好，3 种酶均表现出了较好的 pH 耐受性。值得注意的是，UGT-M2 在 pH 9.0 和 4℃ 的最佳反应条件下储存 24h 后，仍保留了 94% 的单糖基化活性；除了 Cu^{2+}、Co^{2+} 和 Ni^{2+} 外，实验中大多数常见的金属离子对 3 种酶的活性影响较小。

（3）本案例将 UGT-S1、UGT-M1 和 UGT-M2 与两个底物 MGⅢE 和 UDP-葡萄糖进行了分子对接，并对所得复合物进行分子动力学模拟，比较了每种酶-底物复合物的结构柔性。结果显示，UGT-M1 和 UGT-M2 的 RMSF 值增加，活性位点口袋扩大，使得两个底物更易与 UGT-M1 和 UGT-M2 的催化残基相互作用，进而导致两突变体的催化速率提高。通过测定动力学参数，发现两突变体的 K_{cat} 值更大和 K_m 值更小，进一步证实了这一现象。另外，结果也显示 UGT-M2 残基 D181 周围的 RMSF 值更低，表明其具有更高的稳定性；且 UGT-M2 比 UGT-S1 的 K_m 值小，证实了 MGⅢE 与 UGT-M2 之间有更高的结合亲和力。

4. 拓展：UDP-葡萄糖再生系统可应用于糖苷类成分的生产

本案例构建了偶联拟南芥蔗糖合酶 AtSUS 的 UDP-葡萄糖再生系统，可以催化来源广泛的蔗糖高效分解生成内源性 UDP-葡萄糖，从而无需添加昂贵的外源 UDP-葡萄糖即可实现酶法制备 SⅠ，解决了 UDP 糖基供体难以获得而限制目标产物制备的关键瓶颈。糖基化修饰是一种重要的天然产物改性的途径，该再生系统可为生物利用度低、水溶性差、临床上长期服用会引起多种毒副作用等的天然药物糖基化修饰提供思路，还可以改善糖基转移酶催化效率低、糖基化产物单一等问题，为糖苷类中药活性成分的全细胞催化获取提供了有效途径。

（四）思考

本案例从生物催化剂活性改造及机制解析、UDP-葡萄糖可再生系统的构建、全细胞催化体系优化等方面开展实施，提供了一个较为系统的生物催化制备目标产物的研究范式。本案例获得了一种高效的糖基转移酶突变体，并进一步解析了其催化活性改良机制，为今后其他同家族糖基转移酶的活性改造提供了有益借鉴；同时开发了一种具备 UDP-葡萄糖再生系统的全细胞催化体系用于制备 S I，为未来其他中药天然产物的制备提供了新的途径和思路。

本案例是以 MG Ⅲ E 为底物转化生成 S I，但因相关糖基转移酶催化活性较低，故采用半理性设计的方法获得了活性提高的突变体。蛋白质结构改造方法较多，除半理性设计外，理性设计和随机突变也是较为常用的方法。今后可在该突变的基础上，采用其他蛋白结构改造方法获得催化活性更高、稳定性更强的突变体。此外，MG Ⅲ E 的获取也有一定限制，远不如罗汉果醇廉价易得。若能够以罗汉果醇为底物，甚至以葡萄糖或甘油从头合成获得 S I，会更加有研究意义和应用价值。

参 考 文 献

张良. 2018. 基于 UDP 循环再生的高效酶法合成新型甘草次酸糖苷衍生物研究[D]. 北京：北京理工大学.

周宸，巩婷，陈晶晶，等. 2022. 三萜皂苷生物合成相关糖基转移酶研究进展[J]. 生物工程学报，38（3）：1004-1024.

Itkin M，Davidovich-Rikanati R，Cohen S，et al. 2016. The biosynthetic pathway of the nonsugar, high-intensity sweetener mogroside Ⅴ from Siraitia grosvenorii[J]. PNAS，113（47）：E7619-E7628.

Li J，Yang J G，Mu S C，et al. 2020. Efficient O-glycosylation of triterpenes enabled by protein engineering of plant glycosyltransferase UGT74AC1[J]. ACS Catal，10（6）：3629-3639.

（王 娟 王如锋 蔡晓凤 付雪晴 朱建华）

全书彩图二维码